근골격의학

Textbook of Musculoskeletal Medicine

편찬위원장 : 이 춘 기

편 찬 위 간 사 : 유 재 두

편 찬 위 원 : 김 양 수

김 종 민

김 현 우

박 형 빈

오 창 욱

이 우 석

장 봉 순

정 양 국

정 홍 근

최 충 혁

하 용 찬

한 수 홍

집필공헌자

강　찬 / 충남의대	심으뜸 / 고려의대
고재홍 / 중앙의대	오창욱 / 경북의대
김백현 / 고려의대	이우석 / 연세의대
김양수 / 가톨릭의대	이준구 / 국민건강보험공단
김원규 / 한양의대	장봉순 / 서울의대
김종민 / 울산의대	전혜진 / 차의대
김준우 / 경북의대	정양국 / 가톨릭의대
김현우 / 연세의대	정홍근 / 건국의대
목수정 / 을지의대	최경운 / 부산의대
민우기 / 경북의대	최충혁 / 한양의대
박기철 / 한양의대	하용찬 / 중앙의대
박형빈 / 경상의대	한수홍 / 차의대
배하석 / 이화의대	한일규 / 서울의대
신영호 / 울산의대	홍인태 / 한림의대

TEXTBOOK OF MUSCULOSKELETAL MEDICINE

***Editor-in-Chief* : LEE, Choon-Ki**

Associate Editor : YOO, Jae Doo

Editors : KIM, Yang-Soo

KIM, Jongmin

KIM, Hyun Woo

PARK, Hyung-Bin

OH, Chang-Wook

LEE, Woo-Suk

CHANG, Bong-Soon

JEONG, Yang-Guk

JUNG, Hong-Geun

CHOI, Choong Hyeok

HA, Yong-Chan

HAN, Soo-Hong

CONTRIBUTORS

BAE, Hasuk
Ewha Womams University

CHANG, Bong-Soon
Seoul National University

CHOI, Choong Hyeok
Hanyang University

CHOI, Kyung Un
Pusan National University

CHUN, Hyejin
CHA University

GO, Jae-Hong
Chung-Ang University

HA, Yong Chan
Chung-Ang University

HAN, Il-Gyu
Seoul National University

HAN, Soo Hong
CHA University

HONG, In Tae
Hallym University

JEONG, Yang-Guk
Catholic University

JUNG, Hong-Geun
Konkuk University

KANG, Chan
Chungnam National University

KIM, Baek Hyun
Korea University

KIM, Hyun Woo
Yonsei University

KIM, Jongmin
Ulsan University

KIM, Joon-Woo
Kyungpook National University

KIM, Won Kyu
Hanyang University

KIM, Yang-Soo
Catholic University

LEE, Woo-Suk
Yonsei University

LEE, Jun-Ku
National Health Insurance Corporation

MIN, Woo-Kie
Kyungpook National University

MOK, Sujung
Uijeongbu Eulji University

OH, Chang-Wook
Kyungpook National University

PARK, Hyung-Bin
Gyeongsang University

PARK, Ki Chul
Hanyang University

SHIM, Euddeum
Korea University

SHIN, Young Ho
Ulsan University

머리말

의과대학 학생들을 위한 "필수정형외과학" 초판이 출간된 지도 벌써 19년이 지났으며 제 2판이 출간된 지도 7년이 지났습니다. "필수정형외과학"이 그동안 정형외과를 공부하는 학생들에게는 교과서로서의 역할을 충실히했다고 자부하고 싶습니다. 그러나 정형외과학에는 비단 수술을 위주로 하는 분야뿐만 아니라 척추와 사지의 골다공증, 류마티스 질환, 퇴행성 질환, 감염성 질환 같은 다양한 내과적 치료도 포함을 하고 있습니다. 따라서 책의 명칭을 "근골격 의학" "Textbook of Musculoskeletal Medicine"으로 변경을 하였습니다.

그 동안 의학이 여러 방면에서 발달하는 가운데 정형외과학의 발달도 눈부신 것이었습니다. 의공학과 연관된 재료학과 각종 기기의 개발, 내시경수술 등 새로운 수술 기법의 발전은 실로 놀라운 것이며, 현재에도 끊임없이 하루가 다르게 발전하고 있습니다. 정형외과를 공부하는 학생들이 이러한 빠른 발전을 따라 잡기는 여간 어려운 것이 아닙니다.

"근골격 의학"은 이러한 학문의 발전을 모두 포함 시키기 위하여 많은 노력을 하였습니다. 이러한 방대한 정형외과학 교과서를 한 두 사람이 모두 기술한다는 것은 매우 힘들고 특히 담당하는 분야가 전문화와 세분화가 되어 있는 요즈음은 불가능한 일입니다. 대한정형외과학회에서는 이러한 점을 고려하여 학생 교과서 편찬위원회를 새로 구성하여 전국 의과대학의 저명한 교수님들께 전공 분야별로 집필을 의뢰하여 이를 편집하여 2년 동안의 꾸준한 준비를 거쳐 출판을 하게 되었습니다.

"근골격 의학"이 외국의 우수한 교과서들에 비해 손색없는 것으로 만들려고 많은 노력을 기울였으나 부족한 부분이 없지 않으리라 생각됩니다. 그러나 여기에 그치지 않고 향후 더욱 보완과 개선을 하여 보다 더 훌륭한 교과서를 만들겠다는 다짐을 해 보면서 독자들의 질책과 성원을 기대합니다.

끝으로 이 책을 출판하기까지 원고를 써 주신 여러 저자들과 수정과 보완을 하여 주신 대한정형외과학회 편찬위원들께 감사를 드립니다. 특히 많은 원고를 정리한 편찬위원회 간사인 이화대학교 유재두 교수와 최고의 책을 만들기 위해 많은 노력을 기울인 최신의학사 엄철 사장에게도 깊은 감사를 드립니다.

2022년 4월

편찬위원장 **이 춘 기**

차 례

1장 해부학 ..... 김원규 1
1. 근골격계 해부학 1
2. 근골격계 발생 3
3. 척추해부학 4
4. 상지해부학 8
5. 골반해부학 13
6. 하지해부학 14

2장 병리학 ..... 최경운 19
1. 정형외과적 질환의 병리 19
2. 뼈질환의 분류와 병태생리 19
3. 관절질환의 분류와 병태생리 22
4. 종양성질환의 분류와 병리 25

3장 생리학 ..... 고재홍 33
1. 근골격계 생리학 및 골대사 33
2. 근골격계 생역학 42

4장 근골격계 영상의학 49
1. 정상근골격계 영상 ..... 심으뜸 49
2. 관절염의 영상진단 ..... 김백현 55

5장 재활 ..... 배하석 61
1. 재활의학이란 61
2. 재활치료의 종류 61
3. 전기진단 검사 67
4. 절단 재활 70
5. 보조기 및 보행 보조 기구 74

6장 골관절의 감염 ..... 신영호 81
골수염 81
1. 급성 혈행성 골수염 81
2. 만성 골수염 83
세균성 관절염 84
1. 원인, 발생 기전 및 병리 84
2. 임상 증상 및 진단 84
3. 치료 85
골관절 결핵 85
1. 골관절 결핵의 일반적 소견 85
2. 임상 증상 86
3. 방사선 소견 86
4. 혈액 검사 소견 및 조직학적 진단 86
5. 치료 87
척추 감염 87
1. 화농성 척추염 87
2. 결핵성 척추염 89

7장 관절염 ..... 김종민 93
서론 93
병리 93
1. 관절 형상 93
2. 조직의 변화 94
3. 골의 손상 및 복원 94
4. 연골하 골의 손상 및 복원 95
5. 활액막의 손상 95
6. 손상된 관절의 활액 95
분류 96

류마티스 관절염 97
1. 역학 및 발생 빈도 97
2. 원인 97
3. 병리 97
4. 진단 98
5. 임상 소견 99
6. 치료 101

골관절염 102
1. 원인 및 분류 102
2. 발병 기전 102
3. 병리 소견 103
4. 임상 증상 및 이학적 검사 104
5. 영상 검사 및 검사실 소견 104
6. 치료 105

건염 및 건막염 106
1. 건염 106
2. 건막염 107
3. 협착성 건막염 108

점액낭염 108
1. 베이커 낭종 109
2. 주두 점액낭염 109
3. 좌둔 점액낭염 110

혈우병성 관절염 및 정형외과적 문제 110
1. 분류 110
2. 발생 빈도 110
3. 발생 기전 110
4. 임상 양상 및 경과 111
5. 진단 112
6. 치료 112

통풍 114
1. 정의 및 발병 기전 114
2. 임상 증상 114
3. 진단 114
4. 치료 115

연골 석화증, 칼슘 피로인산염 유발 관절염 116
1. 정의 116
2. 발병 기전 116
3. 임상 증상 및 진단 116
4. 치료 117

조직흑변증 117

색소 융모 결절성 활액막염 118
1. 정의 및 분류 118
2. 임상 증상 및 진단 119
3. 치료 119

신경병성 관절병증 119
1. 정의 및 원인 119
2. 병리 및 병태 생리 120
3. 증상 120
4. 진단 120
5. 치료 120

8장 신경, 근육 및 혈관 질환 .... 하용찬 125
서론 125

신경질환 125
1. 중추 신경계 질환 125
2. 말초 신경계 질환 129

근육질환 132
1. 근이영양증 132

혈관 질환 133
1. 서론 133
2. 동맥 질환 133
3. 정맥 질환 134
4. 혈관 수축 질환-레이노드 현상 135

5. 구획 증후군 139

9장 척추 질환 .... 장봉순, 목수정 139

척추의 해부학 139

1. 척주의 개관 139
2. 척추 골과 추간판의 일반적 특징 139
3. 척수 및 척추 신경 140

경추부 병변 141

1. 경부통을 주증상으로 하는 경추증 141
2. 경추 신경근증 141
3. 경추 척수증 144
4. 후종인대 골화증 146

척추의 변형 147

1. 척추측만증 147
2. 퇴행성 척추 변형 150

하 요추부 병변 152

1. 요통 152
2. 급성 요통 증후군 153
3. 만성 요통 증후군 154
4. 추간판 탈출증 154
5. 척추 협착증 158
6. 척추 전방 전위증 160

10장 견관절(상지 질환) .... 김양수 163

견갑부 병변 163

1. 회전근 개 질환 163
2. 석회화 건염 168
3. 유착성 관절낭염 및 동결견 170
4. 견관절 불안정증 172
5. 골관절염 175

11장 수부 및 주관절 177

1. 해부학 .... 김양수 177
2. 생역학 182
3. 통증성 주관절 증후군 184
4. 주관절 변형 및 강직 186
5. 건의 질환 186
6. 상지의 구획 증후군 188
7. 손의 절단 .... 이준구, 한수홍 189
8. 신경 포착 증후군 189
9. 마비된 수부 191
10. 손의 종양 192
11. 수부의 감염 194
12. 수부의 구축 195
13. 강직된 손 196
14. 수근관절 및 손의 관절경 196

12장 고관절 병변 .... 이우석 203

1. 해부학 203
2. 생역학 205
3. 고관절의 신체검사 205
4. 대퇴골두 골괴사 206
5. Legg-Calvé-Perthes 병 208
6. 대퇴골두 골단 분리 210
7. 일과성 고관절 활액막염 212
8. 퇴행성 고관절염 212
9. 대퇴비구충돌 213
10. 기타 고관절 질환 215

13장 슬관절 병변 .... 최충혁 219

1. 반월연골판 219
2. 인대손상 222
3. 관절연골 손상 226
4. 슬개골과 신전기전 병변 228

5. 슬관절 퇴행성 관절염(골관절염) 230

6. 기타 슬관절 질환 230

14장 족근관절 및 족부 병변 ...... 정홍근 237

1. 해부학 및 생역학 237
2. 족부 변형 239
3. 족부 질환 242
4. 당뇨병성 족부 질환 246

15장 선천성 및 발달성 소아 질환 .... 김현우 251

상지의 선천성 이상 251

1. 선천성 절단 251
2. 선천성 전완부 이상 252
3. 선천성 수부 이상 253

하지의 선천성 및 발달성 질환 255

1. 발달성 고관절 이형성증 또는 탈구 255
2. 하지의 선천성 형성 부전 257
3. 선천성 족부 기형 259

16장 전신적 질환 .... 하용찬 263

전신적 질환 유전에 의한 질환 263

1. 일반적 사항 263
2. 진단 263
3. 골형성부전증 263
4. 연골 무형성증 264
5. Marfan 증후군 266
6. 신경섬유종증 266

대사성 골질환 267

1. 칼슘 대사 267
2. 골다공증 269
3. 비타민 결핍증 및 과다증 275
4. 구루병 276
5. 신성 골이영양증 277
6. 골연화증 278

내분비성 골질환 278

1. 부갑상선 기능 항진증 및 저하증 278
2. 갑상선 기능 항진증 및 저하증 281
3. 뇌하수체 기능 항진증 및 저하증 282
4. 당뇨병 282

기타 골의 전신이환 283

1. 영아 피질골성 과골증 283
2. 유선상 과골증 283
3. 비대성 골관절증 283
4. 변형성 골염 283

17장 외상 287

서론 .... 박기철 287

1. 골절 탈구의 정의 및 분류 287
2. 골절 및 탈구의 임상적 진단 288
3. 골절의 치유 289
4. 골절 및 탈구의 치료 291
5. 골절과 탈구의 합병증 294

상지 외상 .... 홍인태, 한수홍 298

1. 견갑부 골절 및 탈구 298
2. 상완골 간부의 골절 300
3. 주관절부 골절 및 탈구 300
4. 전완부 골절 302
5. 수근부 골절 및 탈구 303
6. 수부 골절 및 탈구 304

척추 외상 .... 민우기 306

1. 경추 손상 306
2. 흉추부, 흉요추부 및 하요추부 골절 309
3. 척수 손상 및 마비 315

골반부 및 하지 외상 .... 김준우 318

1. 골반 및 비구 골절 318

2. 고관절 탈구 321
3. 대퇴골 근위부 및 간부 골절 322
4. 대퇴골 원위부 골절 324
5. 슬개골 골절 325
6. 슬관절 탈구 326
7. 경골 근위부 골절 327
8. 경골 및 비골 골절 328
9. 족근관절 골절 및 탈구 329
10. 거골 골절 및 탈구 332
11. 종골 골절 334
12. 중족부 손상 335
13. 족근 중족관절 골절 및 탈구 335
14. 중족골 골절 336
15. 중족 족지관절 및 족지의 손상 337

다발성 외상 .... 오창욱 338
1. 다발성 외상의 정의 및 병태 338
2. 다발성 외상에 대한 수술적 치료 방침 결정 .. 338

소아 골절 .... 오창욱 339
1. 소아 골절의 특징 339
2. 분만 골절 341
3. 소아 학대 341
4. 흔한 소아 골절 341

18장 정형외과적 치료원칙 .... 박형빈 351
1. 조직의 치유 351
2. 연부조직의 치료 354
3. 골의 치료 358
4. 관절의 치료 361
5. 국소연골 손상의 치료 365
6. 석고 붕대 365
7. 골이식 366
8. 사지부동 367

19장 종양 373

골 종양 .... 정양국 373
1. 개론 373
2. 양성 골종양 379
3. 악성 골종양 383
4. 전이성 골종양 385

연부조직 종양 .... 한일규 387
1. 연부조직 종괴의 진단 387
2. 양성 연부조직 종양 388
3. 연부조직 육종 391

20장 근골격계 통증관리 .... 강 찬 395

통증의학 395
1. 통증의 정의 395
2. 통증의 분류 395
3. 통증의 진단 및 평가 397
4. 통증의 치료 398
5. 통증 관련 질환 401
6. 수술후 통증 관리 및 말초신경 차단술 403

21장 노인의학 407

노화에의한근골격계및관절의변화 407
1. 노령에 의한 변화 407
2. 변화의 영향 407
3. 빈도가 높은 질환과 예방 407

노인의 수술 전후 평가 및 관리 408
1. 노인 환자의 수술 전 평가: 심혈관계 위험도 평가와 항혈소판제/항응고제 중지여부 408
2. 노인 포괄평가 409
3. 수술 후 환자 관리 409

1장 해부학 (Anatomy)

1. 근골격계 해부학
2. 근골격계 발생
3. 척추해부학
4. 상지해부학
5. 골반해부학
6. 하지해부학

1. 근골격계 해부학 (Anatomy of Musculoskeletal System)

1) 골격계통(Skeletal system)

인체에는 총 206개의 골(bone)이 있으며, 위치에 따라 축성골격(axial skeleton)과 사지골격(appendicular skeleton)으로 분류된다. 축성골격은 26개의 추골(vertebra)로 이루어진 척주(vertebral column), 28개의 골로 이루어진 두개골(skull), 1개의 설골(hyoid bone), 12쌍의 늑골(rib) 및 1개의 흉골(sternum) 등 총 80개의 골로 구성된다. 사지골격은 상지대(shoulder girdle)를 구성하는 쇄골(clavicle)과 견갑골(scapula)을 포함하여 상지(upper limb)에 64개, 하지(lower limb)에 62개 총 126개의 골로 이루어진다.

골격의 구성요소에는 연골과 골이 포함된다. 연골은 유연성이 요구되는 곳에 있고, 연골막(perichondrium)으로 싸여 있다. 연골은 초자연골(hyaline cartilage), 섬유연골(fibrocartilage)과 탄력연골(elastic cartilage) 등 세 종류로 분류된다. 골은 관절연골이 있는 부분을 제외하고 골외막(periosteum)으로 싸여 있으며, 연골막과 마찬가지로 건(tendon)과 인대(ligament)가 부착한다. 골은 치밀도에 따라 해면골(spongy bone)과 치밀골(compact bone)로 나눌 수 있다. 해면골은 가늘고 불규칙한 소주(trabeculae)로 이루어져 있고, 골수강(medullary cavity)이나 골단(epiphysis), 골간단부(metaphysis)에서 관찰된다. 치밀골은 골의 표면에 위치하고 단단하므로 체중을 지탱하는 역할을 하며, 방사선 촬영시 흰색(radio-opaque)으로 나타난다.

형태에 따라 골을 분류하면 다음과 같다.

1. 장골(long bone): 관상형(tubular shape)이고, 체부(body)와 골단(extremity)으로 이루어져 있으며 길이가 폭보다 훨씬 크다. 대퇴골(femur)이나 상완골(humerus)이 이에 속한다.
2. 단골(short bone): 모양은 입방형(cuboidal shape)이며, 수근골(carpal bones)과 족근골(tarsal bones)을 구성하는 골에서 관찰된다.
3. 편평골(flat bone): 모양은 편평하고, 내판과 외판(inner and outer laminae)사이에 판간층(diploe)이 있다. 두개관(calvaria)을 구성하는 골과 흉골이 이에 속한다.
4. 불규칙골(irregular bone): 모양이 다양하여 그 형태를 특정할 수 없어 불규칙골이라고 하며, 안면골(facial bones), 추골, 관골(hip bone)이 그 예이다.
5. 함기골(pneumatic bone): 골 내부에 빈 공간(동: sinus)이 있으며, 부비동(paranasal sinus)을 포함하는 상악골(maxillary bone)이나 전두골(frontal bone) 등이 이에 속한다.
6. 종자골(sesamoid bone): 슬개골(patella)이 유일한 예이다.

장골(long bone)의 중앙부는 골간(diaphysis)이라고 하며 일차골화중심(primary ossification center)에서 기원하고, 양 끝부분은 골단(epiphysis)이라고 하며 근위(proximal) 및 원위(distal) 골단으로 구분하고 이차골화중심(secondary ossification center)에서 형성된다. 골단과 골간 사이 부분을 골간단부(metaphysis)라고 하며, 골단과 골간단부 사이에 골단선(epiphyseal line)이 있다. 장골에서 골단에 해당하는 부분은 골두(head)와 골단(extremity)이다. 골간은 골체부(body, shaft)라고 하며, 골경(neck)은 골간단부에 해당한다. 장골의 후면상 1/3 지점에 영양공(nutrient foramen)이 있어 영양동맥(nutrient artery)이 골내부로 들어간다. 장골의 종단면(longitudinal section)을 보면 양 골단은 해면골로 이루어져 있고, 피질은 치밀골로 구성되어 있다. 체부에 골내막(endosteum)으로 싸여 있는 골수강(medullary cavity)이 있다.

골에는 골막동맥(periosteal artery), 영양동맥, 골간단부동맥의 가지, 골단동맥의 가지 등이 분포한다. 정맥은 동맥과 동행한다. 골에 분포하는 신경은 감각을 담당하는 골막신경(periosteal nerve)과 혈관의 혈류를 조절하는 혈관운동신경(vasomotor nerve)이 있다.

2) 근육계통(Muscular system)

골격근은 일반적으로 중앙의 힘살부분인 근복(belly)과 양 끝의 건(tendon)으로 구성된다. 근복은 근외막(epimysium)으로 싸여 있고, 근외막의 일부는 근육속으로 들어가 근속(muscle fascicle)을 둘러싸는 근주막(perimysium)을 형성한다. 근속은 근내막(endomysium)으로 싸여 있는 근육섬유가 모여 형성된다(그림 1-1). 건은 골, 연골, 피부에 부착되는 부분이고

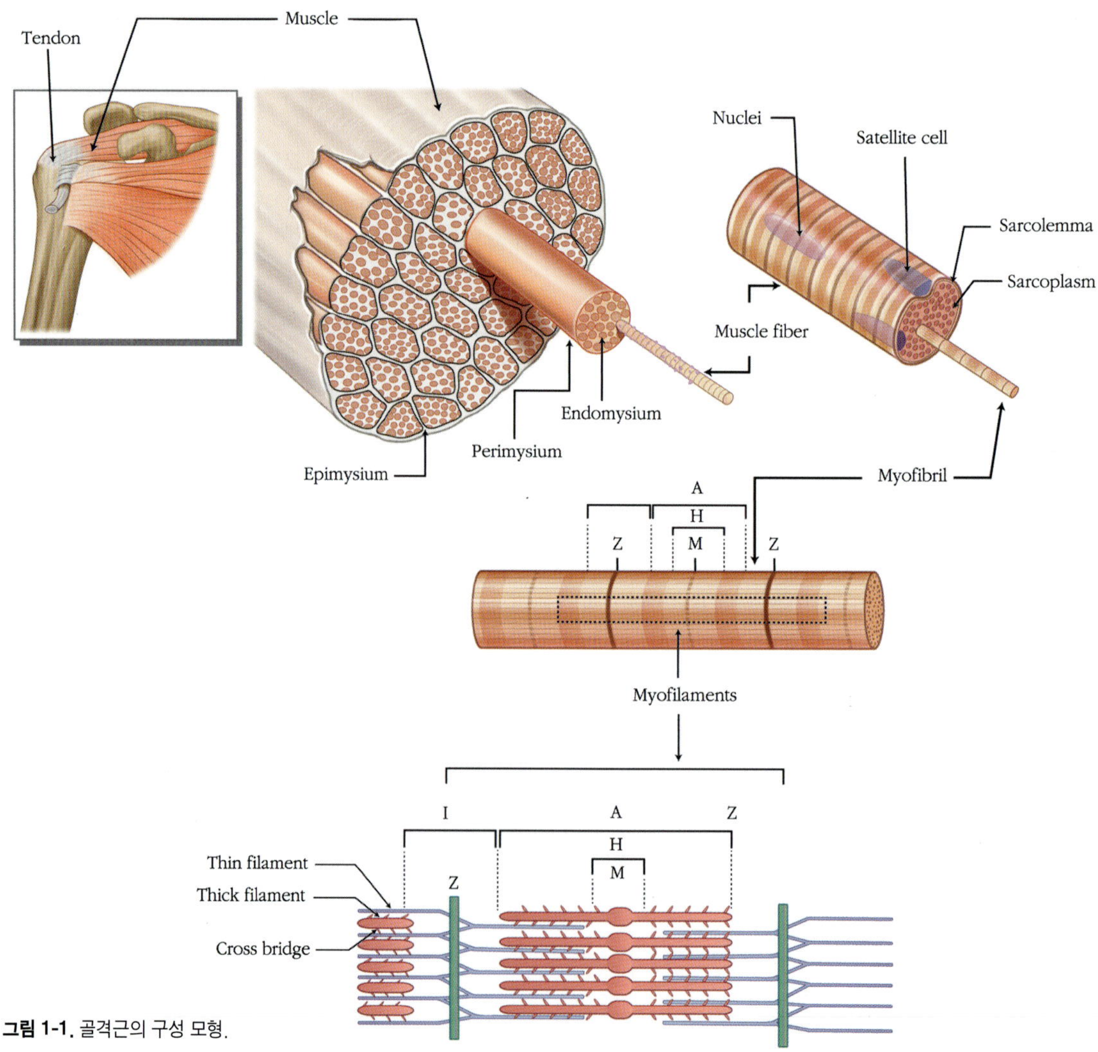

그림 1-1. 골격근의 구성 모형.

근육의 수축 시 움직임이 적은 신체의 축 가까이에 위치한 부분을 기시부(origin)라고 하며, 신체의 축 먼쪽에 위치하는 부분을 종지부(insertion)라고 하고 기시부를 향하여 움직인다. 일반적으로 건은 그 단면이 둥근 형태를 띠고 있으나 외복사근(external abdominal oblique muscle)의 경우 종이처럼 넓은 막 형태의 건을 가지고 있으며, 이를 건막(aponeurosis)이라고 한다.

모든 골격근은 이름이 있으며 모양, 크기와 길이, 기시부 혹은 근복의 개수, 부착부, 근육 사이의 상대적인 깊이나 위치, 골격근이 위치한 장소에 따라 명명한다. 삼각근(deltoid), 원근(teres), 직근(rectus) 등은 모양에 따라 붙여진 이름이다. 크기에 따라서는 대근(major), 소근(minor), 광근(latissimus)이 있고, 길이에 따라 장근(longus), 단근(brevis)이 있으며, 이두근과 삼두근은 기시부의 개수에 따라, 이복근은 근복의 개수에 따라 명명된 것이다. 흉쇄유돌근(sternocleidomastoid muscle)과 오훼완근(coracobrachialis)은 부착부에 따라, 천근(superficialis)과 심근(profundus), 외근(externus)과 내근(internus), 전근(anterior)과 후근(posterior)은 상대적인 깊이 혹은 위치에 따라, 복근(abdominal), 흉근(pectoral), 상완근(brachial) 등은 골격근이 위치하는 장소에 따라 붙여진 이름이다.

골격근은 특정한 신체운동을 수행할 때 주도적으로 작용하는 근육인 주동근(prime mover or agonist)이 있고, 이를 도와주는 근육인 협동근(synergist)이 있다. 주동근에 반대되는 작용을 하는 근육을 대항근(antagonist)이라고 한다. 또한 등척성수축을 통해 사지의 근위부를 고정하여 원위부의 운동을 도와주는 근육을 고정근(fixator)이라고 한다. 예를 들면 방형근(rhomboid muscles)은 견갑골을 고정하여 상지의 운동이 원활하게 일어날 수 있게 한다.

2. 근골격계 발생

1) 골격계통의 발생 (Development of skeletal system)

골의 기원은 체절(somite)의 복내측(ventromedial part)에서 기원하는 경절(sclerotome)과 외측중배엽(lateral mesoderm), 신경릉(neural crest), 후두체절(occipital somite) 및 체절소구(somitomere) 등 다양하다. 이 중 신경릉은 신경외배엽에서 기원하며, 나머지는 모두 중배엽에서 형성된다. 골을 형성하는 모든 구조물은 그 기원에 관계없이 간엽세포(mesenchymal cell)로 분화한 후 연골모세포(chondroblast)나 골모세포(osteoblast)로 분화하여 골을 형성한다. 경절은 주변의 신경관과 척색(notochord)을 둘러싸 추골을 형성한다. 외측중배엽에서는 상지대(shoulder girdle)와 하지대(pelvic girdle), 사지의 장골이 형성된다. 신경릉세포는 뇌신경릉(cranial neural crest)에서 기원하고 인두궁(pharyngeal arch)으로 이동한 후 안면골(facial bones)과 두개골(skull)의 일부를 형성한다. 신경릉에서 기원하는 골을 제외한 두개골의 나머지 부분은 후두체절과 체절소구에서 기원한다.

골이 형성되는 과정을 골화(ossification)라고 한다. 두개관의 편평골은 막 형태의 간엽에서 직접 골모세포가 분화하여 만들어지므로 이를 막내골화(intramembranous ossification)라고 한다(그림 1-2). 막내골화는 장골의 두께성장에서도 볼 수 있다. 연골내골화(endochondral ossification)는 간엽세포가 연골모세포로 분화하여 연골모형(cartilaginous model)을 형성하고, 연골모세포는 계속 세포분열하므로 연골모형이 성

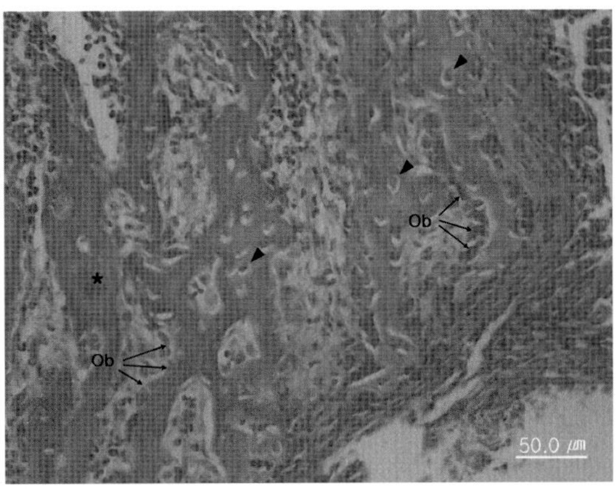

그림 1-2. 막내 골화에 의한 골 형성을 보이는 표본의 광학 현미경 소견 (×400)(Ob: 조골세포, 별 모양: 골 기질, 화살 모양: 골세포).

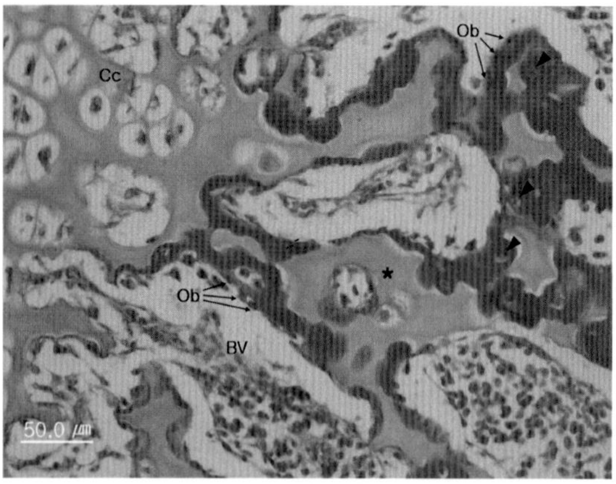

그림 1-3. 연골내 골화에 의한 골 형성을 보이는 표본의 광학 현미경 소견(×400) (Cc: 연골세포, 별 모양: 흡수되고 남아있는 연골 기질, BV: 혈관, Ob: 조골세포, 화살 모양: 골세포).

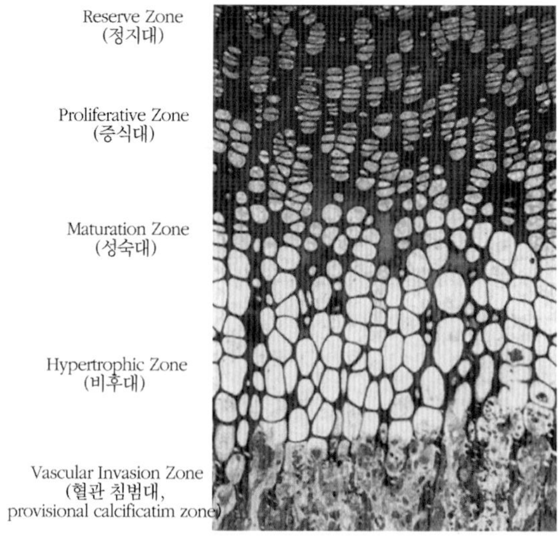

그림 1-4. 골단판의 구조와 구역.

장한다(그림 1-3). 연골에는 혈관이 직접 분포하지 않기 때문에 연골모형 중간부 중심에 위치한 연골세포는 사망하게 된다. 이 때 중간부 표면의 연골막에서 막내골화가 일어나 골테두리(bone collar)가 형성되며, 이 곳을 통하여 모세혈관이 들어오고 사망한 연골에 모세혈관을 통해 들어온 골조상세포(osteoprogenitor cell)가 자리잡는다. 이후 골조상세포는 골모세포(osteoblast)로 분화하여 골기질(bone matrix)을 분비하고 골기질에 칼슘염이 침착(석회화, calcification)하면 골이 형성된다. 이와 같이 연골모형의 중간부에서 일어나는 골 형성을 일차골화중심이라고 한다. 양 골단에서도 비슷한 과정의 골화가 일어나며, 이 곳을 이차골화중심이라고 한다. 일차골화중심과 이차골화중심 사이에 골단판(epiphyseal plate) 혹은 성장판(growth plate)이라는 연골부분이 있고, 골단판은 장골의 길이성장(longitudinal growth)을 담당하게 된다(그림 1-4). 성장이 멈추면 골단판은 골단선(epiphyseal line)으로 남게 된다. 장골은 길이성장과 함께 폭의 성장도 동시에 일어나므로 연골내골화뿐만 아니라 막내골화도 같이 일어나게 된다.

2) 근육계통의 발생학 (Development of muscular system)

골격근의 발생은 간엽세포가 근육형성전구세포(myogenic progenitor cell)로 분화하는 것이 첫 단계이다. 근육형성전구세포는 이동하는 세포이며, 이동 중 Pax-3를 발현하고 최종 목적지에 도착할 때까지 분화하지 않는다. 이후 근육형성전구세포는 근육모세포(myoblast)로 분화하고 MyoD 혹은 Myf-5를 발현한다. 근육모세포는 합쳐져 다핵근관(multinucleated myotube)을 형성하며 Myogenin을 발현한다. 다핵근관 내에 근미세섬유(myofibril)가 출현하고 성숙하면 근육세포 혹은 근섬유(muscle fiber)가 된다. 근섬유와 기저막(basal lamina) 사이에 위성세포(satellite cell)가 있고, 근섬유의 성장과 재생(regeneration)에 관여한다.

3. 척추해부학

척주(vertebral column)는 체간골격의 한 부분으로 척수(spinal cord)를 보호하고 체중을 지탱하며 신체의 축을 이루어 자세를 유지하고 보행에 중요한 역할을 한다. 척주는 총 33개의 추골로 구성되어 있으며, 위치에 따라 7개의 경추(cervical vertebra), 12개의 흉추(thoracic vertebra), 5개의 요추 (lumbar vertebra), 5개의 천추(sacral vertebra)와 4개의 미추(coccygeal vertebra)로 구성되어 있다. 경추, 흉추 및 요추는 가동성이 있고 태아(fetus)부터 서로 분리되어 있기 때문에

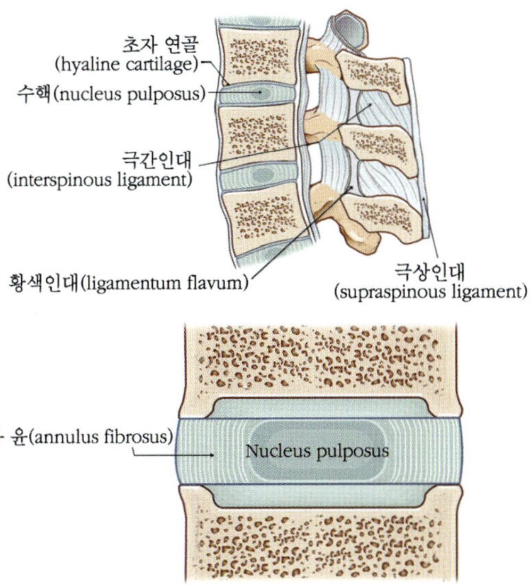

그림 1-5. 추간판 및 인대.

가동추골(movable vertebra) 혹은 진추골(true vertebra)이라고 한다. 천추와 미추는 성장하면서 서로 융합하여 각각 1개의 천골(sacrum)과 미골(coccyx)이 되고 가동성이 없으므로 고정추골(fixed vertebra) 또는 가추골(false vertebra)이라고 한다. 제 1경추와 제 2경추 사이를 제외하고 인접한 추골의 추체(vertebral body)는 섬유연골인 추간원판으로 서로 연결되어 있어 척주의 안정성, 운동성, 충격흡수를 가능하게 한다(그림 1-5). 척주를 측면에서 관찰하면 만곡(curvature)이 관찰된다. 태아시기에 척주는 전체적으로 전방으로 오목한 형태(후만, kyphosis)를 나타내고 있으나 출생하여 성장하면서 전방으로 볼록한 만곡(전만, lordosis) 부분이 형성된다. 따라서 성인 척주에서는 후만인 일차만곡(primary curvature)과 전만인 이차만곡(secondary curvature)이 관찰된다. 흉추만곡(thoracic curvature)과 골반만곡(pelvic curvature) 혹은 천추만곡(sacral curvature)은 일차만곡이며, 경추만곡(cervical curvature)과 요추만곡(lumbar curvature)은 이차만곡이다. 경추만곡은 생후 3~4개월 목을 가누기 시작하면서 형성되고, 요추만곡은 생후 12개월경 걷기 시작하면서 형성된다. 경추만곡은 제 2경추인 축추(axis)의 치돌기(odontoid process)부터 제 2흉추의 중간까지이고, 흉추만곡은 제 2흉추의 중간부터 제 12흉추의 중간까지이다. 요추만곡은 제 12흉추의 중간부터 요천추각(lumbosacral angle)까지 이며, 골반만곡은 요천추각부터 미골의 하단까지이다. 척주를 전면에서 관찰하면 추체(vertebral body)가 중간에 위치하고 있다. 추체는 체중을 지탱하는 주요 부분이므로 추체의 폭이 제 2경추부터 제 1흉추까지 점차 커지고, 제 2흉추부터 제 4흉추까지는 다소 작아졌다가 제 5흉추부터 제 5요추까지는 다시 점차 커지는 것을 볼 수 있다. 척주를 후면에서 관찰하면 정중선에 극돌기(spinous process)가 위치한다. 극돌기는 경추에서는 거의 수평으로, 흉추에서는 사하방(obliquely downward)으로, 요추에서는 거의 수평으로 돌출되어 있다. 특히 흉추 중간부의 극돌기는 거의 직하방으로 돌출되어 있다. 극돌기 중 가장 현저하게 후방으로 돌출된 것을 융추(vertebra prominence)라고 하며 대개 제 7경추이며, 때로 제 1 흉추가 융추인 경우도 있다. 극돌기의 양 옆에는 추판(lamina)으로 구성된 추골구(vertebral groove)가 있고 심배부근육(deep back muscles)이 위치한다. 척주를 측면에서 관찰하면 인접한 추골의 추골절흔(vertebral notch)으로 형성된 추간공(intervertebral foramen)이 있으며, 이곳으로 척수신경(spinal nerve)과 혈관이 통과한다(그림 1-6).

천골과 미골을 제외하고 가동추골은 공통적인 구성요소를 가지고 있고 이를 전형적인 추골(typical vertebra)이라고 하며 흉추 중간부의 추골과 매우 유사하다(그림 1-7). 전형적인 추골은 전방에 원기둥 형태의 추체가 있고, 그 뒤에 추근(pedicle)과 추판(lamina)으로 이루어진 추궁(vertebral arch)이 있다. 추근은 추체로부터 직후방으로 돌출되어 있으며, 중간부분이 위아래로 오목하여 상하 추골절흔을 형성하여 인접한 추골과 함께 추간공을 형성한다. 추판은 추근에서 후내측으로 돌출되어 있고 양측이 서로 만나 추궁을 완성한다. 추체와 추궁으로 둘러싸인 부분이 척추공(vertebral foramen)이며, 척주에서는 척추관(vertebral canal)이 되고 척수 혹은 마미(cauda equina)가 들어있다. 전형적인 추골에는 7개의 돌기(process)가 있다. 추근과 추판이 만나는 부분에서 횡돌기(transverse process)가 외측으로 돌출되어 있고, 위아래로는 상하 관절돌기가 돌출되어 인접한

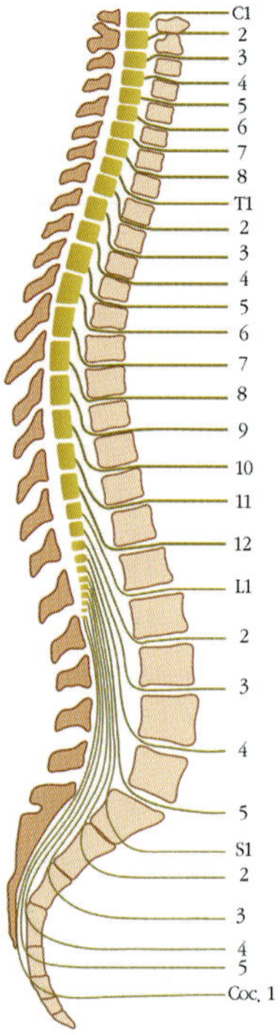

그림 1-6. 척수 분절과 척추 신경이 나오는 추체와의 관계.
척수의 하부에 제 1-2요추간 추간판 수준에서 끝나는 척수 원추가 있고 그 아래 신경근의 집합을 마미(馬尾)라 한다.

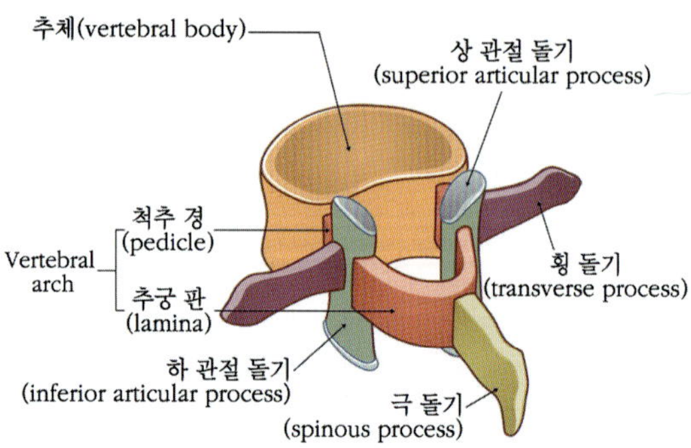

그림 1-7. 전형적인 척추.

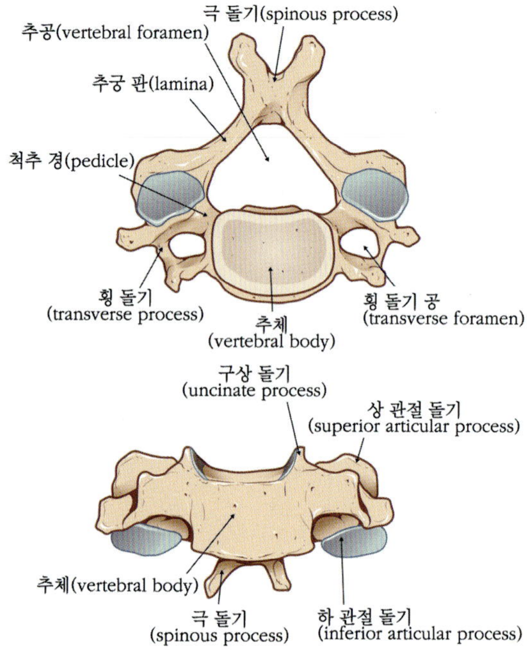

그림 1-8. 전형적인 경추.

추골과 관절한다. 극돌기(spinous process)는 추판이 만나는 곳에서 후방으로 돌출되어 있다.

경추(cervical vertebra)는 가동추골 중 크기가 가장 작고 횡돌기에 횡돌기공(foramen transversum)이 있어 추골혈관(vertebral vessels)과 교감신경총(sympathetic plexus)이 통과한다. 제 1경추인 환추(atlas)와 제 2경추인 축추를 제외하고 경추의 공통적인 형태는 추체는 작고 난원형이며 횡직경이 전후직경보다 크다. 추근은 추체의 중간에 부착되어 있어 상하 추골절흔의 깊이가 동일하다. 추판의 상연(superior border)은 하연보다 얇다. 척추공은 크고 삼각형이다. 극돌기는 짧고 끝이 이분(bifid)되어 있다. 상하관절돌기는 서로 합쳐져 관절주(articular pillar)를 이루고 관절면은 편평하고 난원형이다. 횡돌기에는 제 7경추를 제외하고 횡돌기공이 있다(그림 1-8). 제 1경추는 환추라고도 하며 특징은 추체와 극돌기가 없으며, 극돌기의 흔적을 후결절(posterior tubercle)이라고 한다. 전체적으로 고리모양을 띠고 있으며, 전궁(anterior arch)과 후궁, 양 옆의 외측괴(lateral mass)로 구성된다. 제 2경추는 축추라고도 하며, 가장 강하고 두꺼운 경추이다. 특징은 제 1경추의 추체가 제 2경추의 추체와 융합하여 형성된 치돌기이다. 제 7경추는 융추라고도 하며, 특징은 극돌기의 끝이 이분되어 있지 않고 결절형태를 띤다.

흉추(thoracic vertebra)의 특징은 늑골이 관절하는 관절와(costal facet)가 횡돌기와 추체에 있다는 것이다. 추체의 관절와는 반관절와(demifacet)로써 늑골의 골두와 관절하고, 횡돌기의 관절와는 늑골결절과 관절한다. 추체는 심장모양을 띠고 있으며 횡직경과 전후직경이 거의 같고 늑골의 골두와 관절하는 반관절와가 추체 후방 위아래에 있고, 위의 반관절와에 해당하는 늑골이 관절한다. 추근은 추체의 상부에 부착되어 있어 하추골절흔이 상추골절흔보다 더 깊다. 척추공은 작고 원형이다. 극돌기는 사하방을 향하고 끝은 결절상이다. 횡돌기에는 늑골의 결절과 관절하는 관절와가 있다(그림 1-9). 제 1흉추의 추체에는 제 1늑골의 골두와 관절하는 관절와 및 제 2늑골과 관절하는 반관절와가 있는 것을 제외하고 제 7경추와 매우 유사하며, 때때로 융추이기도 하다. 제 10흉추의 추체에는 대개 제 10늑골의 골두와 관절하는 하나의 관절와가 있고, 제 11흉추와 제 12흉추의 횡돌기에는 관절와가 없다. 또한 제 12흉추는 제 1요추와 매우 비슷하여 유돌기(mammillary process)에 해당하는 상결절(superior tubercle)과 부돌기(accessory process)에 해당하는 하결절(inferior tubercle)이 있다.

요추(lumbar vertebra)는 가동추골 중 가장 크기가 크고 추체 후면에 큰 영양공(foramen vasculare)이 있다. 추체의 횡직경은 전후직경보다 크다. 추근은 추체의 상부에 부착되어 있어 하추골절흔이 더 깊다. 척추공은 삼각형이며, 흉추의 척추공보다는 크지만 경추의 척추공보다는 작다. 극돌기는 두껍고 넓으며 사각형이다. 횡돌기에는 상관절돌기 후연(posterior border)상에 유돌기가 있고, 기저부(base) 배부에 부돌기가 있다(그림 1-10).

천골(sacrum)은 5개의 천추가 융합된 것이다. 전반적으로 크고 역삼각형이며 진골반(true pelvis)의 배벽(dorsal wall)을 형성한다. 천골의 골반면(pelvic

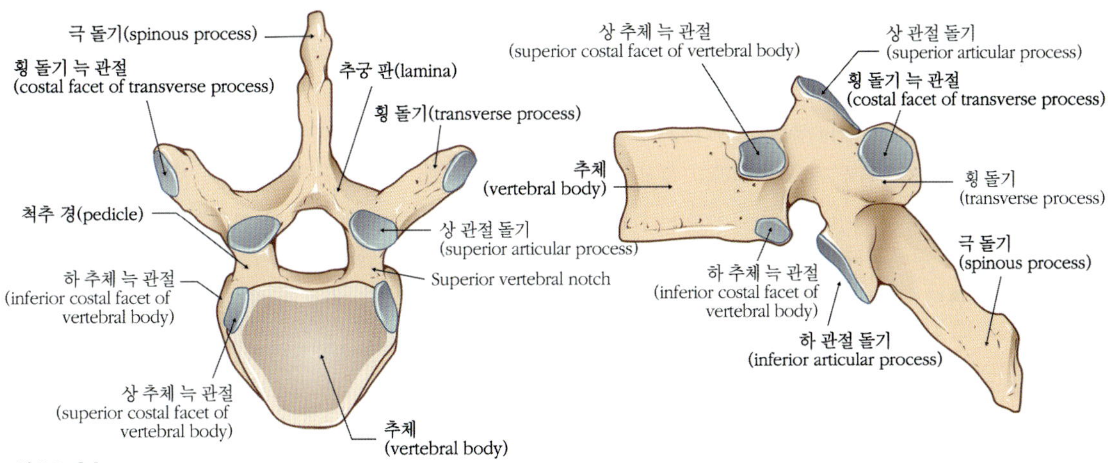

그림 1-9. 흉추.

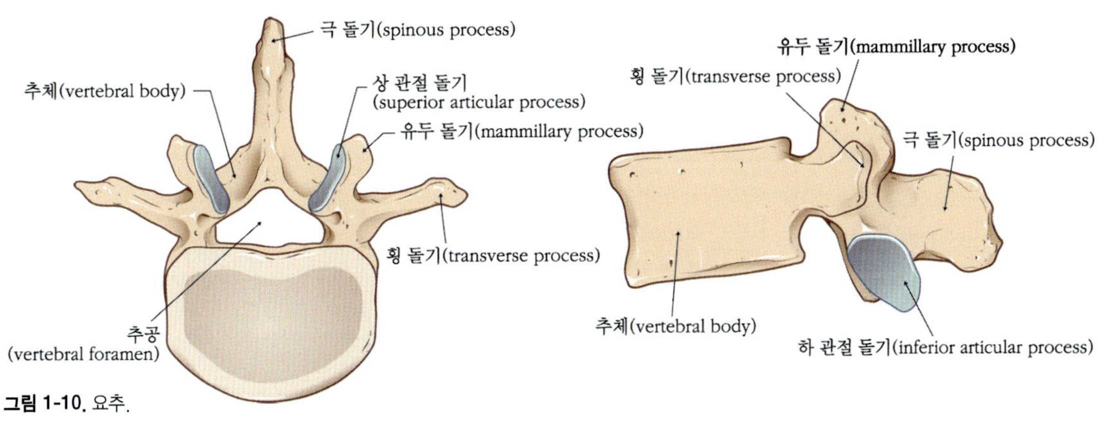

그림 1-10. 요추.

surface)에는 4개의 횡능선(transverse ridge)이 있고 이것은 5개의 천추가 융합된 흔적이다. 또한 골반천추공(pelvic sacral foramina)이 횡능선 끝부분에 4쌍이 있으며, 이곳으로 제 1~4천골신경(sacral spinal nerve)의 복측일차지와 가측천골혈관(lateral sacral vessels)이 지나고 천골관(sacral canal)과 연결된다. 천골의 배면(dorsal surface)에는 융합의 흔적이 다수 관찰된다. 정중천골릉(median sacral crest)은 극돌기의 흔적이며, 천골구(sacral groove)는 천추의 추판이 융합된 것이다. 중간천골릉(intermediate crest)은 관절돌기가 융합된 것이며, 가측천골릉(lateral crest)은 횡돌기가 융합되어 형성된 것이다. 천골각(sacral cornua)은 제 5천추의 하관절돌기에 해당하며, 천골열공(sacral hiatus)은 제 5천추의 추판이 서로 융합되지 못하여 생긴 커다란 구멍이다. 천골의 배면 중간천골릉의 외측에 4쌍의 후천골공(posterior sacral foramina)이 있고 이곳으로 제 1-4천골신경의 배측일차지가 통과한다. 천골의 외측면(lateral surface)에는 장골(ilium)과 관절하는 이상면(auricular surface)이 있어 천장관절(sacro-iliac joint)을 형성한다. 천골의 두측면(cranial surface)을 천골저부(base)라고 하고 중앙에 제 1천추의 추체가 있다. 이것은 복측으로 다소 돌출되어 있어서 이를 천골갑각(promontory)이라고 한다. 추체 뒤에 천추관이 있고, 추체의 양 옆으로 제 1천추의 추근에 해당하는 천골익(sacral ala)이 있다. 천골의 첨부(apex)는 천골의 미측단(caudal extremity)이며 미골과 관절한다. 여성의 천골은 분만에 적합하도록 진화되었다. 남성의 천골과 비교하면 길이는 짧고 폭은 더 넓다. 상부 절반과 하부 절반이 이루는 각도가 남성에 비하여 더 둔각이다. 또한 여성의 천골은 경사도가 더 커서 더 배측을 향하고 있고, 요천추각이 남성에 비해 더 뚜렷하다.

축추부터 천골까지 추골의 추체는 추간원판으로 연결되어 있으며, 추체의 전면은 전종인대(anterior longitudinal ligament)가, 후면은 후종인대(posterior longitudinal ligament)가 연결하고 있다. 추궁 사이에는 황인대(ligamentum flavum)가, 극돌기 사이에는 극간인대(interspinous ligament)가, 극돌기의 첨부사이에는 극상인대(supraspinous ligament)가 있고, 횡돌간인대(intertransverse ligament)는 횡돌기를 서로 연결한다(그림 1-5). 또한 항인대(nuchal ligament)는 외후두융기(external occipital protuberance)부터 제 7경추의 극돌기에 이르는 막형태의 인대로서 두부와 경부의 신전(extension) 유지에 중요한 역할을 한다.

4. 상지해부학(Anatomy of the Arm)

상지는 견갑부(shoulder), 상완(arm or brachium), 전완(forearm or antebrachium)과 수부(hand or manus)로 이루어진다. 견갑부에는 쇄골(clavicle)과 견갑골(scapula)이 상지대(pectoral or shoulder girdle)를 이루어 상완을 체부에 연결한다. 상완에는 상완골(humerus)이, 전완에는 요골(radius)과 척골(ulna)이 있다. 수부는 수근(wrist), 수배(dorsum)와 수장(palm), 수지(fingers or digits)로 세분되며 각각 8개의 수근골(carpal bone), 5개의 중수골(metacarpal bones), 14개의 지절골(phalangeal bones)이 있다. 지절골은 무지(thumb)에 근위 및 원위 지절골이, 나머지 손가락에 근위, 중간 및 원위 지절골이 있어 총 14개의 지절골이 있다(그림 1-11).

견갑부에는 견갑골에서 기시하고 상완골에 종지하여 견관절을 움직이는 근육인 회전근개(rotator cuff)를 구성하는 견갑하근(subscapularis), 극상근(supraspinatus), 극하근(infraspinatus), 소원근(teres

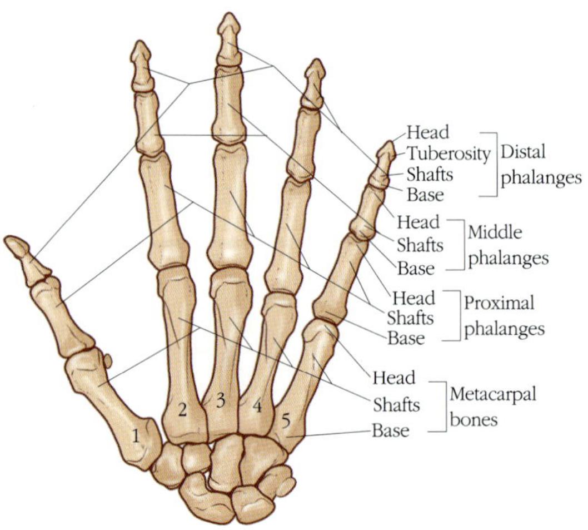

그림 1-11. 수지골의 해부학. 우측 수지 후방.

minor)이 있고, 삼각근과 대원근(teres major)도 견관절에 작용한다. 회전근개는 견갑골에서 기시하여 전방에 위치하는 상완골에 종지하므로 견관절의 전방탈구를 방지하여 견관절의 안정에 기여한다. 견갑부에는 흉골과 쇄골 사이의 흉쇄관절(sternoclavicular joint), 견갑골의 견봉(acromion)과 쇄골 사이의 견봉쇄골관절(acromioclavicular joint), 그리고 견갑골의 관절와(glenoid cavity)와 상완골골두 사이의 관절와상완관절(glenohumeral joint)이 있다. 관절와상완관절을 흔히 견관절(shoulder Joint)이라고 하며, 형태학적으로 구상관절(spheroid or ball-and-socket joint)이고, 굴곡(flexion), 신전(extension), 외전(abduction), 내전(adduction), 회전(rotation)과 회선(circumduction) 등 다축성운동(multiaxial movement)이 일어나고 신체에서 운동범위가 가장 큰 관절이다.

액와(axilla)는 상지로 들어가는 혈관과 신경의 통로가 되는 피라미드 모양의 공간이다. 액와동맥, 상완신경총(brachial plexus)과 액와림프절(axillary lymph nodes)이 있고, 액와정맥은 액와동맥과 동행한다. 액와동맥은 소흉근(pectoralis minor)을 기준으로 총 세 부분으로 구분되고, 첫째부에서는 최상흉동맥(highest thoracic artery)이, 둘째부에서는 흉견봉동맥(thoracoacromial artery)과 외측흉동맥(lateral thoracic artery)이, 셋째부에서는 견갑하동맥(subscapular artery), 전상완회선동맥(anterior circumflex humeral artery)과 후상완회선동맥(posterior circumflex humeral artery)이 분지한다. 상완신경총은 제 5-8경신경(cervical nerve)과 제 1흉신경(thoracic nerve)의 복측지에 의해 형성되며, 견갑부와 상지의 근육에 분포하는 가지를 낸다. 다섯개의 신경근은 서로 합쳐져 3개의 주간(trunk)을 형성한다. C5와 C6는 상부주간(superior trunk)을, C7은 중간주간을, C8과 T1은 하부주간을 이루고, 주간은 다시 전 및 후 분할(division)로 갈라진다. 이 중 후분할은 합쳐져 후삭(posterior cord)을 형성하고, 전분할의 상부 두 개는 합쳐져 외측삭(lateral cord)을 이루며, 나머지 하나의 전분할은 내측삭(medial cord)을 형성한다. 상완신경총의 각 단계에서 가지가 나오며, 각 삭에서 분지하는 신경을 종말지(terminal nerve)라고 하고, 후삭에서는 액와신경과 요골신경이, 외측삭에서는 근피신경(musculocutaneous nerve)이, 내측삭에서는 척골신경이 종말지이며, 정중신경은 외측삭과 내측삭이 합쳐져 형성된 신경이다(그림 1-12). 액와림프절은 여러 개의 림프절이 무리지어 있고, 위치에 따라 외측군, 흉부군, 견갑하군, 중심군 및 첨부군으로 세분된다. 액와림프절로는 상지, 전외측 흉벽, 유선(mammary gland), 배꼽수준 이상의 복벽, 후흉벽, 견갑골 부위, 경부후방 하부, 요측피정맥(cephalic vein)을 따라오는 림프선 등 여러 지역에서 림프선이 들어오고, 쇄골하림프간(subclavian lymphatic trunk)으로 림프를 내보낸다.

상완은 상지대를 통하여 체간에 부착되는 자유상지의 첫 부분이고, 견관절부터 주관절(elbow joint)까지이다. 상완에는 상지에서 가장 길고 큰 상완골이 있다. 상완골의 골두는 견갑골의 관절와와 관절하고, 원위부에 있는 소두(capitulum)는 요골골두와, 활차(trochlear)는 척골의 활차절흔(trochlear notch)과 관절한다. 상완골의 근위단(proximal extremity)에는 골두, 골경(neck), 대결절(greater tubercle) 및 소결절(lesser tubercle)이 있고, 중간이 체부이며, 원위단에는 소두, 활차와 내외측 상과(epicondyle)가 있다(그림 1-13). 상완골골두 바로 아래 다소 위축되어 있는 부분을 해부학적경(anatomical neck)이라고 하며, 그 하부의 협부를 외과적경(surgical neck)이라고 하고 골절이 흔히 일어나는 부위이다. 대결절에는 세 군데의 압흔이 있으며 위부터 극상근, 극하근, 소원근이 종지하고, 소결절에는 견갑하근이 종지한다. 내측상과는 전완의 굴근의 공통 기시부이며, 외측상과는 전완 신근의 공통 기시부이다. 상완의 심근막(deep fascia)인 상완근막(brachial fascia)에서 기시하는 내외측 근간중격(medial and lateral intermuscular septum)이 상완골에 부착하여 상완을 전방의 굴근구획(flexor compartment)과 후방의 신근구획(extensor compartment)으로 구분한다. 굴근구획에는 오훼완근(coracobrachialis), 상완이두근(biceps brachii), 상완근(brachialis)이 있다. 상완이두근은 주관절이 굴곡된 상태에서 전완을 회외전(supination)하며, 상완근과 함께 전완의 굴곡을 담당한다. 신근구획에는

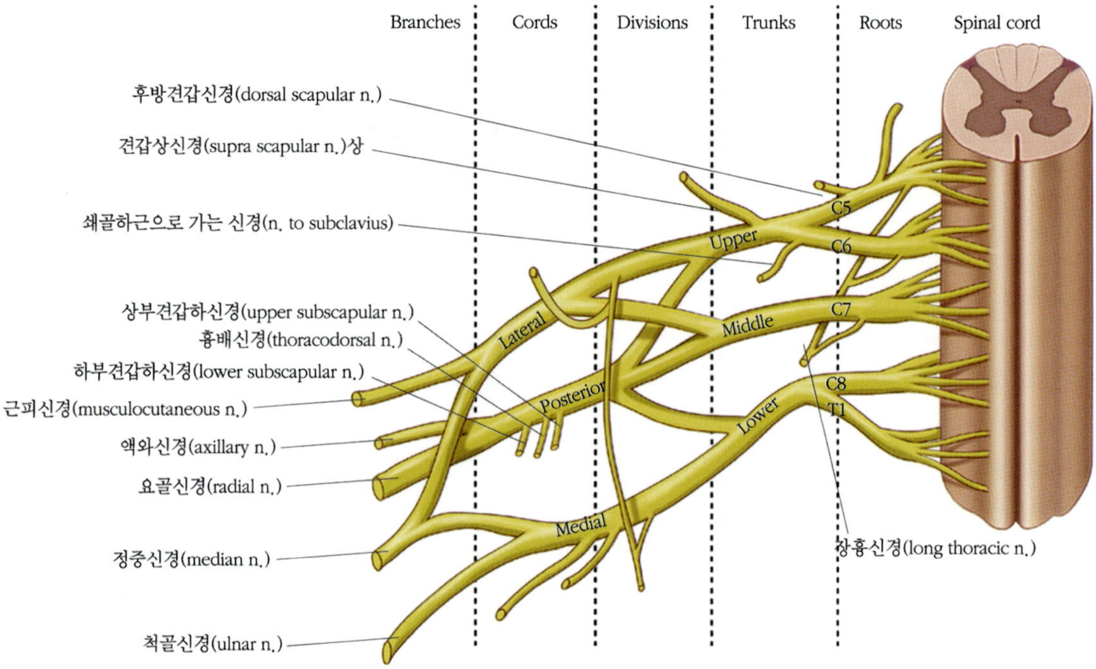

그림 1-12. 상완 신경총과 분지되는 말초신경.

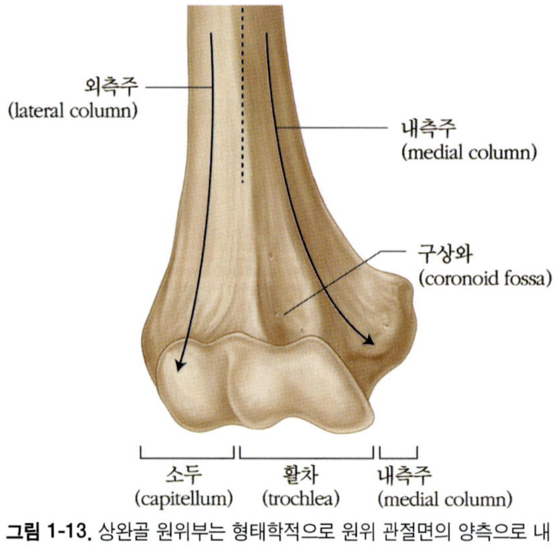

그림 1-13. 상완골 원위부는 형태학적으로 원위 관절면의 양측으로 내외측 골주가 삼각형을 이루고 있다.

상완삼두근(triceps brachii)과 주근(anconeus)이 있으며, 상완삼두근은 전완의 신전을 담당하는 주동근이다.

상완과 전완의 이행부는 삼각형의 주와(cubital fossa)이다. 주와를 지나는 구조물은 정중신경(median nerve), 상완동맥의 분지(bifurcation), 상완이두근의 건, 요골신경 등이다. 주와에는 주관절이 있다. 주관절은 상완척골관절(humeroulnar joint), 상완요골관절(humeroradial joint)과 근위요척관절(proximal radioulnar joint)로 구성된다. 상완척골관절 및 상완요골관절은 형태학적으로 접번관절(hinge joint)이며, 굴곡과 신전이 일어난다. 근위요척관절은 형태학적으로 차축관절(pivot joint)이고 전완의 회내전(pronation)과 회외전(supination)이 일어난다.

전완은 주관절과 수근관절(wrist joint) 사이의 부위이며, 요골과 척골이 서로 평행하게 있고, 골간막(interosseous membrane)에 의해 연결되어 있으며, 원위부는 원위요척관절(distal radioulnar joint)로 연결되어 있다. 요골의 근위단에는 골두, 골경, 조면이 있고, 중간에 체부가 있으며, 원위단은 수근골의 근위열과 관절하여 수근관절을 형성하며, 경상돌기가 있다. 척골의 근위단에는 주두(olecranon)와 구상돌기(coronoid process), 활차와 요골절흔이 있다. 주두는 상완골의 주두와와 관절하며, 구상돌기는 상완골의 구상돌기와

(coronoid fossa)와 만난다. 원위단에는 척골두와 경상돌기가 있다. 상완과 마찬가지로 전완은 근간중격에 의해 전방의 굴근구획과 후방의 신근구획으로 구분된다. 굴근구획의 근육은 3층으로 배열되어 있으며, 천층(superficial layer)에는 원회내근(pronator teres), 요측수근굴근(flexor carpi radialis), 장장근(palmaris longus), 척측수근굴근(flexor carpi ulnaris)이 있고, 중간층에는 천지굴근(flexor digitorum superficialis)이 위치한다. 심층에는 장무지굴근(flexor pollicis longus), 심지굴근(flexor digitorum profundus), 방형회내근(pronator quadratus)이 있다. 신근구획에는 2층으로 배열된 근육들이 있으며 천층에는 상완요골근(brachioradialis)과 장요측수근신근(extensor carpi radialis longus), 단요측수근신근(extensor carpi radialis brevis), 지신근(extensor digitorum), 소지신근(extensor digiti minimi), 척측수근신근(extensor carpi ulnaris)이 있다. 심층에는 회외근(supinator), 장무지외전근(abductor pollicis longus), 단무지신근(extensor pollicis brevis), 장무지신근(extensor pollicis longus), 시지신근(extensor indicis)이 있다.

수근(wrist)에는 8개의 수근골이 2열로 배열되어 있다. 근위열(proximal row)에는 요골에서 척골의 순으로 주상골(scaphoid), 월상골(lunate), 삼각골(triquetrum), 두상골(pisiform)이 있고, 원위열(distal row)에는 대능형골(trapezium), 소능형골(trapezoid), 유두골(capitate), 유구골(hamate)이 있다(그림 1-14). 또한 수근에는 굴근과 신근의 건을 고정하는 굴근지대(flexor retinaculum)와 신근지대(extensor retinaculum)가 각각 수장부(palmar aspect)와 수배부(dorsal aspect)에 있어 전완에서 손가락으로 가는 건을 지지하는 역할을 한다(그림 1-15). 수부(hand)에는 5개의 중수골이 있고, 수장부 피부 바로 밑에 장장근과 연결되는 수장건막(palmar aponeurosis)이 있어 하부의 건을 보호하고 손의 장악력을 향상시킨다. 또한 수근골과 굴근지대 사이에 깊은 궁(arch) 형태의 수근관(carpal tunnel)이 있고, 이곳으로 척측윤활낭(ulnar bursa)으로 둘러싸인 천지굴근과 심지굴근의 건, 정중신경, 장무지굴근의 건이 지난다(그림 1-16). 손목의 후외측부에는 삼각형의 함몰부가 있으며 이를 해부학코담배갑(anatomical snuff box)이라고 한다. 바닥에는 주상골(scaphoid)이 있으며 요골동맥이 지나는 곳이다. 수장부는 소지구근막(hypothenar fascia), 무지구근막(thenar fascia), 수장건막, 무지격막, 소지격막, 후골간근막(posterior interosseous fascia)에 의해 무지구획(thenar compartment), 소지구획(hypothenar compartment), 중심구획(central compartment), 골간내전근구획(interosseous-adductor compartment)으로 나

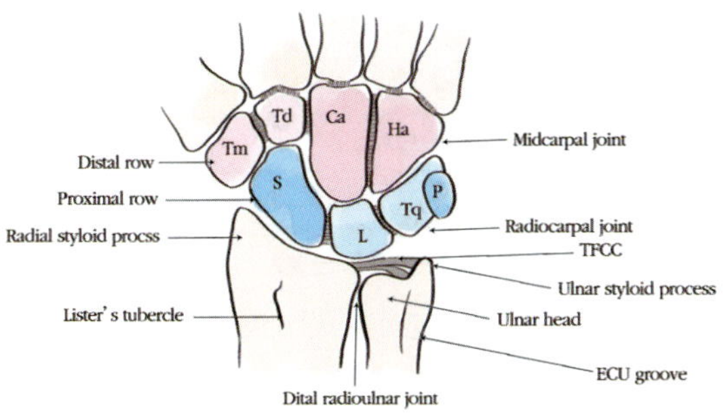

그림 1-14. 수근관절. 수근관절은 요수근 관절(radiocarpal joint) 및 중수근 관절(midcarpal joint) 그리고 원위 요척 관절(distal radioulnar joint)로 구성된다. S: 주상골(scaphoid), L: 월상골(lunate), Tq: 삼각골(triquetrum), P: 두상골(pisiform), Tm: 대능형골(trapezium), Td: 소능형골(trapezoid), Ca: 유두골(capitate), Ha: 유구골(hamate). 수근관절.

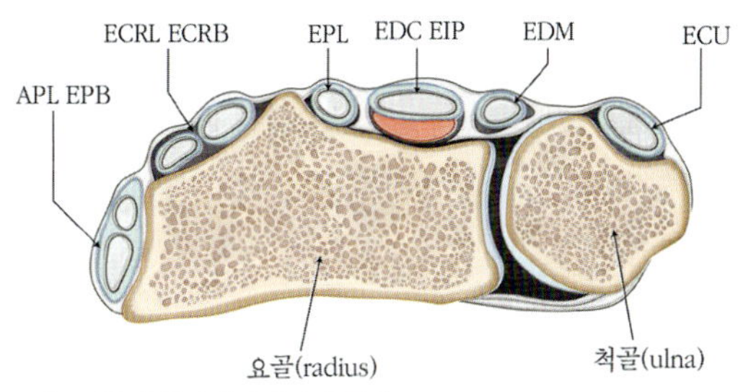

그림 1-15. 손목에서의 신전건 구획.

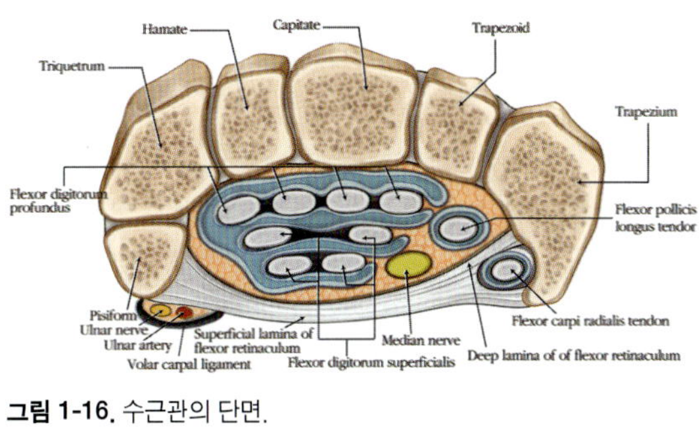

그림 1-16. 수근관의 단면.

뉘고 각 구획에는 근육, 신경, 혈관이 위치한다. 무지구획에는 단무지외전근(abductor pollicis brevis), 단무지굴근(flexor pollicis brevis), 무지대립근(opponens pollicis)이 있고 요측점액낭(radial bursa)으로 싸인 장무지굴근의 건, 요골동맥가지, 정중신경이 지난다(그림 1-17). 소지구획에는 소지외전근(abductor digiti minimi), 단소지굴근(flexor digiti minimi brevis), 소지대립근(opponens digiti minimi)이 있고 척골신경과 척골동맥이 지난다(그림 1-18). 중심구획에는 척측점액낭(ulnar bursa)으로 싸인 천지굴근과 심지굴근의 건, 충양근(lumbrical muscles), 천수장동맥궁(superficial palmar arterial arch), 척골신경과 요골동맥의 천지(superficial branch)가 있다(그림 1-19). 골간내전근구획은 가장 깊은 곳에 위치한 구획으로 무지내전근(adductor pollicis), 제 2-5중수골, 중수골 사이의 배측골간근(interossei dorsalis)과 장측골간근(interossei palmaris), 심수장동맥궁(deep palmar arterial arch)이 있다(그림 1-20).

수부의 감각을 전달하는 신경은 정중신경, 요골신경, 척골신경의 감각지(sensory branch)이다. 정중신경은 무지, 시지, 중지와 약지의 외측 절반의 수장부 및 원위지절(distal phalanx)의 수배부와 요골신경이 분포하는 곳을 제외한 수장부 전체의 감각을 담당한다. 척골신경은 약지의 내측절반과 소지의 수장부 및 약지의 원위지

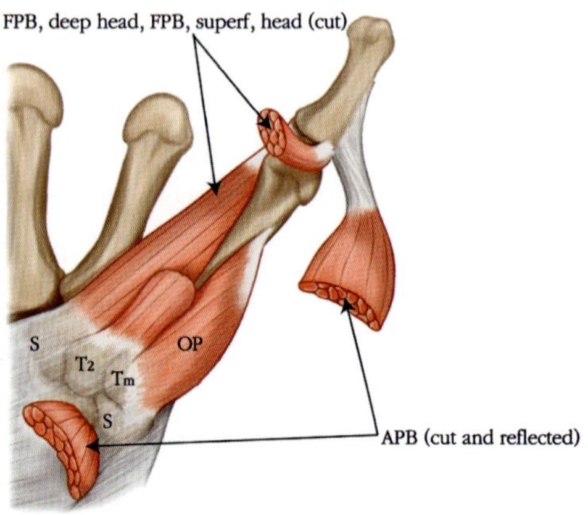

그림 1-17. 무지구근.
OP: opponens pollicis, APB: abductor pollicis brevis, FBP: flexor pollicis brevis.

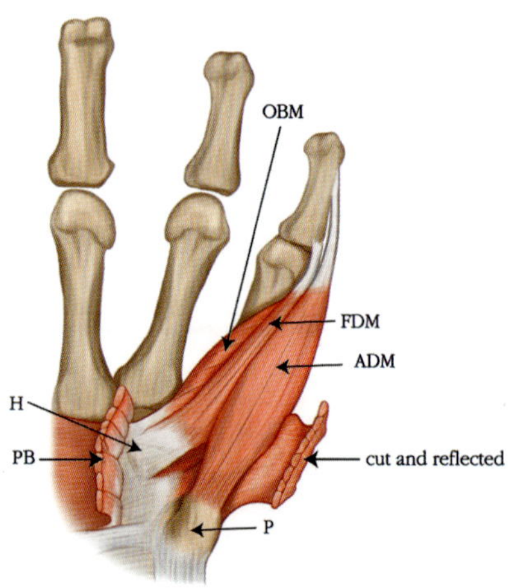

그림 1-18. 소지구근.
FDP: flexor digiti minimi, ADM: abductor digiti minimi, ODM: opponens digiti minimi.

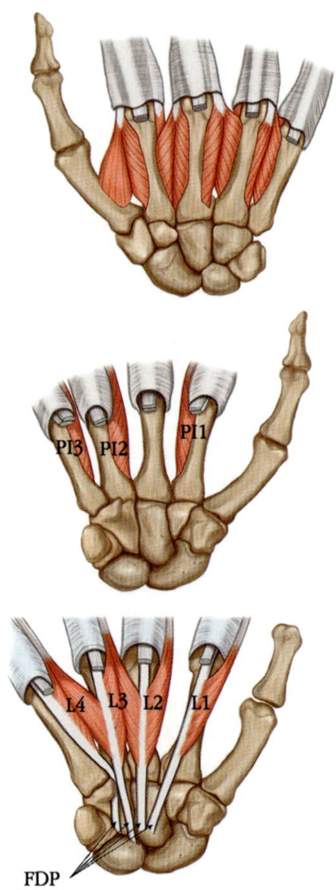

그림 1-19. 골간근과 충양근. 후방 골간근(A), 전방 골간근(B), 충양근(C).

절의 외측절반을 제외한 수배부의 감각을 담당한다. 요골신경은 무지구의 일부와 무지, 시지, 중지의 원위지절을 제외한 수배부의 감각을 담당한다.

수근관절(wrist joint)은 요수근관절(radiocarpal joint)이라고도 하며, 요골골두와 수근골의 원위열 사이의 관절이다. 형태학적으로 타원관절(ellipsoid joint)이며 기능적으로는 굴곡, 신전, 외전, 내전, 회선이 가능한 이축성관절이다. 수근골간관절(intercarpal joint)은 형태학적으로 평면관절이다. 무지의 수근중수관절(carpometacarpal joint)은 형태학적으로 안장관절(saddle joint)이며, 굴곡, 신전, 외전, 내전, 회선과 대립(opposition)이 일어난다. 무지를 제외한 나머지 손가락의 수근중수관절은 평면관절이다. 중수지절간관절(metacarpophalangeal joint)은 형태학적으로 과상관절(condyloid joint)이고, 중수골골두와 근위 지절골 저부(base) 사이의 관절이다. 굴곡, 신전, 외전, 내전, 회선이 일어난다. 지절간관절(interphalangeal joint)은 접번관절이고 굴곡과 신전이 일어난다.

5. 골반해부학

골성골반(bony pelvis)은 천골과 좌우 관골(hip bone)의 이상면 사이의 천장관절과 좌우 치골간의 관절인 치골결합(symphysis pubis)에 의해 형성된다. 관골은 형태학적으로 불규칙골로 분류되는 크고 편평한 골로서 중간부분은 협소하고 위아래로 확장된 모습을 가지고 있다. 태아기에는 장골(ilium), 좌골(ischium), 치골(pubis)이 따로 형성되며 출생후 성장하면서 서로 융합되어 하나의 관골이 된다(그림 1-21). 장골은 상방의 넓게 확장된 부분이고, 좌골은 가장 하방의 강한 부분이며, 치골은 내측으로 연장된 부분이다. 관골의 외면에 있는 컵 모양의 깊은 함몰부를 관골구(acetabulum)라고 하며, 장골, 좌골 및 치골이 융합한 부분이고, 관골구의 월상면(lunate surface)은 대퇴골두(femoral head)와 관절하는 관절면이다. 관골구절흔(acetabular notch)은 생체에서는 횡관골구인대(transverse acetabular ligament)에 의해 구멍으로 바뀌고 이곳으로 혈관과 신경이 지난다. 관골구 하방에 있는 크고 둥근 구멍을 폐쇄공(obturator foramen)이라고 하며, 생체에서는 폐쇄관(obturator canal)을 제외하고 폐쇄막(obturator membrane)으로 막혀있다.

장골은 체부와 장골익(iliac ala)으로 구성된다. 내면에는 궁상선(arcuate line)과 장골근(iliacus)이 기시하는 움푹한 장골와(iliac fossa)가 있다. 외면에는 후, 전, 하둔근선(gluteal line)이 있다. 장골의 상연(superior border)에 해당하는 부분이 장골릉(iliac crest)이다. 전연(anterior border)에는 전상장골극(anterior superior iliac spine)과 전하장골극이 있으며, 후연에는 후상장골극과 후하장골극이 있다. 장골과 치골이 융합한 부분은 장치융기(iliopectineal eminence)이다. 좌골은 L자 형태로 상방의 장골과 전방의 치골 사이에 놓여있다. 내측으로 돌출한 돌기인 좌골극(ischial spine)의 위아래에

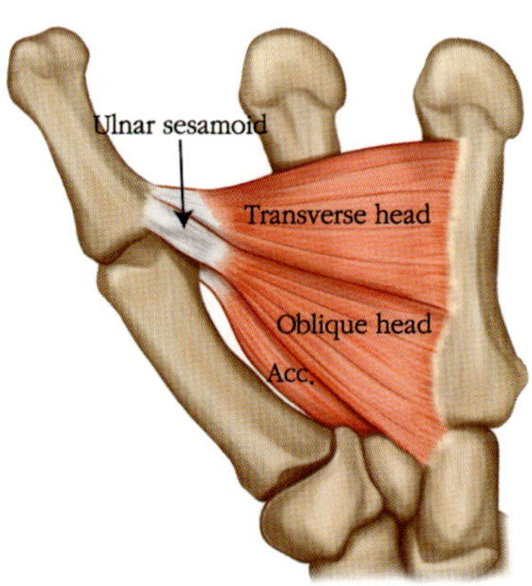

그림 1-20. 무지 내전근.

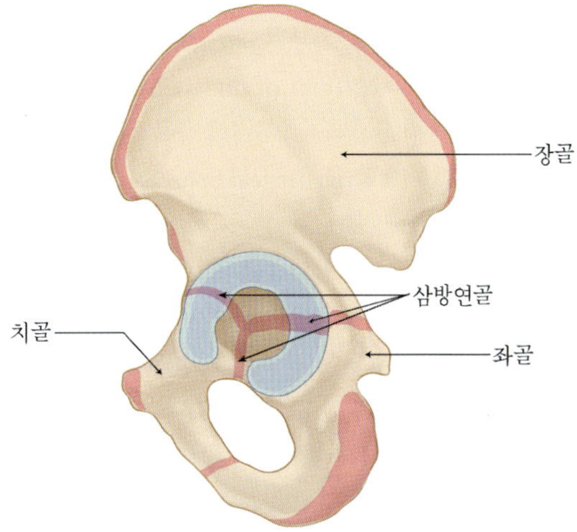

그림 1-21. 성장기 골반의 측면 사진.

대좌골절흔(greater sciatic notch)과 소좌골절흔(lesser sciatic notch)이 있으며, 생체에서는 인대에 의해 구멍이 되고 근육, 혈관과 신경 등이 지난다. 또한 가장 하방에 좌골결절(ischial tuberosity)이 있다. 치골은 상지(superior ramus)와 하지(inferior ramus)로 구성되며, 상지에는 치골결절(pubic tubercle), 치골릉(pubic crest), 치골근선(pectineal line) 혹은 치골즐흔(pecten pubis)과 장치융기가 있다.

골성골반(bony pelvis)은 골반입구(pelvic inlet)의 경계선인 분계선(terminal line or pelvic brim)에 의해 진골반과 가골반으로 분리된다. 분계선은 천골갑각, 장골익의 전연(anterior border), 궁상선, 장치융기, 치골근선, 치골릉, 치골결절, 치골결합의 상연(superior margin)을 연결한 선이다. 좌우 하치골지 사이의 각도를 치골하각(subpubic angle)이라고 하며, 여성이 남성보다 더 둔각이다. 여성의 골반은 분만에 적합한 구조를 가지고 있다. 전반적으로 남성에 비해 얇고 가볍다. 가골반은 얕고 진골반은 넓으며, 골반입구는 난원형 혹은 원형을 띠고 있다.

6. 하지해부학

하지는 둔부(gluteal region), 대퇴(thigh or femoral region), 슬부(knee), 하퇴(leg)와 족부(foot)로 이루어진다. 둔부에는 골성골반이, 대퇴에는 대퇴골(femur)이, 하퇴에는 경골(tibia)과 비골(fibula)이 있으며, 슬부에는 슬개골(patella)이 있다. 족부는 족근(ankle), 족장(sole)과 족배(dorsum), 족지(toes or digits)로 세분되며 각각 7개의 족근골(tarsal bone), 5개의 중족골(metatarsal bones), 14개의 지절골(phalangeal bones)이 있다. 족근골은 근위열에 종골(calcaneus)과 거골(talus)이, 중간열에 주상골(navicular)이, 원위열에 내측, 중간 및 외측 설상골(cuneiform)과 입방골(cuboid)이 배열되어 있다. 지절골은 엄지발가락에 근위 및 원위 지절골이, 나머지 발가락에 근위, 중간 및 원위 지절골이 있다.

둔부의 근육은 골성골반에서 기시하며 고관절(hip joint)에 작용한다. 둔부근육은 천층군(superficial group)과 심층군(deep group)으로 배열되어 있으며, 천층군에는 대둔근(gluteus maximus), 중둔근(gluteus medius), 소둔근(gluteus minimus), 대퇴근막긴장근(tensor fascia lata)이 있고, 심층군에는 이상근(piriformis), 내폐쇄근(obturator internus), 상쌍자근(gemellus superior), 하쌍자근(gemellus inferior), 대퇴방형근(quadratus femoris)이 있다.

대퇴는 고관절부터 슬관절까지의 부분이며, 대퇴골이 있다. 대퇴골의 근위부는 관골구와 관절하여 고관절을 형성하고, 원위부는 경골과 관절하여 슬관절을 이룬다. 근위단에는 골두, 골경, 대전자(greater trochanter)와 소전자(lesser trochanter)가 있다. 골두의 중심에는 난원형의 함몰부가 있고 대퇴골두인대가 부착한다. 골경과 체부가 이루는 각도는 남성이 여성보다 크다. 대전자와 소전자 사이 후면에는 전자간릉(intertrochanteric crest)이 있고, 전면에는 전자간선이 있다. 체부의 후면에는 조선(linea aspera)이 있다. 원위단에는 내외측과(condyle)가 있고, 외측과가 내측과보다 더 크며, 경골의 근위단과 관절한다. 내외측과의 근위부를 둘러싸는 융기를 내외측상과(epicondyle)라고 한다. 원위단 전면에는 슬개골면이 있고, 후면에는 과간와(intercondylar fossa)가 있다. 대퇴는 근육간중격에 의해 전구획(anterior compartment), 후구획 및 내측구획으로 나뉜다(그림 1-22). 전구획에는 치골근(pectineus), 장요근(iliopsoas), 봉공근(sartorius)과 대퇴사두근(quadriceps femoris)이 있다. 대퇴사두근은 대퇴직근(rectus

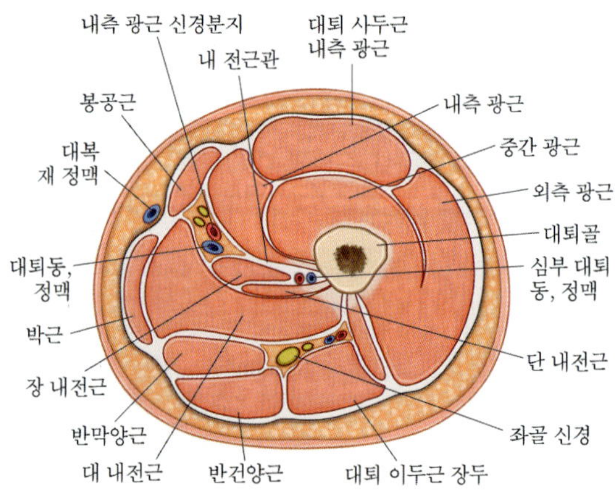

그림 1-22. 대퇴부의 해부학적 구조.

femoris), 외측광근(vastus lateralis), 중간광근(vastus intermedius), 내측광근(vastus medialis)으로 이루어진 근육이다. 후구획에는 반건근(semitendinosus), 반막근(semimembranosus), 대퇴이두근(biceps femoris)이 있고, 통상 슬와부근육(hamstring muscles)이라고 한다. 대퇴의 내측구획에는 장내전근(adductor longus), 단내전근(adductor brevis), 대내전근(adductor magnus), 박근(gracilis)과 외폐쇄근(obturator externus)이 있다. 한편 박근, 반건근, 봉공근의 건은 경골의 내측면 상부에 공통으로 종지하며 이를 거위발(pes anserinus)이라고 한다. 고관절은 관골의 관골구와 대퇴골 골두 사이의 관절이며, 활막관절로서 형태학적으로 구상관절에 속하고 굴곡, 신전, 내전, 외전, 회전 및 회선이 일어난다.

대퇴와 하퇴의 이행부는 슬관절 후면에 있는 다이아몬드 모양의 함몰부인 슬와(popliteal fossa)이다. 경골신경과 총비골신경(common fibular nerve), 슬와동정맥이 지난다. 슬와에는 슬관절(knee joint)이 있다. 슬관절은 경대퇴관절(tibiofemoral joint)과 대퇴슬개골관절(femoropatellar joint)로 구성된다. 경대퇴관절은 체중을 지탱하는 관절이며, 대퇴골의 내외측과(condyle)와 경골 상면의 관절면 사이의 관절이다. 관절강내에 내외측 반월연골(meniscus)과 전후 십자인대(cruciate ligament)가 있다. 형태학적으로 과상관절(condylar joint)이며, 기능적으로 굴곡과 신전, 회전이 일어나는 이축성관절(biaxial joint)이다(그림 1-23).

하퇴는 슬관절과 족근관절 사이 부분이며, 경골과 비골이 골간막으로 연결되어 평행하게 놓여 있다. 경골의 근위단에는 대퇴골의 과와 관절하는 관절면이 있고, 관절면 사이에 과간융기(intercondylar eminence)가 있다. 근위단 전면에는 경골조면(tibial tuberosity)이 있으며, 이 곳에 슬개인대(patellar ligament)가 부착한다. 관절면 직하방에는 내외측과가 각각 있다. 체부의 전연(anterior border)은 피하에서 촉지되며, 후면에는 가자미근선(soleal line)이 있다. 원위단의 하면(inferior surface)은 거골과 관절하며, 내측면 하단에 내측과(medial malleolus)가 있다. 비골(fibula)은 경골의 외측에 위치하며, 근위단은 경골과 관절하고, 원위단에 외측과(lateral malleolus)가 있다. 하퇴는 근육간중격에 의해 전구획, 후구획 및 외측구획으로 나뉜다(그림 1-24). 전구획에는 전경골근(tibialis anterior), 장무지신근(extensor halluces longus), 장지신근(extensor digitorum longus)과 제 3비골근(fibularis tertius)이 있다. 후구획의 근육은 두 층으로 배열되어 있고 천층에는 비복근(gastrocnemius), 족척근(plantaris), 가자미근(soleus)이 있고, 심층에는 슬와근(popliteus), 장무지굴근(flexor hallucis longus), 장지굴근(flexor digitorum

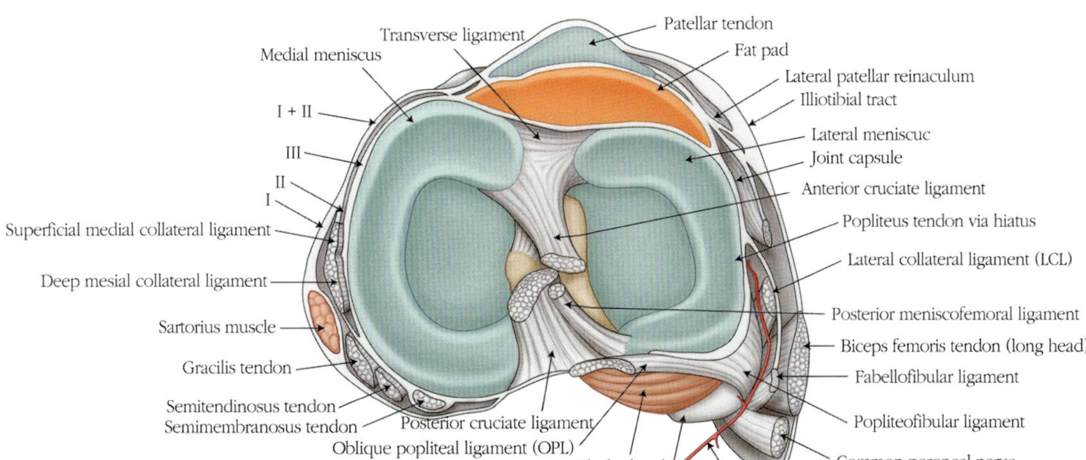

그림 1-23. 슬관절 내측 및 외측 구조물 단면도.
I: 천층(봉공근과 비복근), **II:** 중간층(천층 내측측부인대+사슬와인대), **III:** 심층(심층 내측측부인대+관절낭).

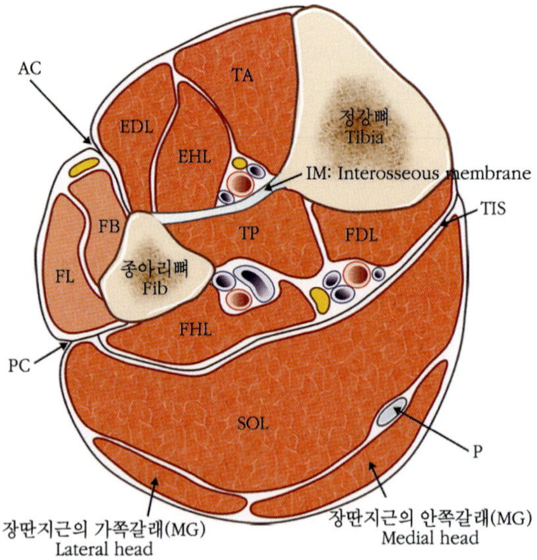

그림 1-24. AC: 전방근간중격(anterior intermuscular septum of leg), **PC:** 후방근간중격(posterior intermuscular septum of leg), **TIS:** 횡근간중격 (transverse intermuscular septum), **TA:** 전경골근(tibialis anterior), **EHL:** 장무지신근(extensor hallucis longus), **EDL:** 장족지신근 (extensor digitorum longus), **TP:** 후경골근(tibialis posterior), **FDL:** 장족지굴근 (flexor digitorum longus), **FHL:** 장무지굴근(flexor hallucis longus), **SOL:** 가자미근(soleus), **P:** 족저근 (plantaris), **FB:** 단비골근 (fibularis brevis), **FL:** 장비골근(fibularis longus).

longus)과 후경골근(tibialis posterior)이 있다. 외측구획에는 장비골근(fibular longus)과 단비골근(fibularis brevis)이 있다. 경골의 내과 하방, 족근의 후내측부에 굴근지대가 있으며, 족근 전방에는 상하 신근지대가 있고, 가측면에 비골근지대(fibular retinaculum)가 있어 족근을 지나 발가락으로 가는 건의 위치를 잡아주며, 혈관 및 신경이 지나게 된다.

족배부(dorsum of foot)에는 내재근(intrinsic muscle)인 단지신근(extensor digitorum brevis)과 단무지신근(extensor halluces brevis)이 있고, 족저부(sole of foot)에는 다수의 근육이 층별로 배열되어 있다. 첫째층에는 무지외전근(abductor halluces), 단지굴근(flexor digitorum brevis), 소지외전근(abductor digiti minimi)이 있고, 둘째층에는 족저방형근(quadratus plantae)과 4개의 충양근이 있다. 셋째층에는 단무지굴근(flexor halluces brevis), 무지내전근(adductor hallucis), 단소지굴근(flexor digiti minimi brevis)이 위치한다. 가장 깊은 층인 넷째층에는 족저골간근(plantar interossei)과 족배골간근(dorsal interossei)이 있다. 족저부 피부 바로 아래에 심근막의 비후인 족저근막(plantar aponeurosis)이 있어 심부구조물을 보호하고 족궁(arch of foot)의 세로궁(longitudinal arch)을 지탱한다. 족궁은 내외측의 세로궁과 가로궁으로 구성된다. 세로궁은 후방의 종골부터 전방의 중족골 골두까지 이어지는 궁이며, 내측궁이 외측궁보다 더 높다. 가로궁은 중족골의 기저부, 입방골, 설상골을 지나는 궁이다. 여러 인대와 근육이 족궁을 지탱한다.

족부의 감각은 경골신경과 그 가지인 내측 및 외측 족저신경, 복재신경(saphenous nerve), 비복신경(sural nerve), 천비골신경과 심비골신경이 담당한다. 족저부에서는 뒤꿈치부위는 경골신경이, 내측 중간 일부는 복재신경이, 외측 일부는 비복신경이 분포하며, 무지부터 제 4지의 내측 절반은 내측족저신경이, 제 4지 외측 절반과 제 5지는 외측족저신경이 분포한다. 족배부에서는 가측 일부는 비복신경이, 내과를 포함한 내측 일부는 복재신경이 감각을 담당하며, 무지와 제 2지가 서로 마주하는 부분은 심비골신경이 분포하며, 나머지 부분은 모두 천비골신경이 분포한다.

족관절(ankle joint)은 거퇴관절(talocrual joint)이라고도 하며, 내외과(medial and lateral malleoli)와 거골체 사이의 관절이다. 형태학적으로 접번관절에 속하며, 족저굴곡과 족배굴곡이 일어난다. 족근골간관절(intertarsal joint)에는 거골하관절(subtalar joint), 거종주관절(talocalcaneonavicular joint), 종입방관절(calcaneocuboid joint)이 있으며, 내번과 외번이 일어난다.

< 참고문헌 >

Sadler TW. Langman's medical embryology. 14th ed: Wolters Kluwer: 2019.

Moore KL, Persaud TV. The developing human: clinically oriented embryology. 10th ed: Elsevier: 2016.

Moore KL, Dalley AF, Agur AMR. Clinically oriented anatomy. 8th ed: Wolters Kluwer: 2018.

Drake RL, Vogl AW, Mitchell AWM. Gray's anatomy for students. 4th ed: Elsevier: 2020.

Standring S. Gray's anatomy: the anatomical basis of clinical practice. 40th ed: Churchill Livingstone: 2008.

Fawcett DW, Jensh RP. Bloom & Fawcett's concise histology. 2nd ed: Arnold: 2002.

Buckwalter JA. Musculoskeletal tissues and musculoskeletal system. In: Weistein SL, Buckwalter JA, eds. Turek's Orthopedic principles and their application. 5th ed: JB Lippincott Company: 1994. 13-68.

Huxley AF, Niedergerke R. Structural changes in muscle during contraction: interference microscopy of living muscle fibres. Nature. 1954;173:971-3.

Currey JD. Bones: structure and mechanics. Woodstock: Princeton University Press: 2002.

MacConaill MA, Basmajian JV. Muscles and movements. A basis for human kinesiology. 2nd ed: New York Krieger: 1977.

O'Rahilly R, Muller F, Meyer DB. The human vertebral column at the end of the embryonic period proper. 4. The sacrococcygeal region. J Anat 1990;168:95-111.

2장 병리학 (Pathology)

1. 정형외과적 질환의 병리
2. 뼈질환의 분류와 병태생리
3. 관절질환의 분류와 병태생리
4. 종양성질환의 분류와 병리

1. 정형외과적 질환의 병리

병리학이란 병에 대해 근본적으로 연구하는 학문으로 정의되는데 병리학에서 다루는 주요 내용은 병의 원인(병인, etiology), 병이 발생하는 기전(발병기전, pathogenesis), 형태학적 변화(morphology), 기능적 변화와 임상증상(clinical manifestations) 등이 포함된다. 병원에서 이루어지는 병리검사를 통해 얻어지는 병리결과는 질병의 최종진단으로 여겨진다. 병리검사는 크게 조직검사와 세포검사로 분류할 수 있다. 면역조직화학검사와 분자병리검사 등이 진단에 유용한 보조수단으로 이용되고 있으며, 환자의 사후에 시행되는 부검 또한 병리검사의 영역에 포함된다. 특히 조직검사의 경우 병리검사의 가본이 되는 검사로, 환자의 병변에 대하여 생검(biopsy) 또는 외과적 수술을 통하여 확보한 조직으로 육안검사와 조직 표본 제작 과정을 거쳐 현미경을 이용해 세포의 형태와 조직의 구조를 관찰하고 진단을 내리는 검사이다. 이러한 과정에서 혈액학 및 생화학 검사를 포함한 진단검사소견, 영상의학검사소견, 임상적 진단과 협력하여 최종 진단에 이르게 되며 환자의 치료 방법 결정과 예후 평가에 중요한 역할을 하게 된다. 본 장에서는 골, 관절 및 연부조직에서 발생하는 질환 중 중요한 발병기전을 소개하고 특징적인 병리소견에 중점을 두어 설명하고자 한다.

2. 뼈질환의 분류와 병태생리

1) 골격계의 발생 이상

골격의 발생 이상은 대개 유전자 돌연변이에서 기인하며 뼈 형성의 초기 단계에서 나타나지만 성인기에 나타나기도 한다. 350개 이상의 골격 발생 장애가 알려져 있지만 모두 매우 드물고 이를 분류하는 방법은 다양한데 질환의 발병기전인 유전자 결함 부위를 기준으로 하여 대표적인 질환과 병리소견을 소개한다(표 2-1).

전사 인자(transcription factor), 특히 homeobox 단백질의 결함은 중간엽세포가 뼈, 연골, 또는 근육 등으로 분화하는 과정(mesenchymal condensation)에 장애를 초래하여 비정상적인 뼈 발달을 일으킨다. 대표적으로 HOXD13과 같은 homeobox 유전자는 단지증(brachydactyly)에서 자주 돌연변이를 일으킨다.

표 2-1. 대표적인 골격계 발생 이상 질환

결함 인자	질환	유전자	발현 양상
중간엽 조직형성 과정 전사인자의 이상	단지증	HOXD13	손가락 또는 발가락 말단뼈가 짧게 발생
골 및 연골세포 증식및 성숙 관련 신호 전달 물질의 이상	연골형성기능상실증	FGFR3	난쟁이로 나타나는 성장판 이상 성장판의 연골세포 증식 및 성숙 이상
세포외 구조 단백질 이상	불완전골발생증	COL1A1 COL1A2	제 1형아교질 형성 결핍으로 취약한 골형성
대사 효소 이상	골화석증	CA2	파골세포의 골흡수 장애로 골밀도의 비정상적 증가

신호 전달 단백질(signal transduction protein) 중 섬유모세포성장인자수용체3(FGFR3, fibroblast growth factor receptor 3) 유전자 돌연변이는 연골형성기능상실증(achondroplasia)에서 나타난다. 연골형성기능상실증은 가장 흔한 골격이형성증(skeletal dysplasia)로 성장판에 이상을 일으키며 난쟁이의 가장 중요한 원인이다. 상염색체우성으로 유전되고 환자의 90%는 새로운 돌연변이로 발생한다. 섬유모세포 성장인자수용체 3이 유전자의 돌연변이로 활성화되면 연골세포 증식 및 연골내뼈형성 연골내뼈형성(enchondral ossification)이 억제된다. 연골내뼈형성에 의한 성장을 억제하게 되면 비교적 몸통 길이는 정상이나 사지가 짧아지고, 두개골이 상대적으로 크며 앞이마가 돌출되게 된다. 이러한 골격 이상은 보통 지능, 수명, 생식능력 이상과 관련이 없다. 형태학적으로 성장판의 이상을 보이는데 성장판 연골세포의 증식층과 비후층이 제대로 형성되지 않는 소견을 보인다(그림 2-1).

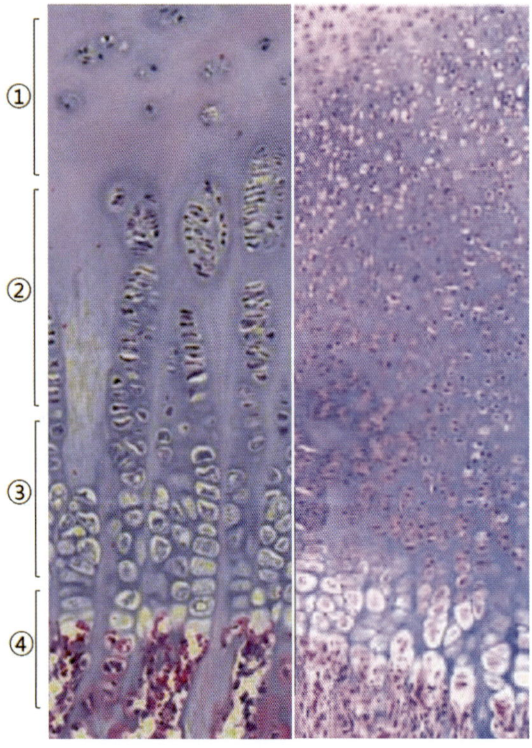

그림 2-1. 연골형성기능상실증. 연골내뼈형성으로 길이성장이 이루어지는 왼쪽 성장판과 달리 오른쪽 연골형성기능상실증의 성장판에서는 연골세포의 증식층과 비후층이 제대로 형성되어 있지 않다 (① 예비층 ② 증식층 ③ 비후층 ④ 무기질화층).

세포외 구조 단백질(structural proteins)의 이상은 비정상적인 아교질(collagen) 형성과 관계가 있으며 뼈 및 연골에서 중요한 1, 2, 9, 10, 11형 콜라겐 유전자 이상과 관련된다. 뼈조직의 기본 바탕질을 이루는 제 1형 콜라겐의 알파1(COL1A1)과 알파2(COL1A2) 고리 유전자의 돌연변이로 불완전골형성증(osteogenesis imperfect)라는 유전질환이 발생하는데, 제 1형 콜라겐 질환(type 1 collagen disease)또는 위약성골질환 위약성골질환(brittle bone disease)라고도 한다. 뼈가 약하여 다발성 골절이 특징이고 그 외 제1형 콜라겐을 함유하는 관절, 눈, 귀, 피부, 치아 등에도 이상소견을 보인다. 임상소견에 따라 네가지 아형(제 I형-제 IV형)으로 분류한다. 뼈형성이 미약하여 뼈잔기둥(bony trabeculae)이 가늘고 치밀뼈(compact bone)가 얇다(그림 2-2).

뼈 대사에 관여하는 효소(metabolic enzyme) 중 파골세포(osteoclast)의 탄산 탈수효소2(carbonic anhydrase 2, CA2) 유전자의 돌연변이로 파골세포의 기능이상을 일으키는 골화석증(osteopetrosis)가 있다. 골화석증은 파골세포 이상으로 뼈흡수에 장애가 초래되어 뼈가 돌처럼 단단해지지만 쉽게 골절되므로 대리석골질환(marble bone disease)라고도 한다. 뼈흡수 감소로 골수강이 점차 뼈로 채워지면서 조혈조직 감소와 골경화가 일어나며 장골의 끝이 갈수록 넓어지는 모양의 삼각플라스크 모양

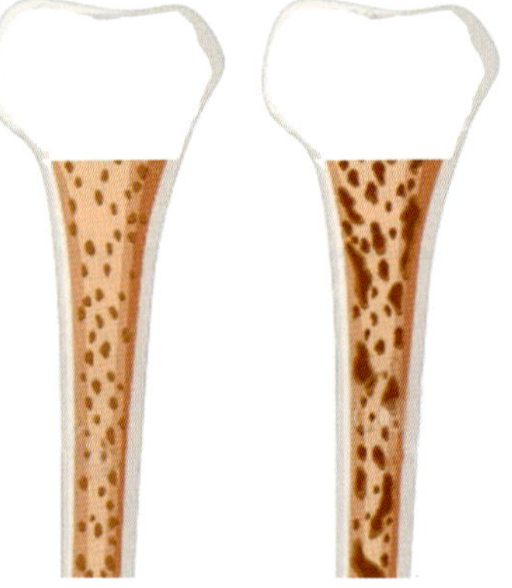

그림 2-2. 불완전골형성증. 왼쪽 정상골격구조와는 달리 오른쪽 불완전골형성증에서는 뼈잔기둥이 가늘어서 뼈형성이 미약하다.

변형(Erlenmeyer flask deformity)을 보인다.

2) 골다공증(Osteoporosis)

골다공증은 대사성 골질환의 가장 흔하고 중요한 형태로서 세계보건기구(WHO)는 "골량의 감소와 미세구조의 이상을 특징으로 하는 전신적인 골격계 질환으로 결과적으로 뼈가 약해져서 부러지기 쉬운 상태가 되는 질환"으로 정의하고 있다. 골다공증은 일반적으로 전신적으로 나타나지만 특정 부위의 뼈를 사용하지 않아 생기는 경우에는 해당 부위에 국한되어 생긴다. 전신성의 경우 발생 원인과 임상적 특징에 따라 일차성과 이차성으로 구분할 수 있는데 일차성골다공증은 여성에서 폐경 후 뼈질량의 급속한 감소로 나타나는 폐경 후(postmenopausal) 골다공증과 남녀 노인에서 나타나는 노인성 골다공증으로 분류한다.

골다공증의 병리소견의 특징은 정상 뼈조직의 양적 감소이다. 골격 전체가 영향을 받지만, 특정 뼈부위는 더 심한 영향을 받는 경향이 있어서. 폐경 후 골다공증의 경우 척추체의 해면골에서 뼈잔기둥의 두께가 가늘어지고 뼈잔기둥간의 연결이 끊어지면서 골절에 취약한 상태가 되어 척추골절로 이어질 수 있다(그림 2-3).

3) 파제트병(변형성 골염)

파제트병(Paget's disease, osteitis deformans)은 구조적으로 무질서하고 불규칙한 뼈가 증가하는 골경화 질환이다. 파제트병은 초기 파골세포에 의한 골흡수의 증가로 시작되지만 골생성 증가단계로 이어지면서 결국 골절에 취약하고 안정성이 약한 뼈가 형성된다. 50대 이상의 백인에서 1% 정도의 발병율을 보이지만 다른 인종에서는 매우 드문 질환이다.

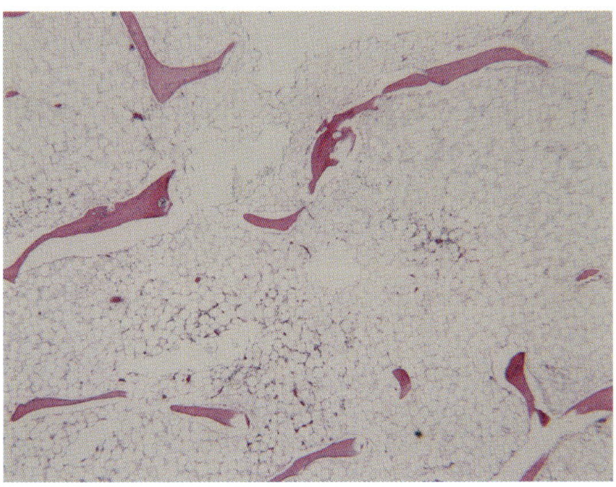

그림 2-3. 골다공증의 병리소견. 뼈잔기둥의 두께가 가늘어져 있어 골절에 취약한 상태이다.

파제트병의 병리소견은 일반적으로 1단계로 뼈흡수단계, 2단계로 뼈흡수와 뼈형성의 혼합단계, 3단계로 골경화 단계로 설명되는데 실제로 시기와 부위에 따라 다양한 조직학적 변화를 보여준다. 특징적인 소견은 층판골의 모자이크 패턴(mosaic pattern of lamellar bone)이다. 이러한 직소 퍼즐과 같은 모양은 왕성하게 형성된 불규칙한 뼈들이 결합하여 비정상적으로 눈에 띄는 시멘트선에 의해 만들어진다. 파제트병이 있는 경우 1% 정도에서 주로 골육종으로 대표되는 이차성 악성 골종양이 발생하며 다발성 병변이 동반된 경우에 빈도가 더 높다.

4) 골절(Fracture)

골절의 치유 과정에서 나타나는 병리소견은 흥미로운데, 골절 직후 혈관이 파열되면 출혈이 발생하고 부상 부위를 채우고 둘러싸는 혈종이 발생한다. 골절 부위의 골편 괴사가 일어나고, 혈종 부위 섬유소망(fibrin meshwork)에 염증세포 유입, 섬유모세포의 성장, 모세혈관 증식으로 육아조직을 형성한다. 염증세포와 혈소판에서 분비되는 PDGF, TGF-β, FGF 및 기타 성장인자들이 골선조세포를 활성화하여 골모세포와 파골세포의 활성을 자극한다. 이러한 과정으로 골절 발생 1~2주 내에 골절면을 서로 연결하는 기질화된 혈종(organizing hematoma)이 형성되는데 이것을 연조직 가골(soft tissue callus) 또는 전가골(procallus)이라 하고 골절 부위를 일부 고정하는 역할을 하지만 구조적인 강직성(rigidity)를 제공하지는 못한다. 골절 2~3주 후에 기질화된 혈종 부위에 중간엽세포(mesenchymal cells)이 활성화되어 연골세포 분화와 연골 형성이 일어나고 연골내 뼈형성(enchondral ossification)을 통해서 점차 뼈조직으로 치환되어 뼈가골(bony callus) 형성이 일어난다. 그 결과 골절된 뼈끝의 연결이 강화되고 점진적인 무기

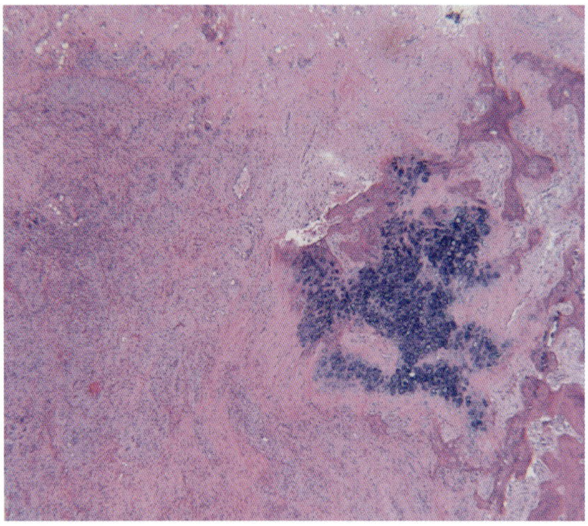

그림 2-4. 골절의 치유 과정에서 가골형성. 왼쪽에 섬유모세포 증식으로 이루어진 연조직가골이 관찰되고 오른쪽에 연골형성과 연골내 뼈형성이 이루어져 뼈가골이 형성되고 있다.

질 침착과 함께 강직성과 강도가 증가하여 무게를 지탱할 수 있다(그림 2-4).

5) 골괴사(Osteonecrosis)

뼈의 허혈성 괴사는 비교적 흔한데, 골절과 스테로이드 투여가 가장 일반적인 두 가지 원인이지만, 그 밖의 많은 조건들이 골괴사를 유발한다. 병리소견은 원인과 관계없이 동일한데 골수(bone marrow)와 해면골을 침범한 경우 지도모양의 괴사(geographic necrosis)를 보이고, 연골하 골괴사의 경우 역삼각형 또는 쐐기 모양의 부위가 괴사를 보인다. 현미경 관찰시 괴사된 뼈는 뼈세포 소실(empty lacunae)을 특징으로 하고, 골수와 지방세포의 괴사, 그리고 지방조직 파괴로 방출된 지방산과 칼슘이 반응하여 불용성 칼슘 비누(calcium soaps)를 형성한다(그림 2-5).

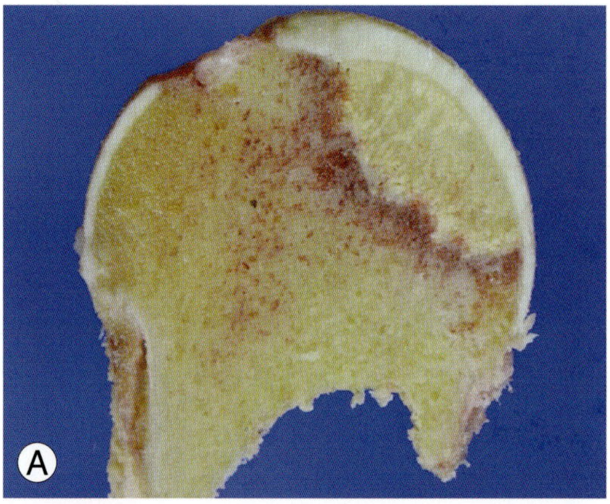

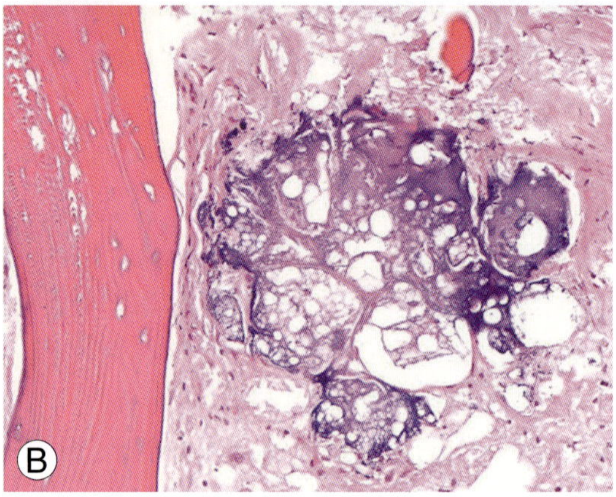

그림 2-5. 골괴사의 병리소견.
(A) 대퇴골 절단면에서 연골하 쐐기모양의 노란색 괴사부위를 관찰할 수 있다. **(B)** 현미경소견에서 뼈세포가 소실된 뼈잔기둥과 칼슘 비누가 관찰된다.

6) 골수염(Osteomyelitis)

골수염은 뼈와 골수에 염증이 있음을 나타내며 사실상 항상 감염에 부수적이다. 골수염은 국소부위에 한정되어 자주 나타나지만, 전신 감염의 합병증일 수도 있다. 바이러스, 기생충, 곰팡이, 박테리아를 포함한 모든 종류의 미생물이 원인일 수 있지만 특정 화농성 세균감염과 항산균이 가장 흔한 원인이다. 우리나라의 경우 결핵성 골수염이 드물지 않게 발생한다.

결핵 병변의 병리학적 소견은 상피모양세포(epithelioid cells), 림프구(lymphocytes), 랑그한스 다핵성 거대세포(Langhan's multinucleated giant cells)로 구성된 육아종과 중심부 건락성 괴사(caseating necrosis)를 특징으로 한다(그림 2-6).

3. 관절질환의 분류와 병태생리

1) 골관절염(Osteoarthritis: OA)

골관절염의 발생은 관절연골의 변성(degeneration)과 그에 따른 병적인 재생과정(disordered repair)에서 기인한다. 노화와 관절연골에 대한 생물역학적 스트레스로 연골이 손상되는 것이 주요 병적 과정이지만, 2형 아교질 및 프로테오글리칸 등 세포질외성분 관련 유전자의 다형성을 포함한 유전적 요인과 염증 관련 사이토카인의 분비 및 작용 등 복잡한 과정이 관여한다.

초기 형태학적 소견의 특징은 연골세포 증식과 집락 형성(클로닝, cloning)이 일어나고, 연골바탕질의 프로테글리칸 농도 감소와 수분 증가로 연골 표면이 분해되면서 균열(fissure)과 갈림(cleft)이 나타난다. 결국 연골 전층의 탈락과 연골밑뼈의 노출로 이어지고, 노출된 부위가 새로운 관절 표면이 되어 마찰에 의해 광택이 나는 뼈상아질화(bony eburnation)가 일어난다. 연골밑뼈의 재버팀(rebuttressing)과 경화(sclerosis)가 진행되면서 작은 골절이 일어나 관절 유활액이 연골밑으로 들어가 연골밑낭(subchondral cyst)을 만들고 조각난 연골과 뼈가 관절 공간 내로 들어가 유리체(loose body, joint mice)를 형성한다. 관절면 가장자리에 뼈가 반응성으로 지나치게 성장하여 버섯 모양의 뼈곁돌기(osteophyte)가 발생할 수 있다. 윤활막이 울혈, 비후, 섬유화를 보이지만 염증세포는 거의 없다(그림 2-7).

2) 류마티스관절염(Rheumatoid arthritis; RA)

류마티스관절염은 자가면역 기원의 만성전신성염증질환으로 주로 관절을 공격하여 증식성 및 염증성 관절염을 일으킨다. 류마티스관절염 병리학적 변화는 자가항원과 CD4양성 T 도움세포에서 분비되는 사이토카인에 의해 유발되는 염증에 의해 일어난다. 활성화된 CD4양성 T 도움세포는 다른 염증세포를 자극하는 염증 매개체를 방출하여 조직에 손상을 입히는데, T1도움세포에서 분비되어 대식세포와 윤활세포를 활성화하는 IFN-γ, T17도움세포에서 분비되어 중성구와 단핵구를 동원하는 IL-17, 활성화된 T 세포에서 발현되어 뼈흡수를 촉진하는 RANKL, 대식세포에서 기원하여 관절 유리연골을 파괴하는 단백질 분해효소 분비를 돕는 TNF와 IL-1 등이 발생 과정에 기여한다. 이 중 TNF는 류마티스관절염 병리 발생에 가장 확실하게 관련된 것으로 알려져 있으며, 종양괴사인자 대항제가 치료에 효과적인 것이 입증되었다.

류마티스관절염은 일반적으로 손과 발의 작은 관절에 대칭적으로 영향을 미치는데 윤활막의 증식, CD4양성 T도움세포, B세포, 형질세포, 가지세포 및 대식세포를 포함한 심한 염증세포 침윤, 윤활막과 관절 표면에 섬유소고름유출물, 연골밑뼈의 파골세포 활성화로 인

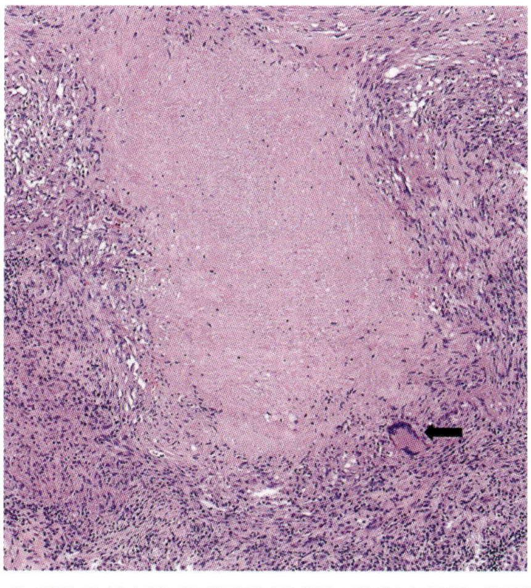

그림 2-6. 결핵성 골수염. 중심부에 건락성 괴사를 동반한 육아종에 상피모양세포, 림프구, 랑그한스 다핵성 거대세포(화살표)가 관찰된다.

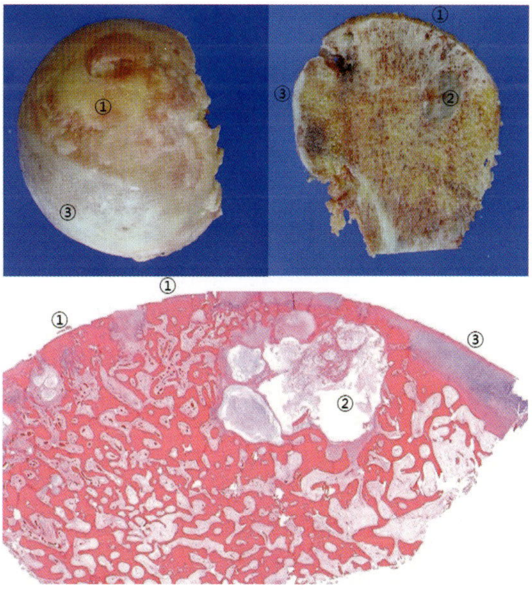

그림 2-7. 골관절염. 관절연골의 소실로 연골밑 뼈가 노출되어 상아질화(①)가 일어나고 낭성화(②)가 보인다. 일부 남아있는 관절연골(③)이 관찰된다.

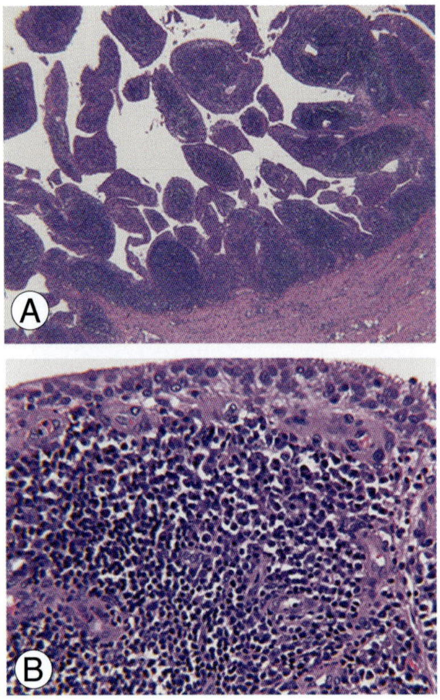

그림 2-8. 류마티스관절염.
(A) 저배율 소견에서 비대해진 윤활막을 볼 수 있고 **(B)** 고배율에서 침윤된 림프구와 형질세포가 관찰된다.

한 관절 주변 미란 등을 보인다(그림 2-8). 결국 연골이 파괴된 후 판누스(pannus)를 형성하게 되는데 판누스는 염증세포, 육아조직, 섬유모세포 등으로 구성된 윤활막과 윤활막 기질의 덩어리로 결국 관절연골을 파괴하고 마주 보는 뼈를 연결시켜 섬유성 강직증, 골융합, 뼈 강직증을 유발한다.

류마티스결절(rheumatoid nodule)은 류마티스관절염 환자의 약 25%에서 발견되는 가장 흔한 피부병변이다. 일반적으로 팔뚝, 팔꿈치, 후두부 및 요추 부위의 피하 조직에서 발생한다. 이 작은 덩어리들은 단단하고 타원형으로 둥글다. 현미경으로 볼 때, 활성화된 상피모양 조직구와 림프구, 형질세포로 둘러싸이고 섬유소 괴사 중심을 가진 괴사성 육아종(necrotizing granuloma)을 보인다(그림 2-9).

3) 결절유발관절염(Crystal induced arthritis)

통풍(Gout)은 관절 내부와 주변에 축적된 단일나트륨요산염 결정에 의해 시작된 급성 관절염의 일시적인 발작에 의해 나타나고 결국 만성통풍 관절염으로 진행

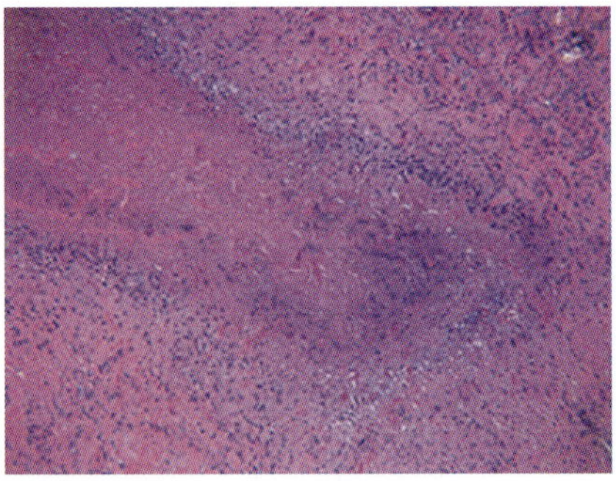

그림 2-9. 류마티스결절.
상피모양 조직구, 림프구, 형질세포로 둘러싸이고 중심에 섬유성 괴사를 보이는 육아종이 보인다.

한다. 통풍은 대부분 원인이 불명확한 일차적(90%) 또는 핵산전환이 증가하는 악성종양, 선천대사장애, 만성신장질환 등 알려진 기저질환에 의해 발생하는 이차적(10%) 통풍으로 나눌 수 있다. 공통적인 특징은 조직과 체액의 과도한 요산 증가이다. 통풍 발생은 고요산혈증(플라즈마산염 6.8 mg/dL 이상)이 필수조건이지만 나이, 고요산혈증의 지속기간, 가족력을 비롯한 유전적 소인, 알코올, 비만 등의 인자들이 관여한다. 통풍 등 단일나트륨요산염 결정이 관절에 침착되고 그결과 여러 사이토카인들이 활성화되어 백혈구 이동을 증가시킴으로써 염증반응을 일으킨다. 병리소견의 특징은 통풍결절(tophi)의 형성이 특징적인데 무정형의 요산염 결정체 침착 주변으로 대식세포, 림프구, 이물 거대세포 등이 침윤되어 있다. 요산염 결정은 원래 침모양(needle shape)이지만 조직 슬라이드 제작 중 용해되어 무정형으로 보이고 침모양 그림자(silhouette)이 관찰되기도 한다(그림 2-10).

칼슘피로인산염결정침착병(거짓통풍, CPPD)의 정확한 발생기전은 알려져 있지 않고 대부분 증상이 없으나 관절연골의 프로테오글리칸의 변성으로 연골세포 주변에 결정화가 일어나는 것으로 알려져 있다. 결정들은 먼저 관절연골, 반달연골, 또는 추간 디스크에서 발생한다. 분필 모양의 흰색의 부서지기 쉬운 침착물을 형성하며, 현미경 소견에서 타원형의 청색-보라색 응집체로 보이는데 개별 결정은 마름모모양(rhomboid)으로 5~15 μm 크기이다. 염증반응은 대개 통풍보다 약하다(그림 2-10).

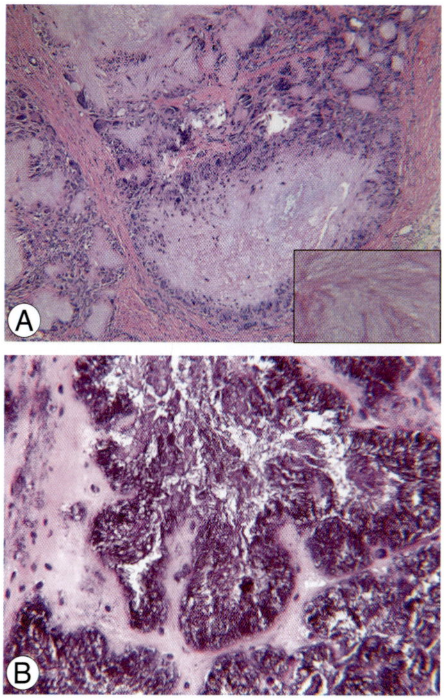

그림 2-10. 통풍결절과 칼슘피로인산염결정침착병.
(A) 통풍결절은 흰색 또는 분홍색의 무정형 요산염 결정체 주변을 염증세포와 이물 다핵거핵세포가 둘러싸고 있다. 요산염 결절은 조직 슬라이드 제작 중 용해되어 바늘모양 그림자가 관찰된다(상자내). (B) 칼슘피로인산염결정착병에서 관찰되는 결정체는 바늘 또는 마름모 모양이고 염증반응이 통풍보다 약하다.

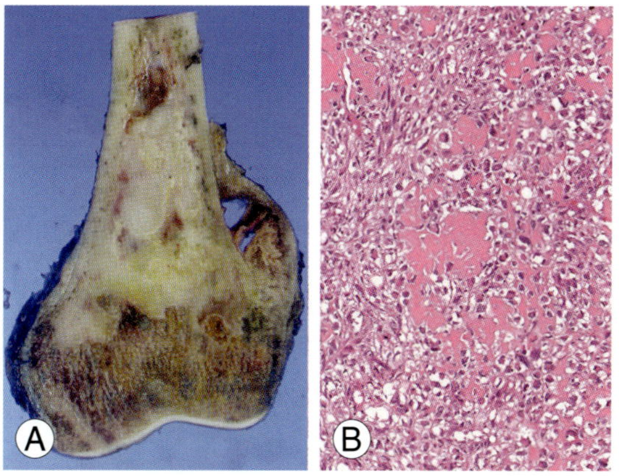

그림 2-11. 대퇴골골육종.
(A) 골간단에 발생한 골육종이 피질골을 파괴하고 연부조직으로 파급되고 있다. (B) 현미경소견에서 악성종양세포사이에 불규칙한 호산성의 유골 형성이 관찰된다.

4. 종양성질환의 분류와 병리

1) 골종양

원발성 골종양은 전이성 종양과 조혈계(hematopoietic) 종양에 비해 드물다. 골종양은 종양이 기원하는 세포 및 조직 또는 종양에 의해 생성된 기질(matrix)에 의해 분류하는데 연골형성종양이 가장 많지만 악성 골종양의 경우 조혈계 종양을 제외하면 골육종, 연골육종, 유잉육종의 순서로 많이 발생한다. 원발성 골종양은 대개 사지 긴 뼈에 많이 발생하지만 특정 골종양이 호발하는 연령과 해부학적 부위가 진단에 도움이 된다.

양성 뼈형성종양인 유골골종과 골모세포종은 유사한 조직학적 특징을 보이면서 크기나 발생부위, 임상증상 등에 차이가 있다. 조직학적으로 가는 뼈잔기둥의 밀집, 뼈모세포의 증식, 혈관이 풍부한 섬유바탕질 조직 형성이 특징이다. 골육종은 비정형성이 심한 악성종양세포가 증식하고 이로부터 직접 형성되는 유골 형성이 특징인데 종양세포 사이로 불규칙하고 조잡한 레이스 유사 구조를 보인다(그림 2-11).

양성 연골형성종양인 골연골종은 긴 뼈의 골간단에 뼈끝의 반대방향으로 자라는 버섯모양의 뼈의 돌출로 보이며 숙주골과 연결된 뼈막, 유리연골층, 연골내뼈형성, 그리고 내측에 숙주골과 공유되는 뼈형성층으로 구성되어져 있다(그림 2-12). 연골종은 성숙된 유리연골로 구성된 경계가 좋은 양성종양으로 뼈의 중심부에 주로 발생하므로 내연골종(enchondroma)로 불리며 손가락, 발가락뼈에 주로 생기는 반면(그림 2-13), 연골육종은 비정형성을 가진 악성연골세포로 이루어진 악성종양으로 몸의 중심부뼈, 골반 또는 사지 긴뼈의 근위부에 주로 발생한다. 연골육종 진단에 종양조직내 숙주골의 포착(entrapment) 소견이 중요하며, 종양의 세포밀도, 세포의 비정형성, 세포분열 등 세포학적 분화도에 따라 등급 1, 2, 3으로 나누고 있고 이러한 등급에 따라 5년 생존률이 90%, 81% 및 43%로 보고되고 있어 예후 판정에 중요한 역할을 한다(그림 2-14).

유잉육종(Ewing sarcoma) 및 원시신경외배엽종양(primitive neuroectodermal tumor: PNET)는 동일한 범

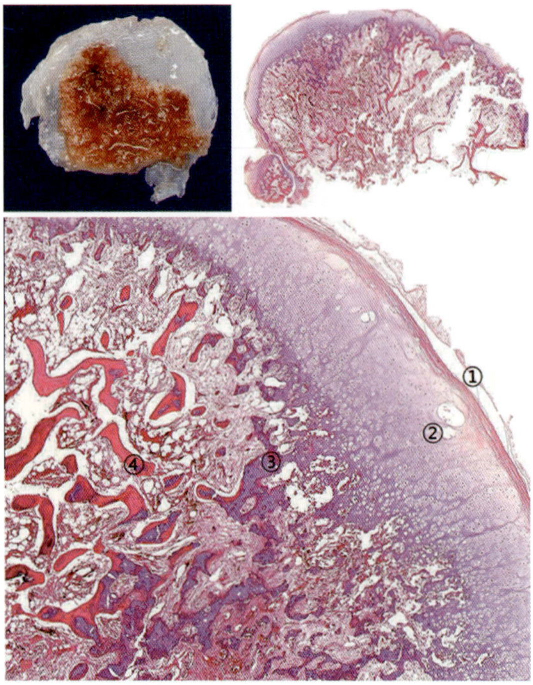

그림 2-12. 골연골종.
버섯모양으로 돌출한 모양을 보이며 외측으로부터 뼈막(①), 유리연골층(②), 연골내뼈형성(③), 새로 형성된 뼈(④)로 구성되고 아래 숙주골과 융합한다.

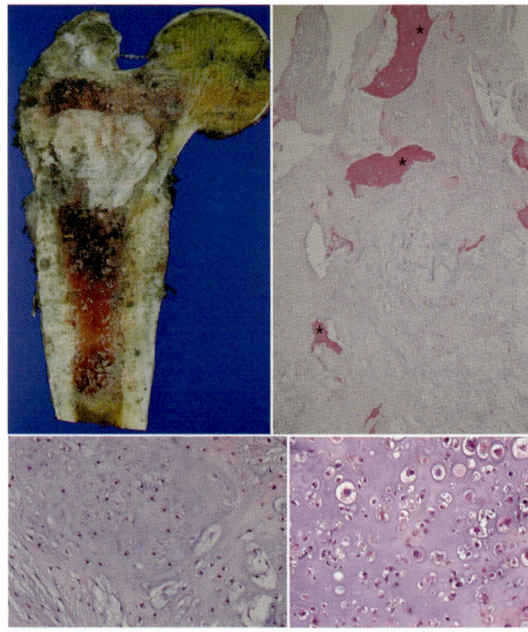

그림 2-14. 연골육종.
대퇴골 근위부에 발생한 연골육종으로 분엽상으로 자라며 골파괴 소견을 보인다. 현미경 소견에서 유리연골조직내 숙주골된 포착(*)된 소견과 악성 연골세포가 관찰된다(위: 1등급, 아래: 3등급).

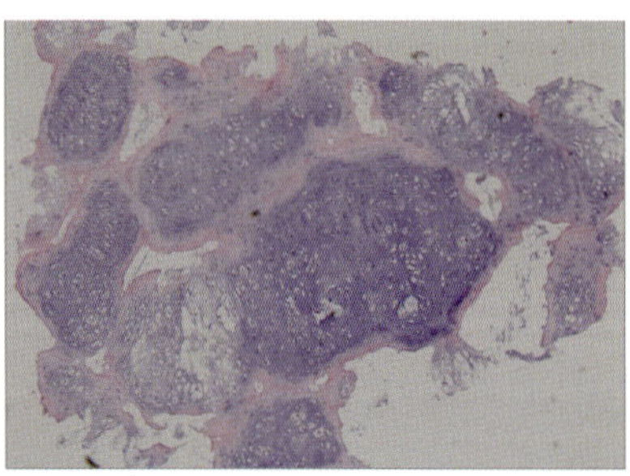

그림 2-13. 내연골종.
주변과 경계가 좋고 분엽상 성장과 낮은 세포밀도를 보이는 유리연골로 되어 있다.

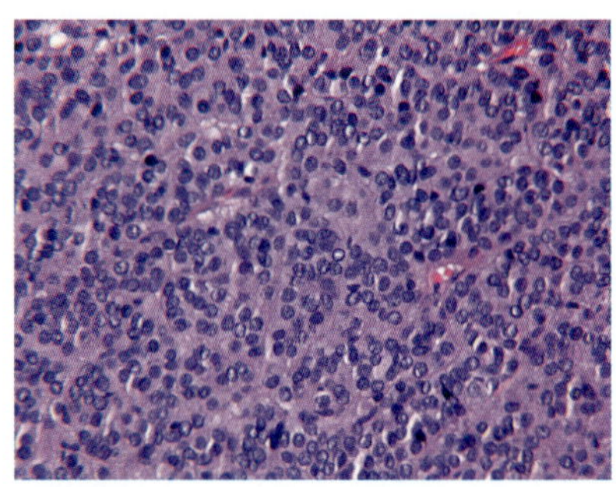

그림 2-15. 유잉육종.
세포밀도가 높고 세포질이 거의 없으며 균일한 소세포가 증식하고 있다.

주의 원시악성소세포종양으로 신경성 분화 정도의 차이만 보인다. 특징적인 염색체전위, t(22;22)(q24;q22)을 보이고 그 결과로 EWSR-FLI1 융합유전자가 형성되어 비정상적인 종양세포증식을 초래한다. 소아에서 골육종 다음으로 호발하는 악성 골종양으로 긴 뼈의 골간에 발생하는 특징이 있다. 종양세포의 밀도가 높고, 세포질이 적어서 핵/세포질비가 높은 균일한 소세포로 구성되어 있다(그림 2-15). 원시신경외배엽 분화를 나타내는 호모라이트로제트(Homer-Wright rosette) 소견을 보일 수 있다.

거대세포종양(giant cell tumor)은 골종양의 약 4%를 차지하는 양성종양이지만 국소적으로 침윤성장을 한다. 주로 뼈의 성장이 완료된 20~40대 여자에서 호발하

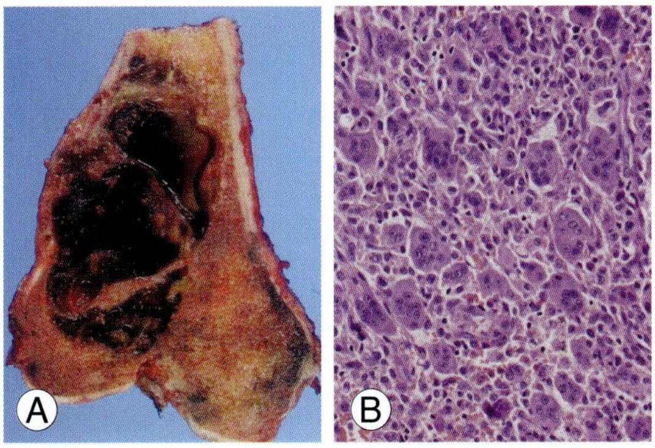

그림 2-16. 거대세포종양.
(A) 대퇴골 원위부에 낭성변화와 출혈을 동반한 팽창성 병변의 거대세포 종양이 보이고 **(B)** 현미경 소견에서 균일한 난원형 단핵세포와 파골세포형 거대세포 증식이 관찰된다.

고 긴 뼈의 골단에 잘 발생한다. 병리소견상 균일한 난원형의 단핵세포가 증식하고 파골세포형 다핵거대세포를 흔히 관찰할 수 있으며 낭변화를 흔히 동반한다(그림 2-16). 동맥류성뼈낭종(aneurysmal bone cyst)은 종양성 질환보다는 반응성 질환으로 간주되다가 최근 세포유전검사에서 t(16;17)(q22;p13)으로 CDH11유전자와 USP6유전자의 재배열이 일어나는 것이 발견되어 클론성 증식에 의한 종양으로 분류되고 있다. 혈액이 가득 찬 다양한 크기의 낭이 특징적이고 사이사이의 섬유중벽에 방추형세포, 파골세포, 반응성 뼈형성이 보인다(그림 2-17). 약 1/3은 거대세포종양, 골모세포종, 연골모세포종, 섬유형성이상 등 다른 골종양의 이차성 변화로 발생할 수 있다.

뼈에 발생하는 골종양유사성 병변(lesions simulating primary neoplasms)으로 섬유피질결손(fibrous cortical defect)와 섬유형성이상(fibrous dysplasia)를 들 수 있다. 섬유피질결손은 자연치유되는 발육장애로 생각되고 대개 증상 없이 우연히 방사선소견으로 발견되는 경우가 많다. 2세 이상 소아에서 30~50%에서 발견될 정도로 매우 흔하고 직경도 0.5 cm 미만인데, 5~6 cm 정도로 크기가 자라면 비골화섬유종(nonossifying fibroma)라고 부른다(그림 2-18). 현미경 소견은 섬유모세포와 조직구들이 수레바퀴 형태로 배열하고 파골세포형 거대세포가 나타나기도 한다. 섬유형성이상

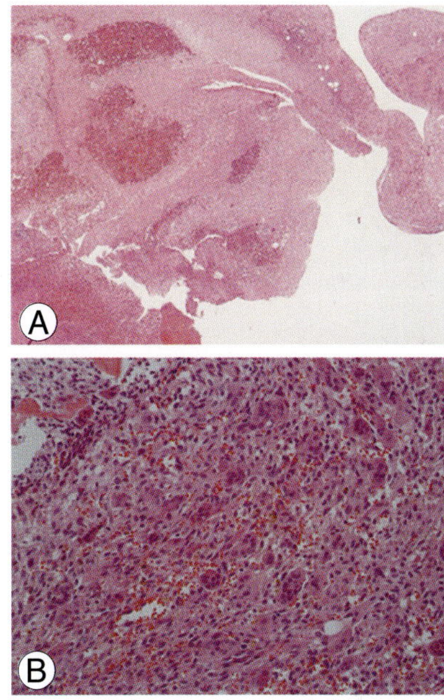

그림 2-17. 동맥류성뼈낭종.
(A) 혈액으로 차있는 낭이 관찰되고 **(B)** 낭벽에는 섬유모세포모양 방추형세포와 파골세포가 관찰된다.

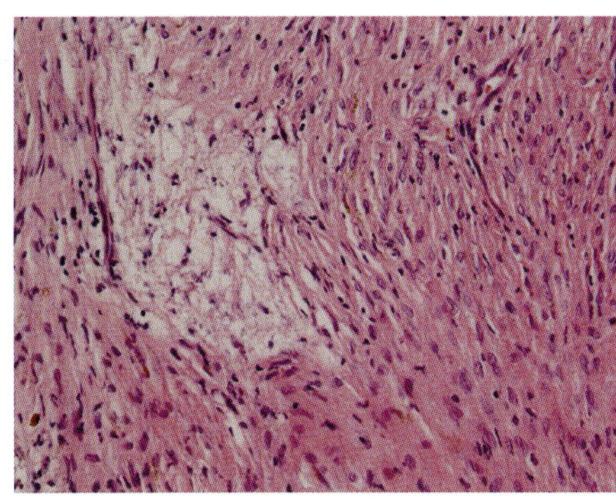

그림 2-18. 섬유성 피질결손/비골화섬유종.
세포의 비정형성이 보이지 않는 섬유모세포와 조직구들의 증식을 보인다.

(fibrous dysplasia) 섬유모세포모양의 방추형세포 증식과 다양한 모양의 뼈형성을 특징으로 하나 정상 성숙뼈로 분화하지 못하는 발생이상(developmental arrest) 질환이다. GNAS 유전자 체세포 돌연변이에 의해 발생되고, 하나의 뼈를 침범하는 단골성(monostotic), 여러 개의 뼈를 침범하는 다골성(polyostotic), 다골성이면서 다른 질환을 동반하는 증후군의 형태로 나타나는 등 다양한 임상양상을 보인다. 뼈소견은 경계가 뚜렷하고 골수

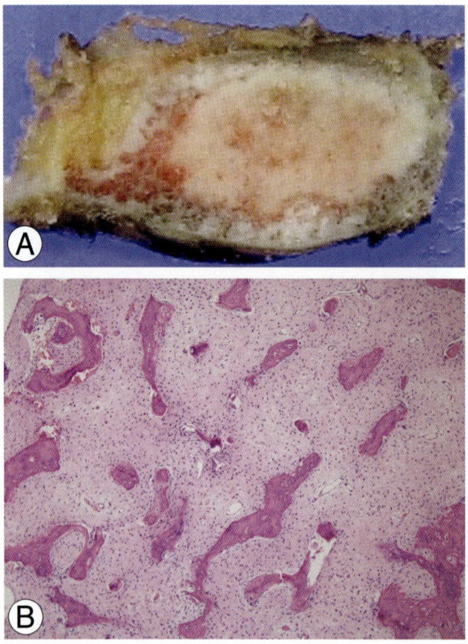

그림 2-19. 섬유형성이상.
(A) 늑골에 발생한 섬유형성이상 이상으로 골수내에 위치하는 팽창성 병변을 보인다. **(B)** 현미경 소견에서 방추형세포 증식과 뼈모세포가 없는 다양한 모양의 무층뼈 형성이 특징적이다.

내에 팽창성 병변을 보이며 현미경 소견에서 섬유모세포모양의 방추형세포증식과 표면에 뼈모세포가 보이지 않는 무층뼈(woven bone) 형성이 특징적이다. 다양한 모양의 뼈잔기둥을 형성하는데 이들의 모양이 한글의 자음, 영문 알파벳 또는 한자모양을 닮았다(그림 2-19).

2) 관절부위 종양 및 종양성 병터 (Joint tumors and tumor-like conditions)

종양과 유사한 반응성 병터로 결절종(ganglion)과 활액낭(synovial cyst)이 있고 관절과 힘줄집(tendon sheath)에 흔히 발생한다. 이들은 종양이라기보다 조직의 퇴행성 변화 또는 외상에 의해 발생한다. 결절종은 관절 부위 결합조직의 낭성 또는 점액성 변성으로 인해 발생하여 낭성 벽으로 둘러싸이나 낭내 세포막은 없고 관절강과의 연결도 없다. 활액낭의 경우 활막의 탈출(herniation)에 의해 생겨 낭내 활막과 같은 세포막이 있다(그림 2-20).

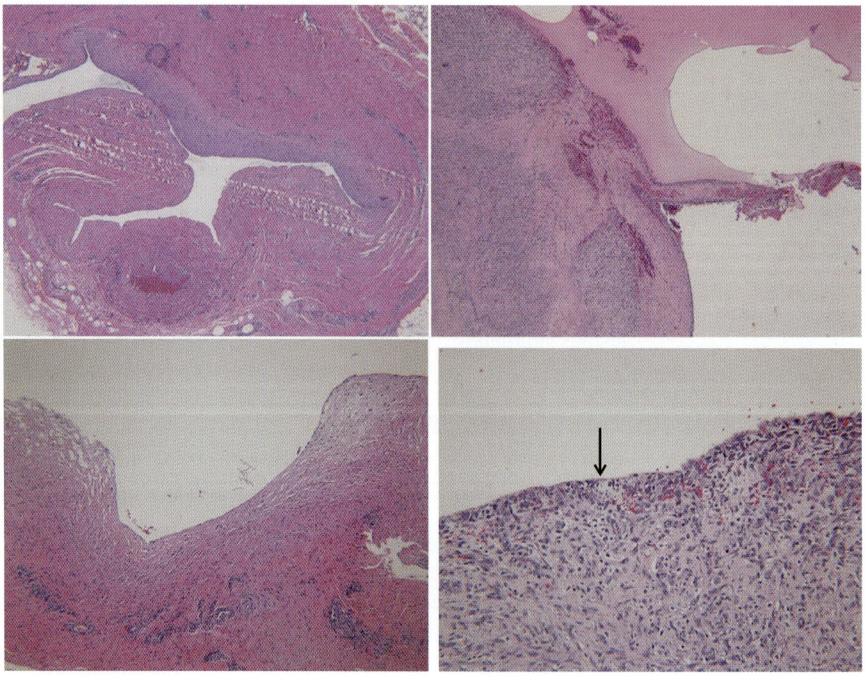

그림 2-20. 결절종과 활액낭.
왼쪽 결절종 낭벽에 변성 소견이 보이고 낭내 세포막이 관찰되지 않는다. 오른쪽 활액낭의 경우 낭내 활막과 같은 세포막이 관찰된다(화살표).

관절부위에 종양이 발생하는 경우는 드물고 대개 양성이다. 가장 흔한 관절부위종양으로 힘줄윤활막거대세포종양(tenosynovial giant cell tumor)이 있는데 관절 및 힘줄집의 활막에서 발생하는 양성종양으로 국소형과 광범위형(색소침착융모결절윤활막염, pigmented villonocular synovitis, PVNS)으로 나눌 수 있다. 염색체 상호변환 t(1;2)(p13;q37)의 결과 큰포식세포집락자극인자(MCSF) 유전자와 VI형 아교질 α-3 유전자의 융합으로 큰포식세포집락자극인자가 과민하게 발현하여 대식세포 증식을 자극한다. 힘줄윤활막거대세포종양은 국소형의 경우 경계가 좋으나 광범위형의 경우 윤활막에 경계가 불분명한 손가락 모양의 돌출 및 결절 형태를 보인다. 종양세포는 다각형이고 윤활막세포와 유사한 단핵구세포로 구성되고, 혈철소(hemosiderin) 침착, 거품이 많은 지질을 포함한 대식세포와 다핵거대세포 등이 관찰된다(그림 2-21).

3) 연부조직종양

연부조직은 통상적으로 골격, 관절, 중추신경계, 조혈 및 림프 조직을 제외한 비상피 조직을 말한다. 연부조직종양은 대부분 양성이지만 악성인 육종의 경우 화학요법에 대한 치료성적이 좋지 않고 내성을 보이는 경우가 많아 사망률이 높다. 대부분 팔다리에 발생하는데 하지에 더 많고, 발병률이 나이가 들수록 증가하지만 약 15%가 어린이에 발생한다. 대부분의 육종은 산발적으로 발생하고 원인을 특정하기 어려운데, 방사선, 화상 또는 독소와 같은 환경요소, 종양바이러스감염, 면역학적 요소가 관련이 있는 것으로 보인다. 연부조직종양의 분류는 종양이 분화하는 정상 조직의 형태학적 소견과 함께 면역조직화학염색결과 및 분자유전검사의 발달로 확인되는 새로운 분자 유전적 이상 등을 바탕으로 계속 발전하고 있다. 특히 육종 발생시 유전자 전위 및 이상으로 특이적 염색체 변화를 보여 진단 표지자로 이용하고 이로 인한 종양 특이 핵융합 단백질은 잠재적인 치료

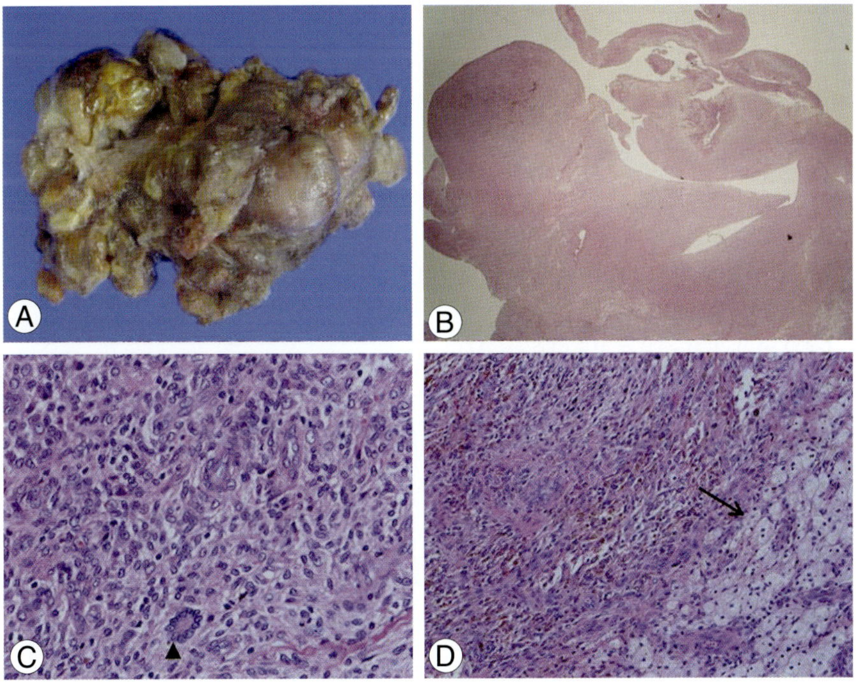

그림 2-21. 광범위형 힘줄윤활막거대세포종양(색소침착융모결절윤활막염). **(A)** 육안소견에서 적갈색 또는 노란색 돌출 및 결절성 종괴를 보이고 손가락 모양의 증식 소견을 보이고 있다. **(B-D)** 현미경 소견에서 다각형 모양의 단핵구성 종양세포와 파골세포(화살표머리), 혈철소 침착 및 지질포함 대식세포(화살표)가 관찰된다.

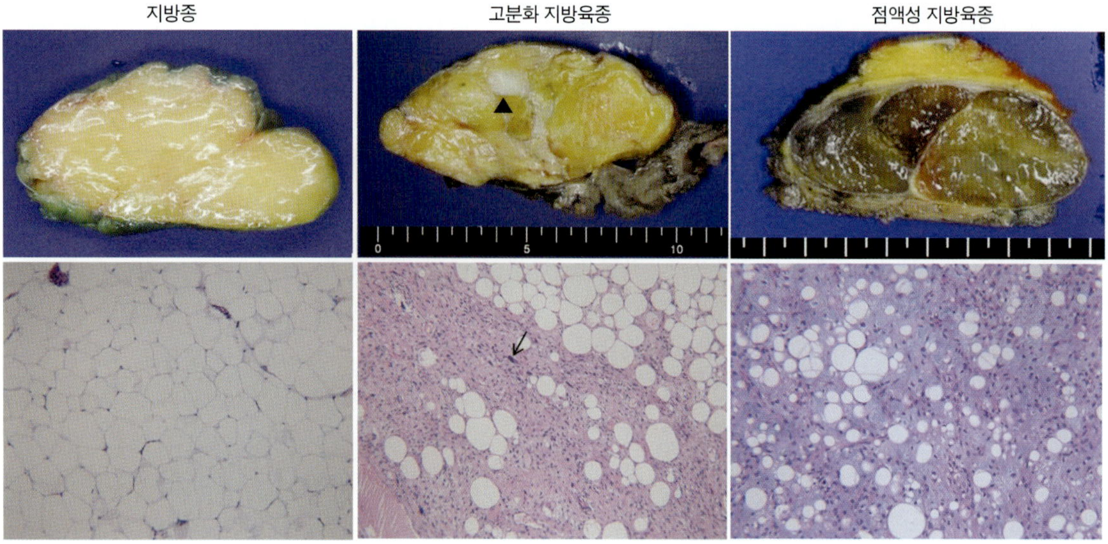

그림 2-22. 지방성 연부조직종양.
지방종은 성숙 지방조직으로 구성되어져 있고 고분화 지방육종은 육안소견에서 섬유성중격(화살표머리)이 보이며 현미경소견에서 지방조직사이에 비정형 방추상세포(화살표)가 특징적이다. 점액성 지방육종은 점액성 기질이 뚜렷하며 지방모세포와 함께 철조망모양 ("chicken wire") 혈관 형성을 보인다.

표적으로 생각할 수 있다.

연부조직종양은 최소한의 치료가 필요한 양성, 국소적으로 침윤성 성장을 하지만 제한된 전이위험을 가진 경계성 종양, 상당한 전이위험과 사망률을 가진 고도의 공격적 악성종양까지 다양하다. 악성종양인 육종은 조직학적으로 저등급(low grade), 중등급(intermediate grade), 그리고 고등급(high grade)으로 나뉘는데, 종양의 형태학적 특성, 즉 종양세포의 다형성(pleomorphism), 비정형성(atypia), 유사분열(mitosis), 괴사(necrosis) 등에 따라 분류되고 예후에 영향을 준다.

지방종은 성인에서 가장 흔한 연부조직종양으로 정상 지방조직과 유사한 성숙 지방조직으로 구성되어져 있으면서 경계가 좋다. 지방육종은 성인에서 발생하는 육종 중 가장 흔하고 고분화 지방육종은 전체 지방육종의 40~45%를 차지한다. 비교적 성숙한 지방세포 사이에 비정형 방추상세포가 특징적으로 흩어져 있는 것이 특징이다, 점액성 지방육종은 염색체 12번과 16번사이의 상반전위로 FUS-DDIT3 융합유전자를 보인다. 육안소견과 현미경소견에서 점액성 기질 형성이 뚜렷이 관찰되며 닭장을 연상하게 하는 철조망모양의 섬세한 가지를 치는 소견의 혈관증식을 관찰할 수 있다(그림 2-22).

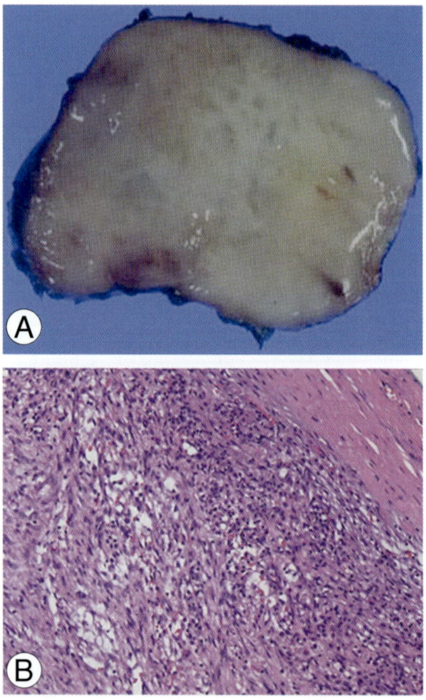

그림 2-23. 결절성 근막염.
(A) 절단면에서 피막이 없고 회백색의 점액성 변화를 보이고, **(B)** 현미경소견에서 섬유모세포, 염증세포 침윤, 혈관밖적혈구 소견을 보이고 있다.

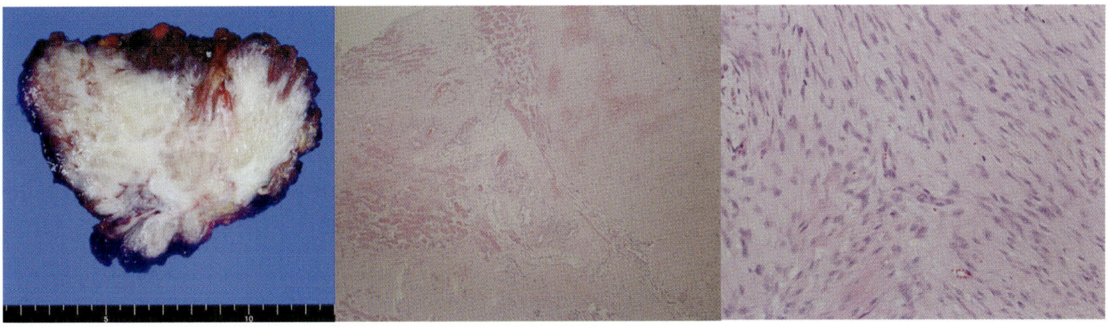

그림 2-24. 심부 섬유종증.
주변조직과 경계가 좋지 않고 침윤성 성장을 보이며 섬유모세포 증식과 세포외 아교질 침착이 보이나 핵의 비정형성은 없다.

결절성근막염은 섬유성양성종양으로 피막은 없지만 비교적 주변 조직과 경계가 지워지고 점액성 변화를 보일 수 있다. 현미경소견에서 섬유모세포의 활발한 증식, 염증세포 침윤, 혈관 증식, 혈관밖의 적혈구 등을 보여 세포배양시 나타나는 소견으로 묘사되고 때때로 세포밀도가 높고 세포분열을 흔히 보여서 육종으로 오인되기도 한다(그림 2-23). 섬유종증(fibromatosis)은 국소적으로 침윤하며 공격적으로 성장하나 전이는 없는 경계성 종양으로 분류되고 크게 표재섬유종증과 심부섬유종증으로 나뉜다. 특히 심부섬유종증은 데이모이드 종양(desmoid tumor)이라고도 하며 완전절제가 힘들어 재발이 흔하다. 주위조직과 경계가 좋지 않은 침윤성 성장을 하고 섬유모세포가 전체적으로 균일하게 증식하며 풍부한 아교질 침착을 보인다. 핵의 비정형성은 없으며 세포분열을 보일 수 있으나 비정형 세포분열 소견은 관찰되지 않는다(그림 2-24).

분화가 확인되지 않는 종양 중 일차성 악성 골종양으로 설명되었던 유잉육종/원시신경외배엽종양은 뼈에서 발생하는 것과 동일한 유전자 변화와 병리학적 소견으로 연부조직에서 발생할 수 있다. 활막육종은 연부조직육종 중 약 10%를 차지하는데 종양이 처음 발견되었을 때 주로 무릎관절 근처에서 발견되어서 활막과 관련 있는 것으로 추정되어 활막육종으로 불렸으나 실제 활막과의 관련성은 확인되지 않고 있다. 활막육종의 약 90%에서 t(x;18)(p11;q11)이 일어나 SYT-SSX 융합유전자를 만든다. 형태학적 소견에서 비교적 모양이 일정한 비정형 방추형 종양세포가 다발로 배열하고 이상형

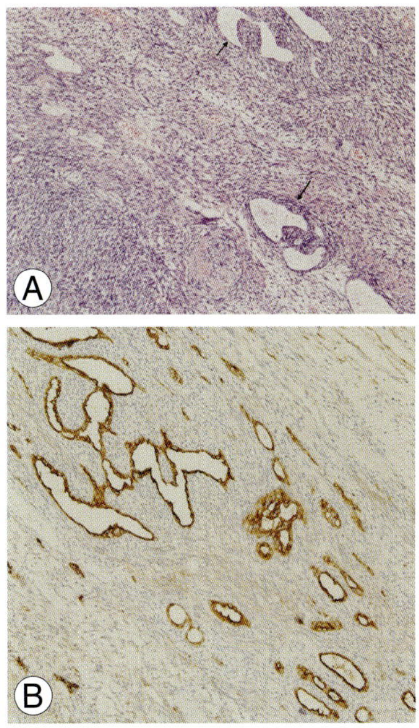

그림 2-25. 활막육종.
(A) 균일한 비정형 호염기성 방추상세포가 다발모양으로 성장하고 있고 샘모양구조(화살표)가 관찰된다. **(B)** 면역조직화학염색에서 샘모양구조가 사이토케라틴에 양성 소견(갈색)을 보이고 있다.

(biphasic type)의 경우 샘구조가 관찰된다. 면역조직화학염색에서 사이토케라틴(cytokeratin)과 같은 상피표지자에 양성인 것이 특징이다(그림 2-25). 고등급의 육종 중 면역조직화학, 전자현미경 및 분자유전학검사 방법으로 종양세포의 분화를 알기 어려운 경우 미분화다형성육종(undifferentiated pleomorphic sarcoma: UPS)

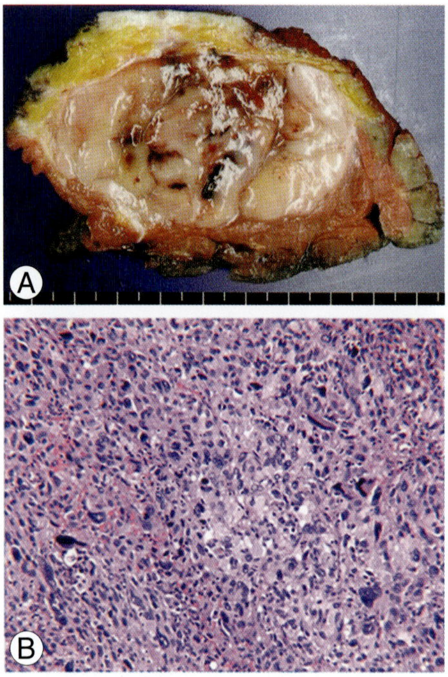

그림 2-26. 미분화다형성육종.
(A) 회백색의 생선살 종괴를 보이며 출혈과 괴사가 관찰된다. (B) 현미경 소견에서 심한 비정형성을 보이는 다형성 세포와 기괴한 핵을 가진 세포들이 관찰된다.

로 분류한다. 괴사와 출혈이 흔하고 역형성 방추형 또는 다각형 세포로 구성되고 다핵 혹은 기괴한 핵을 가진 세포를 보이며 비정형 유사분열이 흔히 관찰된다(그림 2-26).

< 참고문헌 >

Vinay Kumar, Abul K. Abbas, Jon C. Aster. Robbins and Cotran 병리학, 9판, 범문에듀케이션; 2018.

Rimoin DL, Cohn D, Krakow D, Wilcox W, Lachman RS, Alanay Y. The skeletal dysplasia: clinical-molecular correlations. Ann N Y Acad Sci. 2007;1117:302-9.

Diab DL, Watts NB. Postmenopausal osteoporosis. Curr Opin Endocrinol Diabetes Obes. 2013;20:501-9.

Bolland MJ, Cundy T. Paget's disease of bone: clinical review and update. J Clin Pathol. 2013;66:924-7.

Lynne C Jones, David S Hungerford. The pathogenesis of osteonecrosis. Instr Course Lect. 2007;56:179-96.

Morrow JJ, Khanna C. Osteosarcoma genetics and epigenetics: emerging biology and candidate therapies. Crit Rev Oncog. 2015;20:173-97.

Judith VMG Bovee, Pancras CW Hogendoorn, Jay S Wunder, Benjamin A Alman. Cartilage tumors and bone development: molecular pathology and possible therapeutic targets. Nat Rev Cancer. 2010;10:481-8.

Kirsanov KI, Lesovaya EA, Fetisov TI, Bokhyan BY, Belitsky GA, Yakubovskaya MG. Current approaches for personalized therapy of soft tisuee sarcomas. Sarcoma. 2020;31:6716742.

Lau AW, Pringle LM, Quick L, Riquelme DN, Ye Y, Oliveira AM, Chou MM. TRE17/ubiquitin-specific protease 6 (USP6) oncogene translocated in aneurysmal bone cyst blocks osteoblastic maturation via an autocrine mechanism involving bone morphogenetic protein dysregulation. J Biol Chem. 2010;285:37111-20.

Weinstein LS. G(s)alpha mutations in fibrous dysplasia and McCune-Albright syndrome. J Bone Miner Res. 2006;21 Suppl 2:P120-4.

Mary B Goldring 1, Steven R Goldring. Articular cartilage and subchondral bone in the pathogenesis of osteoarthritis. Ann N Y Acad Sci. 2010;1192:230-7.

David L Scott, Frederik Wolfe, Tom WJ Huizinga. Rheumatoid arthritis. Lancet. 2010;376:1094-108.

Dalbeth N, Choi HK, Joosten LAB, Khanna PP, Matsuo H, Perez-Ruiz F, Stamp LK. Gout. Nat Rev Dis Primers. 2019;5:69.

Fletcher C, Unni K, Mertens F, editors. Pathology and Genetics of Tumors of Soft Tissue and Bone. Lyon: International Agency for Research on Cancer Press; 2002.

Nakayama R, Nemoto T, Takahashi H, Ohta T, Kawai A, Seki K, Yoshida T, Toyama Y, Ichikawa H, Hasegawa T. Gene expression analysis of soft tissue sarcomas: characterization and reclassification of malignant fibrous histiocytoma. Mod Pathol. 2007;20:749-59.

3장 생리학 (Physiology)

1. 근골격계 생리학 및 골대사
2. 근골격계 생역학

1. 근골격계 생리학 및 골대사

1) 골(Bone)

골은 인체에서 가장 단단한 조직의 하나로 인체의 골격을 이루고 있으며 근육을 차지하고, 두개강(cranial cavity)이나 흉강(thoracic cavity) 내에 있는 장기(vital organ)들을 보호하며, 혈구세포를 생산하는 골수(bone marrow)가 포함되어 있다. 골조직은 혈관이 매우 풍부하게 분포되어 있으며 활발한 대사가 이루어지고 있다. 골은 골세포들 사이에 존재하는 다량의 골 기질(bone matrix)로 이루어져 있는데, 골 기질은 대부분 교원섬유(collagen fiber)로 구성된 유기질 성분과 주로 칼슘으로 구성된 무기질 성분으로 이루어진다. 골의 생화학적 구성은 세포 성분을 포함해 유기질 35%, 무기질 45%, 수분 20%로 이루어져 있다. 이러한 구성 성분으로 골은 칼슘(calcium)이나 인산염(phosphate) 또는 다른 이온들의 저장고(reservoir)역할을 하기에, 이온을 분비하거나 저장하여 그 양을 조절하고 조직액 내의 이온들의 농도를 일정하게 유지시키는 데에 중요하다. 이러한 기능뿐만 아니라 골은 지렛대(lever arm)의 역할을 하여 골격근(skeletal muscle)이 수축하는 동안 생성된 힘을 증폭시키고, 증폭된 힘은 신체의 운동으로 전환시켜 준다.

(1) 골의 조직 생리

골 발생, 골 성장 및 형성된 골의 유지에는 몇 가지 호르몬과 비타민 및 영양에 의하여 현저한 영향을 받으며, 또한 골격은 칼슘의 조절에 중요한 역할을 한다.

가. 칼슘 저장(Calcium reserve)

인체의 전체 칼슘 양의 99%는 골격에 있기에 골격은 칼슘 저장소의 역할을 한다. 혈액과 골에 있는 칼슘은 서로 계속적으로 교환을 하기에 혈액과 조직에서 칼슘의 농도는 항상 평형 상태에 있게 된다. 혈액에 있는 칼슘의 농도가 감소하면 골에 있는 칼슘이 유리된다.

골에 의한 칼슘의 조절은 2가지 방법에 의하여 이루어진다. 이 중 하나는 빠르게 일어나고, 다른 하나는 느리게 일어난다.

첫 번째 방법은 수산화인회석 결정으로부터 간질액(interstitial fluid)으로의 단순한 칼슘의 전이(transference)에 의해 칼슘이 간질액에서 혈액으로 전달되는 것으로 빠르게 일어난다.

두 번째 방법은 골에 영향을 주는 호르몬의 작용에 의한 것으로 느리게 작용한다. 부갑상선 호르몬(parathyroid hormone)은 조골세포로 하여금 파골세포 활성 인자를 분비하도록 하여 파골세포의 골 흡수 활동을 촉진시키며, 그에 따라 혈중 칼슘 농도가 상승한다. 칼시토닌(calcitonin)은 부갑상선 호르몬과 반대의 효과를 나타내는 호르몬으로서 갑상선의 부소포세포(parafollicular cell)에서 분비된다. 이 호르몬은 파골세포에 직접 작용하여 골 흡수 활동을 억제함으로써 혈중 칼슘농도를 낮추며, 또한 조골세포를 자극하여 골 기질 내에 칼슘염을 침착시켜 골 형성률을 높인다.

나. 영양(Nutrition)

성장기의 골조직은 여러 가지 영양 요소에 대해 민감

하게 영향을 받는다. 음식에 단백질이 부족하면 아미노산이 결핍되어 조골세포에서의 아교질의 합성이 저하되며, 칼슘이 부족하면 골 기질에 석회화가 불완전하게 일어난다. 칼슘 부족의 원인으로는 음식물의 칼슘 부족과 비타민 D의 결핍을 들 수 있으며, 비타민 D는 소장에서의 칼슘 흡수에 중요한 역할을 한다. 비타민 D 외에도 비타민 A와 C가 특히 골 형성에 큰 영향을 미친다.

다. 호르몬 인자(Hormonal factors)

뇌하수체에서 분비되는 성장 호르몬(growth hormone)과 갑상선의 소포세포(follicular cell)에서 분비되는 갑상선 호르몬(thyroid hormone)은 골 발생과 성장에 관여하는 필수 호르몬으로서 특히 연골 내 골화 과정에서 연골세포의 증식과 성숙을 촉진시킨다.

성선 호르몬(gonadal hormone)인 에스트로겐(estrogen)과 안드로겐(androgen)은 골 발생을 조절하며 골 성숙에 관여한다. 이들은 골화 중심(ossification center)이 나타나는 시기와 발생에 영향을 준다.

(2) 골 기질(Bone matrix)

골의 세포 사이 물질인 골 기질은 유기질 성분과 무기질 성분으로 이루어져 있다. 유기질 성분은 골 무게의 약 1/3을 차지하며 그 중 90~95%가 교원섬유(collagen fiber)이다. 골 기질의 교원섬유는 제 1형 교원섬유로서, 석회 염류의 침전으로 석회화된 층판골 기질 내에서 일정한 방향으로 배열되어 있고 층판마다 서로 방향이 엇갈리게 중첩되어 있어 골의 탄성과 강도를 높여 주는데 기여하고 있다. 그 외에도 오스테오칼신(osteocalcin), 오스테오폰틴(osteopontin) 그리고 각종 성장인자(growth factor)들이 소량 포함되어 있다.

골 기질의 무기질 성분은 골조직의 경도(hardness)와 강직도(rigidity)를 결정한다. 골 무게의 2/3를 차지하는 골의 무기질 성분 중에는 칼슘(Ca)과 인(P)이 특히 많아 몸 전체에 있는 칼슘의 99%, 그리고 인의 약 90%가 골에 있으며, 이들은 주로 Ca10(PO4)6(OH)2와 같은 구조식을 갖는 수산화 인회석(hydroxyapatite) 결정을 이루고 있다. 그 외 골에는 Mg, Na, 수산화 탄산(hydroxyl carbonate), 불소(fluoride) 등의 무기질 성분들이 미량 함유되어 있다.

(3) 골의 성장과 재형성

골이 성장하는 동안 일차골조직 부위(areas of primary tissue), 흡수 부위(areas of resorption) 그리고 층판골 부위(areas of lamellar bone)가 순서대로 나타난다. 이와 같이 골이 형성하고 흡수되는 재형성(remodeling)의 연속적인 과정은 성장하는 골에서뿐만 아니라 성인의 일생 전체를 통해서도 일어난다. 골은 연골내 골화와 막내 골화에 의해 양적으로 성장하며, 조골세포와 파골세포의 조화된 작용 즉, 재형성에 의해서 질적으로 성숙해 진다.

2) 연골(Cartilage)

연골은 발생하는 과정을 제외하면 대부분의 경우에서 관절의 일부를 이루고 있는 조직이다. 움직임이 적게 필요한 곳에서는 골과 골 사이를 연골로 연결하는 연골 관절(synchondrosis)의 형태를 보인다. 한편, 많은 운동이 필요한 경우에는 두 개의 연골 면이 활액을 사이에 두고 접촉하는 활막 관절(synovial joint)의 형태로 나타난다. 연골은 연골세포(cartilage cell)와 연골 기질(cartilage matrix)로 구성된다. 이러한 연골의 기능은 첫째로, 탄력성이 높은 구조(resilient structure)로 되어 있어 고무 같으므로 가해진 힘에 대한 완충 능력이나 에너지 흡수 능력이 크다. 다음으로는 활막 관절을 덮고 있는 관절연골의 마찰계수가 매우 낮고, 자가 윤활(self-lubricating)이 이루어져 마찰이 거의 없이 움직일 수 있다. 마지막으로 연골세포는 생리적인 환경에서 기질 거대분자들(matrix macromolecules)의 합성과 분해를 조절함으로써 안정적인 균형을 유지시켜주는 자가 복구(self-renewing) 능력이 있다.

(1) 분류

연골은 그것을 형성하는 기질의 성질과 모양에 따라 초자 연골(hyaline cartilage), 탄성 연골(elastic cartilage) 및 섬유 연골(fibrous cartilage)로 나뉜다.

골단판(epiphyseal plate)은 성장판이라고도 하며, 성장이 완료될 때까지 존재하고, 성장의 완료와 함께 소실되어 완전히 골질로 연결될 부분이다. 산소 분압이 가장 높아서 단백다당(proteoglycan)의 합성과 전환(turnover)이 가장 활발하게 일어나는 곳이며, 방사선 조사에 가장 영향을 많이 받는 부위이다.

(2) 관절 연골

관절 연골은 관절 표면을 이루고 있는 조직으로, 일생 동안 마찰을 적게 해주고 활막 관절이 무통성 관절운동을 할 수 있게 한다. 관절 연골은 풍부한 기질과 그 사이에 드문드문 분포한 특수하게 분화된 연골세포로 구성된다. 기질은 정상 관절 운동으로 인해 발생할 수 있는 손상으로부터 연골세포를 보호해주고, 탄력성이 있는 구조를 제공하여 관절에 유연성을 부여하고, 마찰이 적은 운동을 위한 윤활 시스템을 제공할 뿐만 아니라, 활액과 연골 사이에서 일어나는 분자(molecules)들의 이동을 조절해준다. 연골세포는 일생 동안 기질 거대분자(matrix macromolecules)들을 합성한다. 그러나 나이가 들어가면서 연골세포는 서서히 그 능력을 상실하게 되고, 반복적인 손상이 주어지면 연골의 기능부전이 결국 골관절염을 초래하게 된다.

가. 구조 및 조성

관절 연골은 연골세포와 연골 기질이 서로 복잡한 상호 작용을 통해서 그 기능을 유지하는 고도로 정돈된 구조의 조직이며 혈관, 림프관 및 신경은 없다.

가) 연골세포(Chondrocytes)

연골세포는 관절 연골을 만들고 유지하는 역할을 한다. 연골세포는 근골격계의 발생 시 간엽세포에서 유도되며, 성장기에는 연골 기질의 양을 증가시키고 성장이 끝난 후에는 연골 기질의 양을 유지하는 역할을 한다. 즉, 연골세포는 적절한 양의 거대분자를 합성하고, 치환하고 또한 고도로 정돈된 거대분자 틀(framework)과 조합시킴으로서 교원질 및 단백 다당의 유지(maintenance) 및 구조적인 적격성(structural competence)을 담당하게 된다.

나) 세포외 기질(Extracellular matrix)

관절 연골 기질은 첫째 물, 둘째 형태와 안정성을 제공해 주는 구조적 거대분자 틀 등 2가지로 구성된다. 이 두 가지 구성물의 상호작용이 강성(stiffness)과 탄력성(resilience) 등 역학적 성질을 결정해준다. 정상적인 연골 기질의 가장 많은 성분은 물로서 연골 총 중량의 65~80%를 차지한다. 연골에 있는 물 성분의 1/3은 세포 내에 있고 나머지는 세포외 기질의 단백질에 붙어 있다. 관절에 하중이 가해지면 물은 조직 밖으로 이동하여 관절면에서 윤활 시스템으로 작용하게 된다. 조직 내에서 물과 전해질의 농도를 유지하기 위해서는 거대분자, 특히 응집 단백다당(aggregating proteoglycan)과 물의 상호작용이 중요하다. 거대분자는 음전하(negative charges)를 띄기 때문에 나트륨(sodium)과 같은 양이온의 농도를 증가시키고, 염화물(chloride)과 같은 음이온의 농도를 감소시켜 준다. 결국 총 무기질 이온 농도의 증가는 조직 삼투압을 증가시킨다.

다) 구조적 거대분자(Structural macromolecules)

물을 제외한 연골 기질의 나머지는 거대분자 틀로서 주로 교원질과 단백다당, 비교원 단백질로 구성되어 있는데 연골 총중량의 약 20~40%를 차지하며, 조직의 특성(properties)에 기여하는 바가 각기 다르다.

나. 연골세포-기질 상호작용
(Chondrocyte-matrix interactions)

기질은 정상관절운동 시 역학적 손상으로부터 연골세포를 보호해주고 그 모양과 표현형(phenotype)을 유지시켜 준다. 영양소, 연골 기질(matrix) 분자 합성에 필요한 기질(substrates), 새로 합성된 분자, 분해된 기질 분자, 대사 노폐물, 그리고 사이토카인(cytokines)이나 성장인자와 같은 세포 기능 조절 물질 등 모든 것이 기질을 통과해서 나가기도 하고 저장되기도 한다.

다. 생역학

관절 연골은 변형 및 파괴 강도가 비교적 크고, 탄성 역시 높아 마치 고무 같은 물성을 가지고 있으며, 다양한 정도의 정적(static) 및 동적(dynamic) 기계적 하중에 직면한다. 즉, 부하가 잠시 동안만 주어지면 관절 연골은 마치 탄성체처럼 반응하여 부하가 사라질 때까지 잠시 변형되고 이후 원래의 모양으로 되돌아가지만, 지속적인 부하가 가해지면 관절 연골은 점탄성체처럼 반응한다.

생리적인 압축력, 인장력, 전단력에 저항하는 연골의 능력은 세포외 기질(extracedllular matrix)의 조성과 구조적 통합성(integrity)에 좌우된다. 기능적으로 정상인 기질의 유지를 위해서는 단백다당, 교원질, 비교원 단백질, 당단백, 그리고 그 이외의 기질 분자들에 대한 연골세포 매개 합성, 조립, 분해 과정이 필요하다.

3) 관절(Joint)

관절이란 넓은 의미에서는 골과 골이 연결되는 부분을 총칭하지만, 생역학 또는 운동학적으로는 가동 관절 즉 활막 관절에 대한 기술이 주를 이룬다. 관절의 운동은 근위부에 대한 원위부의 운동을 기술하며, 관절을 이루는 두 개의 골간의 운동은 공간 x, y, z축을 기준으로 세 가지 직선 운동과 세 가지의 회전 운동이 있다. 회전 운동은 근위 골 장축에 직각 방향으로 회전되는 각 운동(angular movement)과 근위 골 장축을 축으로 하여 회전하는 염전 운동(torsional movement)이 있는데, 임상적으로 회전 운동이라 함은 이 염전 운동을 지칭한다. 각 운동은 회전축의 방향에 따라 내전(adduction)-외전(abduction)과 굴곡(flexion)-신전(extension)으로 나뉘며, 회전 운동은 내회전(internal rotation)-외회전(external rotation)에 해당된다. 직선 운동은 활강 혹은 활주 운동(gliding or slipping movement)과 관절을 이루는 두 골이 멀어졌다 가까워졌다 하는 직선 운동에 해당하는데, 실제로는 약간 있을 수 있지만 대부분 고려의 대상이 되지 않으며 심한 직선 운동은 병적인 운동이다.

(1) 관절의 분류

관절은 운동성[예, 부동 관절(synarthrosis) 및 가동 관절(diarthrosis)], 조직학적[예, 활막 관절(synovial joint), 섬유 관절(fibrous joint) 및 연골 관절(cartilaginous joint)] 및 기계적(예, 뼈의 수, 운동축의 수 및 관절 모양 등)(그림 3-1) 분류 방법에 의해 나누어진다.

(2) 활막 관절(Synovial joint)

활막 관절은 가장 발전되고 운동성이 좋은 관절이며, 활액으로 차있는 관절강(joint cavity)을 중심으로, 양쪽의 골은 관절 연골(articular cartilage)로 덮여 있고, 나머지 둘레는 관절낭(joint capsule)으로 덮여 있는 관절이다. 관절낭은 섬유 주머니로서 접촉하는 골의 골막에서 연장되어서 관절강을 감싸고 두 개의 뼈를 하나로 연결한다. 관절 낭은 외부의 섬유막과 내부의 활액막(synovium)으로, 두 개의 막으로 나뉘며 섬유막의 일부 두꺼워진 부위는 인대로서, 관절의 운동 방향을 제한하는 지지대의 역할을 한다. 연골에는 신경 분포가 없으나 관절낭에 신경 섬유가 많이 분포되어 있기 때문에 움직이면서 신장되는 것을 섬세하게 느낄 수 있다.

활막 관절은 비교적 자유롭게 운동할 수 있는데 윤활기구가 잘 발달하여, 마찰이 거의 없이 미끄러질 수 있다. 활막 관절 내의 연골은 유리 연골로 감싸여 있는데, 혈관과 신경이 없고 탄성이 좋은 조직이다. 내부의 활액막은 유리 연골 부분을 제외한 나머지 관절낭 내부를 모두 감싸고 있다. 활액막은 끈적한 활액을 분비하는데 이것은 연골의 윤활과 충격 흡수, 유리 연골에 확산을 통한 영양공급의 역할을 한다. 때로는 두 연골 사이에 반월연골판과 같은 섬유 연골체, 연골을 보호하는 지방조직패드, 부가적인 안정성을 위한 관절 내 인대, 관절 외부 마찰을 막기 위한 점액낭(bursa)이 있기도 하다.

특히 점액낭은 관절 외부에 건이 부착될 때 관절낭과 건의 마찰을 피하게 하기 위하여 부가적으로 활액이 들어있는 조직이다.

가. 활액막(Synovium)

활액막(synovium)은 정상 관절의 내막을 도포하는 막조직으로서, 촘촘한 섬유 조직으로 이루어진 기질 사이에 드문드문 활액막 세포가 성글게 끼어있는 형태이다. 활액막은 융모(villi)를 형성하여 활액막과 관절면 사이에 유착이 생기는 것을 막고, 활액을 형성하여 관절 연골면 사이의 마찰 계수를 낮게 유지한다. 활액막을 이루는 세포들은 관절의 면역계에 중요한 구성 성분이며 외부 물질에 대한 방어 작용을 한다. 활액막의 세

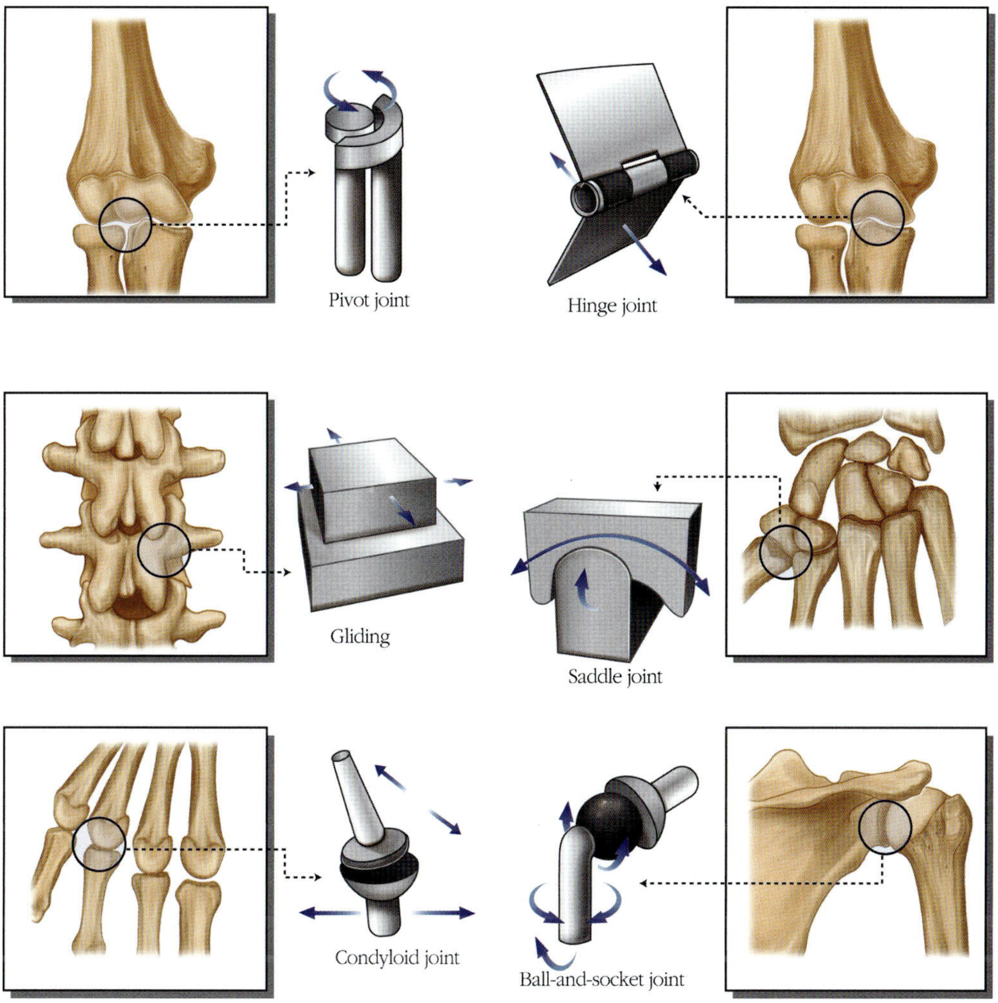

그림 3-1. 활막 관절의 종류.

포를 통해 세포 매개 면역(cell mediated immunity) 및 체액성 면역(humoral immunity) 모두가 가능하다. 활액막 내에 분포하는 신경은 유해 자극에 대한 피드백(nociceptive feedback)과 활액막의 혈행을 조절하는 역할을 한다.

나. 활액(Synovial fluid)

활액은 가동 관절 내의 맑고, 점성이 있는 액체이다. 활액은 활액막에서 생산되고 관절 내로 분비된다. 활액은 혈장(plasma)과 B형 활액막세포 산물의 여과에 의해 만들어지며 연골 표면의 윤활을 담당하고 낮은 마찰 특성을 유지하는데 결정적으로 중요한 역할을 한다. 또한 활액은 필수 영양소를 연골세포로 전달하는 매개체로서의 역할 때문에 관절 연골의 정상적인 대사에 필수적이다.

활액은 혈장과는 달리 하이알유론산과 루브리신(lubricin)을 가지고 있다. 이들 두 물질이 활액의 점성(viscosity)을 결정짓는 주된 인자이다. 하이알유론산은 유일하게 황화되지 않은 글리코스아미노글리칸이다. 관절 운동이 최대치가 되면 연골조직이 서로 긴밀하게 접촉하는 데도 활액막 조직이 이 사이에 끼이거나 손상받지 않는 것은 하이알유론산 때문이며, 그 형태는 얇은 필름 형태로 정상적인 관절액 내에 매우 소량만이 존재하더라도 효과적으로 역할을 한다.

정상인 관절의 활액의 양은 0.2~0.3 mL이다. 활액의 생산은 스탈링력(Starling force)에 의해 결정된다. 활액막 간질압(interstitial pressure), 활액의 압력 및 혈장 삼투압과 세동맥 정수압(arteriolar hydrostatic pressure) 사이의 변화에 의해 활액량이 변화된다.

다. 관절낭(Joint capsule)

관절낭은 촘촘히 잘 정렬된 교원질 섬유들로 이루어지며 골과 골을 연결하여 활막 관절을 감싸주는 역할을 한다. 활액막이 관절낭의 내측을 덮고 있으며 외측은 성긴 윤문상 결합조직(areolar connective tissue)이 싸고 있다. 이 결합 조직으로부터 관절낭과 활액막의 바깥 층으로 신경과 혈관이 들어가 분포한다. 관절낭의 일부분은 건이나 인대에 의해 강화되는데 견관절의 관절와상완인대(glenohumeral ligament)나 슬관절(knee joint)의 반막양건(semimembranosus tendon)이 그 예이다.

라. 관절의 혈류 공급(Blood supply)

골의 골단부(epiphysis)와 관절면을 공급하는 혈관은 관절 주변을 지나는 동맥의 망상조직(plexus)에서 시작한다. 작은 혈관들이 섬유 관절낭을 뚫고 활막과 섬유 관절낭 사이에서 풍부한 그물조직을 구성한다. 활막의 혈류공급은 관절 연골 주변부까지 퍼진 후에 서로 연결되어 연골 주변부를 둥글게 감싸는 환상 혈관 조직(circulus vasculosus)을 형성한다. 이 혈류가 관절낭, 활막, 골단부에 모두 공급되며, 연골 자체는 혈류가 공급되지 않는다.

4) 근육(Muscle)

체내에 근육은 현미경 상 관찰되는 모양과 신경 분포 양상에 따라 골격근, 심근, 평활근 3가지 종류로 나눌 수 있으며, 그 중 골격근은 건과 복합체를 이루어 골을 움직이는 힘을 만들어낸다. 골격근은 현미경 상 어둡고 밝은 띠가 번갈아 배열되어 있는 횡문근(striated muscle)의 형태를 보이며, 체성신경계(somatic nervous system)의 영향을 받아 자발운동(voluntary movement)을 하는 수의근(voluntary muscle)에 해당한다.

(1) 골격근의 생리(Skeletal muscle physiology)

휴식기나 수축기에서 근미세섬유의 본래의 길이에는 변함이 없다. 휴식기에는 가는 근미세섬유와 굵은 근미세섬유의 일부가 중첩되어 있다가, 수축기에는 두 섬유 사이의 중첩되는 양이 많아진다. 휴식상태에서는 트로포닌과 트로포마이신이 안정상태이기 때문에 미오신 머리 부위(myosin head group)가 액틴과 결합하지 않는다.

신경 자극으로부터 근수축에 이르는 과정은 미세한 사건들의 연속된 순서이고 각각의 과정은 수축을 일으키기에 필요한 과정들이다. 근 수축의 첫 단계는 축삭(axon)의 탈분극화를 통해 발생되는 활동 전위(action potential)이다. 중추신경계로부터 신호를 받아 말초신경으로 전파되는 활동 전위는 근육과 신경 사이의 간극인 근신경 접합부(neuromuscular junction)에 도달하게 된다. 말초신경의 말단부(axon terminal)에는 아세틸콜린(Ach)이라는 신경전달물질이 근섬유 자극을 유발한다. 신경이 탈분극 상태가 되면 뒤따라 다량 또는 한 단위의 아세틸콜린이 시냅스 틈새(synaptic cleft)로 분비되며, 근세포막의 아세틸콜린 수용체에 결합한다. 이 후 활동전위가 근신경접합부로부터 모든 방향으로 퍼져 나가게 된다. 근섬유로 전달된 신경자극으로 무과립세포질세망막(sarcoplasemic reticulum membrane)의 탈분극(depolarization)을 초래하여 근수축이 시작된다. 무과립세포질세망막이 탈분극되면 무과립세포질세망 막의 수조(cisterna)속에 농축되어 저장되어 있던 칼슘이온들이 수동적으로 굵은 근미세섬유와 가는 근미세섬유의 중첩된 부위로 분비된다. 그러면 칼슘이온들은 트로포닌과 결합하여 트로포미오신의 형태를 변환시킴으로써 미오신의 머리 부위가 액틴과 결합할 수 있게 된다. 이 시점에서 굵은 근미세섬유와 가는 근미세섬유의 교차 다리가 형성되어 기계적으로 연결되나 근수축을 위한 운동은 아직 일어나지 않는다. 위에서 언급했듯이 근수축을 위해서는 가는 근미세섬유가 굵은 근미세섬유 사이로 미끄러져 들어가야 하는데 이 과정에 필요한 에너지는 ATP의 가수분해에 의해 ADP로 분해되면서 발생한다. ATP의 가수분해는 미오신 머리 부위의 ATPase에 의해 이루어지며 액틴과 미오신 복합체를 이룰 때만 활동성이 된다. 미오신 머리 부위는 ADP에 낮은 친화성을 갖기 때문에 ADP는 미오신으로부터 떨어져 나온다. 방출된 에너지의 일부는 미오신 머리 부위의 위치를 신전(extension)에서 굴곡(flexion)으로 변화시켜서 가는 근미세섬유가 굵은 근미세섬유 사이로 미끄러져 들어가며 근수축이 일어나는데 분자 수준에서 일어나는 이 일련의 과정을 'The Lymn–Taylor functional cycle'라고 부르기도 하고, 이로서 근원섬유마디가 짧아진다(그림 3-2). 미오신 머리 부위가 굴곡 위치로 가는 근미세섬유의 액틴에 결합한 것을 사후복합체(rigor complex)라고 한다. 이 이름은 rigor mortis(사후경직)란 용어에서 따왔는데, 사후에 근섬유가 ATP를 모두 소모하고 나면 미오신과 액틴이 이러한 형태로 강하게 교차결합(cross link)되기 때문이다. 그러나 건강한 근육에서는 전기적 활성이 끝나면 무과립세포질세망이 여분의 칼슘이온을 능동적으로 수조로 이동시켜 저장한다. 트로포닌에 칼슘이 결합하지 않으면 미오신 머리 부위는 액틴과 결합을 유지할 수 없으므로 사후 복합체가 부숴지며 근원섬유마디가 길어지고, 근육은 다시 이완된다. 표면에서 시작된 탈분극이 무과립세포질세망의 수조로부터 칼슘이온 분비를 일으키기 위해서는 세포 전체에 탈분극 신호가 확산되어야 한다. 만일 이러한 탈분극이 세포 표면으로 확산되어 진행된다면 근육 세포의 주변부에 위치한 근원섬유가 근육 세포의 중심부에 위치한 근원섬유보다 먼저 수축하게 될 것이다. 그렇지만 골격근은 근형질막에 가로세관계통(transverse tubule system)이라는 손가락같은 함입의 형태를 가지고 있어 근육세포 표면의 탈분극을 근육 전체에 효과적으로 전달함으로써 근수축이 거의 동시에 일어난다.

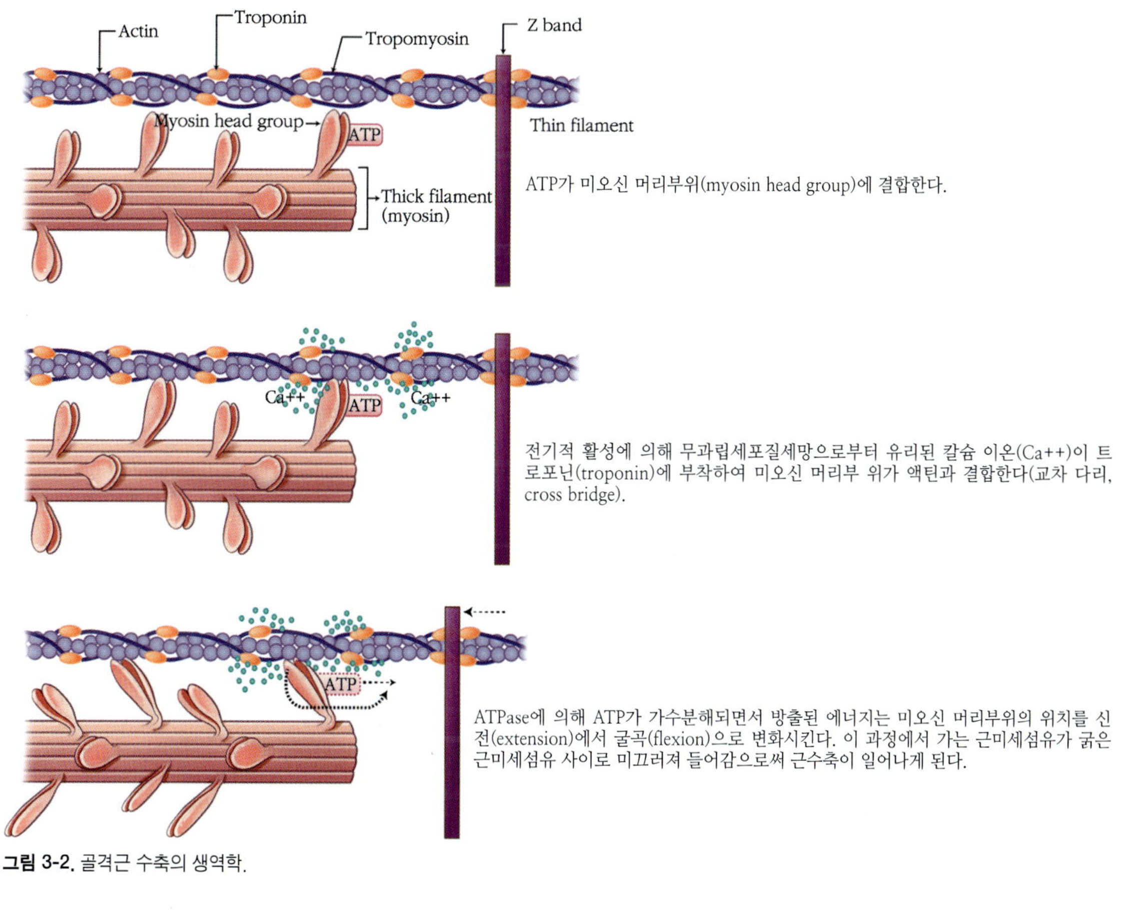

그림 3-2. 골격근 수축의 생역학.

자극된 근육에서 발생하는 수축력은 근원섬유마디(sarcomere)의 최종 길이에 의해 좌우된다. 근섬유마디의 길이가 가는 근미세섬유와 굵은 근미세섬유 사이의 모든 교차 다리를 활성화 할 수 있을 때 최대 수축력이 발휘된다. 이것은 일반적으로 근섬유의 휴식기의 길이에서 일어난다. 만약 근육이 지나치게 수축하면, 가는 근미세섬유가 중첩되어 굵은 근미세섬유와의 다리 형성을 방해하기 때문에 최대 수축력에 도달하기 어렵다. 반면, 근육이 지나치게 신장되면 가는 근미세섬유의 미오신 머리 부위가 굵은 근미세섬유와 교차 다리를 형성할 수 있는 수가 줄어들어 적은 수축력을 발휘할 수 밖에 없게 된다.

(2) 근섬유의 종류(Muscle fiber types)

골격근섬유는 여러가지 기준에 따라 분류될 수 있는데, 수축의 빠름(fast) 혹은 느림(slow), 산화성(oxidative) 혹은 비산화성(nonoxidative)과 당분해(glycolytic) 혹은 비당분해(nonglycolytic)가 그것이다. 근섬유는 처음에는 근섬유의 수축의 속도에 의해서만 분류되었지만, 다양한 연구가 진행됨에 따라 근래에는 조직화학적(histochemical)인 특성을 반영한 분류를 포함한 다양한 구별 방법이 제시되고 있다(표 3-1). 근섬유의 에너지 대사를 반영하는 조직화학적 분류에 따르면, 세 가지 주요한 근섬유 유형들은 SO(느린 수축, 산화성: slow contracting, oxidative), FOG(빠른 수축, 산화성과 당분해: fast contracting, oxidative and glycolytic)과 FG(빠른 수축, 당분해: fast contracting, glycolytic)이다. 조직화학적 제 1형 근섬유(SO)는 미토콘드리아(mitochondria), 미오글로불린(myoglobulin)의 함량이 많아서 적색을 띄며, 운동 단위 크기가 작고 ATPase가 많지 않아 ATP로부터의 에너지 방출이 적다. 따라서 근섬유단위의 수축 힘이 약하고 수축 속도가 느린 반면, 미세혈관 밀집도가 높고 산소성 대사(aerobic metabolism)에 관여하는 효소들의 활성이 높아 피로에 극도로 강하여 장거리 경주자(marathon runner)에 많이 분포되어 있다. 한편, 제 2형 근섬유(FOG, FG)는 미토콘드리아(mitochondria)와 미오글로불린(myoglobluin)의 함량이 적어서 백색을 띄는데, 운동 단위 크기가 크고 무과립세포질세망(SR)이 잘 발달되어 있으며 ATPase가 많아 ATP로부터의 에너지 방출이 활발히 이루어진다. 따라서 근섬유 단위의 수축 힘이 크고 수축 속도가 빠른 반면, 미세혈관 밀집도와 유산소 용량이 높지 않고 피로에 저항이 약하여 빠른 시간에 큰 힘을 요구하는 단거리 육상 선수들에게서 많은 분포를 보이고 있다. 근섬유의 종류 못지 않게 근섬유의 크기 또한 중요하다. 근육의 크기는 간접적인 근육의 힘을 나타내는 지표가 된다. 근섬유의 종류와 크기는 중요한 지표 인자가 되며 계속적인 연구가 이루어져야 한다.

표 3-1. 근섬유의 조직화학적 분류

	제 1형	제 2A형	제 2B형
대사 및 생리	느린 수축, 산화성(SO)	빠른 수축, 산화성 당 분해(FOG)	빠른 수축, 당 분해(FG)
형태	적색	백색	백색
ATPase	적음	많음	많음
수축 속도	느림	빠름	빠름
수축 힘	약함	큼	큼
피로도	저항성 높음	보통	저항성 낮음
유산소 용량	많음	중간	적음
운동단위 크기	작음	큼	아주 큼
미세혈관 밀집도	높음	높음	낮음

5) 건(Tendon)

건은 근육과 골을 연결하는 백색으로 빛나는 해부학적 구조로서, 근육 수축에 의해 생성된 힘을 전달하고 관절을 지지하며, 또한 관절을 교차시켜 움직이게 한다. 반면에 인대는 보다 수동적인 구조물로서 골과 골을 연결시키고, 보다 정적으로 관절운동을 유도하며, 각각의 관절에 안정성을 부여하는 역할을 한다.

(1) 건의 생리 및 기능 (Tendon physiology and function)

건은 우리 몸의 다른 어떤 구조보다도 다양한 정도의 장력(tensile forces)을 받으며, 성숙한 후에는 장력에 의한 피로 손상을 일생 동안 견뎌야만 한다. 건은 그 대부분이 교원질로 이루어져 있으며, 교원섬유들은 장력에 평행하여 배열되어 있기 때문에 체내 연부조직 중 가장 큰 장력을 견딜 수 있다. 이러한 건 자체의 기계적 특성에 더불어, 골-건-근육으로 이어지는 구조적 특성 역시 큰 장력을 견디는데 기여를 한다.

건의 주된 기능은 근육에서 생성된 힘을 골로 힘을 전달하며, 동시에 힘을 탄력적으로 저장하는 역할을 한다. 이러한 건의 기능은 골과 관절을 움직이게 하는 기능을 할 뿐 아니라, 충격을 흡수하고 주변 조직을 보호하는 역할을 한다. 또한 건은 관절에 동적 안정성(dynamic stability)을 부여해서, 관절 운동 시 2차적인 제어장치로서의 역할을 한다. 이러한 건의 기능들은 건을 구성하고 있는 물질적, 물리적 성질과, 근-건-골로 이어지는 특수한 구조적 성질에 기인한다.

(2) 건의 혈액 공급과 신경 분포

건은 발생단계에서는 세포 비율이 높고 활발한 대사를 보이며 풍부한 모세혈관망(capillary network)으로부터 혈액 공급을 받지만, 성숙한 건은 혈액 공급이 다른 근골격계 조직과 비교했을 때 좋지 않은 것으로 알려져 있다. 비록 이러한 상대적인 혈류 공급의 결핍에도 불구하고, 혈류 공급은 건의 정상적인 기능 유지와 손상 회복에 있어서 매우 중요하다. 건에 대한 혈류 공급은 주로 3가지 방법을 통해 이루어지는데 건부착 부위의 골막(periosteal insertion)으로부터의 공급, 근건접합부를 통과하는 근육으로부터의 공급, 그리고 부건막(paratendon), 중건막(mesotenon) 과 같은 건주위조직으로 부터의 공급으로 분류할 수 있다.

건들은 다양한 신경지배를 지니는 것으로 보이며 전형적으로 관련된 근육에 대한 신경뿐 아니라 국소적 피부 신경이나 다른 신경들로부터 지배를 받는다. 자유신경말단(free nerve ending; nociceptive receptor)은 전형적으로 골-건 접합부 주위에 위치하여 통증 감각을 담당하는 반면에, 건방추(Gorgi organ; pressure sensation), 파치니소체(Pacinian corpuscle; fast-adapting mechanoreceptor), 루피니말단(Ruffini ending; slow adapting mechanoreceptor)과 같은 신경 말단 기관들은 일반적으로 근-건접합부 주위에 위치하여 고유감각(proprioception) 기능을 담당한다.

6) 인대(Ligament)

인대는 교원질성 치밀결합조직(dense connective tissue)으로 이루어진 단단한 띠로서, 골과 골을 연결하고 내장(viscera)을 지지해주며, 기계적인 특성뿐 아니라 구조적 측면에서 건과 유사하다. 하지만 인대는 건보다 구조적으로 짧고 넓으며, 교원질의 양이 상대적으로 더 적은 반면, 기질의 함량은 더 높다. 또한 교원질은 건에서는 주로 종적인 배열을 하지만, 인대에서는 상대적으로 불규칙적으로 배열되며 관절에서의 다양한 방향의 부하에 반응한다.

(1) 인대의 기능 및 생리

인대는 성숙한 골격의 체내에서 높은 부하에 매우 강한 것으로 알려져 있다. 건과 마찬가지로 높은 장력에 저항하는 특성을 가지며, 그 기계적 특성은 교원질의 구성 및 배열, 그리고 주변 기질과의 상호 작용에 의해 결정 되고, 장력이 부하 될 경우 응력-변형률 곡선(stress-strain curve)을 따라 변하게 된다.

인대의 주요 기능은 기계적인 기능으로, 가동 관절에서 골에 대해 수동적인 저항점으로 작용하며, 관절을 지나 골과 골을 연결하여 관절의 운동을 안내하며 골의 비정상 전위를 막는다. 인대는 양 끝에서 골과 연결되기 때문에 구조적으로 연결 부위가 매우 중요하다. 부착 부위에서 수직으로 작용하는 힘은 인대에 전단력으로 작용하여 상대적으로 낮은 부하에서도 인대 파열을 유발한다. 반면, 힘의 방향이 인대 섬유 길이 방향 및 골 부착 방향과 일치할 때 가장 큰 힘을 견딘다. 이러한 인대의 강도는 역시 연령과 관련이 깊은데, 이는 성장하는 동안 부착 부위의 약화와 인대 기질의 성숙이 일어나기 때문이다. 또한 일부 인대의 경우 관절이 움직일 때 인대 내부에서도 힘을 받는 부위가 달라지는 기능적 띠를 형성하기도 한다. 예를 들면 전방십자인대는 슬관절이 굴곡할 때와 신전할 때 힘을 받는 부위가 각각 전내측 띠와 후외측 띠로 나뉘게 된다. 이러한 기능적 띠가 있다는 사실은 임상적으로 매우 중요하다. 즉, 인대는 실제로 하나의 균일한 단위로 움직이는 것이 아니라 골과 관절의 삼차원적 위치에 따라 그 위치에서 골이 전위되는 것을 막도록 인대의 여러 부분에 힘이 배분 되는 것이다. 관절의 위치와 힘의 방향은 인대의 각 부분이 어느 위치에서 장력을 받고 손상될 수 있는지를 결정한다. 관절의 각도가 이완된 상태에서 인대 섬유들은 느슨했다가 부하가 증가함에 따라 모이면서 재배열하고, 인장한계(tensile limit) 이상으로 증가하면 파열된다.

인대의 또 다른 기능으로 관절의 고유감각(proprioception) 기능 혹은 기계적 수용체로서의 역할을 들 수 있다. 슬관절이 대표적인 예로서, 인대에 자극이 생길 경우 이차적으로 신경학적 신호가 발생하여 근육 수축을 활성화시켜 관절을 보호하는 역할을 하며, 이러한 인대가 손상될 경우 관절의 고유감각이 저하될 수 있다고 보고된다.

(2) 인대의 혈액 공급과 신경 분포

인대 조직 역시 혈액 공급이 적으며, 혈관에 의해 공급되는 혈액의 양은 약 2%에 불과하다. 인대에 혈액을 공급하는 혈관은 주로 인대 부착부위에서 기시하여 인대표면에서 다양한 방향으로 분지하며 채널을 이루는 작은 혈관 얼기(vascular plexus)를 형성하는데, 주로 인대 부착부 부위에서 그 분포가 높다고 보고되고 있다.

인대의 신경 지배는 주변 근육, 피부, 혈관 등 연부조직의 신경 줄기에서 유래한 신경들이 인대 표면에서 신경 얼기(nerve plexus)를 형성하여 이루어지며, 인대를 관통하지 않고 인대 표면에서 신경종말(nerve ending)로서 분포하게 된다. 아직까지 인대의 유수신경섬유(myelinated fiber), 무수신경섬유(unmyelinated fiber), 및 교감신경섬유(sympathetic nerve fiber)의 정확한 분포 정도는 알려지지 않았지만, 관련된 신경펩타이드(neuropeptide)들이 점차 밝혀지고 있으며, 최근 인대의 기계적 수용체로서의 기능이 알려지며 운동 자극에 대한 감각 되먹임(sensory feedback)에 기여하는 것이 밝혀졌다.

2. 근골격계 생역학(Biomechanics)

근골격 계통(musculoskeletal system)은 복잡하지만 역학(mechanics)의 기본 법칙에 따라 움직인다. 생역학은 생체에서 일어나는 에너지와 힘의 효과를 다루는 분야로서, 다음 세 가지 Newton의 역학 법칙(Newton' s law of mechanics)을 생체 모형에 적용하여 설명한다.

제 1법칙: 다른 힘이 배제된 상태에서 물체는 정지해 있거나 일정한 속도로 움직인다.

제 2법칙: 물체의 가속도는 가한 힘에 비례하고 질량에 반비례한다.

제 3법칙: 모든 가해진 힘은 그것과 같은 크기의 반작용력을 가진다.

정형외과에서는 주로 골, 연골, 성장판, 인대, 디스크, 반월상 연골, 활액 및 건 등에서 힘이 어떻게 작용하여 움직임 및 변형 등이 나타나는지가 중점 관심사이다. 이러한 생역학에 대한 이해는 골절의 고정 기구나 인공 관절 등의 개발 연구에 필수적이다. 운동학(kinematics)은 관절과 같은 근 골격 계통 내에서의 운동뿐만 아니라, 보행을 설명하는 데에도 이용되는 중요한 분야이다. 또한, 마찰, 윤활, 관절 연골의 마모 등 관절을 연구하는 분야도 있다. 정상적인 구조와 기능 외에도 관절의 불안정성, 보행 이상, 골절의 치유 등과 같은 병적 상태에 대해서도 연구를 하며, 건 이식술, 인대 봉합술, 관절 치환술 등과 같은 정상 기능을 회복하고자 하는 수술 방법의 사전 평가에도 이용된다.

1) 골격에 작용하는 힘(Skeletal forces)

벡터(vector)는 방향과 크기를 갖는 물리량으로 속도, 가속도, 힘 그리고 능률(moment) 등이 포함된다. 벡터는 화살표(arrow)로 표시되는데, 화살표의 방향은 벡터의 방향을, 화살표의 길이는 벡 터의 크기를 나타낸다. 하중(load)이란 물체에 작용하는 외력을 뜻하며, 외력을 받은 물체는 움직이거나 회전하며 물체 자체가 변형될 수도 있다.

체중(body weight)은 크기뿐만 아니라 방향을 갖는 벡터이며, 사지(limb)나 신체 일부의 무게는 그 중력 중심(center of gravity)에서 중력 방향에 따라 아래쪽으로 표시하게 된다. 이러한 신체 일부의 무게는 인접한 관절의 위치 관계에 따라 관절을 굴곡 시키는 힘으로 작용할 수도 있고, 또는 신전시키는 힘으로 작용할 수도 있다. 힘이란 기본적인 개념으로는 밀고 당기는 것을 말한다. 예를 들어 서있는 동안 발(foot)이 지면(floor)에 접촉하고 있다면 발과 지면 사이에는 힘이 작용한다. Newton의 제 3법칙, 즉 작용과 반작용에 관한 법칙에 의하면 발은 지면을 밀고, 반대로 지면은 발을 밀고 있는 것이다. 힘은 물체의 운동 상태를 변화시키거나 모양을 변형시키는 작용을 한다.

힘과 같은 두 벡터의 양은 평행사변형의 법칙에 의해 합해질 수 있다. 두 벡터는 평행사변형의 두 변에 해당되며, 대각선을 따라 화살표를 그리면 이것이 두 벡터의 합이 된다. 대퇴사두근(quadriceps femoris)이 슬개골(patella)을 근위부로 당기는 힘(FQ)과, 슬개건(patella tendon)이 원위부로 당기는 힘(FP)이 함께 작용하면 결과적으로는 슬개골을 대퇴골에 향하여 압박하는 힘(R)이 된다(그림 3-3).

축에 대하여 물체가 회전하도록 힘이 작용되는 것을 능률(moment)이라 한다. 렌치 손잡이 에 주어진 힘(F)은 나사의 종축에 대하여 능률로 작용한다(그림 3-4). 종축에 대한 능률의 크기(Mo)는 힘의 크기와, 축에서 힘이 작용하는 선까지 수직 거리(d)의 곱과 같다. 이는 렌치의 길이(l)와 렌치에 수직인 분력의 곱과 같다. 수직 거리(d)를 능률팔(moment arm)이라 한다. 능률의 크기를 염전력(torque)이라고도 하며, 단위는 N·m이다. 축이 고정되어 있는 경우는 회전시키려는 힘에 대한 반작용이 나타나는데 이를 굴곡 능률(bending moment)이라 한다. 두 팔로 운전대를 돌리거나 병뚜껑을 여는 것과 같이 일직선상에 있지 않으나 평행되고, 서로 반대 방향으로 작용하는 동일한 크기의 힘(F, -F)에 의해 능률이 발생하면 짝(couple) 능률이라 한다. 두 힘의 합은 0이지만, 짝 능률의 크기는 F·d(두 힘 간의 수직 거리)이다.

2) 물질의 역학적 특성 (Mechanical properties of materials)

강체(rigid body)란 실제 물체를 이상화한 개념이며, 이것은 마치 물체가 어떠한 외력에도 조금도 변형되지 않는 것으로 가정하는 것이다. 강체를 이용하는 역학에서는 오직 이 물체에 작용하는 외력의 크기와 방향, 물체의 질량과 분포, 물체의 크기와 구조만이 중요한 변수가 된다. 근골격 계통의 여러 요소들을 강체로 이해하면 인체 내의 많은 생역학적 현상을 이해하는 데에 도움을 주나, 실제 이러한 요소들은 완전한 강체가 아니다. 골은 골절 될 수 있고, 인대는 찢어지며, 연골은 변형될 수 있다. 힘이나 능률이 물체의 표면에 주어질 때, 물체는 응력(stress)을 받고 변형된다. 변형의 정도는 물질의 내적

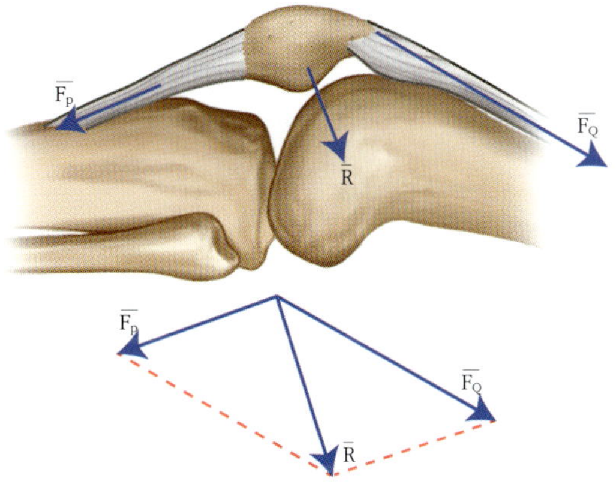

그림 3-3. 평행사변형법을 이용한 두 벡터의 합.
대퇴 사두근이 슬개골을 근위부로 당기는 힘과, 슬개건이 원위부로 당기는 힘이 함께 작용하면 결과적으로는 슬개골을 대퇴골에 향하여 압박하는 힘이 된다.

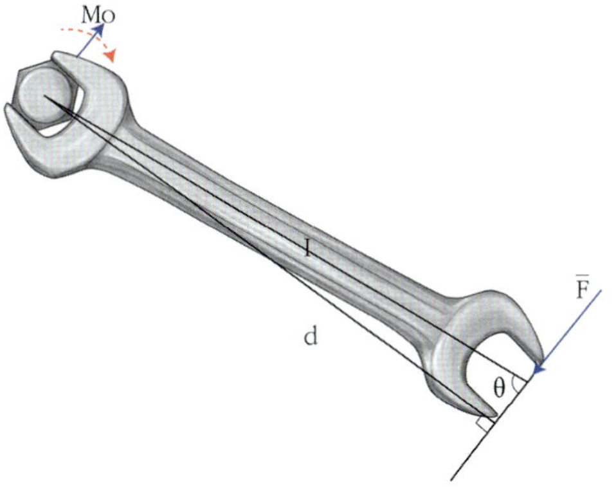

그림 3-4. 렌치 손잡이에 주어진 힘은 나사의 종축에 대하여 능률로 작용한다. 종축에 대한 능률의 크기는 힘의 크기와, 축에서 힘이 작용하는 선까지 수직 거리의 곱과 같다.

특성(intrinsic property)뿐만 아니라 크기, 모양 등의 구조적 특성(structural property)에 영향을 받을 수 있다.

(1) 응력과 변형률(Stress and strain)

신체 조직은 힘에 노출되면 변형을 일으킨다. 단위 면적 당 작용한 힘을 응력이라고 하며, 형태의 변화율을 변형률이라 한다. 물체의 표면에 작용하는 힘의 방향에 따라 응력을 두 가지로 분류한다(그림 3-5). 물체의 표면에 직각으로 작용하는 응력을 수직 응력(normal stress)이라 하고, 물체의 표면에 평행하게 작용하는 응력을 전단 응력(shear stress)이라 한다. 수직 응력은 다시 물체를 양쪽에서 누르는 압축 응력(compressive stress)과 양쪽으로 끌어당기는 인장 응력(tensile stress)으로 나눈다. 전단 응력의 경우 대응하는 두 힘이 능률을 발생시키므로, 이를 상쇄하기 위한 또 다른 한 쌍의 힘이 생긴다. 전단 응력 하에서 물질 내에 기울어진 면을 생각하면 수직 응력, 전단 응력, 또는 이 두 가지의 복합된 형태의 응력이 작용한다. 변형률은 원래의 크기에 비하여 변화된 비율을 뜻하며, 수직 변형률과 전단 변형률이 있다. 수직 변형률은 길이의 변화율로서, 변화된 차이를 원래 길이로 나누어 계산하고 방향에 따라 다시 인장 변형률과 압축 변형률로 나눈다.

(2) 외력의 형태와 골절의 모양

외력에 의해 신체가 손상 받는 정도와 형태는 힘의 크기, 작용 시간, 방향, 속력, 작용점 등의 외적 요인과, 조직의 질적 특성, 양, 형태 등의 내적 요인이 작용한다. 손상을 주는 외력의 형태는 압축, 인장, 전단, 굴곡, 회전 등이 있다(그림 3-6).

3) 관절의 마찰, 윤활과 마모 (Friction, lubrication and wear of joints)

관절은 운동을 하기 위해 존재하며, 그 중 비교적 자유롭게 움직이는 관절은 활막 관절(synovial joint)이다. 활막 관절은 튼튼한 섬유질의 관절 막에 싸여 있고 인대에 의해 보강되며 그 안에는 활액막이 있다. 장골의 끝 부분에 있는 관절 연골과 활액의 윤활 기전이 좋아 거의 마찰이 없이 움직일 수 있다.

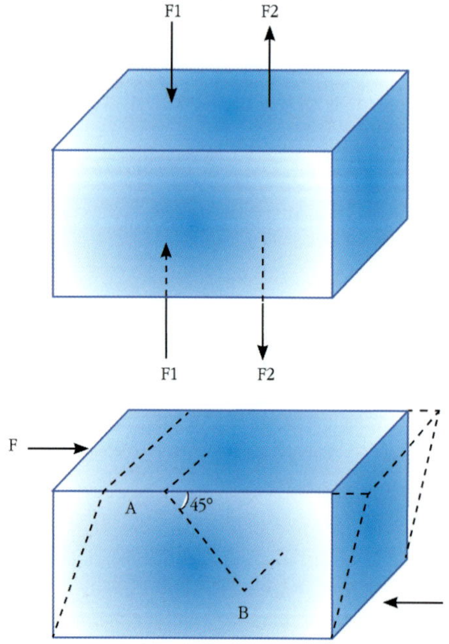

그림 3-5. 물체의 표면에 직각으로 작용하는 응력을 수직 응력이라 하고, 물체의 표면에 평행하게 작용하는 응력을 전단 응력이라 한다.

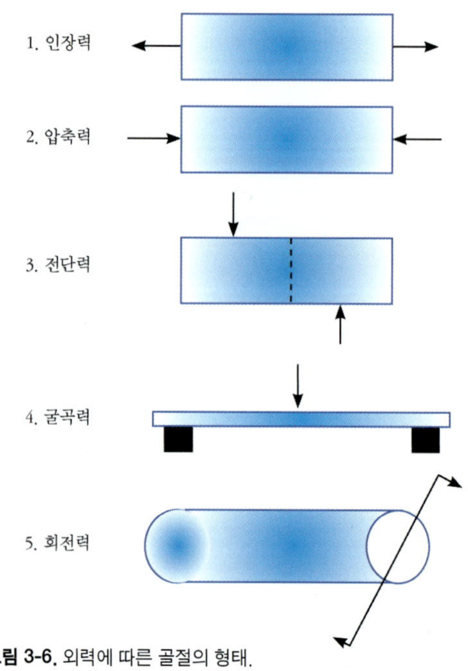

그림 3-6. 외력에 따른 골절의 형태.

(1) 마찰(Friction)

마찰은 인접하는 두 개의 물체가 미끄러지거나 또는 미끄러지려 하거나 굴러갈 때, 이러한 움직임에 대하여 방해하는 저항을 뜻한다. 마찰에는 대표적으로 표면 마찰(surface friction)과 용적 마찰(bulk friction)의 두 가지 형태가 있다. 표면 마찰은 접하고 있는 두 표면의 거친 상태에 기인하는 점착(adhesion)이나 표면 사이의 윤활 액의 특성인 점도(viscosity) 때문에 발생한다. 용적 마찰이라 함은 점탄성(viscoelasticity)을 가진 물체 내부나 점도를 가진 윤활액 내부에서 에너지가 분산되는 기전에 의해서 발생한다. 점탄성이란, 인체 조직에서 외력이 주어지고 나서 그에 따른 변형이 나타나는 데에 어느 정도 시간이 소요되며, 반대로 외력이 해소되고 나서도 어느 정도의 시간이 지나서야 복원되는 현상을 말한다. 연골의 경우에 다공성이며 투과성이 좋은 기질을 통하여 간질액(interstitial fluid)이 흐르면서 내부 마찰이 발생한다.

(2) 윤활(Lubrication)

윤활이란 마찰 면 사이에 액체나 고체 등의 물질이 삽입되어 두 면 사이의 상호작용을 감소시키는 현상을 말한다. 즉 두 면 사이를 떼어 놓아 마찰을 줄이는 것을 말한다. 액체 윤활제의 중요한 요건은 윤활제의 점성도(viscosity)이며, 점성도는 액체의 전단에 대한 저항으로 측정된다.

인체의 관절에서는 마찰과 마모를 줄이기 위해 여러가지 기전의 윤활이 이루어지며, 대표적으로 액막 윤활과 경계 윤활(boundary lubrication)이 있다. 액막 윤활에는 수력 윤활(hydrodynamic lubrication), 탄성 수력 윤활(elastohydrodynamic lubrication), 압착막 윤활(squeeze-film lubrication), 습윤 윤활(weeping lubrication), 원조 윤활(boosted lubrication) 등이 있다.

(3) 마모(Wear)

마모란 마찰 운동으로 말미암아 마찰 표면으로부터 물질이 떨어져 나가는 것을 말한다. 마찰이 있으면 항상 마모는 발생한다. 정상 관절에서는 마모가 발생함에 따라 연골이 새로 보충됨으로써 관절 연골이 유지되고 있다. 관절의 마모량은 하중과 관절 내 상대 운동 거리, 관절의 접촉면의 넓이에 비례하고, 물질의 경도에 반비례한다. 즉 인공 관절 치환술 후 환자의 체중이 무겁고 사용을 많이 할수록 마모량은 늘며, 인공 관절의 경도가 크면 마모량은 줄어든다. 마모가 발생하는 기전에는 다음과 같은 네 가지가 있다(그림 3-7).

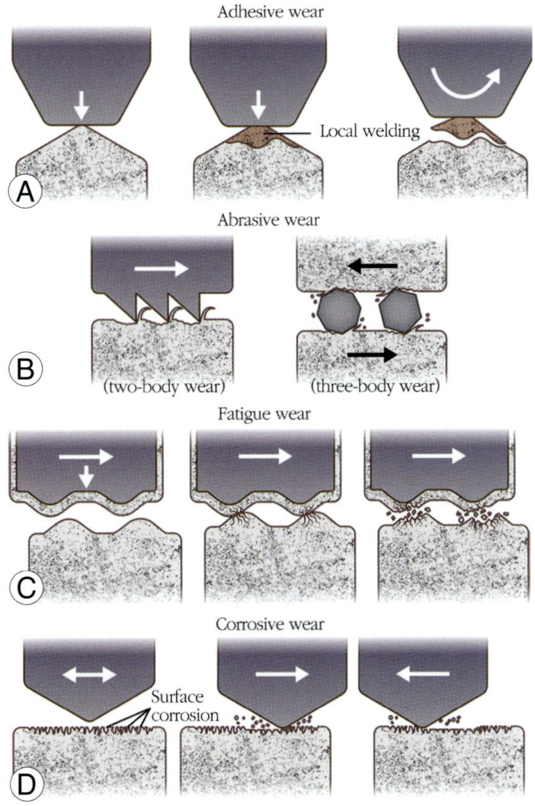

그림 3-7. 일반적인 마모의 기전.
(A) 점착마모, **(B)** 연마마모, **(C)** 피로마모, **(D)** 부식마모(Wear of resin composites: Current insights into underlying mechanisms, evaluation methods and influential factors. Jpn Dent Sci Rev. 2018 May;54(2):76- 87).

가. 점착 마모(Adhesive wear)

미끄러지는 두 표면의 울퉁불퉁한 표면에서, 맞붙어 있던 부분이 전단 응력에 의해 미세하게 떨어져 나갈 때 점착성 마모라 하며 가장 흔한 마모이다.

나. 연마 마모(Abrasive wear)

미끄러지는 두 면의 경도가 다를 때, 높은 경도의 면에 의해 낮은 경도의 면이 갈려 나가는 것을 연마 마모라 한다.

다. 피로 마모(Fatigue wear)

마찰되는 면에 하중이 반복적으로 주어질 때, 처음에는 마찰 면에 아무런 변화가 없다가 하중이 되풀이 되면서 피로 파괴의 균열이 생겨 여기에 응력이 집중되어 마모가 급격히 일어나는 경우이다.

라. 부식 마모(Corrosive wear)

마찰 면에 어느 기간 동안 운동이 없으면 부식성 환경에 의해 부식층이 형성될 수 있다. 이 부식층은 심부에 부식이 일어나는 것을 완화시키고 있다. 다시 마찰 운동을 하게 되면 부식층이 떨어져 나가고, 새로운 표면이 부식되어 점차 마모가 일어나는 것을 부식 마모라 한다.

< 참고문헌 >

〈골〉

Viguet-Carrin S. The role of collagen in bone strength. Osteoporosis International. 2006;17(3):319-36.

Feng X. Chemical and biochemical basis of cell-bone matrix interaction in health and disease. Current Chemical Biology. 2008;3(2):189.

Hwang ZA. Imaging features of soft-tissue calcifications and related diseases: a systematic approach. Korean J Radiology. 2018;19(6):1147- 60.

Weiguang Z. Bone resorption induced by parathyroid hormone is strikingly diminished in collagenase-resistant mutant mice. The Journal of Clinical Investigation. 1999;103(4):517-8.

Raisz LG. Physiology and pathophysiology of bone remodeling. Clinical Chemistry. 1999;45(8):1353-8.

Uday S, W Hoegler. Nutritional rickets and osteomalacia in the twenty-first century: Revised concepts, public health, and prevention strategies. Current Osteoporosis Reports. 2017;15(4):293-302.

〈연골〉

Buckwalter JA, Martin J, Mankin HJ. Synovial joint degeneration and the syndrome of osteoarthritis. Instr Course Lect. 2000;49:481-9.

Martin JA, Buckwalter JA. The role of chondrocyte senescenece in the pathogenesis of osteoarthritis and in limiting cartilage repair. J Bone Joint Surg Am. 2003;85suppl 2:106-10.

Mankin HJ, Grodzinsky AJ, Buckwalter JA. Articular cartilage and osteoarthritis. in Einhorn TA, O'Keefe RJ, Buckwalter JA(eds): Orthopaedic Basic Science. 3rd ed. American Academy of Orthopaedic Surgeons; 2007. 161-74.

Lotz M, Blanco FJ, Kempis JV, et al. Cytokine regulation of chondrocyte functions. J Rheumatol. 1995;43Suppl:104-8.

Sandell LJ. Molecular biology of collagens in normal and osteoarthritic cartilage. In Kuettner KE, Goldberg VM (eds): Osteoarthritic Disorders. American Academy of Orthopaedic Surgeons; 1995. 131-46. .

Guilak F, Mow VC. The mechanical environment of the chondrocyte: a biphasic finite element model of cell-matrix interactions in articular cartilage. J Biomech. 2000;33:1663-73.

Herberhold C, Faber S, Stammberger T, et al. In situ measurement of articular cartilage deformation in intact femoropatellar joints under static loading. J Biomech. 1999;32:1287-95.

〈관절〉

Khan IM, Redman SN, Williams R, Dowthwaite GP, Oldfield SF, Archer CW. The development of synovial joints. Curr Top Dev Biol. 2007;79:1-36.

Dwire P, Einhorn TA. The joint as an organ. In: Moskowitz RW, Howell DS, Altman RD, Buckwalter JA, Goldberg VM (eds): Osteoarthritis, 3rd ed. W. B. Saunders Company; 2001. 49-68.

Mapp PI. Innervation of the synovium. Ann Rheum Dis. 1995;54(5):398- 403.

Revell PA, Al-Saffar N, Fish S, Osei D. Extracellular matrix of the synovial intimal cell layer. Ann Rheum Dis. 1995;54(5):404-7.

Einhorn TA, O'Keefe RJ, Buckwalter JA. Orthopedic Basic Science. 3rd ed. AAOS; 2007.

〈근육〉

Wright A, Gharaibeh B, Huard J. Form and Function of Skeletal Muscle. In: O'Keefe RJ, Jacobs JJ, Chu CR, Einhorn TA, eds. Orthopaedic Basic Science: Foundations of Clinical Practice. 4th ed: Wolters Kluwer Health; 2018:229-237.

Huxley AF, Niedergerke R. Structural changes in muscle during contraction; interference microscopy of living muscle fibres. Nature. 1954;173:971-3.

Huxley AF. Muscle structure and theories of contraction. Progress in Biophysics and Biophysical Chemistry. 1957;7:255-318.

Scott W, Stevens J, Binder-Macleod SA. Human skeletal muscle fiber type classifications. Physical Therapy. 2001;81:1810-1816.

〈건〉

Franchi M, Trire A, Quaranta M, Orsini E, Ottani V. Collagen structure of tendon relates to function. TheScientific World Journal. 2007;7:404-20.

Kannus P. Structure of the tendon connective tissue. Scandinavian Journal of Medicine & Science in Sports. 2000;10:312-20.

Kadler KE, Holmes DF, Trotter JA, Chapman JA. Collagen fibril formation. The Biochemical journal. 1996;316 (Pt 1):1-11.

Schatzker J, Branemark PI. Intravital observations on the microvascular anatomy and microcirculation of the tendon. Acta Orthopaedica Scandinavica. Supplementum. 1969;126:1-23.

Pins GD, Christiansen DL, Patel R, Silver FH. Self-assembly of collagen fibers. Influence of fibrillar alignment and decorin on mechanical properties. Biophysical journal. 1997;73:2164-72.

Buckwalter JA ET, Simon SR. Orthopaedic Basic Science. Biology and biomechanics of the musculoskeletal system. 2000;2nd ed:586-7.

Katherine E. Reuther B, Chancellor F. Gray M, Louis J. Soslowsky P. Form and Function of Tendon and Ligament. In: O'Keefe RJ, Jacobs JJ, Chu CR, Einhorn TA, eds. Orthopaedic Basic Science: Foundations of Clinical Practice. 4th ed: Wolters Kluwer Health; 2018:213-28.

Peacock EE, Jr. A study of the circulation in normal tendons and healing grafts. Annals of Surgery. 1959;149:415-28.

Fenwick SA, Hazleman BL, Riley GP. The vasculature and its role in the damaged and healing tendon. Arthritis Research. 2002;4:252-60.

〈인대〉

Buckwalter JA ET, Simon SR. Orthopaedic Basic Science. Biology and biomechanics of the musculoskeletal system. 2000;2nd ed:586-7.

Frank CB. Ligament structure, physiology and function. Journal of Musculoskeletal & Neuronal Interactions. 2004;4:199-201.

Katherine E. Reuther B, Chancellor F. Gray M, Louis J. Soslowsky P. Form and Function of Tendon and Ligament. In: O'Keefe RJ, Jacobs JJ, Chu CR, Einhorn TA, eds. Orthopaedic Basic Science: Foundations of Clinical Practice. 4th ed: Wolters Kluwer Health; 2018:213-28.

Bray RC, Salo PT, Lo IK, Ackermann P, Rattner J, Hart DA. Normal ligament structure, physiology and function. Sports Medicine and Arthroscopy Review. 2005;13:127-35.

〈생역학〉

Halliday D, Resnick R, Walker J. 일반물리학. 개정 7판, 제 1권. 범한 서적 주식회사; 2006.

김영민, 곽병만. 정형외과의를 위한 생체 역학. 영문사; 1992.

Buckwalter JA, Einhorn TA, Simon SR. Orthopaedic basic science biology and biomechanics of the musculoskeletal system. 2nd ed. AAOS; 2000.

Einhorn TA, O'Keefe RJ, Buckwalter JA. Orthopaedic basic science foundations of clinical practice. 3rd ed. AAOS; 2007.

Cowin SC. Bone mechanics handbook. 2nd ed. CRC Press; 2001.

Bucholz RW, Court-Brown CM, Heckman JD, Tornetta III P. Rockwood and Green's fractures in adults. Lippincott Williams & Wilkins; 2010.

Carter DR, Hayes WC. Bone compressive strength: The influence of density and strain rate. Science. 1976;194:1174-6.

Reilly DT, Burstein AH. The elastic and ultimate properties of compact bone tissue. J Biomech. 1975;8:393-405.

Wear of resin composites: Current insights into underlying mechanisms, evaluation methods and influential factors. Jpn Dent Sci Rev. 2018 May;54(2):76-87.

4장 근골격계 영상의학 (Musculoskeletal Radiology)

1. 정상근골격계 영상 2. 관절염의 영상진단

1. 정상근골격계 영상

1) 단순 방사선 촬영(Simple radiography, X-ray)

단순 방사선 촬영은 근골격계 진단적 영상 검사의 가장 기본적인 수단이다. 단순 방사선 촬영은 쉽게 이용 가능하고 비용이 저렴한 장점이 있는 반면, 연부조직 대조도가 낮아 연부조직병변의 진단이 어렵고, 비록 적은 양이지만 환자가 방사선에 노출되므로 임신 중인 산모나 소아에서 촬영에 주의를 요한다.

골에 나타나는 변화를 단순 방사선 검사에서 인식하려면 일반적으로 골 석회 성분의 25~30% 이상이 감소 또는 증가되어야 한다. 그러므로 단순 방사선상에서 나타났다면 많은 경우 그 병이 상당히 진행되었음을 의미한다.

2) 전산화 단층촬영 (Computed tomography: CT)

CT는 단순방사선 촬영과 마찬가지로 X-선을 이용하지만 X-선 발생 장치와 검출기가 피사체 주위를 나선 형태로 돌며 영상을 얻어 재구성하여, X-선이 투과하는 부위의 고해상도 단면 영상을 얻는 장치이다. 이때 얻은 영상은, 원하는 축에 따라 3차원으로 다양하게 재구성할 수 있다.

3) 자기공명영상 (Magnetic resonance imaging, MRI)

MRI는 하나의 거대한 자석으로 사람이 장비 속에 들어가면 체내에 사방으로 배열되어 있던 수많은 수소 원자들이 기기의 자력에 의해 한 방향으로 정렬하며 세차운동(precession)을 하게 된다. 이 때 여기(excitation) 되었던 수소원자가 원상태로 돌아오며 발생하는 공명 전자파의 횡적 신호 이완(relaxation)을 T2 이완 혹은 T2 감쇄(decay)라 정의하고, 종축 신호 이완(relaxation)을 T1 이완 혹은 T1 회복(recovery)이라고 한다. 물질의 T2 이완 속도의 차이에 따른 영상을 얻기 위해 MR parameter들을 조절하여 촬영한 영상을 T2 강조영상(T2-weighted image, T2WI)이라 하고 T1 이완을 보기 위한 영상을 T1 강조영상(T1-weighted image, T1WI)이라 한다. 조직 별로 T2 이완과 T1 이완의 속도가 다른데, 이 차이를 이용하면 MRI에서 조직 성분에 따른 물질의 구분이 어느 정도 가능해진다. 예를 들어 피질골(cortical bone)은 대표적으로 아주 빠른 T2 감쇄를 보이는 물질로 T2 강조영상에서 매우 검게 나타나는 반면, 물은 인체 내 대부분의 조 직보다 T2 이완 시간이 길어 T2 강조영상에서 아주 밝게 나타난다(그림 4-1). 표 4-1은 T1, T2 강조영상에서 일반적으로 나타나는 근골격계 조직 및 병변의 신호 강도를 정리한 표이다. 양자밀도강조영상(proton density-weighted image)는 조직의 양자밀도에 따른 대조도 차이를 강조하여 얻은 영상으로 주로 근골격계 영상에서 연골 병변을 평가할 때 유용하다(그림 4-1).

지방은 T1, T2 강조영상에서 모두 높은 신호 강도로 보인다(그림 4-1). 성인 골수의 대부분이 지방으로 이루어져 있기 때문에 뼈 가장자리의 피질골(cortical bone)을 제외한 골수 부분은 T1, T2 강조영상에서 지방으로

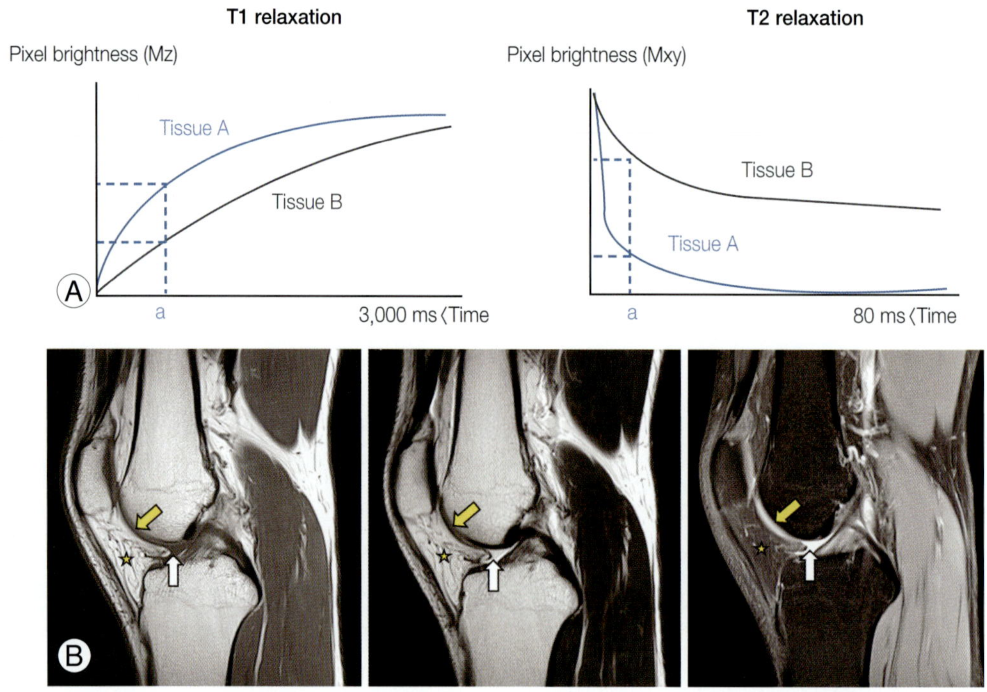

그림 4-1. 그림 **(A)**에서 a시간에 영상을 얻었을 때, tissue A는 tissue B에 비해 T1 이완이 빠르고 T2 이완은 느리다. 따라서 a시간에 수집한 에코로 만든 T1 강조영상에서 tissue A(그림 **(B)**, 노란색 화살표, 연골) 는 tissue B(그림 **(B)**, 흰색 화살표, 물)보다 밝고T2 강조영상에서 tissue B보다 어둡다. 물은 T1 이완과 T2 이완이 느리기 때문에 T1 강조영상에서 저신호강도, T2 강조영상에서 고신호 강도로 나타난다(그림 **(B)**, 흰색 화살표). 대퇴골과 경골은 황색골수로 인해 T1,T2 강조영상에서 고신호 강도로 보인다. 지방(☆, infrapatellar fat pad)은 T1, T2 강조영상에서 밝게 보인다. 지방에 검게 보이는 영상(예를 들어, 그림의 지방소거 양자밀도영상)은 대부분 병변의 관찰을 쉽게 하기 위해 지방의 신호 강도를 검게 만든 영상들이다.

인해 하얗게 보인다. 한 편, 대다수의 병이나 염증이 있는 부위에서 물 성분이 증가하여 T2 강조영상에서 밝게 보이게 된다. 이렇게 되면, 높은 신호 강도의 지방과 물이 증가한 질병 부분과의 구분이 어렵기 때문에, 이를 쉽게 구분하기 위하여 다양한 방법으로 지방을 소거한 영상을 얻고 있다. 지방 소거 영상에서는 지방이 까만 신호 강도로 바뀌기 때문에 병변 부위 증가된 물 성분으로 인한 밝은 신호 강도를 쉽게 찾아낼 수 있다.

4) 초음파

초음파 촬영은 비교적 간단하게 시행할 수 있는 검사로서 연부조직의 종양의 존재 유무와 크기를 판정하기 위해 흔히 시행된다. 최근에는 말초 신경 병변의 평가에도 많이 이용되고 있으며, 관절액을 천자하거나 초음파 유도 하에 다양한 주사 치료가 이루어지고 있다. 방사선 피폭에 대한 우려가 없고, 관심 영역을 직접 검사자가 촉진하여 확인해가며 실시간 영상을 얻을 수 있다는 장점이 있다. 하지만, 초음파는 투과도가 낮아 깊이 있는 조직을 보기 힘들고, 공기나 뼈 등 초음파가 통과할 수 없는 구조물의 후방 부위는 영상화 할 수 없다는 단점이 있다.

5) 근골격계 조직의 정상 영상 소견

(1) 뼈

뼈는 일반적으로 바깥쪽의 단단한 피질골(cortical bone)과 피질골의 바깥을 감싸고 있는 골막(periosteum), 안쪽의 해면골(trabecular bone)과 골수(bone marrow)로 구성되어 있다. 피질골은 X-선을 이용한 단순방사선영상과 CT에서 모두 높은 농도(high density)로 보이며, 뼈의 안쪽 부분은 해면골과 골수의 양, 종류에 따라 다른 농도를 보인다. 이 때 주변의 다른 뼈에 비해 농도가 증가하거나 감소한다면 종양이나 골괴사 등의 병적 상태를 의미하는 것일 수 있다(그림 4-2). 그 밖에도 단순 방사선 촬영으로 뼈를 평가할 때는 뼈의 피질(cortex)과 해면골의 trabeculation이 매끈하게 잘 이어져 있는지, 뼈와 뼈 사이의 간격(관절 간격)이 일정 한지, 뼈 피질의 경계를 이은 선들이 어긋나지 않는지를 살펴보는 것이 중요하다(그림 4-2).

표 4-1. T1 및 T2 강조영상에서 근골격계 조직의 신호 강도

근골격계 조직	T1 강조영상	T2 강조영상
Cortical bone	Dark	Dark
Tendon, ligament	Low	Low
Fibrocartilage	Low	Low
Hyaline cartilage	Variable	Variable
Muscle	Intermediate	Intermediate
Water (joint fluid, CSF)	Low	High
Fat	High	High*
Hemorrhage**	Variable	Variable
Abscess***	Low to intermediate	High

*Fat은 T2 이완시간이 물보다 훨씬 짧지만 일반적으로 촬영하는 fast spin echo영상에서는 반복된 180도 고주파펄스에 의해 T2 이완이 길어져 T2 강조영상에서 물과 같이 밝게 나타난다.
**Hemorrhage는 시기별로 신호 강도가 다른데, T1 강조영상에서는 아급성기(2일~2개월)에 높은 신호 강도로 보일 수 있고, 그 외의 시기에는 낮은 신호 강도를 띤다. T2 강조영상에서는 초급성기(12시간 이내)와 아급성기 후반(1주~2개월)에 높은 신호 강도를 보일 수 있고 그 외의 시기에는 검게 나타난다(dark signal intensity).
***Abscess는 내부 점성이 높을수록 T1 강조영상에서 일반 body fluid에 비해 높은 신호 강도를 보일 수 있다.

골 정렬(alignment)이 어긋나 있을 경우 외상에 의한 손상은 아닌지 의심해 봐야 한다. 정상적인 상황에서 골막(periosteum)은 단순방사선사진, CT, MR 모두에서 피질골과 구분이 되지 않는데, 종양이나 감염이 있을 경우, 골막반응(periosteal reaction)이 일어날 수 있어 질병 진단에 단서를 제공하기도 한다('골 종양의 영상진단' 참조). 일반적인 성인의 골수는 황색 골수(yellow marrow)로 지방으로 이루어져 CT에서는 낮은 농도로 검게 보이고, 지방 소거를 하지 않은 자기공명 T1 및 T2 강조영상에서 모두 높은 신호 강도로 보인다(그림 4-1). 그러나 골수의 조혈 기능이 남아있는 소아, 빈혈 등의 이유로 골수의 조혈 기능이 재활성화(reconversion) 된 성인의 경우, 적색 골수(red marrow)가 보일 수 있다. Red marrow는 CT에서 지방보다 HU가 높고, MR에서는 경계가 다소 불분명한 중등도 혹은 낮은 신호 강도의 병변으로 보인다.

(2) 연골

연골은 성질과 모양에 따라 유리연골(hyaline cartialge), 외이도, 후두개(epiglottis) 등을 이루는 탄성연골(elastic cartilage), 그리고 섬유연골(fibrocartilage)로 나뉜다.

유리연골은 신체에 가장 널리 분포하며, 활막관절

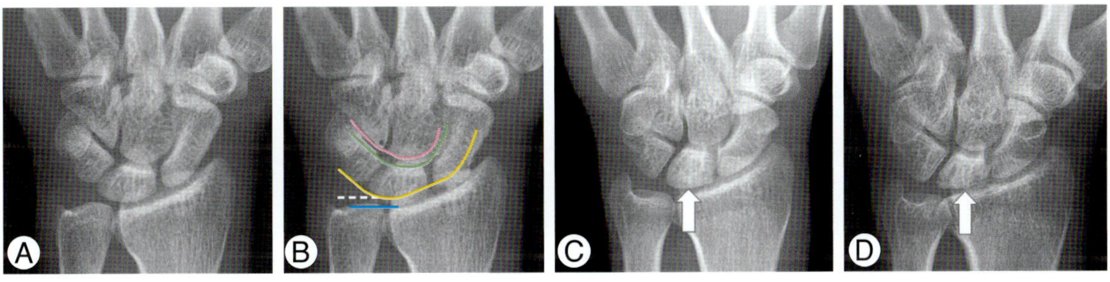

그림 4-2. 그림 **(A)**와 **(B)**는손목의 정상 단순방사선 사진. **(B)**는 정상적인 세 개의 carpal arc가 잘 이어지고 있는 모습이다. 요골말단(distal radius)을 지나는 선(파란선)에서부터 척골두(ulnar head, 흰색 점선) 까지의 거리가 2 mm 내외의 차이를 보이면 정상으로 간주한다. **(C)** 주상골(lunate, 화살표)의 농도가 정상 **(A)**에 비해 증가되어 있어 주상골 골괴사(lunate osteonecrosis, Kienbock disease)로 진단할 수 있다. **(D)** 같은 환자의 반대측 주상골 골괴사는 더욱 진행되어 주상골의 높이가 낮아져 있다(collapse, 골절을 의미한다.).

(synovial joint)에서 관절면의 대부분을 덮고 있다. MRI는 연골을 평가하는데 가장 적합한 촬영 기법이며 양자밀도강조영상(proton density-weighted image)이 연골 평가에 가장 많이 쓰인다. 육안으로 미세한 연골 손상까지 평가하기 위해서는, 결편 간격(slice gap)이 있는 2D 영상보다는 3D 영상이 선호되지만 촬영 시간이 긴 단점이 있다.

(3) 근육과 인대

근육과 인대를 평가하는 주요 기법은 초음파와 자기공명영상이다. 초음파로 정상 근육을 관찰하면, 저에코의(hypoechoic) 근섬유다발(muscle fascicle)과 고에코의(hyperechoic) 근주막(perimysium)이 일정한 방향으로 주행하는 것을 볼 수 있다. 이러한 근섬유다발과 근주막을 감싸는 근외막(epimysium)과 건막(aponeurosis)도 고에코의 선(hyper-echoic line)들로 보인다(그림 4-3). 정상적인 인대 또한 초음파에서 고에코의 선들이 일정한 방향으로 빽빽하게 배열되어 있는 형태를 보인다. 초음파에서 근섬유의 인대의 이러한 주행이 뭉그러지고 잘 구분되지 않거나 에코가 주변과 다를 때 질병이나 외상에 의한 손상을 의심해 볼 수 있다(그림 4-3). 초음파가 건이나 근육에 비스듬히 입사되면 이등방성(anisotropy)에 의해 정상 조직임에도 근섬유의 선들이 구분되지 않으면서 검게 보일 수 있어 초음파 입사각을 조절해가며 검사해야 한다(그림 4-3).

자기공명영상에서 정상적인 근육은 초음파에서처럼 근섬유가 따로 구분되어 보이지는 않고, 근육을 감싸고 있는 근막의 사이공간(intermuscular fascial plane)에 소량의 지방이 있어 근육 간의 경계를 구분할 수 있다. 정상적인 노화나 손상으로 인해 근손실이 올 경우, 근육의 부피가 주는 것을 위축(atrophy)이라 하며, 특히 근섬유가 지방으로 대체될 때 fatty atrophy라고 한다. 인대는 콜라겐 섬유로 이루어져 있어 T2 이완 시간이 짧고 T1 이완시간이 길어 정상적으로는 T1, T2 강조영상에서 모두 검게 나타나기 때문에 인대의 신호 강도가 증가할 경우 이상소견으로 평가한다.

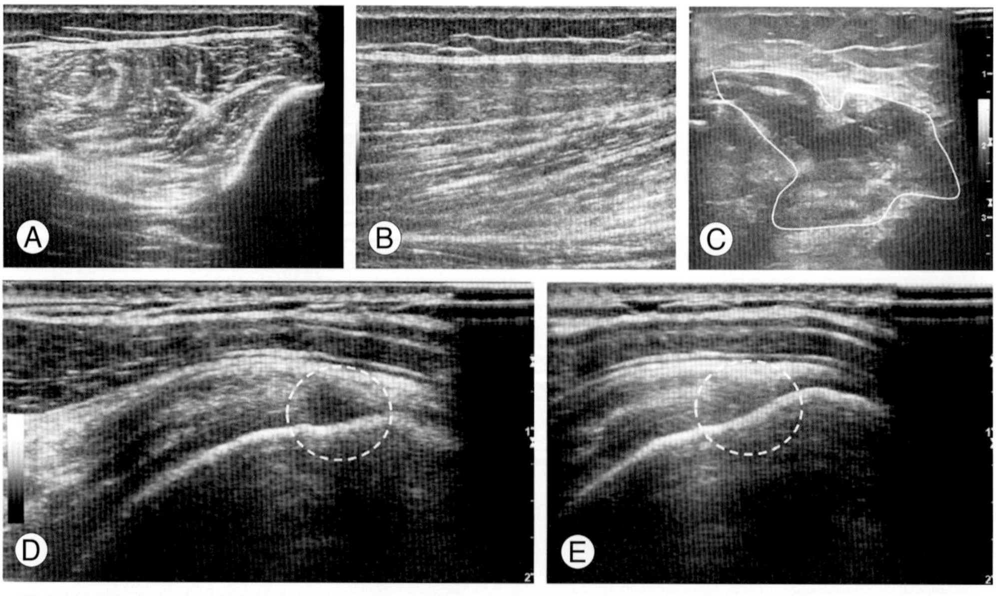

그림 4-3. (A-B)다리 앞쪽 구획 근육의 초음파 사진. **(A, B)**는 정상근육의 횡축영상과 종축영상이다. 저에코의 바탕에 고에코의 선들이 촘촘하게 배열되어 있다. **(C)** 경골 골절이 있던 환자의 다리 앞쪽 구획 근육 모습. 근육 부분(흰색 선)의 근섬유들이 구분되지 않고 뭉게져 보인다. **(D-E)** 정상 견갑상완근인대(supraspinatus tendon)의 종축영상. **(D)** 견갑상완근 인대가 상관골 돌기에 붙는 부위가 저에코로 보여(흰색 원, anisotropy) 인대 손상으로 오인할 수 있지만, **(E)** 초음파 탐촉자의 각도를 인대 주행 방향에 수직으로 하여 재확인 시 저에코가 사라진 것을 확인할 수 있다.

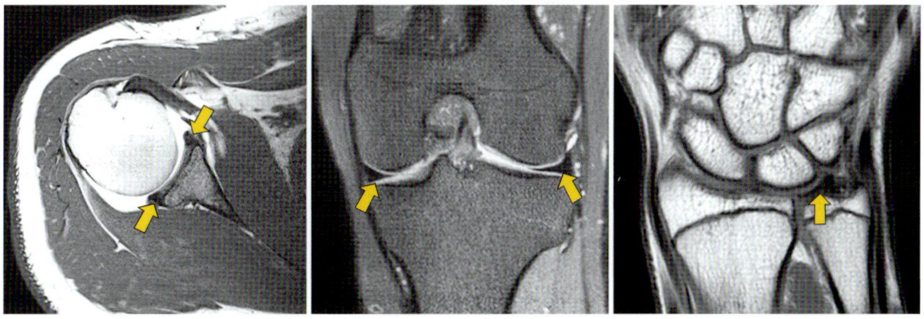

어깨의 T2 강조 횡단영상 무릎의 지방소거 양자밀도 관상영상 손목의 T1 강조 관상영상

그림 4-4. 어깨의 관절순, 무릎의 반월상 연골, 손목의 삼각섬유연골 복합체 모두 모든 종류의 영상에서 검은 신호강도(dark signal intensity)로 보인다.

6) 조직학적 분류에 따른 관절별 정상 영상 소견

(1) 활막관절(Synovial joint) - 무릎, 고관절, 어깨, 손목, 척추의 후관절(Facet joint), 천골장골관절의 하부 2/3 등

활막관절에는 주로 운동범위가 큰 관절들이 속한다. 마주보는 두 뼈의 골단(epiphysis)은, 자기공명영상에서 매끈하고 균질한 두께 및 성상의 T2 고신호강도의 유리연골로 덮여있고, 관절강(joint cavity)이라고 불리는 공간은 윤활유 역할을 하는 관절액(joint fluid)로 차있다. 관절액은 물성분이므로 T2 강조영상에서 고신호강도, T1 강조영상에서 저신호강도를 보인다. 두 마주보는 뼈와 뼈 사이 공간을 활액막(synovial membrane)이 둘러싸며 관절강(cavity)를 형성한다. 활액막은 단면영상에서 정상적으로 저신호강도의 아주 얇은 실 같은 구조물로 보이지만, 염증이나 감염이 있을 경우 두꺼워질 수 있다. 활액막이 골단에 붙을 때, 골단의 유리연골이 덮지 않는 활액막 안쪽의 부위를 무장막구역(bare area)라고 하는데, 바로 이 부위가 류마티스 관절염에서 판누스(pannus)가 침착되어 골미란(erosion)을 만드는 부위이다. 활액막의 바깥은 섬유피막(fibrous capsule)이 있고, 활액막과 마찬가지로 T1, T2 강조영상에서 저신호강도로 보인다. 섬유피막의 바깥은 인대와 근육들이 관절을 보강해주게 된다.

고관절, 어깨, 무릎, 손목 활막 관절의 경우, 언급된 구조물 이외에도 특정한 모양을 갖는 섬유연골을 포함한다. 관절순(labrum)(고관절, 어깨관절에 해당), 반월상연골(meniscus)(무릎에 있음), 삼각섬유연골 복합체(triangular fibrous cartilaginous complex: TFCC) (손목)들이 각 부위의 양 골단 사이에 위치하여 운동시 뼈의 마찰을 줄이고 관절의 안정성을 증가시킨다(그림 4-4).

이들 섬유연골은 각 부위에 맞는 특정한 모양을 갖는데, 고관절과 어깨관절에 위치한 관절순은 socket 역할을 하는 각각 비구(acetabulum)와 관절오목(glenoid)의 테두리에 원형으로 붙어 있어 ball and socket joint의 socket을 조금 더 깊게 만들어 주는 역할을 한다. 반월상연골은 경골의 내과와 외과의 편평부(tibial medial plateau and lateral plateau) 테두리에 얹혀 있는 형태로 경골극(tibial spine) 근처에서 짧은 인대를 형성하며 붙어있다. 삼각섬유연골 복합체는 요골의 S자 홈(sigmoid notch)에 밑변을 두고 척골에 꼭지점을 둔 삼각형 형태이다. 이들 섬유연골은 모두 T1, T2 강조영상에서 균질하고 검게(dark signal intensity) 보여야 한다. 만약 T2 강조영상에서 단순히 신호 강도만 증가할 경우, 수술이 필요하지 않은 단계의 퇴행성 변화로 해석할 수 있고, 관절강까지 이어지는 고신호강도가 있을 경우, 구조물이 찢어진 것(tear)로 평가한다. 손상 부위와 정도를 파악하여 단순 봉합과 절제, 이식(transplantation) 등의 치료법을 선택할 수 있다.

단순방사선 사진에서 활막 관절을 평가할 때, 두 마주보는 뼈 사이의 관절 간격(joint space)은 비슷한 크기의 인접한 관절이나 반대측 동일 부위의 관절 간격과 유사해야 한다. 만약 관절 간격이 좁다면(joint space narrowing) 해당 관절 간격을 유지시켜 주는 유리연골이나 섬유연골이 손상되었음을 의미한다. 예를 들어 무릎의 관절 간격이 좁아졌다면, 반월상 연골이 관절 가장 자리로 아탈구(meniscal subluxation) 되었거나 심하게 찢어져 있고, 동반된 유리연골 손상이 있음을 짐작할 수 있다(그림 4-5). 반대로 관절 간격이 반대측 동일 부위나 인접 관절들보다 눈에 띄게 넓어졌다면, 외상으로 인해 관절을 보강해주는 관절막, 인대 등 주변 구조물의 손상이 있거나, 관절 탈구, 혹은 신경이상으로 인한 근육 긴장 소실(예, drooping shoulder)로 인한 것일 수 있다.

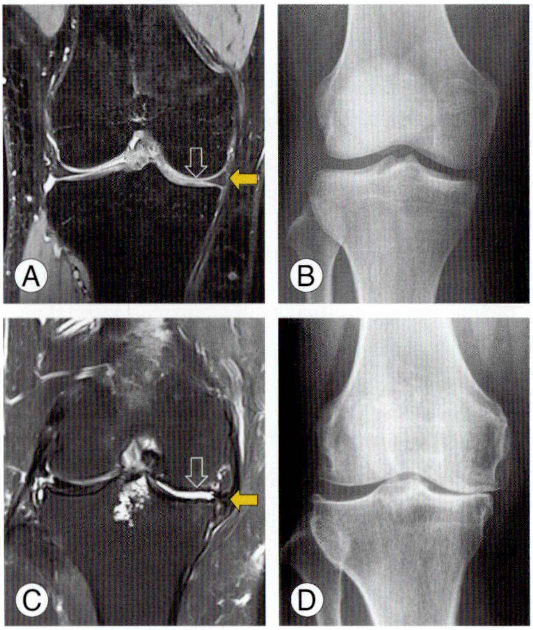

그림 4-5. (A-B) 정상 무릎 활막관절의 자기공명영상 및 단순방사선 사진. 자기공명영상에서 정상 유리연골(흰색 화살표)과 내측 반월상 연골(medial meniscus, 노란색 화살표)가 보인다**(A)**. 단순 방사선 사진**(B)**에서 내측 무릎의 관절 간격이 유지되어 있다. **(C-D)** 내측 반월상 연골(medial meniscus) 손상 및 아탈구(subluxation, 노란색 화살표), 연골마모(흰색 화살표)가 있는 자기공명영상 사진. 해당 환자의 단순방사선 사진**(C)**에서 내측 관절 간격이 감소되어 있다.

(2) 연골 관절(Cartilaginous joint): 척추의 추간판, 치골결합

연골 관절은 다시, 유리연골로 이루어진 연골결합(synchondrosis)과 섬유연골(fibrocartilage joint)로 나뉜다. 이 중 척추의 추간판과 치골결합은 섬유연골관절에 해당한다. 척추체 사이를 잇는 추간판은 중심부 젤라틴 성분의 수핵(nucleus purposus)과 이를 둘러싼 섬유테(annulus fibrosus)로 이루어져 있다. 정상적으로 수핵은 물과 proteoglycan으로 인해 T2 강조영상에서 밝고 균일한 신호 강도를 보이고, 저신호강도의 섬유테(annulus fibrosus)와의 경계가 뚜렷하다(Pfirmann grade 1). 노화가 진행되면 점차 수핵 내 물성분이 소실되어, 내부에 수평선(horizontal band)이 보이면서 (Pfirmann grade 2) 신호강도가 낮아지다가 검게 변하게 되며, 섬유테와의 경계 또한 불분명해지고 점차 경계가 사라지게 된다. 이때 변성이 진행될수록 추간판 높이가 감소하게 되고 마침내 완전히 추간판이 주저앉게 된

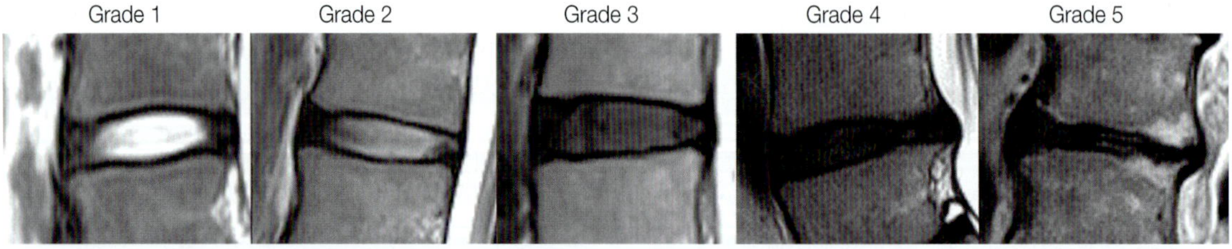

Grade	Structure	Distinction of nucleus and annulus fibrosus	Disc height	Sinal intensity
1	Homgenous	Clear	Normal	Bright high
2	Inhomogenous, with/without horizontal band	Clear	Normal	High
3	Inhomogenous	Unclear	Normal to slightly decreased	Gray
4	Inhomogenous	Lost	Decreased	Black
5	Inhomogenous	Lost	Collapsed	Black

그림 4-6. 자기공명영상에서의 추간판 변성단계: Pfirrmann 분류.

다(collapsed disc space)(그림 4-6).

(3) 섬유 관절(Fibrous joint): 원위경비간 관절, 천골장골 관절의 상부 1/3

섬유 관절은 연결부위가 결합조직으로 되어 있는 원위경비간 관절이 대표적이다. 원위경비간 관절의 경우, 전하경비인대(anterior inferior tibiofibular ligament), 후하경비인대(posterior inferior tibiofibular ligament), 하횡인대(inferior transverse ligament) 및 골간인대(interosseous ligament)로 이루어져 있다. 이들 인대들이 경골과 비골, 두 장관골(long tubular bone)의 골간(diaphysis)을 연결하며 이때 인대 섬유다발들은 정상적으로 T1, T2 강조영상에서 저신호강도를 보인다.

2. 관절염의 영상진단

1) 염증성 관절염 (Synovial inflammatory arthritis)

활액막의 염증성 관절염에서는 synovitis, joint effusion, marginal erosion(골미란), tenosynovitis 그리고 enthesopathy 등이 중요한 영상 소견이다.

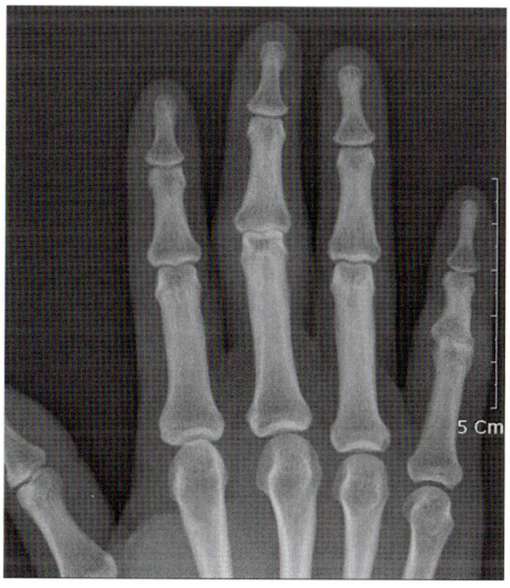

그림 4-7. 손의 류마치스 관절염.
3rd와 5th PIP 관절 주위에 연부조직 종창(swelling)이 관찰되고, 관절 간격의 감소가 대칭적인 모습을 보이는 류마치스 관절염의 전형적인 소견이다.

(1) 류마티스 관절염(Rheumatoid arthritis)

20세에서 60세의 연령에서 주로 발병하고(호발 연령은 40세에서 50세), 남성보다 여성에서 흔하다. 전형적인 경우는, 말초관절에서(보통 손의 PIP와 MCP 관절과 손목의 carpal joints) 병이 시작된다. 우측과 좌측을 비교할 때 대칭적으로 나타나는 경향이 있다. 병이 진행되면서 몸통 쪽에 있는 근위 관절도 침범한다.

방사선 소견은 다음과 같다.

① Soft-tissue swelling: symmetrical and fusiform한 것이 특징(그림 4-8)

② Periarticular osteoporosis: hyperemia와 disuse에 의함

③ Symmetrical joint space narrowing: articular cartilage의 destruction에 의한 것으로 해당 관절의 내외측면이 대칭적으로 일정하게 좁아지는 것이 특징(그림 4-7)

④ Marginal erosions: articular cartilage가 끝나는 부위의 뼈에서 시작된다(그림 4-8)

⑤ Joint malalignment: ulnar deviation of the phalanges, "hitch-hiker thumb"

⑥ Joint destruction: "pencil-in-cup" deformity

⑦ Bony ankylosis: intercarpal과 radiocarpal joints에서 특히 잘 나타난다(그림 4-9)

척추에서는 보통 경추부위에만 국한되어 나타나고, 특히 craniovertebral junction에서 볼 수 있다. 이 때 볼 수 있는 소견은 다음과 같다.

① Erosion of the odontoid process of C2

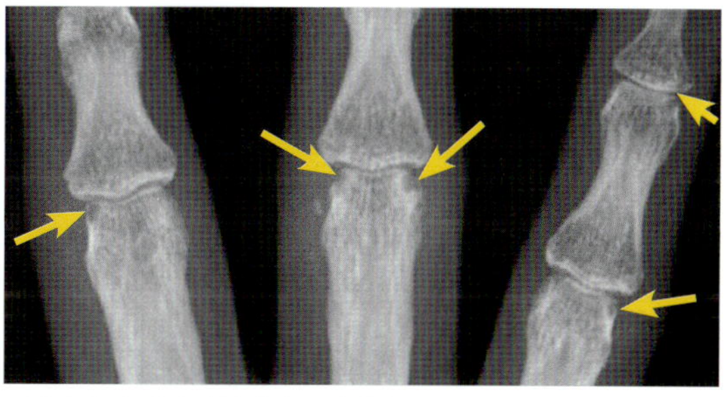

그림 4-8. 손가락의 류마티스 관절염.
3rd PIP joint의 proximal phalanx의 head의 내측과 외측 부위에 marginal bone erosion(화살표)이 뚜렷하게 관찰되며 symmetric joint space narrowing을 볼 수 있다. Joint space narrowing은 4th PIP joint에서도 관찰되며, marginal bone erosion은 2nd 와 4th PIP joints 그리고 4th DIP joint에서도 관찰된다.

② Atlantoaxial subluxation(그림 4-10)

③ Upward displacement of C2

④ Erosion and ankylosis of facet joints of cervical spine

* Juvenile chronic arthritis (JCA)는 ① juvenile-onset adult type (seropositive) rheumatoid arthritis, ② Seropositive chronic arthritis (Still's disease)와 ③ juvenile-onset ankylosing spondylitis로 나눌 수 있다. Still's disease는 fever, rash, hepatosplenomegaly와 lymphadenopathy 같은 전신 증상이 심하고, joint space narrowing과 bony erosion이 늦게 나타나며, 흔히 큰 관절과 척추를 침범하는 특징이 성인에서의 rheumatoid arthritis와 다른 점이다.

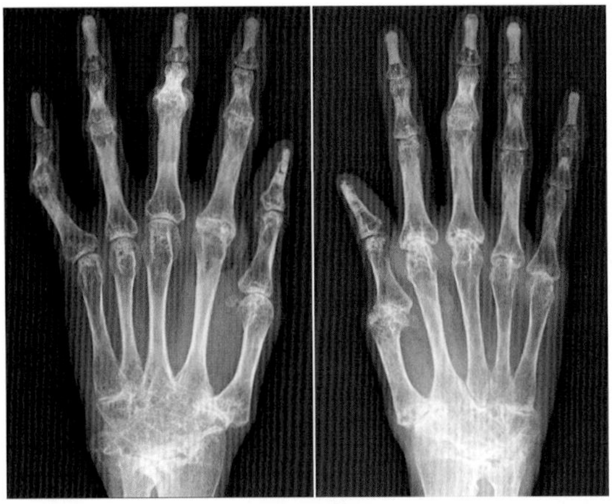

그림 4-9. 손의 진행된 류마티스 관절염.
양쪽 carpal bone들의 경계가 불분명한 것은 bony ankylosis에 의한 소견이며 radiocarpal joint에는 뚜렷한 bone erosion을 볼 수 있다. MCP와 PIP joint에도 류마티스 관절염에 침범된 소견을 보이며 PIP joints에서는 flexion deformity 소견을 관찰 할 수 있다.

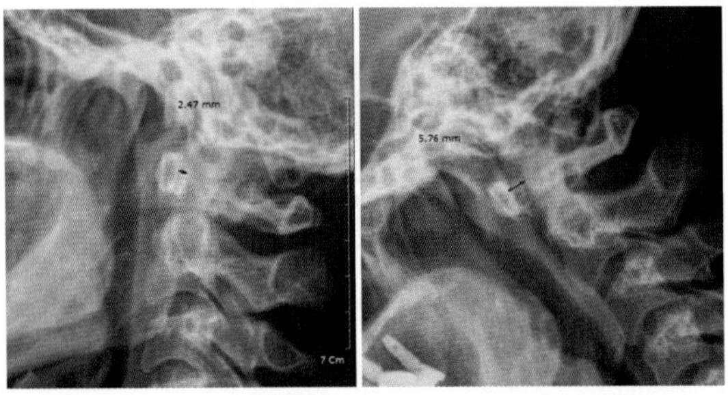

그림 4-10. 류마티스 관절염에 의한 제 1, 2경추 불안정성.
정상에서는 atlantodens interval은 3 mm 이내이나 류마티스 관절염이 제1, 2경추부위를 침범하였을 경우에는 이 간격이 3mm이상으로 증가된 모습을 보인다. 이 소견은 류마티스 관절염의 염증성 병변이 odontoid process(dense)를 erosion시키고 atlantodens articulation 주변의 ligaments를 약화시켜서 나타나는 소견으로 사진과 같이 특히 neck을 flexion하면 좀 더 잘 나타날 수 있다.

(2) Spondyloarthropathy(척추관절병증)

Rheumatoid factor에 음성반응을 보이며, 상당수의 환자에서 HLA-B27 antigen에 양성이다. rheumatoid arthritis와 달리 남자에서 흔하며 보통 axial skeleton에 증상이 나타난다. 또한 방사선학적으로 periarticular osteoporosis가 없거나 약하고, bony proliferation 또는 periosteal new-bone formation, 그리고 bony ankylosis를 흔히 볼 수 있다.

가. Ankylosing spondylitis(강직성 척추염)

전형적으로 젊은 남자에서 호발하여, 남녀 비가 4~10:1이다. 서서히 시작되는 지속적인 low back pain이 일반적인 초기 증상이다(그림 4-11A).

방사선 소견:

i) Sacroiliac joint: 초기에 침범되어 거의 모든 환자에서 변화를 보인다. 특징적으로 좌우 양측에 대칭적으로 나타난다. 초기에는 joint margin에 blurring and irregularity가 나타나 joint space가 넓어질 수 있으나, 결국에는 경화가 나타나고 관절은 완전히 사라진다(그림 4-11A).

ii) spine:

- Squaring of the vertebral bodies on the lateral view: 측면사진에서 정상적으로 보이는 오목한 척추 앞면이 subligamentous erosive process에 의하여 소실되어 네모나게 보인다(그림 4-11B).
- Syndesmophytes from ossification in the outer layers of the annulus fibrosus of the intervertebral disc – "bamboo spine(대나무 척추)"(그림 4-11A).
- Ankylosis of facet joints (그림 4-11A).
- Ossification of interspinous and paraspinous ligaments

iii) Enthesopathy(부착부 병): erosion and periostitis(그림 4-11A) at the ischial tuberosity, iliac wing, calcaneus

*tendon, ligament 또는 articular capsule이 뼈에 붙는 곳을 enthesis(부착부)라 하고, 이 곳에 생긴 병을 enthesopathy라 한다.

iv) Extremity: 근위부의 큰 관절(hip, shoulder and knee)은 가끔 침범 당하지만(그림 4-11C) peripheral joint에는 드물다.

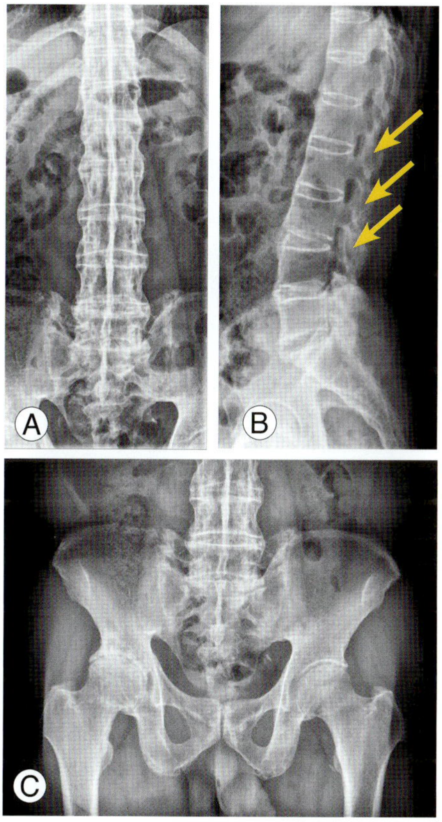

그림 4-11. 강직성 척추염.
강직성 척추염에 의하여 양측 천장골은 완전한 골성강직(bony ankyloses)을 보이고, 하부 흉추와 요추에는 bamboo spine 소견을 보이며, spinous process들 사이에는 calcification이 이루어져 있어서 위아래로연결된 모습을 볼 수 있다**(A)**. 척추 측면 사진에서는 사각형 모양의 척추체를 볼 수 있고, 척추후관절(facet joint)은 골성강직(osseous ankyloses)(화살표)을 보여준다**(B)**. 강직성척추염이 우측 고관절도 침범하여 symmetric joint space narrowing을 보이고 erosion과 sclerosis소견도 관찰된다**(C)**.

나. Psoriatic arthritis

psoriasis 환자의 약 5%에서 골변화를 일으킨다.

손과 발, 특히 DIP joint에 잘 나타나는 데, osteoporosis가 없으며 비대칭적으로 erosion을 보이며 ankylosis가 흔한 것이 특징이다. Sacroiliitis는 30~40%에서 볼 수 있는 데 비대칭적으로 나타난다. 척추에서 보이는 syndesmophytes는 ankylosing spondylitis와 달리 broad, coarse and asymmetrical하고 skip lesion이 특징이다.

다. Reiter's syndrome

약 50%에서 관절염이 나타나고, psoriatic arthritis와 비슷한 소견을 보이고 하지에 주로 나타나나, 상지와 척추를 잘 침범하지 않는다.

2) Articular cartilage diseases

joint space narrowing과 osteophytosis와 subchondral sclerosis가 중요한 영상 소견이다.

(1) 퇴행성 골관절염 (Degenerative joint disease, Osteoarthritis)

모든 synovial joint를 침범할 수 있다. Knee, spine 그리고 손가락의 DIP joint 등을 잘 침범한다.

물리적 자극으로 인하여 articular cartilage가 퇴화되

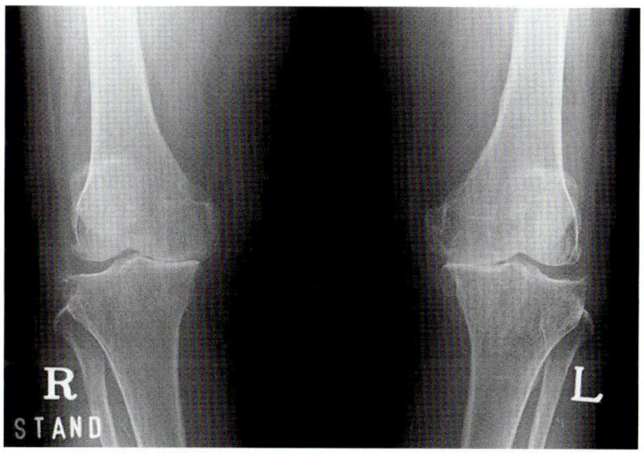

그림 4-12. 무릎관절의 퇴행성 골 관절염.
양쪽 무릎의 medial tibiofemoral compartments가 심한 joint space narrowing을 보이고 있으며 subchondral sclerosis 소견도 관찰된다. Marginal bony osteophyte(spur)는 medial과 lateral compartment 모두에서 관찰되는데 medial쪽에 특히 많이 발달되어 위쪽과 아래쪽으로 자라는 고드름 모양으로 보인다.

고 찢겨져서 발생하며, 두 가지 형태로 나눌 수 있다. 일차성은 특별한 선행질환이나 외상 없이 상기한 모든 관절을 침범하는 병이고, 이차성은 외상(관절 내 골절이나 골절-탈구)이나 다른 관절질환에 의하여 망가진 관절에서 발생한다.

가. 방사선 소견(그림 4-12, 13)

① Asymmetrical joint space narrowing: 마모에 의한 관절연골의 두께가 얇아 짐에 따라 단순 방사선 사진상 관절 간격의 감소가 나타난다. 체중 부하를 많이 받는 부분에 심하게 나타난다. 일반적으로 joint space가 많이 좁아질수록 subchondral sclerosis와 spur가 많이 만들어 진다.

② Osteophyte formation(골극 형성)

③ Subchondral sclerosis: 연골 소실로 인하여 두 개의 뼈가 밀착되어 trabecular compression과 fracture 된 곳에 callus formation으로 연골 하부에 있는 기존의 trabeculae에 신생골이 침착 되어 나타난다.

④ Subchondral cysts: 큰 관절에서 더 흔하고, sclerotic border를 갖는다.

⑤ Complication: subluxation, malalignment, fibrous ankylosis, loose bodies

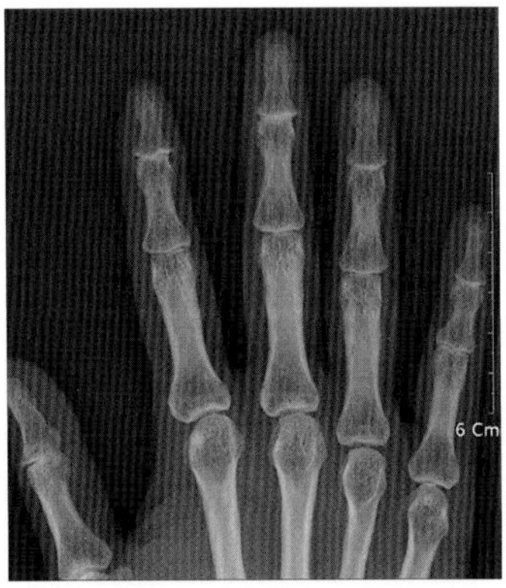

그림 4-13. 손가락에 발생한 골 관절염.
DIP와 IP joints에 joint space narrowing, subchondral sclerosis 그리고 marginal osteophytes 소견을 보이는 뚜렷한 골 관절염 소견이다. 손가락 같은 작은 관절에서는 전형적인 asymmetric joint space narrowing 대신 종종 본 사진과 같은 symmetrical한 narrowing을 보이기도 한다.

나. Diffuse idiopathic skeletal hyperostosis (DISH)

노인에게서 흔하며 흉추와 하부 경추를 잘 침범한다. 진단기준으로는 ①적어도 4개 이상의 연속된 척추체 의 anterolateral aspect를 따라 osseous bridging이 있어야 하며, ② disc space는 비교적 유지 되어 있으며, ③facet (apophyseal)과 sacroiliac joints는 괜찮아야 한다.

다. Neurotrophic arthropathy (Charcot joint)

퇴행성관절염의 방사선 소견보다 더 심한 소견을 보이는 데 "6D"로 요약할 수 있다.

6D는 관절의 Destruction, Disorganization, Dislocation, Distension, Debris, Density increased 이다.

Diabetic osteoarthropathy는 foot and ankle에서 가장 흔하게 나타나며, 발에 있는 작은 동맥에 calcification이 나타나는 것이 중요한 단서가 된다(그림 4-14).

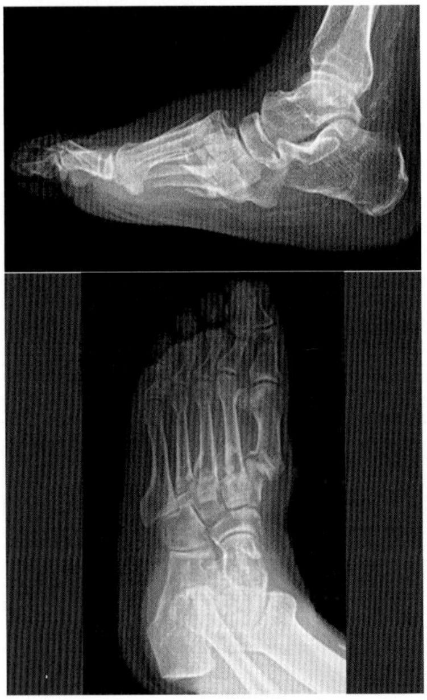

그림 4-14. 당뇨병 환자의 tarsometatarsal joint에 발생한 Charcot joint.
Tarsometatarsal joint에 골절을 동반한 골 파괴와 탈구 소견들이 관찰된다. 발목의 앞뒤와 발바닥 쪽에는 tubular한 calcification이 관찰되는데 이는 발목과 발바닥에 있는 동맥에 나타난 동맥경화소견이다. 53세 남성으로 과거 10년간 당뇨가 있었으나 치료는 받지 않았고, 4일전부터 외상 없이 발에 통증과 종창이 있어 내원한 환자로 혼자서 보행은 가능하였다.

3) Crystal-induced diseases(1) 통풍(Gout)

serum uric acid의 증가로 sodium urate가 관절 안, 뼈, 그리고 관절주변조직에 침착 되는 병으로 남자에 흔하다. peripheral joint 중에서도 특히 발, 손, 손목 그리고 팔꿈치의 여러 관절을 비대칭적으로 잘 침범한다. 1st MTP joint가 가장 잘 침범되는 데 이를 "podagra"라고 한다. 방사선 소견은 ① periarticular marginal erosion, ② asymmetrical periarticular soft-tissue masses with or without calcification, ③ preservation of joint space, and ④ absence of osteoporosis 등이다(그림 4-15).

(2) CPPD (Calcium pyrophosphate dehydrate) 결정침착질환 (가성통풍)

Calcium pyrophosphate dihydrate crystal이 articular- and fibro-cartilage에 침착 되는 병이다. Knee, radiocarpal, MCP (esp. 2nd and 3rd), shoulder and hip joints에 잘 생긴다. 퇴행성관절염이 드문 관절에 퇴행성관절염 소견이 보일 때 이 병을 의심해야 된다. 단순 방사선 사진 또는 초음파 검사 등에서 반월상 연골판이나 관절내 유리 연골에 점상 또는 선상의 고음영 침착을 보일 수 있다(그림 4-16).

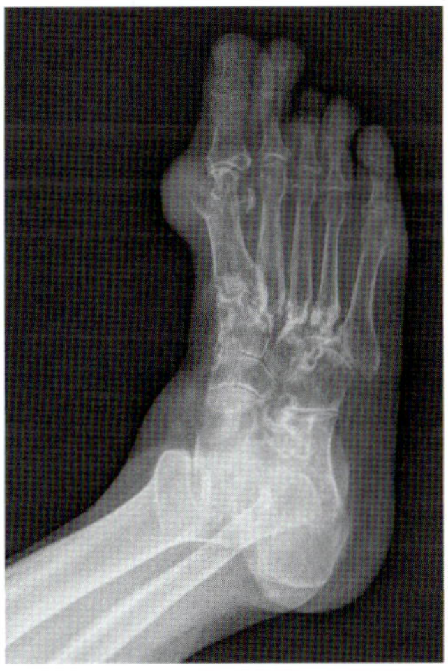

그림 4-15. 통풍.
1ST MTP joint의 내측 연부조직의 내부에 희미하게 증가된 음영을 보이는 연부조직 종창을 볼 수 있다. 1ST MTP joint 주변의 bone에는 sclerotic margin을 보여주는 bone erosion들이 punched out appearance로 관찰된다. 비슷한 모습의 연부조직 종창과 bone erosion이 5th MTP joint에서도 관찰된다. 그 외에도 tarsometatarsal joint와 intertarsal joint에도 punched out appearance를 보이는 bone erosion들이 관찰된다.

(3) HA 결정침착질환 (HADD, Calcium hydroxyapatite crystal deposition disease)

건(tendon)이나 연부조직에 잘 생기며, 건에 발생한 것을 석회성 건염(calcific tendinitis)라고 한다. 칼슘 침

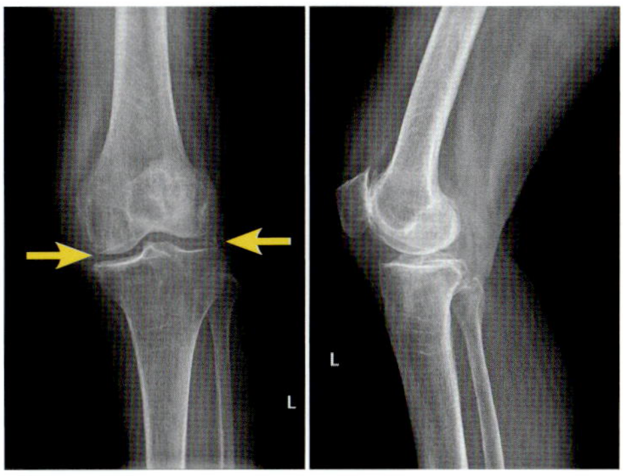

그림 4-16. CPPD 질환.
왼쪽 슬관절의 내측 그리고 외측 반월판 연골 부위에 석회가 침착된 chondrocalcinosis 소견(화살표)이 관찰된다. 또한 patellofemoral compartment에만 유독 심한 퇴행성 관절염 소견이 관찰된다. Chondrocalcinosis와 patellofemoral compartment에 좀 더 심하게 나타나는 관절염이 있을 때 CPPD의 가능성이 매우 높다.

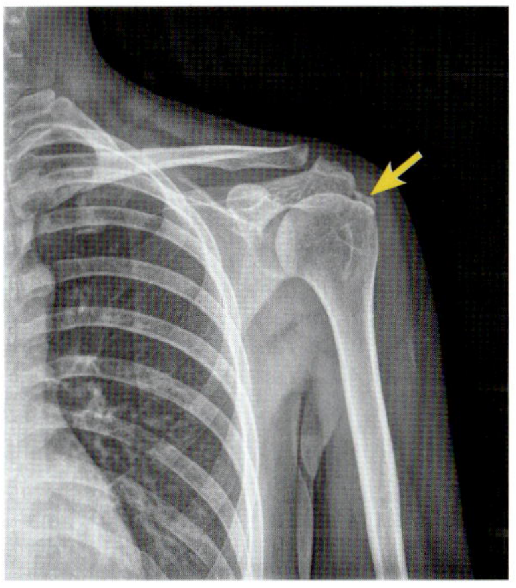

그림 4-17. 석회성 건염.
Supraspinatus tendon의 부착 부위에 경계가 잘 그려지는 길쭉한 모습의 석회 침착(화살표)을 볼 수 있다.

착물은 초기에 경계가 잘 안 그려지나 나중에는 진해지고 균질해져서 경계가 명확한 선형 또는 타원형의 모양을 갖는다(그림 4-17).

< 참고문헌 >

〈정상근골격계 영상〉

Sang-Chol Lee. 임상 의사를 위해 풀어 쓴 임상가의 단순화한 Magnetic Resonance Imaging Physics. International Journal of Arrhythmia. 2016;17(3):135-43.

Mai Banjar, Saya Horiuchi, david N Gedeon et al. Review of Quantitative Knee Articular Cartilage MR Imaging. Magn Reson Med Sci (2021) https://doi.org/10.2463/mrms.rev.2021-52.

Woong-Kyo Jeong, Soon-Hyuck Lee. Ultrasonographic Findings of Musculoskeletal Tissues. J Korean Orthop Assoc. 2013 Oct;48(5):334-41.

Zlatan Alagic, Robert Bujila, Anders Enocson et al. Ultra-low-dose CT for extremities in an acute setting: initial experience with 203 subjects. Skeletal Radiology 2020;49:531-9.

Jung Woo Yi, Hee Jin Park, So Yeon Lee et al. Radiation dose reduction in multidetector CT in fracture evaluation. Br J Radiol (2017) https://doi.org/10.1259/bjr.20170240.

강홍식, 홍성환, 강창호 편저. 근골격 영상의학. 범문에듀케이션: 2013.

Nadja A Farshad-Amacker, Mazda Farshad, Anna Winklehner, Gustav Andreisek. MR imaging of degenerative disc disease. Eur J Radiol. 2015;84(9):1768-76.

〈관절염의 영상진단〉

강창호, 김백현. 류마치스관절염. 대한근골격영상의학회. 근골격영상의학. 2nd ed. 범문에듀케이션: 2020, P547-74.

이경규, 서경진. 척추관절병증. 대한근골격영상의학회. 근골격영상의학. 2nd ed. 범문에듀케이션: 2020, P575-604.

성미숙, 천경아. 퇴행성관절질환. 대한근골격영상의학회. 근골격영상의학. 2nd ed. 범문에듀케이션: 2020, P489-510.

고성혜, 양익. 결정침착질환. 대한근골격영상의학회. 근골격영상의학. 2nd ed. 범문에듀케이션: 2020, P605-37.

Jacobson JA, Girish G, Jiang Y, Resnick D. Radiographic evaluation of arthritis: inflammatory conditions. Radiology 2008;248:378–89.

Resnick D. Rheumatoid arthritis and related diseases. Resnick D, Kransdorf MJ. Bone and joint imaging. 3rd ed. Elsevier Saunders : 2005, P209-319.

Resnick D. Degenerative diseases. Resnick D, Kransdorf MJ. Bone and joint imaging. 3rd ed. Elsevier Saunders: 2005, P357-443.

5장 재활 (Rehabilitation)

1. 재활의학이란
2. 재활치료의 종류
3. 전기진단 검사
4. 절단 재활
5. 보조기 및 보행 보조 기구

1. 재활의학이란?

세계보건기구(WHO)에서 규정한 재활의 정의는 장애를 가진 사람에게 의학적, 사회적, 교육적, 직업적 수단을 동원하여 잠재적 능력을 발달시켜주어, 기능적(functional)능력을 가능한 최고 수준에 도달하여 정상에 가까운 생활을 할 수 있게 해주는 분야로 정의하고 있다. 또한 이러한 정의와 더불어 재활의학이 다른 의학 분야와 구분되는 점은 보다 더 삶의 질 관점에서 포괄적으로 접근, 평가하고 치료한다는 점이다.

재활의학적 평가는 팀접근법을 기본으로 하고 있으며, 병력 청취와 진찰 및 각 분야별 전문가의 다양한 평가 검사를 시행하게 되며, 접근방식에 있어서 보다 포괄적이고 전인적인 평가를 원칙으로 한다. 질환의 치료에 국한되지 않고, 환자의 가족, 사회적 환경, 직업 관계, 경제적 상태 등을 포괄적으로 평가하여 전인적 치료를 통하여 신체적, 정신적, 사회적, 경제적으로 그 능력을 최대로 발휘할 수 있도록 하는데 있다.

2. 재활치료의 종류

1) 물리치료(Physical therapy)

물리치료는 열, 한랭, 음파, 전자기, 광선, 기계적인 힘 등을 이용하여 치료하는 것이며, 생리학적 효과를 고려하여 적응증, 금기증, 주의사항 등을 잘 숙지하여 처방에 적용하여야 한다.

(1) 온열 치료란?

침투하는 깊이에 따라 표재열(superficial heat)과 심부열(deep heat)로 나누며, 열이 조직으로 전이되는 방식에 따라 온습포, 파라핀욕 같이 직접 접촉하여 열을 전달하는 전도열(conduction heat), 수치료와 같이 매질의 대류현상을 이용하는 대류열(convection heat) 및 초음파와 같이 다른 형태의 에너지를 열에너지로 변환하여 전달하는 전환열(conversion heat)등으로 나눌 수 있다.

온열치료의 적응증은 통증 및 근경련, 관절구축, 근육통, 점액낭염, 건초염 등의 다양한 질환에서 널리 사용된다. 온열치료는 악성 종양이 있는 부위에는 암의 증식과 전이에 영향을 줄 수 있으므로 피하여야 하며, 급성 외상의 경우 출혈을 증가시킬 수 있고, 부종을 악화시킬 수 있으며, 급성 염증이 있는 경우는 염증을 악화시킬 수 있으므로 적용하여서는 안 된다. 또한 감각이 저하된 경우나 의사소통이 원활하지 않은 경우에는 화상의 위험이 있으므로 주의하여야 한다. 반흔조직이나 혈류가 감소된 곳은 상대적으로 혈류가 적은 부위에서 열이 분산되지 않아서 적용부위에 화상이 유발될 수 있으므로 주의하여야 한다.

가. 표재열(Superficial heat)

가) 온습포(Hydrocollator pack)

표재열 치료중에서 가장 흔히 쓰이는 방법으로 온습포는 규산겔(silicon dioide)이 채워진 분할된 캔버스 주머니로 구성되어 있다. 일반적으로 70~80도로 물의 온도가 유지되는 탱크속에 담가 두었다가 사용한다. 화상을 방지하기 위하여 6~8겹의 수건에 싸서 치료부위에 15~20분 정도 적용한다. 온습포를 사용할 때는 화상의 위험을 피하기 위하여 반드시 적용부위 위쪽으로 적용하여야 한다. 최근 전기온열 패드도 널리 사용되고 있는데, 전기패드의 경우 누전이나 화상을 방지하기 위해 역시 바닥에 깔고 누워서 적용하거나 접어서 사용하지 않도록 하여야 한다. 전기온열 패드는 습기에 노출되었을 때 감전 위험이 있으므로 젖지 않도록 주의하여야 한다. 이러한 부작용을 방지하기 위하여 치료사가 치료 중에 패드상태나 피부상태를 수시로 점검하여야 한다.

나) 온열램프(Heat lamp)

온열치료에 사용되는 광선은 황색 가시광선부터 원적외선까지의 스펙트럼이 사용되며, 파장은 대략 550~12,000 nm이다. 적외선램프를 흔히 사용하며, 투과 깊이는 1 cm 이하이다. 온열램프는 피부손상이 있을 경우, 외과적 처치 후 치료부위에 적용할 수 있다. 온열램프의 치료 강도는 빛의 조사 각도와 적용거리로 조절한다. 즉 강도는 수직으로 조사될 때 가장 크고, 거리의 제곱에 반비례한다. 보통 환자에게서 30~60 cm 정도 거리에서 적용한다. 주의할 점은 광과민성이 있거나 피부의 건조증이 심한 경우에는 주의하여야 한다.

다) 파라핀욕(Paraffin bath)

파라핀욕은 손가락관절과 같은 작은 관절부위에 적용할 수 있는 표재열 치료법으로 주로 손이나 발목의 관절염 치료에 이용한다. 광유(mineral oil)와 파라핀 왁스를 1:6~7의 비율로 섞어서 치료에 이용한다. 치료 온도는 45~54℃이며 화상을 방지하기 위하여 온도를 일정하게 유지하여야 한다. 일반적으로 통 안의 벽이나 표면에 고체의 파라핀 왁스층이 형성되면 온도가 적절한 것으로 판단할 수 있으나 정확한 온도를 알기 위하여 온도계를 넣어 적정온도를 확인하여야 한다.

치료방법은 약 7~12회 정도 파라핀 속에 넣었다가 빼었다를 반복한 후 약 20분 정도 수건에 싸두는 적심법(dip method)과 약 20분 정도 치료부위를 계속 담그는 담금법(immersion method)이 있다. 개방성 상처나 감염된 부위가 있는 부위는 감염을 전파시킬 수 있으므로 사용하지 않는다.

라) 수치료

수치료의 종류는 회전욕과 하버드 탱크 (Hubbard tank), 보행풀 등이 있다. 물의 흐름에 의한 대류 효과와 마사지, 표피 괴사 조직의 제거 등의 효과를 얻을 수 있다. 물의 온도는 치료범위, 치료 목적, 환자의 상태에 따라서 결정하며 치료 온도는 섭씨 36.5~40.5℃에서 치료에 사용한다. 전신욕의 경우 심부 체온을 변화시킬 수 있으므로 온도는 39도를 넘지 말아야 한다. 부분욕을 할 경우는 43~46℃ 온도로 적용한다. 수치료는 관절운동범위 회복, 관절염, 광범위한 긴장성 근육통, 근경련 등에 흔하게 사용되며, 창상이 있거나 화상 환자에서 피부 괴사 조직의 제거에도 사용된다.

나. 심부열(Deep heat) 치료

가) 초음파치료

초음파는 진동수가 20,000 Hz 이상의 가청범위를 넘는 음파로서 매질로 전파하면서 에너지를 전달하고 굴절과 반사 등의 특성을 가지며 이러한 특성을 이용하여 심부열 치료에 널리 이용되고 있다. 치료 방법이 간편하고, 각 조직의 서로 다른 흡수계수를 이용하여 선택적으로 조직 온도를 상승시킬 수 있다. 근골격계분야에서는 주로 심부열 치료로 널리 이용되고 있으며, 그 외에 지방흡입(liposuction), 골절 불유합(nonunion)치료, 만성 창상치료, 치과 스케일링(scaling), 종양 절제(ablation) 등 의학의 여러 분야에서 사용되고 있다.

초음파 기기는 전기자극이 가해지면 역압전효과(reverse piezoeletric effect)에 의하여 초음파를 발생하게 된다. 일반적으로 치료에 사용되는 주파수는 0.8~1 MHz 범위이며, 치료 강도는 단위 면적 및 시간당 에너지로 0.5~2.0 W/cm^{2}이다. 뼈와 근육이 만나는 곳에서는 반사에 의해 조직온도가 46℃까지 오를 수 있어 주의가 필요하다(그림 5-1).

치료방법에는 직접법과 간접법이 있다, 직접법은 1~2 cm/s의 속도로 5~10분 정도 천천히 직선이나 나선형으로 움직이면서 적용하는 문지르기(stroking) 방법과 이동없이 한부위에 고정하는(stationary) 방법이 있다. 일반적으로 문지르기 방법을 주로 사용하며, 장점은 도포기를 움직이면서 더 넓은 부위를 치료할 수 있고, 비온

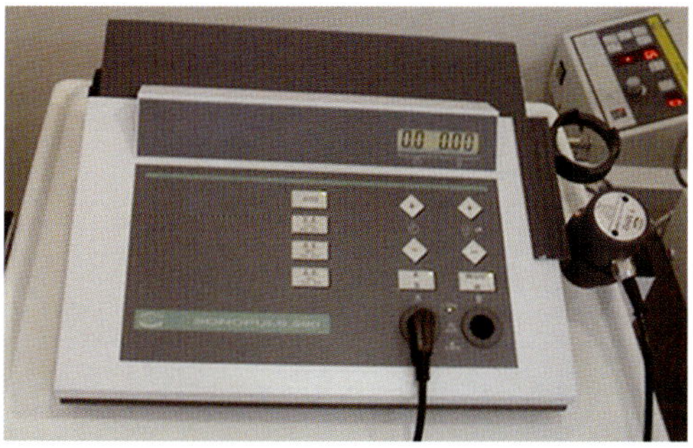

그림 5-1. 초음파치료기기.

열 효과를 줄일 수 있으며, 온도를 고르게 높일 수 있는 것이다. 직접법 사용을 할 때는 피부와 도포기 사이에 공기층 형성을 방지하기 위해 젤을 사용한다. 간접법은 손과 같이 작고 표면이 불규칙한 부위를 치료하는데 사용하며, 도포기와 치료부위를 탈기체화된 물로 채워진 통 속에 넣어서 치료하는 방법이다.

초음파 치료의 적응증은 근육의 손상, 건염, 관절염, 만성염증, 관절구축, 외상 및 창상치유, 연부조직 외상, 대상포진 후 신경통, 골절후 불유합(nonunion) 등에 쓰이고 있다. 초음파 치료의 금기증과 주의할 사항은 일반적 열치료의 금기증에는 사용하지 말아야 하며, 임신된 자궁이나 안구처럼 인체 조직에서 공간으로 이루어져 있는 부위에는 공동화 현상이 일어나 조직의 손상을 일으킬 수 있으므로 피하여야 한다. 뇌, 종양, 출혈이나 경색부위, 심장 박동기, 감염부위에서는 온열과 기계적인 원인으로 사용하지 말아야 한다. 척수부위에서도 사용하지 말아야 하며 추궁판이 제거된 척추수술부위에서도 척수 및 척 수강에 직접적인 손상을 입힐 수 있으므로 금지하여야 한 다. 플라스틱으로 된 내고정물이나 골시멘트에 대해서는 안전성이 확실하지 않기 때문에 피하는 것이 좋다.

나) 단파 치료기(Shortwave diathermy)

단파 치료기(shortwave diathermy)는 전자기(electromagnetic)에너지를 열에너지로 전환하여 온열치료를 하는 기기이다. 치료용으로 13.56 MHz, 27.12 MHz, 40.68 MHz 파장이 주로 이용되며, 이중 27.12 MHz의 파장을 가장 많이 사용한다. 단파 치료를 할 때에 금기증은 금속 물질은 국소적으로 발열이 일어날 수 있으므로 금속이 삽입된 부위, 금속 물질로 된 치료대에서의 사용, 심박동기 사용자, 콘택트 렌즈 착용상태, 임신 자궁 부위이며, 미성숙 골조직 및 성장판에는 효과가 알려져 있지 않으므로 소아에서는 사용하지 않는 것이 좋다.

다) 극초단파 치료(Microwave diathermy)

극초단파는 전자기에너지를 열에너지로 전환하여 온열치료를 하는 기기로 임상에서는 915 MHz와 2,456 MHz의 주파수를 사용한다. 피부에서 반사가 일어나고 또한 피하지방과 근육의 경계면에서 반사가 일어나서 치료적 초음파나 단파보다 투과 깊이가 얕다. 극초단파는 수분을 많이 포함한 근육에서 열의 발생이 높은 특성을 가지고 있다. 극초단파를 사용할 때 주의점으로 조직 경계면에서 국소적 온도의 상승이 있을 수 있다. 소아에서 성장판에 대한 효과가 불확실하므로 피하는 것이 좋다. 금속물에 대하여 주의하여야 하며 수분이 선택적으로 가열되므로 습한 피부, 액체로 채워진 공동, 수포, 부종 등에는 피하여야 한다. 백내장을 유발할 수 있으므로 환자와 치료사 모두 보호 안경을 착용하여야 한다.

2) 한랭 치료(Cryotherapy)

한랭 치료는 한랭팩, 냉각치료기, 한냉스프레이, 얼음, 냉수포 등으로 표층에 대하여 한냉 치료하는 것이다. 한랭 치료는 수술이나 스포츠 손상과 관련된 급성 연부조직 손상에 부종감소, 통증완화 및 염증완화를 위하여 주로 사용되며, 경직, 화상의 초기 치료, 만성통증에도 사용된다. 한랭에 불내성(intolerance)이나 과민성(hypersensitivity)이 있는 경우, 혈류공급이 감소되어 있는 부위, 피부에서 가까운 부위에 신경이 지나는 부위(팔꿈치 외측 정중신경 주행부위), 감각이 떨어지거나 소실된 부위, 인지장애나 언어장애가 있어 소통에 문제가 있는 경우에는 한냉손상이 유발될 수 있으므로 매우 주위가 필요합니다.

(1) 한랭팩

한랭팩은 hydrocollator pack, 화학 냉수포, 얼음팩 등이 있다. hydrocollator pack은 -12℃로 냉각시켜 수건

으로 싸서 사용한다. 화학 냉수포는 질산암모니움과 물로 나뉘어져 있는데, 사용하기 전에 혼합하면 열을 흡수하는 특징이 있어 휴대하여 사용하기 쉽다. 얼음팩은 가정에서 가장 쉽게 사용할 수 있는 방법으로 팩으로 압박할 때 한랭 치료 효과가 증가한다. 한랭팩 치료 시간은 20~30분이 적당하다. 한랭팩을 사용하면 피부 온도는 급격히 내려가고 피부하 조직은 몇 분내로 온도가 내려가며, 2츠 깊이의 근육은 20분 후 5℃ 정도 감소된다.

(2) 얼음 마사지

얼음 마사지는 한랭 효과와 마사지 효과가 있다. 얼음 마사지는 찬 느낌, 화상을 입는 듯한 느낌이 온 후 진통 효과를 낸다. 적용시간은 5~10분으로 피하지방의 양에 따라 달라진다.

(3) 찬물 담금

찬물 담금은 팔다리의 순환 냉각에 가장 좋고 5~13℃의 온도로 사용한다. 피부 온도가 빠르게 떨어지므로 국소부위 화상치료에 좋다.

(4) 냉각 스프레이

냉각 스프레이 및 스트레칭 요법은 근막통증 증후군의 치료에 사용된다. 통증 유발점에서 시작하여 방사통이 발생하는 부위로 근섬유 방향으로 스트레칭하며 사용한다. 급성 근골격계 질환 및 수술 후에도 사용할 수 있다.

3) 전기 치료(Electrical therapy)

1960년 대에 Melzack과 Wall이 관문조절설(gate control theory)로 전기치료의 기전을 설명하였다. 전기치료는 다양한 방법으로 분류할 수 있지만, 물리의학 영역에서는 주로 통증 조절을 위한 전기자극 치료, 이온 삼투 요법 치료 (iontophoresis), 신경-근육 전기자극(neuromuscular electrical stimulation)치료, 탈신경화된 근육의 전기자극 치료가 주로 사용된다.

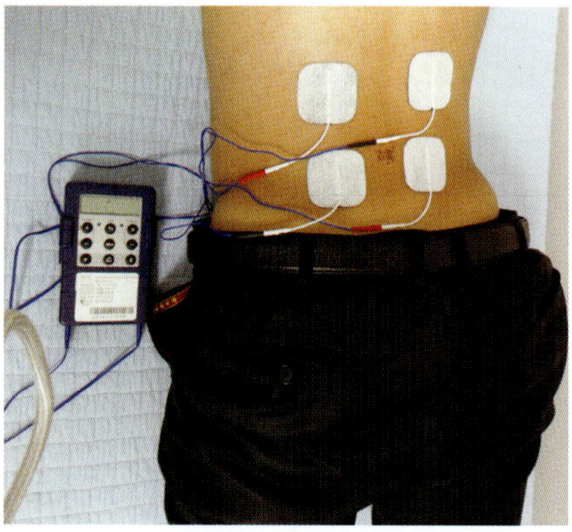

그림 5-2. TENS 치료.

(1) 경피적 전기신경자극(Transcutaneous electrical nerve stimulation: TENS)

경피적 전기신경자극 치료는 신경 및 근골격계의 급성과 만성 통증 모두에 효과가 있는 것으로 알려져 있으나, 중추성 통증이나 심한 말초신경 통증에는 잘 듣지 않는 편이다(그림 5-2).

미국 식품 의약안전청(FDA)에 명기된 금기사항은 인공심장 박동기를 한 경우와 경동맥 부위이다. 이외에 감각이 떨어지는 부위, 간질이나 뇌졸중, 일과성 허혈증 등이 있는 환자, 임신 중인 여성의 자궁 위나 복부 및 허리부위, 인지능력이 저하되거나 정신과적 문제가 있는 환자, 안구 주변부위에서는 주의를 요한다.

(2) 간섭파 치료 (Interferential current therapy: ICT)

간섭파 치료는 1,000~10,000 Hz의 주파수를 갖는 중간 주파수 파장 중 주파수가 20~100 Hz 차이가 나는 2개의 교류 전류를 사용하는 것으로, 두 개의 사인파가 서로 중첩되면 간섭 현상에 의해서 진폭이 증가 혹은 감소하는 현상을 이용한 것이다. 경피적 전기 신경 자극보다 높은 강도의 전류를 흐르게 할 수 있고, 근수축 효과를 얻을 수도 있다(그림 5-3).

(3) 이온 삼투 요법(Iontophoresis)

극성을 띤 분자나 이온을 전류의 흐름을 통해 인체 조직으로 흡수되게 하는 치료이다. 임상적으로 피부, 근골

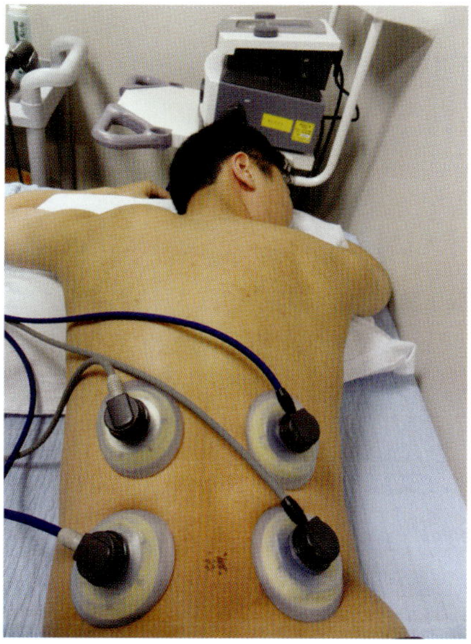

그림 5-3. 간섭파 치료.

격계, 신경계 질환에 이용된다. 주로 다한증, 치아의 과민증, 국소 마취제 등을 이용한 진통, 스테로이드를 이용한 관절염 치료, 전신적인 약물의 투여가 필요한 피부 질환 등에 이용된다.

(4) 신경-근육 전기 자극 치료(Neuromuscular electrical stimulation: NMES)

신경-근육 전기 자극 치료는 말초신경을 자극하여 근수축을 유발하여 치료적 효과를 얻는 전기 치료를 의미한다. 근력 및 근지구력 증가, 기능적 전기 자극, 경직의 조절, 관절 운동 범위의 증가, 근육 재교육 등을 위해 사용된다. 뇌 손상이나 척수 손상으로 마비가 된 근육의 근위축을 막고, 근력 강화를 위해 전기 자극을 이용할 수 있으며, 보행 등 기능적 목적으로 여러 근육을 자극하는 경우에는 기능적 전기 자극치료(functional electrical stimulation; FES) 라고 한다(그림 5-4).

(5) 탈신경화된 근육의 전기 자극 (Electrical stimulation therapy: EST)

말초신경이 손상된 근육에서는 근섬유 세포막의 저항과 막 전위가 증가하여 근육의 직접적인 전기 자극이 어렵게된다. 탈신경화된 근육의 전기 자극은 근위축을 예방하고, 신경 재생과 신경 재지배(reinnervation)를 촉진시킬 목적으로 사용된다. 통상 탈신경화된 근육의 경우 초기 2~3개월 내에 50% 이상의 근위축이 진행되므로 근위축을 예방 또는 감소시키기 위하여는 조기에 자극을 하는 것이 효과적이다. 일반적으로 전기 자극이 근위축 예방의 효과는 있으나 신경 재생에는 연관이 없는 것으로 알려져 있다.

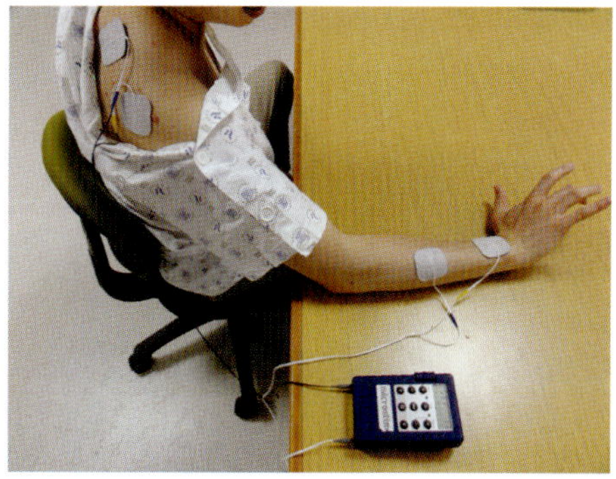

그림 5-4. 기능적 전기자극.

4) 역학 치료(Mechanotherapy)

역학 치료에 속하는 견인(traction), 도수 치료(manual therapy, manipulation), 마사지(massage) 치료법이 있다. 견인은 당기는 힘을 가하여 연부조직을 신장시키거나 관절 표면이나 골편을 분리시키는 방법으로써, 경추나 요추부에서 기인하는 통증을 완화할 목적으로 사용된다. 견인의 생리적 효과는 근육, 인대를 신장시키고, 후종인대를 팽팽하게 당겨서 섬유륜을 안쪽으로 밀어주며, 추간 거리를 늘려준다. 또한 추간공을 확대시키고, 골단 관절을 분리시킨다고 알려져 있다.

경추 견인의 경우 대개 앉은 자세에서 20~30도 정도 경부를 굴곡 시켜 시행한다(그림 5-5). 요추의 경우에는 대개 앙와위로 시행하며, 고관절을 굴곡 시켜 상대적인 요추부의 신전을 유도함으로써 최적의 척추 간격 증대를 얻을 수 있다. 간헐적 견인과 연속적 견인 방법이 있으나, 두 방법 간에 척추 간격 증대의 차이는 없으므로 환자가 편안하게 느끼는 간헐적 견인이 흔히 사용된다.

일반적인 금기증은 인대 불안정성, 골수염 또는 추간판 염증, 척추 종양 또는 골종양, 불안정성 골절, 중등도

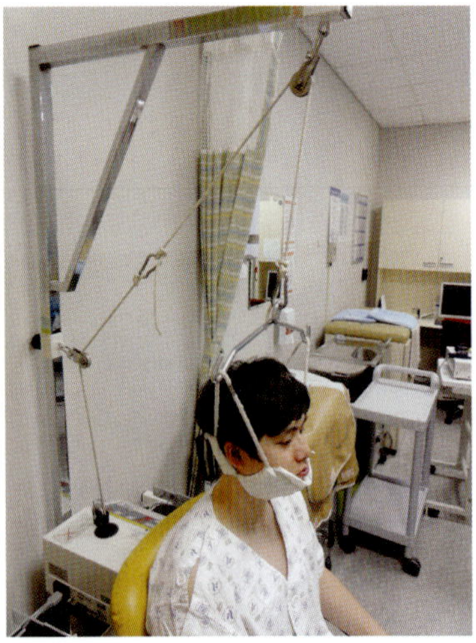

그림 5-5. 경추견인.

이상의 골다공증, 고혈압, 심혈관 질환, 심한 불안, 척수병증(myelopathy) 등이 있다. 경추 견인의 경우에는 척추 기저 동맥계 질환, 류마티스 관절염, 중심성 추간판 탈출증 등에서는 주의가 필요하고, 요추 견인의 경우 견인을 위한 흉부 벨트를 착용하지 못하는 폐질환이 있는 경우는 금기가 되며, 임신, 마미 증후군 등도 금기사항이다.

5) 운동 치료

(1) 관절운동 범위 유지를 위한 운동 치료

관절이나 연부조직의 구축을 예방하기 위한 것으로 수동관절 운동 치료가 시행되어야 하고, 하루에 2~3회 이상을 운동 범위 전 범위에 걸쳐 시행하여야 결체조직의 변화에 의한 운동 범위 감소를 예방할 수 있다. 신장 운동 시에는 천천히 신장시켜야 하며, 신장 운동을 하기 전에 미리 온열 치료를 적용하면 조직의 유연성이 증가하여 운동효과를 높일 수 있다. 통증을 느끼는 바로 직전까지 당김이 느낄 정도의 강도로 스트레칭을 하는 것이 도움이 된다.

(2) 근력 강화를 위한 운동 치료

근력 강화를 위해서는 능동 운동이나 저항운동이 도움이 된다. 근력은 과부하(overload)의 원칙에 따라 증가하므로, 근력 강화를 위해서는 점진적인 부하의 증가가 필수적이다. 운동에 대한 저항은 도수적 방법부터 여러 종류의 기구를 사용하는 방법까지 다양하다. 운동방법으로는 치료적 활용도가 높은 등척성 운동, 등장성 운동, 등속성 운동이 주로 사용된다. 지구력 강화를 위해서는 큰 근육(large muscle)을 주로 이용하여 걷기, 수영, 무용, 자전거 타기와 같은 운동을 최소한 20분이상 시행하여야 하며, 운동의 강도는 최대 산소 소모량(VO2max)의 60~85% 정도가 되어야 한다.

(3) 조화와 조절을 위한 기능적 운동치료

운동실조, 조화 장애 등이 있는 환자에게 처방하는 운동 방법이다. 조화와 조절 능력의 향상을 위한 운동 방법의 기초는 정확한 동작과 반복에 있다. 기능적 운동에는 누운 자세에서 뒤집고, 일어나 앉고, 기고, 서는 운동과 같은 일상생활의 기능 운동과 운동실조나 조절장애가 있는 경우에 시행하는 조절 운동 등이 있다.

6) 작업치료(Occupational therapy)

작업(occupation)은 일상생활활동(activities of daily living: ADL), 수단적 일상생활활동(instrumental activities of daily living: IADL), 수면과 휴식, 교육, 일, 놀이, 여가, 사회 참여를 포함하여 개인이 참여하는 모든 일상의 활동으로 정의된다.

작업치료는, 일상생활의 의미 있는 활동에 참여할 수 있도록 하는 치료, 특히 신체적 또는 정신적 기능의 손상이나 제한에도 불구하고 그러한 활동이 가능하도록 하거나 장려하는 치료이다

정형외과 영역에서 작업치료는 뼈, 관절, 근육, 인대, 힘줄, 신경 등의 손상(injury), 질병, 변형 등을 다루게 되며, 이 때 작업 치료의 목표는 환자가 작업 기능을 회복할 수 있도록 신체 기능을 최대한 증진시키는 것이다. 이러한 기능을 회복하기 위해, 급성기에서는 통증 경감, 부종과 염증반응 감소, 상처 회복 촉진, 관절이나 수상 부위의 바른 정렬을 유지하는데 초점을 두며, 수상 부위를 보호하면서 안전하게 일상생활 동작을 시행할 수 있도록 교육한다. 만성 관절 질환의 경우에도 통증을 경감

하고, 신체 구조가 바르게 정렬된 상태에서 연부조직과 뼈에 발생하는 부하가 최소화되도록 하며, 각각 환자의 평가를 통해 평소 잘못된 생활 습관을 올바른 방향으로 교정하고 최대한의 작업 능력을 유지할 수 있게 한다.

기능 훈련시 보조기가 필요한 경우, 착탈법 교육을 포함하여 보조기를 바르게 착용한 상태에서 훈련을 시행한다. 상지 절단 환자에서는 절단 시점에서부터 건측을 사용하여 일상생활 동작 훈련을 시작하며, 절단지 관리, 의지 착탈, 의지 작동법을 교육하고, 의지 착용 상태에서 일상생활 동작을 훈련한다. 퇴원 후 가정이나 직장 환경, 즉, 계단, 문의 넓이, 문턱, 안전 손잡이, 가구의 높이 등과 같은 요소들에 대한 조언 및 교육을 시행한다.

3. 전기진단 검사

전기진단검사는 신체에서 발생하는 전기 반응을 질병 진단에 이용하는 검사분야로 주로 신경-근육질환의 진단에 도움을 주는 중요한 보조검사이다. 주요 검사 방법으로는 신경전도 검사, 침근전도 검사, 유발전위 검사, 반복자극 검사 등이 있으며, 이를 이용하여 질병의 진단, 정도, 경과 등의 전기진단학적 정보를 기초로 하여 최종 진단은 주치의가 종합적인 의학 정보를 이용하여 판단해야 한다.

1) 전기진단 검사의 종류

(1) 신경전도 검사(Nerve conduction study: NCS)

신경전도 검사는 운동신경, 감각신경 또는 혼합신경을 전기로 자극하고, 이로 인해 유발된 활동 전위가 신경을 따라 전파된 것을 자극 지점에서 떨어진 부위의 신경이나 근육에서 기록하여 기능을 평가하는 것을 말한다. 전위의 잠시(latency), 진폭(amplitude), 지속시간(duration), 신경전도속도(velocity), 파형의 모양(shape) 등을 확인하여, 정상 수치 또는 비병변 측의 검사 수치와 비교하여 이상 유무를 판정하게 된다.

가. 감각신경전도 검사(Sensory nerve conduction study)

지정된 부위에서 감각신경을 자극하고, 다른 부위에서 신경 전체의 활동 전위를 기록하여 검사한다(그림 5-6). 전기 자극에 따른 감각신경에서의 활동 전위를 감각신경활동전위(sensory nerve action potentials; SNAP)(그림 5-6)라고 명한다. 신경근병증 (radiculopathy), 마미증후군(cauda equina syndrome) 등과 같은 후근절-전 병변의 경우, 후근절에 위치하는 감각 신경원의 손상이 없으므로 감각신경전도 검사는 정상소견을 보인다. 반면에, 말초신경 병변과 같은 후근절-후 병변의 경우에는 비정상 소견이 관찰된다. 측정 지표로는 잠시, 진폭, 그리고 신경전도속도가 있으며, 이상 소견으로는 잠시의 지연, 진폭의 감소, 신경전도속도의 감소를 보이거나, 전위가 유발되지 않는 경우도 있다.

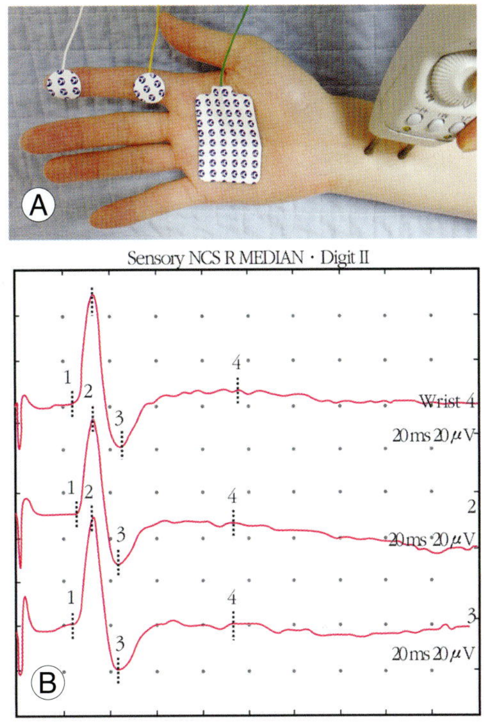

그림 5-6. 정중신경 감각신경 전도검사(A)와 감각신경 활동 전위(B).

나. 운동신경전도 검사(Motor nerve conduction study)

운동신경전도 검사는 신경에서 활동 전위를 직접 기록하지 않고, 자극된 운동신경이 지배하는 근육에서 기록한다. 일반적으로는 검사하고자 하는 신경의 원위부 근육에 기록 전극을 부착하여 복합근활동전위

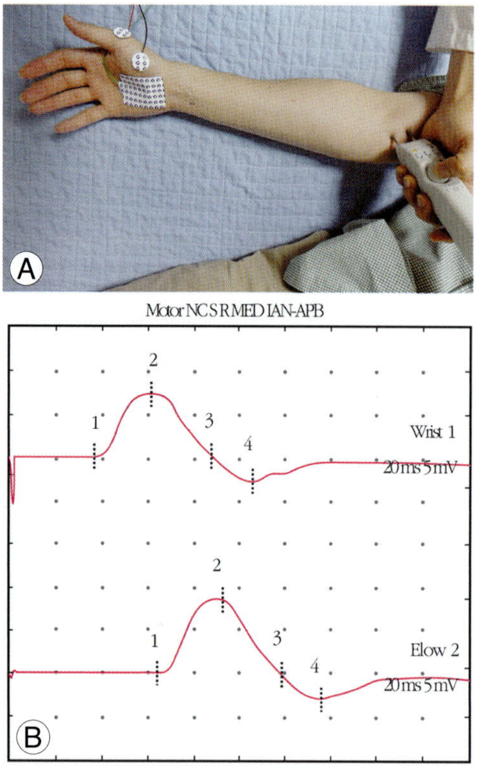

그림 5-7. 정중신경 운동신경 전도검사(A)와 복합근 활동 전위(B).
a: 원위부 자극, b: 근위부 자극.

(compound motor action potential: CMAP)검사한다(그림 5-7). 운동신경의 손상이 있을 경우, 일반적으로 진폭의 감소, 잠시의 지연, 전도속도의 감소를 보이거나, 복합근 활동 전위가 유발되지 않는 경우도 있다.

(2) 침근전도 검사 (Needle electromyography: NEMG)

침근전도 검사는 침전극을 이용하여 근육내의 전기적 활동을 탐색하고 분석하는 검사이며, 침근전도 검사는 보통 근섬유가 수축하지 않는 휴식기의 삽입전위(insertional activity)와 자발전위(spontaneous activity) 분석 후 근섬유를 수축시킨 상태에서 운동 단위 활동 전위(motor unit action potential: MUAP) 분석과 동원양상(recruitment pattern) 분석으로 나누어서 시행한다.

침근전도 검사는 휴식기와 수축기로 구별하여 시행하는데, 휴식기 검사는 침을 근육에 삽입할 때 발생하는 삽입 활동 전위(insertional activity)와 침 삽입 후 근육이 이완된 상태에서의 자발 전위(spontaneous activity)를 관찰하며, 수축기 검사에는 환자에게 최소한의 힘으로 근육을 수축시켜 운동 단위 활동 전위의 모양을 관찰하는 운동 단위 활동 전위 분석과 단계적으로 수축력을 증가시켜 최대 수축까지 이르는 동안 운동 단위 활동전 위의 동원양상을 관찰하는 간섭양상(interference pattern) 분석이 있다.

가. 휴식기 침근전도

근육에 침 전극을 삽입할 때 보통 100 msec 이내의 삽입 전위가 발생하며, 삽입 전위 발생 후 침전극이 근육의 종판(end plate)인 신경-근접합부에 닿으면 아세틸콜린이 방출되어 미세종판전위(miniature end-plate potential)와 종판극파(end-plate spike) 등의 정상적인 자발 전위가 기록된다. 비정상 소견은 300 msec 이상 지속될 경우 삽입전위가 증가되었다고 하며 탈신경이나 근육질환에서 볼 수 있다. 근육의 섬유화나 괴사 후 퇴화된 상태에서는 삽입 전위가 감소하는 소견이 관찰된다. 휴식기의 근육에서 비정상소견으로는 섬유 자발 전위(fibrillation potential, 그림 5-8) 양성예파(positive sharp wave, 그림 5-8), 섬유 속자 발전위(fasciculation), 복합연속방전(complex repetitive discharge, 그림 5-8), 근육 긴장 전위(myotonic potential), 섬유성 근간대경련(myokymia) 등이 있다.

나. 수축기 침근전도

피검사자로 하여금 최소한의 근육 수축을 하도록 하여 운동 단위 활동 전위(motor unit action potential; MUAP)를 관찰할 수 있다(그림 5-9). 이 때 각 운동 단위 활동 전위의 진폭, 지속시간, 다상성의 유무를 관찰하여 이상 여부를 판단하게 된다. 근육 수축의 강도가 증가함에 따라 다른 운동 단위와 서로 섞여 개개의 구별이 어려워지게 되는데, 이를 간섭양상(interference pattern)이라 하며 최대 수축을 하면 정상적으로는 화면의 기저선을 볼 수 없을 정도로 간섭 양식이 일어난다(그림 5-10). 전각세포 병변, 신경병증, 근육병증에서 간

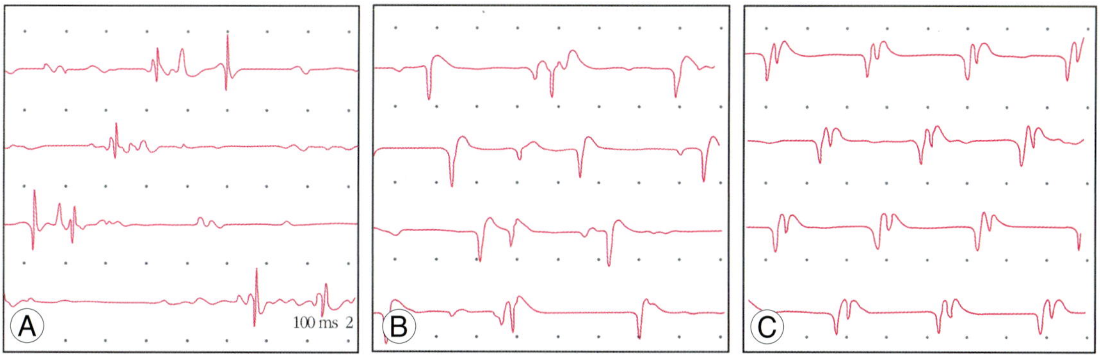

그림 5-8. 휴식기 침 근전도 비정상 자발 전위 소견. 섬유자발 전위(A), 양성예각파(B), 복합연속방전(C).

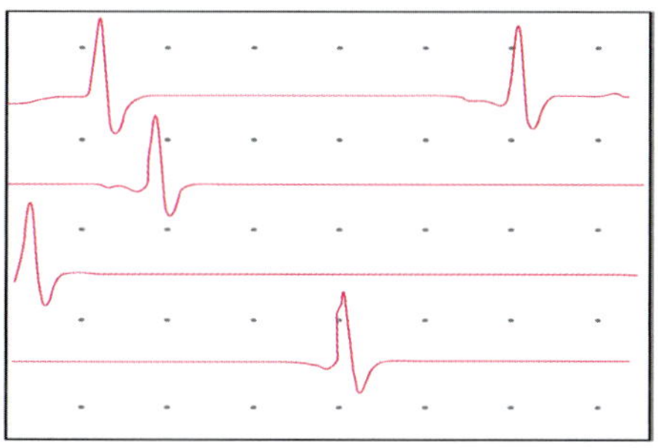

그림 5-9. 약한 수축기시 관찰되는 운동 단위 활동 전위.

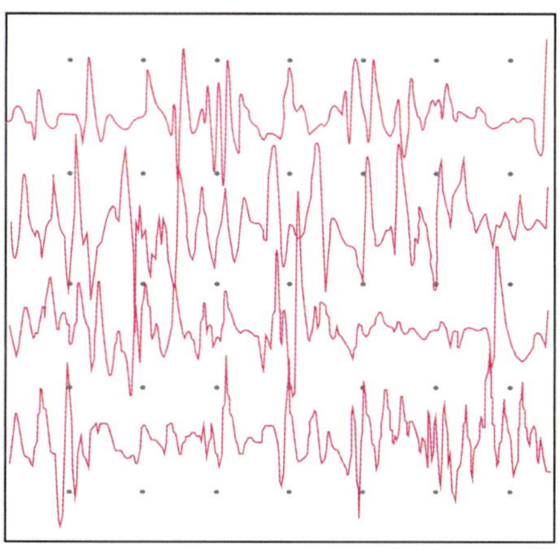

그림 5-10. 강한 수축기시 관찰되는 간섭양식.

섭양상의 이상소견이 관찰된다.

(3) 동적근전도 검사(Dynamic electromyography)

동적근전도 검사는 보행이나 운동 중의 특정 근육의 활동성 여부나 정도를 평가하기 위한 검사로, 표면 전극을 이용한 표면근전도와 미세침 전극을 이용한 미세침 근전도(fine-wire electromyography)가 있다. 동적근전도 검사는 보행 및 운동 이상이 있을 경우, 치료 전 평가를 통해 치료 계획을 세우거나, 치료 후 효과 확인을 위해 간편하게 검사할 수 있다. 다양한 교정 수술의 수술 전 검사로 시행할 수 있으며, 상위운동신경(upper motor neuron) 병변에서 경직으로 인한 보행장애가 동반된 경우, 동적근전도 검사를 통해 과도한 경직이 나타나는 근육을 찾아서 보툴리눔독소 주사(botulinum toxin injection)나 신경박리술(neurolysis)을 시행한다.

(4) 반복신경자극 검사 (Repetitive nerve stimulation: RNS)

반복신경자극(repetitive nerve stimulation: RNS) 검사는 반복적으로 신경을 자극할 시, 아세틸콜린이 점차적으로 고갈되는 점에 착안하여 개발된 검사로, 신경-근육 접합부(neuromuscular junction: NMJ) 질환의 진단에 주로 사용된다. 저빈도 반복신경자극(low-frequency RNS)의 경우, 중증근무력증(myasthenia gravis)과 같은 시냅스 이후 신경-근육 접합부 질환의 진단에 주로 활용되며, 고빈도 반복신경자극(high-frequency RNS)의 경우, 램버트-이튼 근무력증후군(Lambert-Eaton myasthenia syndrome)이나 보툴리눔독소증(botulism)과 같은 시냅스 이전 신경-근육 접합부 질환의 진단에 주로 활용된다.

(5) 유발전위 검사(Evoked potential)

가. 체성감각유발전위 검사 (Somatosensory evoked potentials: SEPs)

체성감각자극 시, 그 감각 경로를 따라 일어나는 일련의 전위를 말하며, 체성감각 경로상의 이상 여부 및 이상 부위를 찾기 위하여 흔하게 사용된다. 따라서 말초신경계(말초신경병증, 신경총 병변, 신경근 병변 등) 및 중추신경계(척수 병변, 뇌 병변) 어디에서나 감각신경의 침범이 의심되는 병변의 경우에 진단에 도움을 줄 수 있다. 수술 중 신경계감시(intraoperative neurophysiological monitoring)의 목적으로도 사용된다.

나. 운동유발전위 검사(Motor evoked potential: MEP)

대뇌의 운동피질(motor cortex)이나 중추신경계 운동 경로를 자극하였을 때, 근육, 말초신경 혹은 척수에서 기록되는 전위로, 운동 경로의 검사를 위해 널리 사용되고 있다. 검사실에서는 경두개 자성자극기(transcranial magnetic coil stimulator)를 통한 자극을 주로 시행하며, 수술실에서는 경두개 전기자극(transcranial electrical stimulation)을 통해 수술 중 신경계감시에 사용한다. 체성감각 유발전위가 말초신경뿐 아니라, 척수 및 뇌의 감각 경로의 검사로 유용한 반면, 전척수동맥경색과 같이 중추신경계의 운동 경로만 선택적으로 침범된 병변의 경우에는 운동유발전위 검사가 유용하며, 진단율을 높이기 위해 두 가지 검사를 함께 시행하는 경우도 있다.

(6) 수술 중 신경계 감시 (Intraoperative neurophysiological monitoring: IONM)

유발전위, 근전도, 신경전도검사, 뇌파검사(electroencephalography) 등을 이용하여 수술 과정에서 발생할 수 있는 신경학적 손상을 조기에 감지하거나, 손상 위험이 높은 주요 신경의 정확한 위치를 파악하여 수술 후 신경 장애의 위험성을 최소화하는 것이 주요 목적이다. 전신 마취를 위해 사용하는 마취제는 유발 전위의 진폭, 잠시 및 파형에 영향을 미칠 수 있으며, 가장 널리 사용되는 마취 기법은 완전정맥마취(total intravenous anesthesia: TIVA)이다. 수술 전 기관내관의 삽관이나 수술 중 환자의 근 긴장도 감소를 위해 사용하는 신경근차단제(neuromuscular blockade)의 작용으로 근육 운동 유발 전위나 침근전도의 반응이 감소되거나 없어지기도 하기 때문에 수술 중 신경계감시가 필요한 수술에서는 신경근차단제는 기관내관의 삽관 직전에 속효성제제로 1회만 사용하는 것을 권하며, 신경근차단제의 작용은 사연속반응(train of four)의 검사를 통해 모니터할 수 있다.

4. 절단 재활(Amputation Rehabilitation)

절단술 전 재활은 이학적 검사를 통해 환자의 신체상태 뿐만 아니라 사회생활, 추후 직업생활 및 취미생활, 가족들의 지지도 등을 평가하고, 치료 프로그램을 통해 전신 건강을 호전시켜 주며, 절단에 대한 심리적 준비를 도와주는데 있다.

절단술 직후 재활은 절단단의 치유를 촉진하고, 절단단을 성숙시키며, 관절의 운동범위, 조절력, 지구력 및 근력을 유지시키고, 통증을 조절해 주며, 최대한 기능적 및 일상생활 동작의 독립성을 확보하는 것이다.

1) 절단의 합병증 관리

(1) 수술 직후 합병증

혈종, 감염, 괴사 등이 발생할 수 있다. 혈종은 대부분 흡입(aspiration)하고 압박 및 고정을 시행하면 해결되나, 지속될 경우에는 감염의 원인이 될 수 있으므로 주의해야 한다. 수술 이후에는 절단단에 대한 탈감각화를 위한 마사지치료가 통증의 감소 및 환상통 예방에 반드시 필요하다.

(2) 절단단의 통증

가장 흔한 원인으로 부적절한 의지의 사용으로 인한 피부 찰과상과 근육통이 발생할 수 있다. 이러한 통증은 환상 통증과 감별이 필요하다. 소켓의 부정렬에 의해 과도한 압력이 연부조직에 가해짐에 따라 절단단에 통증이 발생되는 경우는 의지 소켓을 변형시키거나, 양말의 수를 조절하거나 연고 등을 사용하면 통증 조절에 도움을 줄 수 있으므로 정확한 진단이 필요하다.

환상 감각(Phantom sensation): 절단 후 소실된 부위가 남아 있는 듯한 느낌을 가지는 정상적 현상으로 시간이 지남에 따라 사라지게 되며, 의지 장착 후에 소실된다. 이 때 절단된 부위의 말단부가 점차 절단단의 끝 부분으로 상승하면서 사라지는 단안 망원경(telescoping) 현상이 특징 적이다.

환상 통증(Phantom pain): 절단으로 소실된 부위가 지속적으로 통증을 느끼는 경우로 절단인들의 약 70%에서 경험하나 대개 소실되며 일부에서 지속되거나 재발된다. 삼환계 항우울제, 항경련제를 사용하거나 관절운동, 이완운동, 탈감작(desensitization)을 위한 마사지를 시도할 수 있으며, 만성통증인 경우 경피적 전기치료 등과 같은 물리치료를 시행하기도 한다.

(3) 신경종(Neuroma)

절단단에 있는 신경이 반복적인 자극 등으로 인하여 압력에 민감한 종괴로 변형되는 경우이며, 직접 촉지하면 전형적인 날카로운 통증이 유발되며, 이때는 소켓을 적절히 변형시켜 주며 마취제 또는 페놀을 이용한 주사치료 또는 수술로 제거할 수 있다.

(4) 피부 병변

가장 흔한 문제로 일반적으로 피부 병변을 예방하기 위하여, 절단단을 따뜻한 물에 항균비누를 이용하여 씻고 완전히 말리며, 가능한 절단단에 면도를 하지 않는 것이 좋다. 그리고 필요시에만 로션이나 크림을 사용하며, 알코올이 함유된 제품은 사용하지 않는 것이 바람직하다.

(5) 근골격계 병변

관절구축, 골극(bony spur), 골 과성장, 양측 하지 길이 차이로 인한 기능적 측만증 및 요통, 건측 퇴행성 관절염 등이 발생할 수 있다.

2) 절단 재활

(1) 절단단의 성숙(Maturation, Shrinkage)

장골절단 이후에 이상적인 절단단의 모양은 대퇴절단의 경우에는 원추형(conical), 하퇴절단 및 상지절단의 경우에는 원통형(cylindrical)이다. 절단술을 시행 받은 후 약 6~8주간 절단단을 성숙시킴으로써 체중부하가 가능 해야 한다.

절단단에 통증 감소를 목적으로 탈감작을 위하여 실시하는 마사지는 절단단 전체 부위를 가볍게 두드리거나 문지르기 방법으로 시행하며, 수술 반흔선의 유착을 방지하기 위한 마사지는 반흔선을 중심으로 수직 방향으로 심부마찰 마사지(deep friction massage)를 시행해야 한다. 절단단의 성숙 방법으로는 석고붕대를 이용한 경성고정법, 반경성고정법, 탄력붕대를 이용한 연성드레싱(그림 5-11) 그리고 절단단에 맞춤형으로 제작한 특수양말(elastic shrinker socks)이 있으며, 이중 연성드레싱이 가장 많이 사용된다.

(2) 절단지의 상태 유지

가. 관절운동범위 유지

적절한 자세 및 능동적, 수동적 관절운동을 지속적으

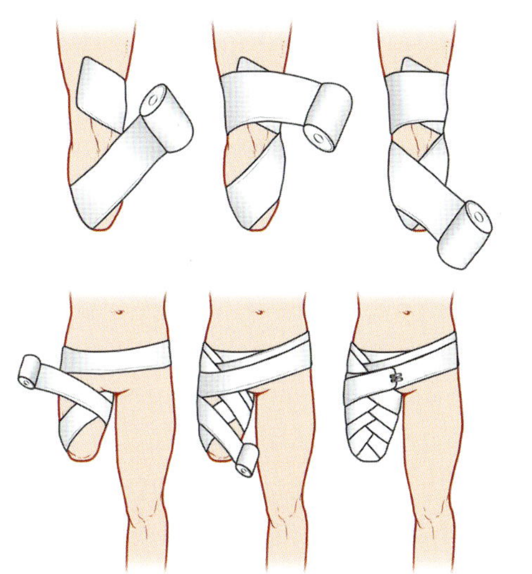

그림 5-11. 종아리절단(A)과 대퇴절단(B) 잘린 끝에서 연성 드레싱 방법.

로 시행해야 하며, 관절 구축의 예방법을 교육받는 것이 중요하다. 특히 절단은 주동근과 길항근 사이의 불균형을 유발하게 되는데, 대퇴절단의 경우에는 고관절의 외전 및 굴곡 구축이, 하퇴 절단의 경우에는 무릎관절의 굴곡 구축이 흔히 발생하게 된다.

나. 근력, 조절력 및 지구력 유지

하지절단인은 잔여 대퇴사두근, 슬굴곡근 뿐만 아니라 대둔근, 중둔근의 근력강화 훈련이 필요하며, 상지절단인은 잔여 삼각근, 상완이두근 뿐만 아니라 승모근, 전거근, 대흉근과 같은 어깨관절 근육의 강화훈련이 중요하다. 그리고 노인 환자의 경우 조절력 및 지구력을 위한 운동이 첨가되어야 하며, 하지절단인의 경우에 휠체어 보행을 조기에 실시하는 것이 반드시 필요하다. 그 이외에도 침상 가동성(bed mobility), 이동(transfer), 착탈복(dressing)에서 독립성 유지를 위한 훈련을 받아야 한다.

다. 임시 의지

절단단이 완전히 성숙되기 전이라도 임시 의지를 이용하면 체중부하가 가능하게 되므로, 절단단의 성숙 및 탈감작화를 촉진시키며 의지 착용의 내인성(tolerance)을 형성시켜 기능적 의지 사용인으로서의 가능성을 증가시키므로 가능한 빨리 시작하는 것이 중요하다. 임시 의지 착용 시기는 상지절단인의 경우 수술 후 3~6주, 혈관성 하지절단은 수술 후 6~10주 정도이며, 외상성 하지절단은 이보다 상대적으로 빨리 임시 의지를 착용하는 것이 도움이 된다.

3) 상지 의지

상지의지는 절단 부위에 따라 수지 혹은 수부의지, 수근관절 이단 의지, 전완 의지, 팔꿈치 관절 이단 의지, 상완 의지와 어깨관절 이단 의지로 구분할 수 있다. 기본 구성은 손의 기능을 하는 말단 장치(terminal device), 손목 관절, 팔꿈치 관절을 구성하는 관절 장치(joint unit), 절단단을 감싸주고 의지와 직접적으로 연결되는 소켓(socket), 의지를 몸에 부착하며, 동시에 의지를 조정하는 조절장치를 연결하는 현가장치(suspension system)와 상의의지의 동작을 조절하는 조절장치(control system)로 구성된다. 또한 상지의지는 크게 미용의지와 기능의지로 구분되며, 기능의지의 조절장치는 신체조절형(body powered type) (그림 5-12)과 근전동형(myoelectric type) (그림 5-13) 그리고 혼합형(그림 5-14)이 있다.

4) 하지 의지

하지 의지는 소켓, 골격부(shank), 관절 장치, 족부 장치(foot-ankle assembly)와 현가장치로 기본 구성된다. 보행을 위한 목적의 하지 의지는, 특히 입각기의 안정성

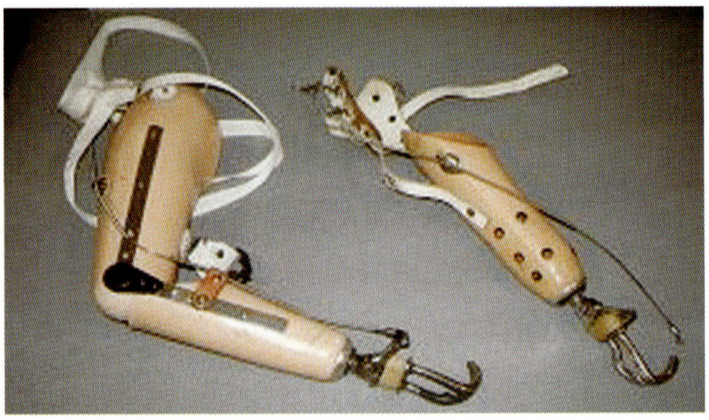

그림 5-12. 신체조절형 기능 의지.

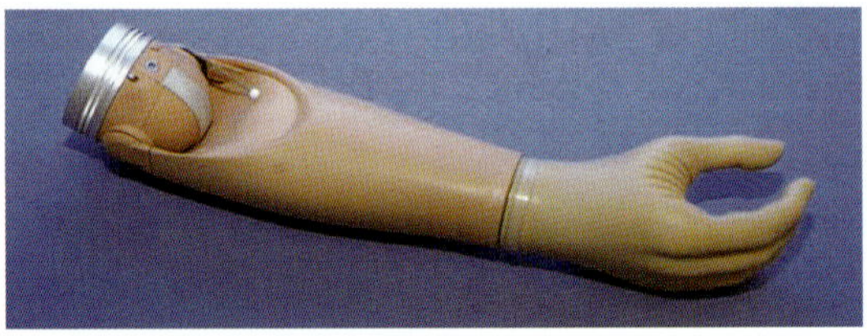

그림 5-13. 근전도형 기능 의지.

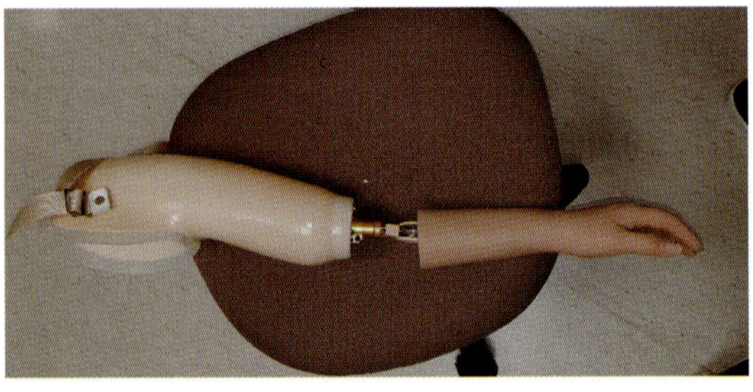

그림 5-14. 혼합형 견관절 의지.

과 유각기의 이동성을 동시에 만족해야하므로 기능과 안전성을 고려한 적절한 장치를 처방할 수 있어야 한다(그림 5-15).

(1) 족부 장치는 관절 장치는 없으나 뒤꿈치에 쿠션이 있어 보행에 도움을 주는 SACH (solid ankle cushion heel), 족부의 저측 굴곡과 배측 굴곡만 가능한 단축형(single-axis foot), 두 개의 축이 있어 족관절의 모든 운동이 가능하며 고르지 못한 면에서도 보행을 용이한 다축형(multiple-axis foot), SACH형과 유사하나 내부 킬을 이용하여 다축성 운동이 가능하고 충격 흡수가 가능한 Solid Ankle Flexible Keel Foot, 탄력성 물질로 제작된 판을 장착하여 에너지를 저장 및 방출이 가능한 에너지 저장형(energy storing or dynamic response)등이 있다. 골격부는 신체의 종아리에 해당되는 부위이며, 족부 장치와 소켓 혹은 무릎관절 장치와의 연결을 담당한다. 하퇴소켓은 절단단에 가해지는 체중부하를 받쳐 주고 의지를 조절하기 위한 힘을 전달해 주는 역할을 하며, 하퇴 현가장치는 하퇴의지를 착용한 이후에 절단단에 부착한 상태가 유지되도록 하는 장치이다.

(2) 무릎관절은 다양하게 분류가 가능하지만, 일반적으로 축의 종류, 입각기 제어 장치와 유각기 제어 장치에 따라 단축형(single axis type), 다중심축형(polycentric type)으로 분류하며, 무릎의 굴곡근과 신전근의 역할을 해주는 입각기 및 유각기 제어장치로 구성된다.

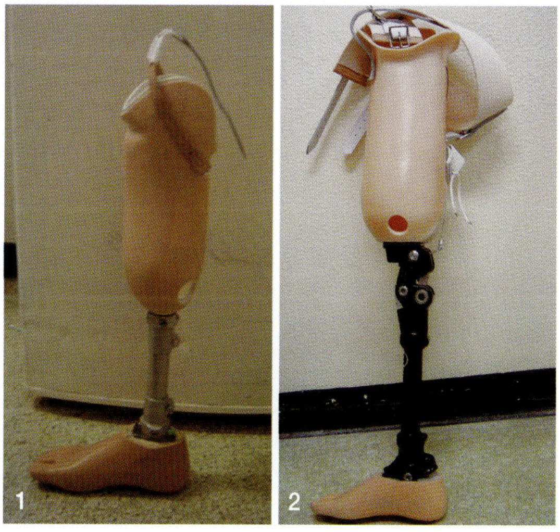

그림 5-15. 종아리 의지와 대퇴 의지.

(3) 대퇴 소켓은 대퇴절단단과 의족을 연결하는 장치이며, 부착 장치인 현가장치는 흡입식, 셀리시안벨트(silesian belt or bandage), TES (total elastic suspension), 고관절과 골반 벨트 등으로 구성된다.

5) 의지 훈련

(1) 상지 의지 훈련

상지 의지 훈련은 수부기능의 대체를 위하여 섬세한 의지의 조절이 요구되지만 고유수용감각의 소실로 인하여 많은 제한이 있다. 그러므로 절단인은 의지의 기능과 기본 작동 원리, 관리법, 각 구성요소의 유지법 등의 포괄적인 의지의 관리를 배워야 한다. 이후 의지의 독립적 착탈훈련을 받으며, 의지 양말의 착용 및 관리법, 말단 장치의 작동, 물건을 잡고 놓기, 잡은 물건의 이동, 기능적 활동 등을 점진적으로 훈련받아야 한다. 이러한 의지 사용 훈련 후 머리 빗기, 옷 입기, 식사하기, 운전, 스포츠, 작업, 여가활동 등의 양손을 사용하는 활동을 연습하고 훈련해야 하며, 일반적으로 6~12주의 훈련기간이 필요하게 된다.

(2) 하지 의지 훈련

일반적으로 외상으로 인한 젊은 하퇴 절단인의 경우에는 의지 장착 후 수시간의 훈련으로 독립적 보행이 가능하지만, 혈관성 절단에 의한 중년의 대퇴 절단인의 경우에는 6~8주간의 입원치료를 통하여 실내 보행은 독립적으로, 실외 보행은 보행 보조기구를 같이 사용해야 가능한 경우가 많다.

의지 장착에서 가장 먼저 필요한 것은 의지를 정확하게 착용하는 방법이다. 장기간 의지의 착용으로 발생하는 많은 문제점들이 잘못된 의지의 착용으로 발생하는 경우가 많으므로 주의해야 한다. 일단 정확한 의지 착용이 가능해지면 다음으로 점차적으로 착용 시간을 증가시켜 의지에 대한 내성(tolerance)을 형성시켜야 한다. 다음으로 의지 장착 후 절단단에 충분한 체중을 부하하기 위한 기립 훈련이 필요하며, 이후 평행봉 내에서 체중 이동 훈련 및 보행 훈련이 시작된다. 일정한 보행 양상이 형성되면, 평지에서 양측 목발부터 시작하여 지팡이의 순서로 보행 훈련을 진행해야 하며, 보행 보조기구 없이도 평지에서 보행이 가능 하다면 다음으로 경사로 및 계단 보행을 실시해야 한다. 마지막으로 바닥에 눕기, 바닥에서 일어나기 및 뒤로 걷기 등의 다양한 환경에서 보행 훈련을 실시하게 된다.

5. 보조기(Orthosis) 및 보행보조기구(Gait Aid)

보조기는 신체 외부에 작용하는 장치로서 관절 구축을 예방하고, 이미 구축이 있는 경우는 교정 목적으로 사용하며, 마비나 위약 혹은 경직 등으로 인해 변형의 위험이 있는 관절이나 기타 신체 부위를 원하는 위치로 유지시키는 역할, 또는 기능을 도와주는 목적으로 사용된다.

1) 상지 보조기(Upper limb orthosis)

역학적으로 상지 보조기를 분류한다면 정적 보조기(static orthosis)와 동적 보조기(dynamic orthosis)로 나눌 수 있으며, 경우에 따라 혼합형도 있을 수 있다. 정적 보조기는 관절의 움직임을 허용하지 않으며, 관절을 지지하여 주는 역할을 하는 보조기로, 근위약이 있는 부분을 기능적으로 위치시킨 상태에서 보조기로 고정시켜 관절 구축이나 변형을 예방할 수 있다. 뿐만 아니라 건염(tendinitis), 염좌(sprain), 골절(fracture) 등의 경우 손상된 관절이나 건에 휴식을 제공하여 통증이나 치유에 도움을 줄 수 있다(그림 5-16). 반면, 동적 보조기는 내적 조절력 혹은 외적 조절력에 의해 상지 기능을 도와주게 된다. 내적 조절력은 착용자의 힘에 의해 움직이게 되는 조절력을 의미하며, 외적 조절력은 소실된 근력을 도와주거나 대신하기 위해 스프링, 고무줄 등이 보조기에 부착되어 발생되는 장력(tension)을 의미한다. 이러한 외적 조절력과 내적 조절력의 적용은 환자의 근력 상태에 따라 결정하게 된다. 수의적으로 수지관절을 굴곡할 수 있으나 신전 할 수는 없을 때 혹은 신전근의 위약으로 인한 손가락 관절의 굴곡 구축에는 동적 수지관절 신전보조기를 사용할 수 있으며 스프링과 삼점압 원리에 의해 수지관절의 신전을 가능하게 할 수 있다(그림 5-17).

이러한 동적 보조기는 보조기의 길이, 탄력성, 작용 방향 등에 의해 장력이 좌우되므로 환자의 회복 정도에 따라서 주기적으로 점검할 필요가 있다.

2) 하지 보조기(Lower limb orthosis)

보행을 보조하고 통증을 줄이며, 체중부하를 감소시키거나 동작을 조절하고 변형이 진행하는 것을 최소화하기 위해 사용된다. 하지 보조기는 보행이 불가능한 경우에는 이동 동작을 보조하고, 보행이 가능한 경우에는 더 안전하고 기능적으로 걸을 수 있게 돕는다.

하지 보조기는 신발을 포함한 족부 보조기(foot orthosis: FO), 단하지 보조기(ankle foot orthosis: AFO), 슬관절 보조기(knee orthosis; KO), 장하지 보조기(knee ankle foot orthosis: KAFO), 고관절 보조기(hip orthosis) 및 고관절- 슬관절-족관절 보조기(HKAFO) 등으로 나눌 수 있다.

(1) 단하지 보조기(AFO)

가장 흔히 처방되는 하지 보조기로서, 족관절과 거골

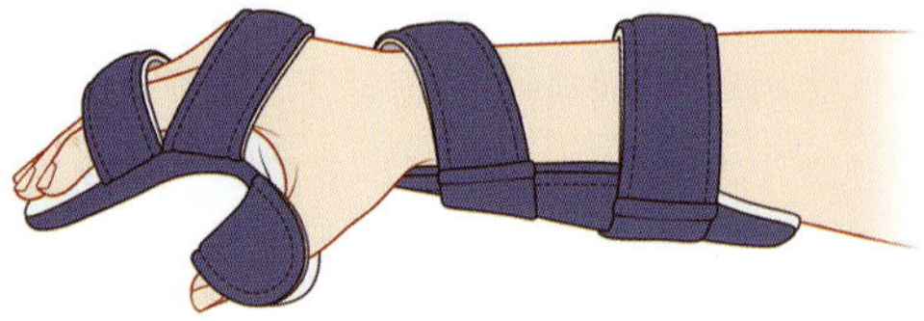

그림 5-16. 손과 손목의 기능적인 위치를 유지하는 정적 전완 보조기(Wrist Hand Orthosis).

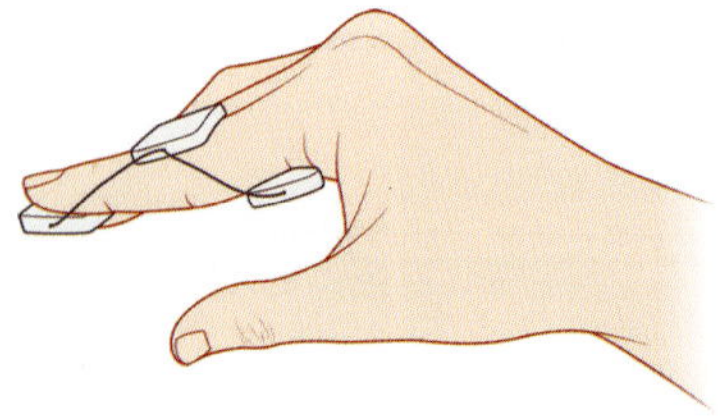

그림 5-17 삼점압 원리를 이용하여 수지의 신전을 도와주는 동적 수지 신전 보조기.

하관절은 물론 발의 모든 관절의 운동 또는 정렬을 조절하기 위해 사용되며 슬관절은 없지만 족관절의 각도를 조절함으로써 슬관절, 고관절 등 근위부의 움직임을 일부 제어할 수도 있다. 금속형 또는 플라스틱 단하지 보조기가 있다(그림 5-18). 플라스틱 단하지 보조기는 족관절부에 약간의 탄력성을 주는 판스프링 보조기(posterior leaf spring; PLS)와 족관절의 운동을 전부 또는 일부 허용하여 자연스럽게 걸을 수 있게 하는 경첩형(hinge) 보조기 등이 있다.

보조기의 족관절은 배굴근의 약화로 족하수(foot drop)가 있을 때에는 저측굴곡 멈춤 장치(plantar flexion stop device)를 사용하며, 저측굴근이 약할 때 에는 배측굴곡 멈춤 장치(dorsiflexion stop device)를 사용한다.

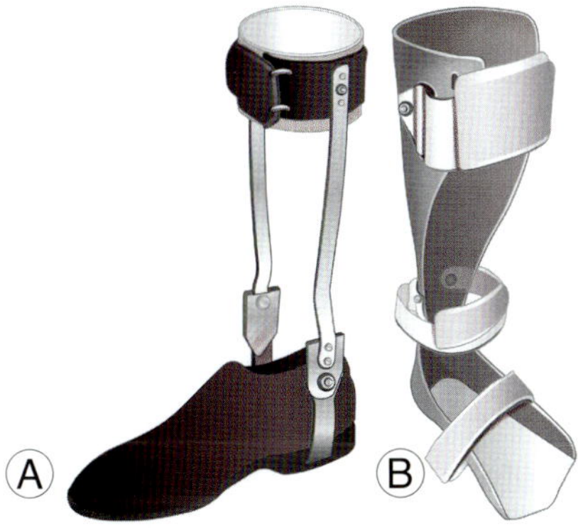

그림 5-18. 금속형 단하지 보조기(**A**)와 플라스틱 단하지 보조기(**B**).

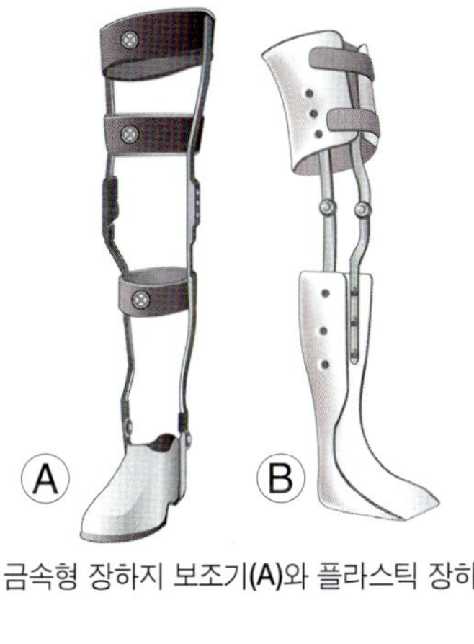

그림 5-19. 금속형 장하지 보조기(**A**)와 플라스틱 장하지 보조기(**B**).

(2) 장하지 보조기(KAFO)

슬관절과 족관절의 정렬에 안정성을 부여하거나 운동을 조절하여 기능적 보행이나 기립을 위한 것이며, 슬관절 신전근과 굴곡근의 위약, 슬관절의 불안정성이 있는 경우에 사용할 수 있다. 종류로는 금속형 장하지 보조기와 플라스틱 장하지 보조기가 있다(그림 5-19). 금속형 장하지 보조기는 단하지 보조기의 구성요소와 슬관절, 대퇴 수직대와 대퇴 밴드(thigh band)로 구성된다.

(3) 슬관절 보조기(Knee orthosis)

슬관절의 변형을 교정하거나 슬관절의 운동을 조절하면서 보호할 필요가 있을 때 사용된다. 스웨덴식 슬관절 보조기(Swedish knee cage)에서 관절형(articulated form)을 사용하면 슬관절을 완전히 굴곡 할 수 있으면서 전반슬(genu recurvatum)을 교정하거나 예방할 수 있으므로 흔히 사용된다. 레녹스-힐 슬관절 보조기(Lenox-Hill knee orthosis)와 같은 기능적 슬관절 보조기(functional knee orthosis)는 불안정한 슬관절에 측방 안정성뿐만 아니라 회전 운동까지 제한함으로써 슬관절의 불안정성이 발생하는 빈도를 감소시킬 수 있다(그림 5-20).

3) 척추 보조기(Spinal orthosis)

외부의 힘으로 척추의 자세를 조절하고, 비정상적인 척추 굴곡을 교정하며, 연부조직만으로 안정성이 유지가 안 될 때 안정성을 추가하며, 외상이나 수술 후 손상

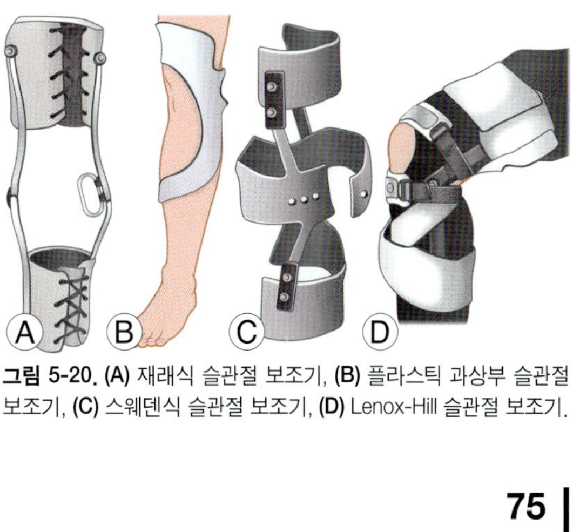

그림 5-20. **(A)** 재래식 슬관절 보조기, **(B)** 플라스틱 과상부 슬관절 보조기, **(C)** 스웨덴식 슬관절 보조기, **(D)** Lenox-Hill 슬관절 보조기.

이 더 진행되는 것을 막기 위해 척추의 움직임을 제한하는 것 등이다. 척추 보조기를 적절하게 사용하지 않으면 근육 위축, 관절 구축, 심리적 또는 신체적 의존심 등의 부작용도 생길 수 있으며, 적지 않은 경제적인 부담도 있으므로 신중 하게 평가하고 처방해야 한다.

(1) 경추 보조기(Cervical orthosis: CO)

경추 보조기는 경추의 굴곡, 신전, 회전 등을 제한시키는 데 목적이 있으며, 보조기 종류에 따라 경추 움직임에 대한 제한의 정도가 다르다. 어떠한 경추 보조기도 완전히 움직임을 제한할 수는 없으며, 경추는 척추 중에서 가장 가동 범위가 큰데 반해서 접촉할 수 있는 면적이 작고, 기도, 후두, 주요 혈관 등 극히 중요한 기관이 지나가므로 편안함과 안정감을 제공하면서 동시에 운동을 제한하기란 쉽지 않다.

연성 경추 칼라(collar)는 실제로 운동의 제한보다 착용자가 의식함으로써 운동을 제한하게 하는 역할을 한다. 필라델피아(Philadelphia) 보조기는 전방과 후방에 플라스틱 받침대로 지지하고 있어 경추의 굴곡과 신전을 어느 정도 제한하지만 회전이나 측면굴곡 제한에는 상대적으로 덜 효과 적이다. 흉골 후두 하악 고정(sternol-occipital-mandibular immobilizer: SOMI) 보조기는 침상에서 누운 자세에서 보조기를 착용할 수 있고 효과적으로 경추의 굴곡과 신전을 제한할 수 있다. 할로(halo) 조끼는 경추 움직임의 제한이 가장 크지만 조끼가 얼마나 흉곽에 잘 맞느냐에 따라 제한의 정도가 달라진다. 사주(four poster) 보조기는 조절이 가능한 4개의 금속 수직대로 구성되어 있어 경추의 굴곡과 신전 운동 제한에 효과가 있으며, 미네르바(Minerva) 형태의 맞춤 보조기는 할로 조끼만큼 경추의 움직임을 효과적으로 제한할 수 있다(그림 5-21).

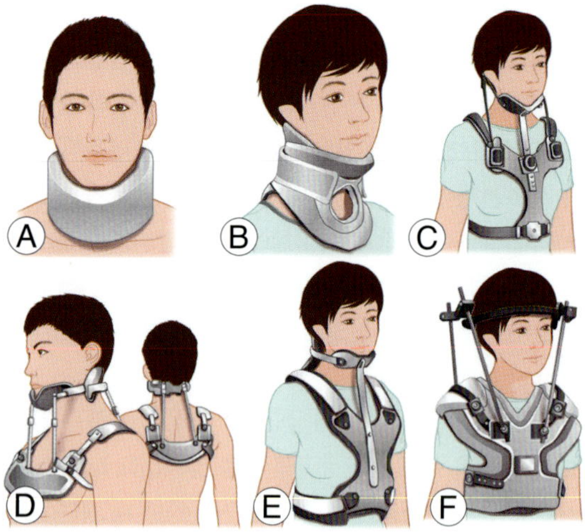

그림 5-21. 경추 보조기.
(A) 연성 경추 칼라(soft neck collar), **(B)** 필라델피아 보조기(Philadelphia neck collar), **(C)** 흉골 후두 하악 고정 보조기(sterno-occipital-mandibular-immobilizer; SOMI), **(D)** 사주 보조기(four poster brace), **(E)** 미네르바 보조 기(Minerva brace), **(F)** 할로 보조기(Halo brace).

(2) 흉요천추(Thoraco-lumbo-sacral orthosis: TLSO) 및 요천추 보조기(Lumbo-sacral orthosis: LSO)

흉요천추 및 요천추 보조기는 3점 압력(three point pressure과 전방 복부 압력에 의한 조절 기전으로 척추 운동을 제한하고 체간을 지지하며, 크게 코르셋과 경성(rigid) 보조기로 구분된다. 코르셋은 천으로 된 몸통 후면에 금속이나 플라스틱 지주가 보강해 주는 연성(flexible) 보조기로서, 요천추 혹은 흉요천추 형태가 가능하다. 요천추 경성 보조기의 종류를 살펴보면, 요천추의 굴곡과 신전을 제한하기 위한 Chairback 보조기가 있으며, Chairback 보조기에 측면지지가 추가되어 요천추의 굴곡과 신전, 측굴 제한이 가능한 Knight 보조기가 있다. 그리고, 요천추의 신전 및 측굴 제한을 위한 Williams 보조기는 척추증(spondylosis)이나 척추 분리증(spondylolisthesis) 환자에게 사용된다. 그리고, 흉요천추 경성 보조기는 굴곡과 신전을 제한하는 Taylor 보조기와 Knight 및 Taylor 보조기를 합한 형태인 Knight-Taylor 보조기, 흉요천추의 굴곡만 제한하는 Jewett 과신전 보조기, 그리고 흉요추부의 모든 운동을 제한하기 위한 플라스틱 체간 보조기(plastic molded body jacket) 등 이 있다(그림 5-22).

4) 보행 보조 기구(Gait aid)

보행을 위한 보조 기구는 하지의 체중 부하를 감소시켜 통증을 감소시켜 주며, 독립적인 보행이 어려운 경우

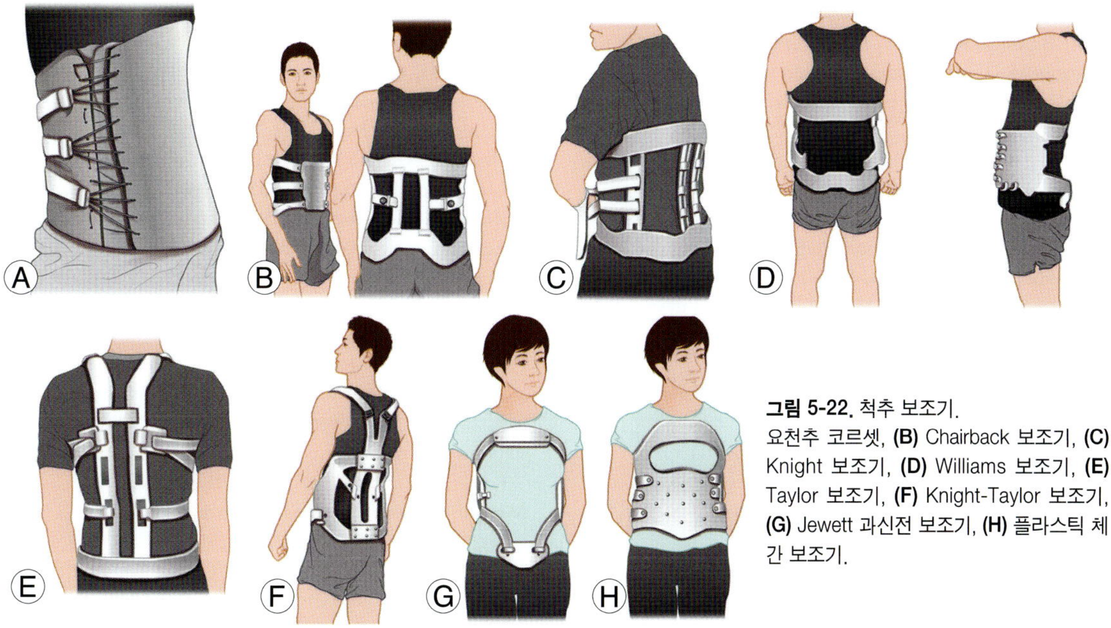

그림 5-22. 척추 보조기.
요천추 코르셋, **(B)** Chairback 보조기, **(C)** Knight 보조기, **(D)** Williams 보조기, **(E)** Taylor 보조기, **(F)** Knight-Taylor 보조기, **(G)** Jewett 과신전 보조기, **(H)** 플라스틱 체간 보조기.

신체의 무게 중심을 안전하게 유지시켜주어 보행 균형을 향상시키는데 그 목적이 있다. 보행 보조 기구의 종류는 다양하므로 각각의 경우에 적합한 보행 보조 기구를 선택하는 것이 중요하다. 즉, 어느 정도의 균형과 체중부하가 가능한 지를 정확히 파악해야 할 뿐만 아니라 보행 보조 기구를 안전하게 사용할 수 있는 상지의 기능도 고려해야 한다.

보행 보조 기구 종류를 살펴보면 밑면이 고정된 평행봉(parallel bar), 네 점을 지지할 수 있는 보행기(walker), 두 점을 지지할 수 있는 목발(crutch), 한 점을 지지할 수 있는 지팡이(cane)로 나눌 수 있다. 지팡이를 사용하면 체중의 20~25%, 일측에 전완부나 상지 목발인 경우 40~50%, 양 측 목발인 경우 80%까지 체중을 지지할 수 있다. 보행기는 비교적 안정성을 제공하지만 보행 속도가 느리며 경사 로나 계단 보행 시 어려움이 있다. 접는형, 바퀴형 등 다양 한 형태가 있으며 주로 보행 시 많은 도움이 필요한 환자 나 노인, 협응(coordination) 기능이 저하된 환자에게 유용하다. 목발(crutch)은 견관절 굴곡근 및 하향근(depressor), 주관절 및 완관절 신전근, 수지 굴곡근들이 강해야 하며, 적절한 상지 관절 운동범위의 유지 등과 같은 상지 기능이 양호해야 효과적으로 사용할 수 있다. 액와(axillary) 목발이 가장 흔하게 사용되나 액와부에 반복적인 압박으로 인해 신경병증의 발생이 가능하며, 전박부 지지(forearm support) 목발은 주관절, 완관절, 혹은 수부에 관절염이나 골절이 있는 경우 혹은 삼두근(triceps muscle)이나 수부 근육의 위약이 있는 경우 사용된다. 지팡이는 단발 지팡이(monocane)와 네발 지팡이(quadcane) 등이 있다.

< 참고문헌 >

〈재활의학 소개, 물리의학〉

Basford JR, David Baxter G. Therapeutic physical agents, In: Frontera WR, Delisa JA, Gans BM, Walsh NE, Tobinson LR, Basford JR, Bockenek WL, Carter GT, Chae J, Gerber LH, Jette AM, Stitik JP, Stucki G, Zafonte RD. Physical medicine & Rehabilitation. 5th ed, Philadelphia: Williams & Wilkins; 2010. 1701-2.

Belanger AY. Evidence-based guide to therapeutic physical agents. Lippincott Williams & Wilkins; 2002.

Weber DC, Hoppe KM. Physical Agent Modalities. In: Braddom RL, Chan L, Harrasst MA, Kowalske KJ, Matthews DJ, Ragnarsson KT, Stolp KA, Physical medicine and rehabilitation, 4th ed, Philadelpia: Saunders; 2011. 449-68.

Wilder RP, Jenkins JG, Seto CK, Statuta S. Therapeutic exercise. In: Braddom RL, Chan L, Harrasst MA, Kowalske KJ, Matthews DJ, Ragnarsson KT, Stolp KA, Physical medicine and rehabilitation, 4th ed, Philadelpia: Saunders; 2011. 403-26.

〈작업 치료〉

Radomski MV, Latham CAT. Occupational therapy for physical dysfunction. Seventh edition. Philadelphia: Wolters Kluwer Health/ Lippincott Williams & Wilkins; 2014.

Youngson B. Occupational therapy and physical dysfunction: Enabling occupation, 6th edition. Brit J Occup Ther. 2012;75(4):206-6.

Andersen LT, Reed KL. The history of occupational therapy: The first

century. Thorofare, NJ: SLACK Incorporated; 2017.

Jebsen RH, Taylor N, Trieschmann RB, Trotter MJ, Howard LA. An objective and standardized test of hand function. Arch Phys Med Rehabil. 1969;50(6):311-9.

Mathiowetz V, Volland G, Kashman N, Weber K. Adult norms for the box and block test of manual dexterity. Am J Occup Ther. 1985;39(6):386-91.

Randall M, Carlin JB, Chondros P, Reddihough D. Reliability of the Melbourne assessment of unilateral upper limb function. Dev Med Child Neurol. 2001;43(11):761-7.

Cifu DX. Braddom's physical medicine and rehabilitation. Elsevier Health Sciences; 2015.

Granger CV, Albrecht GL, Hamilton BB. Outcome of comprehensive medical rehabilitation: Measurement by pulses profile and the Barthel Index. Arch Phys Med Rehabil. 1979;60(4):145-54.

Vroman K, Stewart E, Neistadt ME. Occupational therapy evaluation for adults: A pocket guide. Second edition. Philadelphia: Wolters Kluwer Health/Lippincott Williams & Wilkins; 2014.

〈전기 진단〉

Dumitru D. Andary M. Electrodiagnostic medicine I: Fundamental principles. In: Braddom RL, 4th ed. Physical medicine & rehabilitation. Philadelphia: Elsevier Saunders; 171-94.

Turk MA. Pediatric electrodiagnostic medicine. In: Dumitru D, editor: Electrodiagnostic medicine, Philadelphia, 1995, Hanley & Belfus.

Dillingham TR. Electrodiagnostic medicine II. Clinical evaluation and findings. In: Braddom RL, 4th ed. Physical medicine & rehabilitation. Philadelphia: Elsevier Saunders; 2011. 195-222.

Weber R. Motor and sensory conduction and entrapment syndromes. In Johnson EW. Practical electromyography. 2nd ed. Baltimore: Williams & Wilkins 1988. 92-186.

MacDonald DB. Overview on Criteria for MEP Monitoring. J Clin Neurophysiol. 2017 Jan;34(1):4-11.

Holland NR. Intraoperative electromyography. J Clin Neurophysiol. 2002 Oct;19(5):444-53.

Rechtien JJ, Gelblum JB, Hig AJ, Gitter AJ. Technology assessment: dynamic electromyography in gait and motion analysis. Muscle Nerve. 1996 Mar;19(3):396-402.

Pullman SL, Goodin DS, Marquinez AI, Tabbal S, Rubin M. Clinical utility of surface EMG: Report of the therapeutics and technology assessment subcommittee of the American Academy of Neurology. Neurology. 2000 Jul 25;55(2):171-7.

Zivković SA, Shipe C. Use of repetitive nerve stimulation in the evaluation of neuromuscular junction disorders. Am J Electroneurodiagnostic Technol. 2005 Dec;45(4):248-61.

Park J, Park YG. Monitoring devices without professionals of intraoperative neurophysiological monitoring: Is it trustworthy? J Intraoper Neurophysiol. 2019;1(1):9-13.

Park YG. Intraoperative neurophysiological monitoring. J Korean EMG Electrodiagn Med. 2013;15(1):1-5.

Moon JH. Electrodiagnostic medicine in myopathy.

손민균, 신정빈, 박동식, 서정환. 5장 전기진단학. In: 박창일, 문재호. 재활의학 2판. 도서출판 한미의학; 2012, 83-109.

〈절단, 의지〉

Huang ME, Miller LA, Lipschutz R, Kuiken TA. Rehabilitation and prosthetic restoration in lower limb amputation. In: Braddom RL, ESD: Physical medicine & rehabilitation, 4th ed, Philadelphia: Saunders; 2011. 277-316.

Sheehan TP. Rehabilitation and prosthetic restoration in upper limb amputation. In: Braddom RL, ESD: Physical medicine & rehabilitation, 4th ed, Philadelphia: Saunders; 2011. 257-76.

Walsh NE, Bosker GB, Maria DS. Upper and lower extremity prosthetics. In: DeLisa JA, editors. Physical medicine and rehabilitation: Principles and practice, 5th ed, Philadelphia: Lippincott Williams & Wilkins; 2011. 2017-49.

〈보조기 및 보행 보조기구〉

Austin GP, Slamet M, Cameron D, Austin NM. A comparison of high- profile and low-profile dynamic mobilization splint designs. Journal of hand therapy: Official journal of the American Society of Hand Therapists. 2004;17(3):335-43.

Fess EE. A history of splinting: to understand the present, view the past. Journal of hand therapy: Official Journal of the American Society of Hand Therapists. 2002;15(2):97-132.

Perry J. Prescription principles. AAOS: Atlas of Orthotics. 1975, CV Mosby St. Louis

Lundsford T, Dibello T. Principles and components of upper limb orthoses. In: J Hsu J Michael J Fisk AAOS Atlas of Orthoses and Assistive Devices. 4th ed. Philadelphia: Mosby Elsevier; 2008.

Colditz J. Principles of splinting and splint prescription. editor surgery of the hand and upper extremity. New York: McGraw Hill; 1996. 410.

Halanski M, Noonan KJ. Cast and splint immobilization: Complications. The Journal of the American Academy of

Orthopaedic Surgeons. 2008;16(1):30-40.
Balaban B, Yasar E, Dal U, et al. The effect of hinged ankle-foot orthoses on gait and energy expendicure in spastic hemiplegic cerebral palsy. Disabil Rehabil. 2007;29:139-44.
Burtner PA, Woolacott MH, Qualls C. Stance balance control with orthoses in a group of children with spastic cerebral palsy. Devel Med Child Neurol. 1999;41:748-57.
Campbell JH. Linked hip-knee-ankle-foot orthoses designed for reciprocal gait. J Prosthet Orthot. 2006;18:204-8.
Davids JR, Rowan R, Davis RB. Indications for orthoses to improve gait in children with cerebral palsy. J Am Acad Orthop Surg. 2007;15:178- 88.
Frey C, Shoes, In Goldberg B, Hsu JD (eds). Atlas of orthoses and assistive devices, 3rd ed. St. Louis Mosby; 1997. 225-39.
Gravlee JR, van Durme DJ. Braces and splints for musculoskeletal conditions. Am Fam Physician. 2007;75:342-8.
Huang Y-C, Harbsr K, Korajarvi B, ct al. Effects of ankle-foot orthoses on ankle and foot kinematics in patients with subtalar ostenarthritis. Arch Phys Med Rehabil. 2006;87:1131-6.
Kaufman KR, Irby SE. Ambulatory KAFOs: A biomechanical engineering perspective. J Prosthec Orrhort. 2006;18:175-82.
Logue JD. Advances in orthotics and bracing. Foot Ankle Clinics. 2007;12:215-32.
McPoil TG. Footwear. Phys Ther. 1988;68:57-65.
Coppage J, Ames SE. Orthotics and prosthetics in rehabilitation. 3rd ed. Philadelphia: Saunders; 2013. 371-91.
Gennis P, Miller L, Gallagher EJ, Giglio J, Carter W, Nathanson N. The effect of soft cervical collars on persistent neck pain in patients with whiplash injury. Acad Emerg Med. 1996;3:568-73.
Hsu JD, Michel JW, Fisk JR. AAOS Atlas of orthoses and assistive devices. 4th ed. Philadelphia: Mosby; 2008. 89-153.
Johnson RM, Hart DL, Simmons EF, Ramsby GR, Southwick WO. Cervical orthoses. A study comparing their effectiveness in restricting cervical motion in normal subjects. J Bone Joint Surg Am. 1977;59:332-9.

6장 골관절의 감염 (Infections of Bone and Joint)

• 골수염 • 세균성 관절염 • 골관절 결핵 • 척추 감염

골수염(Osteomyelitis)

골수염이란 감염균(infecting organism)에 의하여 뼈에 염증을 일으키는 질환이다. 감염은 뼈의 단일 부위를 침범하거나 골수, 피질골, 골막 및 주변 연부조직 등 여러 부위를 침범한다. 골수염은 대부분 균혈증에 의한 혈행성(hematogenous)으로 발생하여 외인성 골수염은 개방성 골절이나 수술창에 의한 직접 전파 및 인접 골관절 감염부위에서 확산을 통하여 발생한다. 골수염은 소아에서 호발하지만 외상으로 인한 개방성 골절의 증가로 성인에서도 증가하는 추세이다.

1. 급성 혈행성 골수염 (Acute Hematogenous Osteomyelitis)

1) 발생 빈도 및 호발 부위

급성 혈행성 골수염은 골수염 중 가장 흔한 형태로, 2세 이하의 유아 및 성장기의 소아에서 호발하고 남아에서 3~4배 호발한다. 골단판이 폐쇄된 후에는 혈행성 골수염은 드물게 발생한다. 호발 부위는 대퇴골 하단부 및 경골 상단부와 같이 성장이 빠른 장골의 골간단(metaphysis)이며 성인에서는 면역력이 저하된 사람에서 잘 발생하고 척추에 호발한다.

2) 원인

원인균은 환자 나이, 환자의 병적상태 및 균의 감염경로에 따라 다르다. 황색포도상구균(staphylococcus aureus)이 가장 흔하고 최근 그람 음성균에 의한 감염 빈도 또한 증가하고 있다. 정상아에서 이환되었을 경우에는 80~90% 이상에서 황색포도상구균이 주 원인균이다. 신생아에서는 황색포도상구균 외에도 사슬알균(Streptococcus), 폐렴사슬알균 및 그람 음성균이 흔한 원인균이다. B형 인플루엔자균(hemophilus influenzae b: Hib)는 과거에는 어린이에서 가장 흔한 원인균이었지만 최근 백신의 접종으로 발생 빈도가 감소하였다. 병적 상태에 따라 특징적인 균주가 나타나기도 하는데 대표적인 예로 겸상 적혈구 빈혈 환자는 살모넬라균 및 황색포도상구균, 요로 감염 후 속발된 척추의 화농성 골수염 환자는 그람 음성균, 마약 상습자는 녹농균(pseudomonas aeruginosa), 장기간 정맥 주사 치료를 받는 환자는 진균에 감염되기 쉽다.

3) 발생 기전 및 병리

균혈증으로 전신을 돌던 균주가 골간단부(metaphysis)에 도달하게 되면 골간단부의 종말 동맥은 골단판(physeal plate) 바로 아래에서 꺾이면서 정맥동(venous sinus)으로 연결되고 이곳은 동맥-정맥의 혈류 속도 차이로 혈류가 느려지는 특징이 있어 골간단부는 골간부에 비하여 식작용(phagocytosis)이 현저하게 저하되어 있다. 따라서 골간단부에 혈행성 골수염이 호발 한다. 일단 감염이 발생하면 국소 혈관의 충혈 및 부종을 일으키고 국소 골 괴사를 일으키며 삼출액이 나오게 된다. 이 때 적절히 치료하지 않으면 농(pus)이 형성되고 골내압력 (intraosseous pressure)이 증가되어 저항력이 약한

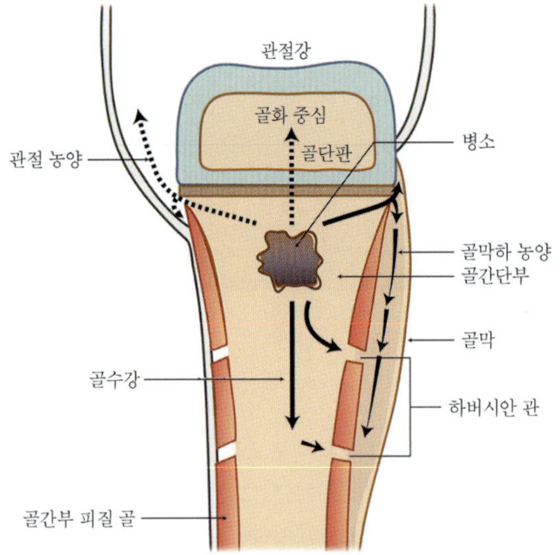

그림 6-1. 골간단에서 시작된 염증은 골간부 내로 확산되거나, 피질골을 뚫고 골막하 농양을 형성하고(실선), 관절막 내에 골간단이 위치한 경우는 관절강을 침범하여 화농성 관절염을 일으킬 수 있다(점선).

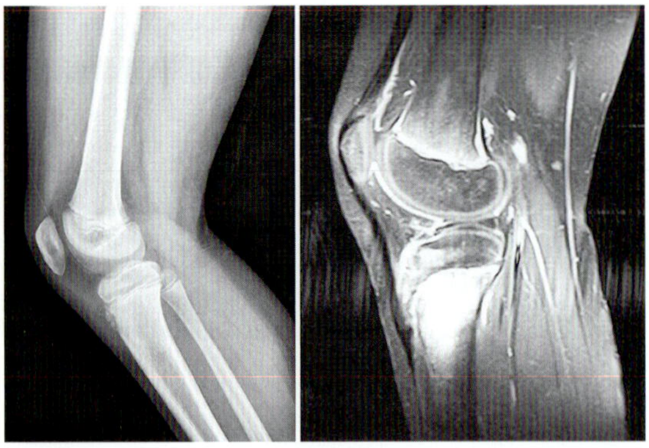

그림 6-2. 경골 근위부 급성 골수염으로 방사선 소견 상 골간단부의 경미한 골 흡수 소견이 보이나, MRI 검사 상 농양이 골간단부를 침범한 소견을 잘 관찰할 수 있다.

곳을 따라 세 방향으로 확산될 수 있다(그림 6-1).

환자의 나이에 따라 골의 구조 및 혈관 분포의 양상이 병의 경과와 예후에 큰 영향을 준다. 18개월 이하의 신생아 또는 유아에서는 골간단 혈관의 일부가 골단판을 지나서 골단 혈관과 서로 자유롭게 문합하고, 농양이 골간단의 얇은 피질골을 쉽게 뚫고 나와 골단이나 관절 내로 파급되어 화농성 관절염, 성장 장애 및 사지 변형을 일으킬 수도 있다. 대퇴골 상단, 상완골 상단, 요골 상단 및 비골 하단처럼 골간단부가 관절막 내에 위치하고 있는 경우 화농성 관절염이 잘 발생할 수 있다. 18개월 이상의 소아에서는 골단판이 골단으로 확산되는 감염을 막는 방벽으로 작용하여 화농성 관절염이 합병되는 빈도는 적다. 하지만 골막은 두꺼우나 골간단의 피질 골에 치밀하게 부착되지 않아 쉽게 박리되어 큰 골막하 농양을 형성하기 쉽고 광범위한 부골 및 골구를 형성하는 경우가 많다.

4) 임상 증상 및 진단

진단은 우선적으로 임상 증상을 바탕으로 하며, 확진은 병리검사, 방사선 및 세균 검사를 종합하여야 한다. 혈액검사는 백혈구 수 증가, 적혈구 침강 속도(erythrocyte sedimentation rate: ESR) 및 C-반응성 단백(C-reactive protein: CRP)의 증가를 보인다. 단순 방사선 검사는 초기에는 골 변화보다는 연부조직 변화가 관찰되고, 골간단의 골 파괴, 골 흡수 소견이나 골막 반응과 같은 골 변화 소견은 최소한 10~12일 후에 나타날 수 있다. Technetium 99 m을 이용한 골주사(bone scan)는 가장 널리 쓰이는 검사 방법이며, 발병 후 24~48시간 경과 후에는 90% 이상의 정확도를 나타낸다. Gallium 스캔도 진단에 도움을 줄 수 있다. Gallium은 백혈구의 방사선을 탐지하기 때문에 골수염의 진단에 Technetium보다 더 특이하다. MRI는 감염부위를 국소화하며, 감염범위를 결정할 수 있으며 골수와 연부조직의 변화를 관찰하는데 유용하여, 환부의 위치는 분명하지만 진단이 불확실한 경우에 도움이 된다(그림 6-2). 세균학적 검사는 골 천자 혹은 수술적 치료 후 세균 배양 및 항생제 감수성 검사를 통해 시행하며 적절한 항생제를 투여하는데 도움을 준다. 이러한 검체 획득은 가능한 항생제 투약 전에 시행되어야 균 동정의 확률을 높일 수 있다.

5) 치료

치료의 목표는 감염을 완치하고, 골관절 원래의 기능을 회복하는 것이다. 임상 소견으로 감염이 의심되면 골 천자와 혈액 배양 후 즉시 경험적 정맥 항생제를 투여한다. 추가적으로 적합한 진통제, 이환된 사지의 부목 고정 등 전신적인 보조 요법을 시행한다. 그러나 이미 농양이 형성되었거나 24~48시간 항생제를 투여하여도 증상이 좋아지지 않으면 수술적 배농을 고려하여야 한다. 수술적 배농은 모든 농양, 괴사된 감염 조직을 철저히 제거해야 한다. 메티실린 내성 황색포도상구균(MRSA)를 비롯한 다제내성균의 출현으로 정확한 항생제의 선택 또한 매우 중요해졌다.

2. 만성 골수염(Chronic Osteomyelitis)

1) 발생 기전 및 병리

발생 기전은 급성 골수염을 초기에 부적절하게 치료하여 병변이 지속되거나 재발하는 경우, 외상 또는 수술에 의한 골 감염이 만성적으로 지속되는 경우 등이다. 성인에서는 외상으로 인한 골수염이 가장 흔하고, 개방적 정복술 및 내고정술 후의 감염과 드물게는 균혈증에 수반되는 장골의 골수염에서 생기는 경우가 있다.

2) 임상 증상 및 진단

국소 통증, 압통, 종창, 열, 오한 및 운동 제한이 있고 흔히 배농동을 통해 농이 배출되며 재발과 치유가 반복된다. 만성 골수염의 특징은 부골, 골구 및 배농동(draining sinus)과 누공의 형성이다. 만성골수염의 진단은 임상증상, 병리 검사, 그리고 방사선 검사에 근거하고 있고 감염된 골의 미생물학적 및 조직 검사가 진단에 가장 중요하다. ESR과 CRP는 대다수의 환자에서 상승한다. 만성 골수염의 단순 방사선 소견은 골피질의 파괴, 국소적 음영 감소 및 경화, 부골, 골구의 형성 및 골막하 반응 등이다(그림 6-3). CT는 피질골과 부골을 평가하는데 특히 유용하며, MRI는 연부조직을 평가하는데 CT보다 더 유용하다.

3) 치료

만성 골수염 치료는 원인균의 박멸, 파괴된 국소 조직의 제거뿐만 아니라 손상된 구조의 기능적 재건술을 시행하는 종합적인 접근이 필요하다. 원인균이 육아 조직, 사골, 배농동 및 경화된 골조직 등 비교적 혈액이 도달하기 어려운 곳에 있으므로 항생제 만으로는 완치가

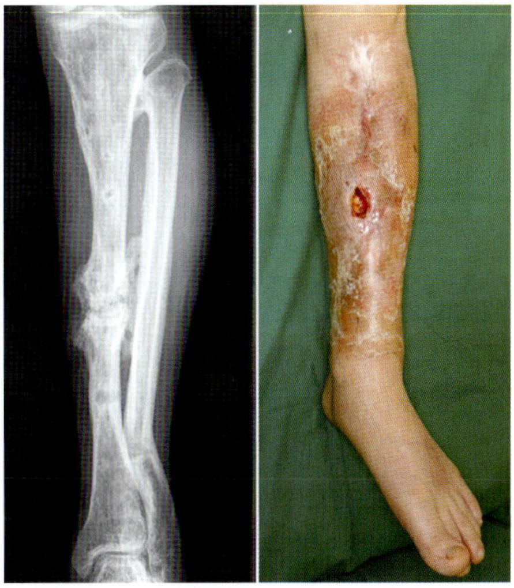

그림 6-3. 개방성 경골 골절에 대한 수술적 치료 후 만성 골수염이 발생하여 골경화, 부골 및 골구의 형성, 누공 형성이 확인된다.

힘들어 수술적으로 치료하여야 한다. 치료 방법으로는 광범위한 감염 조직과 괴사 조직 절제술, 세척과 지속적 관주요법 및 장기간의 항생제 투여가 시행되어야 한다. 연부조직 결손이 발생한 경우에는 피부 이식술 혹은 피판술, 골 결손이 동반된 경우에는 골이식을 고려하여야 한다. 골수염 부위의 국소적 항생제 치료법으로 골 시멘트(폴리메틸메타크릴레이트, PMMA) 항생제 염주알 사슬을 이용하여 만성 골수염을 치료하는 방법도 많이 사용하고 있다. 이는 변연절제술 등으로 발생된 사강(dead space)에 열에 안전하고 분말형으로 쓸 수 있는 균 특유의 항생제를 염주 모양으로 엮어 채우는 방법으로 전신 독성을 최소화하면서 매우 높은 국소 항생제 농도를 유지할 수 있는 장점이 있다(그림 6-4). 장기간의 치료에도 호전이 없고, 배농동 표피에 편평 상피암이 발생하거나, 주된 신경 마비가 있어 움직임에 장애가 있거나, 회복 불가능한 동맥 기전 등으로 인해 연부조직 수복이 불가한 경우는 절단술까지 고려할 수 있다.

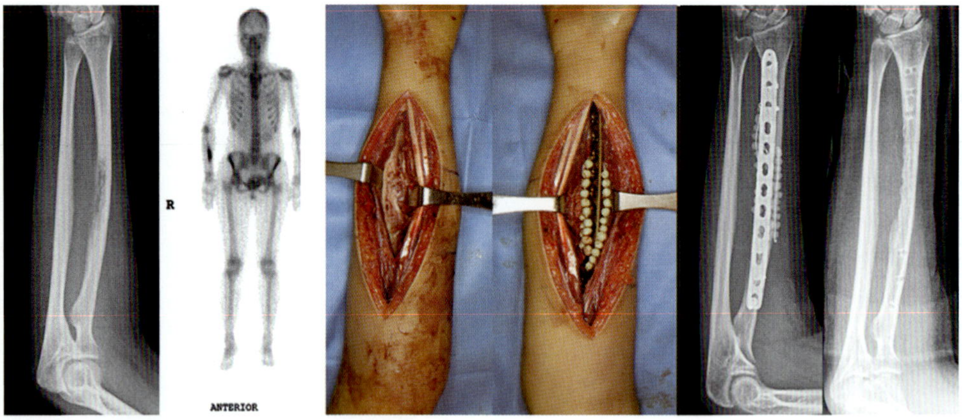

그림 6-4. 24세 여자 환자.
요골 간부의 만성 골수염에 대해 골 소파술 및 변연절제술 후 골결손으로 인한 골절 방지를 위해 금속 내고정 시행 후 골시멘트 항생제 염주알 사슬을 제작하여 삽입하였다. 황색포도상구균이 동정되어 주사 항생제 치료를 시행하였고, 골결손 부위에 골형성 확인 후 내고정물 제거술을 시행하였다.

세균성 관절염(Septic Arthritis)

1. 원인, 발생 기전 및 병리

모든 연령에서 가장 흔한 감염경로는 혈행성이고 모든 세균성 병원체가 세균성 관절염을 일으킬 수 있다. 세균성 관절염의 원인균은 연령에 따라 다르게 나타난다(표 6-1). 하지만 약 20%에서는 원인균이 동정되지 않는다. 감염경로는 혈행성, 수술 또는 외상에 의한 직접전파 및 인접 골관절 감염부위에서 국소전파이다. 세균에 감염되면 삼출액 증가에 따른 관절내 압력 증가, 연골세포와 대식세포로부터 단백질 분해효소와 사이토카인 유리, 세균과 염증세포의 연골 침범으로 48시간 내에 연골의 분해가 일어난다. 4주가 경과하면 관절 연골이 완전히 파괴되어 관절의 아탈구 혹은 탈구, 골수염 등이 발생할 수 있다. 세균성 관절염은 진단과 치료가 늦어질 경우 급속한 골관절의 파괴로 영구적인 관절기능의 장애를 일으킬 수 있는 정형외과적 응급 질환이며 사망에까지 이를 수 있는 질환이다.

표 6-1. 세균성 관절염의 연령 및 위험인자에 따른 원인균 및 경험적 항생제 치료

Subgroup	Likely Pathogens
신생아	Staphylococcus aureus Enterobacteriaceae Group B streptococci
5세 미만 소아	S. aureus Haemophilus influenae type b Streptococci
5세 이상 소아	S. aureus Streptococci
청년 및 성 전염성 질환을 가질 확률이 높은 성인	Neisseria gonorrhoeae S. aureus
성 전염성 질환을 가질 확률이 낮은 성인	S.aureus Streptococci Enterobacteriaceae
시술 혹은 수술 후 관절 기구를 삽입하거나 감염이 있는 성인	Staphylococcus epidermidis S. aureus Streptococci Gram-negative bacilli including Pseudomonas species

2. 임상 증상 및 진단

증상은 이환된 관절의 통증, 압통, 관절 종창, 국소 열감, 발열 및 관절 운동장애 등이 있다. 진단 검사는 임상적 증상, 혈액 검사, 방사선 검사, 관절천자, 활액분석 및

배양 등이 있다. 진단에서 가장 중요한 열쇠가 되는 것은 관절액의 분석과 배양이다. 무균적으로 관절액을 채취하고 점성도, 색깔, 백혈구 수, 호중구의 백분율, 포도당(glucose)의 농도, 그람 염색, 배양결과를 확인해야 한다. 특징적으로 관절천자 활액 내 백혈구가 50,000 / mm^2 이상 증가하는데, 면역 기능이 저하된 환자에서는 28,000 /mm^2 이하로도 측정될 수 있다는 점을 감안하여야 한다. 특히 총 백혈구 수의 증가와 함께 다형핵 백혈구(PMN leukocyte)의 비율이 90% 이상인 경우 급성 세균성 관절염을 강력히 시사한다. 배양에서 음성으로 나오는 세균성 관절염은 18~48% 정도로 빈도가 낮은 것으로 알려져 있으나, 소아에서는 약 70%에서 배양이 되지 않을 수 있어 원인균이 확인되지 않더라도 적극적인 치료가 필요하다. 백혈구 증가 및 감별 혈구의 좌측 변위, ESR 혹은 CRP의 증가 등이 흔한 혈액 검사 소견이며 특히 CRP는 세균성 관절염의 가장 중요한 진단 기준이다. 영상 검사 중 MRI는 감염을 발견하고 정도를 알 수 있으며 골과 연부조직 감염을 구분할 수 있어 많은 도움이 된다.

3. 치료

세균성 관절염은 급속하게 진행하여 관절을 파괴하고 골수염이 발생할 수 있으므로 관절천자하여 미생물 검사를 시행한 이후에, 원인균이 확인되기 전에 경험적으로 초기 항생제 치료를 시작한다. 이는 즉시 변연절제술 및 세척술을 시행해야 하는 정형외과적 응급질환이다(그림 6-5). 치료의 기본 원칙은 (1) 관절을 적절히 배농하고, (2) 패혈증의 전신적 효과를 감소시키기 위해 적절한 항생제 치료를 병행하며, (3) 관절을 안정된 위치에서 고정시키는 것이다. 항생제 치료의 기간은 원인균의 종류, 환자의 상태, 치료에 대한 반응 등을 고려하여 결정한다. 항생제는 최소 4주간 정맥으로 투여해야 하고 황색포도상구균, 그람음성막대균, 협기균 들이 원인균 일 때는 약 2주간의 항생제 치료가 추가로 더 필요할 수 있으며, 염증이 뼈를 침범하였다면 6주간 항생제 치료, 곰팡이균이 확인되었다면 6~12주간 치료를 하여야 한다. 치료 반응이 좋지 않으면 항생제 투약 기간이 연장될 수 있다.

골관절 결핵 (Tuberculosis of Bone and Joint)

1. 골관절 결핵의 일반적 소견

폐결핵의 경우 진단과 치료법의 발전과 함께 발생빈도가 현저히 줄어들었으나 골관절 결핵을 비롯한 폐외결핵(extrapulmonary tuberculosis)의 발생 빈도는 오히

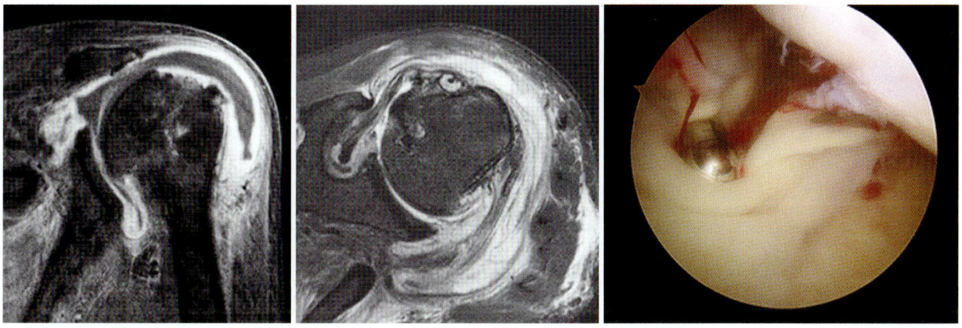

그림 6-5. 69세 남자 환자.
요통에 대해 주사 치료 후 발생한 패혈증으로 항생제 치료 도중 발생한 좌측 견관절 통증을 주소로 감염내과 입원 중 의뢰되었다. MRI 상에서 견관절내 농양 및 활액막 비후 소견이 확인되고, 관절경하 평가에서도 농양이 확인된다. 관절경하 배농 및 세척술을 시행하였다.

려 증가한 것으로 알려져 있다. 이러한 증가 추세는 고령화, 사람면역결핍바이러스(human immunodeficiency virus: HIV) 감염 환자 및 면역억제제 사용 환자의 증가, 결핵 약제 내성 결핵균의 등장 등과 연관 있는 것으로 보고되고 있다. 골관절 결핵의 발생 부위는 척추가 가장 흔하여 약 50%에 해당하고, 척추 이외의 장관골에 발생 시 주로 체중 부하 관절을 이루는 골에 발생하는 경우가 많은 것으로 알려져 있으나 신체 어느 골에도 발생이 가능하다.

2. 임상 증상

골관절 결핵은 특징적으로 서서히 발생하고 병의 진행 속도가 느리며, 전신적으로 유의할만한 증상이 없는 경우가 흔하다. 미열, 야간 발한, 체중 감소, 식욕부진 등과 같은 전신증상이 동반되기도 하나 모호한 경우가 많다. 근골격계 이환 시 해당 부위의 열감, 부종, 압통 등이 동반될 수 있으며 단일 골 또는 관절 이환의 경우가 보다 흔하다. 소아의 경우에는 쉽게 피로함을 느끼거나 체중이 빠지는 등 만성적인 증상을 호소하는 경우가 많다. 하지의 관절을 침범할 경우 초기 증상으로 침범한 관절의 불편감으로 인하여 가볍게 저는 경우가 있다. 침범한 관절은 강직이 발생하게 되며 낮 동안에는 잘 지내다가 야간이 되면 울게 되는 “night cries”가 발생하게 된다.

3. 방사선 소견

단순 방사선 검사상 관절 간격은 병이 진행될 때까지는 상대적으로 유지되고 이는 화농성 관절염에서 병의 진행 초기에 관절연골의 파괴 및 관절간격의 감소를 보이는 것과 대조적인 소견이다. 골 파괴가 더 진행되면 골 내에는 낭포성 변화를 보이는 경우가 많고 여기 저기 반상음영(mottled density)이 나타나며, 이와 반대로 골경화(sclerosis)가 나타나는 경우는 드물다. 계속 병변이 진행되면 관절의 완전 파괴와 함께 관절 변형이 나타나게 되며 섬유성 강직이나 골성 강직을 보이기도 한다. 컴퓨터 단층촬영(CT)은 골 파괴를 보다 명확하게 확인할 수 있어 단순 방사선 검사상 병변이 불확실한 경우

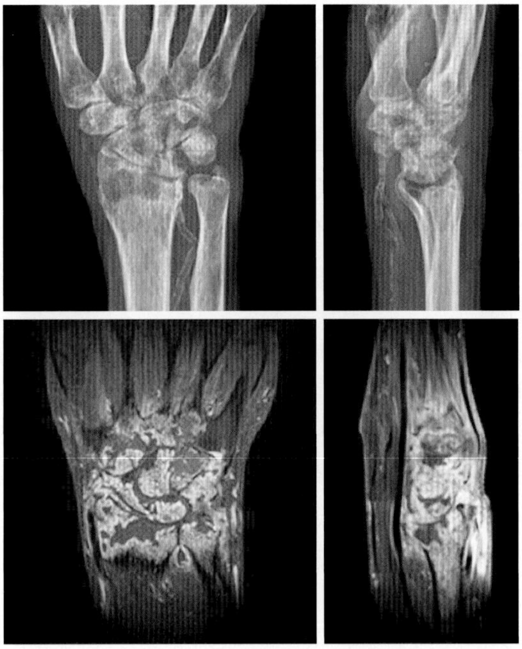

그림 6-6. 73세 남자 환자. 당뇨병성 만성 신장병으로 혈액 투석 중인 환자로 1년 전부터 외상력 없이 시작된 손목 관절 운동 범위 제한 및 통증을 주소로 내원하였다. 내원 당시 전신 위약감 위에 다른 전신 증상은 없었고, ESR은 63으로 증가되었으나 CRP는 0.19로 정상 범위였다. X-ray 및 MRI 상에서 수근 관절의 파괴 및 활액막염의 골 침윤, 다발성 농양이 확인된다. 변연 절제술 및 골소파술을 시행하였고 세균 배양 검사에서 결핵균이 동정되어 약물 치료를 1년간 시행하였다.

확진에 도움이 된다. 조직 채취를 위한 골 생검(biopsy)을 시도할 때 CT-유도 생검을 시행할 수 있다. MRI는 다른 영상 검사에 비하여 초기에 골 병변의 관찰이 가능하다는 특징이 있다. 골수 병변은 T1-강조영상(T1 weighted image)에서 저신호강도 강도로, T2-강조영상(T2 weighted image)에서 중등도 이상의 고신호 강도로 나타나며 조영제에 의하여 신호가 증강되어 나타난다. 괴사가 일어난 부위는 T2-강조영상에서 저신호강도로 관찰되며 조영제에 의한 증강 소견이 없어 구분된다(그림 6-6).

4. 혈액 검사 소견 및 조직학적 진단

골관절 결핵은 화농성 골관절염과는 전혀 다른 치료 방식을 요하므로 결핵균의 존재를 확진하는 것이 가장

중요하다. 다양한 임상양상을 보일 수 있기에 혈액검사, 조직소견, 배양검사 등 여러 진단적 검사의 병행을 요한다. 일반적 혈액 검사의 진단적 가치는 제한적이다. 경도의 빈혈이 있을 수 있고 백혈구 수는 정상 혹은 경도의 증가를 보인다. ESR 및 CRP는 증가하는 경우가 많으나 정상일 수도 있다. 화농성 관절염에서처럼 활액 흡인(synovial fluid aspiration)의 시행하여 분석한 결과가 확진에 결정적 역할을 하지는 못한다. 대신 활액 침전물 및 수술 도중 획득한 조직으로 시행한 현미경적 검사상 결핵균(acid-fast bacilli)의 양성 여부, 결핵균 배양 검사 결과가 확진을 가능하게 하므로 매우 중요하다. 배양 양성인 경우 반드시 약제 내성검사를 함께 시행해야 한다. 다만 조직 배양 검사는 민감도가 낮고 배양 기간이 2~6주로 길어 조기 진단에는 도움이 되지 못하는 점을 유념하여야 한다. 관절 내 조직의 중합 효소 연쇄 반응법(polymerase chain reaction: PCR)으로 유전자를 증폭하여 결핵균의 DNA를 검출하는 방법은 매우 민감하고 특이적이므로 조기 진단에 도움을 줄 수 있다. 특히 감염된 관절의 활막이나 침범한 골의 생검(biopsy)을 통해 얻은 조직의 병리학적 검사를 통해 특징적인 육아종을 관찰하는 것이 빠른 확진에 유용하다.

5. 치료

침범한 관절의 종류와 병변의 심각도에 따라 차이가 있을 수 있지만 결핵균 검사 및 약제 내성 결과에 따른 항결핵제 투여가 치료의 근간이 되며 일반적으로 6~12개월 간의 투여가 권장된다. 초기인 경우에는 항결핵제만으로 호전될 수 있지만, 대부분의 경우 활액막염 및 골관절의 파괴를 동반한 이후에 진단되는 경우가 많으므로 조직학적 확진 및 치료를 위해 수술적 치료를 요한다. 수술적 치료는 광범위한 활액막 및 변연 절제술, 연골 및 연골하 병변에 대한 소파술을 시행하게 되고 관절면의 파괴가 심한 경우에는 관절 고정술이 권장된다.

척추 감염(Infection of the Spine)

1. 화농성 척추염

골격계 골수염 중에 척추 화농성 골수염의 발생률은 2~7% 정도로 보고되었다. 우리나라는 2.5~6.9%의 발생률이 보고되었으며, 호발 부위는 요추부, 흉추부, 경추부 순이다. 성별 비는 3:2로 남성에서 호발하며, 전 연령 군에서 발생될 수 있으나, 호발 연령군은 50대 이후이고, 젊은 층에서는 약물 남용자에서 호발한다.

1) 원인 및 병태생리

황색포도상구균(Staphylococcus aureus)이 가장 흔한 균주로 60~70% 이상을 차지하며, 다음으로는 표피포도상구균이 중요한 감염균이다. 그람 음성 균주는 대장균(escherichia coli), 녹농균(pseudomonas), 프로테우스균(proteus) 등이며, 종종 비뇨기계 감염이 있는 경우에 발견된다. 특히 녹농균은 정맥주사 남용자에게서 발견된다. 혐기성 감염은 관통성 외상, 이물질, 당뇨환자에서 발생한다. 최근에는 penicillin이나 methicillin에 내성이 있는 다제 내성 황색포도상구균(MRSA) 등의 감염이 증가하고 있는 추세이다. 감염 경로는 혈행성이 가장 많고 흔한 원발 병소는 비뇨기계의 감염(29%), 연부조직 감염(13%), 상기도 감염(11%) 등이다.

혈행성 감염의 일차적 기시부는 골간단 부위(metaphyseal region) 동맥혈이다. 골간단 내에 전파된 균주는 추간판 주변부의 혈관을 통해 전파되거나 혹은 골단판의 파열부를 통해 디스크 물질에 감염을 일으키고, 인접 척추체의 골단판과 척추체를 감염시킨다. 추간판은 무혈성 조직으로서 일단 감염이 되면 화농성 관절염의 연골이 파괴되는 것과 같은 방식으로 세균의 효소에 의해 빠르게 파괴된다. 농양은 인접 척추 주위 구조물이나 척추관으로 화농성이 전파되어 척추 주변부 농양(paraspinal abscess), 척추관내 농양(intraspinal abscess) 등을 형성하나, 때로는 그 주변부의 해부학적 특성에 의하여 척추부와 멀리 떨어져서 종괴(mass)로 촉진되거나 배농되기도 한다.

2) 임상 증상 및 진단

급성기 증상은 발열, 국소 척추 통증, 근육 경련, 척추 운동의 제한이다. 아급성 및 만성기에는 증상이 모호하여 단지 통증만 있는 경우도 있으며 약 15%에서는 흉통, 복통, 고관절 통증, 하지 방사통, 뇌막 자극 증상(meningeal irritation symptom) 등 비특이적인 증상이 있을 수 있다. 신경 증상은 약 4~17%에서 발생하고 당뇨, 류마티스 관절염, 고령, 상부 척추 감염, 장기간의 부신피질 호르몬 투여자에서 호발한다. 경추와 흉추 감염에서 신경 증상이 흔하며, 경추와 흉추 감염으로 신경 증상이 발생한 경우 감압 수술을 시행하지 않으면 신경 증상이 빠르게 악화된다. 가장 유용한 혈액학적 검사는 ESR 및 CRP이고 이들은 치료 성공 여부를 추적 관찰하는 지표로도 이용될 수 있다.

단순 방사선 검사상 초기 소견은 추간판이 비교적 조기에 파괴되어 감염 2~4주가 경과하면 관찰되는 추간판 간격의 협소화 소견이다. 이어서 골간단의 골다공증, 골단판의 불규칙성의 소견이 나타난다. 3~6주 후부터는 골 파괴 양상의 소견을 보이며 초기의 추체의 골 용해(osteolysis) 변화에서 골 경화(osteosclerosis)의 소견으로 변하면서 결국에는 골성 혹은 섬유성 강직(bony or fibrous ankylosis)이 발생한다. 골 스캔(bone scan)을 통해 단순 방사선 소견보다 빠른 진단이 가능하다. Gallium 골 스캔은 염증세포에 특이적으로 반응을 하기 때문에 Technetium 골 스캔보다 조기에 진단이 가능하고 치료의 효과 판정에도 도움이 된다. MRI는 가장 유용한 검사이며 조기 진단이나 척추 주변의 감염 상태, 농양의 존재 유무, 척추관내 구조물의 감염 상태 등을 파악하는데 가장 적합한 검사이다. T1 강조영상에서 감염된 추체 및 추간판이 저신호 강도 영상을 보이며, T2 강조영상에서 고신호 강도를 보인다(그림 6-7).

화농성 척추염의 가장 확실한 진단법은 조직 검사를 통한 세균 배양 및 조직 현미경적 조직 소견을 확인하는 것이다. 생검 없이 척추 골수염의 진단을 할 수 있는 경우는 혈액 세균 배양 검사에서 양성의 결과를 보이고 명확한 척추염의 증상 및 징후가 보일 때이다. 조직 검사

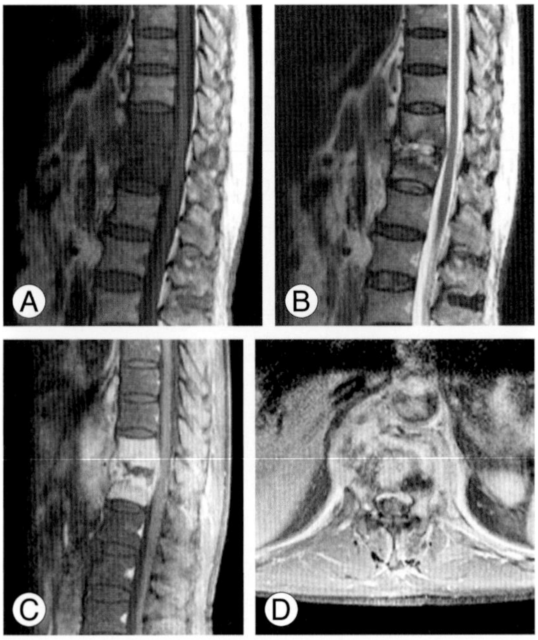

그림 6-7. 화농성 척추염이 진단된 73세 남자환자의 자기공명 검사. **(A)** T1 시상면상 흉추 11번부터 흉추 12번 척추체로 광범위한 저신호 강도 소견. **(B)** T2 시상면상 흉추 11번 및 흉추 12번으로 정상 척추체와 동일한 신호 강도 소견. **(C)** 조영 증강 T1 시상면상 광범위한 조영증강 소견. 척추체로 연장되고, 흉추 11번과 12번 사이 추간판에 농양이 관찰된다. **(D)** 조영 증강 T1 축상면상 척추주위로 주변에 조영 증강된 두꺼운 벽을 동반한 척추주위 농양이 관찰된다.

방법은 침 생검법(needle biopsy)과 수술적 생검법(open biopsy)이 있는데 수술적 생검법은 병소 조직의 채취뿐만 아니라 근본적인 치료까지도 할 수 있는 장점이 있다.

3) 치료

화농성 척추염 치료의 목적은 감염원의 제거이며 이와 더불어 통증 완화, 재발 방지, 척추의 불안정성 예방 및 치료, 신경 증상 발생의 예방 및 치료, 조직학적 혹은 세균학적 진단의 확진 등이다. 항생제 투여는 가장 필수적이다. 항생제 투여의 시기는 환자가 패혈증 등의 소견이 없다면, 생검 혹은 혈액 배양을 통한 원인균의 확인 후 감수성이 예민한 항생제의 투여가 가장 좋은 방법이다. 생검에도 불구하고 원인균이 밝혀지지 않았거나 패혈증 소견을 보이는 경우는 광범위 항생제를 최대 용량 투여한다(표 6-2). 최소 4~6주간은 정맥 주사를 투여

표 6-2. 화농성 척추 감염의 진단 및 치료

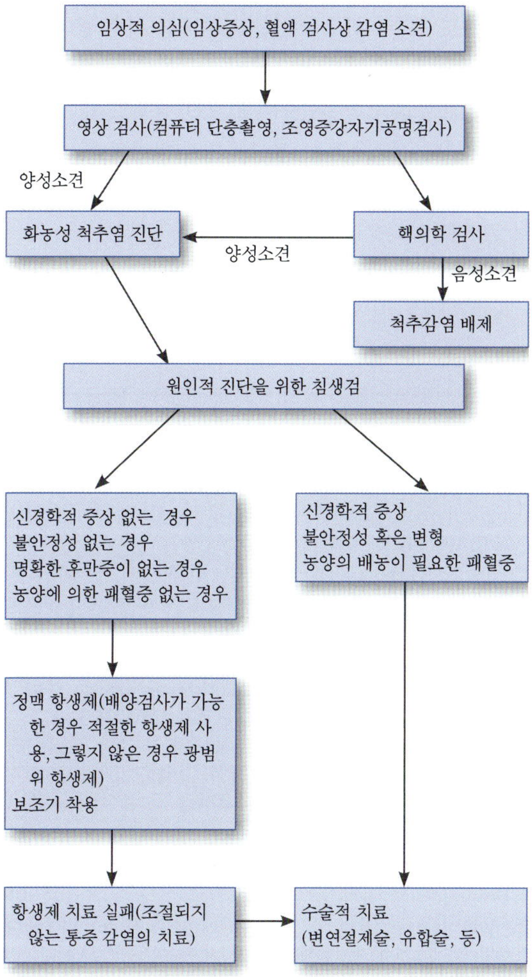

하고 그 후는 경구 투여로 전환한다. 대부분 항생제 투여 종료 시기는 통증 등의 임상 증상의 호전 및 ESR 및 CRP의 정상화 시점으로 한다.

수술적 치료는 세균학적, 조직학적 확진을 얻기 위한 경우, 심한 통증이 있는 경우, 임상적으로 중요한 농양이 형성된 경우, 적절한 항생제 투여에도 불구하고 반응이 없는 경우, 골 파괴가 심하여 척추의 기형이 생겼거나 예방이 필요한 경우, 신경학적 마비의 소견이 있는 경우 등에서 시행된다. 신경 증상이 있는 경우 대부분 전방 도달 법에 의한 감압 후 전방 척추 유합술이 권장된다. 추궁판 제거를 통한 후방 감압술은 척추의 불안정 악화 등으로 금기시되고 있으나 필요한 경우 선택적으로 시행할 수 있다. 신경 마비의 수술적 감압 후 예후는 압박된 부위, 기간, 마비 증상의 발현 양상에 따라 다르다. 흉추부는 중추 신경계이므로 요추부 병변에 의한 신경 증상보다 예후는 좋지 않고, 수술적 치료 경과도 마미나 신경근 마비 증상이 척수마비 증상보다는 양호하다.

2. 결핵성 척추염

1) 발생 빈도 및 기전

전체 결핵 중 골관절 결핵은 약 2~3%를 차지하며, 결핵성 골관절 감염 중 척추 침범은 약 50% 정도이고 결핵성 척추염 중 신경 마비 증세를 일으키는 경우는 10~47%이다. 척추결핵은 주로 혈행성으로 전파되며 일부는 주변 장기(폐, 신장, 소화기 계통)에서 직접 경로로 감염된다. 주 원인균은 Mycobacterium tuberculosis 인형(human type)이며 최근에는 atypical mycobacteria에 의한 감염도 증가 추세이다. 대부분의 골 및 관절 결핵은 골 중 혈액 공급이 가장 풍부한 부위인 성장판(growth plate) 내에서 골수염으로 시작한다. 성장판이나 골간단(metaphysis)이 관절 근처 부위이기 때문에 감염은 관절 공간 등 주위로 퍼져 결핵성 관절염을 일으킨다.

2) 임상 증상 및 진단

전신 증상은 다른 골관절 결핵과 동일하다. 결핵성 척추염에서는 특징적으로 하반신 마비(Pott's paraplegia)가 발생할 수 있는데 이는 척추 결핵 시 발생할 수 있는 가장 심각한 합병증이다. 흉추부는 척수관이 좁고 척수가 척수관 내에서 차지하는 비율이 높으며, 흉추는 정상적으로 후만이 되어 있고 척수에 혈류 공급이 타 부위만큼 풍부하지 못해 결핵 감염이 되면 하반신 마비가 호발한다. 서서히 진행하는 특징이 있어 진단하는 데 시간이 많이 걸리고 영상의학적 검사는 비교적 비특이적이다. 전형적인 방사선 소견은 초기에는 추체의 음영 감소(osteoporosis of body), 골단판의 불규칙성(irregularity of end plate), 추간판 간격의 협소(narrowing of disc space), 척추 주위의 연부조직의 음영(shadow of paravertebral abscess)의 증가가 있다. 골간단의 파괴가 나타나며 계속적인 골 파괴로 후기에는 후만증, 측만증 등의 척추 기형이 발생한다. 전형적인 소견은 2개의 근접 척추체의 전방에서 붕괴가 일어나고 추간판의 파괴가 보이는 것이다. MRI는 골 및 주위 연부조직의 침범 범위 및 정도, 척추관 내의 병변 상태를 파악하는데 가장 좋은 검사법이다, T1 강조영상(T1 weighted image)에서는 감염 부위의 저신호강도, T2 강조영상(T2 weighted image)에서는 고신호강도의 소견으로 나타나며, 척추 주변의 농양과 종양을 구분하기 위하여 Gadolinium 증강촬영을 하는 것이 좋다. 확진은 일반적인 결핵성 골관절염과 같이 조직 검사 혹은 수술적 치료시 획득한 조직을 통해서 이루어진다.

3) 치료

척추 결핵의 약물 치료 및 수술적 치료의 적응증은 일반적인 골관절 결핵에서와 동일하나 척추체 파괴로 인한 마비 진행은 수술적 치료의 절대적인 적응증이 된다. 가장 흔하게 사용되는 수술 기법은 전방 도달 법에 의한 전방 척추체 제거술 후 전방 유합술을 시행하는 것이다.

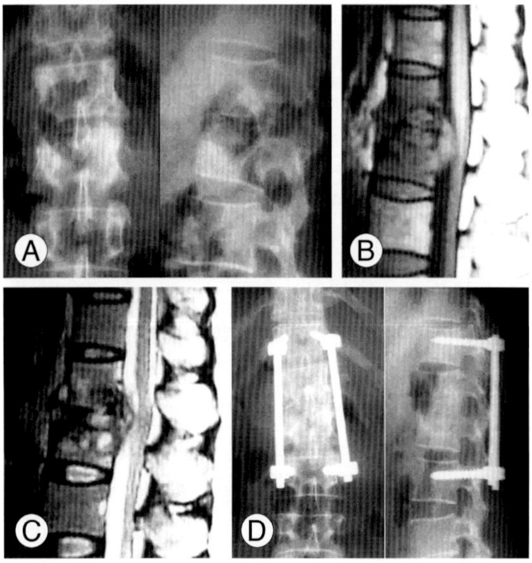

그림 6-8. 44세 여자환자로 요추 1-2번 추체간 골파괴 소견 및 농양 형성을 보이고 있다(A). MRI에서는 T1 강조영상에서 저신호 강도(B), T2 강조영상에서는 고신호 강도(C)의 소견을 볼 수 있으며 전후방 유합술을 시행하여 만족할 만한 골유합을 얻었다(D).

성장기에 있는 10세 전후의 소아 척추 결핵이나, 60~70도의 고도 척추후만증이 있는 경우에는 척추 전방 유합술을 시행하였음에도 불구하고 후만도가 증가하는 경우가 많으므로 후방유합술이 필요한 경우도 있다. 특히 경흉추부와 흉요추부는 정상적으로 전만과 후만이 이행하는 부위이므로 전후방 유합을 하여야만 척추 후만의 증가를 효과적으로 막을 수 있다(그림 6-8).

< 참고문헌 >

Dartnell J, Ramachandran M, Katchburian M. Hematogenous acute and subacute paediatric osteomyelitis. J Bone Joint Surg Br. 2012;94:584-95.

Walter G, Kemmerer M, Kappler C, Hoffmann R. Treatment algorithms for chronic osteomyelitis. Dtsch Arztebl Int. 2012;109(14):257-64.

Ha SH, Pyo YB, Park JK. Treatment of chronic osteomyelitis by using antibiotic-containing bone cement beads. J Korean Orthop Assoc.1995; 30(4):1008-15.

Rod-Fleury T, Dunkel N, Assal M, et al. Duration of post-surgical antibiotic therapy for adult chronic osteomyelitis: a single-centre experience. Int Orthop. 2011;35:1725-31.

Spellberg B, Lipsky BA. Systemic antibiotic therapy for chronic osteomyelitis in adults. Clin Infect Dis. 2012;54(3):393-407.

Singhal B, Perry DC, Khan FN, et al. The use of CRP within a clinical prediction algorithm for the differentiation of septic arthritis and transient synovitis in children. J Bone Joint Surg Br. 2011;93:1556-61.

Holtom PD, Patzakis MJ. Newer methods of antimicrobial delivery for bone and joint infections. Instrs Course Lect. 2003 52:754-49.

Lee JY. Diagnosis and treatment of extrapulmonary tuberculosis. Tuberc Respir Dis (Seoul). 2015;78:47-55.

Hogan JI, Hurtado RM, Nelson SB. Mycobacterial musculoskeletal infections. Infect Dis Clin North Am. 2017;31:369-82.

De Backer AI, Vanhoenacker FM, Sanghvi DA. Imaging features of extraaxial musculoskeletal tuberculosis. Indian J Radiol Imaging. 2009;19:176-86.

Mehta PK, Raj A, Singh N, Khuller GK. Diagnosis of extrapulmonary tuberculosis by PCR. FEMS Immunol Med Microbiol. 2012;66:20-36.

Watts HG, Lifeso RM. Tuberculosis of bones and joints. J Bone Joint Surg Am. 1996;78:288-98.

Suk SI. Textbook of spinal surgery. 4th ed. Newest Medical Publishing Co, 2017.

Herkowitz HN, Garfin SR, Eismont FJ, Bell GR. Rothman-Simeone The Spine, 6th ed. W.B.Saunders Co, 2011.

Liebergall M, Chaimsky G, Lowe J, Robin GC and Floman Y. Pyogenic vertebral osteomyelitis with paralysis. Clin Orthop.

1991;269:142-50.

Lee KY. Comparison of pyogenic spondylitis and tuberculous spondylitis. Asian Spine J. 2014;8:216-23.

Turgut M. Spinal tuberculosis (Pott's disease): Its clinical presentation, surgical management, and outcome. a survey study on 694 patients. Neurosurg Rev. 2001;24:8-13.

Chang MC, Wu HT, Lee CH, Chen TH. Tuberculous spondylitis and pyogenic spondylitis: Comparative magnetic resonance imaging features. Spine. 2006;31:782-8.

Medical Research Council Working Party on Tuberculosis of the spine. A controlled trial of ambulant out-patient treatment and in-patient rest in bed in the management of tuberculosis of the spine in young Korean patients of standard chemotherapy. A study in Masan, Korea. J Bone Joint Surg 1973;55-B:678-97.

Hahn MS, Lee HK, Lee DY, Suk SI, Kim YM, Choi IH, Jeon JM, Lee SH. Part I. Long term follow-up of anterior fusion in spinal tuberculosis.The Journal of the Korean Orthopaedic Association. 1984;19:69-74.

Moon MS, Ha KY, Sun DH, Moon JL, Moon YW and Chung JW. Pott's Paraplegia-67 cases. Clin Orthop. 1996;323:122-8.

Rajasekaran S and Shanmugasundaram TK. Prediction of the angle of gibbus deformity in tuberculosis of the spine. J Bone Joint Surg.1978;69-A:503.

7장 관절염 (Arthritis)

- 서론
- 병리
- 분류
- 류마티스 관절염
- 골관절염
- 건염 및 건막염
- 점액낭염
- 혈우병성 관절염 및 정형외과적 문제
- 통풍
- 연골 석회증, 칼슘 피로인산염 유발 관절염
- 조직흑변증
- 색소 융모 결절성 활액막염
- 신경병성 관절 염증

서론(Introduction)

관절염(arthritis)은 관절에 염증이 일어나는 질병을 말하며, 관절을 뜻하는 arth-와 염증을 뜻하는 –itis가 합쳐진 단어이다. 수많은 종류의 관절염이 알려져 있으며 그 중 비교적 잘 알려진 것들은 퇴행성 관절염(osteoarhthritis), 류마티스 관절염(rheumatoid arthritis), 강직성 척추염(ankylosing spondylitis), 루푸스(systemic lupus erythematosus), 통풍(gout), 건선(psoriatic arthritis), 세균성 관절염(septic arthritis), 반응성 관절염(reactive arthritis), 청소년 특발성 관절염(juvenile idiopathic arthritis) 등이 있다. 관절염의 대표적인 증상은 통증, 부종, 강직이며, 관절면의 조화로운 운동 기능이 소실된다. 때때로 관절의 불안정성이 나타날 수 있고, 반대로 관절의 강직이 나타날 수도 있다.

관절염의 진단을 위해 자세한 병력 청취(history taking), 신체 검진(physical examination), 영상 검사(radiologic evaluation) 및 실험실적 검사(laboratory test)까지 체계적인 진단 절차를 시행해야 한다. 병력 청취 및 신체검진에서 외상이나 기타 뚜렷한 원인이 있는지 면밀히 살펴봐야 한다.

영상학적 검사는 관절염의 진단에 필수적인 검사로 단순 방사선 검사에서 자기공명영상(magnetic resonance imaging: MRI) 촬영까지 종류가 매우 다양하다.

영상검사 외에 관절염의 감별에 유용한 기본검사로 관절 천자(joint aspiration)가 있다. 육안적으로 색깔과 점도를 살펴보고, 백혈수, 단백질, 당 등의 수치를 통하여 질환 감별에 도움을 줄 수 있다.

관절염 치료의 목적은 변형의 예방과 교정, 기능의 보존 및 회복, 통증의 완화에 있으며, 비수술적 치료 요법과 수술적 치료요법으로 나눌 수 있다.

병리(Pathology)

관절염의 병리적 변화는 연골세포의 변화 뿐만 아니라, 활막과 관절 내 지방조직, 골, 관절 주위 인대 및 근육, 슬관절의 반월 연골판과 같은 관절 내외 기타 조직들의 변화도 중요한 요소이며, 관절염이 단순히 연골에 국한된 병(cartilage disorder)이 아니라 관절 전체의 병(organ disease)임을 인식하고 전체적인 조직의 병리를 이해할 필요가 있다.

1. 관절 형상(Joint Shape)

관절염에서 대표적인 관절 형상의 변화는 연골과 골의 소실에 의한 변화이다. 염증성 관절염들의 경우 원인 염증의 결과로 나타나는 활액막염과 관절조직의 파괴가 특징적이다. 활액막염이 더욱 진행되면, 연골, 건 및 인대의 손상이 광범위하게 진행되며, 관절의 굴곡 강직,

외반이나 내반과 같은 변형들이 나타난다.

2. 조직의 변화

골관절염은 관절의 비정상적인 기계적 자극에 의해 유발되는데, 이러한 비정상적 기계적 자극은 연골의 항상성 유지를 위한 연골세포의 콜라겐 등 기질분자의 합성과 분해 과정을 방해하고, 결과적으로 기질분자 합성 저하 및 파괴를 유도하여 조직의 변화를 일으키게 된다. 이에 따라 골관절염에서는 주로 연골의 소섬유 형성(fibrillation), 제 I/II형 콜라겐 비율의 증가, 연골면의 마찰 증가와 탄성의 감소 소견을 보이게 된다. 이에 비해 류마티스 관절염은 활막에서 시작되는 자가면역 질환으로, 면역체계에서 자가항체(autoantibody)와 염증성 사이토카인(inflammatory cytokine)을 생성하면서 염증을 활성화 시키고, 이에 따라 연골과 뼈를 파괴하는 판누스(pannus)를 형성하여 조직 변화를 일으키게 된다. 류마티스 관절염에서는 두꺼워진 활액막의 판누스, 그리고 T 및 B 림프구의 증가를 볼 수 있으며, 활액막의 림프구나 혈장 세포(plasma cell)들에 의해 만들어지는 항체들이 활액막의 항원들과 결합한다. 류마티스 관절염 환자의 관절액에서는 IgG (immunoglobulin G), IgM, IgA가 높은 수치를 나타내는데, 류마티스 관절염 환자의 70~80%에서 변성된 IgG와 반응하는 IgM 항체가 발견되며, 이런 이유로 류마티스 관절염은 면역복합체 질환의 한 가지로 생각되어진다.

3. 골의 손상 및 복원

골관절염에서 연골손상의 육안적 변화 중 초기 소견으로 표면의 연화(softening), 종창(swelling), 또는 표면에 국한된 수포(blister)나 균열(fissure) 등이 있다. 이는 점차 진행할수록 연골의 심층을 포함하며 소섬유 형성(fibrillation)을 보이며 심하면 연골하 골까지 침범한다. Outerbridge는 이러한 관절연골 손상을 형태에 따라 분류하였는데, 단순하고 임상적으로 유용하다. 현재 병변의 깊이 뿐 아니라 너비까지 고려한 변형된 Outerbridge 분류, 국제연골재생학회(International Cartilage Repair Society: ICRS) 등급체계 등이 보편적으로 사용되고 있다.

연골의 세포외 기질(extracellular matrix)의 합성과 분해는 모두 연골세포에 의해 이루어지므로 연골의 손상 및 복원을 이해하는 데에는 연골세포의 동화(anabolic) 및 이화(catabolic) 작용과 이의 균형 조절을 이해하는 것이 필요하다. 연골세포는 세포외 기질인 교원질 섬유와 히알루론 산, 단백당을 생산하여 연골조직을 형성하며, 아울러 기질 금속단백분해효소(metrix metalloproteinase: MMP)와 금속단백분해효소 조직 억제제(tissue inhibitor of metalloproteinase: TIMP)를 분비하여 연골조직 내 세포외 기질의 항상성을 유지시킨다. 즉, 연골조직의 항상성을 위해 혜포외 기질의 동화와 이화작용의 균형으로 연골조직이 유지되게 되는데, 연골조직은 다른 조직들에 비해 구성 성분의 분해, 합성의 반감기가 매우 길다. 단백당(proteoglycan)의 주성분인 아그레칸(aggrecan)은 반감기가 3~24년이며 콜라겐(collagen) 조직은 반감기가 100년 이상으로 알려져 있다. 관절염은 동화와 이화 과정 모두에 영향을 미치는데, 이러한 과정을 조절하는 인자로는 크게 싸이토카인(cytokine), 염증 매개체(mediator), 성장인자(growth factor), 효소(enzyme)들이 있다.

관절염에 관여하는 각 인자에 대해 살펴보면, 대표적으로 이화작용을 일으키는 싸이토카인에는 IL-1β, TNF-α, IL-6, IL-7 등이 있다. 이들 중 가장 잘 알려진 염증인자들은 IL-1β와 TNF-α인데, TNF-α를 억제하는 약제들이 류마티스 관절염 환자들에게서 쓰이고 있다. 대표적인 염증매개체로는 nitric oxide와 PGE2가 있으며, nitric oxide는 연골세포에 의해 분비되는데 연골의 단백당과 콜라겐 생성을 억제하고 IL-1β를 통하여 MMP의 생성에 관여한다. PGE2는 염증과 통증을 주도하는 주요 매개체로 COX-2와 prostaglandin E synthase 효소에 의해 생성된다. 관절염의 치료에 사용되는 NSAID 약제들은 이러한 COX-2를 억제하여 염증을 감소시키는데 기여를 하고 있다. 한편 동화작용에 관여하는 싸이토카인에는 transforming growth factor- β(TGF-β), 골 형성 단백질(bone morphogenetic proteins: BMPs), Insulin-like growth factor-1(IGF-1), fibroblast growth factors

(FGFs) 등이 있다. TGF-β는 연골세포에서 제 2형 콜라겐과 아그레칸의 생성을 유도하고 연골기질 분해효소들을 억제하여 IL-1β와 반대되는 작용을 한다. BMP는 연골 기질의 유지에 관여하는 단백질들로 BMP-2, BMP-4, BMP-7 등이 알려져 있고, 이들 중 BMP-7이 가장 강력한 동화 작용을 한다고 알려져 있다. IGF-1은 연골 기질 분비 촉진과 함께 연골 분해를 억제하며 염증 매개체인 nitric oxide에 의해 억제된다.

손상에 따른 연골 재생은 세포의 동화 작용에 의해 이루어진다. 연골 기질 내에서 세포의 부분적인 증식 소견을 보이는 세포의 응집을 볼 수 있으며, 톨루이딘 블루(toluidine blue)로 조직을 염색하면 응집된 주위로 이염성(metachromasia)을 자주 관찰할 수 있다. 이는 프로스타글란딘 합성의 증가를 의미하는 것으로, 이 과정을 내인성 복원(intrinsic repair) 이라고 한다. 반면 손상된 관절에서 새로운 연골에 의한 외인성 복원(extrinsic repair)은 관절 연이나 연골하 골, 혹은 양측 모두에서 시작될 수 있다. 정리하자면, 관절연골의 생성과 분해의 균형이 깨져서 연골기질이 생성되는 것보다 분해되는 속도가 더 빠를 때 관절염이 진행되게 되는 것이고, 연골기질의 생성과 분해에 중요한 역할을 하는 연골세포는 골관절염의 병리 기전에 핵심적 역할을 한다고 할 수 있다.

4. 연골하 골의 손상 및 복원

정상 관절에서 연골과 연골하 골은 체중과 운동에서 일어난 스트레스를 분산시킨다. 이 과정에서 잠정 석회화대(provisional calcified zone)을 사이에 두고 연골과 연골하 골이 소통한다는 연구들이 발표되고 있다. 특히 퇴행성 골관절염에서 연골층의 균열이 깊어지면서 둘 사이에 소통이 증가할 수 있다고 제시되며 BMP 등이 연골과 연골하 골세포 모두에게 영향을 줄 수 있는 것으로 나타났다. 관절염이 진행할수록 관절 연골의 침식이 일어나 연골하 골에 있는 골은 점점 국소적으로 과한 하중이 가해지고 골모세포의 증식과 신생골 형성이 일어나는데, 이는 단순 방사선에서 경화(sclerosis)의 형태로 나타난다. 연골하 낭종은 대개 관절 연골의 결손 부위에서 관찰되는데, 골관절염에서 흔히 보이며, 결손부를 통해 연골하 골의 골수 내 공간으로 관절 내 압력이 전달되어 형성된다. 연골하 낭종은 그 안의 압력이 관절내 압력과 동일하게 될 때까지 크기가 증가한다.

5. 활액막의 손상

골관절염으로 인하여 연골과 골이 손상될 경우 관절 내에 조직 파편(debris)이 생성되고 이들은 활액막의 식세포(phagocyte)에 의해 제거된다. 이러한 과정에서 활액막이 증식(hyperplasia) 또는 비후(hypertrophy)되며 염증성 반응 및 신생 혈관의 형성(neoangiogenesis), 섬유화 등이 진행된다. 활액막의 만성 염증 및 섬유화는 관절 연골의 영양 공급을 저해하며 이 과정에 관여하는 다양한 생화학적 중재자들은 관절염의 진행 및 만성화에 중요한 역할을 하게 된다. 골관절염 환자에서 나타나는 통증, 부종, 관절기능 저하 등의 임상 증상은 활액막의 만성 염증과 상관이 있는 것으로 알려져 있다. 한편, 비후된 활액막이 관절 내에 확장되어 손상될 경우, 관절 내 반복적인 출혈에 다른 활액막의 혈철소(hemosiderin) 착색이 관찰될 수 있으며, 육안상 유사하게 보이는 색고 융모 결절성 활액막염(pigmented villonodular synovitis: PVNS)의 종창성 유두상 활액막(swollen papillary synovium)과 감별이 필요하다.

관절면으로 확장되는 증식된 활액막(판누스, pannus) 소견은 골관절염에서도 관찰될 수 있으나 류마티스 관절염에서 그 형성이 더욱 광범위하며 관절연골을 파괴하는 공격성을 가지고 있다.

6. 손상된 관절의 활액

모든 관절염에서 활액의 상태가 변화하며, 관절염의 종류에 따라 특징적인 변화를 보인다. 따라서, 관절 천자를 통하여 채취한 활액을 검사하는 것은 관절염의 원인을 결정하는데 큰 도움을 준다. 각 관절염에 따른 활액의 특징적인 소견은 표와 같다(표 7-1).

표 7-1.

	색상	투명도	점도	총 백혈구 수치(cells/mm³)	PMNs	단백질	당	균 배양
정상 활액	무색	투명	높음	<200	<25%	정상	혈액의 90%	음성
비염증성 활액	볏짚 또는 노란색	투명	높음	200~2,000	<25%	대부분 정상	혈액의 90%	음성
염증성 활액	노란색	탁함	낮음	2,000~50,000	>50%	> 3.0 g/dL	혈액의 75% 이상	음성
화농성 활액	다양	불투명	낮음	>50,000	>75%	>3.0 g/dL	혈액의 50% 이하	양성
출혈성 활액	혈액 양상	혈액 양상	다양	다양	다양	다양	다양음성	음성

분류(Classification)

골관절염은 관절 연골과 연골하 골 활액막 대사의 변화를 동반하며 연골 세포, 골 세포, 활액막 세포들과 면역 세포 사이의 상호작용 역시 변화시킨다. 변형된 형태의 골관절염에는 활액막 증식과 림프구의 침윤이 현저하며 급격한 관절 파괴를 보이는 Postel씨 질환(rapidly destructive degenerative joint disease)과 미란성 퇴행성 관절 질환(erosive degenerative joint disease)이 있다.

류마티스 관절염은 활액막의 증식과 비후, 자가항체(autoantibody) 형성, 골과 연골의 파괴를 특징으로 하는 질환이다. 비정상적으로 증식한 활액막은 관절 연골 표면을 침범하고 이 판누스에 의해 골과 연골의 파괴가 진행된다. 기타 류마티스 질환으로 15세 미만에서 발생하는 연소기 류마토이드 관절염, 척추 인대의 골화(ossification)가 특징적인 강직성 척추염, 연쇄상구균(streptococcus) 감염과 관련되어 다발성 관절염 증상이 나타나는 류마티스 열(rheumatic fever), 젊은 여성에서 인체의 여러 장기를 침범하는 전신성 홍반성 루푸스(systemic lupus erythematosus: SLE), 백혈구 감소와 비장비대를 동반한 만성 관절염 증상을 보이는 Felty 증후군 등이 있다.

한편, 기타 관절염에는 퓨린 대사와 관련된 대사성 질환으로 관절 및 관절 주위 조직에 요산염(monosodium urate) 결정 침전이 특징인 통풍성 관절염, 혈액응고인자 VII (hemophilia A)와 IX (hemophilia B)의 결핍으로 발생하는 혈우병성 관절염(hemophilic arthritis), 비정상적인 융모의 증식성 질환인 색소 융모 결절성 활액막염(pigmented villonodular synovitis: PVNS), 당뇨, 매독 등으로 말초신경계가 이환되어 관절 내 정상적인 통증 및 고유 감각을 상실하여 발생하는 신경병성 관절(neuropathic or Charcot joint), 세균 감염에 의한 감염성 관절염(infectious arthritis) 등이 있다.

관절염은 염증의 정도에 따라 비염증형 또는 저염증형(non-inflammatory or low-inflammatory type)과 고염증형(high-inflammatory type)으로 분류하기도 한다. 비염증형 또는 저염증형 관절염의 경우 국소적인 관절면의 변성 소견을 보이며, 체중 부하 또는 움직임에 의해 관절의 통증이 악화되고, 휴식을 취하면 호전된다. 관절 활액이나 혈액 검사 소견에서 낮은 염증 수치를 보이며, 골관절염이나 외상성 관절염이 대표적이다. 이에 반해 고염증형 관절염은 광범위한 관절면의 변성 소견이 관찰되며, 휴식 시에도 관절에 통증이 있고 강직과 변형이 심한 경우가 많다. 관절 활액이나 혈액 검사 소견에서 상대적으로 높은 염증 수치를 보인다. 류마티스 관절염, 전신성 홍반성 루푸스와 같은 자가 면역 질환이 대표적이며 통풍성 관절염, 감염성 관절염 역시 여기에 속한다. 그 밖에도 위에 언급되지 않은 여러 원인에 의한 관절염들이 존재한다. 각론에서는 정형외과 영역에서 흔히 다루어지는 대표적인 관절염에 대하여 상세히 기술하고자 한다.

류마티스 관절염

류마티스 관절염은 원인이 아직 알려지지 않은, 대칭적 다관절염이 특징인 가장 흔한 만성 염증성 관절염이다(그림 7-1). 지속적으로 활성화된 류마티스 관절염은 관절연골 및 뼈를 파괴하고 이로 인한 기능장애를 일으키기 때문에, 손상이 발생하기 전 조기 진단과 적극적인 치료가 반드시 필요하다. 순환형 시트룰린화 펩티드에 대한 혈청 항체(anti-cyclic citrullinated peptide antibody, anti-CCP antibody, 항-CCP 항체)는 류마티스 인자와 함께 류마티스 관절염이 의심되는 환자의 진단과 예후의 생물학적 표지자로써 일반적으로 사용되고 있으며, 영상장비의 발전은 관절의 염증과 손상의 탐지를 개선함으로써 임상적 결정에 많은 도움을 주고 있다. 새로운 질병관련 유전자와 환경적 상호작용이 밝혀졌고, 발병기전(pathogenesis)에서 분자적 경로를 해석하는데 큰 발전이 있었으며, 이로 인해 표적화된 생물학적 치료 또는 소분자적 치료법(small molecule therapy)이 유용하게 되었다.

1. 역학 및 발생 빈도

류마티스 관절염의 발병률은 25세에서 55세까지 증가하며, 그 후 75세까지는 비슷하다가 이후 감소한다. 류마티스 관절염은 전 세계 성인 인구의 약 0.5~1%에서 발병하며, 전반적인 발병률은 최근 수십 년간 감소하였지만, 류마티스 관절염 환자들이 과거에 비해 더 오래 살기 때문에 유병률은 그대로 유지되었다. 류마티스 관절염의 발생률과 유병률은 전 세계적으로 지리적 위치에 따라 차이가 있으며 같은 국가 내에서도 특정 종족에서 호발하는 양상을 보인다. 다른 자가면역질환과 마찬가지로 류마티스 관절염은 남성보다 여성에게서 2~3배 더 흔하게 발생한다. 우리나라에서는 류마티스 관절염에 대한 유병률 및 인구사회학적인 특성에 관한 조사나 사회경제적 질병부담 연구는 미흡한 실정이나 1.1~2.2%의 류마티스 관절염 유병률이 보고되고 있다.

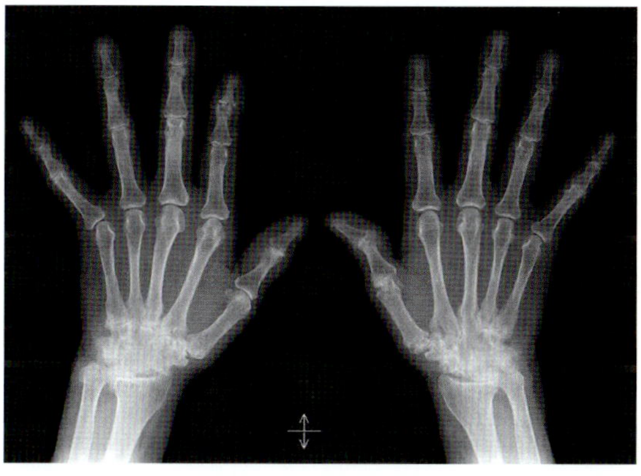

그림 7-1. 양측 수근관절 및 수부관절을 대칭적, 다발성으로 침범한 류마티스 관절염.

2. 원인

1) 유전적인 원인

류마티스 관절염 환자의 일차 친족(first-degree relative)들이 류마티스 관절염 진단으로 진단될 가능성은 일반적인 인구군에서보다 약 2~10배 가량 더 크다. 그러나, 유전학적 소인이 류마티스 관절염의 발병 기전에서 어떤 역할을 하는지에 대해서는 아직까지 명확하지 않다.

2) 비유전적(환경적) 요인

유전적 질병요인 이외에도 많은 환경적 요인들이 류마티스 관절염의 병인에 관여한다. 이러한 환경적 요인 중 가장 관련성이 높은 것은 흡연이다. 많은 코호트와 환자군-대조군 연구에서 흡연의 류마티스 관절염 발생의 상대적 위험도가 1.5~3.5로 밝혀졌다. 특히 담배를 피우는 여성은 류마 티스 관절염에 걸릴 위험이 2.5배 가까이 높으며 금연 후에도 약 15년간 위험이 지속된다.

3. 병리

류마티스 관절염은 활막 조직과 그 밑에 있는 연골, 골을 침범한다.

류마티스 관절염의 병리학적 특징은 활막의 염증과 증식, 국소적인 골 미란과 관절연골이 얇아지는 것이다. 만성적인 염증은 활막 표면의 과증식과 판누스(pannus)를 형성한다. 판누스는 두꺼워진 세포층으로 섬유모세포양 활막세포(fibroblast-like synoviocytes)와 육아-반응 섬유혈관 조직(granulation-reactive fibrovascular tissue)을 포함하고 있으며 아래에 있는 연골과 뼈를 침범한다.

무기화된 연골과 연골하골의 구조적 손상은 파골세포에 의해 매개된다. 파골세포들은 판누스와 뼈의 인접면에 나타나, 흡수소강(resorption lacunae)을 만든다. 이러한 병변은, 전형적으로 활액막이 관절연골 가장자리의 골막 표면에 부착되는 부위와 인대 및 건막의 부착부위에 국한되어 나타나며, 따라서 골 미란은 주로 건, 측부 인대, 활막 등의 부착 부위인 중수수지 관절의 요측부에서 주로 발생하게 된다. 또 다른 형태의 골 손실로는 활동성 염증이 있는 관절에서 발생하는 관절 주위 골감소증이다.

골수와 침습적인 판누스를 나누고 있는 피질골층은 상대적으로 얇으며, 염증성 활막에 의해 쉽게 관통된다. 류마티스 관절염에서 연골의 손상이 일어나는 초기 부위는 활막 판누스를 따라 위치해 있다. 연골 기질에서 프로테오글리칸의 전반적인 손실이 일어나며, 이는 활막액과 인접해 있는 표층 영역에서 가장 뚜렷하다. 연골의 손상은 연골세포 주변 영역(perichondrocytic zone)이나 연골하 골에 인접한 부위에서도 일어날 수 있다.

4. 진단

류마티스 관절염의 임상적 진단은 주로 만성적인 염증성 관절염의 징후와 증상과 함께, 중요한 추가적 정보를 제공하는 검사실 소견 및 방사선학적 소견에 기반을 두고 있다. 항류마티스 약제를 일찍 사용하여 이득을 볼 수 있는 환자들을 초기에 진단하기 위해 2010년, 미국 류마티스 학 회와 유럽 류마티스 학회 공동으로, 1987년에 만들어졌던 류마티스 관절염에 대한 ACR 분류 기준을 개정하였다(표 7-2). 새로 개정된 진단기준에서 점수는 0~10점까지 있는데, 6점 이상이면 확정적으로 류마티스 관절염으로 진단한다.

1) 검사실 소견

류마티스 관절염과 같은 전신적 염증성 질환이 있는 환자들에게서 ESR 또는 CRP와 같은 비특이적인 염증 표지자들이 높게 측정된다. 비록 류마티스 인자가 진단 특이도가 부족해 관절염 형태의 임상증상을 가지는 다른 만성 염증성 질환에서도 발견되지만, 혈청 류마티스 인자 및 항-CCP 항체의 검출은 다른 다발성 관절질환으로부터 류마티스 관절염을 구별하는데 매우 중요하

표 7-2. 개정된 류마티스 관절염에 대한 ACR 분류 기준

		점수
관절침범	1개의 큰 관절	
	(어깨, 팔꿈치, 엉덩이, 무릎, 발목 관절)	0
	2~10개의 큰 관절	1
	1~3개의 작은 관절	
	(중수수지 관절, 근위지 관절, 무지 지관절, 중족족지 관절, 손목 관절)	2
	4~10개의 작은 관절	3
	> 10개의 관절(적어도 1개의 작은 관절 포함)	5
혈청검사	RF 음성과 ACPA 음성	0
	RF 저양성 또는 항-CCP 항체 저양성	
	(정상 상한치의 3배 이하)	2
	RF 고양성 또는 항-CCP 항체 고양성	
	(정상 상한치의 3배 보다 큰 경우)	3
급성반응단백	정상 CRP와 정상 ESR	0
	비정상 CRP 또는 비정상 ESR	1
증상의 기간	6주 미만	0
	6주 이상	1

주: 이 기준은 다른 질환에 의해서 설명되지 않는 분명한 임상적인 활막염 소견을 나타내는 관절이 적어도 한 개 이상 포함된 새로운 증세를 보이는 환자의 분류를 위해 사용됨. 6점 이상이면 분명한 류마티스 관절염.

약어: ACPA, anti citrullinated peptide antibodies(항-시트룰린화 펩티드 항체): CCP, cyclic citrullinated peptides: CRP, C-reactive protein(C-반응단백): ESR, erythrocyte sedimentation rate(적혈구 침강속도): RF, rheumatoid factor(류마티스 인자).

다. 류마티스 관절염 환자에 따라서 류마티스 인자만 양성이거나, 항-CCP 항체만 양성인 경우도 있으므로, 류마티스 인자와 항-CCP 항체 검사를 같이 시행하는 것이 진단에 유용한 가치가 있다. 일반적으로 항-CCP 항체 양성 소견은 더 나쁜 예후와 관련이 있다.

2) 활액 검사

일반적으로 류마티스 관절염 환자의 활액 세포 구성은 급성 염증 상태를 보인다. 백혈구 숫자는 변이가 심할 수 있지만, 골관절염과 같은 비염증성 질환의 경우 백혈구 수가 <2,000/μL인 것에 비해 일반적으로 류마티스 관절염의 경우 백혈구 수는 5,000~50,000/μL 사이이다.

3) 영상 검사

영상검사는 류마티스 관절염의 진단뿐만 아니라 관절손상의 진행을 추시하는 데에도 매우 유용하다. 일반 방사선 촬영이 가장 일반적인 영상 촬영 방법이며, 골 구조를 관찰하거나, 관절 간격 협소 정도를 파악하여, 관절면 상태를 추론하는데 사용한다. MRI와 초음파는 골의 이상소견을 발견 하는데 민감도가 더 높을 뿐만 아니라 활막염, 건막염, 삼출액 등 연부조직의 변화를 발견할 수 있는 장점이 있다.

5. 임상 소견

류마티스 관절염의 전형적인 증상은 관절, 힘줄, 윤활막 등의 염증으로 인해 발생한다. 환자들은 주로 1시간 이상 지속되는 조조경직(morning stiffenss)을 호소하는데, 이 증상은 이어진 신체적 활동을 하면서 완화된다.

1) 경추

경추 환추축 관절(atlanto-axial joint)의 침범은 압박성 척수병증(myelopathy)과 신경 기능 장애를 일으킬 수 있기 때문에 임상적으로 매우 중요하다. 초기에 임상적인 증상은 주로 경추 전체 움직임을 통해 알 수 있는 목의 경직이며, 전반적인 운동장애가 발생되기도 한다. C1의 횡행인대(transverse ligament)는 C2의 치상돌기를 안정화시키는 것으로 건초염(tenosynovitis)이 이곳에 생겨서 C1-C2의 불안정성을 보이기도 한다(그림 7-2).

2) 어깨 관절

어깨 관절낭은 회전근개(muscular rotator cuff) 아래에 있으므로 이학적 검사로 삼출액을 찾아내기 힘들다. 유일한 객관적인 증거는 어깨 운동장애가 나타나는 것이다. 환자는 어깨 통증으로 인하여 무의식적으로 어깨 운동을 하지 않는다. 일상생활 활동은 과도한 어깨의 활동을 필요로 하지 않으므로, 동결 견 증후군(frozen shoulder syndrome)이 조기에 발생할 수 있다. 충분한 범위의 관절운동을 통한 적극적이고 철저한 계획적인 운동을 시행하여 강직을 방지할 수 있다.

3) 팔꿈치 관절

팔꿈치는 염증을 가장 초기에 관찰할 수 있는 관절 중의 하나이다. 이 관절은 표면에 위치하므로, 활막염이 생기면 요골 상완골 관절이 만져질 수 있으며 활막의 비후가 관찰될 수 있다.

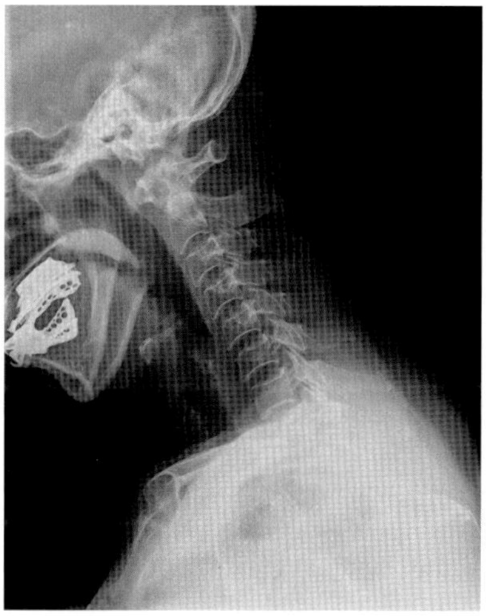

그림 7-2. 류마티스 관절염 환자의 경추 측면 사진상 C1-2의 불안정성 소견 보인다.

4) 손목관절

척골 경상돌기 주변의 염증과 척 수근굴건(flexor carpi ulnaris)의 윤활막염은 원위 척골의 아탈구를 유발하여 척골 경상돌기에서 "피아노 건반 운동(piano key movement)"이 나타날 수 있다.

5) 손관절

일단 류마티스 관절염으로 진행이 되면, 손목관절, 중수 수지(MCP) 관절, 근위지(PIP) 관절의 침범이 가장 흔하게 나타난다(그림 7-3). 원위지(DIP) 관절의 침범도 류마티스 관절염에서 발생할 수 있지만, 대개는 동반된 골관절 염의 증상이다.

6) 엉덩이 관절

류마티스 관절염에서 엉덩이 관절 침범은 흔하지만, 엉덩이 관절 병변의 초기 증상은 병력이나 이학적 검사로 잘 드러나지 않는다. 전형적으로 병변이 야기된 쪽으로 환자가 양말이나 신발을 신을 때 어려움을 겪는 것이 제일 처음 발견되는 소견이다. 보통 통증이 발생하면 허벅지나 서혜부에 나타난다.

7) 무릎관절

보통 무릎의 삼출액과 활막의 비후는 이학적 검사를 하면 쉽게 알 수 있다. 보통 전반적인 관절간격의 감소가 관찰되며 골관절염처럼 변화가 한 구획에 치중되지 않는다.

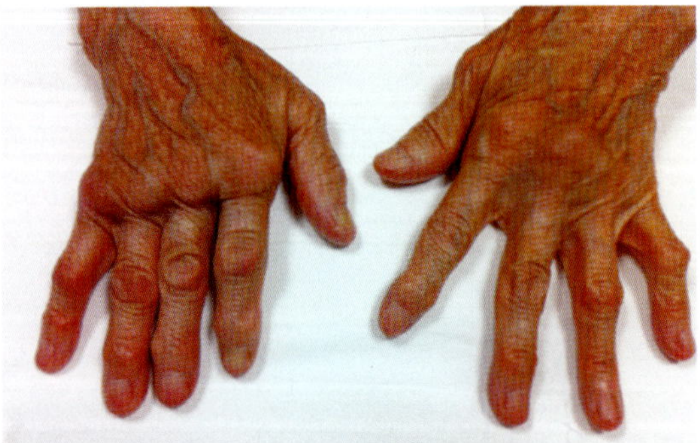

그림 7-3. 수근관절 및 수부관절을 침범한 류마티스 관절염.

8) 족부

하체 관절은 체중부하를 받는 구조물이기 때문에, 병변이 생긴 발과 발목은 상지에 발생하는 것보다 더 큰 기능장애와 통증을 유발한다. 류마티스 관절염은 특징적으로 중족족지 관절(metatarsophalangeal joint: MTP), 거주상 관절 (talonavicular joint), 그리고 발목 관절 순으로 발생한다.

9) 관절외 증상

40%에 이르는 환자들에게서 관절외 증상이 류마티스 관절염의 임상적 경과 중에 발생할 수 있으며, 심지어는 관절염 발생 이전에 나타나기도 한다. 흡연력이 있거나, 심각한 신체적 장애가 조기에 발생하거나, 혈청 류마티스인자 또는 항-CCP 항체 검사가 양성인 경우 관절외 증상이 나타날 가능성이 높다. 피하결절, 이차성 쇼그렌 증후군, 간질성 폐질환(ILD), 폐결절, 빈혈 등이 가장 많이 관찰되는 관절외 증상들이다.

10) 전신 증상

체중감소, 열, 피로, 권태, 우울 그리고 심한 경우 악액질 (cachexia) 등이 나타날 수 있다. 일반적으로 높은 수준의 염증을 나타내며 때로는 관절 증상보다 먼저 나타나기도 한다. 일반적으로 질병 경과 중 언제라도 38.3°C 이상의 열이 있으면 전신성 혈관염이나 감염을 의심해야 한다.

(1) 결절

피하결절은 30~40%의 환자에서 발생하며, 질병의 활성도가 높거나, 공유 항원결정기와 연관된 경우, 혈청 류마티스 인자 검사 양성이거나 관절 미란의 방사선학적 소견이 있는 경우 더 흔하다. 하지만 최근에는 질병 완화 항류마티스 약제를 조기에 적극적으로 사용하면서, 피하결절의 유병률이 감소하고 있다. 결절은 대체적으로 골막, 힘줄, 윤활낭에 부착되어 있으며, 단단하고 무통성으로 전완부, 천장 융기(sacral prominence), 아킬레스 힘줄과 같이 반복되는 외상이나 자극에 노출되는 골격 부위에 발생한다. 폐, 늑막, 심막, 복막에서 발생하기도 한다. 결절은 대부분 양성이지만 감염, 궤양, 괴사와 관련이 있을 수 있다.

(2) 쇼그렌 증후군(Sjögren's syndrome)

이차성 쇼그렌 증후군은 류마티스 관절염과 같은 다른 결체 조직 질환과 연관되어, 건조 각결막염(keratocon- junctivitis sicca)이나 입안마름증(xerostomia)이 나타나는 경우를 말한다. 류마티스 관절염 환자의 약 10%에서 이차성 쇼그렌 증후군이 동반된다. 건조 각막결막염(keratoconjuntivitis sicca)은 류마티스 관절염에서 쇼그렌 증후군(Sjögren's syndrome)과 관련된 가장 흔한 증상이다. 환자들은 대부분 증상을 알아채지 못하므로 눈의 건조함에 대해 물어보고 예방적 조치를 취해야 한다.

(3) 호흡기계

류마티스 관절염에서 가장 흔하게 발견되는 폐침범 소견은 흉막염이며, 흉부 통증과 흉막 마찰음(pleural friction rub), 흉수(effusion)등을 유발한다. 흉수는 단핵구와 호중구가 증가되어 있는 삼출성 흉수이다. 간질성 폐질환도 약 12%의 류마티스 관절염 환자에서 발생할 수 있는데, 마른 기침과 점진적인 호흡곤란 증상이 나타난다.

(4) 심장

심장에서 침범되는 가장 흔한 부위는 심막이다. 사체 부검이나 심초음파 검사에서는 환자의 약 반수에서 심막의 침범이 관찰되지만 심막염의 임상적 증상은 류마티스 관절염 환자의 10% 이하에서만 발생한다.

(5) 혈관염

류마티스 혈관염의 전체적인 발생률은 지난 10년간 전체 환자의 1% 이하로 크게 감소했지만, 장기간 지속되는 류마티스 관절염, 혈청 류마티스 인자 양성, 저 보체혈증(hypocomplementemia)이 동반된 환자에게서 전형적으로 발생한다.

6. 치료

1) 약물치료

지난 20년 동안 꾸준한 연구를 통해, 류마티스 관절염의 치료방법에 많은 변화가 생겼다. (1) 질병 초기 선택 약제로 질병완화 항류마티스 약제(disease-modifying antirheumatic drug: DMARD)인 메소트렉세이트(methotrexate: MTX)의 출현, (2) 단독 또는 메소트렉세이트와 병용할수 있는 생물학적 제제(biologicals)의 개발, (3) 질병 완화 항류마티스 약제의 병합 사용이 메소트렉세이트 단독 사용에 비해 우월함이 증명된 점 등이 바로 그것이다. 류마티스 관절염의 치료 에 사용되는 약물은 광범위한 카테고리로 나누는데, 비스테로이드성 소염제(NSAIDs), 프레드니손(prednisone)과 메 틸프레드니솔론(methylprednisolone)과 같은 글루코코르티코이드, 전통적인 질병완화 항류마티스 약제(DMARD), 그리고 생물학적 질병완화 항류마티스 약제가 있다. 일부 류마티스 관절염 환자는 메소트렉세이트와 같은 단일 DMARD로 적절하게 조절되지만, 대부분의 경우 질병 활성도의 변화, 약제 관련 독성 및 치료경과에 따라 다양한 병합 DMARD약제 사용법이 필요하다.

2) 수술적 치료

수술적 요법은 전신적 질환인 류마티스 관절염의 일반적인 치료법은 아니며 국소 변형이 심하여 일상생활에 지장이 있는 경우나 활액막(synovium)의 심한 증식(hyperplasia)으로 인하여 관절 파괴가 예상되는 경우에 시행 될 수 있는 제한적이고 국소적인 치료방법이다. 최근에는 류마티스 관절염의 조기 진단과 약물치료법의 발전으로 심한 관절의 파괴나 변형의 빈도가 줄어들고 있으나 약물로 조절되지 않는 반복되는 활액막염(synovitis)이나 심한 관절의 변형 또는 파괴가 동반된 경우에는 수술적 치료가 필요하다. 수술의 목적은 통증을 완화시키고, 관절 연골(cartilage)이나 건(tendon)의 파괴를 방지하며, 관절의 기능을 향상시켜서 일상생활을 영위하도록 하는 것이다. 관절의 기능적 측면을 고려하여 관절 운동 범위(range of motion: ROM)는 필요에 따라 증가시키거나 감소시키고, 관절의 변형을 교정할 뿐만 아니라 관절 자체의 안정성을 고려해야 한다.

골관절염

골관절염(osteoarthritis)은 퇴행성 관절질환(degenerative joint disease: DJD)이라고도 하는데, 서서히 진행하는 활막 관절(synovial joint)질환으로서, 관절 연골의 국소적인 파괴, 인접한 뼈의 과증식반응으로 인한 골극(osteophyte) 형성과 연골하골(subchondral bone) 경화, 다양한 정도의 활막 염증, 관절막 비후, 그리고 인대, 반월연골판(meniscus) 등 주위 조직의 손상을 특징으로 한다.

1. 원인 및 분류

노화는 모든 관절의 골관절염의 발생에서 가장 중요한 위험인자들 중 하나다. 노화에 따라서 근력이나 스트레스에 대한 반응속도, 관절의 고유수용감각(proprioception) 등이 감소하면서 손상에 취약하게 되며 연골세포 또한 스트레스에 대한 복원력이 감소하게 된다. 따라서 노령 인구의 증가에 따라 그 유병률도 증가하는 추세이다. 또한 성별에 따른 골관절염 발생의 차이도 관찰되는데 일반적으로 여성이 남성에 비해서 많이 발생하지만 관절에 따라서도 발생하는 정도가 차이가 있다. 골관절염 발생의 다른 위험 인자로는 과체중, 반복적인 스트레스가 가해지는 직업, 선천적 형태이상과 염증성 질환, 활동 부족 또는 과도한 활동성, 근력저하, 우울증 등이 있다.

골관절염은 일차성(primary) 혹은 특발성(idiopathic)과 이차성(secondary) 혹은 속발성(successive)으로 분류되어 왔다. 일차성은 특별한 기질적인 원인이 없는 경우를 가리키며, 이차성은 일차적 원인이 확실하게 증명되는 외상, 선천적 기형, 생화학적 이상이 동반된 경우 등을 가리킨다. 두 분류 간의 임상적 진행의 중대한 차이는 없으며, 증상과 방사선학적 그리고 병리학적 상관관계의 차이도 뚜렷하지 않다.

2. 발병 기전(Pathogenesis)

과거에 골관절염은 연골의 기계적 퇴행의 결과로서 염증성 관절염이 아니라고 생각했으나, 최근에는 세포에 가해지는 자극과 세포외 기질(extracellular matrix)의 파괴로 인해 내인성 분자 산물(endogenous molecular product)들로 인해 관절내 약한 염증반응이 일어나고 이로 인해 관절 연골의 구조와 기능이 변화하여 골관절염의 진행이 촉진 된다는 것이 밝혀졌다. 연골을 구성하는 가장 중요한 기질의 대부분은 제 2형 교원질(Type II collagen)과 단백다당(proteoglycan)이며, 연골세포는 연골 기질에 대해서 파괴(degeneration)와 치유(repair)의 균형을 유지하나, 이 균형이 깨지는 경우 골관절염이 발생하게 된다.

1) 연골 기질의 손상 및 변화

기계적인 자극에 의해 분자 수준에서 기질 고분자(matrix macromolecule)의 격자(framework)가 파괴되며 수분 함량의 변화가 일어난다. 제 2형 교원질의 농도는 변화하지 않으나 단백다당 아그레칸의 감소 및 글리코스아미노글리칸(glycosaminoglycan) 가지(chain)의 길이가 감소함으로써 수분 함량의 상대적 농도는 증가하나, 그 절대량과 수분 보유 능력이 감소하여 추가 손상에 매우 취약한 상태가 된다.

2) 조직 손상에 대한 연골세포의 반응

두 번째 단계는 연골세포가 조직 손상이나 변화를 감지하면서 시작되는데, 이 시기는 동화작용 및 이화작용이 모두 증가한다. 이는 주로 사이토카인에 의해 이루어지는 파괴와 재형성 과정(enzymatic degradation and repair)으로서 이화 작용 및 파괴에 관여하는 효소로는 인터루킨-1(interleukin-1, IL-1)과 종양 괴사 인자 α(tumor necrosis factor alpha: TNF-α)가 중요하다. 이러한 과정은 연골세포뿐 아니라 활막세포에서도 일어난다. 연골세포가 기계적 자극을 받으면 IL-1, IL-6, TNF-α와 같은 염증 반응 단백질과 기질 금속단백분해효소(matrix metalloproteinases: MMPs), 거대분자분해효소(a disintegrin and metalloproteinase with thrombospindin-like motifs: ADAMTS)와 같은 기질 분해 효소를 생성하고, 후속적인 염증 반응을 일으킨다. 이들 중MMP-1(collagenase-1), MMP-3(stromelysin-1), MMP- 13(collangenase-3)과 ADAMTS 4, 5가 연골 내의 아그레칸 및 교원질의 분해함으로써 골관절염의 발생과 연관이 있다. 이중 MMP-13이 연골의 인장강도에 중요한 제 2형 교원질을 분해한다. 이러한 물질들로 인해 연골세포와 활막세포의 toll-like receptor (TLR)가 활성화되면 연골세포의 이화작용이 촉진된다. 동화작용도 역시 증가하는데 기질 고분자의 생성을 촉진하고 연골세포의 증식(proliferation)을 자극한다. 이에 관여하는 인자로는 IL-6, 성장인자(growth factor), 인슐린(insulin), 인슐린 양 성장 인자 1(insulin like growth factor-1: IGF-1), 염기성 섬유모세포 성장 인자(basic fibroblast growth factor: bFGF), TGF-β 등이 있다.

3) 세포의 동화 작용 및 증식 반응의 감소

세 번째 단계는 치유와 재형성 과정이 실패함으로써 진행되며 점진적인 관절연골의 소실 및 연골세포의 동화작용 및 증식반응의 감소가 나타난다. 이러한 안정과 증식의 감소는 물리적 손상뿐만 아니라 연골세포를 보호하는 기질에 의해 더 이상 보호받지 못하는 연골세포의 사멸에 의해서 발생한다. 또한 연골세포 자체의 동화효소(anabolic cytokine)에 대한 반응의 하향조절(downregulation)도 그 원인이 되며, 이로 인하여 관절염의 진행이 촉발된다. 나이가 증가함에 따라 연골기질의 구성 성분비가 변하고, 연골 세포의 동화 효소 등의 자극에 대한 반응이나 세포의 활동력 감소가 나타나며, 이러한 변화가 관절염의 진행과 연관 될 수 있다.

3. 병리 소견

1) 관절연골(Hyaline cartilage)

골관절염의 초기 소견은 연골 표면이 갈라져서 털이 거칠게 난 것 같은 원섬유 형성(fibrillation)과 분열(disruption)이다. 병이 진행하면서 표면의 불규칙성은 갈라진 틈(cleft)을 형성하고 관절면의 대부분이 거칠거칠해지고 불규칙해진다. 원섬유 형성은 더 깊은 곳까지 진행하며 결국은 열 구(fissure)를 형성하여 연골하골까지 다다른다. 열구가 점점 깊어지면서 연골의 원섬유화된 표면 끝부분이 떨어져 부유물을 만들고 연골의 두께는 얇아진다. 이와 더불어 연골의 기질도 효소에 의해 분해되어 연골층의 두께는 더욱 감소한다. 이런 과정을 거쳐 연골이 완전히 벗겨지면 연골하 골이 관절로 완전히 노출된다.

현미경적으로는 전체적인 연골세포수의 감소, 연골세포의 군집과 분열상이 관찰되며 섬유성 연골이 보이기도 한다. 또한 연골과 연골하골의 연결부위인 석회화층의 두께가 증가한 것을 볼 수 있다. 골극은 주로 초자연골로 덮여 있고 연골하골에서는 국소적 혈관증식을 볼 수 있다.

2) 활막(Synovium)

다른 염증성 관절병변과 달리 활막의 변화는 이차적으로 발생한다. 골관절염을 동반한 관절의 활막에서는 조직학적으로 중등도의 염증세포 침윤, 신생혈관 형성과 함께 활막세포(synoviocyte)의 증식(proliferation)과과 형성(hyperplasia)이 관찰된다. 염증세포의 침윤 정도가 심해지면 활막 비후가 발생한다. 골관절염에서 활막은 조직학적으로 표면의 세포가 증가하게 되고, 표면 안쪽으로 림프구(lymphocyte)와 같은 세포가 침투하게 된다. 골관절염이 류마티스 관절염과 다른 점은 활막의 염증 반응이 손상받은 연골이나 골의 주변에서 대부분 일어난다는 점이다.

3) 연골하골

연골의 심부층에서 석회화가 진행됨에 따라 tidemark

의 증식(multiplication)을 관찰할 수 있다. 연골 이화작용(catabolism)에 관여하는 효소에 의해서 골의 소실이 증가하고, 동화작용(anabolism)에 관여하는 효소에 의해서 골극의 형성과 연골하골의 재형성(remodeling)이 일어난다. 연골하골의 재형성과 전환(turnover)으로 초기에는 연골하 골단판이 얇아지나, 후기에는 석회화 연골층이 사라지고 골단판이 두꺼워진다. 관절주변에서 골질의 증식과 비후로 골극을 형성한다. 간혹 연골하골에는 경화(sclerosis)뿐만 아니라 연골하낭(subchondral cyst)을 형성하기도 한다.

4. 임상 증상 및 이학적 검사

골관절염은 다양한 원인인자들에 의해 나타나는 관절통, 관절기능의 감소 등 일련의 임상적인 증상들을 의미한다. 대개 전신적인 증상은 없다. 통증은 가장 흔한 증상으로 특정한 활동을 할 때 유발되는 국소 관절의 통증이다. 이외에도 관절의 잠김(locking)이나 불안감을 호소하기도 한다. 통증의 양상은 환자에 따라 다양하게 나타난다. 대개는 체중부하시 통증을 호소하나, 일부 질환이 진행된 경우에는 휴식시나 밤에 통증이 나타나기도 한다. 연관통도 보일 수 있어 고관절(엉덩관절)염 이환시 무릎관절이나 요추부 통증으로 나타나기도 한다. 조조 강직(morning stiffness)이 나타날 수 있는데 오래 지속되는 류마티스 관절염과 달리 대개 30분 내 사라진다. 초기의 통증은 간헐적이며, 통증의 유발 인자가 알려져 있어 통증이 조절되기 쉬우나, 질환의 경과가 심해지는 경우 만성 통증이 되며 예기치 않게 심한 통증이 발생하기도 한다. 이에 더하여 우울증과 이로 인한 수면 장애 등이 통증의 강도를 증폭시키기도 한다.

이학적 검사상 관절 주위의 종창이 흔히 관찰되고, 관절 주위에 압통이 있다. 근력이 약화되고 관절 변형이 흔하다. 관절운동범위(range of motion: ROM)의 감소와 함께, 관절운동시 마찰음 (crepitus)이나 덜컹거림(clunk)이 관찰되기도 한다.

5. 영상 검사 및 검사실 소견

관절연골의 두께가 얇아짐에 따라 단순 방사선 사진상 관절 간격의 감소가 나타난다. 관절주위 골극이 특징적으로 관찰된다. 연골하낭이 관찰되기도 한다. 무릎관절의 경우에는 체중부하상태로 방사선촬영을 하는 것이 관절 간격 감소를 확인하는데 도움이 된다. 방사선학적으로 골관절염의 심한 정도를 평가하기 위해서 Kellgren-Lawrence scale을 흔히 사용한다(표 7-3). 방사선학적으로 정도가 심할수록 통증이 증가할 가능성이 높지만, 방사선학적 변화가 증상 및 활동력과 반드시 상관 관계를 보이는 것은 아니다. 하지만 연골의 소실이 항상 단순 방사선상 관절 간격의 소실로 나타나는 것은 아니기 때문에 단순 방사선으로 연골의 소실을 평가하는 것은 정확하지 않다.

자기공명영상 검사(MRI)는 단순 방사선에 비해서 연골 소실의 정도를 좀더 정확하게 평가할 수 있으며, 또 관절연골, 반월연골판, 골, 활막, 인대와 같은 관절 내의 다양한 조직을 볼 수 있어 골관절염과 감별해야 할 다른 통증의 원인을 진단할 수 있다. 이 외에도 동위원소 검사나 관절경도 진단에 도움이 되는 방법이다.

활액 소견은 투명하고 연한 노란색의 끈적끈적한 점도 가 있고 응고 현상을 일으키지 않는다. 활액의 세포수는 3,000개 이하의 경한 백혈구증(leukocytosis)을 보이며 주로 단핵구이다. 당도는 혈당과 동일하며 단백질은 5.5 g/dl을 초과하지 않는다.

표 7-3. 골관절염의 Kellgren-Lawrence 등급 체계

Grade	Radiologic findings
0	Normal
1	Doubtful narrowing of joint space and possible osteophytic lipping
2	Definite osteophytes and possible narrowing of joint space
3	Moderate multiple osteophytes, definite narrowing of joint space, small pseudocystic areas with sclerotic walls and possible deformity of bone contour
4	Large osteophytes, marked narrowing of joint space, severe sclerosis and definite deformity of bone contour

6. 치료

골관절염의 치료는 환자의 손상된 연골을 원래의 연골로 수복하는 것을 목표로 하는 것이 아니며, 환자의 통증 조절, 관절기능의 향상, 삶의 질 개선을 목적으로 한다. 치료는 크게 네가지로 분류할 수 있는데, 보존적 치료에서는 비 약물 치료를 기본적으로 실시하면서 약물 치료를 같이 하 는 것이 골관절염으로 인한 통증과 기능장애를 치료할 수 있는 제일 좋은 방법이다.

1) 교육, 지지요법, 생활 방식 조절

골관절염의 자연경과에 대해 충분히 설명하여 환자로 하여금 질환에 대해 이해하도록 하는 것이 중요하다. 초기에는 치료의 여부에 상관없이 증상의 호전이 있을 수 있다는 것을 이해하고 안심하도록 한다. 환자의 관리는 각 개인의 직업이나 여가활동 등의 일상생활에 골관절염이 미치는 영향을 평가하는데 초점을 맞추어 교육을 해야 한다. 생활방식의 변화, 활동량의 조절 등 자기관리를 통해 통증을 조절 하도록 한다.

2) 비약물 치료

운동은 폐활량을 증가시키고, 관절 구축을 개선하고 근력을 증가시키며, 체중을 감소시켜 증상의 감소뿐만 아니라 악화를 예방하는 효과도 있다. 운동 요법을 시행하기 전에 온열 요법을 하는 것은 증상의 완화와 관절 강직을 개선 하는데 도움을 준다. 적절한 관절주위 근육강화 운동과 함께, 걷기, 수영, 실내자전거, 수중 운동(aquatic exercise) 등의 저충격 유산소 운동(low impact aerobic exercise)을 시행한다. 과체중 환자에서는 영양교육, 인지 행동 치료, 저 열량 식사 및 적절한 운동을 통한 체중 감량이 증상 호전을 위해 중요하다.

3) 약물 치료

Paracetamol (acetaminophen)은 경도 혹은 중등도 통증이 있는 경우 사용될 수 있으며, 미국정형외과학회(AAOS)를 제외한 대부분의 학회에서 일차적 치료제로 사용을 권장한다. 신기능 장애가 있는 환자에서 안전하게 사용할 수 있으나, 만성 알코올 중독 및 간 질환자에서는 사용에 주의하여야 한다. Acetaminophen의 효과가 미미할 경우, 비스테로이드성 소염제(non-steroidal anti- inflammatory drug: NSAID)의 국소적(topical) 사용 또는 경구 복용, 캡사이신의 국소적 사용을 시행할 수 있다. 위장관계에 문제가 있는 환자에서는 양성자 펌프 억제제(proton pump inhibitor) 등의 위장관 보호제를 병용하거나 선택적 COX-2 억제제를 사용한다. 선택적 COX-2 억제제는 위장관계 합병증 발생이 비선택적 NSAID보다는 적다. 하지만 부종이나 신부전의 위험은 비선택적 NSAID와 같고 일부 NSAID나 거의 모든 선택적 COX-2 억제제는 심혈관계 부작용때문에 특히 심장질환의 위험도가 높은 고령의 환자에게 장기간 사용되는 것은 적절하지 않다. 이러한 약물의 사용에도 불구하고 통증이 지속된다면 마약성 진통제(opioid)를 사용해 볼 수 있다. 단독으로 쓰는 것 보다는 단순 진통제나 NSAIDs와 병합하여 쓰는 것이 효과적이다. 항우울제제도 신경병성 통증(neuropathic pain)에만 제한되지 않고 만성 통증을 호소하는 골관절염 환자에 사용할 수도 있다. 히알루론산은 관절내 주사를 통한 점성보충제로서 널리 사용되고 있지만, 골관절염 환자의 통증이나 기능의 호전에 효과가 있다는 근거는 부족하다. 게다가 관절에 잠재적인 세균 노출의 기회를 제공하게 되므로, 지나치게 자주 사용하는 것은 피해야 한다.

심한 통증을 호소하는 관절에 약물 치료가 효과가 없을 때 스테로이드 제제를 관절 내에 주사하면 일시적으로 통증과 관절 종창을 호전시킬 수 있다. 그러나 자주 사용하면 습관성이 되기 쉽고 스테로이드 자체가 관절 연골의 변성을 촉진시켜 질환의 전체적인 진행에 해로운 영향을 끼치게 되며 이차 감염의 가능성이 높기 때문에 같은 관절에 대한 주사는 4~6개월 내에는 반복하지 말아야 한다.

질병 완화제인 항골관절염 약제(disease-modifying anti- osteoarthritis drug: DMOAD)에 대한 연구도 이루어지고 있 다.

4) 수술적 치료

약물 치료에 효과가 없고 기능이 심각하게 저하되어

최소한의 신체 활동에 제한이 있는 골관절염 환자에 대해서는 수술적 치료를 시행하는 것이 좋다고 권고하고 있다. 수술의 목적 가운데는 통증을 없애는 것이 가장 중요하며 변형을 교정하여 관절 손상의 진행을 막고 관절의 운동성을 유지해 주며 관절의 안정성을 얻거나 유지시키는 것도 있다.

수술 방법에는 개방하거나 관절경(arthroscopy)을 이용하여 세척(lavage) 및 유리체(loose body)의 제거, 활막절제술(synovectomy), 골극 제거술(spur excision)을 시행하는 방법 외에, 정상적인 생역학적 환경을 만들어 주어 골관절염의 발생과 진행을 늦추기 위한 절골술(osteotomy)이 있다. 관절성형술(arthroplasty)은 골관절염이 심한 경우 시행하는 방법으로 인공관절 치환술, 관절 고정술(arthrodesis) 등이 있다. 또, 최근에 조직 공학(tissue engineering)의 발전에 따라서 생물학적 치료(biologic therapy)로 미세 골절술(microfracture), 자가 연골세포 이식술(autologous chondrocyte implantation), 줄기세포 이식술(stem cell implantation) 등이 사용되고 있다.

관절성형술은 골관절염이 진행되어 일상생활에 지장이 있을 정도로 심한 경우에 시행하게 되는데 특히 인공관절 치환술이 효과적이다. 인공관절 치환술은 무릎관절, 고관절(엉덩이 관절), 어깨관절 순으로 많이 시행되고 있으며 발목관절, 주관절 및 손목관절의 경우에는 인공관절 치환술 보다는 관절고정술이나 자가 조직을 이용한 관절성형술이 선호되고 있다. 발목관절의 경우 유합술이나 절골술 등이 전통적으로 이용되어 왔으나, 최근 발달된 술기나 인공 관절 기구의 개발로 발목관절 전치환술이 다시 각광을 받고 있기도 하다.

각 부위별 특성은 국소 정형외과학의 해당 부위를 참조 하기 바란다.

건염 및 건막염

1. 건염

건염이란 갑작스럽고 과도한 부하가 장력(tensile force)과 함께 근건 단위(musculotendinous unit)에 가해졌을 때 건의 미세 파열(micro tear)에 의해 발생하는 건 자체의 염증이다. 이러한 건염과 유사한 진단으로 건병증(tendinosis)이 있으며 건병증은 만성적인 과사용(overuse)으로 인해 건 자체 콜라겐의 퇴행성 변화에 의해 발생하는 것으로, 건 손상이 있을 때 휴식을 취하여 건이 치유되는 시간을 주지 않고 반복적인 염좌(strain) 처럼 과사용 손상이 지속되었을 때 발생한다. 이처럼 건염(tendinitis)이라는 용어는 건의 급성 염증을 말하는 반면, 건병증(tendinosis)은 과사용에 따른 전형적인 만성 염증을 일컫는 것으로 건염과 건병증은 구별되어야 하나 일반적으로 건염이라 통칭되어 왔다.

건염의 진단을 위해서는 직업력과 스포츠 활동 등에 대해 자세히 문진하여야 한다. 건이 마모되거나 부분적인 파열 또는 염증세포의 침윤이 발생하게 되면, 결국 건의 퇴행성 변화가 이차적으로 발생하게 되고, 건의 국소적인 허혈 상태가 야기된다. 때로는 허혈성 부위에 칼슘 침착이 일어 날 수 있다. 이러한 일련의 과정은 건을 약화시키고, 경우에 따라 건이 파열되기도 한다. 이러한 순환이 지속되면 건병증이 발생하기도 한다. 파열된 건의 재생은 젊은 사람일 경우에는 비교적 활발하여 빠르게 치유되지만 중년 이후에는 마모가 심하고 재생의 과정이 늦다. 건염의 대표적인 것으로 극상건(supraspinatus)에서 잘 발생하는 석회화 건염(calcific tendinitis), 회전근개(rotator cuff)에 잘 발생하는 건염, 그리고 상완골의 외상과 건염, 슬개 건염(patellar tendinitis) 및 아킬레스 건염(Achilles tendinitis) 등이 있다.

건염의 증상으로는 이환 부위의 통증과 때로는 부종과 발적을 동반하며 주위 관절에 전반적인 통증을 유발하기도 한다. 석회화 건염의 경우 급성기에 조직학적으로 거대세포의 식작용과 부종이 나타나 건 내부의 압력 증가로 심한 통증을 발생하게 된다. 통증은 활동과 연관되어 또는 활동 후에 발생하며 건염 증상이 수개월 지속될 경우 건병증으로 진행하기도 한다.

건병증 치료의 일차적 목표는 손상(injury)의 순환(cycle)을 끊어 병적 혈관화(pathologic vascularization)와 지속되는 건 비후(tendon thickening)를 감소시키고 콜라겐 생성(production)과 성숙(maturation)을 적절하게 만들어 건의 정상적인 장력을 회복하는 것이다. 건병증의 치료는 안정, 얼음찜질, 마사지(massage), 소염제의 짧은 기간 복용, 신장성 강화 운동(eccentric strengthening exercise)과 같은 물리 치료 등을 시행할 수 있고, 스테로이드 주사도 신중하게 사용할 수 있다. 체외 충격파 치료(extracorporeal shock wave therapy: ESWT)는 견관절의 석회화 건염이나 건병증에서 주로 사용되고 다른 유형의 건병증에서도 치료 방법으로 이용되고 있으며, 수술적 치료를 시행하기도 하지만 여러 보존적 치료에 반응하지 않는 경우에 한하여 제한적으로 시행할 수 있다.

2. 건막염(Tenosynovitis)

건을 싸고 있는 활액막(synovial sheath) 자체 또는 활액막 내부의 공간이 염증성 변화로 충혈되고, 부종이 발생 하며, 염증세포가 침윤되는 경우를 건막염이라 하고, 건의 활액막염이라고도 한다.

건막염의 후유증으로 섬유화로 인한 건 유착과 기능장애가 발생되므로, 환자에게 그 부위의 조기 운동을 격려하여, 유착을 최소한으로 막아야 한다. 건막염의 대표적인 것으로 상완이두근 건막염과 수지굴건의 건막염 등이 있다.

1) 상완이두근 건막염(Biceps tenosynovitis)

상완이두근 건 중 장두의 건막염은 건 손상과 동반될 수 있고 중장년층, 특히 여성에 있어서 견관절통의 흔한 원인이며 상완이두근 건 파열 환자의 절반 이하에서 건막염 소견이 보인다. 상완이두근 건막염의 대부분의 원인은 충돌 증후군, 불안정성 혹은 견관절의 일반적 염증성 반응에서 기인한다. 상완이두근 건막염의 진단은 상완이두건 구의 통증, 스피드 검사법(Speed test)과 예가손 검사법(Yergason's test) 등으로 진단할 수 있으며, 젊은 환자에서는 병력상 견관절 불안정성 및 과사용의 기왕력을 확인할 수 있고, 40세 이상의 환자에서는 충돌증후군 및 회전근개 손상의 소견을 보일 수 있다.

상완이두근 건막염의 초기 치료는 염증 반응을 감소시키는 것으로 원인 요소를 제거하고 소염제, 휴식, 냉찜질 등의 표층 물리치료 및 초음파 등의 심층 물리치료를 할 수 있다. 건 파열의 위험이 있기 때문에 스테로이드 등의 주사 치료는 제한적으로 사용해야 한다. 만약 보존적 치료가 실패하는 경우에는 MRI 등의 검사를 통해 관절와순, 회전근개 등의 다른 구조물의 병소를 파악하고 이에 대한 치료를 요한다. 불안정성으로 생긴 건막염은 회전근개 강화 운동을 시행하고, 충돌 증후근으로 생긴 건막염은 우선 보존적 치료로 충돌 증후군의 원인을 치료하며, 보존적 치료에 실 패하는 경우나 견봉에 골극 형성 등으로 견봉 하면과 상완 골 두 사이의 간격이 좁아진 경우에는 견봉 성형술 등의 수술적 치료를 시행할 수 있다.

2) 수지굴건 건막염(Flexor tenosynovitis)

수지굴건 건막염은 수근부 통증을 일으키는 흔한 질환이며 대부분 경미한 외상이나 과도한 물리적 부하가 그 원인으로 비세균성인 특발성 건막염이 대부분이다. 일반적으로 자극이 되는 부하를 없애고 소염제 복용, 스테로이드 주사 등의 보존적 치료에 잘 반응하나 때로는 장기간 보존적 치 료에 효과가 없는 경우도 있다.

만성 굴곡건 건막염의 원인으로는 결핵, 유육종, 경증의 세균성 감염, 진균 감염, 색소 융모 결절성 활액막염, 류마티스 관절염 및 다른 전신성 염증성 질환 등으로 다양하다. 주로 MRI를 통해 건막의 비후와 T2 강조영상에서 굴곡건 주위의 고밀도 영상을 확인할 수 있으나, MRI로도 건막염의 원인을 감별 진단할 수는 없다. 따라서 조직 생검을 통한 병리학적 진단을 얻는 것이 필요하며 이와 동시에 염증 소견 이 있는 건막과 연부조직을 절제하여 완전히 제거하는 수술적 치료를 시행해야 한다. 세균 배양, 결핵균 배양, 결핵 중합효소 연쇄 반응

(polymerase chain reaction: PCR) 검사 등도 시행하는 것이 필요하며, 다양한 원인을 감별하여 적절한 치료를 시행하여야 한다.

3. 협착성 건막염(Stenosing Tenosynovitis)

어떤 이유에서든 건과 건막의 크기가 맞지 않아서 건막 내에서 건이 활주하기 어려운 상태가 발생하고, 같은 부위에 통증이 있을 때, 이를 협착성 건막염이라 부른다. 이 질환은 한 개 또는 두 개 이상의 건이 섬유성 관을 통과하는 부위에서, 섬유성 관이 비후한 경우 또는 건은 비후하였 으나 섬유성 관이 늘어나지 못하는 경우에 발생하며, 주로 손과 손목관절 부위에서 발생한다. 협착을 동반한 건막염은 결체 조직 질환이 있는 경우나, 목수나 가정부 등 반복되는 동작과 활동에 노출되는 경우에 흔히 볼 수 있다. 또한 급성 외상이 원인이 될 수 있다.

드 퀘르뱅(De Quervain)이 1895년 기술한 건 주변부염인 드 퀘르뱅 병(De Quervain's disease)은 신전건지대의 첫번째 구획인 장 무지 외전건(abductor pollicis longus)과 단 무지 신전건(extensor pollicis brevis)에서 근위부까지 건의 주변부로 염증이 파급되어 통증, 종창, 탄발음 등의 임상증세를 나타낸다. 통증은 손목과 엄지 손가락 운동에 의해 협소한 장 무지 외전건과 단 무지 신전건이 협소한 섬유골성 관내(osseofibrous tunnel)에서 미끄러짐이 제한이 될 때 발생한다. 이학적 검사로는 환자의 무지를 굴곡 하고 수근부를 척측으로 내전시켜 이환된 건에 긴장을 유발시켜 통증을 유발하는 휭켈스타인 검사(Finkelstein test) 를 시행한다.

굴곡 건에 이환이 되었을 때는 방아쇠 수지(trigger finger)를 나타내기도 한다. 이는 수지 굴건이 비후되거나 중수골 경부 전방의 A1 활차가 비후되어 수지를 움직일 때 건이 병변 부위를 통과하면서 통증이나 탄발음(snapping sound), 방아쇠 현상(triggering)이 생기는 것으로 이환된 수지의 중수 골두 전방에서 비후된 활차나 건의 종물이 만져지며 압통을 동반하기도 한다.

상완이두근의 장두, 수지나 손목의 굴건이 터널을 지나 가는 부위, 하퇴건들이 발목을 지나가는 부위 등 어느 곳에서나 협착성 건막염은 발생할 수 있다. 종골(calcaneus)의 골절 후, 비골 건(peroneal tendon)이 종골의 외측에서 협착성 건막염을 일으키기도 한다. 특별한 치료를 하지 않아도, 환자의 상당수는 증상의 호전을 보인다. 보존적 치료로는 석고 붕대나 부목으로 2~3주 고정하여 안정시키고 소염 진통제를 투여할 수 있다. 국소 마취제와 함께 스테로이드를 건막 내로 주사하면 대부분 효과를 볼 수 있으나 재발이 비교적 흔하며 건 내로 주사할 경우 건파열의 위험이 있어 신중을 요한다. 스테로이드 주입 후 24시간 동안은 통증이 유발될 수 있으며, 3일에서 7일 사이에 주로 증상의 호전을 볼 수 있으나 스테로이드 주입 전에 반드시 통풍이나 감염 등의 다른 원인을 감별하여야 한다.

반복적인 주사요법에도 효과가 만족스럽지 못하거나, 증상이 지속적으로 재발할 경우 수술적 치료를 시행하기도 하며 수술은 협착된 건막을 절개하고 염증성 활액막이 있는 경우 이를 제거한다.

점액낭염

점액낭(bursa)은 활액막으로 둘러싸여진 주머니로 신체에 150~160개가 존재하고, 조직학적으로 건막과 유사하다. 점액낭은 관절과의 교통(communication)이 없고 마찰과 압력을 감소시켜 관절의 기능을 원활히 하고, 완충 작용을 하기 위해서 소액의 점액을 함유한 주머니로 존재하다가 외상, 감염, 통풍, 매독, 결핵, 류마티스 관절염 등의 염증성 질환과 만성적인 자극 등 외적 요인으로 인하여 염증을 일으킨다. 점액낭에는 두 가지 형태가 있는데, 하나는 정상적인 해부학적 위치에 존재하는 정상 점액낭과 외막 점액낭이다. 정상 점액낭은 정상 태생기에 형성되고 내피세포를 가지고 있으며, 태어날 때는 대개 보이지 않으나 정상 생활 중의 마찰에 반응하여 나타난다. 외막 점액낭은 반복적 외상 및 지속적 마찰 및 압력에 의해 생기는데 비정상적인 전단력(shear force)에 반응하여 나타나는 것으로, 섬유조직의 점액성 퇴행성 변화에 의해 형성되고, 피하조직에 존재하며 정상적 점액낭과의 병리학적 차이는 활액막이 없다는 것이 다. 점액낭염은 임상적으로 관절염, 골절, 세균성 감염, 건염, 신경 손상 등에 의한 통증과 구별하여야 하며, 슬개전 점액낭염(prepatellar bursitis), 척골 주두 점액낭염(olecranon bursitis), 대퇴골 전자 점액낭염(trochanteric bursitis)과 후 종골 점액낭염(retrocalcaneal bursitis)이 흔하다.

점액낭염은 급성과 만성으로 구분되고, 다시 화농성과 비 화농성으로 나누어 질 수 있다. 비 화농성 점액낭염에는 특발성, 외상성과 통풍 등에 의해 발생하는 것이 흔하며 류마티스 관절염(rheumatoid arthritis), 크레스트 증후군(CREST syndrome) 같은 염증성 질환에 의한 발생과 감별하여야 한다. 외상에 의해 발생하는 경우는 점액낭 내에 출혈이 생기 고 염증성 매개체들이 분비되어 점액낭염을 유발시킨다. 화농성 점액낭염의 경우 심한 통증, 종창, 발열 또는 관절 운동 의 제한 등의 증상이 나타난다. 염증을 일으키는 균으로 포도상 구균(staphylococcus aureus)이 가장 흔하며, 진균, 결핵균 또는 비정형 결핵균도 원인균이 될 수 있다.

대부분 얼음찜질, 활동 제한, 소염 진통제 등의 보존적 치료에 반응을 잘하지만, 화농성 점액낭염인 경우 경구 항생제 복용이나 항생제 주사가 필요할 수 있다. 스테로이드 주사를 시행하기도 하나 염증이나 피부의 합병증이 발생할 수 있어 주의를 요하며, 후종골 점액낭에 주사 시 아킬레스 건의 생역학적 특성에 문제를 일으킬 수 있다. 비수술적 치료에 반응하지 않고 지속적인 재발이 있을 경우 수술적 치료를 시행할 수 있으며 개방적 점액낭 절제술 또는 내시경적 점액낭 절제술을 시행하기도 한다. 하지만 개방적 절제술은 절개 부위에 피부괴사, 반흔, 감염, 누공(fistula) 형성, 유착에 의한 통증, 절개부위의 감각 저하 등의 합병증이 생길 수 있어 주의를 요한다.

1. 베이커 낭종(Baker's Cyst)

1877년 베이커에 의해 기술된 질환으로, 비복건 내측 두부와 반막양 근건 사이 또는 반막양 근건과 경골 내과 사이에 주로 발생하는 점액낭으로 슬관절 내 활액막의 돌출 에 의해 발생하며, 슬와 낭종(popliteal cyst) 이라고도 한다. 소아의 베이커 낭종은 4~7세 사이게 흔하게 발생하며, 관절과의 교통(communication)이 없고 관절 내 병소가 없는 경우가 많고, 단순 절제로도 그 결과가 좋으며, 진단을 위해 천자를 시행해 볼 수 있다. 성인의 베이커 낭종은 퇴행성 질환과 연관된 관절 내 병소가 있는 경우가 많고, 관절 내 병소를 제거하지 않는 한 재발을 잘 하며, 낭종 절제 시 관절과의 교통 부위를 봉합하지 않으면 재발이 많다. 무증상이거나 우연히 발견되는 경우는 보통 특별한 치료 없이 경과 관찰을 하고, 보존적 치료로 휴식, 활동 제한, 소염제, 흡입 및 스테로이드 주사 등을 시행해 볼 수 있다. 성인에 있어서 베이커 낭종과 동반된 관절 내 동반 질환이 있을 경우는 50% 이상으로 보고되고 있으며, 수술 시 관절경을 이용하여 주의 깊게 관절 속을 관찰하여 병변을 치료하는 것도 재발 방지를 위해 매우 중요하다. 낭종의 크기가 너무 클 때 관절 내 병소 제거, 관절액 천자 및 낭종 내 스테로이드 주입술을 시행할 수 있고, 관절과 교통이 없거나 관절경으로 치료가 어려운 경우 개방적 절제술을 시행한다.

2. 주두 점액낭염(Olecranon Bursitis)

주두 점액낭염은 표재성 점액낭염(superficial bursitis) 중에 가장 흔한 것으로, 과 사용, 반복적인 외상, 염증성 관절염, 비만 등이 원인이 될 수 있다. 주두 주변으로는 임상적으로 중요한 2가지의 점액낭이 있다. 하나는 삼두근건과 주관절의 후방에 위치하는 인대 사이에 존재하고, 다른 하나는 좀 더 표층이고 삼두근건과 피부 사이에 존재한다. 후자가 더 심한 염증 반응을 일으키고 통증을 유발하며 활막이나 결절이 만져지기도 하고, 천자 후 재발을 더 잘한다. 주두 점액낭염은 근위 주두 주위의 종창(swelling)이 전형적으로 나타나고, 비 감염성인 경우 점액낭염이 투명하고 파동이 감지되며 압통이 없으나 감염성인 경우 심한 압통이 동반되기도 한다. 주두 점액낭염이 감염성인지 여부를 감별하기 위해 흡입술을 시행하여야 하는데, 이때 주관절 내로 염증이 파급되지 않도록 세심한 주의를 요한다. 대부분의 주두 점액낭염은 보존적 치료에 잘 반응하나 만성 점액낭염인 경우 수술적 치료를 하기도 한다. 치료로는 먼저 점액낭염이 일차적인 것인지 점액낭의 이차적, 병리학적 변화에 의한 것인지를 파악하여야 한다. 대부분의 경우에서는 수술적 치료가 필요 없고, 염증 치료, 자극의 회피, 자세 및 생활 습관의 변화 등을 통해서 이차적 원인을 제거함으로써 치료를 할 수 있다. 또한 필요에 따라 팔의 고정 치료, 천자, 약물 주입 요법을 시행할 수 있고, 급성 화농성 점액낭염은 절개 배농을, 만성 화농성 점액낭염은 절제술 혹은 돌출된 뼈 제거술을 시행할 수 있다.

3. 좌둔 점액낭염(Ischiogluteal Bursitis)

좌둔 점액낭은 좌골 조면과 대둔근 사이에 존재하는 것으로, 이곳의 염증 반응은 지속적인 자극에 의해 생기고 또한 오래 앉아서 일하는 직업적인 원인으로도 생길 수 있어 이를 직물공 둔부(weaver's bottom)라고 한다. 주 증상은 좌골 조면 근처의 통증이나 좌골 신경과 후방 대퇴피신경(posterior cutaneous nerve of thigh)의 자극에 의해 방사통이 발생할 수 있어 척추 병변에 의한 방사통과 감별을 요한다. 감별진단으로는 골절, 추간판 탈출증, 대퇴 골두 무혈성 괴사(avascular necrosis of femoral head), 직장주위 농양(perirectal abscess) 및 종양이 있다. 감별 진단을 위해 이 학적 검사로 하지 직거상 검사(straight leg raising test), 직장 검사(rectal examination), Patrick 검사를 시행하여야 한다. 좌둔 점액낭염을 진단하는 특별한 방사선학적 소견은 없으나 단순 방사선 검사상 좌골 조면 피질골의 불규칙성, 좌골 조면 주위의 석회화 병변이 보일 수 있다. MRI와 초 음파(ultrasound) 검사로 좌골 조면 근처에 삼출액이 차있는 종괴를 확인하면 도움이 된다. 치료는 보존적 요법으로 휴식과 비스테로이드성 소염제를 우선 사용하고, 주사 흡입 및 스테로이드 주입술을 시행하기도 하며, 증상이 지속 되고 통증이 심하면 점액낭 절제술을 시행할 수도 있다.

피부 괴사, 아킬레스 건 견열(avulsion), 절개부위의 감각저하, 통증성 반흔 형성 등의 합병증이 발생할 수 있으므로 주의가 필요하다.

혈우병성 관절염(hemophilic arthritis) 및 정형외과적 문제

1. 분류

혈우병은 혈액 응고 인자 VIII, IX 및 XI이 결핍되어 발생하는 유전 질환으로, 결핍된 혈액 응고인자의 종류에 따라 A형(FVIII 결핍), B형(FIX 결핍), C형(FXI 결핍) 혈우병으로 구분되며 A, B형은 성염색체 열성, C형은 불완전 상염색체 열성으로 유전된다. 혈우병 환자의 대부분은 혈우병의 가족력을 가지고 있으나 약 30%에서는 돌연변이로 발생할 수 있어 가족력을 확인할 수 없다. 중증도 에 따른 분류는 혈중 FVIII, FIX의 활성도에 따라 중증(F: C<1%), 중등증(F: C 1~5%), 경증(F: C 5%~40%)으로 분류하고 있으며 중증일수록 출혈 빈도가 높아지고 심한 경우 외상없이 자발적 출혈도 발생할 수 있다.

2. 발생 빈도

발생 빈도는 혈우병 A는 출생 남아 5,000명 중 한 명, 혈우병 B는 출생 남아 30,000명 중 한 명의 비율로 발생하며, C형은 보인자 여성이 출산한 생존 남아의 50%가 혈우병에 이환되고 출산 생존 여아의 50%가 보인자가 될 위험이 있으며 전체 혈우병 중 혈우병 A가 80~85%, 혈우병 B가 약 15%를 차지한다.

3. 발생 기전

관절 내 출혈이 반복되면 관절 내 활액막에 철분을 함유한 헤모시데린이 과다하게 침착되고 융모성 활액막이 증식(villous synovial hypertrophy)(그림 7-4)되는 활액막염(synovitis)이 발생한다. 증식된 활액막에서 염증성 사이토카인(IL-1, IL-6, TNF-α) 및 collagenase와 같은 단백 분해 효소가 나와 관절 연골에 손상을 주고 연골하 골까지도 손상시킨다. 또한 혈관 형성 전구인자들(EGF,

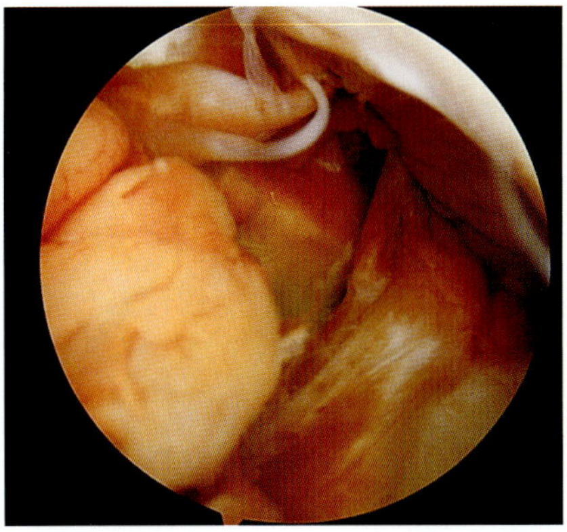

그림 7-4. 혈우병성 슬관절염의 관절경 시야. 반복된 출혈로 심한 활액막의 비후 소견을 보인다.

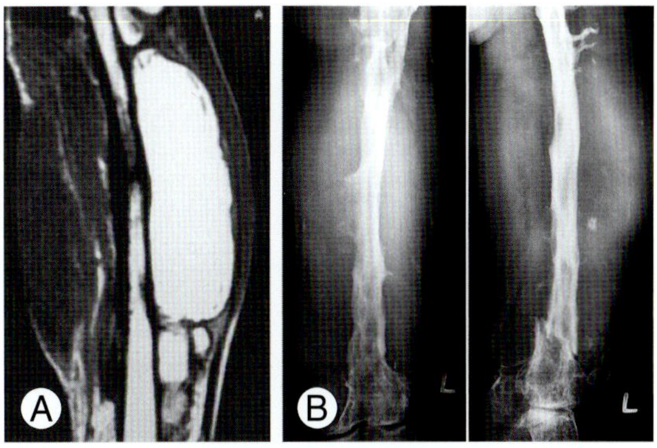

그림 7-5. (A) 혈우병성 연부조직 가성 종양의 MRI. 대퇴 근육 내에 섬유성 피막에 싸인 고신호 강도를 보이는 종괴가 관찰되며 인접한 피질골에 압박으로 인해 생긴 미란 및 불규칙한 골 흡수 소견이 보인다. **(B)** 혈우병성 연부조직 가성 종양 환자의 단순 방사선 사진. 가성 종양에 의해 압박된 피질골의 미란과 골 소실을 보이며 이로 인한 대퇴 원위부의 병적 골절 소견이 보인다.

βFGF, TNF-α, MMP-9, COX-2)도 유리되어 증식된 활액막에 혈관이 풍부하게 형성되어 가벼운 외상에도 쉽게 출혈이 발생하게 된다. 결국 관절내 출혈이 반복되면 활액막이 증식되고 활액막이 증식되면 출혈 빈도가 더 높아지는 악순환의 고리가 형성되어 관절염이 급속히 진행하게 되고 관절의 강직 및 변형을 초래한다.

4. 임상 양상 및 경과

출생 시 분만에 따른 출혈로 두개 및 두개강 내 출혈, 반상 출혈 등이 나타날 수 있으며, 보행전에는 주로 피부에 반상 출혈(멍)이 쉽게 발생하고, 걸음마를 시작하는 시기부터 관절 출혈도 발생하며 가벼운 외상에도 쉽게 멍이 드는 표재성 출혈부터 근육 내 출혈이나 관절 내 출혈, 골수 강 내 출혈까지 다양한 양상을 보인다. 이 중 관절 출혈이 약 70~80%로 가장 흔하며 주로 사지의 큰 관절에 발생하는데 슬관절, 주관절, 족관절, 견관절, 고관절의 순으로 발생하고 심한 종창과 열감 등의 염증 소견이 동반된다. 근육 출혈은 허벅지, 종아리 및 장요근에서 흔히 발생하며, 종아리에 발생할 경우 후경골 신경 마비, 장요근에 발생시는 대퇴신경 마비가 초래될 수 있다. 대부분의 경우 10세 이전에 관절염의 증세가 나타나며, 임상적 중증도 및 혈장 혈액 응고 인자 수치와 높은 상관관계를 보인다. 관절 내 출혈이 시작되면 수 분에서 수 시간 이내에 급격히 관절강 내에 혈종을 형성한다. 출혈은 관절 내에 액체 상태로 남게 되는데 이는 내응고인자의 결핍과 활액막의 트롬보플라스틴 결핍에 기인한다. 관절 내 출혈은 잘 흡수되지 않으며 관절 기능의 회복은 약 2주 정도 지나야 회복이 된다. 근육 내 출혈 중 중요한 신경과 혈관이 위치한 전완부(forearm), 비복근 및 장요근 내의 출혈은 구획 증후군을 유발할 수도 있으며 근육의 괴사 와 섬유화를 야기하여 관절의 구축을 초래하기도 하는데, 비복근의 경우 첨족 변형이 올 수 있고, 대퇴부 근육의 경 우 슬관절의 강직이 이차적으로 발생할 수 있으며, 장요근의 경우 고관절 굴곡 구축이 발생한다. 또한 근육 내 출혈이 반복되면 단단한 섬유막에 싸인 가성종양(pseudotumor)이 형성될 수 있으며, 일단 가성 종양이 형성되면 혈액응고 인자를 투여하더라도 가성종양은 없어지지 않고 점차 커져 신경과 혈관을 압박할 수 있고(그림 7-5A) 또한 피질골을 압박하여 골 흡수를 초래하고 병적 골절을 일으키기도 하므로(그림 7-5B) 가성종양이 발견되면 조기에 절제하는 것이 중요하다. 골수강 내 출혈이 발생할 경우 골내 가성 종양(intraosseous pseudotumor)이 형성될 수 있으며(그림 7-6) 일단 가성종양이 발생하면 혈액응고인자를 투여하더라도 없어지지 않아 대개 골소파술 및 골이식술을 필요로 한다. 드물게 화농성 관절염이 초래될 수도 있는데 이는 급성 혈관절증과 이학적 소견상 구별이 어

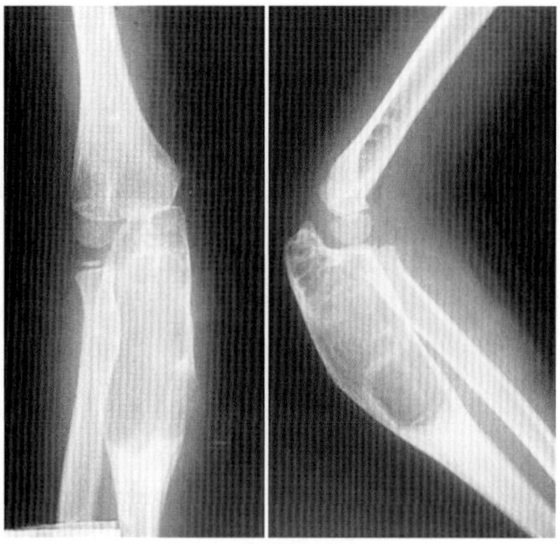

그림 7-6. 혈우병성 골내 가성 종양 환자의 단순 방사선 사진. 6세 남아의 근위 척골에 발생한 골내 가성 종양으로 근위 척골의 팽윤과 골내 낭종성 병변이 관찰된다.

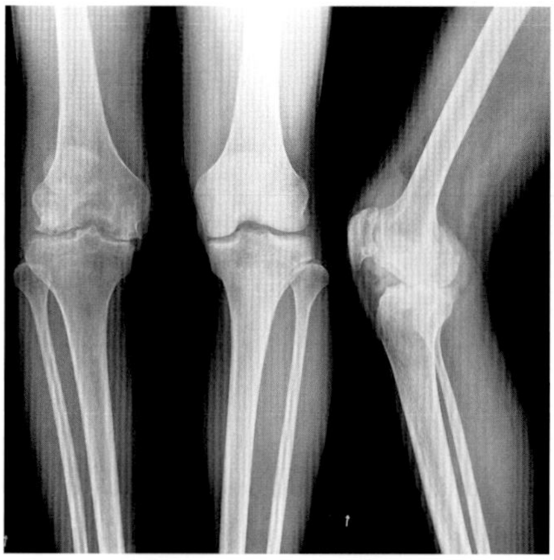

그림 7-7. 혈우병성 슬관절염의 방사선 사진. 대퇴골의 과간 절흔의 확장과 불규칙하고 좁은 관절면을 보인다.

러울 수 있다. 화농성 관절염이 의심될 때는 관절 천자를 즉시 시행하고 배양 검사를 실시하며 광범위 항생제 치료를 시행한다.

5. 진단

출혈성 경향을 가지는 남자에서 출혈성 질환의 선별 검사 중 aPTT만 연장될 경우 혈우병을 의심할 수 있다. 그러나 선별검사로 사용되는 aPTT검사는 FVIII:C, FIX:C가 30%를 넘으면 정상 수치를 나타낼 수 있으므로 경증 환자 에서는 정상일 수 있다. 따라서 aPTT 검사가 정상이라도 혈우병이 의심되는 증상이 있으면 FVIII:C, FIX:C를 측정하여야 하며, 혈우병의 확진은 FVIII:C, FIX:C를 측정하여 활성도 감소를 확인하여 진단한다.

방사선학적 소견상 발병 초기의 급성 관절 혈종은 팽창된 연부조직의 음영으로 나타나고 질환이 점차 진행됨에 따라 골다공증, 골단의 비후 및 성장판의 조기 폐쇄, 연골하 골에서의 낭종(cyst) 형성 및 대퇴골의 과간 절흔(intercondylar notch)이 넓어짐을 볼 수 있다. 더욱 병변이 진행되면 점차 관절 간격이 좁아지며 불규칙해지고 연골하 피질은 경계가 불분명하게 되며 연골하 골의 낭종 형성 등의 소견을 보인다(그림 7-7).

6. 치료

1) 예방적 치료

관절 출혈로 인하여 일단 관절 연골이 손상되면 원상태로의 회복은 불가능하므로 출혈을 예방하는 예방적 치료가 무엇보다 중요하다. 혈우병성 관절염의 발생은 누적 관절 출혈의 횟수와 밀접한 관계가 있어서 출혈을 예방하거나 횟수를 줄여주면 관절염을 예방하거나 진행을 늦출 수가 있다. 혈액 응고 인자가 1% 미만인 중증 환자들은 출혈이 없더라도 혈액 응고 인자를 주기적으로 투여하여 혈중 농도를 1% 이상 유지하여 주면 출혈 빈도를 줄이고 관절염을 예방하거나 진행을 늦출 수 있으며, 혈우병 A인 경우 체중 Kg당 FVIII CFC (coagulation factor concentrate) 20~25 IU를 이틀에 한 번, 혈우병 B는 체중 Kg당 FIX CFC 25~40 IU를 3일에 한 번 예방적으로 투여하는 것이 권장되고 있다. 관절 출혈을 경험하기 전 혹은 만 2세 이전부터 예방 요법을 시행할 경우 관절염을 완전히 예방하거나 최소화 할 수 있다.

2) 급성 관절 내 출혈의 치료

관절 혈종이 발생하면 응고인자 Ⅷ 또는 Ⅸ를 즉각 정주 하고 침상 안정을 취하며 이환된 부위는 신전 위치로 부목 고정하고 얼음찜질을 시행하며 약 48시간이 지난 후에는 수동적 관절 운동을 시행한다. 관절 내 출혈 양이 많을 때는 혈액 자체가 연골 손상을 일으킬 수 있으므로 통증의 경 감 및 관절연골 손상 위험을 최소화하기 위해 관절 천자를 하는 것이 좋다. 통증이 심할 경우 적절한 진통제로 조절하는 것이 바람직하며 마약류 진통제는 중독의 위험성 때문에 가급적 피하는 것이 바람직하고 비스테로이드성 소염제(NSAID)도 혈소판 응집에 영향을 미치므로 피하는 것이 좋으나 COX-2 선택적 억제제는 혈소판에 영향이 없으므로 사용이 가능하다.

3) 만성 정형외과적 문제에 대한 치료

(1) 활액막 절제술(Synovectomy)

활액막 절제술은 관절이 비교적 잘 보존되어 있는 관절염 초기에 시행될 수 있는 가장 흔하고 효과적인 치료 방법으로, 증가한 혈관 분포를 지닌 활액막을 제거함으로써 출혈 경향을 낮추고 관절을 손상시키는 사이토카인 분비를 줄여 관절염이 진행하는 것을 지연시키거나 막는데 그 목적이 있다. 가장 적절한 시기는 관절염 초기여야 하며 관절 연골이 손상되기 전에 시행하는 것이 좋다. 활액막 절제술은 여러 가지 방법으로 시행될 수 있는데, 크게 비수술적 활액막 절제술과 수술적 활액막 절제술로 나눌 수 있으며 비수술적 활액막 절제술은 리팜피신과 같은 화학 물질을 관절 속에 주사하여 증식된 활액을 제거하는 방법과 반감기가 짧고 조직 침투력이 약한 베타선을 방사하는 이트륨 (90Y), 금(198Au), 레늄(186Re), 홀뮴(166H), 인(32P) 등 방사성 동위원소를 주사하여 증식된 활액막을 방사선으로 괴사시키는 방법 등이 있다. 이러한 비수술적 활액막 절제술은 마취가 필요없고 최소침습적이며 수술로 인한 부작용이나 출혈이 없고 입원 기간이 짧으며 응고인자 소모도 수술에 비해 매우 낮으면서도 치료의 성공률은 수술적 방법과 비슷하므로 수술적 치료에 비해 많은 장점이 있다. 수술적 방법으로는 관절을 절개하여 증식된 활액막을 제거하는 방법과 관절경을 이용하여 활액막을 제거하는 방법 이 있으며 관절 절개를 통한 활액막 절제술은 과거에 많이 시행된 방법으로 상처가 크고 출혈이 심한 경향이 있으며 활액막을 충분히 제거하지 못하고, 또한 수술 후 출혈이 심하며 관절이 굳어지는 경향이 있어서 최근에는 작은 관절을 제외하고는 잘 시행되지 않고 있다. 관절경적 활액막 절제술은 관혈적 활액막 절제술에 비해 관절 운동 제한이 적으며, 더 완벽하게 제거할 수 있고, 더 빠른 재활을 할 수 있으며 비수술적 활액막 절제술에 반응이 없거나 활액막 증식이 매우 심한 경우에 시행될 수 있다.

(2) 수술적 치료

수술적 치료는 병변의 발생 부위와 임상 양상에 따라 다양하게 시행될 수 있는데, ① 적절한 혈액응고인자 수혈에도 불구하고 반복적인 혈관절증에 따른 진행하는 만성 활액막염이 있을 때 광범위한 연골 손상이 발생하기 전에 관절경적 활액막 제거술을 시행할 수 있고, ② 심한 연부조직 구축이 있을 때 일리자로프 교정술, 인대 연장술 혹은 관절낭 박리술로써 관절 구축을 호전시킬 수 있고, ③ 굴곡 구축이 심하거나 골 변형이 심해 절골술이 필요한 경우가 있으며, ④ 근육 내 가성종양이 형성되어 있을 경우 제거술을 시행할 수 있고, ⑤ 골수강 내에 발생한 가성종양에 대해서 는 골소파술 및 골 이식술을 시행할 수 있으며, ⑥ 심하게 진행된 말기 관절염에는 인공관절 치환술을 시행하고, ⑦ 치료 되지 않는 만성 염증으로 절단술을 시행하기도 하며, ⑧ 출혈 및 감염 방지를 위해 관절 고정술을 시행하는 경우도 있다.

수술 전에 혈액응고인자에 대한 보충이 반드시 필요하며, 수술 전 및 수술 중 FVIII: C는 80~100%를 유지하고 이후 약 2~3일간 이 수준을 유지하는 것이 필요하며 이후 서서히 감량하며 창상 치유까지는 50% 이상을 유지하는 것이 일반적이다. 혈액 응고인자 투여가 적절하게 이루어 지면 대개 응고인자에 대한 항체가 없는 환자에서는 비교적 안전하게 수술이 시행될 수 있다. 주의해야할 것은 투여한 응고인자에 대한 항체가 형성되어 있는 경우가 있으며, 항체가 형성되어 있으면 투여된 응고인자의 활성도를 빠르게 중화시키기 때문에 일반적인 응고인자 투여 방법으로는 수술 중 지혈 효과를 얻기 어렵다. 항체는 대부분 중증 환자에서 발생하며 전체 중증 환자의 10~20%에서 응고인자 억제인자가 발생하므로, 수술 전에 항체 보유 여부를 반드시 검사하여야 한다.

통풍(Gout)

1. 정의 및 발병 기전

통풍(gout)은 체내 요산 양의 증가로, 단일 나트륨 요산염(MSU) 결정이 관절과 주위 연부조직에 침착되는 질환이다. 이러한 요산의 침착은 관절의 염증을 유발하여, 극심한 통증을 동반하는 발작성 관절통을 유발하기도 하며, 통풍 결절(tophus)의 침착으로 인한 관절의 변형을 유발하기도 한다. 관절 이외에도, 신장 실질에 요산염의 침착 및 요산 신장 결석 등을 유발하기도 한다.

요산은 퓨린(purine) 분해 과정의 최종 산물로, 혈액이나 체액, 관절액 내에서는 요산염의 형태로 존재한다. 요산은 간이나 소장과 같은 잔틴 산화 효소(xanthine oxidase) 를 포함하는 조직에서만 생성되며, 정상적으로 소변 및 장으로 배설된다. 체내 요산의 양은 생성되는 양과 배설되는 양의 차이에 의해 결정되게 되며, 요산의 생성이 과하거나, 요산 배설에 문제가 있는 경우 체내 요산의 양이 증가하게 된다. 이러한 체내 요산 양의 증가로 혈중 요산이 7.0 mg/ dL 이상인 경우를 고요산혈증(hyperuricemia)이라 하고, 이러한 고요산혈증이 있는 사람 중 15~20%에서 통풍이 발생하는 것으로 알려져 있다.

2. 임상 증상

급성 통풍성 관절염은 통풍의 흔한 초기 증상 중 하나이다. 일반적으로 한 개의 관절에서 시작되지만, 순차적으로 다른 관절도 이환될 수 있다. 제 1족지의 중족지 관절(first metatarsophalangeal joint)이 가장 흔히 이환되는 관절이며, 족근 관절(tarsal joint), 족관절(ankle joint), 슬관절, 수지 관절 등에서도 발생될 수 있다. 급성 통풍 발작은 급작스러운 관절통과 관절의 종창을 보이며, 열감을 동반하여 봉와직염(cellulitis)이나 세균성 관절염의 임상 증세와 유사한 양상을 보인다. 초기의 발작은 3일에서 10일 이내에 저절로 소실되는 경우가 많으며, 다음의 발작이 있을 때까지는 증상이 없는 경우가 많다. 처음 발작 후에 다음 발작까지의 발작 간 기간은 개인에 따른 차이가 커서, 수주에서 수년에 이르기도 한다. 급성 통풍성 관절염의 발생에는 과다한 음식물 및 알코올의 섭 취, 외상, 수술, 요산 저하 치료, 심근 경색이나 뇌졸중 같은 심각한 질환 등이 유발 인자로 작용한다고 알려져 있다. 급성 통풍성 발작 이후, 일부 환자들은 무증상의 만성 활액막염 소견을 보여, 류마티스 관절염과 혼동될 수 있다. 일부 환자들은 만성 관절염의 증상만을 보이기도 하며, 드물 게는 관절염이나 활액막염 증상 없이, 결절의 침착만을 보이기도 한다. 여성은 전체 통풍 환자 중 5~20% 정도의 비율을 보이며, 대부분 폐경기 이후에 발생한다. 폐경기 이전의 젊은 여성에서 통풍 소견을 보이는 경우, 신기능의 저하 로 요산의 배설이 감소되었을 가능성을 의심하여야 한다. 급성 통풍 발작이 반복되면서, 관절 내부에 요산 결정이 침착하게 되면, 요산 결절에 의한 골의 낭성 변화 및 침식 등이 발생하며, 관절은 파괴되고 섬유성 강직이 발생하게 된다. 발작이 반복됨에 따라, 증상이 없는 기간이 짧아지고, 나중에는 지속적인 통증 및 퇴행성 관절염과 유사한 증상을 보이게 되는 경우를 만성 결절성 통풍 또는 만성 통풍성 관절염이라 한다. 요산 결절은 분필 가루를 물에 녹인 것 같은 물질로, 귀 바퀴에 먼저 발생되는 경우가 많다. 만성 결절성 통풍은 처음 발작 후 수 년 이상 경과해야 나타나며, 혈중 요산 농도가 11 mg/dL을 넘는 심한 고요산혈증 을 보이는 경우가 많다고 알려져 있다.

3. 진단

통풍의 가족력, 반복적인 발작성 통증, 고요산 혈증, 콜치신(colchicine)에 의한 증상 완화 등은 통풍을 강하게 시사하는 소견이다. 하지만 세균성 관절염, 다른 결정 유발성 관절염, 류마티스 관절염, 건선성 관절염 등 다른 염증성 관절염도 비슷한 증상을 보일 수 있어 관절 천자를 통한 확진 검사가 필요하다. 급성 통풍 발작의 경우, 관절액에서 바늘 모양의 단순 나트륨 요산염(MSU)이 확인 되며, 편광 현미경 검사에서 음성 이중 굴절성(negative birefringence)을 보이는 것이 특징이다(그림 7-8). 관절액은 백혈구의 증가로 인해 혼탁해 보이며, 백혈구는 μL 당 2,000~60,000개 정도로 증가하여 있다. 관절액에 다량의 결정이 함유된 경우에는 분필 가루가 섞인 것 같은 양상 을 보일 수 있다. 급성 통풍 발작 시 혈청 요산 농도는 진단적 가치가 높지 않다. 염증성 사이토카인(cytokine)이 요산 배설을 촉진시키기 때문에, 혈청 요산 농도는 정상이거나 오히려 낮을 수도 있기 때문이다. 하지만 혈청 요산 농도는 이후 언젠가는 반드시 상승하며, 요산 저하 요법의 추적 관찰에 유용한 지표가 된다. 일반적인 식이를 하면서 24시간 동안 소변을 통한 요산 배설이 800 mg 이상인 경우는 퓨린의 과잉 생산을 시사한다.

초기 통풍성 발작시 방사선 검사상에서는 연부조직의 종창만이 관찰된다. 요산은 석회화되지는 않으나, 관절과 골을 침식하는 경향을 보인다. 만성 결절성 통풍의 경우, 초기에는 요산의 침식에 의해 경화성 경계가 명확하고, 골이 떨어져 나간 것 같은 도려낸 병소(punched-out lesion)를 보이게 되고, 이로 인한 돌출 변연부(overhanging edge)를 보일 수 있으나 관절 간격은 비교적 유지된다. 하지만 질환이 진행되면, 관절 간격이 소실되고, 골성 강직까지도 보일 수 있다.

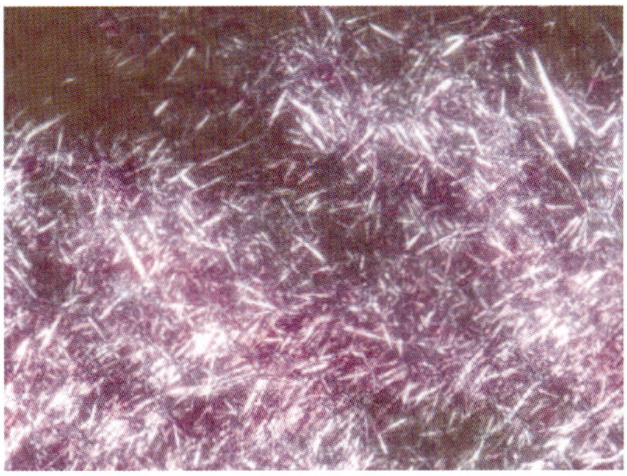

그림 7-8. 통풍 환자의 편광 현미경 사진.
음성 이중 굴절성을 보이는 긴 바늘 모양의 요산 결정이 관찰된다.

4. 치료

1) 급성 통풍성 발작의 치료

급성 통풍성 발작의 치료는 약물의 투여와 동시에 이환부에 냉찜질을 시행하며, 부목 고정 등을 통해 통증 부위를 안정화시키는 것이다. 치료 약물로는 비스테로이드성 소염제와 콜치신, 스테로이드제가 가장 흔히 사용되나, 비스테로이드성 소염제 및 콜치신은 고령의 환자나 신기능 장애, 위장관 질환의 환자에게 사용하는 경우 주의를 요한다. 콜치신의 경구 투여는 오래전부터 사용되던 효과적인 치료법으로, 발병 초기부터 사용한다면 많은 환자에서 효과를 보인다. 경구용 콜치신 0.6 mg을 8시간 간격으로 복용한 뒤, 서서히 사용량을 감소시키는 방법이 흔히 사용되며, 초기에 경구용 콜치신 1.2 mg을 투여한 뒤 다음날은 0.6 mg을 복용하고, 이후에는 증상에 맞추어 용량을 조절하는 방법도 사용된다. 하지만 콜치신 복용 후 묽은 변을 보이는 경우 바로 투약을 중단하여야 하며, 설사에 대한 대증적 치료를 시행하여야 한다. 비스테로이드성 소염제의 최대 소염 용량을 사용하는 경우 90% 이상의 환자에서 효과를 보이며, 평균 5~8일 이내에 증상 호전을 보인다. 과거에는 indomethacin이 가장 추천되었으나, 현재는 짧은 반감기를 보이는 비스테로이드성 소염제는 모두 효과적으로 알려져 있다. 스테로이드를 사용하는 경우 경구 또는 주사용법으로 모두 사용할 수 있으며, 여러 관절을 침범한 통풍의 경우 prednisone 30~50 mg을 첫날 투여 후 점차 용량을 줄여가는 방법을 사용할 수 있다. 단일 관절이나 소수의 관절을 침범한 경우, 트리암시놀론(triamcinolone) 20~40 mg이나 메틸프레드니솔론(methylprednisolone) 25~50 mg을 관절강 내로 주입하는 것도 효과적이라고 알려져 있다.

2) 요산 저하 치료

요산 저하 치료는 통풍의 발작간 기간에 시행하는 약물 치료로서, 혈청 요산 농도를 300~360 μmol/L (5.0~6.0 mg/dL) 이하로 유지하여, 반복적인 통풍 발작을 예방하고, 결절의 침착을 제거하기 위하여 장기적으로 시행되어야 되는 치료이다. 요산 저하 약물 치료는 체중 조절, 저 퓨린 식이, 수분 섭취 증량, 알코올 섭취 제한, 과당이 함유된 음식이나 음료 섭취 제한, 이뇨제의 사용 제한 등의 방법으로 고요산혈증이 교정되지 않는 경우에 시행하게 된다. 요산 저하 요법 시작을 결정할 때에는 급성 발작의 횟수, 혈청 요산 수치, 요산 결석의 존재 등을 고려하여야 하며, 요 산 결절이 있거나 만성 통풍성 관절염의 경우에는 바로 요산 저하 요법을 시작하는 것이 좋다.

요산요 배설 약물인 probenecid 는 혈중 요산치가 높으나, 신장 기능이 좋고, 24시간 요산 배설량이 600 mg 이하인 환자에게 적당한 치료 약물이며, 치료 중에는 하루에 물을 1,500 mL이상 섭취하여 소변량을 유지하여야 한다. Probenecid는 초기에 하루 250 mg을 2회 복용하는 것으로 시작하여, 이후 혈청 요산 농도가 6.0 mg/dL 이하가 유지될 때까지 서서히 증량하는 방법으로 사용할 수 있다. 그러나 혈중 크레아틴 농도가 2 mg/dL 이상인 경우에는 probenecid는 효과적이지 못하며, 이러한 환자들에게는 allopurinol이나 benzbromarone등의 다른 약물의 사용이 적절하다. Benzbromarone은 만성 신질환 환자에게서도 사용 가능한 요산요 배설 약물이다.

Allopurinol은 요산 생성 단계의 마지막 단계인 잔틴 산화 효소(xanthine oxidase)를 억제하여 요산의 생성을 감소시키는 약물로, 요산의 과잉 생산, 요산 결석, 신장 기능 저하가 있는 경우에 사용할 수 있는 약물이다. Allopurinol의 가장 심한 부작용은 독성 표피 괴사용해증(toxic epidermal necrolysis)이며, 전신성 혈관염, 골수 억제, 육아종성 간염, 신부전 등도 발생할 수 있다.

연골 석화증, 칼슘 피로인산염 유발 관절염(Chondrocalcinosis, Calcium Pyrophosphate Dehydrate Arthritis)

1. 정의

칼슘 피로인산염 유발 관절염은 관절이나 관절 주변부의 연골 부위에 칼슘 피로인산염이 침착되어, 연골 석화증(chondrocalcinosis)이 발생하는 염증성 관절병증이다. 대개 무증상인 경우가 많으나, 일부에서 통풍과 비슷한 염증 반응을 보여, McCarthy 등은 이를 가성 통풍(pseudogout) 이라 명명하기도 하였다.

2. 발병 기전

칼슘 피로인산염의 침착은 대부분 노인에게서 발생하며, 65~75세 사이의 인구 중 10~15%에서, 85세 이상 인구의 30~50%에서 발생한다. 칼슘 피로인산염 침착은 대부분 증상을 유발하지 않으며, 침착의 원인도 명확하지 않으나, 고령의 환자 및 관절 손상 병력이 있는 환자가 많아, 노화에 따른 연골의 생화학적 변화 및 연골의 손상이 결정 침착에 취약할 것으로 추정된다. ATP를 아데노신(adenosine)과 피로인산염으로 분해하는 ATP 피로인산염 가수분해 효소와 5'-뉴클레오티드 분해효소(5'-nucleotidase)의 활성도가 증가하여 피로인산염의 생성이 증가한다.

3. 임상 증상 및 진단

칼슘 피로인산염 유발 관절염은 무증상인 경우가 많으나, 소수에서 급성 또는 만성적으로 침범된 관절에서 통풍과 유사한 급성 활액막염의 증세를 나타낼 수 있다. 이외에도, 골 관절염과 연관된 증상을 보일 수도 있고, 심한 관절의 파괴를 동반하여 신경병성 관절염과 비슷한 형태를 보일 수도 있다. 만성 활액막염의 증세를 보여 류마티스 관절염과 혼동될 수도 있고, 척추에 발생하는 경우 추간판 또는 인대의 석회화를 유발하고 운동성을 제한하여 척추관 협착증과 유사한 증세를 보이기도 한다. 가장 흔히 이환되는 관절은 슬관절이며, 이외에도 손목, 어깨, 발목, 팔꿈치, 손 관절 등에서도 발생할 수 있다.

단순 방사선 사진 또는 초음파 검사 등에서 반월상 연골판이나 관절내 유리 연골에 점상 또는 선상의 고음영 침착을 보일 수 있다(그림 7-9). 확진은, 관절액 또는 관절 조직에서 전형적인 간상(rod-like) 또는 장사방형(rhomboid) 결정을 관찰하여야 한다. 편광 현미경 검사에서는 이러한 결정은 대개 약한 양성의 이중굴절성(positive birefringence) 또는 이중굴절성이 없는(nonbirefringence) 소견을 보인다(그림 7-10). 관절액 검사상 백혈구 수치는 μL당 수천개에서 10만개에 이를 수도 있으며, 중성구가 주된 세포이다.

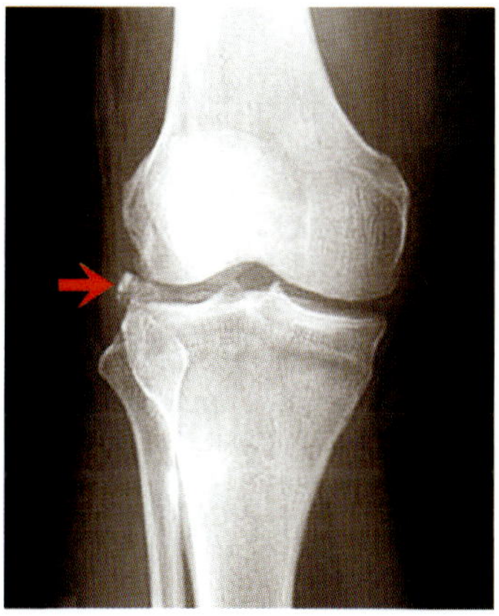

그림 7-9. 외측 반월연골판에 칼슘 피로인산염이 침착하여 발생한 연골석회증(화살표).

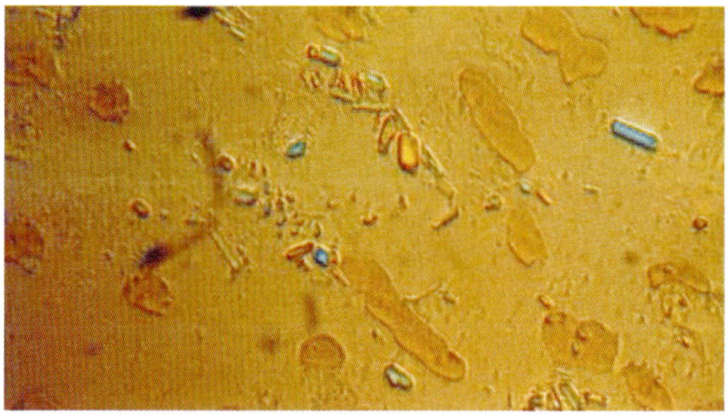

그림 7-10. 연골 석회증 환자의 편광 현미경 검사. 약한 양성 이중굴절성을 보이는 장사방형의 칼슘 피로인산염 결정이 관찰된다.

4. 치료

치료하지 않은 급성 발작의 증상은 수 일에서 한 달 정도까지 지속될 수 있다. 치료로는 휴식 및 관절 천자, 비스테로이드성 소염진통제 복용, 관절내 스테로이드 국소 주사 등의 방법이 있으며, 10일 이내에 이전 상태로 회복될 수 있다. 증상이 없을 경우에는 대부분 치료가 필요하지 않으나, 증상이 자주 재발되는 환자의 경우 예방 목적으로 매일 저용량의 콜치신을 복용하는 것이 재발 빈도를 줄이는 데 도움이 된다. 심한 다발성 관절염 발작의 경우에는 단 기간의 glucocorticoid 용법이나 Il-1β 길항제인 anakinra 등이 도움이 될 수 있다. 아직까지 연골과 활액막 등에 침착된 칼슘 피로인산염 결정을 제거하는 치료법은 없다.

조직흑변증(Ochronosis)

알캅톤뇨증(alkaptonuria)은 티로신(tyrosine) 분해 과정의 이상을 보이는 상염색체 열성 유전 질환이다. 20만 명 중 한명의 빈도로 발생하는 드문 질환으로, 호모젠티신산 산화효소(homogentisate 1, 2-dioxygenase)의 결핍으로 소변으로 호모젠티신산(homogentisic acid)이 대량으로 배설되고, 산화된 호모젠티신산 색소가 결합조직에 축적된다. 성인이 될 때까지는 진단되지 않을 수도 있으며, 축적된 호모젠티신산은 공기 중에서 쉽게 산화되어 흑색의 색소가 되며, 이러한 색소는 귓바퀴에서 뚜렷하게 나타나며, 골관절을 침범할 때 조직 흑변성 관절염(ochronotic arthritis)이라 불리는 희귀한 병을 유발한다(그림 7-11). 심장 판막이나 후두, 고막 등에도 색소의 침착을 보일 수 있으며, 대동맥 협착증 등으로 판막 치환술 등을 요하기도 한다.

조직 흑변성 관절염은 주로 고관절이나 무릎, 어깨의 통증 및 강직, 운동 제한 소견을 보인다. 급성 관절염의 경우 류마티스 관절염과 비슷한 증세를 보이지만 일반적으로 작은 관절들은 침범하지 않는다. 병이 진행하

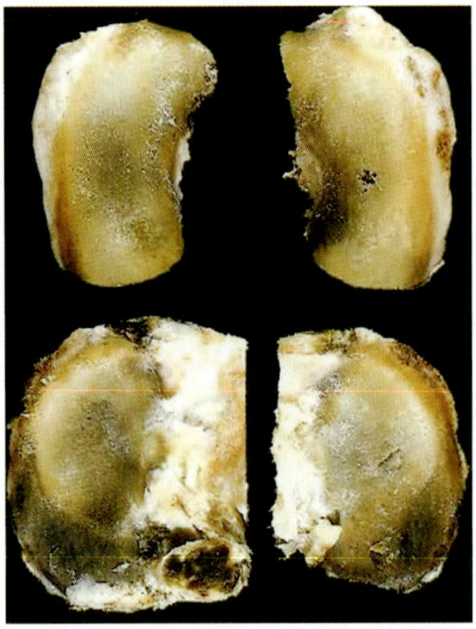

그림 7-11. 슬관절의 조직흑변증으로 연골의 변색과 경증의 퇴행성 변화가 보인다.

면서 요추 및 천추의 운동 제한 및 강직증이 발생하기도 한다.

진단은 검은 색의 소변을 보이는 경우 의심하여야 하며, 소변 유기산 분석을 통해 소변 내 호모젠티신산을 확인할 수 있다. 요추 방사선 검사에서 추체 간격의 감소 및 석회 침착의 소견을 보이면서 이중 윤곽의 형태를 보이며, 시간이 경과함에 따라 퇴행성 변화의 소견을 보인다.

조직 흑변성 관절염의 특별한 치료 방법은 없으며, 대증적인 치료가 주된 치료이다. 골관절염의 대증치료와 유사한 통증 완화 목적의 약물 치료, 관절 치환술 및 척추 수술 등을 시행할 수 있다.

색소 융모 결절성 활액막염 (Pigmented Villonodular Synovitis, Tenosynovial Giant Cell Tumor)

1. 정의 및 분류

색소 융모 결절성 활액막염은 윤활 관절이나 건초 등의 활액막 조직에 발생하는 드문 증식성 질환(proliferative disease)이다. 관절 활액막이나 건초 활액막을 따라 결절성 구조물을 생성하며, 결절의 내부에는 혈철소(hemosiderin), 콜레스테롤, 다핵성 거대세포가 침범하여 노란색 및 황갈색을 띄며, 융모 모양의 증식을 유발하는 질환이다. 100만명 당 1.8명 정도의 발병율을 보이며, 청장년기에 흔히 발생하나, 소아 및 노년기에도 발생하기도 한다.

색소 융모 결절성 활액막염은 국소적으로 생기는 국소형(focal)과, 여러 활액막을 침범하는 미만형(diffuse)으로 나눌 수 있다. 국소형의 경우 조직학적으로 건초에 발생하는 거대세포종(giant cell tumor of tendon sheath)과 동일하다(그림 7-12). 가장 흔히 이환되는 관절은 슬관절이며, 고관절, 족근 관절, 견관절, 수근 관절 등도 이환될 수 있다.

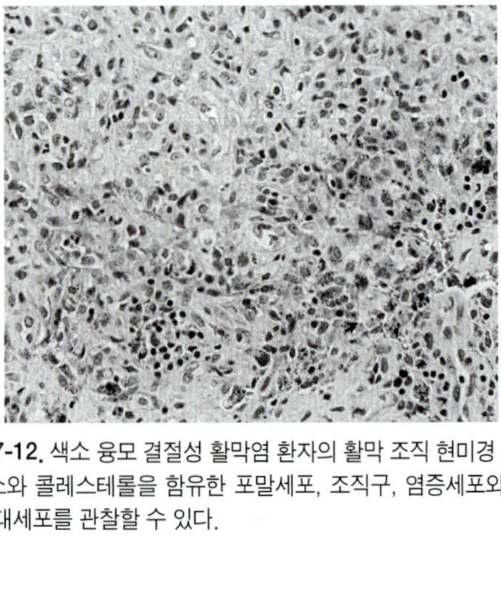

그림 7-12. 색소 융모 결절성 활막염 환자의 활막 조직 현미경 소견. 혈철소와 콜레스테롤을 함유한 포말세포, 조직구, 염증세포와 다핵성 거대세포를 관찰할 수 있다.

2. 임상 증상 및 진단

색소 융모 결절성 활액막염의 가장 흔한 증상은 관절의 통증, 종창 및 촉진되는 종괴이다. 국소형의 경우에는 관절 내 종물로 인한 잠김 현상(locking)을 유발하기도 하며, 슬관절의 반월상 연골판 등에 발생하는 경우 슬내장증의 증상을 보일 수 있다. 미만형의 경우에는 국소형에 비해 기계적인 증상은 덜하지만, 만성적인 부종 및 불편감 등의 증상을 호소하는 것이 일반적이다. 드물지만 공격적인 양상를 보이는 색소 융모 결절성 활액막염의 경우에는 연골이나 뼈, 그리고 관절의 후방부 및 관절 외 부위로 침윤하는 양상을 보여 다른 종양으로 오인 되기도 한다.

관절 천자 검사상에서 특징적으로 혈액이 섞인(serosanguineous) 관절액이 관찰될 수 있다. 초기 단순 방사선 검사상에서는 정상 소견을 보여, 임상적 진단이 쉽지 않은 경우가 많다. 고관절 등 관절낭의 여유 공간이 많지 않은 부위에서 병변이 진행하는 경우에는 단순 방사선 검사상 골 미란 이나 골 낭종 등의 소견을 보이기도 한다. 자기공명영상 검사가 연부조직 종괴의 양상을 가장 잘 보여주며, 특징적으로 혈철소로 인해 T1, T2 강조 영상에서 모두 저신호 강도를 보이지만, T1 강조 영상에서는 내부의 지방 조직을 포함한 거대세포 및 출혈 등으로 인한 고신호 강도 부위가 혼재되어 있을 수 있다(그림 7-13).

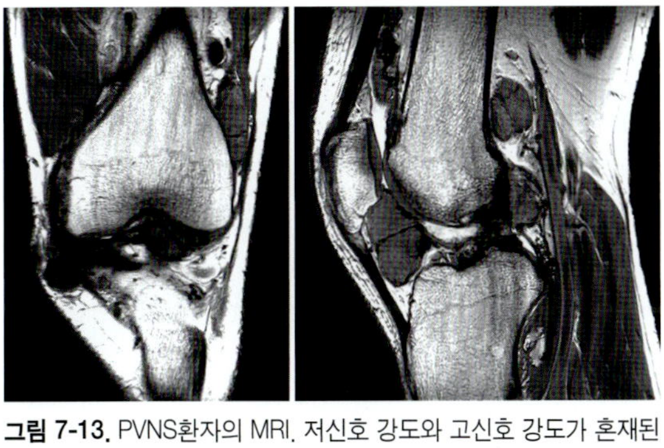

그림 7-13. PVNS환자의 MRI. 저신호 강도와 고신호 강도가 혼재된 종양이 관찰되며, 관절 내부에 전반적으로 발생한 소견을 보인다.

3. 치료

색소 융모 결절성 활액막염의 치료는 따로 약물 치료가 없어 일차적으로 결절을 포함하는 활액막 절제술을 시행할 수 있다. 국소형의 경우에는 주로 관절경 등을 이용한 절제술을 시행할 수 있으며, 예후도 좋고 재발율도 낮은 것으로 알려져 있다. 미만형의 경우에도 활액막 절제술을 시행할 수 있지만, 국소형에 비해 상대적으로 높은 재발율을 보인다. 재발하면 또 수술로 제거해야 하는데, 수술이 거듭될수록 유착이 심해지므로 지나치게 여러 번 수술하지 않도록 주의해야 한다. 골 미란 또는 낭종 형성 등이 심하여 관절의 파괴가 동반된 말기의 질환일 경우 관절 치환술이 필요할 수도 있다. 적극적인 수술적 치료 후에도 재발되어 진행하는 미만형의 경우에는 방사선 치료를 시행할 수도 있다. 하지만 방사선 치료 자체가 심한 조직 유착을 유발하기 때문에 추후에 다시 수술적 치료가 필요할 때 조직 박리를 어렵게 만들게 되므로 매우 신중히 고려해야 한다.

신경병성 관절병증(Neuropathic Joint Disease, Charcot Joint)

1. 정의 및 원인

신경병성 관절병증(neuropathic joint disease) 또는 샤르코 관절(Charcot joint)이란 통각 및 고유 감각등의 소실로 관절의 보호 기전이 감소하고, 관절의 움직임을 조절하는 정상적인 근육 반사가 감소하여, 관절이 반복적인 외상에 노출되고, 연골 및 골 손상이 초래되는 진행형의 관절 병증이다. 오늘날 신경병성 관절병증의 가장 흔한 원인은 당뇨병이며, 이외에도 척수 매독(tabes dorsalis), 한센병(leprosy), 매종(yaws), 척수 공동증(syringomyelia), 척수 수막류(meningomyelocele), 선천성 무통증, 비골 근 위축증(peroneal muscular atrophy, Charcot-Marie-Tooth disease), 아밀로이드증(amyloidosis) 등 다양한 질환에서 발생될 수 있다. 드물게는 반복적으로 관절강 내 스테로이드 주사를 맞은 환자들에서도 발생되기도 한다. 원인 질환에 따라 신경병성 관절병증이 흔히 이환되는 관절이 다르며, 당뇨병에서는 족근 관절과 족근 중족관절(tarsometatarsal joint)이 가장 흔히 이환되나, 척수 매독에 서는 슬관절, 고관절, 족관절 등의 하지 관절이, 척수 공동증에서는 견관절, 주관절, 손목 관절 등의 상지 관절이 가장 흔히 이환된다.

2. 병리 및 병태 생리

신경병성 관절병증의 병리 소견은 심한 골관절염에서 관찰되는 소견과 유사하다. 관절 내 연골의 파괴 및 소실, 연골하 골의 노출, 관절 변연부의 골극 형성 등의 소견이 관찰된다. 관절병증이 진행하면서 골의 미란, 부골 형성 및 골절, 관절 내 유리체 등이 관찰되기도 한다.

신경병성 관절병증의 발생 기전에는 적어도 두 가지의 기전이 관여할 것으로 생각된다. 비정상적 자율신경계의 작용을 통해 관절의 혈액 순환에 조절장애가 발생하고 골 흡수가 발생하게 된다. 또한 심부 통각 및 고유감각, 신경 근육 반사의 소실로 인하여 이환된 관절은 반복적인 손상에 노출되게 되고, 주위 인대 파열 및 골절이 발생하게 된다. 하지만, 아직까지 신경병증을 가진 환자 중 소수의 환자에서만 신경병성 관절병증이 발생하는 이유는 아직 밝혀지지 않았다.

3. 증상

신경병성 관절병증에 이환된 관절은 골의 과성장 및 활막 삼출액으로 인해 점차 비후해지며, 관절 내 유리체가 촉지되기도 한다. 관절병증이 진행함에 따라 관절의 불안정성, 아탈구, 염발음(crepitus) 등이 나타나기도 한다. 신경병성 관절병증은 급속도로 진행하기도 하며, 수주 또는 수 개월만에 완전한 관절의 파괴가 나타나기도 한다. 대부분 통증은 관절 손상의 정도에 비해 덜 호소하는 것이 특징이지만, 골극 형성 또는 과(condyle) 골절의 경우에는 급작스러운 통증을 호소하기도 한다.

당뇨병 환자의 0.5% 정도에서 신경병성 관절병증이 발생하는 것으로 알려져 있다. 족부 관절이 주로 이환되며, 족근 관절과 족근 중족관절이 가장 흔히 이환되는 관절이다. 외상에 의해 신경병성 관절병증이 촉발되는 경우도 있으며, 족근골의 붕괴로 인해 아치가 소실되어 호상족 변형(rocker-bottom foot)을 유발하기도 한다. 큰 골극이 피부 밖으로 돌출되기도 하며, 중족골 두 위로의 각질 증식(callus)으로 인해 궤양 및 골수염 등이 발생되기도 한다.

4. 진단

신경병증이 있는 환자에서 관절의 심한 종창 및 불안정성 등이 동반되어 있으나 통증이 심하지 않은 소견 등은 신경병성 관절병증을 강하게 시사하는 소견이다. 단순 방사선 검사상 초기에는 관절 간격의 감소, 연골하 골의 경화, 골극 형성 및 관절 삼출액의 증가 등 골관절염의 소견을 보 이나, 병이 진행함에 따라 심한 골 파괴, 관절 변연부 골의 비후, 골절 및 아탈구 등의 소견을 보이기도 한다(그림 7-14). 감별해야 할 질환으로는 골수염, 골 괴사, 진행된 골 관절염, 칼슘 피로인산염 유발 관절염 등이 있다.

5. 치료

신경병증을 일으킨 원인 질환에 대한 치료가 우선되

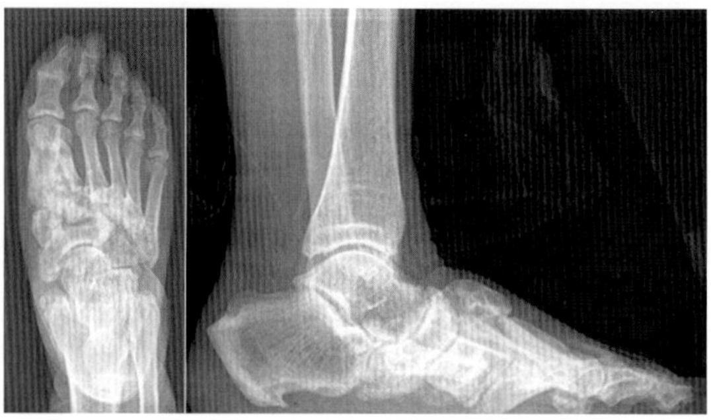

그림 7-14. 당뇨병으로 인한 신경병성 관절병증. 골의 비후 및 관절 파괴, 족근골의 붕괴로 인한 아치 소실 등의 소견을 보인다.

어야 한다. 정형외과적인 문제에 대한 치료는 개별적인 환자의 문제에 따라 각각 다르게 접근해야 한다. 감염이 동반되어 있을 때가 종종 있는데, 파괴된 관절 구조물에 대한 치료에 앞서 감염을 제거하는 것이 필요하다. 관절 파괴가 심해 불안정성과 기능 부전이 있을 때에는 수술적 치료를 고려할 수 있다. 보통 관절 유합술이 사용되며, 관절 치환술 등의 치료는 조기에 영구적인 불안정성과 삽입물 해리를 일으키는 경우가 많아 금기에 속한다.

< 참고문헌 >

〈관절염〉

Bijlsma JW, Berenbaum F, Lafeber FP. Osteoarthritis: an update with relevance for clinical practice. Lancet. 2011;377:2115-26.

Johanne Martel-Pelletier. Pathophysiology of osteoarthritis. Osteo Arthritis and Cartilage. 2004;12:S31-S3.

Lories RJ, Luyten FP. The bone-cartilage unit in osteoarthritis. Nat Rev Rheumatol. 2011;7(1):43-9.

Umlauf D, Frank S, Pap T, Bertrand J. Cartilage biology, pathology, and repair. Cell. Mol. Life Sci. 2010;67:4197-211.

Zahra Ashkavand, Hassan Malekinejad, Bannikuppe S. Vishwanath. The pathophysiology of osteoarthritis. Journal of Pharmacy Research. 2013;7:132-8.

〈인대손상, 활액막의 손상, 손상된 관절의 활액, 분류〉

Mobasheri A, Rayman MP, Gualillo O, Sellam J, van der Kraan P, Fearon U. The role of metabolism in the pathogenesis of osteoarthritis. Nature Reviews Rheumatology. 2017;13(5):302-11.

Asahara H, Inui M, Lotz MK. Tendons and ligaments: connecting developmental biology to musculoskeletal disease pathogenesis. Journal of Bone and Mineral Research. 2017;32(9):1773-82.

Scanzello CR, Goldring SR. The role of synovitis in osteoarthritis pathogenesis. Bone. 2012;51(2):249-57.

Hitchon CA, El-Gabalawy HS. Suppl 1: The synovium in rheumatoid arthritis. The Open Rheumatology Journal. 2011;5:107.

McInnes IB, Schett G. The pathogenesis of rheumatoid arthritis. New England Journal of Medicine. 2011;365(23):2205-19.

〈류마티스 관절염〉

Catrina AI et al. Lungs, joints and immunity against citrullinated proteins in rheumatoid arthritis. Nature Rev Rheumatol: 2014. 10:645.

Erickson AR et al. Clinical features of rheumatoid arthritis, in Kelley and Firestein's Textbook of Rheumatology, 10th ed, Firestein GS et al (eds). Philadelphia, Elsevier: 2017. 1167-86.

McInnes IB, Schett G. The pathogenesis of rheumatoid arthritis. N Engl J Med: 2011. 365:2205.

Moreland LW et al. A randomized comparative effectiveness study of oral triple therapy versus methotrexate plus etanercept in early aggressive rheumatoid arthritis: the treatment of early aggressive rheumatoid arthritis trial. Arthritis Rheum: 2012. 64:2824.

Singh JA et al. 2015 American College of Rheumatology guideline for the treatment of rheumatoid arthritis. Arthritis Rheumatol: 2016. 68:1.

Yarwood A, Huizinga TW, Worthington J. The genetics of rheumatoid arthritis: risk and protection in different stages of the evolution of RA. Rheumatology (Oxford): 2016. 55:199.

〈퇴행성 관절염〉

Loeser RF, Jr. Aging and the etiopathogenesis and treatment of osteoarthritis. Rheum Dis Clin North Am. 2000;26:547-67.

Woo KJ, Oh KW. Prevalence of osteoarthritis among adults over 50 years old in Korea, 2010-2013. Public Health Weekly Report, KCDC. 2015;8:82-4.

Woolf AD, Pfleger B. Burden of major musculoskeletal conditions. Bull World Health Organ. 2003;81:646-56.

Zhou ZY, Liu YK, Chen HL, Liu F. Body mass index and knee osteoarthritis risk: a dose-response meta-analysis. Obesity (Silver Spring). 2014;22:2180-5.

Spector TD, MacGregor AJ. Risk factors for osteoarthritis: genetics. Osteoarthritis Cartilage. 2004:12 Suppl A:S39-44.

Allen KD. Racial and ethnic disparities in osteoarthritis phenotypes. Curr open Rheumatol. 2010;22:528-32.

Altman RD. Classification of disease: osteoarthritis. Semin Arthritis Rheum. 1991;20:40-7.

Roemer FW, Kassim Javaid M, Guermazi A, et al. Anatomical distribution of synovitis in knee osteoarthritis and its association with joint effusion assessed on non-enhanced and contrast-enhanced MRI. Osteoarthritis Cartilage. 2010;18:1269-74.

Williams PT. Effects of running and walking on osteoarthritis and hip replacement risk. Med Sci Sports Exerc. 2013;45:1292-7.

Benito MJ, Veale DJ, FitzGerald O, van den Berg WB, Bresnihan B. Synovial tissue inflammation in early and late osteoarthritis. Ann Rheum Dis. 2005;64:1263-7.

Furuzawa-Carballeda J, Macip-Rodriguez PM, Cabral AR. Osteoarthritis and rheumatoid arthritis pannus have similar qualitative metabolic characteristics and pro-inflammatory cytokine response. Clin Exp Rheumatol. 2008;26:554-60.

Yuan GH, Tanaka M, Masuko-Hongo K, et al. Characterization of cells from pannus-like tissue over articular cartilage of advanced osteoarthritis. Osteoarthritis Cartilage. 2004;12:38-45.

Liu-Bryan R, Terkeltaub R. The growing array of innate inflammatory ignition switches in osteoarthritis. Arthritis Rheum. 2012;64:2055-8.

Liu-Bryan R. Synovium and the innate inflammatory network in osteoarthritis progression. Curr Rheumatol Rep. 2013;15:323.

Buckwalter JA, Mankin HJ, Grodzinsky AJ. Articular cartilage and osteoarthritis. Instr Course Lect. 2005;54:465-80.

Kellgren JH, Lawrence JS. Radiological assessment of osteo-arthrosis. Ann Rheum Dis. 1957;16:494-502.

Zhang W, Moskowitz RW, Nuki G, et al. OARSI recommendations for the management of hip and knee osteoarthritis, part I: critical appraisal of existing treatment guidelines and systematic review of current research evidence. Osteoarthritis Cartilage. 2007;15:981-1000.

Brown GA. AAOS clinical practice guideline: treatment of osteoarthritis of the knee: evidence-based guideline, 2nd edition. J Am Acad Orthop Surg. 2013;21:577-9.

Hochberg MC, Altman RD, April KT, et al. American College of Rheumatology 2012 recommendations for the use of nonpharmacologic and pharmacologic therapies in osteoarthritis of the hand, hip, and knee. Arthritis Care Res (Hoboken). 2012;64:465-74.

Jordan KM, Arden NK, Doherty M, et al. EULAR Recommendations 2003: an evidence based approach to the management of knee osteoarthritis: report of a task force of the standing committee for International Clinical Studies Including Therapeutic Trials (ESCISIT). Ann Rheum Dis. 2003;62:1145-55.

McAlindon TE, Bannuru RR, Sullivan MC, et al. OARSI guidelines for the non-surgical management of knee osteoarthritis. Osteoarthritis Cartilage. 2014;22:363-88.

Rutjes AW, Juni P, da Costa BR, Trelle S, Nuesch E, Reichenbach S. Viscosupplementation for osteoarthritis of the knee: a systematic review and meta-analysis. Ann Intern Med. 2012;157:180-91.

McAlindon TE, LaValley MP, Harvey WF, et al. Effect of intra-articular triamcinolone vs saline on knee cartilage volume and pain in patients with knee osteoarthritis: a Randomized Clinical Trial. JAMA. 2017;317:1967-75.

Zhang W, Moskowitz RW, Nuki G, et al. OARSI recommendations for the management of hip and knee osteoarthritis, Part II: OARSI evidence-based, expert consensus guidelines. Osteoarthritis Cartilage. 2008;16:137-62.

Laslett LL, Dore DA, Quinn SJ, et al. Zoledronic acid reduces knee pain and bone marrow lesions over 1 year: a randomised controlled trial. Ann Rheum Dis. 2012;71:1322-8.

〈건염 및 건막염, 점액낭염〉

Ashe MC, McCauley T, Khan KM. Tendinopathies in the upper extremity: A paradigm shift. J Hand Ther. 2004;17:329-34.

Koo BS, Kim KC, Lee HJ. Operative treatment of calcific tendinitis of the Shoulder. J Korean Orthop Assoc. 2004;39:403-8.

Hart L. Corticosteroid and other injections in the management of tendinopathies: a review. Clin J Sport Med. 2011;21:540-1.

Maffulli N, Longo UG, Denaro V. Novel approaches for the management of tendinopathy. J Bone Joint Surg Am. 2010;92:2604-13.

Larsson ME, Käll I, Nilsson-Helander K. Treatment of patellar tendinopathy-a systematic review of randomized controlled trials. Knee Surg Sports Traumatol Arthrosc. 2012;20:1632-46.

Andres BM, Murrell GA. Treatment of tendinopathy: What works, what does not, and what is on the horizon. Clin Orthop Relat Res. 2008;466:1539-54.

Taras JS, Valentine BJ. Tenosynovitis. Curr Orthop Prac. 2010;21:609-14.

Vuillemin V, Guerini H, Bard H, Morvan G. Stenosing tenosynovitis. J Ultrasound. 2012;15:20-8.

Jung JM, Kim JO, Yun YH, et al. Tenosynovectomy for chronic flexor tenosynovitis at the wrist. J Korean Soc Surg Hand. 2004;9:83-8.

Ilyas AM, Ast M, Schaffer AA, Thoder J. De quervain tenosynovitis of the wrist. J Am Acad Orthop Surg. 2007;15:757-64.

Turecki MB, Taljanovic MS, Stubbs AY, et al. Imaging of musculoskeletal soft tissue infections. Skeletal Radiol. 2010;39:957- 71.

Stell IM. Septic and non-septic olecranon bursitis in the accident and emergency department-an approach to management. J Accid Emerg Med. 1996;13:351-3.

Aaron DL, Patel A, Kayiaros S, Calfee R. Four common types of bursitis: diagnosis and management. J Am Acad Orthop Surg. 2011;19:359-67.

Handy JR. Popliteal cysts in adults: a review. Semin Arthritis Rheum. 2001;31:108-18.

Herman AM, Marzo JM. Popliteal cysts: a current review. Orthopedics. 2014;37:e678-84.

Lindgren PG. Gastrocnemio-semimembranosus bursa and its relation to the knee joint: III. Pressure measurements in joint and bursa. Acta Radiol Diagn (Stockh). 1978;19:377-88.

Ahn JH, Yoo JC, Lee SH, Lee YS. Arthroscopic cystectomy for popliteal cysts through the posteromedial cystic portal. Arthroscopy. 2007;23:559.e1-4.

Del Buono A, Franceschi F, Palumbo A, Denaro V, Maffulli N. Diagnosis and management of olecranon bursitis. Surgeon: 2012;10:297-300.

Herrera FA, Meals RA. Chronic olecranon bursitis. J Hand Surg Am. 2011;36:708-9.

Kyung HS, Kim HS, Hwang JK, Ihn JC. Arthroscopic treatment of recurrent prepatellar bursitis. J Korean Arthrosc Soc. 2002;6:183-7.

Cho KH, Lee SM, Lee YH, et al. Non-infectious ischiogluteal bursitis: MRI findings. Korean J Radiol. 2004;5:280-6.

〈혈우병성 관절염〉

Kliegman RM, Stanton BF, St Geme III JW, Schor NF. Nelson textbook of pediatrics, 20th ed. Philadelphia: Elsevier: 2016. 2384-7.

Bullough PG. Orthopaedic Pathology. 5th ed, Philadelphia: Mosby: 2008. 78-9.

Bullough PG. Orthopaedic Pathology. 5th ed, Philadelphia: Mosby: 2008. 253-67.

Jackson DW. Master techniques in orthopaedic surgery. Reconstructive knee surgery. 3rd ed, Philadelphia: Lippincott Williams & Wilkins: 2008. 500-13.

Raffini L, Manno C. Modern management of haemophilic

arthropathy. Br J Haematol. 2007;136:777-87.
Dunn AL, Busch MT, Wyly JB, Sullivan KM, Abshire TC. Arthroscopic synovectomy for hemophilic joint disease in a pediatric population. J Pediatr Orthop. 2004;24:414-26.
Bae DK, Yoon KH, Kim HS, Song SJ. Total knee arthroplasty in hemophilic arthropathy of the knee. J Arthroplasty. 2005;20:664-8.
Boonjunwetwat D, Thaiarte N. Hemophiliacs bone pseudotumors. J Med Assoc Thai. 1999;82:89-95.
Arnold WD, Hilgartner MW. Hemophilic arthropathy. Current concepts of pathogenesis and management. J Bone Joint Surg Am. 1977;59:287- 305.
Bae DK, Yoon KH, Kim HS, Kim SH, Chung ST. Arthroscopic synovectomy of the knee in hemophilic patients. J Korean Arthrosc soc. 2002;6:177-82.

〈통풍, 연골 석회증, 칼슘 피로인산염 유발 관절염,
색소 융모 결절성 활액막염,신경병성 관절〉

Kasper DL, Hauser S, Jameson JL, Fauci AS, Longo DL, Loscalzo J. Harrison's principles of internal medicine. 19th Ed. New York: McGraw-Hill: 2015. 2233-45.
Neogi T. Gout. N Engl J Med. 2011;364:443-52.
Terkeltaub R. Update on gout: new therapeutic strategies and options. Nat Rev Rheumatol. 2010;6(1):30-8.
Richette P, Doherty M, Pascual E et al. 2016 updated EULAR evidence- based recommendations for the management of gout. Ann Rheum Dis. 2017;76:29-42.
Khanna PP, Gladue HS, Singh MK et al. Treatment of acute gout: a systematic review. Semin Arthritis Rheum. 2014;44(1):31-8.
Towiwat P, Chhana A, Dalbeth N. The anatomical pathology of gout: a systematic literature review. BMC Musculoskelet Disord. 2019;20(1):140.
Zhang W, Doherty M, Bardin T et al. EULAR recommendations for calcium pyrophosphate deposition. Ann Rheum Dis. 2011:70(4):563- 75.
Tsui FW. Genetics and mechanisms of crystal deposition in calcium pyrophosphate deposition disease. Curr Rheumatol Rep. 2012;14(2):155- 60.
Rosenthal AK, Ryan LM. Calcium pyrophosphate deposition disease. N Engl J Med. 2016;374:2575-84.
Mistry JB, Bukhari M, Taylor AM. Alkaptonuria. Rare Dis. 2013;18:e27475.
Gil JA, Wawrzynski J, Waryasz GR. Orthopedic manifestations of ochronosis: pathophysiology, presentation, diagnosis, and management. Am J Med. 2016;129(5):536.e1-6.
Tyler WK, Vidal AF, Williams RJ, Healey JH. Pigmented villonodular synovitis. J Am Acad Orthop Surg. 2006;14(6):376-85.
Botez P, Sirbu PD, Grierosu C, Mihailescu D, Savin L, Scarlat MM. Adult multifocal pigmented villonodular synovitis – clinical review. Int Orthop. 2013;37:729-33.
Lee L, Blume PA, Sumpio B. Charcot joint disease in diabetes mellitus. Ann Vasc Surg. 2003;17(5):571-80.
Wukich DK, Sung W. Charcot arthropathy of the foot and ankle: modern concepts and management review. J Diabetes Complications. 2009;23(6):409-26.

8장 신경, 근육 및 혈관 질환 (Neuromuscular Disorders)

- 서론
- 신경 질환
- 근육 질환
- 혈관 질환

서론(Introduction)

신경계(nervous system)는 중추신경계(central nervous system)와 말초신경계(peripheral nervous system)로 구분할 수 있다. 중추신경계는 뇌와 척수, 말초신경계는 운동 및 감각세포, 축색(axon), 신경근 연결부neuromuscular junction)를 모두 포함하여 지칭하는 용어이다.

근육이환(involvement of muscle)은 근 이영양증부터 감염, 자가 면역 질환 등 다양한 병에 근육이 이환될 수 있다. 신경 이상으로 인한 이차적인 근육약화와의 감별은 근 위축의 분포, 크레아틴 인산 효소(creatine phosphokinase; CPK) 같은 혈청 효소 측정, 근전도, 근생검 등이 필요하다.

혈관 계통(blood vascular system)은 심장과 혈관(동맥, 모세혈관, 정맥)으로 이루어지며, 세포에 산소와 영양분을 공급하며, 열과 대사산물을 이동시켜, 기능을 잘 유지하게 한다. 혈관 계통 외에, 조직공간으로부터 체액을 모아 혈액으로 되돌려 보내는 역할을 하는 림프 계통(lymphatic vascular system)이 있으며, 이는 심장 쪽을 향해 한 방향으로 순환한다.

신경질환(Neurological Disorders)

1. 중추 신경계 질환

1) 뇌성 마비(Cerebral palsy)

(1) 정의

뇌성마비는 발달중인 태아나 유아의 뇌에서 발생하는 비진행성의 결함에 의하여 영구적인 운동장애를 남기는 질환군을 말한다. 뇌성마비의 운동 장애는 감각장애, 인지장애, 인식장애, 소통장애 및 행동장애와 함께 나타나며 간질이나 이차적 근골격계 문제도 동반한다. 즉, 뇌성마비는 단일 질환이 아니라 몇 가지의 공통적인 특징을 가지는 질환들의 질환군이다.

(2) 발생 빈도

각 나라에 따라 달라, 1,000명 출생 당 0.6~5.9명의 비율을 보인다. 대한민국에서는 1,000명 출생 당 약 3.2명이며 여아보다 남아에서 높다.

질병의 유형 별로는 신생아 핵황달 (kernicterus)이 적절히 예방-치료 됨으로 인해 근긴장 이상형은 감소 추세이고, 미성숙 태아의 증가로 양측마비는 증가 추세이다. 경직형과 운동실조형, 사지마비는 증가, 편마비는 감소하는 추세를 보이고 있다.

(3) 원인

출산 전 요인이 늘어나는 경향이 있으며, 관련 요인들로는 모체의 감염, 제대 혹은 태반이상에 기인한 무산소증, 모체와 태아의 혈액형의 부적합으로 인한 핵 황달 등이 있다. 주산기 원인으로는 조산이 가장 큰 비중을 차지한다. 난산, 양수 흡인 등에 기인한 신생아 가사도 원인이 될 수 있다.

(4) 분류와 임상적 발현

가. 병태생리학적 유형에 따른 분류와 임상양상

가) 경직형(Spastic type)

경직성이란 근육을 수동적으로 늘릴 때 근육의 신전 반사의 항진으로 인하여 근육의 긴장성이 증가하는 것으로 정의할 수 있다. 경직성이 있는 근육은 초기에는 역동적 단축을 보이다 근육의 성장이 골의 성장에 미치지 못하고 마침내 근육의 구축이 발생되고, 또한 근육의 불균형, 비정상적인 자세 및 체중 부하 등으로 골과 관절의 변형을 초래한다. 심부건 반사의 항진, 간대성 경련 등이 특징적이고, Babinski 반응이 양성으로 나타난다. 긴장성 불수의 운동은 경직형과 유사하게 나타나나, 수동적 굴신 운동 시 반복성 신전 반사가 없어지는 것으로 감별할 수 있다.

나) 근긴장 이상형(Dystonic type)

대뇌 기저 핵(basal ganglia)의 이상이 주된 병변이다. 대개 심부건 반사와 족저 굴곡 반사는 정상이다. 사지, 목, 안면 등을 지속적이며 불규칙하게 뒤틀거나 꿈틀거리는 운동을 억제할 수 없는 것이 특징이다. 긴장하거나 움직이려 하면 증세가 더욱 심해지고 수면 시는 소실된다.

다) 운동 실조형(Ataxic type)

평형 감각의 장애와 협동 운동의 장애 등, 소뇌의 기능장애로 오는 증상이다. 보행 시 잘 나타나고, 심부건 반사는 정상이거나 저하되며, 관절 구축은 드물다. 운동 실조형 환자는 성장함에 따라서 증상이 자연적으로 호전될 수 있다.

나. 마비의 부위별 분류와 임상양상

가) 편마비(Hemiplegia)

뇌성 마비 환자의 30%를 차지하며, 동측 상하지를 침범한다(상지>하지). 국소적 뇌 병변으로 인한 경련성 장애의 빈도가 가장 높으며, 사시, 반맹증이 발생할 수 있다. 대부분의 환자가 대운동 기능분류 시스템 1-3단계이다.

나) 양측 마비(Diplegia)

주로 하지를 침범하며, 양측이 대칭적이다. 경련성 장애나 지능 저하의 빈도는 가장 낮다. 후방 평형 감각의 손상이 가장 빈발하며, 늦지만 많은 경우 독립 보행이 가능하다.

다) 사지 마비(Quadriplegia)

가장 심한 형태로써 지능저하가 75%에서 나타나며, 경련성 장애의 발생률이 높다. 보행은 힘들며, 척추 측만증 및 고관절 탈구/아탈구가 가장 심각한 장애이다. 치료의 주된 목표는 삶의 질을 향상시키는 것으로, 통증 없이, 편하게 앉거나 누울 수 있게 해주고, 보조 이동 수단을 원활하게 이용하게 하는 것이다.

다. 기능적 분류와 임상양상

기능적 분류는 운동 기능에 따라 5개의 단계로 분류하는 대운동 기능분류 시스템(gross motor function classification system: GMFCS)를 이용한다(그림 8-1). 각 단계의 차이는 임상적 기능의 차이를 반영하였다. 또한 환자의 최대 능력치가 아닌 일상의 활동을 평가하였다. 환자를 5개의 연령군으로 나누고(<2세, 2~4세, 4~6세, 6~12세, 12~18세) 각각 5개의 단계로 분류하였다.

(5) 진단

뇌성마비를 진찰할 때에는, 진단뿐만 아니라 그 유형과 마비의 정도도 정확히 판단하여야 하며, 치료의 방향도 신중하게 결정하여야 한다.

가. 출생력과 발달 과정

뇌성 마비의 진단에는 환자의 출생 및 발달 과정에 대

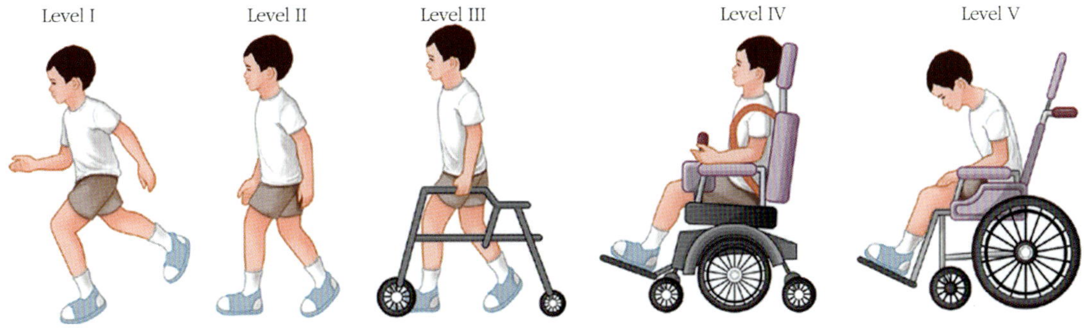

그림 8-1. 대운동 기능분류 시스템(Gross Motor Function Classification System, GMFCS).

한 정확한 문진이 우선적이다. 특히 양측마비나 전신 마비의 경우는 편마비와는 달리, 대개는 비정상적인 출산력을 가지거나 혹은 발달과정의 지연을 보인다.

나. 신경학적 검사

정상 발육 때는 원시적 반사가 점차 소실되고, 정상적인 반사가 나타나게 된다. 그러나 뇌 병변이 있을 때에는, 중추의 억제 작용으로부터 해리되기 때문에, 원시적 반사가 계속적으로 나타나게 된다. 만일 생후 4~6개월 후에도 대칭성 혹은 비대칭성긴장성 경반사, Moro 반사, 목정위반사(neck righting reflex), 신근반발반사(extensor thrust reflex)가 계속 나타나거나, 반대로 11개월 후에도 낙하산 반사(parachute reflex)가 나타나지 않을 때에는 반사성 성숙이 지연되어 있는 것으로 보아야 한다. 이때는 뇌성 마비 또는 다른 원인에 의한 뇌 기능 장애를 감별해야 한다.

다. 자세와 보행의 관찰 및 평가

뇌성마비 환자의 자세와 보행은 육안, 비디오, 3차원 보행 분석을 통하여 이루어진다. 진단 시에는 대개 육안으로 평가를 하게 되고, 수술 등이 결정되면, 비디오 혹은 3차원 보행 분석을 시행하여 평가를 하게 된다.

대표적인 보행 양상으로 첨족변형(까치발), 내족지 보행(안짱걸음), crouch 보행 등이 있다. crouch 보행은 슬관절의 굴곡과 더불어, 고관절의 굴곡 변형과 족근관절의 과도한 족배 굴곡이 동반된 보행이다.

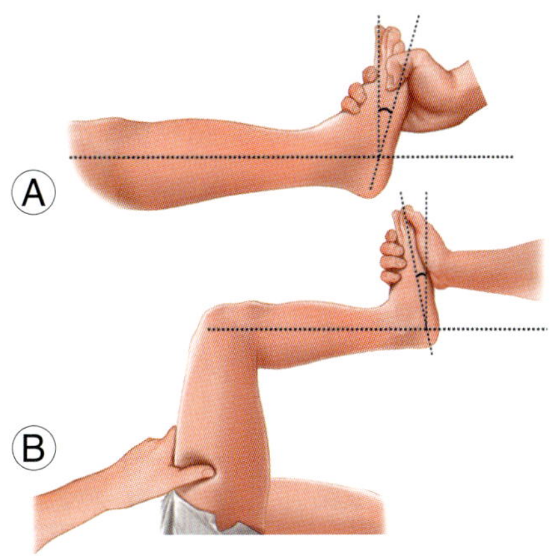

그림 8-2. Silfverskiold 검사.
(A) 비복근의 기시부는 대퇴골이므로, 슬관절 굴곡 시에는 비복근이 이완이 된다. 그러나, 가자미근의 기시부는 경비골이므로, 슬관절 관절운동과는 상관이 없다. 이를 이용하여, 슬관절 90도 굴곡시 족근관절의 족배 굴곡 정도로 가자미근의 구축을 확인할 수 있다. **(B)** 즉 슬관절 90도 굴곡시 족배 굴곡이 원활하고, 슬관절 신전시 족배 굴곡이 되지 않는 첨족 변형을 보이면, 비복근은 구축되어 있고, 가자미근은 구축이 없는 것으로 판단할 수 있다. 이를 Silfverskiold 양성(positive)이라고 한다.

라. 근력 및 근육의 선택적 조절 능력 검사

마. 근육 구축 검사

가) 족근관절 및 족관절

첨족 변형의 원인은 비복근(gastrocnemius)의 단축에 의한다. 환자에 따라서는 비복근만 단축되어 있는 경우도 있지만, 비복근과 가자미근(soleus)가 동시에 단축되어 있는 경우도 있다. 이를 감별할 수 있는 Silfverskiold 검사가 있다(그림 8-2).

나) 슬관절

슬괵근의 경직성 및 구축을 검사하는 방법으로는 슬와 각도(popliteal angle)를 측정 하는 방법이 있다. 슬와 각도란, 앙와위에서 고관절을 90도로 굴곡한 상태에서, 무릎 관절을 최대한 신전시켜서 대퇴부의 연장선과 하퇴부가 이루는 각도로 구축 시는 각도가 증가한다.

다) 고관절

고관절의 굴곡 구축을 측정하는 방법으로 Thomas검사, Staheli의 복와위 검사가 있다.

바. 골 염전 변형 검사(그림 8-3)

염전 개요(rotational profile)로 대퇴골 전염각(femoral anteversion) 및 경골 염전각(tibial torsion)을 측정한다.

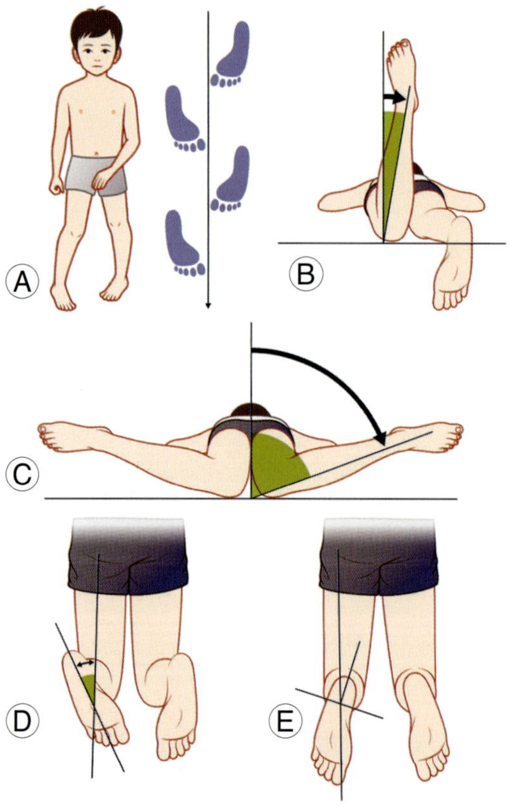

그림 8-3. 하지 회전 프로필.
(A) Foot progression, **(B)** Hip external rotation in prone position, (C) Hip internal roation in prone position, **(D)** Thigh-foot angle, **(E)** Trans-malleolar axis.

대퇴골 전염각의 측정을 위해 대퇴골 내회전, 외회전, 그리고 전염각 측정법을 이용할 수 있다. 또한 경골의 염전은 대퇴 족부각, 경과 축 각도를 이용하여 측정한다. 염전 변형은 신체 검사 이외에 수술장내 투시 촬영, 전산화 단층촬영 등을 이용하여 좀 더 정확한 측정이 가능하다.

(7) 치료의 원칙

환자를 치료할 때에는, 비정상적인 근육의 긴장성, 협동근(agonist)과 길항근(antagonist)의 부조화, 근 구축, 골 변형 등과 같은 치료 가능한 것만을 치료하며, 자율적 근 조절 능력의 결여, 원초적 반사 등과 같이 치료가 가능하지 않은 것은 인정한다. 치료의 궁극적인 목적은 삶의 질의 향상이며, 이는 보행, 자세 등을 포함한 기능의 향상, 통증의 조절, 보육을 쉽게 하는 것을 모두 포함한다. 대운동 기능분류 시스템 1-3단계의 경우, 보행 능력의 향상이 중요한 목표일 수 있는 데 반하여, 대운동 기능분류 시스템 4-5단계 환자의 경우, 고관절 탈구에 의한 통증의 완화가 삶의 질 향상에 더 도움이 될 수 있다.

또한, 환자의 연령에 따라 중점적으로 시행하는 치료 방법이 달라진다. 즉 출생 후 4세까지는 주로 물리 치료 등의 조기 치료를 하며, 4세에서 6세 사이는 수술적 치료를 하고, 7세에서 18세 사이는 학교 생활과 정신적 및 사회 활동의 발달에 주력하고, 18세 이후에는 직장 생활, 결혼 생활 등이 가능하게 하는 데 중점을 두게 된다.

(8) 비수술적 치료

비수술적 치료 방법으로는 재활치료, 약물복용(diazepam, dantrolene sodium, baclofen 등), 알코올/페놀 주입술, 보튤리눔 A형 독소(botulinum-type A toxin) 주입술 등이 이용된다. 근육 구축이나 관절과 골에 발생되는 변형을 예방하기 위하여 일시적으로 석고 고정을 하거나, 보조기를 시행할 수 있다.

(9) 수술적 치료

가. 경직성 감소를 위한 수술

경직성이 심한 경우, 이를 감소시키기 위하여, 선택적

후방 신경 근 절제술(selective posterior rhizotomy), 척수강 내 바클로펜 펌프(intrathecal baclofen pump)을 시행할 수 있다. 선택적 후방 신경근 절제술은 제 1요추부터 제 5요추 혹은 제 1천추까지 후방 신경근의 30~50%를 절개하여, 경직형 양하지 마비 아동에서 영구적으로 근육의 경직을 완화시키는 수술 방법이다. Baclofen은 근육의 경직성을 야기하는 흥분 전도 매개체의 분비를 억제하는 신경 억제제인 gamma-aminobutyric acid (GABA)의 agonist로, 척수 내에 주입되면 척수 내 synaptic 반사들을 억제하여 하지의 경직성을 감소시킨다.

나. 변형 교정을 위한 수술

가) 일단계 다수준 수술
(Single event multilevel surgery: SEMLS)

주로 대운동 기능분류 시스템 1-3단계에 해당하는 보행 가능한 뇌성마비 환자의 보행 기능을 향상시키기 위해, 구축된 건의 연장술과 이전술, 골/관절 변형에 대한 교정을 한 번에 시행하는 방법이다. 비디오/3차원 보행 분석을 하여 환자가 가진 문제를 객관적으로 파악하고

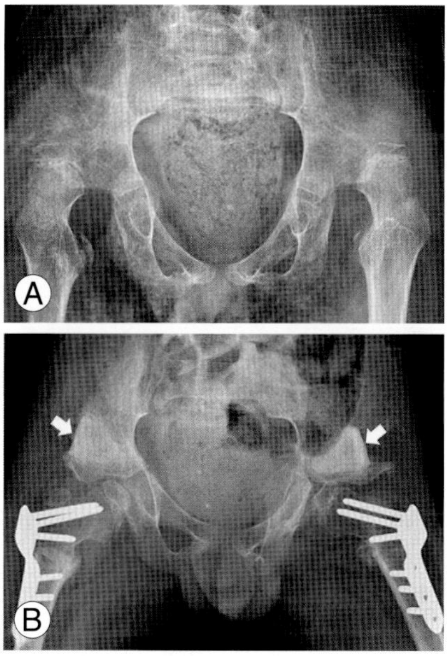

그림 8-4. 대퇴 내반 감염 절골술.
수술 전 방사선 사진(**A**)상 양측 고관절 탈구 및 비구 이형성이 관찰된다. 수술 후 방사선 사진(**B**)상 양측 고관절이 관절 내로 정복되었으며 비구의 피복이 충분해진 것이 관찰된다.

시행하여야 한다.

나) 고관절 재건 수술(그림 8-4)

출생 시에는 탈구가 없다가 환자가 성장하면서 여러 원인들에 의하여 발생되며 평균적으로 5세 내지 7세 이후에 발생하게 된다. 탈구/아탈구시 통증이 발생하고, 앉을 때의 균형, 회음부의 청결 유지에 문제가 발생한다. 수술 방법으로는 연부조직에 대한 수술, 관혈적 정복술, 대퇴골 감염 염전 절골술(femoral derotational osteotomy), 골반 절골술(pelvic osteotomy)을 시행할 수 있다.

다) 상지에 대한 수술

편마비에서 많이 발생하고, 수술의 중요 목표는 손의 기능을 향상시키는 것이다. 수술 전보다 용이하게 손을 사용하게 하는 것이 현실적인 목표이다.

라) 척추에 대한 수술

대운동 기능분류 시스템 4-5단계의 환자에서 척추측만증이 많이 발생한다. 신경근육성 척추측만증에 해당하며, 심한 척추측만은 통증을 유발하고 신체 활동을 제한하기 때문에, 대운동 기능분류 시스템 4-5단계의 뇌성마비 환자는 정기적인 검진과 적극적인 치료가 필요하다.

2. 말초 신경계 질환

1) 말초신경의 해부학 (Anatomy of the peripheral nerve)

말초신경계(peripheral nervous system)는 운동 및 감각세포, 축색(axon), 신경근 연결부(neuromuscular junction), 그리고 말단기관인 근육(muscle)과 수용체(receptor)를 모두 포함하여 지칭하는 용어이다. 말초신경의 기능은 크게 운동과 감각을 전도하는 두 가지 기능으로 나눌 수 있다. 운동 자극은 척수(spinal cord)의 전각세포(anterior horn cell)로부터 말초신경을 거쳐 신경근 연결부를 통하여 근육에 이르게 된다. 감각 자극은 그 수용체에서 후방 근 신경절(posterior root ganglion)을 거쳐 척수에 도달하게 된다. 운동 섬유의 세포인 전각세포는 척수 내에 위치하고 있으며 말단으로 축색을

내어 말초신경을 구성하게 된다. 반면에 감각 섬유의 세포는 척수가 아닌 후방근 신경절에 위치하며, 척수쪽으로는 축색을 내고 말단쪽으로는 수상돌기(dendrite)를 낸다.

2) 말초신경 질환의 분류(Classification)

말초신경계는 외상에 의한 절단, 압박에 의한 압박성 신경병증뿐만이 아니라 중독성 질환, 만성 알코올 중독 등 결핍성 신경병증, 당뇨병 등 대사성 질환에서 발생하는 다발성 신경병증이 발생한다. 그 외에 나병이나 대상포진 같은 감염, 원인이 알려지지 않은 여러 종류의 염증성 질환, 다발성 동맥염과 같은 허혈성 질환, 종양 그리고 비골 근 위축증 등 유전병 등이 말초신경을 이환할 수 있다(표 8-1).

말초신경계의 질환은 그 이환된 신경의 개수에 따라 단일 신경병증(mononeuropathy)과 다발성 신경병증(polyneuropathy)로 나눌 수 있다.

표 8-1. 말초신경병증의 원인적 분류

1. 외인성
가. 외상(trauma)
나. 내부 압축(internal compression)
다. 신경 독(neurotoxin)
중금속: 비소, 납, 수은 등
약물: nitrofurantion, isoniazid, vincristine 등
유기물: 일산화탄소, acrylamide 등
2. 결핍성 및 대사성
가. 결핍성: 각기병, 만성 알코올 중독 등
나. 대사성: 당뇨병, 포피리아, 아밀로이드증 등
3. 염증성 및 감염성
가. 염증성: 급성 원발 다발성 신경염
나. 감염성
국소 감염: 나병, 대상 포진 등
감염의 합병증: 디프테리아, sarcoidosis 등
4. 허혈성
다발성 동맥염, 당뇨병, 류마티스 관절염 등
5. 유전성: 비골 근 위축 등
6. 종양: 신경 섬유종, 악성 종양
7. 원인 불명: 만성 진행성 다발성 신경병증

3) 말초신경의 증상 및 진단 (Manifestation and diagnosis)

(1) 신체 검사(Physical examination)

신체 검사에서는 손상되었을 것으로 추정되는 신경의 운동 기능과 지각 고유 영역에 대한 감각 검사, 반사 소실 여부나 교감 신경에 대한 검사를 시행한다.

가. 운동 마비(Motor paralysis)

나. 감각 마비(Sensory paralysis)

다. 티넬 징후(Tinel's sign)

말초신경에 병리가 있는 어떤 지점을 고무 망치 등으로 가볍게 타진하거나 손가락으로 두드려보면 신경의 주행을 따라 순간적으로 저린 감각(tingling sensation)이 발생되는데 이를 티넬 징후라고 한다.

(2) 전기진단학적 검사(Electrodiagnostic test)

가. 신경 전도 검사(Nerve conduction study)

나. 근전도 검사(Electromyography)

신경이 손상된 직후에는 신경의 손상 여부를 확인하기 어렵다. 말초신경이 완전히 차단되고 5~14일이 지나면 이환된 근육에서 단일 위상의 양성 예파(positive sharp waves)가 관찰된다. 말초신경이 완전히 차단되고 2~3주가 지나면 근육에는 아주 미세하고 자발적이며 비교적 규칙적인 수축이 나타나게 되는데 이를 세동 전위, 혹은 탈신경 세동(denervation fibrillation)이라고 한다. 마비되었던 신경이 회복되기 시작하면서 재신경화(reinnervation)되면, 세동 전위는 일시적으로 증가했다가 점차 감소하면서 능동적인 근육 수축 시 여러 가지 모양의 위상을 보이는 다상 파동(polyphasic wave)을 가진 운동단위 전위가 나타난다. 회복이 진행함에 따라 파동은 점차 정상적인 운동 단위 전위에 가까워진다.

4) 말초신경의 손상

말초신경의 손상은 적절한 치료가 시행되더라도 그 회복이 수개월에서 수년 이상 소요된다. 또한 확실한 진단 방법이 없기 때문에, 신경 손상이나 치료 결과에 대한 평가가 매우 어렵다는 특징도 가지고 있다. 말초신경이 손상 되면 축색(axon)의 연속성이 소실되고, 손상 받은 원위부의 신경 섬유(nerve fiber)가 왈러리안 변성(Wallerian degeneration)이 되며, 최종적으로 손상 받은 신경세포(neuron)의 세포 사멸이 발생하게 된다(그림 8-5)

.

(1) 말초신경의 손상 기전

가. 열상(Laceration)

나. 견인력(Traction force)**에 의한 신장 손상**(Stretching injury)

다. 압박 손상(Compression injury)

지혈대 마비(tourniquet palsy), 비골신경에 대한 캐스트 마비(cast palsy) 등이 그 예이다. 만성 압박으로는 수근관 증후군(carpal tunnel syndrome)과 주관 증후군(cubital tunnel syndrome)이 좋은 예이다.

라. 전기 손상(Electrical injury)

마. 열 손상(Thermal injury)

바. 주사 손상(Injection injury)

가장 흔하게 손상 받는 신경은 엉덩이 부분에서 좌골신경이고, 그 다음은 상완 부위에서 요골신경이다. 신경 손상이 부분적인 경우 호전되기를 기대하며 기다려 볼 수 있다. 하지만 완전 마비이면서 2~4개월 동안 기능의 회복이 전혀 없으면 신경에 대한 수술이 필요하다.

(2) 말초신경 손상의 분류

Seddon의 분류가 흔히 인용되고 있다. 신경 손상의 정도를 수막에만 이상이 발생한 신경 진탕(neuropraxia), 축색 변성의 손상을 받은 축색 단열(axonotmesis) 및 신경 자체가 끊어진 신경 단열 neurotmesis)의 세 가지 종류로 분류하였다.

(3) 말초신경 손상의 치유(Peripheral nerve healing)와 수술적 치료(Operative treatment)

말초신경의 치유는, 신경세포가 그의 돌기를 치유하는 세포 치유(cell healing)라는 점에서, 세포 수의 증식에 의해 치유되는 일반적인 상처 또는 골절의 치유와는 다르다. 신경의 재생(nerve regeneration)은 신생 축색이

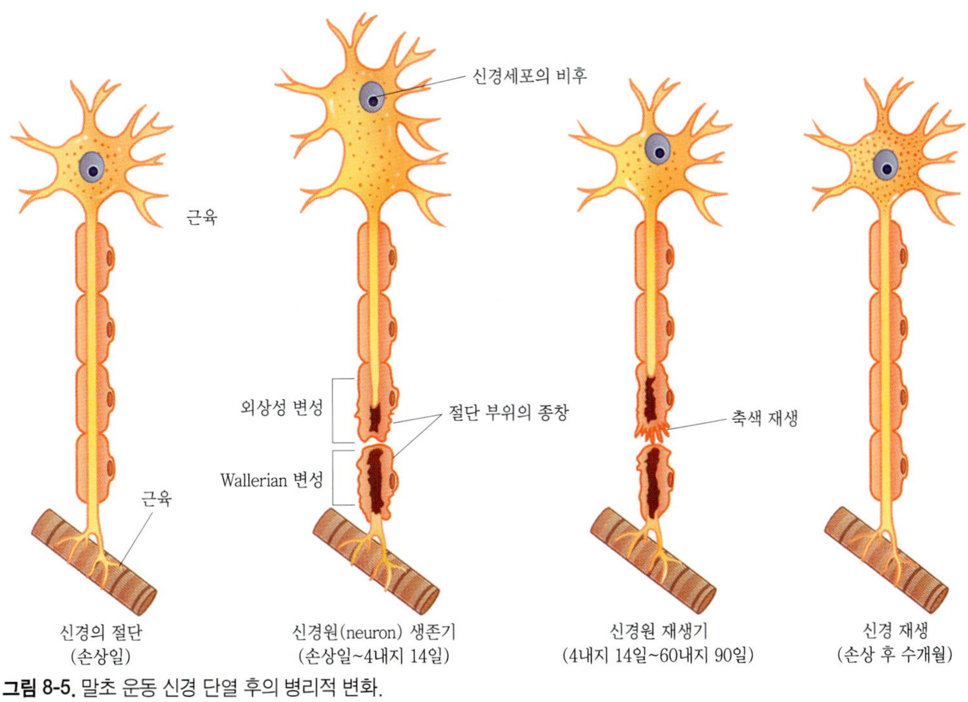

그림 8-5. 말초 운동 신경 단열 후의 병리적 변화.

손상 부위를 지나, 말단 기관(end organ)까지 자라서, 기능을 회복하는 것을 의미한다. 감각 섬유가 운동을 담당하는 곳으로 잘못 들어간다든지, 또는 근육이 탈신경되고 수년이 흘러 거의 섬유화된 상태라면, 신경은 재생은 가능하나, 기능 회복은 없을 수도 있다. 비수술과 수술 치료가 있으며, 수술은 신경 봉합, 신경 이식, 신경 도관(Nerve conduit), 신경이전과 신경 박리술 등이 있다.

근육질환(Muscle Disorders)

유전성 질환, 감염, 자가 면역 질환 등 다양한 병이 근육에 이환될 수 있다.

1. 근이영양증(Muscular Dystrophy)

신체 특정 부위 근육의 진행성 근 위축 및 근력 약화가 특징이다. 근육에만 국한된 비염증성 변화이고 신경 분포나 말초신경은 정상이다. 근이영양증은 임상적 양상, 근 약화의 정도와 유전 양상에 따라 분류한다.

1) 원인

Duchenne형과 Becker형의 근이영양증 환자는 X-염색체 Xp21 부위의 이상으로 인하여 골격근, 평활근, 심근 및 뇌에 존재하는 디스트로핀(dystrophin) 단백질이 생성되지 않는 것이 밝혀졌으며, 이는 근섬유의 괴사를 유발한다.

2) 증상

(1) Duchenne형

가장 흔한 유형으로, 생존 출생(live birth) 남아 3,500명당 1명의 비율로 발생한다. 성염색체 열성으로 유전되고 기대 수명이 길지 않기 때문에, 대부분의 환자는 남아이다. 증상은 대개 2~6세에 나타나며, 근육 약화가 매우 서서히 진행하기 때문에 초기에는 약간 느린 보행이 유일한 단서일 수 있다. 근육 약화는 양측성이며, 처음에는 고관절 신전근 등 하지 근위부 근육이 먼저 이환되고, 상지 근육은 이보다 3~5년 뒤 이상을 보인다. 질환이 진행하면 근육 약화와 더불어 특정 부위의 구축이 발생하며 첨족 구축과 족지 보행이 흔하다. 오리걸음(waddling gait) 또는 Trendelenburg 보행을 보이고 보행 시 안정성을 유지하기 위해서 양 발의 간격이 증가되는 경향이 있다. 가성근 비대(pseudohypertrophy)는 실제 근육 양은 감소되나 근육의 변성으로 지방 조직과 결체 조직이 침착하여 외견상 오히려 근육이 비대해진 것 같이 보이는 소견이다. 환아에게 바닥에 앉았다가 스스로 일어나도록 시키면, 하퇴, 대퇴의 순으로 손을 짚어 슬관절과 고관절을 신전시키며 일어서는 특이한 기

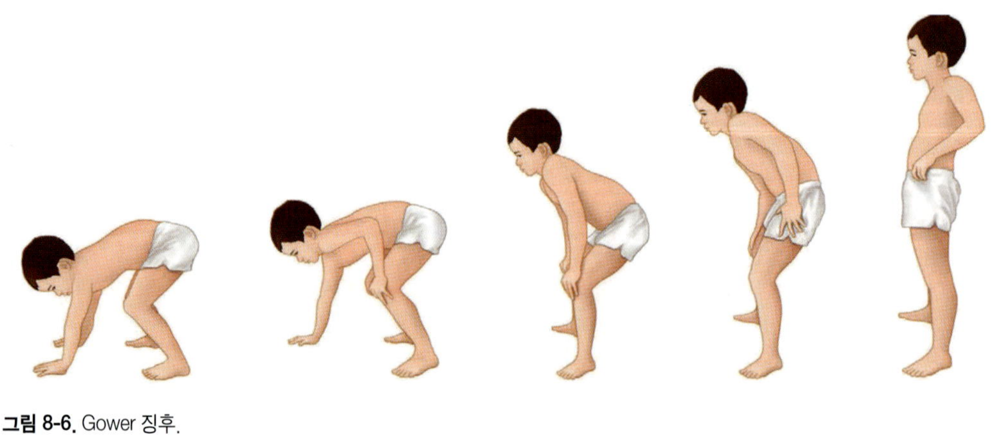

그림 8-6. Gower 징후.
진행성 근이영양증의 특징적인 소견이다. 하지 근력 약화로 상지를 이용하여 기립을 하게 된다. 바닥에서 일어설 때, 바닥, 무릎을 순차적으로 짚고 일어선다. 자가 등반(self climbing)이라고 설명하기도 한다.

립 동작을 보인다. 이를 Gower's sign이라 하며, 척추 전만과 척추 및 하지 신전근의 쇠약에 기인한다(그림 8-6) 척추 측만증은 95%에서 동반되며, 후기 아동기나 초기 사춘기에 나타나고, 보행이 중단되면서 급속히 진행된다. 폐 기능 감소와 심장병이 병발하며 대체로 인지 능력과 지능이 저하된다. 일반적으로 병의 진행이 비교적 빨라서, 진단 후 약 4년이 경과하면 취상(bed-ridden)하며, 대부분 20세 이전에 호흡근을 침범하여 사망한다.

(2) Becker형

증상은 Duchenne형과 유사하나 경하고, 근육의 퇴행 속도가 느리기 때문에 증상 발현 시기가 늦다. 대개 7세 이후에 증상이 나타나며, 성인기까지 보행이 가능하다. 심장 이환이 흔하여 확장성 심근증이 많다. Becker형 근이영양증 환자들은 Duchenne형 근이영양증 환자보다 오래 생존하기 때문에, 심각한 장기간의 심근의 과부하는 승모판 폐쇄부전과 심부전을 야기할 수 있다.

3) 진단

질병 초기에는 혈청 크레아틴 인산 효소가 정상치의 200~300배이고, 병이 진행됨에 따라서 서서히 감소하며 여성 보인자(carrier)의 경우에는 정상치의 2~3배 정도로 증가된다. 중합효소 연쇄 반응(polymerase chain reaction: PCR) 검사에 의해 디스트로핀 유전자의 결손이나 중복으로 인한 이상을 찾아낼 수 있다. 근전도 검사는 근육성 질환과 신경원성 질환을 감별하는데 도움이 된다.

4) 치료

Duchenne형 근이영양증에 대한 특별한 치료법은 없다. 정형외과적 치료의 일차적 목표는 환자의 기능적 보행 상태를 가능한 한 오래 유지시키는데 있다.

혈관 질환(Vascular Disorders)

1. 서론(Introduction)

순환기 계통은 혈관 계통(blood vascular system)과 림프관 계통(lymphatic vascular system)으로 구성되어 있다. 혈관 계통은 심장과 혈관(동맥, 모세혈관, 정맥)으로 이루어지며, 세포들이 필요로 하는 산소 및 영양분을 공급하며, 세포 내에서 생성된 열과 대사 산물을 적절히 이동시켜, 세포들이 기능을 잘 발휘할 수 있는 평형 상태를 유지하게 한다.

혈관은 혈액의 유통을 위한 도관(conduit)기능 외에, 혈액의 수용을 위한 저장(capacitance) 기능이 있어 혈관의 긴장도와 저항의 조절에 의해 혈압과 체온의 조절에도 관여하고, 또 혈액의 응고, 혈관 수축 및 국소 염증 반응 등에 영향을 미치는 물질을 분비하는 내피세포(endothelium)와 평활근(smooth muscle cell)을 포함하고 있어서 하나의 기관(organ)으로 봐야 한다.

심혈관계의 질환은 혈관에 국한되지 않고 사지의 기능에 영향을 미치며 또한 간헐적 파행처럼 근골격계의 질환과 감별을 요하는 경우도 많다. 따라서 혈관계의 질환에 대해 깊은 이해가 필요하다. 본 장에서는 혈관의 질환을 동맥질환, 정맥질환, 혈관 수축 질환, 구획 증후군까지 다루기로 한다.

2. 동맥 질환(Arterial Diseases)

다양한 동맥 질환은 대부분 결국 동맥의 폐쇄를 초래하며 선진국에서 절단의 가장 흔한 원인이 된다. 또한 협심증이나 뇌졸중 등을 포함하면 가장 흔한 사망의 원인이기도 하다. 동맥 질환의 가장 흔한 원인은 죽상동맥경화증이다.

1) 죽상경화증(Atherosclerosis)

동맥경화증(arteriosclerosis)이란 동맥의 벽이 두꺼워지고 굳어져, 동맥 자체의 탄력성이 감소하는 질환

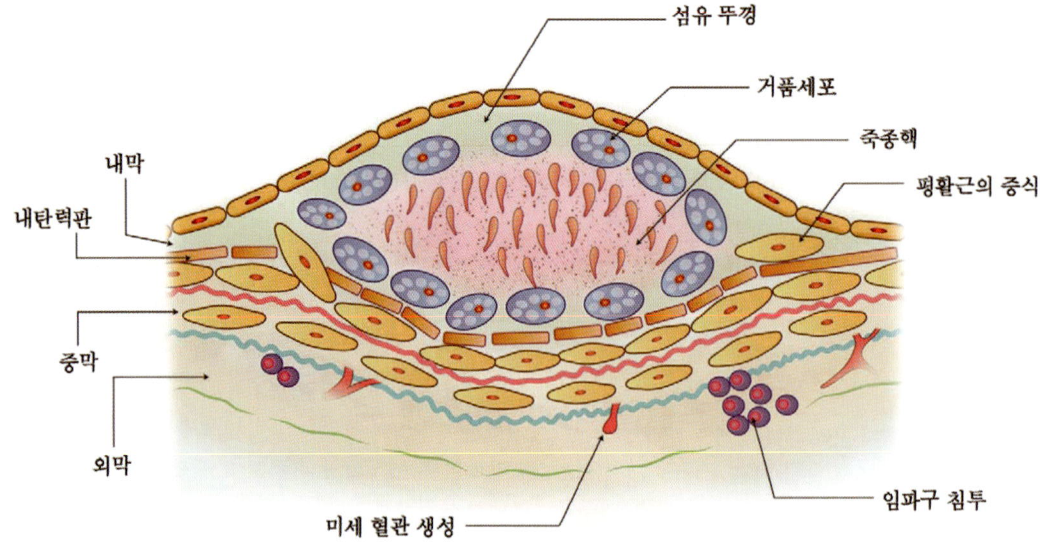

그림 8-7. 제 4형 죽상 경화반의 구조.
중심에 지방핵(lipid core)이 있고, 대식구(macrophage)와 평활근세포가 증식되어 있으며 섬유 뚜껑(fibrous cap)으로 덮혀 있다. 혈관 강 쪽으로 튀어 나와 있다.

을 말하는데, 이중 가장 흔한 형태가 죽상경화증으로써 이는 동맥 내벽에 죽처럼 물렁물렁한 콜레스테롤 죽종(atheroma)이 침착되어 생기는 병변이다(그림 8-7). 동맥내막세포 내에 지단백(LDL)의 축적과 산화, 흡연에 의한 자유기(free radicals), 고혈압, 당뇨, 혈중 호모시스테인(homocysteine)농도의 증가, 감염 등의 원인으로 시작된다. 죽상반의 단면적이 전체 내강의 40% 까지는 동맥의 재성형으로 보상되나, 그 이후는 혈관의 협착이 오며, 75% 이상이 막히면 기관의 허혈이 일어난다. 50세 이후의 남성에서 호발하고 중간 규모 이상의 동맥이 이환되며 사지의 경우 대퇴동맥과 슬와동맥이 80~90%를 차지한다. 간헐적 파행(claudication)이 가장 흔한 증상으로, 구간별 혈압측정, 이중 초음파 촬영술, 경피적 산소 계측법, 자기공명 혈관 촬영술 및 혈관조영술 등이 진단에 도움을 줄 수 있다(그림 8-8). 일단 증상이 나타나면, 효과가 확실한 치료법이 별로 없으므로 예방이 중요하고, 간헐적 파행만이 있는 경우 금연이나 적절한 운동과 응고 억제제 등으로 치료하면, 괴사까지 발생하는 경우는 드물다. 그러나 간헐적 파행이 있는 환자의 약 75%는 관상 동맥질환으로 사망하므로, 이러한 환자들에서는 심장에 대한 각별한 주의 및 치료를 요한다.

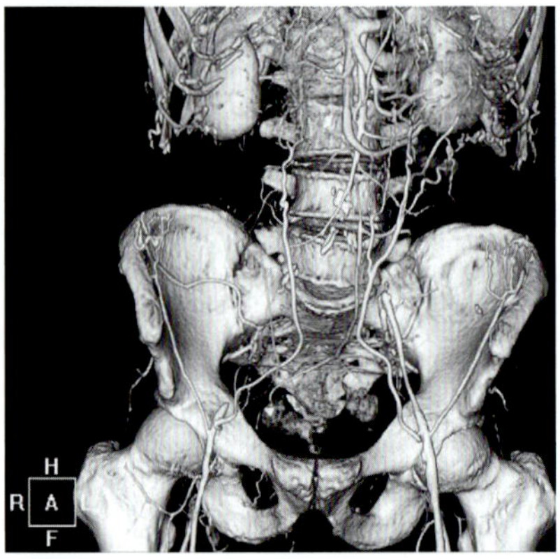

그림 8-8. 죽상동맥경화증(제 1형)의 3차원 CT 혈관조영술: 신동맥부터 우측은 대퇴 동맥까지 좌측은 총장골 동맥까지 완전 폐쇄되어 있다.

3. 정맥 질환(Venous Diseases)

정맥은 내막, 중막, 외막의 3층으로 구성되어 있으며 일반적으로 동맥보다 얇고 평활근세포보다 탄력 조직이 적다. 사지의 정맥은 표재 정맥(superficial vein)과 심부정맥(deep vein) 및 이들을 연결하는 관통정맥(communicating vein or perforating vein)으로 구분된다. 동맥과는 달리 정맥은, 특히 하지의 경우 심장으로 혈액을 보내기 위하여 정맥판(venous valve), 근육 펌프(muscle pump), 족부 정맥 펌프(venous foot pump)의 기전을 가지고 있다.

1) 심부정맥 혈전증(Deep vein thrombosis)

미국의 경우 폐 색전증(pulmonary embolism)은 매년 5~10%의 병원 사망률을 보이고 있으며 그 중 90%는 하지에서 발생한 정맥성 혈전에 의한다. 서양과 달리 동양이나 한국에서는 발생률이 낮게 보고되고 있었으나 식생활의 서구화로 인해 점차 발생이 증가하고 있다.

심부정맥 혈전증의 발생 빈도는 우리나라에서 예방 조치를 하지 않고 인공 고관절 치환술을 시행한 경우 10~20%, 척추 수술인 경우 1.3%로 보고되고 있다. 병인으로는 Virchow의 삼주징(triad), 즉 혈류의 정체(venous stasis), 과응고(hypercoagulability), 정맥 벽의 손상이 여전히 타당성 있게 받아 들여진다.

발생 시기(peak incidence)는 수술 후 4일에서 3주까지 다양하게 보고되고 있다. 거의 염증을 일으키지 않으므로 통증과 피부 발적은 거의 나타나지 않는다. 약 50%에서는 증상이 전혀 없다. 편측 하지에 종창, 부종과 혈전이 있는 부위에 통증 및 압통이 있을 수 있다.

진단 검사로서 정맥 이중 초음파(venous duplex ultrasonography), 정맥 조영술(venography), 자기공명영상 혈관촬영술(MRI venography), 핵의학적 검사, 혈액 검사가 있는데, 정맥 이중 초음파 검사가 대퇴부의 심부정맥 혈전증을 진단하는데 가장 좋은 진단법이며, 혈액 검사중 D-dimer는 심부정맥 혈전증이 의심되는 환자의 평가에 유용하다. D-dimer가 증가되었다고 해서 심부정맥 혈전증을 진단할 수는 없으나, 정상 수치일 경우 심부정맥 혈전증을 배제할 수 있어 선별 검사(screening test)로서 유용하다.

심부정맥 혈전증의 가장 중요한 초기 합병증은 폐 색전증(pulmonary embolism)이다. 폐 색전증이 발생할 경우 흉통, 발한(diaphoresis), 호흡 곤란, 불안(anxiety) 등이 나타날 수 있으나, 일단 발생하면 치명적이기 때문에 심부정맥 혈전의 예방의 궁극적 목적은 폐 색전증의 예방에 있다.

예방에는 기계적 방법과 약물 요법이 있는데, 기계적 방법은 안정 가료보다는 조기 거동(early ambulation)시키고, 수술 후 다리를 거상하며 탄력 양말(compression stocking)을 적용하거나 공기 압박 기구(pneumatic compression device)를 써서 간헐적으로 압박하는 것이다. 약물 요법으로는 저용량 와파린(low-dose warfarin), 저분자량 헤파린(low-molecular-weight heparin), 응고인자 Xa 억제제인 fondaparinux와 aspirin 등이 사용된다. 치료는 헤파린을 투여하고 와파린으로 유지하는 항응고 요법과, 하대정맥 필터(inferior vena cava filter)를 삽입하는 방법, 혈전 용해 요법 그리고 혈전 제거술(thrombectomy) 등이 사용되는데, 이 모든 치료의 목적은 폐 색전증과 만성 정맥 부전을 예방하는 것이다.

4. 혈관 수축 질환-레이노드 현상 (Raynaud's Phenomenon)

정상인에서 동맥 혈관의 수축은 말초 혈관의 저항을 조절하여 혈압을 유지시키고, 영양 모세 혈관으로 혈액을 보내고, 체온을 조절하며 외상 시 과도한 출혈을 막는 기능을 한다. 그러나 부적절하게 혈관 경련(vasospasm)이 일어나면 통증을 느끼고 추위를 견딜 수 없어 일상 활동에 지장을 받으며 심지어는 수지의 궤양과 괴저가 발생하기도 한다. 추위 민감성은 일반 인구의 5~10%에서, 폐경기 전 여성의 20~30%에서 보일 정도로 흔하다. 추위에 노출되거나 교감신경의 자극에 의해 사지의 소동맥이나 세동맥이 수축되면 수지나 족지에 허혈이 일어난다. 처음엔 수지가 차가워 지고 창백해지는데, 잠시 지나면 탈산소화된 혈액(deoxygenated blood)의 정체에 의해 청색(cyanosis)으로 되며, 혈관의 경련(vasospasm)이 풀리면 혈관이 확장되고 반응성 충혈(reactive hyperemia)이 일어나면서 피부가 붉게 변하고, 통증과 이상 감각이 동반되기도 한다. 상기한 삼상(triphasic)변화를 레이노드 현상(Raynaud's phenomenon)이라 한다(그림 8-9). 특정한 원인이 발견되지 않는 경우를 일차성 레이노드 현상(primary Raynaud's phenomenon) 또는 레이노드 병(Raynaud's disease)이라 하고 이차적으로 발생하는 것을 이차성 레이노드 현상 또는 그냥 레이노드 현상이라고 하는데, 일차성 레이노드 현상의 예후는 매우 양호하고, 이차성 레이노드 현상의 예후는 레이노드 현상을 유발하는 기저 질환의 상태에 따라 좌우된다.

5. 구획 증후군(Compartment Syndrome)

구획 증후군은 폐쇄된 구획내의 조직압이 상승하여, 모세 혈관에서의 관류가 저하되는 상태로 정의할 수 있다. 대표적으로 흔하게 발생하는 곳은 하퇴의 전방 구획과 심부 후방 구획 및 전완부의 전방 구획이며, 조직압 상승의 원인과 증상 발현 기간에 따라 급성과 만성 구획 증후군으로 분류할 수 있다.

1) 급성 구획 증후군

급성 구획 증후군이 발생하게 되면, 해당 구획이 붓게 되며, 수동적으로 해당 구획의 근육을 움직일 경우 통증을 나타내며, 근육의 위약이 나타난다. 구획 증후군의 증상으로 소위 '5P 징후'가 있는데, 통증(pain), 창백(pallor), 이상 감각(paresthesia), 마비(paralysis), 무맥(pulselessness)들이 나타날 수 있는데, 가장 중요한 징후는 손상 정도보다 훨씬 심하게 호소하는 통증이며 특히 해당 구획의 근육을 수동적으로 신전시킬 경우 타는 듯한 양상의 통증을 호소한다. 급성 구획 증후군은 다발성 손상 환자, 의식 소실 환자 및 유아에서는 진단을 놓치기 쉬운데, 따라서 구획 증후군이 의심되고, 적절한 검진이 불가능하다면, 조직압을 꼭 측정해봐야 한다(그림 8-10). 조이는 석고 붕대, 솜 붕대 및 스타키네트를 제거하는 것만으로도 조직압을 50~85%까지 감소시킬 수 있으며, 이환된 사지를 심장 높이에 두는 것이 동정맥 압력 차이를 가장 높게 유지할 수 있다. 임상적으로 구획 증후군이 강력히 의심되고, 조직압이 30 mmHg를 넘는 경우, 응급 근막 절개술이 필요할 수 있다.

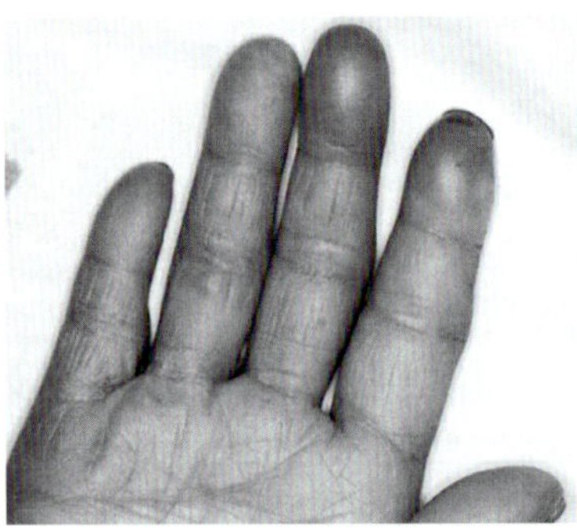

그림 8-9. 레이노드 병(Raynaud' s disease)에서 나타나는 수지 첨부의 청색증(cyanosis)으로 제 2와 3수지에 뚜렷이 나타난다.

2) 만성 구획 증후군

만성 구획 증후군은 운동으로 통증이 유발되고, 20~30분간 달리기 후 하지가 조이는 증상이 생기는 20~30대 달리기 선수에서 전형적으로 나타난다. 통증은 일반적으로 운동을 멈춘 후 5~30분 이내에 소실된다. 다음 3가지 기준 중에서 하나 이상의 소견을 보인다면 만성 구획 증후군으로 진단할 수 있다. 즉 (1) 운동 전 안정 상태에서의 조직압이 15 mmHg 이상인 경우, (2) 운동 후 1분이 경과한 이후 조직압이 30 mmHg 이상인 경우, (3) 운동 후 5분이 경과된 후 조직압이 20 mmHg

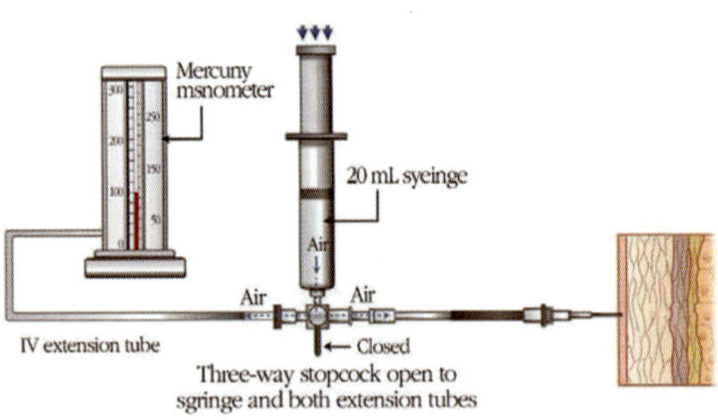

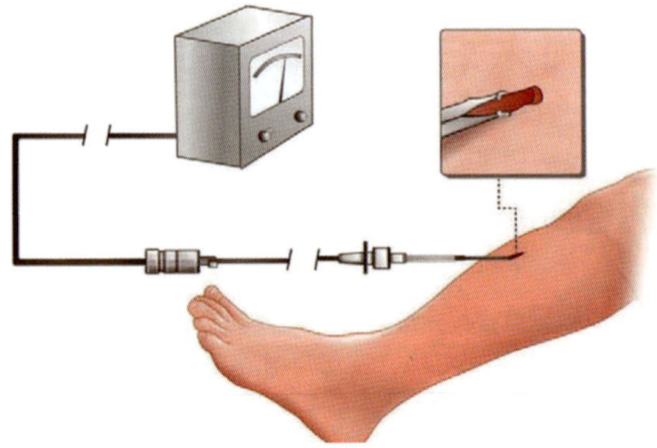

그림 8-10. Whitesides 방법에 의한 조직압 측정.

이상인 경우 진단할 수 있다. 환자가 운동량을 줄이기를 원하거나, 운동을 중단할 생각을 한다면, 항염증 약물을 통한 보존적 치료를 시행할 수 있는데, 현재의 운동량을 유지하기를 원할 경우 해당 구획의 근막 절개술이 필요하다.

< 참고문헌 >

〈서론, 말초 신경계 질환〉

Stewart JD. Peripheral nerve fascicles: anatomy and clinical relevance. Muscle Nerve. 2003;28:525-41.

Lee SK, Wolfe SW. Peripheral nerve injury and repair. J Am Acad Orthop Surg. 2000;8:243-52.

Lundborg G. Nerve injury and repair. P.32-63. Churchill Livingstonr. New York; 1988.

Han DY, Jahng JS, Shin JS, Chung IH. Electromyographic findings in carpal tunnel syndrome. J Korean Orthop Assoc. 1977;12:383-5.

Chung MS, Park JS, Seo JB, Park YB,. The results of surgical treatment in the peripheral nerve injuries. J Korean Society Microsurg. 1996;5:121-7.

Sunderland S. A classification of peripheral nerve injuries producing loss of function. Brain. 1951;74:491-516.

Fox IK, Mackinnon SE. Adult peripheral nerve disorders; nerve entrapment, repair, transfer and brachial plexus disorder. Plast Reconstr Surg. 2011;127:105-118e.

Georgiev GP, Karabinov V, Kotov G, Iliev A. Medical ultrasound in the evaluation of the carpal tunnel: a critical review. Cureus. 2018;10(10):e3487.

Bowley MP, Doughty CT. Entrapment neuropathies of the lower extremity. Med Clin North Am. 2019;103(2):371-82.

Doughty CT, Bowley MP. Entrapment neuropathies of the upper extremity. Med Clin North Am. 2019;103(2):357-70.

Iqbal Z, Azmi S, Yadav R, et al. Diabetic peripheral neuropathy: epidemiology, diagnosis, and pharmacotherapy. Clin Ther. 2018;40(6):828-49.

〈신경 질환, 근육 질환〉

Bayusentono S, Choi Y, Chung CY, Kwon SS, Lee KM, Park MS: Recurrence of hip instability after reconstructive surgery in patients with cerebral palsy. J Bone Joint Surg Am. 2014;96(18):1527-34.

Chung CY, Choi IH, Cho TJ, Yoo WJ, Lee SH, Park MS: Morphometric changes in the acetabulum after Dega osteotomy in patients with cerebral palsy. J Bone Joint Surg Br. 2008;90(1):88-91.

Chung CY, Lee KM, Park MS, Lee SH, Choi IH, Cho TJ: Validity and reliability of measuring femoral anteversion and neck shaft angle in patients with cerebral palsy. J Bone Joint Surg Am. 2010;92(5):1195-205.

Chung CY, Lee SH, Choi IH, Cho TJ, Yoo WJ, Park MS: Residual pelvic rotation after single-event multilevel surgery in spastic hemiplegia. J Bone Joint Surg Br. 2008;90(9):1234-8.

Chung CY, Park MS, Choi IH, Cho TJ, Yoo WJ, Lee KM: Morphometric analysis of acetabular dysplasia in cerebral palsy. J Bone Joint Surg Br. 2006;88(2):243-7.

Chung CY, Sung KH, Lee KM, Lee SY, Choi IH, Cho TJ, Yoo WJ, Park MS: Recurrence of Equinus Foot Deformity After Tendo-Achilles Lengthening in Patients With Cerebral Palsy. J Pediatr Orthop. 2014.

Chung CY, Wang KC, Bang MS, Lee J, Park MS: Introduction to Cerebral Palsy. Seoul: Koonja; 2013.

Lee KM, Chung CY, Kwon DG, Han HS, Choi IH, Park MS: Reliability of physical examination in the measurement of hip flexion contracture and correlation with gait parameters in cerebral palsy. J Bone Joint Surg Am. 2011;93(2):150-8.

Lee SH, Chung CY, Park MS, Choi IH, Cho T-J: Tibial torsion in cerebral palsy: validity and reliability of measurement. Clin Orthop Relat Res. 2009;467(8):2098-104.

Lee SH, Chung CY, Park MS, Choi IH, Cho TJ, Yoo WJ, Lee KM: Parental satisfaction after single-event multilevel surgery in ambulatory children with cerebral palsy. J Pediatr Orthop. 2009;29(4):398-401.

Lee SY, Kwon SS, Chung CY, Lee KM, Choi Y, Kim TG, Shin WC, Choi IH, Cho TJ, Yoo WJ et al: Rectus femoris transfer in cerebral palsy patients with stiff knee gait. Gait Posture. 2014.

Park MS, Chung CY, Kwon DG, Sung KH, Choi IH, Lee KM: Prophylactic femoral varization osteotomy for contralateral stable hips in non-ambulant individuals with cerebral palsy undergoing hip surgery: decision analysis. Dev Med Child Neurol. 2012.

Park MS, Kim SJ, Chung CY, Kwon DG, Choi IH, Lee KM: Prevalence and lifetime healthcare cost of cerebral palsy in South Korea. Health Policy. 2010.

Sung KH, Chung CY, Lee KM, Akhmedov B, Lee SY, Choi IH, Cho TJ, Yoo WJ, Park MS: Long term outcome of single event multilevel surgery in spastic diplegia with flexed knee gait. Gait Posture. 2012.

The Korean Orthopaedic Association: Orthopaedics. Choisin Medical Books. Seoul. 2013;7:552-62

Hong CH: Hong Chang Hee's Pediatrics. Mire-n. Seoul. 2013;10:1060-5.

〈혈관 질환〉

Kim SY, Kim SJ, Baek JH, Park IH, Park BC, Kim TH, Color Doppler Sonography Surveillance for Deep Vein Thrombosis after Hip Replacement Surgery. J Korean Orthop Assoc. 2002;37(5):577-81.

Suk KS, Lee HM, Moon SH et al. Deep Vein Thrombosis After Major Spinal Surgery: Incidence in a Korean Population. J Korean Orthop Assoc. 2000;35(2):199-204.

Yoon TR, Rowe SM, Song EK, Seon JK. Deep Vein Thrombosis after Total Hip Replacement: Incidence and correlation between DVT and its risk factors. J Korean Orthop Assoc.2000;35(2):205-9.

Lee SH. Deep vein thrombosis. Hip Pelvis. 2002;14(4):294-302.

Lee KS, Park JW, Seo DH. Peripheral Periarterial Sympathectomy for the Treatment of Raynaud's Phenomenon(Case Report). J Korean Soc Surg Hand. 1997;2(2):379-86.

Allbrigh JA and Brant RA. The Scientific Basis of Orthopaedics. 2nd ed. Appleton & Lange; 1987.

Buncke HJ and Fumas DW. Symposium on Clinical Frontiers in Reconstructive Microsurgery. C.V. Mosby CO; 1984.

Rutherford RB. Vascular surgery, Denver, Elsevier Saunders; 2005.

Hallet JW, Brewster DC, Rasmussen TE. Handbook of patient care in vascular disease, Philadelphia, Lippincott Williams & Wilkins; 2001.

Hallet JW, Mills JL, Earnshow JJ. Comprehensive vascular and endovascular surgery, Philadelphia, Mosby; 2004.

Libby P. Inflammation in atherosclerosis. Nature. 2002;420:868-74.

Ross R. Artherosclerosis-An inflammatory disease. Mechanisms of disease: N Engl J Med. 1999;340(2):115-26.

Green DP. Operative hand surgery. 2nd ed. Churchill Livingston inc;1988.

Miller LM, Morgan RF. Vasospastic Disorders. Hand Clin. 1993;9(1):171-87.

Geerts et al., 2004. Geerts WH, Pineo GF, Heit JA, et al. Prevention of venous thromboembolism: the Seventh ACCP Conference on Antithrombotic and Thrombolytic Therapy. Chest. 2004;126(3 Suppl):338S.

Horlocker et al, 2003. Horlocker TT, Wedel DJ, Benzon H, et al. Regional anesthesia in the anticoagulated patient: defining the risks (the second ASRA Consensus Conference on Neuraxial Anesthesia and Anticoagulation). Reg Anesth Pain Med. 2003;28:172.

Lassen et al, 2002. Lassen MR, Bauer KA, Eriksson BI, et al. Postoperative fondaparinux versus preoperative enoxaparin for prevention of venous thromboembolism in elective hipreplacement surgery: a randomised double-blind comparison. Lancet. 2002;359:1715.

Lieberman and Hsu, 2005. Lieberman JR, Hsu WK. Prevention of venous thromboembolic disease after total hip and knee arthroplasty. J Bone Joint Surg. 2005;87A:2097.

Furspan PB, Chatterjee S, Freeman RR. Increases tyrosine phosphorylation mediates the cooling-induced contraction and increased vascular reactivity of Raynaud's disease: Arthritis & Rheumatism. 2004;40(5):1578-85.

Herrick AL. Pathogenesis of Raynaud's phenomenon, Rheumatology. 2005;44:587-96.

Koman LA, Rush DS, Smith BP, Smith TL. Vascular Disorders: Green DP, ed: Green's operative hand surgery. 5th ed. Philadelphia, Elservier Churchill Livingstone; 2005. 2265-313.

Needs J, Laurent R, Manolios N. Raynaud's phenomenon a practical approach to a common problem: Austrailian Family Physician. 1993;22(6):1049-65.

Suter LG, Murabito JM, Felson DT, Fraekel L. The incidence and natural history of Raynaud;s phenomenon in the community. Arthritis & Rheumatism. 2005;52(4):1259-63.

van den Brand et al, 2005. van den Brand JG, Nelson T, Verleisdonk EJ, et al. The diagnostic value of intracompartment pressure measurement, magnetic resonance imaging, and near infrared spectroscopy in chronic exertional compartment syndrome: a prospective study in 50 patients. Am J Sports Med. 2005;33:699.

Campano D, Robaina JA, Kusnezov N, et al. Surgical management for chronic exertional compartment syndrome of the leg: a systematic review of the literature. Arthroscopy; 2016. 32:1478.

9장 척추 질환 (Diseases of the Spine)

- 척추의 해부학
- 경추부 병변
- 척추의 변형
- 하 요추부 병변

척추의 해부학(Anatomy)

1. 척주의 개관 (Overview of the Vertebral Column)

척주(vertebral column)는 33개의 추골(vertebra)로 구성되는데, 7개의 경추(cervical vertebra), 12개의 흉추(thoracic vertebra), 5개의 요추(lumbar vertebra), 5개의 천추(sacrum) 및 4개의 미추(coccyx)로 구분된다(그림 9-1). 경, 흉 및 요추는 인접 추체 간에 두 개의 후관절(facet joint)과 추간판(intervertebral disc)으로 구성된 반관절(amphiarthrosis)이 있어 움직임이 가능하다. 척주의 만곡 중, 흉추와 천추의 후만(kyphosis)은 태아 때부터 있어 일차 만곡(primary curvature)이라고 하고, 경추와 요추의 전만(lordosis)은 출생 후에 생기기 때문에 이차 만곡(secondary curvature)이라고 한다.

2. 척추 골과 추간판의 일반적 특징 (General Characteristics of the Vertebra and Intervertebral Disc)

제 1경추와 천추를 제외한 척추는 앞쪽에 추체(vertebral body)가 있고 뒤에 척추궁(vertebral arch)이 있어 척추 관을 둘러싸고 있으며, 척추 관 속에 척수(spinal cord) 혹은 마미(cauda equina)가 들어있다. 척추궁은 추체에 붙어 있는 2개의 척추경(pedicle)과 2개의 추궁판(lamina)으로 구성되고 그 후방으로 극돌기(spinous process)가, 양 옆으로는 횡 돌기(transverse process)와 상, 하 관절 돌기(articular process)가 붙어있다(그림 9-2). 관절 돌기는 활막 관절(synovial joint)인 척추의 후관절(facet joint)을 이룬다.

제 1경추는 머리를 떠받치고 있으며, 고리(ring) 모양으로 환추(atlas)라 한다(그림 9-3A). 제 2경추는 축추(axis)라고 하고, 추체 상부에 돌출한 치상 돌기(odontoid process)가 인대를 통해 두개골과 연결되어 회전축을 이룬다(그림 9-3B). 제 3-7경추체는 좌우 직경이 전후 직경보다 크며 척추 관 또한 좌우 직경이 더 긴

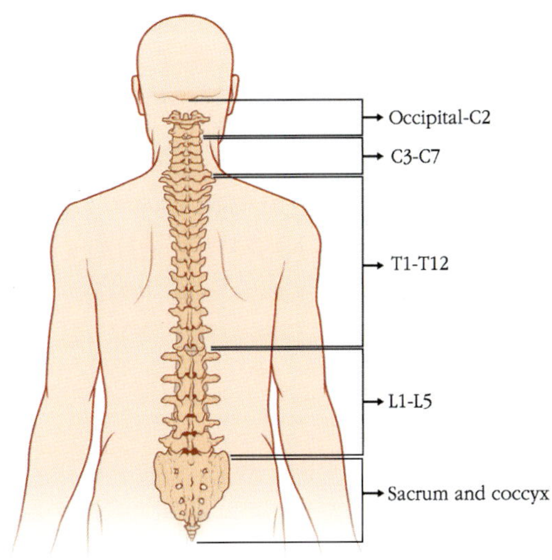

그림 9-1. 척추.
후두-제 2경추, 제 3-제 7경추, 제 1 - 제 12흉추, 제1 - 제 5요추, 천추 및 미추.

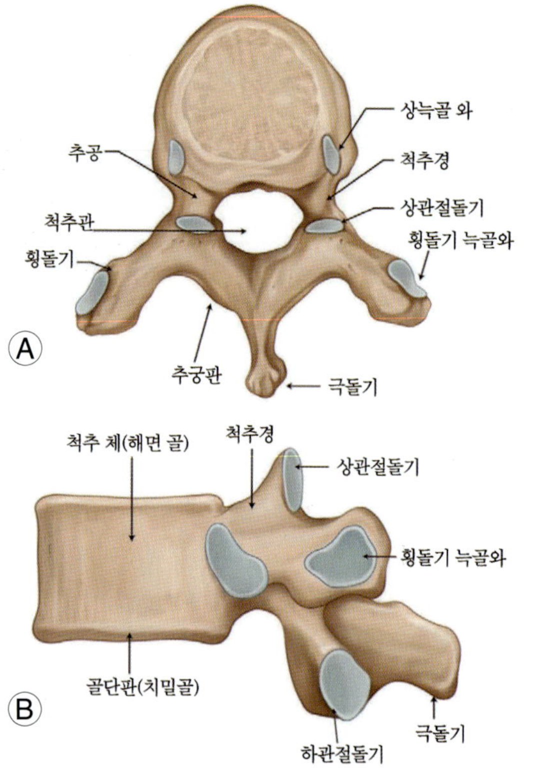

그림 9-2. (A) 전형적인 흉추의 상면, **(B)** 흉추의 측면.

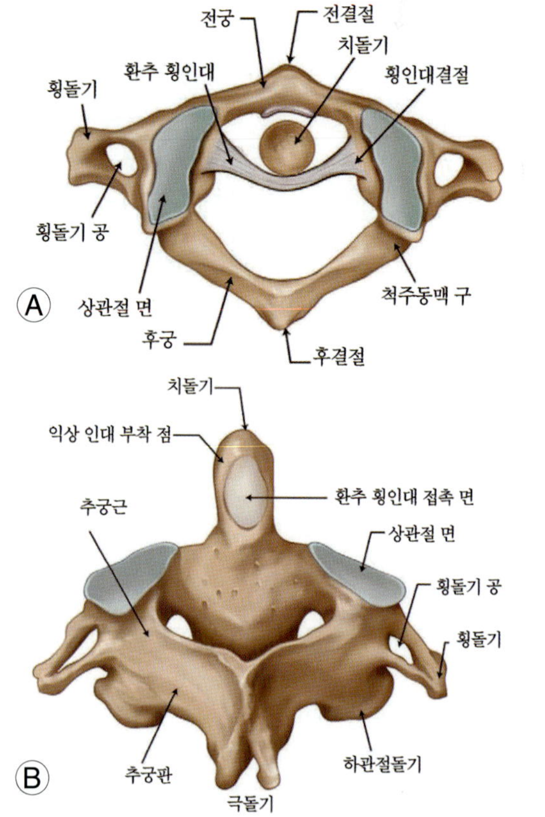

그림 9-3. (A) 제 1경추(환추), **(B)** 제 2경추(축추)의 후면.

삼각형의 형태를 하고 있다. 특이하게 경추에서는 상, 하 관절 돌기 이외에도 추체의 후측부 상연이 융기되어 있어, 이를 구상 돌기(uncinated process)라 하며 이 돌기와 이것이 닿는 상부 추체의 가장자리 사이에서 생긴 섬유윤의 균열을 구추 관절(uncovertebral joint) 또는 Luschka 관절(joint of Luschka)이라 한다(그림 9-4).

흉추에서의 늑척추 관절(costovertebral joint)은 늑골과 척추와의 사이에서 이루어지는 관절로서 추체 늑관절(costal facet of vertebral body)과 횡돌기 늑관절(costal facet of transverse process) 두 부분으로 나누어진다.

요추는 다른 추골들 보다 크고, 흉추에 있는 늑척추 관절과 경추에 있는 횡돌기 공이 없으며, 극돌기가 사각형이다. 상, 하 관절 돌기에 의해 이루어진 후방 관절은 거의 시상 면이기 때문에 회전 운동이 제한된다. 유두돌기(mammillary process)는 상 관절 돌기에서 후방으로 돌출되어 있다.

추간판은 추체를 연결 및 고정하고, 척추관이 원만한 배열을 이루게 하며, 충격을 흡수하고, 운동을 가능하게 하지만 과다한 운동은 제한한다.

3. 척수 및 척추 신경 (Spinal Cord and Spinal Nerve)

척수는 연수(medulla oblongata)의 연장으로서, 대후두공(foramen magnum)에서 시작하며, 대부분의 경우 제 1-2요추 추간판 사이에서 끝난다. 이하의 척추관은 수막(meninges)과 마미(cauda equina)로 채워져 있다. 척수는 연막(pia mater), 지주막(arachnoid membrane), 경막 (dura mater)의 3개의 막으로 둘러 쌓여 있다. 척수의 전주(anterior column)에는 가벼운 촉각, 수의근(voluntary muscle)의 운동, 균형 반사의 신경 경로가 있다. 외주(lateral column)는 고유감각의 반

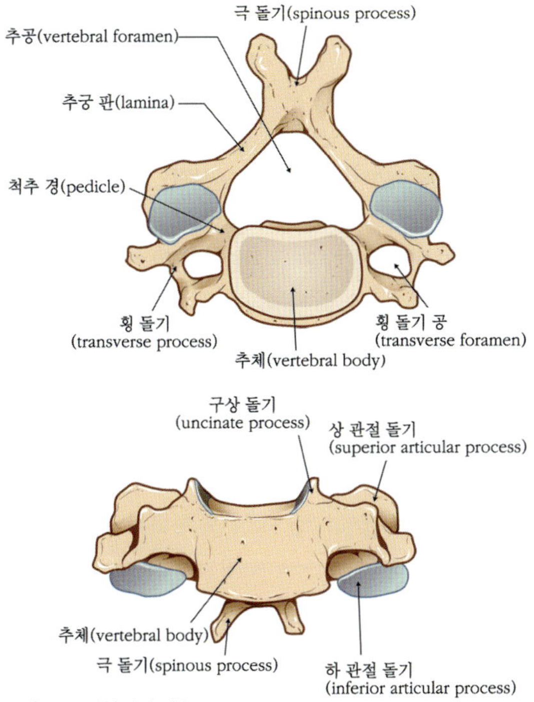

그림 9-4. 전형적인 경추.

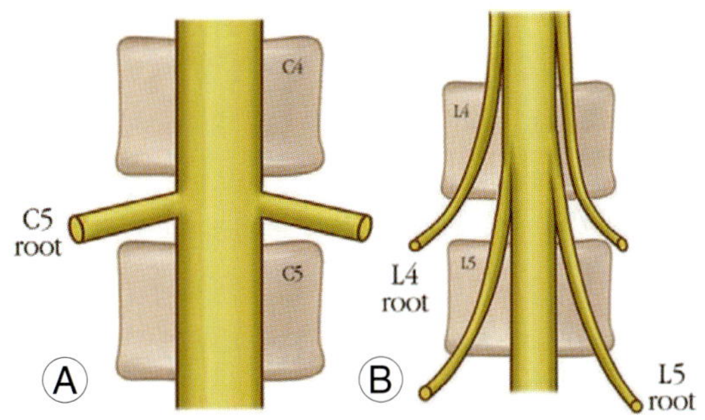

그림 9-5. 경추 신경근(A)과 요추 신경근(B)의 추간공과의 관계. 경추의 신경근은 수평에 가깝게 주행하나, 요추의 신경근은 수직에 가깝게 주행한다.

사와 수의 운동, 반대측의 통각과 온도 감각을 전달한다. 후주(posterior column)는 촉각, 압각 및 고유감각(proprioception)의 신호를 전달한다.

척수에서 기시한 신경근은 신경 후근(posterior root)과 신경 전근(anterior root)이 합쳐져 척추 신경(spinal nerve)을 이루어 추간공을 빠져나온 후 전방 분지(anterior or ventral ramus)와 후방 분지(posterior or dorsal ramus)로 나뉜다. 경추에 8쌍, 흉추에 12쌍, 요추에 5쌍, 천추에 5쌍의 천추 신경근과 1쌍의 미추 신경근이 존재하는데, 제 1경추 신경은 두개골과 환추 사이에서 나온다. 경추의 신경근은 기시부 이후 비교적 수평에 가깝게 주행하나, 요추부는 수직에 가깝게 주행한다(그림 9-5). 자율 신경계의 출구 중 특히 천골부의 부교감 신경은 해당 천추 신경근과 동행하여 배뇨와 배변의 조절에 중요하다. 횡격막을 지배하는 신경 세포는 제 3-5 경추 척수 분절에 있어 이 부분이 손상을 입으면 호흡 곤란으로 위험하게 된다.

경추부 병변 (Affections of Cervical Spine)

1. 경부통을 주증상으로 하는 경추증 (Cervical Degeneration with Neck Pain)

대부분의 경부통은 양성(benign)의 자연 치유 경과를 보이며 크게 3가지 원인으로 나뉜다. 첫째, 근육성 통증(muscular pain)으로 근육의 과도한 사용이나 염증 또는 허혈이 관련된다. 둘째, 추간판으로 인한 통증으로 추간판의 번연부에는 신경 섬유와 신경 말단이 분포하고 있어 변성된 추간판이 경부통의 원인이 된다. 셋째, 후관절의 퇴행으로 경부통이나 견갑부 연관통을 유발 할 수 있다.

2. 경추 신경근증 (Cervical Radiculopathy)

추간판은 노화에 따라 형태학적, 생화학적 변화가 나타난다. 이후 여러가지 구조적 변화가 단계적으로 일어나면서 통증이나 감각이상, 운동마비 같은 신경 증상을 유발하는 상태를 경추의 퇴행성 질환 혹은 경추증(cervical spondylosis)이라 한다. 경추 신경근증은 원인에 따라 ① 추간판의 탈출로 인하여 발생하는 연성 추간판 탈출증(soft disc herniation)과 ② 경추의 퇴행성 변화에 의하여 발생한 골극으로 인하여 발생하는 경성 추간판 탈출증(hard disc herniation) 혹은 경추증성 신경근증(cervical spondylotic radiculopathy)으로 나눌 수 있다. 연성 추간판 질환은 30~40대에 호발하나, 경성 추간판 질환은 대체로 50세 이후에 많다. 병변 부위는 제 5-6 및 6-7경추 간에서 호발한다. 신경근증에서의 통증은 신경근의 기계적 압박 효과뿐 아니라 압박된 신경근 주위의 염증 반응에 의해서도 발생하는 것으로 생각된다.

1) 증상 및 징후

초기 증상은 경추부와 상지의 감각이상이다. 통증은 ① 연관통을 포함한 축성 통증과 ② 상지의 방사통(radiating pain) 으로 나눌 수 있다. 연관통은 통증의 원인 부위인 경추 및 추간판과 멀리 떨어진 부위에 경계가 불분명한 둔통(dull pain)이 발생하는 것을 일컬으며, 주로 견갑부(scapular area)에 발생한다. 방사통은 이환 신경근이 지배하는 감각신경 분포 영역(dermatome)에 예리한 통증이 발생하는 것을 말한다.

신경근증 환자의 증상을 유발하기 위한 유발 검사로는 ① 목을 신전하고 환측으로 회전시켜 상지 방사통을 유발하거나 악화시키는 Spurling 징후와(그림 9-6A) ② 머리의 정점을 축성으로 압박하여 상지 방사통을 유발하는 축성 압박 검사(axial compression test)가 있는데(그림 9-6B), 이들은 모두 신경공(neural foramen)의 크기를 감소시키는 검사이다. 반대로, 손을 머리에 얹거나 뒤통수에 올리면 신경근의 긴장(tension)이 감소해서 상지 방사통이 경감될 수 있는데(그림 9-6C), 이를 shoulder abduction pain relief sign이라고 한다. 압박된 신경근의 지배 영역에 따라서 ① 방사통 및 저림 등의 감각 증상, ② 근력 약화, ③ 심부 건 반사 (deep tendon reflex)의 감소가 나타나는데, 전형적인 신경근 징후는 표 9-1과 그림 9-7을 참고하기 바란다. 경추 신경근은 척수의 기시부에서 나온 후 수평에 가깝게 주행하여, 같은 높이의 추간공으로 빠져나온다. 따라서, 제 4-5경추 간 추간판 탈출시에는 제 5경추 신경이 압박 받는다(그림 9-5).

2) 진단

단순 방사선 촬영(그림 9-8A)을 통하여 추간판 높이의 감소, 골극의 형성 등을 관찰할 수 있다. MRI(그림 9-8B)는 척수, 신경근 등의 신경 조직 및 추간판과 같은 연부조직의 확인에 유용한 반면, CT(그림 9-8C)는 골성 병변(골극 등)의 확인에 유용하다. 수근관 증후군의 감

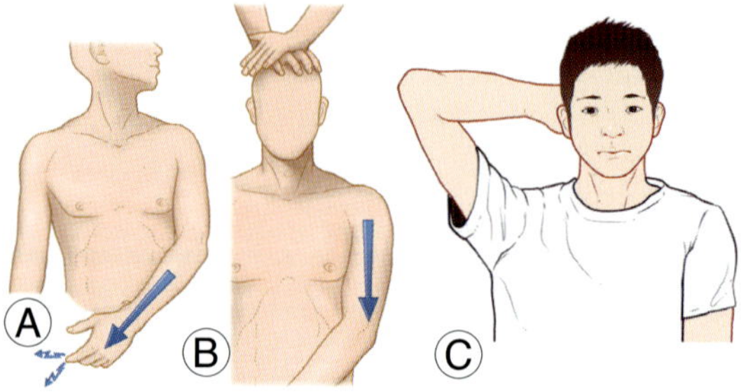

그림 9-6. 경추 신경근증 유발 검사 **(A)** spurling's sign. **(B)** 축성 압박 검사(axial compression test). **(C)** shoulder abduction relief sign.

표 9-1. 경추 신경근 이환시 증상 및 징후

분절	이환 신경근	감각 이상	운동기능 이상	심부건 반사 이상
C2-3	C3	윗목, 후두부, 귀뒤	해당 근육 없음	해당 반사 없음
C3-4	C4	견관절 외측 및 견갑골 하단	횡경막	해당 반사 없음
C4-5	C5	목기저부, 견관절 후측, 상완 외측	삼각근, 이두근	이두근
C5-6	C6	전완부 요측 및 제 1, 2수지	이두근, 손목 신전근	이두근, 상완요골근
C6-7	C7	전완부 중요측 및 제 2, 3, 4수지	손목 굴곡근, 삼두근	삼두근
C7-T1	C8	전완부 척측 및 제 4, 5수지	수부 내장근, 수지 굴곡근	해당 반사 없음

별을 위하여 근전도 검사가 필요할 수도 있다.

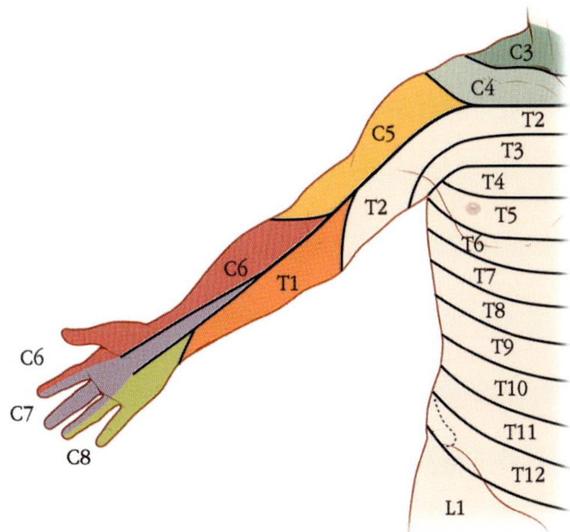

그림 9-7. 경추 신경근의 피부 분절 분포.

3) 치료

경추 신경근증은 대부분 보존적 치료에 잘 반응한다. 소염진통제, 침상 안정, 온 찜질(hot packs), 보조기 착용, 견인(traction) 등을 통해서 신경 조직의 자극 뿐만 아니라 주위 연부조직의 부종 및 염증을 감소시킨다. 증상이 심한 경우에는 국소적으로 약물(스테로이드 또는 국소 마취제)을 주입하는 신경근 차단술(nerve root block)을 시행할 수 있다.

수술을 요하는 경우가 흔하지는 않지만, ① 통증이 매우 심하거나, 보존적 치료에 반응하지 않거나, 자주 반복되는 경우, ② 근력 약화가 심하거나 지속적으로 악화되는 경우에는 수술을 할 수 있다. 일반적으로 사용되는 수술 방법은 전방 감압술 후 추체간 유합술을 시행하는 전방 경추간판 절제술 및 유합술(anterior cervical discectomy and fusion: ACDF)이다(그림 9-8D). 그

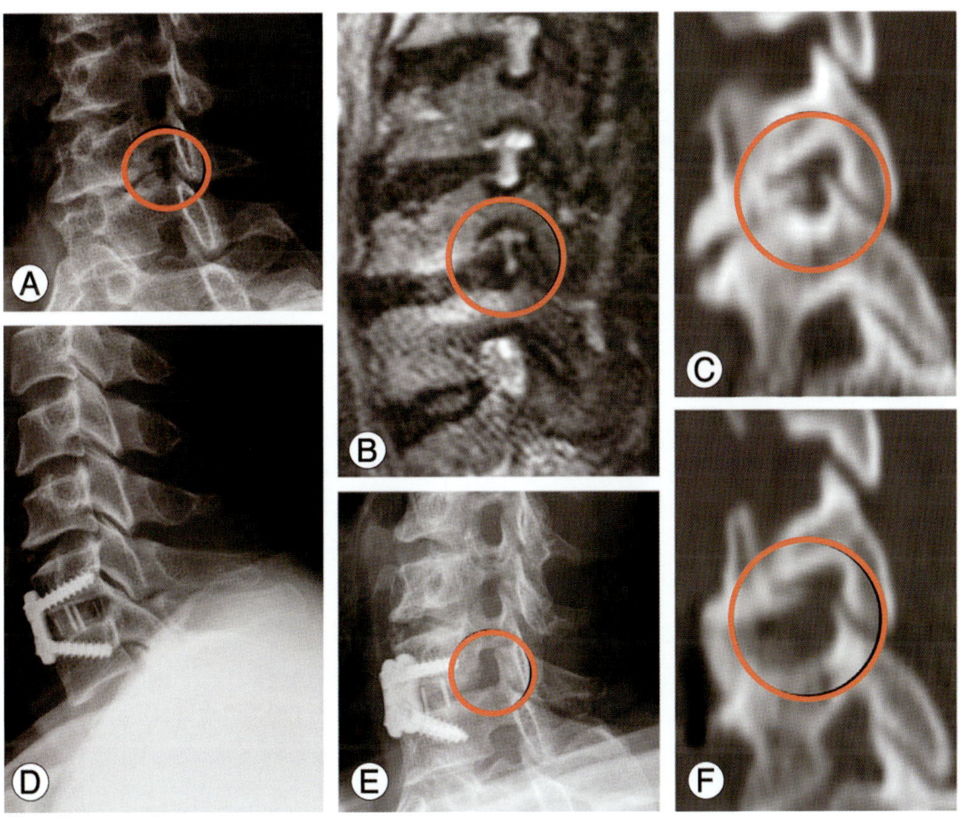

그림 9-8. 경추증성 신경근증 환자로 사면상(oblique images: **A, B, C**)에서 골극이 관찰된다. 금속판을 이용한 전방 경추간판 절제술 및 유합술(**D**)을 시행하였으며, 신경공 확장술을 함께 시행하였다(**E, F**).

밖에 유합술 없이 전방 또는 후방에서 신경공 확장술(foraminotomy)(그림 9-8E, F), 후방 추간판 제거술(discectomy)을 시행할 수도 있다.

3. 경추 척수증(Cervical Myelopathy)

퇴행성 척추질환에 의한 경추 척수증은 중심성의 연성 추간판 탈출증(그림 9-9)이나 중심부에 발생한 골극이 척수를 압박(그림 9-10)하여 발생하는데 후자를 경추증성 척수증(cervical spondylotic myelopathy)이라고 한다. 이것은 추체와 신경관 넓이의 비율(body to canal ratio, Pavlov's ratio)이 0.8 이하인 경우 발생할 가능성이 높다. 경추 척주(cervical spinal column)의 동적 요인(dynamic factor)도 척수증 발현에 영향을 준다. 과신전을 하면 후궁 사이의 간격이 좁아지면서 추간판(intervertebral disc)이 후방으로 돌출(bulging)되고 황색인대(ligamentum flavum)가 중첩(buckling)되면서 척수를 압박하게 된다. 추체간의 불안정성이 있는 경우에는 굴곡 또는 신전시에 추체의 전후방 전위 혹은 각변형이 일어나게 되어 척수가 압박될 수 있다.

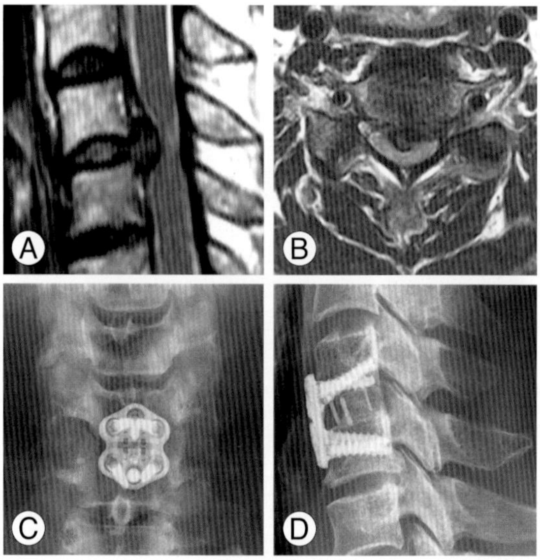

그림 9-9. 중심성 추간판 탈출증에 의한 척수증 환자(**A, B**)로, 금속판을 이용한 전방 경추간판 절제술 및 유합술(**C, D**)을 시행하였다.

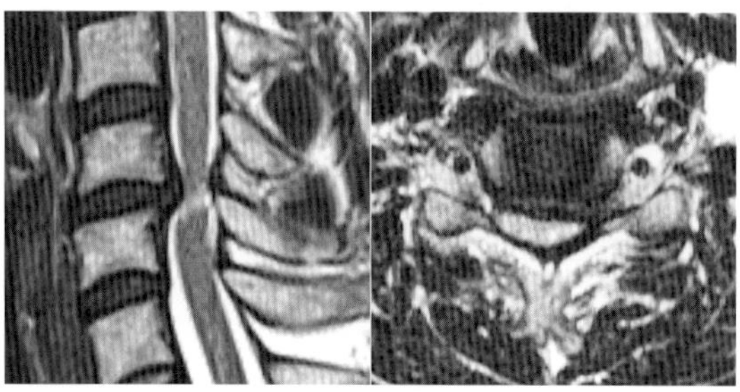

그림 9-10. 후방전위증을 동반한 경추증성 척수증.

1) 증상 및 징후

50세 이상의 남자에서 호발한다. 증상은 흔히 서서히 시작되고 장기간에 걸쳐 나타난다. 감각의 이상보다는 운동 신경 증상과 반사의 이상이 뚜렷하다. 경추 척수증의 흔한 두 가지 증상으로는, ① 상지에서는 손의 정교한 작업 능력이 떨어지는 것(clumsy hand)으로 흔히 젓가락질, 단추 끼우기, 글씨 쓰기 시 손사용의 어눌함을 호소한다. ② 하지에서는 보행 장애(gait disturbance)가 나타난다. 운동 기능에 비해서 상대적으로 빈도가 낮지만, 사지의 저린감이나 통증과 같은 감각 증상 역시 척수증에 의해서 나타날 수 있으며, 이는 병발된 신경근증에 의한 감각 증상과의 감별을 요한다. 척수증이 진행하면 방광 기능까지 침범 되기도 한다.

진찰 소견으로는 척수증 손(myelopathic hand)이 특징적인데, 주먹을 빨리 쥐었다 폈다 하는 동작을 10초에 20회 이상 하지 못하거나(grip and release test), 수지 내전 및 신전 상태를 30초 이상 유지하지 못하는 수지 도피 징후(finger escape sign)이 나타날 수 있다(그림 9-11A). 상부 운동 신경원 징후(upper motor neuron sign) 또는 Hoffman 반사가 나타날 수 있고(그림 9-11B). 상완 요골근 건반사(brachioradialis jerk) 감소와 수지 굴곡 반사(finger flexor reflex) 항진이 조합되어 나타나는 inverted radial reflex가 나타나기도 한다(그림 9-11C). 또한 척수 후주(posterior column) 압박으로 인해 갑작스런 경추의 굴곡-신전시 상지 혹은 등쪽으로 전기 쇼크을 받는 것처럼 느끼는 L'Hermitte 징후가 약 10%에서 나타날 수 있다(그림 9-12). 심부 건반사는 일반적으로 병변 부위 이하에서는 항진(hyperactive)되고, 병변 부위에서는 동반되는 신경근 압박에 의해 감소

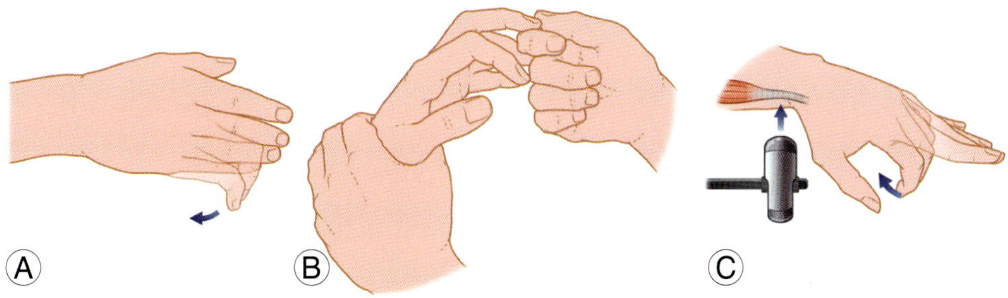

그림 9-11. 경추 척수증시 손에서 나타나는 이학적 소견들. **(A)** 수지 도피 징후. **(B)** Hoffman 반사. **(C)** inverted radial reflex

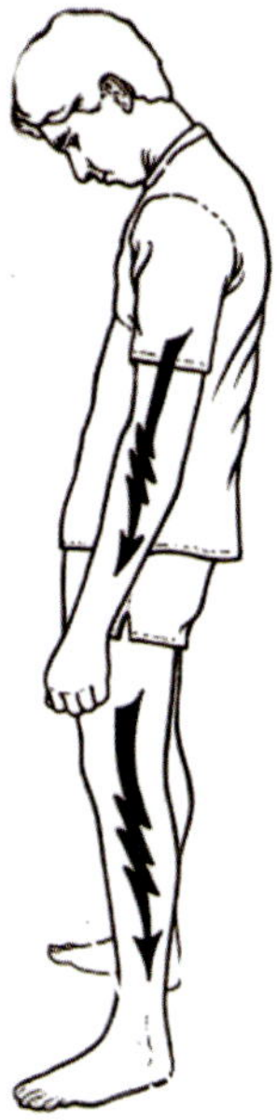

그림 9-12. L'Hermitte's sign.

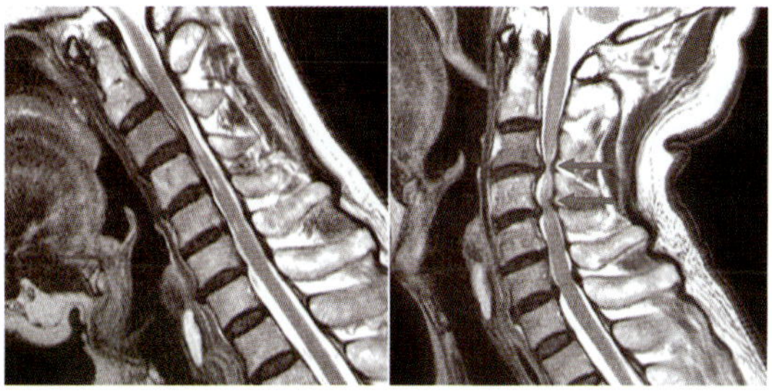

그림 9-13. 경추의 과신전시, 상하 후궁 사이의 거리가 좁아지고, 이로 인해 황색 인대가 접히면서 앞쪽으로 튀어나오게 되어(buckling) 척수 압박이 심해질 수 있다. 이는 굴곡/신전 자세에서의 시상면 MRI 촬영으로 확인할 수 있다.

된다. 하지에서는 간대성 경련(clonus)이나 바빈스키 징후(Babinski sign) 등 병적 반사가 나타날 수 있다.

2) 진단

척수증이 의심되면 단순 방사선 사진으로 전후면, 측면 및 동적 촬영을 실시하여 퇴행성 아탈구, 선천성/발달성 척추관 협착증 유무를 확인해야 한다. CT촬영을 통해 신경 구조물에 압박을 가하는 골극이나 골화 된 인대의 유무를 확인할 수 있다. 특히 MRI는 척수와 뇌척수액의 경계면을 뚜렷이 나타낼 수 있고, 추간판의 변성 및 후방 돌출, 황색인대 비후 등 주위 연부조직의 상태 뿐 아니라 척수 압박의 직접적인 원인과 척수 자체의 상태를 나타내는 장점이 있어 척수증의 진단과 수술 전 평가를 위해서 필수적인 검사이다. 동적 요소에 의한 척수 압박 유무를 판단하는데 굴곡/신전 자세에서의 MRI 촬영이 큰 도움이 된다(그림 9-13). 척수의 압박이 심한 경우 T2 영상에서 척수 압박 부위에 신호 강도 증가를 볼 수 있다. 감별해야 할 질환으로서는 말초 신경병증(peripheral polyneuropathy), 다발성 경화증(multiple sclerosis), 근위축성 외측 경화증(amyotrophic lateral sclerosis) 등의 운동 신경 질환(motor neuron disease), 뇌혈관 질환(cerebrovascular disease), 척수 공동증(syringomyelia), 척수 종양(cord tumor) 등이 있다.

3) 치료

대부분의 경추증성 척수증은 증상의 악화와 완화가 반복되면서 서서히 진행하고 자연 회복이 거의 없기 때문에 일상 생활에 지장이 있을 경우 조기에 수술적 치료를 요한다. 경추 척수증에 대한 수술 방법은 크게 전방 도달법과 후방 도달법으로 나눌 수 있다. 전방 도달법은 추간판 절제술(discectomy) 혹은 추체 절제술(corpectomy)과 전방 유합술을 시행하는 것으로, 척수 압박 요인을 직접 제거할 수 있다는 장점이 있으나, 경막 손상 및 신경 손상의 위험이 있고, 3분절 이상의 다분절 수술 시에는 불유합을 비롯한 합병증이 나타날 수 있다. 반면에 3분절 이상의 다분절에 신경 압박이 있거나, 선천성/발달성 척추관 협착증이 동반된 경우, 신경근 증상 보다는 척수 증상이 주 증상인 경우에는 후방 접근법을 통한 후궁 성형술(laminoplasty)이나 후궁 절제술을 시행하는 것이 바람직하다(그림 9-14).

4. 후종인대 골화증 (Ossification of the Posterior Longitudinal Ligament)

후종인대 골화증은 경추체 후연에 위치한 후종인대를 따라서 발생하는 비정상적인 골화 현상으로(그림 9-15), 연골내 골화 과정(그림 9-16)에 의한다. 흔히 경추 척수증(myelopathy)을 일으키며, 신경근증(radiculopathy)도 유발할 수도 있다. 지역이나 인종에 따라서 그 유병률에 차이가 있는데, 일본을 포함한 동아시아에서 경추 방사선 검사상 후종인대 골화증의 발생 빈도는 약 0.4~4% 정도로 보고되고 있으며, 국내에서는 3.6% 정도로 보고되었다. 후종인대 골화증의 예후는 좋지 않고 보존적 치료로 증상 호전이 불가능한 경우가 많다. 척수증의 정도, 침범된 척추 분절, 경추 후만 여부, 시상면 불균형 여부, 신경근증 및 척추관 협착 동반 여부에 따라서 전방 혹은 후방 접근 수술 방법을 선택한다.

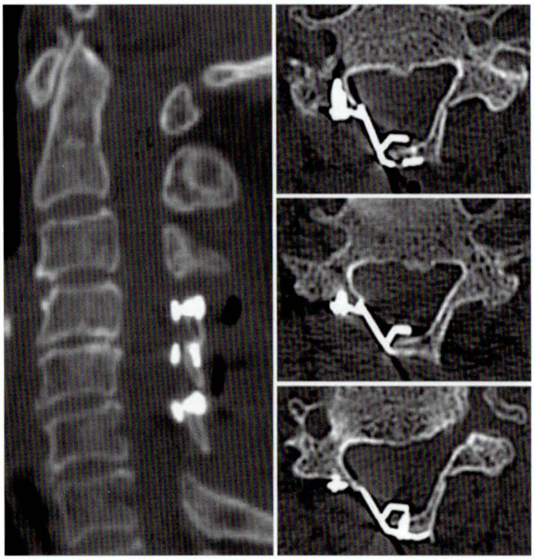

그림 9-14. 제 3-4-5-6경추에 금속판으로 이용한 후궁 성형술.

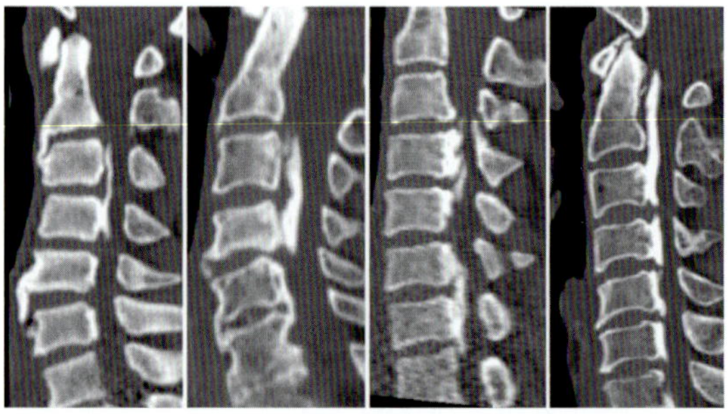

그림 9-15. 경추체 후연에 위치한 후종인대를 따라서 다양하게 발생한 후종인대 골화증.

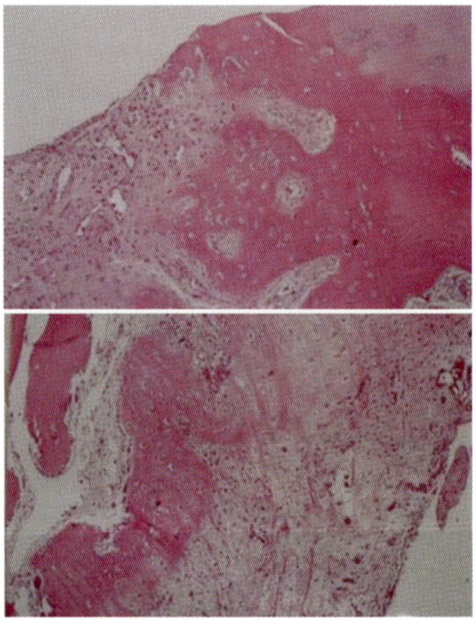

그림 9-16. 후종인대 골화증의 연골내 골화 조직 소견.

척추의 변형(Deformities of Spine)

1. 척추측만증(Scoliosis)

척추측만증은 척추가 옆으로 휘는 변형이다. 변형은 관상면(coronal plane)에서의 2차원적 변형이 아니라 척추체의 축상면(axial plane)에서의 회전 및 시상면(sagittal plane)에서의 정상적인 만곡 소실을 포함하는 3차원적 변형이다. 척추측만증은 대부분 기능성 문제는 별로 없으며 주로 외형 및 몸통 균형의 문제를 초래한다. 90~100도 이상의 심한 측만 변형은 폐활량을 감소시켜 운동 중 호흡 곤란을 유발하고, 흉부의 120도 이상 변형은 폐성심(cor pulmonale)을 유발한다. 측만 변형은 성장과 밀접한 관계가 있어 성장기에 주로 진행한다. 대개 성장이 완료되면 측만의 진행도 멈추나 간혹 심한 측만 변형은 성인이 되어서도 진행할 수 있다. 척추측만증의 치료 목표는 변형을 교정하여 미용 상의 호전을 얻는 것 이외에 환자의 성장에 따른 변형의 진행을 예방하여 척추의 균형을 유지하고 심폐 기능을 제한하는 합병증을 예방하는 것이다. 척추측만증은 원인 불명의 특발성 척추측만증, 태내 척추 발생 과정 중 선천적 척추의 이상으로 발생하는 선천성 척추측만증, 신경학적 이상이나 근육의 이상으로 발생하는 신경근육성 척추측만증, 신경섬유종으로 발생하는 신경섬유종성 척추측만증 등으로 분류된다.

1) 특발성 척추측만증

특발성 척추측만증은 확실한 원인이 없으며 10도 이상 휘어지고, 척추체의 회전이 동반된 구조적 척추측만증을 말한다. 척추측만증에서 가장 흔하며 전체 측만증의 85% 정도를 차지한다. 특발성 척추측만증이란 다른 원인 질환을 배제하였을 때 내릴 수 있는 병명이므로 특발성으로 판단하기 위해 서는 신경학적 질환, 근육 질환이나 종양, 염증 질환 등의 유무를 감별하여야 한다. 특발성 척추측만증의 분류는 발견된 연령에 따라 유아기 척추측만증, 연소기 척추측만증, 청소년기 척추측만증으로 나누며, 성장이 완료된 이 후에는 성인형 척추측만증이라 한다.

(1) 청소년기형 측만증(Adolescent scoliosis)

청소년기형 척추측만증이란 사춘기가 시작되기 직전부터 골격 성장이 완료되기까지의 사이(11~17세)에 나타나는 척추측만증이다.

가. 유병률

특발성 척추측만증은 성장과 밀접한 관련이 있어서 성장이 왕성한 사춘기에 많이 발생한다. 측만증은 14세 이전에 주로 발생하고 우측 흉부 만곡이 많으며 여자가 남자보다 3~5배 정도 호발하고 여자에서 만곡이 크고 진행의 위험성 또한 높아 치료를 필요로 하는 경우도 훨씬 많다. 유병률은 민족, 연령, 기준 각도 등에 따라 차이가 있으나 일반적으로 측만증의 유병률은 1.5~5%로 보고되고 있다. 우리나라 청소년들의 특발성 척추측만증 유병률은 남자 1.97%, 여자 4.65%, 평균3.26%이다.

나. 임상 및 방사선 검사

가) 진찰

서 있는 자세에서 어깨 높이 차이, 유방의 크기 차이 등을 관찰하고 등 뒤에서는 양측 어깨의 높이, 견갑골의 비대칭, 허리선의 비대칭, 골반 높이 등을 측정한다. Adams 전방 굴곡 검사는 간편하고 가장 흔히 사용되는 검사로 양 발을 모으고 팔을 무릎에 짚지 않고 무릎을 편 상태에서 허리를 90도 전방으로 구부린 자세에서 좌측과 우측의 등 높이의 차이 여부를 관찰한다(그림 9-17). 그 외 허리에 비정상적인 체모나 반점, 피부의 함몰, 피하, 종괴 등이 없는지 관찰하고, 신경학적 검사를 시행하여 원인이 될 만한 다른 이상 유무를 확인한다.

나) 단순 방사선 검사

기립 자세에서 전방 및 측면 사진을 촬영한다. 만곡의 크기 측정은 Cobb 각 측정법을 사용한다. 즉, 휘어진 부위의 척추체들 중 가장 많이 기울어진 최상단 및 최하단의 척추체가 서로 이루는 각을 측정한다(그림 9-18).

다) 성장 단계의 평가

성장 급증기(growth spurt)에 척추측만증 진행의 위험성이 높기 때문에 측만증의 치료시 뼈의 성장 속도와 단계를 평가하는 것이 중요하다. 가장 많이 사용되는 골성장지표 평가법은 Risser 골화 단계 평가법으로 이는 장골능 골단의 골화 정도를 5단계로 나누어 평가하는 방법이며 단계가 낮을수록 성장단계가 어리다. 1단계는 초경시기와 비슷하고 성장이 왕성한 시기이며 4~5단계는 성장이 완료되는 단계이다(그림 9-19).

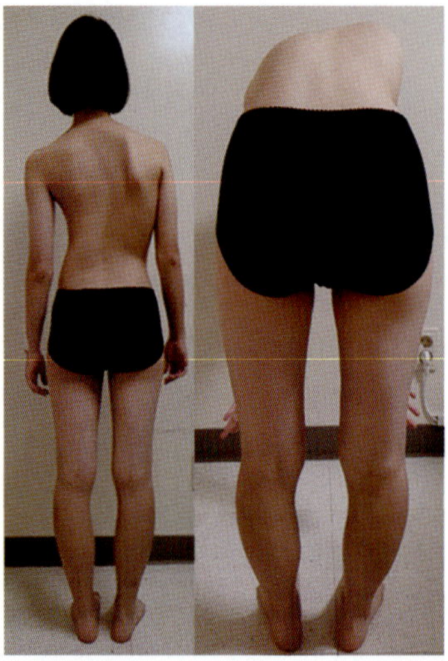

그림 9-17. 전방 굴곡 검사. 허리를 전방으로 굽히면 우측의 늑골돌출고가 뚜렷하게 나타난다.

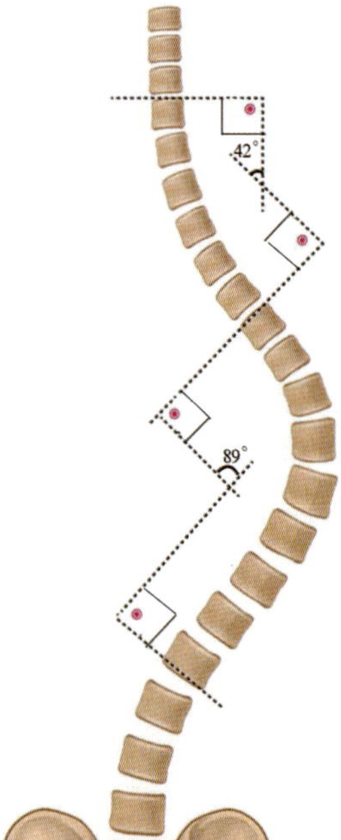

그림 9-18. Cobb각 측정법.

다. 자연 경과 및 예후

척추측만증 환자군과 정상인군 간에 기능적인 차이는 없고, 특발성 척추측만증의 진행과 관계가 있는 인자들로는 성별, 연령, 골성장 단계, 만곡의 크기 및 유형, 만곡 첨부에서의 추체의 변화 정도 등이 있다. 보통 나이가 어릴수록, 초경 시작 전, 낮은 Risser 단계, 각도가 클수록, 남자보다 여자가 진행의 위험성이 높고 흉부 만곡이 요부 만곡보다 더 잘 진행한다.

라. 치료

측만증의 치료 목적은 경도의 만곡은 더 진행되지 않도록 하고, 중등도 이상의 만곡은 변형을 교정하여 신체의 균형을 유지하며 기능 및 외관상 미용을 호전시키는 것이다. 대부분의 측만증은 조기 발견하여 정기적 관찰 및 적절한 보조기 착용 등의 보존적 치료법으로 진행이 방지되는 것으로 보고된다. 성장기에 있는 20~25도 미만의 만곡은 성장이 끝날 때까지 6개월 간격으로 방사선 검사를 하여 만곡이 진행하는지 관찰을 하고 성장이 종료된 30~40도 만곡은 수년 마다 검사한다.

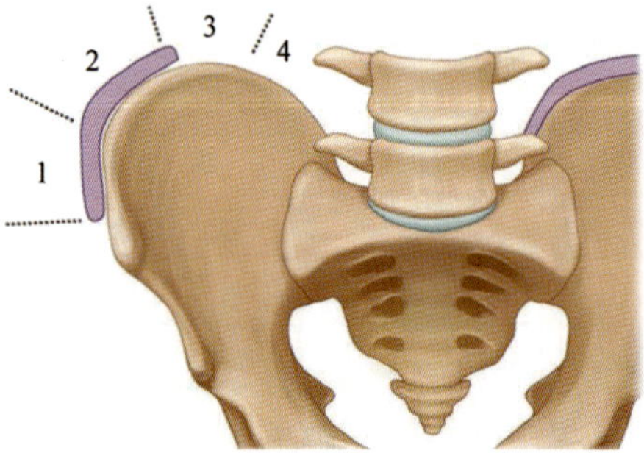

그림 9-19. Risser단계. 장골능 골단을 4등분하여 골화가 진행된 정도에 따라 단계를 결정한다. 골화가 장골능의 외측 1/4까지 진행되면 1단계, 내쪽 끝까지 모두 진행되면 4단계로 분류하고, 성장판이 완전히 유합되면 5단계라 한다.

가) 보조기 치료

성장기에 만곡이 20~25도 이상이고 각도가 계속 진행하는 경향을 보이면 보조기 착용 등의 적극적인 치료가 필요하다. 만곡의 진행 여부 판단은 각도 측정 시 오차를 고려하여 5도 이상 증가가 있는 경우에 진행하는 것으로 판단한다.

나) 수술적 치료

수술적 치료를 고려하는 경우는 첫째, 성장기 아동에서 만곡이 40~50도 이상이면서 계속 진행을 한 경우, 둘째, 적절한 보존적 치료에도 불구하고 만곡이 진행하는 경우, 셋째, 성장이 끝난 환자에서는 만곡이 50~60도 이상인 경우이다.

(2) 유아기형 척추측만증(Infantile scoliosis)

유아기형 척추측만증은 3세 이전에 발견된 특발성 측만증으로서 청소년기형과는 달리 남아에서 호발하며 90%가 좌측 흉부 만곡의 형태를 보인다. 유아기형은 만곡의 진행 여부에 따라 소실형(resolving type)과 진행형(progressive type)으로 나눈다.

(3) 연소기형 척추측만증(Juvenile scoliosis)

연소기형 특발성 측만증은 3~10세 사이에 발생하는 측만증으로 유아기형 측만증과 마찬가지로 소실형과 진행형으로 나눌 수 있다. 연소기형 측만증은 다른 형과는 달리 약 20~25%에서 척수강 내 병변이 발견되므로 자기공명영상 검사(MRI)를 하는 것이 좋다.

2) 선천성 척추측만증(Congenital scoliosis)

선천성 척추측만증이란 척추체의 선천성 기형(congenital anomalies)이 원인이 되어 발생하는 척추의 3차원적인 변형을 말한다.

(1) 분류

척추체가 정상적인 원형의 모양으로 형성되지 않고 삼각형 모양의 반척추체 모양으로 형성되는 형성 부전(defects of formation)과 척추체들이 여러 개의 분절로 잘 나누어지지 못해 생기는 분절 부전(defects of segmentation), 분절 부전과 형성 부전을 동시에 가지고 있는 혼합 기형(mixed defect)으로 분류된다(그림 9-20).

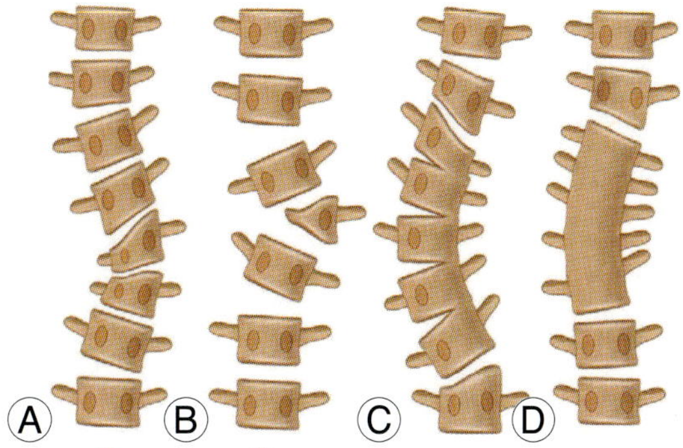

그림 9-20. 선천성 척추측만증의 분류. 우측으로부터 형성부전으로 발생하는 설상 척추 및 반척추가 있으며**(A, B)** 분절 부전으로 발생하는 편측 미분절 척추봉과 척추 융합이 있다.**(C, D)**

(2) 임상 소견 및 예후

선천성 척추 기형을 가진 환자에서 발생하는 척추 변형의 형태와 증상은 매우 다양하다. 일생 동안 변형 및 기능적인 문제를 일으키지 않을 수도 있지만 조기에 변형이 발생하고 심한 강직성 변형, 심폐 기능 저하 및 척수 압박 등의 문제를 일으키는 경우도 있다. 그러므로 변형이 진행 될 환자를 조기에 발견하여 적절한 치료를 하는 것이 좋다. 선천척 측만증에서 변형의 진행 여부 및 정도는 기형 척추체의 위치 및 형태와 밀접한 관계가 있다. 흉추 또는 흉요추 부위에 위치한 만곡이 경흉추나 요추 부위에 위치한 만곡보다 더 많이 진행하는 경향이 있다. 반척추와 편측 미분절 척추봉이 서로 반대 위치에 놓여있는 경우 가장 심한 변형의 진행을 보이고 척추 융합 (block vertebra)은 가장 예후가 좋다.

(3) 진단 및 검사

만곡의 진행 여부를 판단하기 위해서는 보통 6개월마다 외래에서 방사선 촬영을 하며 방사선 영상에서 척추체 변형을 정확하게 판단하기 힘든 경우 3차원 전산화 단층 촬영을 시행하는 것이 좋다. 선천성 척추측만증은 다른 부위의 선천성 이상이 자주 동반된다. 흔히 동반되는 3대 선천성 기형은 요로계 기형(약 20~40%), 심혈관

기형(약 10%)과 폐기능 장애이다.

(4) 치료

척추체의 변형이 있어도 몸통의 균형이 잘 맞고 외관상 표시가 많이 나지 않는 경우에는 수술을 하지 않고 관찰을 할 수도 있으나 변형의 진행이 빠른 만곡은 각도가 작더라도 나이에 관계없이 조기에 수술적 치료를 고려한다. 보조기 치료의 효과는 크지 않다.

3) 신경근육성 척추측만증 (Neuromuscular scoliosis)

신경근육성 척추측만증은 뇌, 척수, 말초신경 등의 신경 질환 또는 근육 질환과 관련하여 발생하는 척추측만증이다. 신경 또는 근육의 이상으로 척추를 바르게 지탱 유지해주는 근육들이 약해지면 척추를 바르게 유지 못하고 무너지듯 휘어진다. 척추측만증을 유발하는 대표적인 신경 관련 질환으로 뇌성 마비, 소아 마비, 척수근위축증, 척수 수막류, 다발성 경화증 등이 있고, 근육 관련 질환으로는 근이영양증 등이 있다.

(1) 특징

신경근육성 척추측만증 중 일부는 특발성 척추측만증과 유사하기도 하나 대부분 긴 C자 형태의 측만 및 후반 변형을 보이며 흔히 골반의 경사가 동반된다(그림 9-21). 신경근육성 척추측만증도 일찍 시작되고 만곡의 진행 속도도 빠르며 척추 주변 연부조직의 구축으로 척추의 유연성이 적은 경우가 많다. 척추를 지탱해주는 근육의 불균형이 평생 지속되기 때문에 골 성장이 끝난 후에도 만곡이 진행하는 경향이 있다.

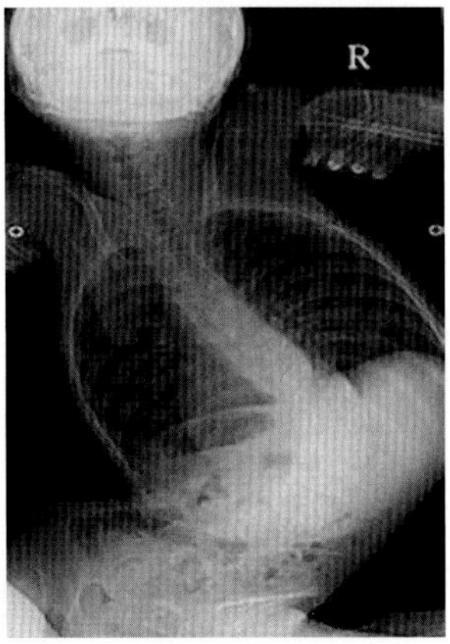

그림 9-21. 골반 경사를 동반한 C자형 신경근육성 척추측만증.

(2) 치료

보존적 치료법으로 보조기가 사용되며 보조기는 성장기 동안 만곡의 진행을 억제 또는 지연 시킬 목적으로 사용한다. 일반적인 수술의 적응증은 만곡이 진행하거나 불균형으로 인해 바로 서거나 안정적으로 앉지 못할 때, 심폐기능의 악화나 동통이 동반되는 경우에 시행한다.

4) 신경섬유종성 척추측만증 (Neurofibromatosis scoliosis)

신경섬유종 환자에서 측만 변형의 발생율은 10~20%이고 측만증은 일반적으로 20세 이전에 발생한다. 척추 변형의 종류는 특발성 척추측만증과 같은 방식으로 진행하는 비이영양성(nondystrophic) 만곡과 만곡이 빠르게 진행하고 각도가 심해서 예후가 좋지 않은 이영양성(dystrophic) 만곡으로 분류된다.

2. 퇴행성 척추 변형 (Degenerative Spinal Deformities)

성인 척추 변형은 크게 관상면 및 시상면의 변형으로 나눌 수 있고, 한 명의 환자에서 시상면, 관상면의 불균형이 복합적으로 나타날 수 있다. 대표적인 예로 퇴행성 측만증과 요부 변성 후만증이 있다.

1) 퇴행성 척추측만증(Degenerative scoliosis)

성인 측만증은 크게 두 가지 형태로 10대에 있었던 특발성 측만증이 늦게 발견되는 성인 특발성 측만증(adult idiopathic scoliosis)과 나이가 들어서 시작되는 성인 퇴행성 측만증(degenerative adult scoliosis or de novo scoliosis)이다. 퇴행성 척추측만증은 대부분 50세 이후에 나타나며 나이가 들면서 측만증의 빈도가 높아지고 만곡도 진행한다. 퇴행성 측만증은 대개 요추 전만곡의

표 9-2. 성인 특발성 측만증과 성인 퇴행성 측만증의 감별점

분류	성인 특발성 측만증	성인 퇴행성 측만증
연령	적다	많다
퇴행성 변화, 척추관 협착증	적다	많다
만곡의 각도	크다	작다
대상성 만곡	흔하다	드물다
회전 변형	만곡 전체	첨부에 국한
추체 측방 아탈구	흔하지 않다	흔하다
시상면 불균형	가끔	자주

감소 또는 후만증을 동반한다(표 9-2).

(1) 임상 증상

환자들은 대부분 미용적 문제보다 요통이나 신경 증상을 주소로 내원하는 경우가 많다. 신경학적 증상은 하지 방사통이나 간헐적 파행의 형태로 나타나며, 동반된 척추관 협착증이 주요 원인이다. 신경학적 증상의 원인으로는 회전 아탈구로 인한 신경근의 척추경에 의한 압박, 후관절의 비후에 따른 외측 함요부 협착증(lateral recess stenosis) 또는 추간판의 쐐기형 변화에 따른 추간공 협착증(foraminal stenosis) 등이 있으며 일반적으로 만곡의 오목한 쪽(concave side)에 나타나는 경우가 많다.

(2) 영상 검사

기립 전 척추 전후면 및 측면(standing whole spine AP & lateral) 사진을 촬영하여 관상면 및 시상면 상태를 파악하는 것이 중요하다. 퇴행성 측만증의 방사선 소견의 특징은 요추의 심한 퇴행성 변화, 추체의 측방 전위, 추체의 회전, 요추의 만곡 등으로 특징지어진다. 신경 증상이 있는 환자에서 신경 증상 발생 부위를 정확히 판단하기 위해서는 자기공명영상(MRI) 및 전산화 단층 촬영(CT) 검사를 시행할 수 있다.

(3) 치료

가. 보존적 치료

수술적 치료를 고려하기 전에 보존적 치료를 충분히 시도해 보는 것이 중요하다. 만곡의 각도가 크지 않고 시상면에서 균형이 잘 유지되고 있으면 보존적 치료로 증상이 호전될 가능성이 높다.

나. 수술적 치료

수술적 치료의 적응증은 ① 보존적 치료에 듣지 않는 통증 ② 심각한 하지 방사통 및 파행을 포함한 신경학적 증상 ③ 관상면, 시상면상 불균형 ④ 만곡의 진행 ⑤ 심한 외관상 변형 ⑥ 척추 변형으로 인한 호흡 장애이다. 수술적 치료의 주된 목적은 통증을 완화시키고 삶의 질을 기능적으로 개선하는 것이다. 수술적 치료 방법으로는 신경 감압술만 하는 방법, 후방 유합술을 함께 하는 방법 또는 척추 변형을 교정하는 방법이 있다.

2) 요부 변성 후만증 (Lumbar degenerative kyphosis: LDK)

척추의 정상적인 시상면상 균형이 소실되게 되면 요통이 발생하게 되고 체간이 전방으로 굽게 되어 보행 장애를 초래하게 된다. 아시아의 50대 이후 여성에서 호발하며 쪼그리고 앉아서 일하는 생활 습관과 요추의 추간판 변성 및 요추 신전근의 위축과 관련 있을 것으로 추정한다.

(1) 임상 증상

가장 두드러진 임상 증상은 걷기 시작하는 시점에는 똑바로 걷다가 조금 걷고 나면 몸이 점점 앞으로 굽어지는 증상이다(stooping of the trunk)(그림 9-22A). 허리가 굽은 상태로 보행을 하므로 조금만 걸어도 요통을 느끼고 척추관 협착증이 동반된 경우 하지 방사통을 호소하기도 한다.

환자들은 몸이 앞으로 굽어지는 것을 막기 위해서 가슴을 앞으로 내밀고 어깨를 뒤로 젖히는 자세를 취하고 무릎을 구부리면서 걸으며 이로 인해 대퇴부 근육통을 호소한다. 또한, 몸 앞쪽에서 물건을 잘 들지 못하며(그림 9-22B), 주방에서 일을 할 때 몸이 앞으로 굽어지므로 팔꿈치로 싱크대에 몸을 받치고 두 손으로 접시를 닦는 독특한 자세를 취한다(그림 9-22C). 따라서 팔꿈치

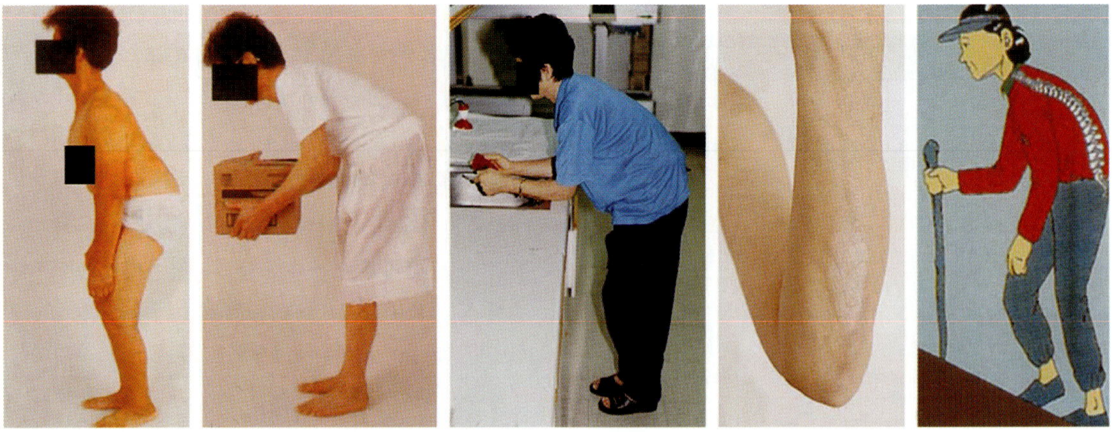

그림 9-22. 요부 변성 후만증의 기본증상.

에 굳은 살이 박혀 있는 환자들이 많다(그림 9-22D). 그 외에 평지에서는 그런대로 걸을 수 있는데 언덕길이나 계단 등 오르막에 서는 더욱 불편함을 호소하는 환자들이 많다(그림 9-22E). 이 네 가지 특정적인 증상들을 요부 변성 후만증의 기본적인 증상(cardinal symptom)으로 기억하면 진단에 도움을 받을 수 있다. 보행 시 앞으로 기울어진 상체로 인해 균형을 유지하고자 지팡이, 보행기 등에 의지하는 경우가 많다.

(2) 영상 검사

단순 방사선 검사에서는 기립 시 전 척추 측면 사진을 반드시 촬영하여 척추가 균형을 유지하고 있는지, 혹은 시상면 불균형 상태에 있는지 파악해야 한다. 단순 방사선 검사상 요추부 후만곡 소견을 보이며 이와 비례해서 흉추부는 전만곡 상태로 바뀌게 되는 것이 특징적 소견이다. 시상면 불균형의 정도를 평가하기 위해서 전 척추 측면 사진에서 제 7경추 수선(C7 plumb line)이 제 1천추의 후상방(posterosuperior corner of S1)으로부터 전방으로 전위된 거리를 측정함으로써 알 수 있다.

(3) 치료

가. 보존적 치료

보존적인 치료는 대부분 일시적이며 이미 근육의 섬유화와 위축이 진행되어 있어 효과가 크지 않다. 척추의 비정상적인 만곡으로 인하여 지속적인 스트레스가 가해지기 때문에 변형의 근본적인 교정 없이는 지속적인 통증을 호소하게 된다. 약화된 신전 근육을 강하게 만드는 근육 강화 운동을 시도할 수 있다.

나. 수술적 치료

수술적 치료는 몸이 앞으로 구부러지는 증상이 심하여 보행 및 기립 장애로 일상 생활이나 사회 활동에 지장이 많고, 현재 활동적이고, 골다공증이 심하지 않은 환자에서 고려한다. 수술적 치료의 목표는 ① 요추부 후만곡을 교정하고 ② 시상면상 불균형을 정상적인 균형 상태로 회복시키고 ③ 견고한 고정과 유합을 이루는 것이다.

하 요추부 병변 (Disorders of Lower Lumbar Spine)

1. 요통(Low Back Pain)

1) 요통의 정의(Definition of low back pain)

요통이란 다리에 대한 연관통이 동반되거나 동반되지 않은 상태에서 상부는 제 12흉추 극돌기부터, 하부는 상후 장골극(posterior superior iliac spine)을 잇는 선,

양측으로는 척추 직립근(erector spinae)의 외측 경계에 해당하는 부위에 통증과 불편함이 있는 것이다. 일반적으로 약 4주에서 6주 동안의 지속되는 요통을 급성 요통, 약 8주 동안 지속되는 요통을 아급성 요통, 약 12주 이상 지속되는 요통을 만성 요통이라고 한다.

2) 요통과 관련된 통증의 종류 (Type of pain associated with low back pain)

방사통(radiating pain)이란 척추 신경근의 압박, 염증, 또는 손상에 의해서 발생하며, 척추 신경근의 주행 경로를 따라서 하지까지 통증이 방사되는 것을 말한다. 좌골신경통(sciatica)이란 방사통의 일종으로 하지로 띠 모양의 분포를 한다. 연관통(referred pain)이란 통증의 원인이 되는 부위나 통증 자극이 발생한 부위가 아닌 다른 부위에서 느끼는 통증을 말한다. 신경학적으로는 통증 부위를 지배하는 신경이 아닌 다른 부위를 지배하는 신경에 의하여 통증이 발생되는 것으로, 척추에서 인대, 골막, 관절막, 섬유륜 같은 중배엽 구조가 자극을 받게 되면 경계가 불분명한 심부 통증이 요천부 관절, 천장 관절, 둔부나 하지 쪽으로 나타나게 된다.

3) 요통의 역학(Epidemiology)

요통의 유병률에 대한 연구에서 전체 인구의 약 80~90%의 사람이 일생 중 한번은 요통을 경험한다고 하며, 성인의 약 13.8%에서 2주 이상 지속되는 요통이 있었다고 보고되었다. 대부분의 요통은 별다른 치료 없이 증상이 호전되며, 3주 후에는 70%, 2개월 후에는 90% 이상에서 요통이 소실된다는 보고가 있다. 요통이 있는 환자들의 약 2~7%에서 만성 요통을 호소한다고 한다.

4) 요통의 원인(Causes of low back pain)

대부분의 요통은 척추의 기능 이상, 또는 척추 질환에 의해 발생한다. 척추성(spondylogenic)통증은 원인별로 척추의 골 조직에서 기인하는 경우와 연부조직에서 기인하는 경우로 나뉜다.

이러한 척추성(spondylogenic) 통증 이 외에 후복막을 자극하는 복강내 장기 이상으로 발생하는 내장기성(vicerogenic) 통증, 하행 대동맥 폐쇄, 박리성 동맥류(dissecting aneurysm) 등으로 인한 혈관성(vasculogenic) 통증, 중추 신경, 척추 경막 등의 이상으로 인한 신경성(neurogenic) 통증, 실제 요부에 기질적 병변이 없이 정신적 불안감 등으로 요통을 느끼는 심인성(psychogenic) 통증 등이 있다.

2. 급성 요통 증후군 (Acute Low Back Pain Syndrome)

1) 병태 생리 및 임상 증상

요추부 염좌는 요통을 일으키는 가장 흔한 원인으로, 갑작스러운 손상이나, 과도한 사용(overuse)에 의해서 발생한다. 발생 기전은 무거운 물건을 들거나, 이동시키고, 뒤틀고, 구부리는 과정에서 요추부 근육이나 인대가 비정상적으로 신장되거나 파열되는 경우 등이다. 이 외에도 단순히 허리를 구부리거나, 기침이나 재채기 등에 의해 갑자기 발생하기도 한다.

2) 진찰 소견

진찰에서 요추부의 강직과 통증으로 인해 요추부 운동의 제한이 있으며, 요추부에 압통이 있다. 강직과 통증으로 인해 정상 요추부 만곡이 소실되고, 구부린 자세에서 똑바로 서려고 할 때 요추부에 심한 통증이 유발된다. 하지 직거상 검사는 정상이며, 슬괵근에 의해 요추부가 움직이게 되면 통증을 호소한다. 심부 건반사는 정상이고, 하지 감각도 정상이며, 하지 근력의 약화는 없으며, 천장 관절에 압통이 없다.

3) 영상 검사

단순 방사선 사진에서 척추 주위 근육(paravertebral muscle)의 강직에 의해 요추부 전만이 소실되어 있고 퇴행성 변화로 인한 추간판의 협소, 견인 골극(traction spur)등이 관찰되지만, 이들이 요통의 원인이라는 결정적인 단서는 될 수 없다. 다만 단순 방사선을 촬영함으로써 요통의 원인이 되는 다른 질환들을 감별하는데 도움이 된다.

4) 치료 및 예후

치료의 일차적인 목표는 요통의 감소와 요추부 근육 긴장의 완화이다. 장기간의 침상 안정은 체중의 증가, 골밀도의 감소, 근력의 약화 등이 발생할 수 있기 때문에 요통이 발생한 첫 24~48시간 동안 안정을 취하며, 조기에 정상 생활에 복귀하도록 권유한다. 요통을 감소시키기 위하여 얼음 찜질이나, 더운물 찜질을 하며, 비스테로이드성 소염제나 아세트아미노펜 같은 진통제를 사용한다.

3. 만성 요통 증후군 (Chronic Low Back Pain Syndrome)

만성 요통이란 요통이 특별한 이유 없이 약 12주 이상 지속되는 경우이다. 만성 요통의 병태 생리로 추간판의 퇴행성 변화, 후관절의 이차적인 변화, 그 주위 조직의 변화 등이 원인이 될 수도 있으나, 대부분의 만성 요통의 원인은 정확히 알 수 없다.

1) 임상 증상

만성 요통을 호소하는 환자는 수차례의 급성 요통의 병력이 점차 만성적으로 진행하는 것으로 예상하고 있다. 만성 요통 증후군에서 요통은 급성 요통 증후군과 달리 통증의 강도는 약하나, 빈도가 잦고, 지속되는 시간도 긴 것이 특징이다.

2) 진찰 소견

급성 요통에서 관찰되는 심한 근육의 경직은 보이지 않으나, 요추부의 굴곡 운동의 제한이 있으며, 과도하게 신전을 하면 요통을 호소한다. 촉진에서 요추부나 요천추부에 압통이 있으나. 천장 관절 부위에는 압통이 없다. 하지 직거상 검사에서 70~80도 까지는 무리 없이 올라가나, 그 이상 다리를 올리면 골반이 움직여지면서 통증을 호소한다.

3) 영상 검사

요추부 방사선 검사에서 추간판 간격의 감소, 척추체 골극 형성, 후관절의 하 관절 돌기의 골극 형성과 경화 소견, 견인 골극(traction spur), 좁아진 추간판 내에서 진공 현상(vaccum phenomenon) 등이 관찰되며, 이런 병변들은 특히 사면 방사선 검사에서 잘 관찰된다(그림 9-23A). 측방 굴곡 신전 단순 방사선 소견 상 척추의 불안정성으로 인해 척추체의 과도한 전위 및 각 변화를 관찰할 수 있다. 하지만 이런 척추의 퇴행성 변화가 반드시 만성 요통의 원인은 아니다.

4) 치료

만성 요통을 호소하는 환자의 치료에서 중요한 것은 환자에게 질환에 대한 교육이다. 의료진은 환자에게 질환에 대한 교육을 실시하여 자신의 질환에 대한 이해를 높여 일상 생활 환경과 습관을 교정함으로써 요통의 발생과 악화를 줄이도록 해야 한다. 또한 지속적인 운동을 통하여 복부 근육과 배부 근육을 강화시켜 요통을 감소시키도록 하며, 힘든 일을 하기 전에는 충분히 준비 운동을 해야 한다 점을 교육해야 한다. 흡연은 요통을 증가시키는 원인이므로 금연이 권장되고 있다. 만성 요통이 악화된 경우에는 소염 진통제, 근 이완제 등을 사용하고, 물리 치료를 병행한다. 일시적으로 코르셋(corset)이나 보조기를 착용할 수 있으나, 장기간의 착용은 주위 근육을 약화시키므로 피해야 한다. 증상이 아주 심한 경우에는 짧은 기간 동안 안정을 취하며, 장기간의 침상 안정은 피해야 한다.

4. 추간판 탈출증 (Herniated Intervertebral Disc)

1) 추간판의 조직학적 구조와 생체역학

척주(spinal column)는 상, 하 척추체, 추간판, 2개의 후관절로 이루어진 기능적인 단위(functional unit)로 구성되어 있다. 추간판은 섬유성 연골 복합체로(fibrous cartilaginous complex) 중앙에 수핵(nucleus pulposus)과 수핵을 둘러 싸고 있는 섬유륜(annulus fibrosus) 및 상, 하의 연골 종판(cartilage endplate)으로 구성되어 있다(그림 9-23B).

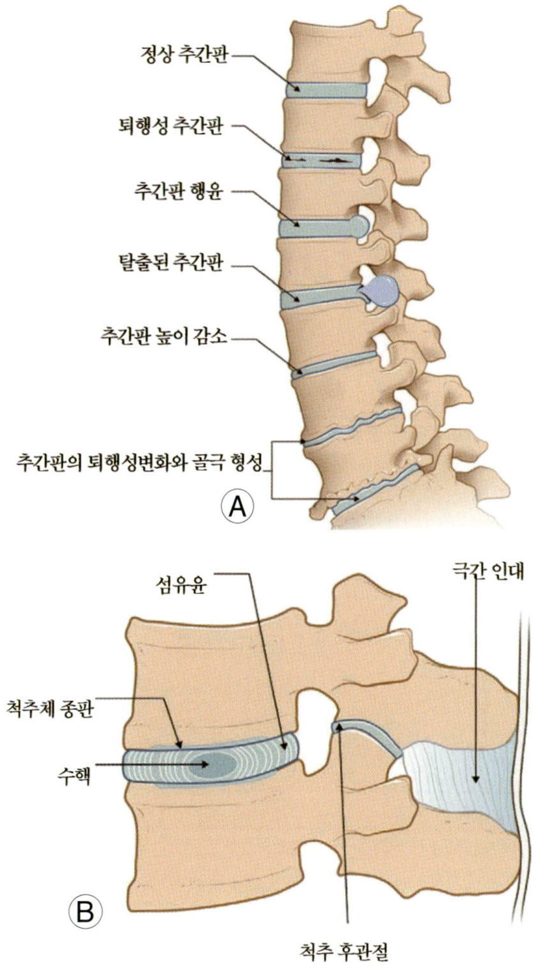

그림 9-23. (A) 척추의 퇴행성 변화.(B) 척추의 기능적인 단위(functional spinal unit).

2) 추간판의 퇴행성 변화

추간판의 퇴행성 과정에서는 추간판 내의 세포 수가 감소하고, 세포외 기질의 구성 성분의 변화가 일어난다. 이중 가장 두드러진 구성 성분의 변화는 단백다당의 소실이며, 이런 변화는 추간판 내의 삼투압을 감소시키고, 탈수화로 인한 추간판의 부하 유지 기능에 주된 영향을 주게 된다.

3) 역학

추간판 탈출증은 30~50세 사이의 남자에 호발하며, 위치는 주로 제 4-5요추간과 제 5요추-제 1천추간에 호발한다. 추간판 후방에 후종인대가 있어 후외측 탈출이 60% 이상으로 가장 많으며, 중심성이 30%, 추간공 내 및 극외측이 나머지 10%를 차지하고, 동시에 두 곳 이상에서 발생하기도 한다. 극외측(far lateral) 또는 추간공 탈출증(foraminal disc herniation)은 호발 연령이 40~60로 후측방 탈출보다 고령에서 발생한다.

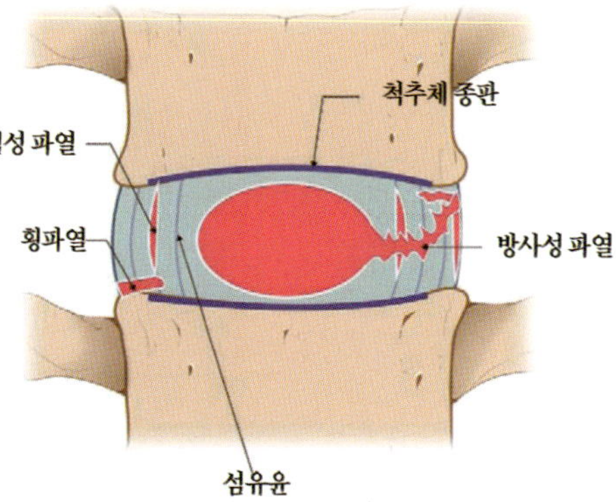

그림 9-24. 섬유륜 파열(tear)의 종류.

4) 병태생리

정상적으로 추간판에 전달되는 압박력이 수핵으로 전달되어, 수핵의 압력을 높인다. 탄성력 있는 수핵은 압박을 받아 편평하게 변형되고 섬유륜을 바깥쪽으로 미는 힘을 전달하여 섬유륜의 인장 후프 스트레스(tensile hoop stress)를 발생시킨다. 추간판이 노화됨에 따라 섬유륜은 원섬유화(fibrillation)되고, 원심성의 균열(circumferential fissure)과 방사성 파열(radial tear)이 발생하게 된다(그림 9-24). 이 후, 압박력과 염전력(twisting force)이 추간판에 작용하면 수핵은 더 이상 섬유륜에 쌓여있지 못하고, 방사성 균열이나 파열 사이로 비집고 나와 추간판 탈출증이 발생 한다. 섬유륜의 후방과 후방 종인대에는 동척추 신경(sinuvertebral nerve)이 분포한다(그림 9-25). 추간판이 탈출 되기 전 균열 및 파열이 생기면 주로 요통과 연관통을 호소하며 탈출된 추간판이 신경근을 압박하면, 압박된 신경근을 구성하는 대퇴 신경이나 좌골 신경을 따라 심한 방사통을 유발한다. 추간판 탈출증에서 신경근의 자극은 탈출된 추간판의 기계적 압박, 수핵 내의 단백다당에 의해 유발되

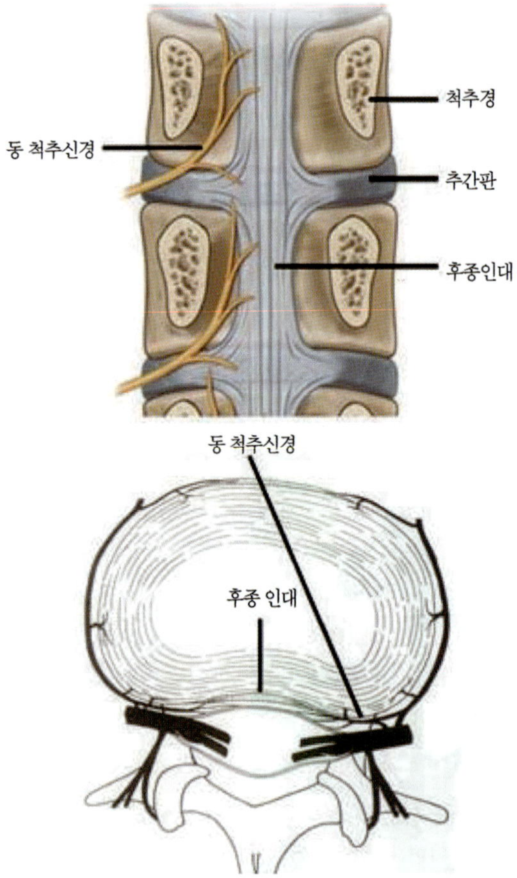

그림 9-25. 동 척추신경(sinuvertebral nerve).

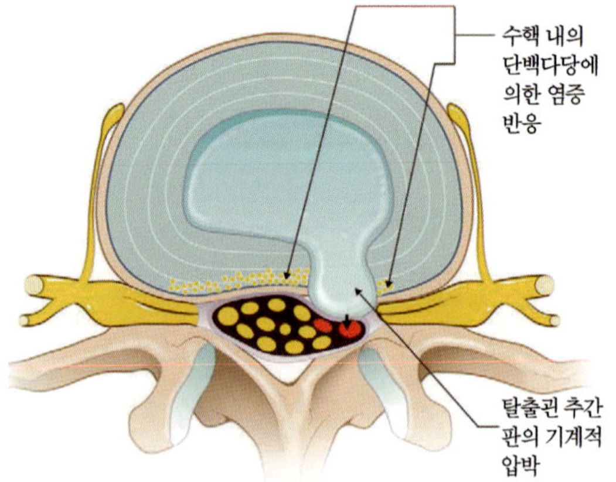

그림 9-26. 추간판 탈출증에서 신경근의 자극 기전.

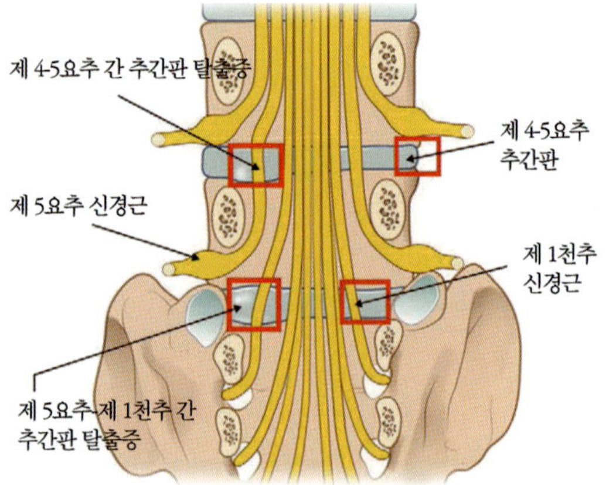

그림 9-27. 제 4-5요추 간 추간판 탈출증, 제 5요추- 제 1천추 간 추간판 탈출증.

는 염증 반응 등에 의하여 발생한다(그림 9-26). 추간판 탈출증에서 탈출된 추간판의 위치와 방향에 따라 각각 다른 임상 증상이 발생하게 된다. 예를 들어 제 4-5요추 간 탈출증은 제 5신경근을 자극하고, 제 5요추-제 1천추 간 추간판 탈출증은 제 1천추 신경근을 자극한다(그림 9-27). 추간판이 원측방(far lateral)으로 탈출 되면, 같은 부위 즉, 제 4-5요추간 추간판이 제 4요추 신경근을 압박 할 수 있다. 탈출된 추간판이 매우 크고 중앙에 위치할 때는 마미 전체가 눌리게 되어 마미 증후군(cauda equina syndrome)을 초래하기도 한다(그림 9-28). 마미 증후군은 하지의 근력 약화, 대 소변 장애, 회음부의 감각저하, 항문 근력의 약화, 성기능 장애 등이 발생하며 추간판 탈출증이 가장 흔한 원인이다.

5) 임상 증상

주 증상은 요통과 방사통이며, 대부분 요통이 방사통에 선행하나 일부에서는 요통 없이 방사통만 호소하기도 한다. 일부 환자에서 낙상 및 허리 꼬임, 무거운 물건 들기 등 외상 이후 증상을 호소는 경우도 있다.

6) 진찰 소견

진찰시 요추부 근육의 경직, 압통, 운동 제한 등이 관찰되고, 체간이 한쪽으로 기울어지기도 하며, 이를 좌골 신경성 측만증(sciatic scoliosis)이라 한다. 신경근 압박에 의해서 신경근이 분포하는 고유 신경 영역에 감각 이상이 초래된다. 제 4요추 신경근 압박 시 발목 내측, 제

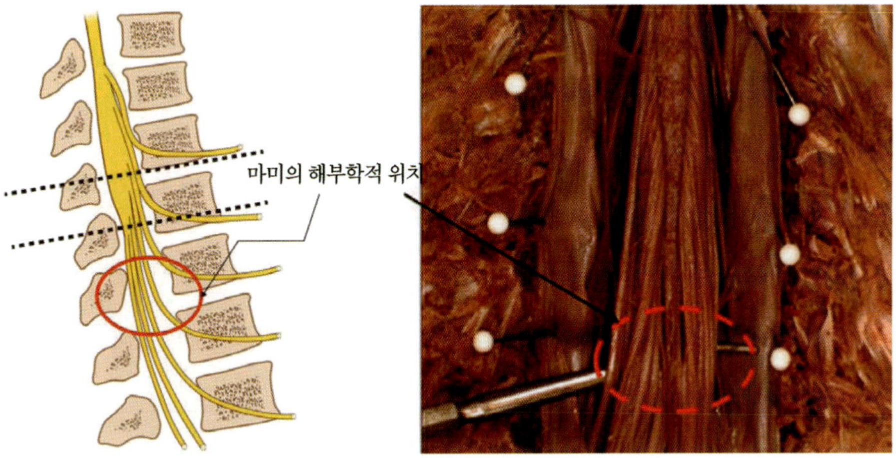

그림 9-28. 마미의 해부학적 위치.

5요추 신경근 압박 시 엄지 발가락과 집게 발가락 사이의 물갈퀴 공간, 제 1천추 신경근 압박 시 발등의 외측에 감각 이상을 호소한다. 대개 감각 저하나 소실을 호소하지만 통각 과민으로도 나타날 수 있다. 근력의 약화는 제 4요추 신경근 이환 시에는 족배 굴곡(dorsiflexion)이, 제 5요추 신경근 이환 시에는 엄지발가락 신전과 고관절 외전이 저하될 수 있다. 제 1천추 신경근 이환 시에는 족저 굴곡(plantar flexion)의 약화를 호소할 수 있으며, 이 경우 발 끝으로 걷는 것을 잘 시행하지 못한다. 또한, 심부 건 반사에 이상이 초래될 수 있으며, 제 3요추 또는 제 4요추 신경근 이환시 슬개건 반사가 저하되고, 제 1천추 신경근 이환시 아킬레스건 반사가 저하된다. 좌골 신경통이 심할 때는 좌골 신경의 주행을 따라 압통이 유발되며, 이환 된 하지를 직거상 하면 발끝까지 방사되는 심한 통증을 느끼게 된다(하지 직거상 검사: straight leg raising test, SLRT). 이는 하지 직거상으로 인해 신경근이 견인되어 탈출된 수핵에 의한 신경근의 자극이 더욱 심해지기 때문이다. 하지 직거상 검사가 30~70도에서 양성이면, 추간판 탈출증을 의심할 수 있다(그림 9-29). 간혹 건측 하지를 직거상 할 때에도 환측에 통증이 오기도 한다(well leg raising test: crossed leg SLRT). 상부 요추의 추간판 탈출에 의해 대퇴 신경(femoral nerve)을 구성하는 제 2-4요추 신경근이 자극을 받는 경우에는, 환자를 복와위로 눕힌 후 무릎을 구부려 환측 다리를 들어 고관절을 과신전시키면 대퇴 신경의 신장에 의해 방사통이 유발된다(그림 9-30).

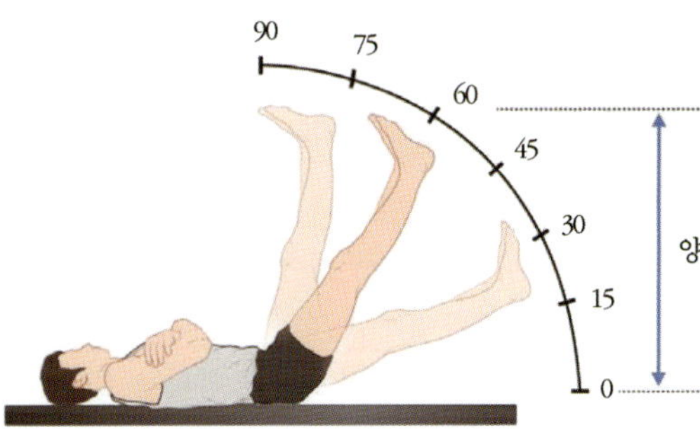

그림 9-29. 하지 직거상 검사.

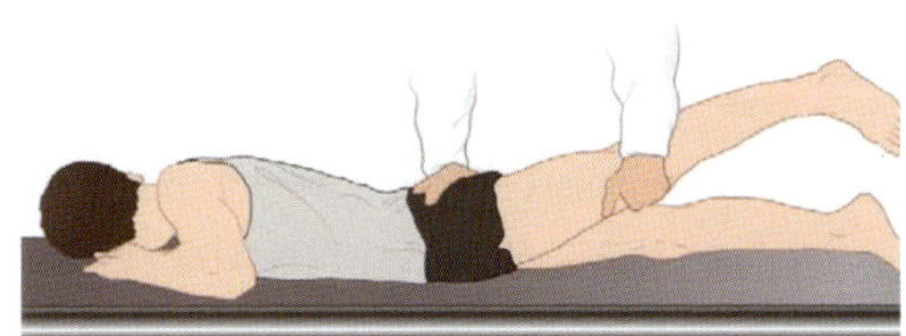

그림 9-30. 대퇴 신경 신전 검사.

7) 영상 검사

단순 방사선에서 정상 요추 만곡의 감소 이외에는 추간판 탈출증을 진단할 만한 특이 소견은 없다. 전산화 단층 촬영(CT)은 추간판 탈출증의 진단에 효과적인 방법으로 추간판이 척수강보다 진한 음영을 보는 것으로 구분할 수 있으나, 수핵과 섬유윤, 섬유윤 외측 섬유와 후방 종인대를 구별할 수 없다. 자기공명영상(MRI)은 추간판의 퇴행성 변화와 이로 인한 윤상 팽윤과 추간판 탈출증을 구분할 수 있고, 돌출 추간판, 탈출 추간판의 구분도 가능하다. 추간공 주위의 병변도 잘 관찰할 수 있으며, 원측방(far lateral) 추간판 탈출증도 비교적 용이하게 관찰된다. MRI는 척수 종양이나 감염 유무도 용이하게 진단할 수 있으며, CT에 비해 요추 전체의 시상면을 한꺼번에 볼 수 있는 장점이 있다. 임상 증상과 CT 또는 MRI의 영상 검사 소견이 확실치 않은 경우에는 감별 진단을 위하여 근전도 검사(electromyography: EMG)나 골 주사(bone scanning)를 시행하여 타 질환과 감별하기도 한다.

8) 치료

추간판 탈출증에 의한 대부분의 요통 및 방사통은 시간이 경과함에 따라 보존적 치료로 호전된다. 임상 증상이 호전되는 기전은 시간이 경과함에 따라 염증 반응이 소실되고, 수핵의 수분이 감소되어 수핵의 크기가 작아지며, 탈출된 추간판의 흡수에 의한 기전 등으로 설명된다. 자연적으로 증상이 없어질 때까지 환자가 호소하는 임상 증상을 감소시키는 것이 치료의 기본이다. 추간판 탈출증의 치료는 보존적 치료와 수술적 치료가 있다. 보존적 치료에는 안정, 소염 진통제의 복용, 골반 견인, 열치료, 초음파 치료, 피하 신경 전기 자극(transcutaneous electrical nerve stimulation: TENS), 마사지, 코르셋이나 보조기의 착용, 복근 강화 운동, 올바른 허리 사용법에 대한 교육 등이 포함된다. 신경근의 압박에 의한 방사통의 조절을 위하여 국소 마취제와 스테로이드를 경막 외 공간에 주사하여 좋은 효과를 얻기도 하나, 세균감염의 부작용을 주의하여야 한다. 수술적 치료는 마미 증후군으로 대, 소변 장애가 초래되는 경우, 보존적 치료를 약 6~12주를 시행하여도 참기 힘든 통증이 지속되거나, 하지 근력약화가 초래되어 진행되는 경우, 통증이 자주 재발하여 일상 생활이 어려운 경우 등에 시행한다. 마미 증후군이 발생하면 그 예후가 나쁘기 때문에 응급으로 수술을 시행하는 것이 바람직하다. 수술적 치료는 탈출된 추간판만 제거하는 경우가 대부분이며, 드물게 추간판 제거술 후 척추 유합술까지 시행하는 경우가 있다.

5. 척추 협착증(Spinal Stenosis)

척추 협착증은 요추부 척추관(spinal canal), 외측 함요부(lateral recess), 신경근관(nerve root canal) 혹은 추간공(intervertebral foramen) 등이 좁아져서 마미 또는 신경근을 압박하여 요통, 하지로의 방사통, 간헐적 파행, 보행 장애, 배뇨 및 배변 장애 등의 다양한 신경 증상을 일으키는 질환이다.

1) 분류, 병태생리, 자연 경과

(1) 분류

연골 무형성성 왜소증(achondroplastic dwarfism)에서와 같이 선천성(congenital)으로 생기기도 하나 대부분은 후천성(acquired) 척추 협착증이다. 해부학적 위치 및 협착을 유발하는 병리 소견에 따라 분류한다(표 9-3).

(2) 병태생리

퇴행성 척추 협착증은 지속적으로 골 조직과 연부조직이 변하여 신경이 지나갈 공간이 줄어들어 발생하게 된다. 추간판의 퇴행성 변화는 인대의 이완과 후관절의 관절염을 동반하여 척추 분절의 불안정을 가져오고 척

표 9-3. 척추 협착증의 분류

병태학적 분류
1. 선천성, 발육성 척추 협착증 (Congenital, developmental spinal stenosis)
a. 특발성 (Idiopathic)
b. 연골무형성증 (Achondroplastic)
2. 후천성 척추 협착증 (Acquired spinal stenosis)
a. 퇴행성 (Degenerative)
b. 혼합형 (Combinded congenital and degenerative stenosis)
c. 척추전방전위증 (Spondylolisthetic), 척추 분리형 (Spondylolytic)
d. 의인성(Iatrogenic): 추궁절제술후 (post-laminectomy), 척추 유합술 후 (post-fusion)
e. 외상성(Post-traumatic)
f. 대사성(Metabolic) : Paget 병, 불소침착증 (fluorosis) 등
해부학적 분류
1. 중심부 (Central)
2. 외측부 (Lateral)
1) 측와부 (Lateral recess)
2) 추간공부 (Foraminal)

추의 운동시 비대칭성 운동을 야기함으로써 척추관이나 신경근관의 크기가 유지되지 못하고 좁아져 신경을 자극하고 염증 반응을 일으키게 된다.

(3) 자연 경과

수술을 시행하지 않은 환자들에서 증상의 뚜렷한 호전이나 혹은 반대로 악화되는 경우는 흔하지 않다.

2) 임상적 평가

(1) 병력

척추 협착증의 특징적 증상은 신경성 간헐적 파행이지만 심한 정도나 동반되는 증상은 환자에 따라 다양하다. 요천추부의 막연한 둔통과 뻣뻣함(stiffness)이 나타나며 점차 증상이 심해지면 신경성 간헐적 파행이 나타나는데, 걸을 때 주로 양측 하지의 통증, 저림, 근력 약화를 느끼며 통증은 요배부와 둔부에서 시작하여 점차 무릎 쪽으로 퍼져나간다. 앉으면 증상이 소실되는 것을 환자가 경험할 수 있으므로 자주 걷다가 앉거나 허리를 구부리고 쉬게 된다. 방사통은 중심부 척추관 협착(central stenosis)보다는 외측 함요부(lateral recess)와 추간공(foramen) 협착에서 많이 관찰되며 제 5요추 신경근(L5 nerve root) 증상이 제일 많다.

(2) 진찰 소견

척추 협착증 환자는 진찰상 이상 소견을 보이지 않는 경우가 많다. 슬관절과 고관절을 약간 구부리고, 허리도 구부정하게 자세를 취한다. 보통 굴곡 운동은 쉽게 되나 신전 운동은 통증을 호소하며 현저한 제한을 보인다. 통증의 호소가 신경근에 의한 방사통의 형태와 유사함에도 하지 직거상 검사는 통상 음성이다. 양측 하지의 족배 동맥(dorsalis pedis artery)과 슬와 동맥(popliteal artery)을 촉지하고 이상 유무를 살펴 혈행 장애에 의한 질환들을 감별해야 한다.

(3) 감별 진단

① 요추증(symptomatic lumbar spondylosis)은 노화로 인한 동일한 병변을 갖으나 전형적인 파행이 없다. ② 동맥경화 혹은 버거씨 병 등의 혈관 협착시 발생하는 혈관성 파행(vascular claudication)은 보행 시에 발생한다는 점은 유사하나, 허리의 자세와는 관계가 없다(표 9-4). ③ 말초 신경 병변(peripheral neuropathy)에서는 양측의 대칭적 반사 소실(areflexia)이 있고 감각 신경 병변이 있으나 운동 소실은 경미하거나 늦게 나타난다. 감각 소실은 상부의 경계가 불분명하면서 원위부에 장갑과 양말 형태(glove and stocking distribution)로 나타난다. ④ 고관절의 관절염 및 각종 고관절부의 연부조직 질환 역시 둔부 동통을 호소할 수 있다.

3) 영상 및 기타 검사

(1) 단순 방사선 촬영

단순 촬영에서 추간판 간격 감소, 후관절 비후, 견인골극이 보이며 특히 퇴행성 척추 전방전위증(degenerative spondylolisthesis)이나 퇴행성 요추 측만증(degenerative lumbar scoliosis)이 있는 경우, 척추 협착증이 있을 확률이 높다. 굴곡-신전 촬영은 분절간 불안정성을 확인하는데 유용하다.

표 9-4. 신경인성과 혈관인성 파행(claudication)의 감별

	신경인성 파행성 통증	혈관인성 파행성 통증
· 통증의 특성	날카롭고 쑤시고, 어리하게 저림	단단하면서 쥐가 나고 경련성
· 통증의 위치	근위 대퇴부에서 먼저 발생	종아리 원위부에 먼저 발생
· 증상 악화 인자	신전된 자세 및 기립위 예) 내리막 경사	근육 자체의 사용 및 산소요구량 증가 예) 오르막 경사, 자전거 타기, 뜨거운 목욕
· 증상 완화 인자	보행 중지 및 굴곡된 자세	보행 중지 그러나 자세 변화는 무관
· 동반소견	신경증상 근위축 및 감각 이상 요부 증상: 운동범위 제한 및 요통	혈류 이상: 맥박(-), 혈류 잡음

(2) 전산화 단층촬영(CT)

중심부 척추관(central canal), 외측 함요부(lateral recess), 추간공(foramen) 모두 볼 수 있으며, 골 조직으로 인한 외측 함요부 협착증의 진단에 유용하다.

(3) 자기공명영상(MRI)

측만증이 동반된 경우를 제외하고 협착증을 진단하는데 가장 우수한 검사 방법으로(그림 9-31), 비침습적이고, 방사선 피폭이 없으며, 시상면과 축상면을 동시에 관찰할 수 있는 장점이 있다.

(4) 전기 진단 검사

근전도(electromyography) 검사 시 신경근증(radiculopathy) 소견을 보이며 양측 하지에서 여러 신경 분절의 이상이 관찰될 수 있으나 정상인 경우도 많다.

4) 치료

(1) 보존적 치료

선천성 협착증은 젊은 연령에서 신경 증상을 유발할 수 있기 때문에 적극적인 대처가 요구되지만 대부분인 후천성 척추 협착증 환자에서는 심각한 신경 증상이 드물고 기능적 소실이 서서히 오기 때문에, 비록 심한 협착이 있더라도 일차적으로 보존적 치료를 시행하는 것이 원칙이다. 보존적 치료는 1주 미만의 침상 안정, 소염제, 진통제, 근 이완제의 등의 약물치료가 있으며 그 외에 경막외 부신피질 호르몬 주입(epidural steroid injection), 보조기(brace and corset), 물리 치료 및 운동 요법(physical therapy and exercise) 등을 고려할 수 있다.

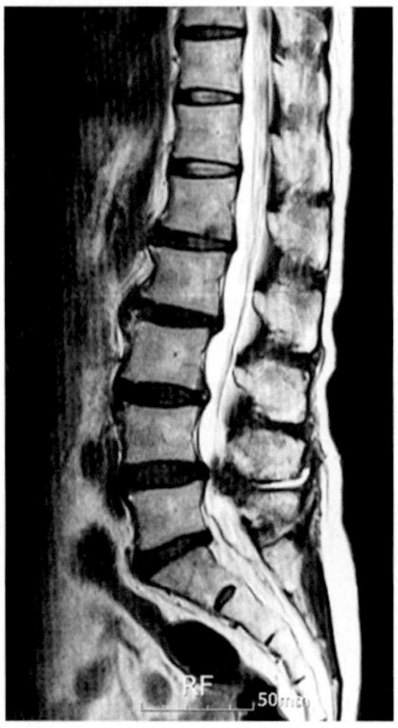

그림 9-31. 자기공명영상(MRI) T2 강조 정중 시상면 영상으로 확인된 제 4-5요추간 중심부 척추 협착증.

(2) 수술적 치료

수술을 권유하는 것은 다음의 세 가지 지침이 적용될 수 있다. 첫째로 지속적인 하지의 통증이 환자의 삶의 질(quality of life)에 장애가 될 때, 둘째로 최소한 2~3개월간의 여러 가지 보존적 요법에 실패하였을 때, 셋째로 CT 혹은 MRI 촬영 상의 소견이 환자가 가지는 증상과 부합될 때이다. 비교적 급격히 진행되는 신경 장애나 대소변 기능의 상실은 조기에 감압술을 요한다

가. 감압술

단순한 퇴행성 척추협착증은 재 안정기에 있는 상태이므로 감압술 단독으로 만족할 만한 결과를 얻을 수 있다.

나. 유합술

유합술을 시행하는 경우 대부분의 예에서 후방 감압술이 요구되기 때문에, 후외방 혹은 후방 추체간 유합술을 시행하고 있다. 대체적으로 인정되고 있는 골 유합술의 가장 중요한 적응증은 첫째, 척추의 불안정성이 있거나, 둘째, 요추부의 측만증이나 후만증과 같은 변형이 동반된 경우 이를 교정할 필요가 있을 때, 셋째, 재수술이 필요한 경우를 들 수 있다.

6. 척추 전방 전위증(Spondylolisthesis)

1) 용어(Terminology)

'척추 전방 전위증'이란 인접한 하부 추체(vertebral body)에 대하여 상부의 척추체가 전방으로 전위(displaced)된 병변으로, 그리스어로 '척추'를 의미하는 'Spondylos'와 '전위'를 뜻하는 'Olisthesis'의 합성어이다.

2) 분류(Classification)

Wiltse, Newman, Macnab(표 9-5) 등은 척추의 해부학적 병변이 전방 전위의 주된 원인으로 생각하고, 척추 전방 전위증을 선천형(dysplastic, congenital), 협부형(isthmic), 퇴행형(degenerative), 외상형(traumatic), 병적형(pathologic) 등으로 분류하였고, 전방 전위 없이 단순히 협부 결손만 있으면 척추 분리증이라 하였다.

3) 퇴행성 척추 전방 전위증 (Degenerative Spondylolisthesis)

(1) 병태 생리

협부 결손 없이 발생한 퇴행성 척추 전방 전위증의 해부 병리적인 특징은 후관절의 관절염과 협부의 신장이다. 신경궁이 정상인 상태에서 퇴행성 변화에 의해 척추체의 전방 전위가 발생함으로써 척추관 협착이 발생한다.

(2) 자연 경과

퇴행성 척추 전방 전위증에서 연령 변화에 따른 전방 전위증의 증가는 전체 환자의 약 30%에서 전방 전위가 진행되나, 전위의 정도는 25~30% 이상으로 진행하지 않는다.

(3) 임상 증상

요통의 특성은 장기간 서있거나, 보행 시에 나타날 수 있고, 비후된 후관절로 인해 요추부에 국소적인 요통이 있을 수 있다. 요통은 앞으로 구부리면 완화되며(shopping cart sign), 보행하다가 서도 통증이 완화된다. 요통 이외에도 방사통, 하지 동통이 있을 수 있다.

표 9-5. Wiltse, Macnab, Newman 등의 분류

Type I : Congenital (Dysplasic) spondylolisthesis
Type II : Isthmic spondylolisthesis
A. Lytic-fatigue fracture of pars
B. Elongated but intact pars
C. Acure fracture of pars (not to be confused with "traumatic" [see IV])
Type III : Degenerative spondylolisthesis
Type IV : Traumatic spondylolisthesis
Type V : Pathologic spondylolisthesis

(4) 방사선 검사

척추 분절 불안정성이 동반된 퇴행성 척추 전방 전위증의 경우 앙와위에서 방사선 검사를 시행하면 전방 전위가 정복되어 척추의 전방 전위를 발견하지 못할 수 있어 기립상태에서 방사선 검사를 시행해야 한다. 신전 굴곡 검사에서 분절 불안정성을 확인한다.

(5) 치료

최소한 12주 이상의 보존적 치료를 시행하여도 증상이 호전되지 않을 때, 심한 신경 증상의 진행이 뚜렷하거나, 마미 증후군이 있는 경우 수술적 치료를 고려한다.

4) 협부형 척추 전방 전위증 (Isthmic Spondylolistheis)

(1) 병태 생리

협부(isthmic)는 'pars interarticularis'로 해부학적으로 척추경, 후관절과 추궁판의 연결부를 의미한다. 척추 분리증(spondylolysis)란 이 곳에 결손이 있는 것을 의미한다.척추 분리증의 발병 원인에 대해서는 논란이 있으나, 협부의 형성부전(hypoplasia), 이형성(dysplasia) 등의 유전적 요소와, 협부의 급성 골절, 자세나 반복된 육체 활동 같은 발달 요소(developmental factor) 등이 관련이 있는 것으로 알려져 있다. 요추의 굴곡과 신전 운동 과정 중에 압박력(compression force)과 신장력(tensile force)에 의해서 협부의 골절이 발생한다고 설명하고 있다.

(2) 자연 경과

협부형 척추 전방 전위증의 자연 경과에 대해서는 아직 정확하게 알려진 것이 없다. 청소년기에 수상과 관련하여 요통이 발생한 경우에 방사선 검사에서 우연히 발견되기도 한다. 협부 결손의 이환률(prevalence)은 전인구의 약 5% 정도이고, 협부 결손이 있는 환자의 약 15%가 척추 전방 전위증으로 진행하는 것으로 알려져 있다.

(3) 임상 증상

심하지 않은 척추 전방 전위증의 환자는 정상적인 보행과 체위를 갖으며 진행 시 요추 전만각 증가와 돌출된 복부(prominent abdomen) 현상이 나타난다. 요천추부 신체검진에서 극돌기 촉진 시 계단의 턱을 만지는 것 같이 계단 변형(step off deformity)을 촉지 할 수 있고 요천추부 후만증과 체간이 짧아진 양상이 나타난다.

(4) 방사선 검사

모든 방사선 검사는 기립 상태에서 촬영하며 전후 방사선 검사에서는 협부 결손의 유무, 협부 결손이 양측성인지 일측성인지 평가하고, 척추 이분증(spina bifida)의 유무를 검사해야 한다. 사면 방사선 검사로 협부 결손을 관찰할 수 있으며, 협부 결손의 모양이 스코틀랜드 개의 칼라(collar)나 부러진 목과 비슷하다고 하여 Scotty dog 모양이라고 한다(그림 9-32). 그 외 골주사 검사(bone scan), 전산화 단층촬영, 자기공명영상 검사를 시행할 수 있고 특히 MRI는 협부 결손 부위의 섬유 연골 종괴(fibrocartilage mass)에 의한 신경 압박, 추간공 협착, 전방 전위 인접 부위 추간판 탈출 등을 확인하여 신경근증(radiculopathy)의 원인을 확인할 수 있다.

(5) 치료

성장이 끝나지 않은 청소년기의 약 50% 미만의 척추 전방 전위증은 보존적 치료를 시행하는 것이 적절하다.

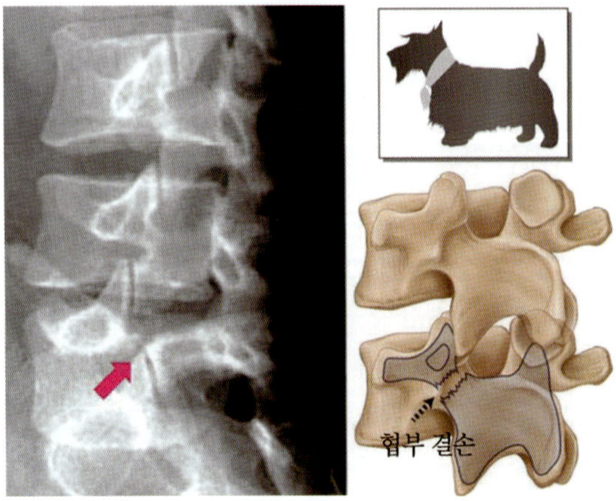

그림 9-32. 사면 방사선 검사에서 협부결손의 모양(Scotty dog의 목 모양)이 관찰됨.

보존적 치료에는 안정, 운동치료(복근과 요추부 근육의 강화 운동), 슬괵근의 신전(hamstring stretching), 진통제 및 근이완제 복용, 보조기 착용 등이 있으며 보존적 치료로 대부분 증상이 호전된다. 3~4개월 이상 적극적인 보존적 치료에도 증상이 호전이 없을 때 수술적 치료를 고려하며 감압술, 후측방 유합술, 추체간 유합술 등이 있다.

< 참고문헌 >

석세일. 척추외과학 제4판, 2017.

대한정형외과학회, 정형외과학 제 8판, 2020.

이춘기, 구기형, 안준환. 특발성 척추 측만증의 분류. 대한척추외과 학회지. 2007;14(1):57-66.

Moe JH, Bradford DS. Textbook of scoliosis and other spinal deformities. 3rd ed. W.B. Saunders Co.: Philadelphia: 1995.

Yeom JS, Chang H. Cervical and thoracic disc disease. In: Suk SI. TextBook of spinal surgery. 3rd ed. Seoul: Newest Medical Publishing Company: 2011. 248-75.

Rechtine II GR. Cervical radiculopathy and myelopathy. In: Benzel EC. The cervical spine. 5th ed. Philadelphia: Lippincott Williams & Wilkins: 2012. 934-40.

Matsunaga S, Sakou T. Ossification of the posterior longitudinal ligament of the cervical spine: etiology and natural history. Spine (Phila Pa 1976). 2012;37(5):E309-14.

Suk SI, Lee CK, Kim WJ, Chung YJ, Park YB. Segmental pedicle screw fixation in the treatment of thoracic idiopathic scoliosis. Spine (Phila Pa 1976). 1995;20(12):1399-405.

Aebi M. The adult scoliosis. Eur Spine J. 2005;14:925-48.

Lee CS, Lee CK, Kim YT, Hong YM, Yoo JH. Dynamic sagittal imbalance of the spine in degenerative flat back: significance of pelvic tilt in surgical treatment. Spine. 2001;26:2029-35.

Legaye J, Duval-Beaupère G, Hecquet J, et al. Pelvic incidence: a fundamental pelvic parameter for three-dimensional regulation of spinal sagittal curves. Eur Spine J. 1998;7:99-103.

Hadjipavlou, AG, Tzermiadianos, MN, Bogduk, N, Zindrick, MR. The pathophysiology of disc degeneration A CRITICAL REVIEW. J Bone Joint Surg Br. 2008;90B:1261-70.

Fredrickson BE, Baker D, McHolick WJ, et al. The natural history of spondylolysis and spondylolisthesis. J Bone Joint Surg Am. 1984;66(5):699-707.

Wiltse LL, Newman PH, Macnab I. Classification of spondylolysis and spondylolisthesis. Clin Orthop Relat Res. 1976;117:23-9.

Ahn DK. Ossification of the ligamentum flavum. Asian Spine J. 2014;8:89-96.

10장 견관절(상지 질환) (Shoulder Joint)

1. 회전근 개 질환
2. 석회화 건염
3. 유착성 관절낭염 및 동결견
4. 견관절 불안정증
5. 골관절염

견갑부 병변 (Affections of the Shoulder)

1. 회전근 개 질환(Rotator Cuff Disorder)

1) 서론

회전근 개 질환(rotator cuff disorder)은 성인 어깨에 발생하는 만성 통증의 가장 흔한 원인으로 약 70%를 차지하며 고령일수록 유병율은 증가한다.

회전근 개는 전방에 견갑하건(subscapularis), 상방에 극상건(supraspinatus), 후방에 극하건(infraspinatus)과 소원형건(teres minor)으로 구성되어 있으며, 전방에 놓여진 견갑하건은 내회전 운동에 관여하고 후방의 극하건과 소원형건은 외회전 운동에 관여하며, 상방의 극상건은 삼각근과 함께 외전 운동에 관여하게 된다. 회전근 개는 서로 연결되어 하나의 기관인 것처럼 움직여서 팔의 회전 운동에 관여하고, 상완골 두를 관절와로 압박하여 견관절 안정성에 중요한 역할을 한다. 오구견봉궁(coracoacromial arch)은 견봉(acromion), 오구견봉인대(coracoacromial ligament), 오구돌기(coracoid process)로 구성되어 있으며, 회전근 개 바로 상방에 위치해 견관절의 지붕을 이루게 된다.

회전근 개 질환은 충돌 증후군, 회전근 개 부분층 파열(partial thickness tear), 회전근 개 전층 파열(full thickness tear)로 크게 나눌 수 있다. 충돌 증후군(impingement syndrome)은 극상건이 상완골두와 오구견봉 중 사이에서 다양한 이유로 눌릴 수 있는 상황에 의해 발생하는 질환이다. 회전근 개의 부분층 파열은 부위에 따라 견봉하 점낭내(bursal side), 관절내(intra-articular), 건내(intratendinous)로 나눌 수 있으며 전층파열인 경우 크기에 따라 1 cm 미만은 소파열(small sized), 1 cm에서 3 cm는 중파열(medium sized), 3 cm에서 5 cm는 대파열(large sized), 5 cm 이상은 광범위 파열(massive)으로 구분할 수 있다.

회전근 개 질환은 회전근 개 자체의 문제로 인한 내부적 원인과 외부적 원인으로 대별되며, 근래에는 다양한 원인에 의한 복합적 작용에 의해 발생한다는 설이 널리 받아들여지고 있다.

2) 증상

가장 흔한 증상은 팔 위 쪽의 삼각근 부분에 생기는 어깨의 통증이다. 심각한 손상 후에 발생하기도 하지만 많은 경우에 특별한 손상이 없거나 경미한 손상 후에 증상이 나타난다. 이 때문에 회전근개 파열의 진단이 늦어지는 경우가 많다. 전형적인 회전근 개 파열은 팔을 올리기가 힘들고, 거상시 특히 60~120도 사이에서 통증이 심하게 나타나며, 일단 팔을 어느 정도 올리면 마지막 거상은 수월하게 할 수 있다고 호소하는 것이 특징이다. 이와는 반대로 팔을 올릴 수는 있지만 내릴 때 힘이 없거나 통증으로 뚝 떨어뜨리는 경우가 있는데, 이를 "Drop Arm Sign"이라 한다. 만약 동결견(frozen shoulder)이거나 견관절 강직이 동반된 충돌 증후군 또는 회전근 개 파열인 경우에는, 수동 운동의 제한이 있어 위의 특징적인 증세가 나타나지 않게 되어 진단하기가 어렵다. 또한 경추 질환에 의한 방사통인지 아니면 실제로 어깨에 이상이 있어 통증으로 호소하는 것인지를 감별하여야 한다. 회전근 개 질환의 초기에는 관절 운동 제한이 뚜렷하지 않으나 운동 제한이 나타나기도 하며, 특히 내회전의 제한이 두드러지고, 경과에 따라 모든 방향으로 심각한 정도의 관절 강직이 나타나기도 하는데, 이런 경우는 동결견과 구분이 어렵다. 이와 같이 어깨통의 위치, 양상, 야간통 유무 등만으로도 진단하는데 많은 도움을 받을 수 있으므로, 신체 검사나 방사선 검사하기 전에 자세한 병력 청취가 대단히 중요하다.

3) 진단

견관절 이학적 검사는 견갑골까지 노출시킨 상태에서 하는 것이 훨씬 더 많은 정보를 얻을 수있다. 시진, 촉진, 관절 범위의 측정, 충돌 검사, 근력 측정의 순서로 이학적 검사를 시행하도록 습관을 들이는 것이 좋다. 우선 극상와(supraspinatus fossa)와 극하와(infraspinatus fossa)의 근육 위축이 있는지 여부를 확인한다. 근육 위축이 있다면 회전근 개 파열을 더 의심할 수 있으며, 극상와 낭종(suprascapular ganglion), 견갑상신경 포착 증후군(suprascapular nerve entrapment syndrome)도 고려 대상이다.

다음은 견관절의 운동 범위를 체크하는데, 이는 수동 운동과 능동 운동으로 나누어 건측과 비교하면서 관찰한다. 수동적 운동 범위는 굴곡, 즉 시상면에서나 견갑면에서의 거상 범위를 보고, 중립위에서는 외회전, 90도 외전에서의 외회전 및 내회전, 상체 교차 범위(내전), 등 뒤로의 내회전 범위를 체크하고 이를 능동적으로는 어느 정도 되는지를 알아본다. 수동적인 운동이 현저히 저하되어 있으면 동결견이나 견관절 강직을 동반한 질환을 먼저 생각하고, 수동적인 운동 범위의 제한은 없으나 능동적인 운동이 잘 안 되는 경우에는 충돌 증후군이나 회전근 개 파열을 우선적으로 생각하면 된다.

충돌 징후(impingement sign) 검사로는 Neer 충돌검사와 Hawkins 충돌 검사가 있다. 환자의 팔을 견갑면에서 서서히 거상시키면 120~160도에서 통증을 호소하게 되는데, 이를 Neer 소견 양성이라 하고, 상완골 대결절이 견봉에 충돌함으로써 통증이 발생된다(그림 10-1). 주관절을 90도 굴곡시킨 채 견관절을 90도 거상시킨 후 내회전 시 통증을 호소하면 Hawkins 소견 양성이라 하고, 상완골 대결절이 오구견봉인대 아래에서 충

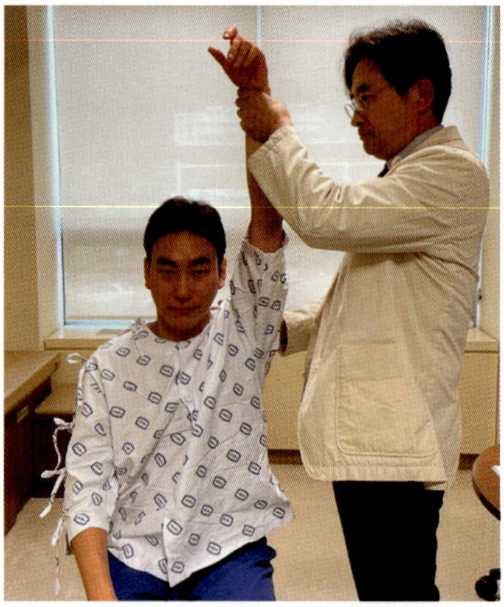

그림 10-1. Neer test.
환자 팔을 견갑면에서 서서히 거상시키면 120~160도에서 통증을 호소하는데, 상완골 대결절이 견봉에 충돌됨으로써 통증을 일으킨다.

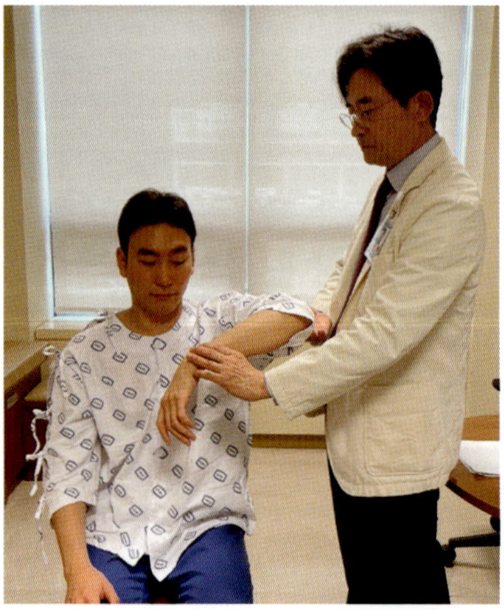

그림 10-2. Hawkins test.
주관절을 90도 굴곡시킨 채 견관절을 90도 거상시킨 후 내회전을 시킬 때 통증을 호소하며, 상완골 대결절이 오구 견봉 인대 아래에서 충돌되면서 통증이 일어난다.

돌하면서 통증이 발생된다(그림 10-2). 또한 국소 마취제(1% lidocaine 10cc)를 견봉하 관절에 주입한 후 10분정도 견관절을 움직이게 하면 충돌시 발생하는 어깨통증이 현저히 감소하거나 소실되는데 이를 충돌 검사(impingement test) 양성이라 한다. 환자의 견갑 지대를 한 손으로 잡고 다른 한 손으로는 환자의 주관절 부위를 잡아, 환자의 팔을 회전 시킬 때 느낄 수 있는 염발음 또는 함몰을 알 수 있는데, 이를 마찰 소견(abrasion sign or rent sign)이라 한다(그림 10-3).

근력에 대한 검사로는 삼각근(deltoid), 극상근(supraspinatus), 극하근(infraspinatus)과 견갑하근(subscapularis) 및 이두근 등에 대해 할 수 있다. 이 중 가장 중요한 근력의 측정 대상은 극상근이다. 극상근의 근력은 견관절을 90도 외전하고 30도 전방 거상한 후 환자의 엄지가 바닥을 향하도록 견관절을 내회전한 후 검사자가 팔을 누르면서 환자에게 위로 들어 올리게 하며(그림 10-4), 이때 근력 저하를 보이면 이를 Jobe 검사 양성이라 한다.

단순 방사선 검사는 통상적으로 진성 견관절 전후면 사진(true shoulder AP view, 그림 10-5), 30도 하방 경사 사진(caudal 30-degree titing view, 그림 10-6), 극상건 출구 사진(supraspinatus outlet view, 그림 10-7), 액와면 사진(axillary lateral view, 그림 10-8)을 찍게 된다. 석회성 건염에서는 방사선 소견상 대결절이나 소결절 주위에 불투명한 점(radiopaque spot)이 보여 쉽게 감별할 수 있다. 어느 정도 진행된 관절염에서는 관절면이 좁아져 있거나 상완골 두 하연의 골극화 현상, 또는 관절와 마모 등을 보여 회전근 개 질환과 감별 진단이 용이하다. 회전근 개 파열이 진행되거나 광범위 회전근 개 파열인 경우, 상완골 두가 상방으로 전위되어 상완 간격이 좁아지면 회전근 개의 광범위 파열을 의심할 수 있다.

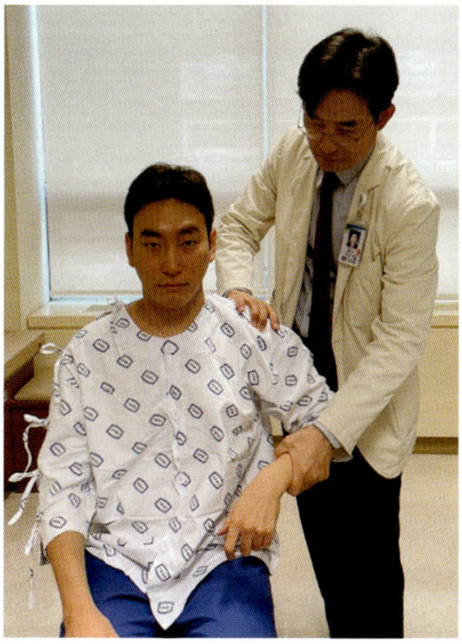

그림 10-3. Abrasion sign (rent sign): 마찰 소견.

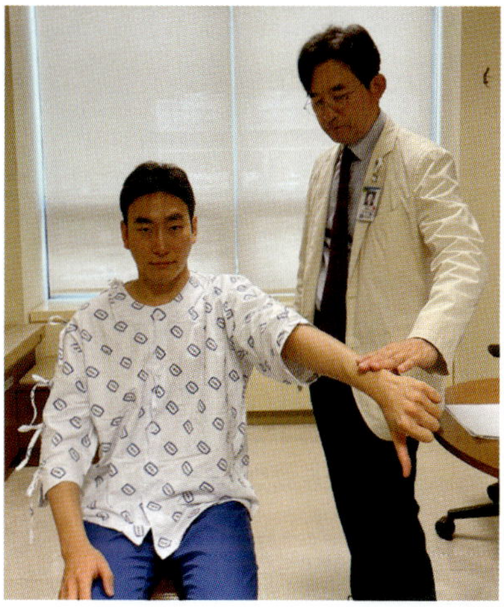

그림 10-4. Jobe test (empty can test). 극상건에 대한 근력 검사로서, 환자의 견갑면에서 양팔을 30~40도로 벌리고, 엄지 손가락이 하방으로 향하게 하여 60도 가량 상지를 거상하여, 마치 캔에 들어있는 물을 쏟아버리는 동작(empty can position)을 취하게 하여 근력의 정도를 반대측과 비교한다.

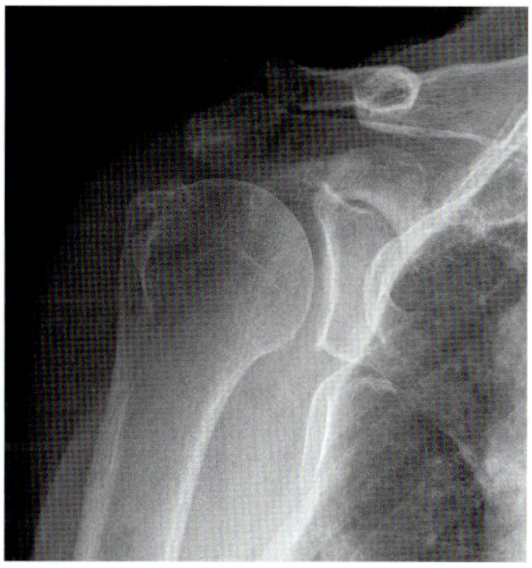

그림 10-5. 진성 견관절 전후면 사진.

회전근 개 변성 및 파열을 확인하기 위하여 여러 특수 검사를 할 수 있다. 초음파 검사(ultrasonography)는 정적(static) 및 동적(dynamic)인 검사가 가능하고 적은 비용으로 쉽고 간편하게 비침습성으로 할 수 있는 검사이다. 그러나 정확도가 판독자의 경험에 따라 큰 차이를 보여 많은 경험이 요구된다. MRI 촬영은 회전근 개의 파열 정도뿐 아니라 근육의 지방 변성도 알 수 있으며, 해부학적 구조물이 자세히 보여 파열된 회전근 개의 크기, 위치 및 퇴축 정도, 근 위축 등을 상세히 알 수 있다는 장점이 있으나, 고가이고 촬영하는 기계 종류에 따라 해상도 및 판독의 정확도가 다르게 나타날 수 있다는 단점이 있다(그림 10-9). 이러한 여러 가지 영상 검사는 신체 검사가 반드시 선행되어야 하며 환자의 임상 증세와 신체검사들을 참고하여 치료 방침을 결정하여야 한다.

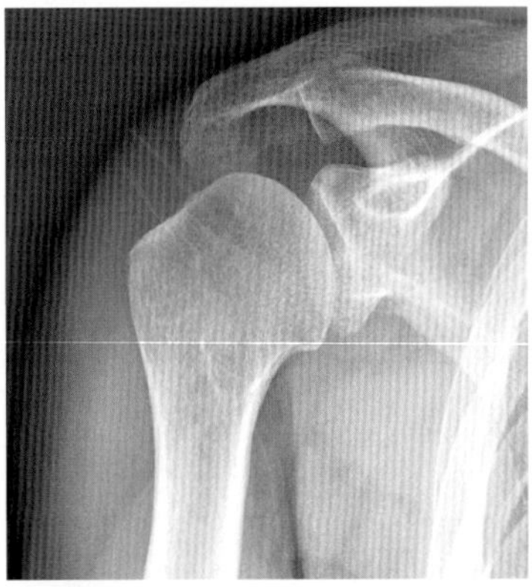

그림 10-6. 30도 하방 경사 사진.

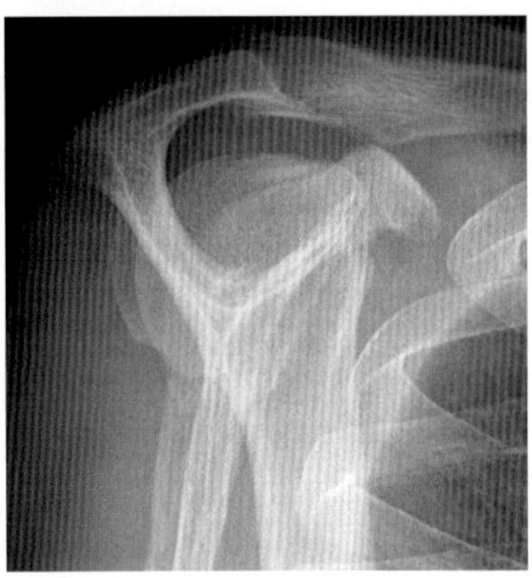

그림 10-7. 극상건 출구 사진.

4) 치료

(1) 보존적 치료

일차적 치료는 약물 요법(NSAIDS), 더운 찜질, 신장 운동(stretching exercise), 근력 강화 운동(strengthening exercise) 등의 치료가 수행된다. 증상을 유발하지 않는 활동은 지속해도 되지만, 통증을 야기하는 행동이나 활동을 중지하도록 하는 한편 회전근 개 기능 회복을 위

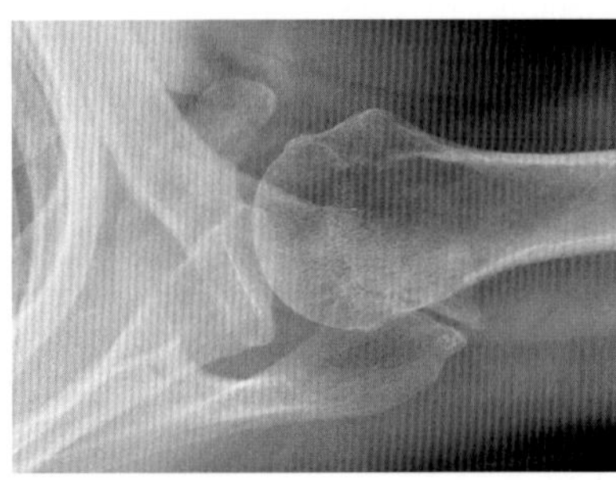

그림 10-8. 액와면 사진.

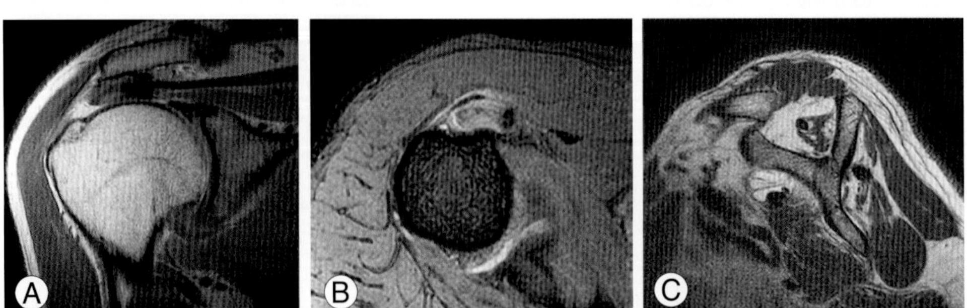

그림 10-9. **(A)** 사 관상면상에서 파열된 건의 퇴축을 확인할 수 있다. **(B)** 횡단면 상에서 상완 이두 장건의 탈구를 확인할 수 있다. **(C)** 사 시상면상에서 견갑골이 Y 모양으로 보이는 곳으로 회전근개의 퇴축 및 지방 침윤을 확인할 수 있다.

한 운동 치료를 시행한다. 먼저 관절 운동 범위의 제한이 있는 경우에는 수동적 운동을 통하여 관절 운동 범위를 확보하도록 해야 한다. 관절 운동 범위의 제한이 없거나 관절 운동 범위가 회복된 환자의 경우에는 회전근 개 및 견갑골 주위 근육의 근력을 증가시켜서 기능을 회복하도록 해야 한다. 운동 치료 방법 중에 반드시 염두에 두어야 할 개념은 첫째, 모든 운동은 심한 통증을 유발시키지 않는 범위에서 시행하는 것이 바람직하며, 둘째, 충돌 현상을 야기할 수 있는 범위의 근력이 사용되는 운동은 되도록 삼가는 것이 바람직하며, 셋째, 병이 난 근육을 강화시키려고 하면 근육이 더욱 피로에 빠져서 실제적으로 강화가 되기 어렵기 때문에 초기에는 근력 강화운동은 피하여 근육들끼리의 균형을 잡도록 노력한 다음에 균형을 깨지 않는 범위에서 서서히 모든 근육을 동시에 점차 강화시켜야 한다. 수동적 운동 제한을 동반한 경우에는 우선적으로 신장 운동이 필요하다. 신장 운동은 1) 거상 운동, 2) 외회전 운동, 3) 내회전 운동, 4) 상체 교차 운동이 있으며, 신장 운동을 하기 전에 긴장을 풀어주기 위하여 진자 운동 (pendulum exercise)을 시행하면 좋다. 이러한 운동은 자주 규칙적으로 하여야 하며 수축된 관절낭을 이완시키기 위해서는 견딜 수 있는 약간의 통증을 느끼면서 하여야 함을 환자에게 주지시켜야 한다. 수동적 운동 제한이 없는 전형적인 회전근 개 질환은 이와 같은 신장 운동은 필요하지 않으나, 근력 약화로 인해 팔을 잘 안 사용하는 경우 관절와 상완 관절낭의 구축으로 동결견이 동반될 수 있어 예방 목적으로 할 수 있다.

비스테로이드계 진통 소염제, 스테로이드계 주사 등의 약물 치료를 시도할 수 있는데, 비스테로이드계 진통 소염제가 회전근 개 질환을 근본적으로 치료한다는 증거는 뚜렷하지 않다. 다만 진통 효과에 의해 통증을 경감시키는 효과와 만성적인 기계적 자극에 의한 염증반응에 대한 소염 효과를 기대할 수 있다. 통증이 매우 심한 경우에는 선택적으로 스테로이드 제재의 견봉하 주입 또는 관절내 주입을 할 수도 있다. 다만 수술 직전 스테로이드 제재의 주입은 회전근 개 봉합술 후 재파열에 영향을 준다는 보고도 있어 주의를 요한다. 초음파, 전기 치료 등의 정규적인 물리 치료 방법이 회전근 개 질환을 근본적으로 치료한다는 명백한 증거는 없다.

(2) 수술적 치료

회전근 개 질환의 수술적 치료는 환자의 연령, 직업, 활동력, 기능상 제한 정도, 통증의 정도와 기간, 치료 효과의 기대, 환자의 요구 등을 감안하여 신중히 결정한다. 3개월 내지 1년 정도의 꾸준한 비수술적 치료에도 불구하고 증상의 호전이 없거나 증상이 악화되는, 파열을 동반하지 않은 회전근 개 질환과 부분층 파열은 수술을 고려한다. 또한 증세가 심한 완전 파열인 경우에는 조기에 수술을 하는 것이 장기적인 예후가 좋을 것으로 생각되며, 특히 젊은 연령에서 심각한 외상 후에 견관절의 기능이 갑자기 악화된 예와, 극하근의 파열이 의심되는 경우에는 조기에 수술적 치료를 고려한다. 하지만, 수술적 치료를 시행하지 않는 경우에서라도, 회전근 개 파열의 자연 경과는 지속적인 파열의 악화라는 점을 명심하고 증상이 없더라도 6~12개월마다 정기적인 초음파 촬영으로 파열 크기의 증가 여부 등을 확인할 것을 권유한다.

수술의 일차적인 목표는 통증의 경감에 있으며, 부차적으로 견관절의 기능 회복과 회전근 개의 병리 상태의 진행을 막고, 회전근 개의 기능을 회복시켜 견갑골 관절와에 상완골 두가 잘 위치하도록 하는 것이 중요하다. 수술적 치료는 대부분 충돌 현상의 발생을 막기 위한 전방 견봉 성형술(anterior acromioplasty)과 근력의 회복 및 관절의 안정을 위한 회전근 개 파열의 봉합술로 이루어진다. 회전근 개 파열의 봉합술도 개방 술식, 소절개 봉합술식, 관절경하 봉합술식 등으로 대별된다. 개방성 술식(그림10-10)이 과거 주로 사용되어 왔으나, 근래에는 관절경의 발달과 여러 기구의 발달에 힘입어 광범위 파열을 포함한 모든 회전근 개 파열을 관절경하 봉합술식(그림10-11)으로 시도하고 있는 추세이지만 파열의 크기가 클수록 봉합술이 어렵다. 소파열이나 중파열의 전층 파열은 적절한 치료를 하면 90% 이상에서 만족할만한 호전을 보인다는 것은 큰 이견이 없으나, 광범위 파열의 예후에는 논란이 있으며, 이 경우 수술 성공률이 50~70% 내외로 저하된다고 보는 견해가 보다 보편적이다.

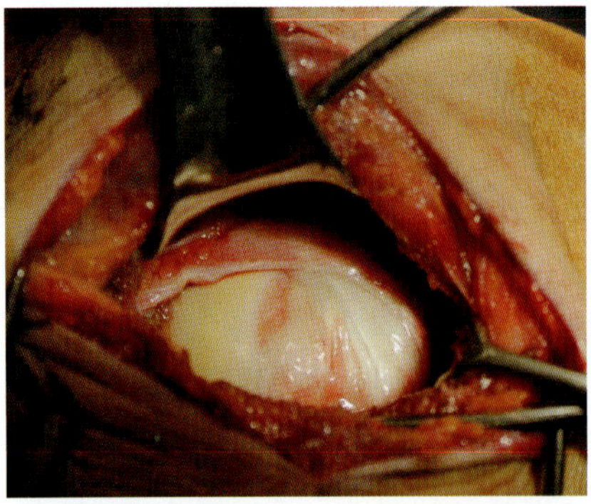

그림 10-10. 개방성 술식.

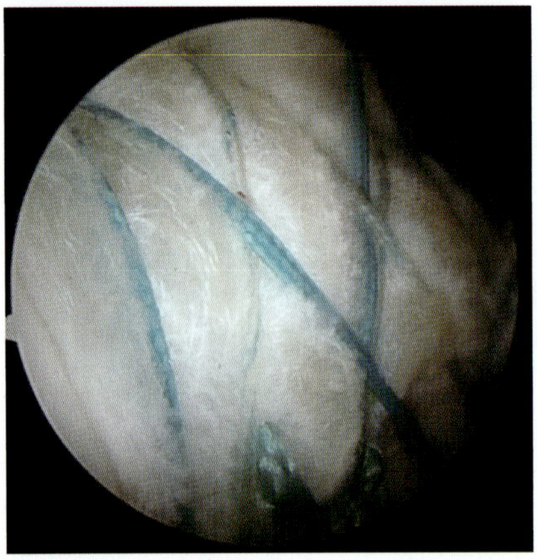

그림 10-11. 관절경하 봉합술식.

2. 석회화 건염(Calcific Tendinopathy, Calcific Tendonitis, Calcifying Tendinitis)

1) 서론

견관절 회전근 개의 석회화 건염은 원인은 알 수 없으나 비교적 흔한 질환으로써 견관절 동통과 운동 제한을 초래하기도 한다. 석회화 건염은 퇴행성 질환이 아닌 활성 회전근 개에 칼슘염 침착으로 인해 유발되는 반응성 석회화(reactive calcification) 질환이다.

2) 병태생리

(1) 빈도

일반적으로 전 인구의 10% 정도에서 이환율을 보이며, 호발 연령은 40대 및 50대로 보고되고 있고, 70세 이상에서는 석회화 건염의 빈도가 드물어 대체적으로 자연 치유되는 질환으로 여겨지고 있다. 석회 침착은 극상건에서 가장 많이 발생하며, 극하근, 소원근 및 견갑하건에도 발생하고, 드물게 상완 이두 건에도 발생한다. 여성에서 호발하며 당뇨 등의 전신 질환과 연계되어 나타나기도 한다.

(2) 병태생리

Uhthoff 등은 석회화 건염이 퇴행성 질환이 아니라 활력세포에 의해 능동적으로 진행되는 반응성 석회화 과정이라고 하였으며, 이에 따라 석회 침착을 퇴행성 침착과 반응성 침착으로 나누어 구분하였다. 반응성 석회 침착은 칼슘의 형성과 용해의 진전 상태에 따라 석회화 전기(precalcific), 석회화기(calcific) 및 석회화 후기(postcalcific)의 3단계로 분류된다. 임상적으로 의미 있는 석회화 건염의 증상은 주로 석회화기에 집중되며, 석회화기는 형성기(formative phase), 휴지기(resting phase) 및 용해기(resorptive phase)를 거치게 된다. 형성기에는 섬유연골 세포간질(fibrocartilaginous matrix)에 석회 결정이 침착하며 이때의 석회는 분필 가루와 같은(chalk-like) 모습을 띄게 된다. 휴지기는 섬유연골 조직이 주변으로부터 석회 침착 부위를 차단하여 반응이 없는 단계이며, 일정 기간이 지난 후 석회 침착 부분 주위로부터 신생 혈관이 나타나며, 이를 따라 탐식세포 및 다핵 거대세포들이 석회를 흡수(cell-mediated resorption)하는 흡수기 단계를 거치게 된다. 이때의 석회는 마치 연고나 치약과 같은(toothpaste-like) 형태를 보이며 식작용으로 회전근 개는 심한 충혈(hyperemia)을 보이며 급성 통증이 발생하게 된다. 마지막의 석회화 후 단계에서 건이 다시 형성된다.

3) 진단

(1) 증상 및 신체검사

석회화 형성기에는 특별한 증상 없이 지내거나 우연히 발견되기도 하며, 만성적으로 간헐적인 통증, 충돌 증후군의 증상을 유발하기도 한다. 이 때는 70도에서 110도 사이의 거상 시 동통을 유발하는 "painful arc of motion"이 특징적이다. 또한 석회화 침착물이 오구견봉궁에서 압박될 때 통증성 포획감이 나타날 수 있으며 대개 석회 침착물의 위치에서 압통의 악화를 확인할 수 있다. 반면 용해기에는 극심한 통증 등의 급성 증상을 유발하게 되며, 이 때문에 화학적 종기(chemical furuncle)라고 불리기도 한다. 극심한 통증이 특징적이며 팔을 거의 움직일 수 없는 상태로 응급실을 찾기도 한다. 통증은 야간에 악화되는 양상이며, 환측으로 눕기가 힘들고 통증 때문에 잠을 이루지 못하기도 한다.

(2) 방사선학적 소견

단순 방사선 촬영상 칼슘 침착은 석회화 건염의 진행 정도에 따라 특징적인 양상을 보이게 된다. 대개 회전근개 부착부의 1~2 cm 상방의 건 내에 위치하게 되며 칼슘이 견봉하 점액낭으로 터져 나가면 두개모(skullcap appearance)의 모양으로 나타나게 된다. 칼슘염의 크기가 작거나 용해기에는 초음파 촬영이 유용하다. 초음파에서 칼슘 침착의 양상은 형성기의 경우 건실질 내의 고음향 병변(hyperechoic lesion)과 함께 명확한 후방 음향 그림자 (posterior acoustic shadow) 소견을 보이며, 흡수기의 경우 칼슘 음영은 hyperechogenicity가 감소하며, 후방음영 그림자가 흐릿하거나 없어진 소견을 보인다. CT 촬영은 석회 침착의 위치 확인에 도움을 줄 수 있으나 치료에 영향을 미칠 정도는 아니며, 자기공명영상(MRI) 검사는 회전근 개 파열 등 동반 손상을 확인하고 치료 방침을 정하는데 효과적이다(그림 10-12).

4) 치료

석회화 건염의 치료의 목적은 통증조절과 운동개선을 통하여 질환의 자연 경과를 앞당기거나 증상을 완화시키는데 있다. 우선적으로 보존적 치료를 선택하며 급성 용해기에는 약물치료 및 다양한 시술을 통하여 완해효과를 기대할 수 있으며, 형성기의 충돌징후 및 증상이 지속되는 경우 수술적 치료 방법을 선택할 수 있다. 수술적 치료 시 개방 혹은 관절경적 치료 방법의 선택과 함께 수술 시 칼슘염을 완전히 제거할 것인지 여부, 견봉하 감압술을 추가하는 등의 문제 등을 고려하여야 한다.

(1) 보존적 치료

대부분의 환자는 보존적 치료로 좋은 결과를 얻을 수 있다. 환자가 주로 호소하는 통증에 대해서는 비스테로이드성 소염제를 사용하며, 급성기에는 마약성 진통제를 투여할 수도 있다. 경미한 통증 및 만성 증상을 보이는 환자는 수동 신장 운동을 포함한 물리 치료가 효과적이다.

급성기 치료의 목적은 통증을 완화시키는 데 있으며 흡수기의 석회 침착에 대해서는 주사침으로 제거하는 것이 효과적이다. 이때 견봉하 간격에 스테로이드를 주사할 수도 있다. 석회화 형성기 초기에는 약물 치료 및 신장 운동 등의 보존적 치료로 시작한다. 증상이 지속될 경우 스테로이드 주사로 호전을 볼 수 있다. 최근에는 초음파 유도하 주사 치료를 통한 감압 및 주사 치료의 관심이 높아지고 있다. 체외충격파(ESWT)를 이용한 치료는 최근 석회화 건염 치료에 활발하게 사용되는 치료 방법 중 하나이다.

(2) 수술적 치료

다양한 비수술적 치료에도 통증이 지속되거나, 악화

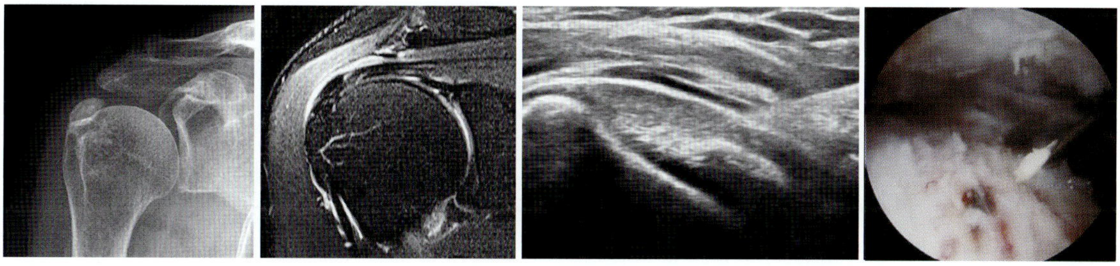

그림 10-12. 단순 방사선 검사 및 MRI 에서 보이는 석회질은 초음파 검사를 통해 확인할 수 있으며, 형성기 석회의 경우 건실질 내의 고 음향 병변(hyperechoic lesion)과 함께 후방 음향 그림자(posterior acoustic shadow) 소견을 보인다. 관절경 하 확인되는 치약과 같은(toothpaste-like) 석회의 모습.

되어 일상 활동의 지장이 많은 경우, 약 10%의 환자에서 수술적 제거술을 고려할 수 있다. 수술적 치료는 관절경을 이용한 석회 제거술을 보편적으로 이용하고 있으며, 보존적인 치료에 반응이 없는 만성적인 형성기에 주로 시행하나 극심한 통증을 유발하는 용해기 전기에 제한적으로 시행할 수 있다. 성공적인 수술은 정상 건의 손상없이 석회 침착물을 최대한 많이 제거하는 것이며, 석회의 완전한 제거보다는 감압의 효과를 보다 중요하게 고려한다. 변성된 건조직 일부를 제거할 수 있으나 정상 건은 손상없도록 해야하며, 손상의 범위가 정상 건을 포함하여 커질 경우 봉합술을 시행할 수 있다

3. 유착성 관절낭염 및 동결견(Adhesive Capsulitis & Frozen Shoulder)

1) 서론

동결견(frozen shoulder)은 어깨의 통증을 동반하면서 수동적 및 능동적 관절 운동 범위가 점진적으로 제한되는 상태를 말한다. 관절막과 상완골 경부와의 유착을 유발하는 조직학적인 병적 상태를 유착성 관절막염이라 하며, 원인에 관계없이 어깨 관절의 운동 범위가 제한된 상태를 동결견이라 표현하는데, 흔히 동일한 상태를 지칭하는 것으로 혼용되고 있다. 동결견은 전체 인구의 약 2~5%에서 발병하며, 40~50대가 주된 발병 연령이고, 성별은 여자에게서 더 잘 발생한다. 비우세(non-dominant)에 더 호발하며, 양측성 동결견의 빈도는 20% 전후로 보고되고 있다.

많은 연구들이 진행 중이지만 아직 명확한 원인은 밝혀지지 않은 상태이다. 이러한 동결견을 일차성(primary) 또는 특발성(idiopathic) 동결견이라 하며, 동결견이 유발될 수 있는 특정한 상황이나 질환이 동반된 경우는 이차성(secondary) 동결견이라 한다. 이차성 동결견은 내인성 요인과 외인성 요인으로 나눌 수 있다. 내인성 요인은 회전근 개 질환, 상완 이두건염, 석회성 건염 등과 같이 견관절의 직접적인 질환이 있을 때, 외인성 요인은 외상으로 인한 상완골, 견갑골 및 쇄골의 골절 및 염좌, 동측 어깨 부위 수술(유방, 심장, 및 호흡기 질환 관련 수술) 등이 있다. 또한 전신적 질환이 있을 시에도 동결견이 유발될 수 있으며, 가장 대표적인 예가 당뇨병이다. 당뇨 환자에서는 10~36%까지 유병률이 올라갈 수 있고, 제 1형 당뇨 환자는 일생동안 40%가 동결견에 이환될 수 있음이 보고되고 있다.

2) 병태생리

동결견은 관절 내 활액막(synovial membrane)의 염증 반응에서부터 시작하여 관절막의 전반적인 섬유화로 진행하는 질환으로, 회전근 간격(rotator interval)과 오구상완인대(coracohumeral ligament)의 유착 및 비후가 이 질환의 특징적인 병리 소견이며 이로 인해 외회전의 제한이 나타난다(그림 10-13).

Neviaser 등은 유착성 관절낭염을 신체 소견 및 관절경적 소견에 따라 네 단계로 설명하였다. 이러한 구분은 적절한 치료 선택과 예후를 예측하는데 도움이 된다. 첫 단계는 유착 전 단계(통증기, pre-adhesive stage)로 관절경 소견에서 유착이나 관절낭의 구축은 보이지 않고 섬유성 염증성 활액막 반응(fibrinous inflammatory synovitic reaction)이 나타난다. 두 번째 단계(결빙기, freezing stage)에서는 활액막의 증식이 동반된 급성 활액막염과 더불어 조기 유착이 시작되는 것이 가장 큰 특징으로 증식된 활액막은 마치 Christmas tree 모습의 양상으로 나타나고, 하부 관절낭 주름이 소실되는 것이 가장 특징적이다. 통증은 현저하게 증가되고 운동 범위의 감소가 나타나며 대부분 경미하다. 세 번째 단계인 성숙 단계(강직기, maturation stage, frozen stage)는 활액

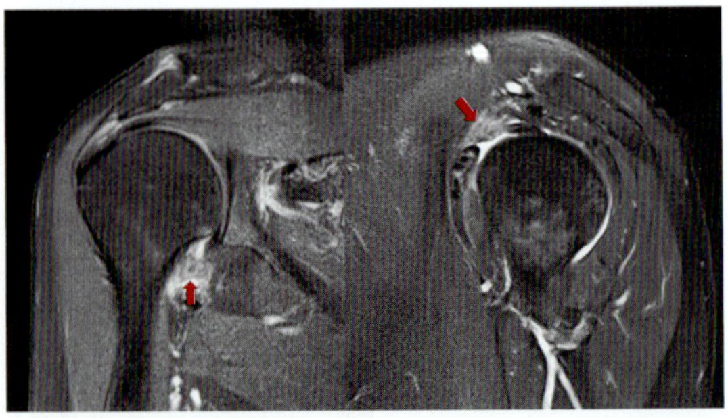

그림 10-13. 동견결 환자의 자기공명영상: 두꺼워진 관절막으로 인한 액와 주름(axillary fold)의 소실 및 회전근 간격(rotator interval)의 반흔 소견[red arrow].

막염의 감소와 섬유화의 진행이 나타난다. 통증은 앞선 두 단계에 비해 감소하여 운동 범위의 끝부분에서만 느낄 정도로 호전된다. 운동 범위는 상당히 제한된다. 약 9~15개월 정도 진행된다. 네 번째 단계인 만성화 단계(용해기, chronic stage, thawing stage)에서는 뚜렷한 섬유화로인해 관절 내 구조물을 관절경으로 구분하기 힘들어진다. 환자들은 통증이 없을 수 있고, 관절 운동 범위의 증가와 함께 서서히 기능 회복이 일어나며 5~12개월정도 지속된다. 이런 동결견의 전형적인 진행 과정은 평균 30(12~42)개월 정도 지속된다.

3) 임상 증상 및 진단

초기에는 통증이 주된 증상이며, 관절 운동의 제한은 명확하지 않으므로 타 질환과 감별하여 진단하기가 쉽지 않다. 압통 부위는 일반적으로 확인되지 않지만, 상완 이두근 장두의 활액막이 관절와 상완 관절의 활액막과 합쳐지기 때문에 이 부위에 압통이 발생하기도 한다. 환자들은 전형적으로 수 개월간에 걸쳐 나타나는 통증을 호소한다. 증상의 시작은 다른 견관절 질환들보다 점진적으로 나타난다. 야간 통증이 흔하며, 환자는 환측 방향으로는 수면이 불가능하다. 운동의 소실은 전형적으로 질병이 진행될수록 저명하게 나타난다. 보통 내회전의 감소를 시작으로 전방 굴곡, 외회전의 감소로 진행된다. 환자들은 머리를 감거나 빗질, 바지 뒷주머니에 손을 넣는 동작, 브래지어 잠그는 동작 등을 어려워하게 된다. 제 3단계 와 제 4단계에서는 운동의 소실이 더 심해져, 모든 방면으로의 움직임이 제한된다.

신체 검사에서 수동적인 관절 운동 범위의 기계적인 제한이 유착성 관절낭염의 전형적인 특징이다. 팔을 겨드랑이에 붙인 상태로 수동적으로 외회전 시켰을 때 가장 잘 확인된다.

방사선학적으로 정상으로 나타나는 경우가 많지만 관절염이나 석회성 건막염 그리고 인지 못한 견관절 탈구(특히 후방의 경우) 등을 감별하는 것이 중요하다. MRI 촬영이나 자기공명 관절 조영술 같은 검사는 일차적 진단 도구로 사용 되지는 않는다. 관절경 소견에서는 좁아진 관절강이나 회전근 간격이 반흔 조직으로 대치되어 있는 소견을 볼 수 있다. 활액막은 전반적으로 충혈되어 있고, 유두양 증식(papillary growth)도 관찰된다.

4) 치료

동결견의 치료에 앞서 정확한 환자의 평가를 통해 다른 질환을 감별하고, 앞서 설명한 단계에 환자가 현재 어디에 위치하는지를 판단하여야 적절한 치료가 이루어질 수 있다. 보존적 치료의 방법은 약물 치료, 물리 치료 및 운동 치료, 주사 치료, 수압팽창술이 있으며 일반적인 성공률은 약 90%로 보고되고 있다. 자가 운동치료 방법을 포함한 수동적 관절 운동이 가장 중요하다. 심한 통증을 유발하지 않는 범위 내에서 조심스러운, 점진적인 스트레칭이 적절하고 대부분의 경우에 효과적이다.

약물 치료는 종종 운동 요법에 부가적으로 사용된다. 비스테로이드성 소염 진통제는 통증 조절에 도움이 될 수 있지만 회복에 중요한 영향을 미치지는 못한다. 질병 초기의 염증 반응에 경구 및 관절강 내 스테로이드 주사 요법이 도움이 될 수 있다.

4~6개월 정도의 재활 치료에 호전을 보이지 않는 환자는 수술적 치료를 고려할 수 있다. 관절경적 시술이 확대되기 이전까지는 마취 하 조작술이 널리 이용되었다. 적절한 술기를 통해 견갑하근 파열이나 상완골 골절을 막고 상완골로부터 하부 관절낭의 파열을 유도 할 수 있다. 최근에는 관절경을 이용한 회전근 간격 절제술과 관절막 유리술을 시행하며 동시에 동결견의 원인을 제공할 수도 있는 관절 내 또는 견봉 하 병변까지 진단 및 치료가 가능하다(그림 10-14). 수술 후에는 재발을 막기 위해 조기에 지속적이고 적극적인 재활 운동이 시행되어야 한다.

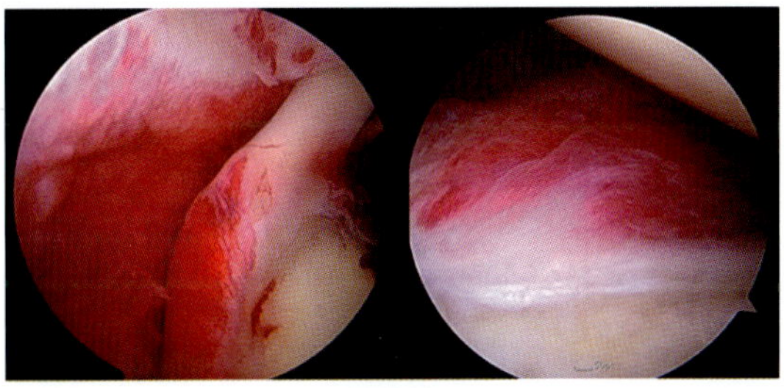

그림 10-14. 동결견 환자의 관절경 소견: 관절 내 혈관의 과증식 및 과비대성 활액막염 소견.

4. 견관절 불안정증(Shoulder Instability)

1) 정의

견관절은 구-와 관절(ball and socket joint)로 우리 몸의 모든 관절 중에서 가장 운동 범위가 넓으나, 큰 구형의 상완골 두가 상대적으로 작고 얕은 견갑골 관절와(glenoid)와 관절을 이루고 있어 가장 불안정한 관절이다. 이러한 관절의 해부학적 특성으로 발생한 비정상적인 상완골 두의 전위(abnormal translation)로 인해 상완골 두의 중심이 관절와의 중심을 잇는 선상에 놓여있지 못하고 이를 유지할 수 없어 증상을 일으키는 상태를 견관절 불안정증(shoulder instability)이라 한다. 또한, 탈구(dislocation), 아탈구(subluxation), 이완(laxity)을 모두 포함하는 질환을 총칭한다.

2) 해부학 및 생역학

견관절의 안정성에 관여하는 요소로는 크게 정적 요소(static factor)와 동적 요소(dynamic factor)로 구별할 수 있다. 정적 요소로는 상완골 두와 관절와 사이의 관절 표면 및 골 구조물, 관절내 음압(negative intra-articular pressure), 관절낭-인대 복합체(capsuloligamentous complex), 관절와순(glenoid labrum), 접착 및 응집기전(adhesion-cohesion mechanism), 회전근 개의 수동적 긴장력(passive tension in rotator cuff), 흡입 기전(suction mechanism) 등이 있으며, 동적 요소로는 회전근 개(rotator cuff muscles), 상완이두건 장두(long head of biceps brachii), 견갑골 회전근(scapular rotator), 인대의 역동적인 기능, 고유 수용성 감각(proprioception) 등이 있다.

3) 분류

불안정증의 빈도에 따라서 급성, 만성 또는 진구성이거나 간과성(neglected), 습관성(habitual), 재발성(recurent)으로 분류하고, 원인이나 발생 기전에 따라서는 외상성(traumatic), 비외상성(nontraumatic), 선천성(congenital), 근신경성(neuromuscular)으로 구분한다. 수의성 여부에 따라 수의성(voluntary), 비수의성(involuntary)으로 별도로 구분하기도 한다. 그리고 불안정증의 방향에 따라 단방향성(전방, 후방, 상방, 하방), 다방향성(전하방, 후하방 및 전후하방)으로 세분하고 불안정증의 정도에 따라 탈구와 아탈구로 분류한다.

또한 불안정증의 방향과 치료 과정 등을 종합하여 견관절의 불안정증을 TUBS (traumatic, unidirectional, bankart, surgery)와 AMBRII (atraumatic, multidirectional, bilateral, rehabilitation, inferior capsular shift, interval closure)의 두 가지 유형으로 구분하는 경우도 있으나, 실제 양자의 특징을 동시에 가지는 경우도 드물지 않아 일종의 스펙트럼으로 설명하기도 한다.

4) 단방향성 불안정증(Unidirectional Instability)

(1) 전방 불안정증(Anterior Instability)

단방향성 불안정증 중 대부분을 차지한다. 견관절이 외전상태에서 극심한 외회전이 가해지면 전하방 안정화 구조물인 전하방 관절와 상완인대가 이완 또는 파열되어 전방으로 아탈구 또는 탈구가 일어나며, 이러한 현상이 반복적으로 발생하는 것을 말한다.

정상에서는 외전 및 외회전 상태에서의 하 관절와상완인대(inferior glenohumeral ligament)의 전대(anterior band)가 팽팽해지게 되어 상완골두의 전방 전위를 막아주지만, 전방 불안정성에서는 전하방의 관절와순이 파열 또는 박리되거나 관절와 연(glenoid rim)의 마모 등으로 전하방에 부착된 하 관절와상완인대의 전대가 팽팽해지지 못해 전혀 제 역할을 못하게 되어 탈구나 아탈구가 일어나게 된다.

가. 진단

가) 임상 증상

전방 불안정증은 환자가 호소하는 증세, 특히 어떤 자세에서 불안감을 보이는지 주의 깊게 관찰하여야 하며 세밀한 반복적인 신체 검사가 요구된다. 과거력상 대부분 외전, 신전 및 외회전 상태에서 탈구 경험을 가지고 있으며, 반복되는 경험으로 단지 운동을 하거나 외전 및 외회전 자세를 하게 되면 전방 탈구에 대한 불안감을 호소하게 되며, 반복되는 탈구나 아탈구로 인한 통증이나 외회전 운동 제한을 호소하기도 하고 가급적 견관절의 과도한 운동을 피하려 하게 된다.

나) 신체 검사

대부분은 외전, 외회전시 전방 탈구에 대한 불안감을 호소하게 된다. 가끔은 환자가 불안감을 단순 통증으로 호소하기도 하므로 반복적으로 질문하여 불안정에 대한 불안감 유무를 확인하여야 한다.

견관절 불안정증을 알아보기 위해서는 반드시 건측과 비교하여야 하며, 전신적인 관절 이완을 평가하기 위해서는 중수지관절의 배굴 정도, 무지가 전완부의 장측에 닿는 정도, 주관절 및 슬관절의 과신전 유무 등을 알아보아야 한다. 전신적 관절 이완은 다방향 불안정증에서 보이는 경우가 대부분이나 일부 전방 불안정증 환자에서도 이러한 이완성을 보여 다방향 불안정증과 구별하기 힘든 경우가 있다.

전방 불안정증에 대한 대표적인 신체 검사는 불안 검사(apprehension test)인데, 앉아서 검사하는 Crank 검사와 누워서 하는 Fulcrum 검사가 있다. Crank 검사는 환자를 의자에 앉힌 다음 술자의 한손으로 환측의 견봉 주위를 부드럽게 잡고 다른 한 손으로는 전완부를 가볍게 잡아 환자의 팔을 중립위에서 서서히 외전과 신전을 시키면서 외회전하는 방법으로 양성이면 통증과 함께 전방 탈구에 대한 불안감을 호소하게 된다(그림 10-15). Fulcrum 검사는, 환자를 침상 모서리에 환측의 견관절이 걸리게 하여 눕혀놓고 위의 Crank 검사와 같은 자세로 검사하는 방법으로, 양성이면 통증과 함께 전방 탈구에 대한 불안감을 호소하게 된다(그림 10-16), 누운 자세에서 불안 검사를 시행한 후 상완골 두를 후방으로 누르면 불안감이 해소되는 것을 보는 재위치 검사(relocation test)를 시행할 수 있는데, 이는 전방 불안정성을 다시 한 번 확인하는 검사법으로 정확한 방법의 하나라고 할 수 있다. 전방 전위 검사(anterior drawer test)와 후방 전위 검사(posterior drawer test), 밀고 당기기 검사(push-pull test) 또는 부하 변위 검사(load and shift test)는 모두 전후방 관절낭의 이완 정도를 알아보는 검사이다. 수술적 치료를 시행하는 경우는 마취하 상태에서 부하 변위 검사를 시행하면 불안정의 방향과 정도를 보다 정확히 평가할 수 있다.

다) 방사선 검사

단순 방사선학적 검사는 진성 견관절 전후방 사진(true shoulder AP view), 측면(lateral view) 및 액와면(axillary view) 사진을 포함해야 한다. West point view, apical-oblique view에서는 전하방 관절와 연의 침식(erosion)이나 골 결손, 골성 Bankart 병변 등을 잘 볼 수 있고, Stryker notch view에서는 Hill-Sachs 병변을 관찰할 수 있다

MRI는 관절와 순과 관절낭의 병변 및 회전근 개

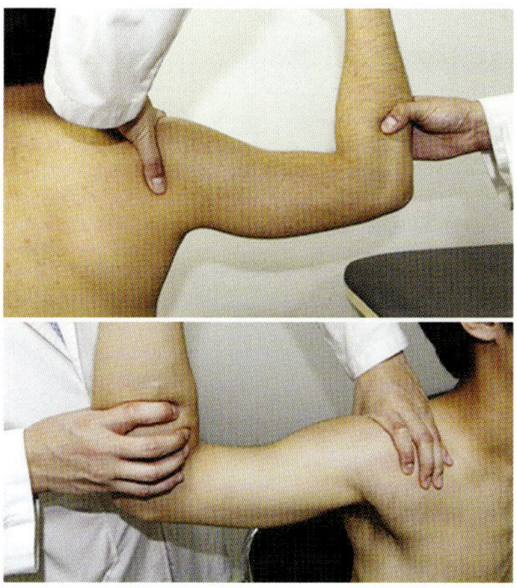

그림 10-15. Crank 검사.

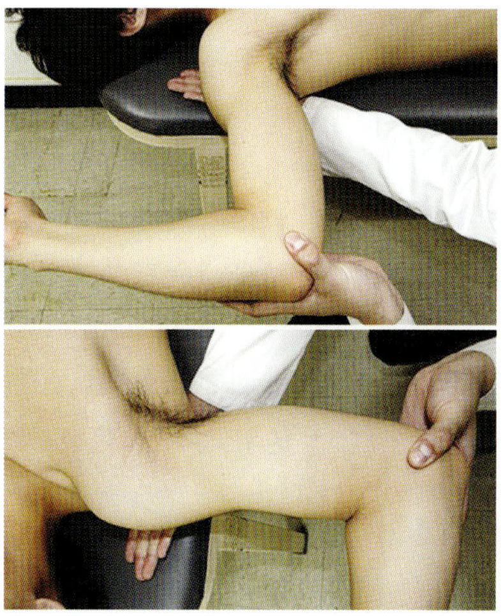

그림 10-16. Fulcrum 검사.

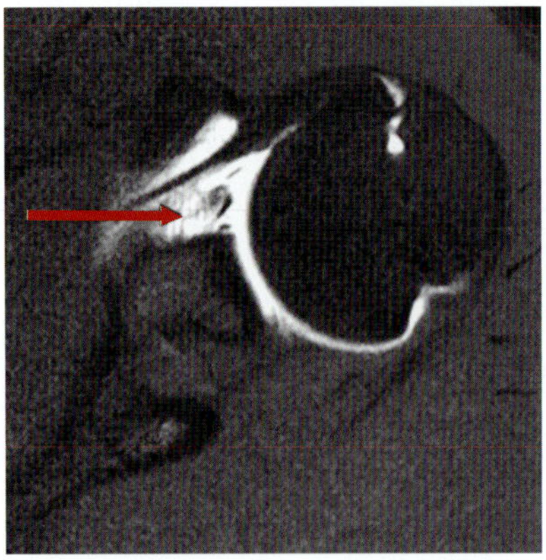

그림 10-17. Bankart 병변의 MRA 횡단면상.

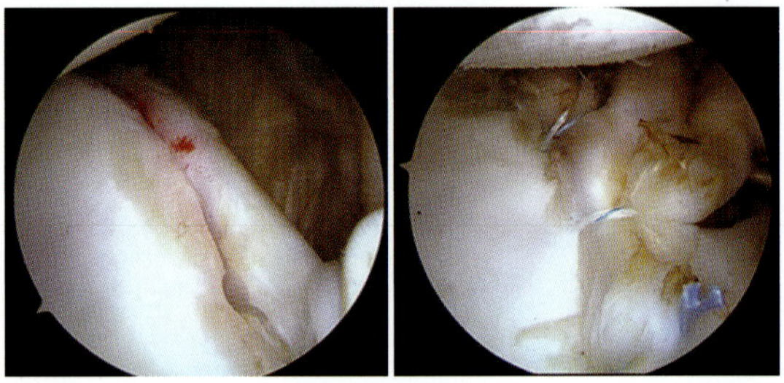

그림 10-18. Bankart 병변의 관절경 수술 사진.

의 파열 여부를 알 수 있다. 또한 MRI-관절조영술(MRI arthrography)이나 CT 관절조영술(CT arthrography)는 관절와순 병변의 진단율을 높인다(그림 10-17). 골 결손의 정도는 컴퓨터 단층 촬영(CT)을 통해서 가장 잘 볼 수 있다.

라) 치료

(가) 보존적 치료

최초 탈구 시 보조기 착용 등 보존적 치료를 시행한다. 방사선 사진을 통해 정확한 정복을 확인하고 팔걸이로 고정한다. 재탈구의 빈도는 장기간의 고정 기간과 상관없이 나이가 어릴수록 잘 발생하기 때문에 3~4주의 고정기간이 지나면, 연령, 활동 정도 등 각 개인의 특성과 안정성의 정도에 따라 관절운동범위의 회복 및 근력 강화 운동을 하게 한다.

(나) 수술적 치료

수술적 치료의 적응증으로는 보존적 치료에 효과가 없는 자주 재발하는 경우, 통증을 동반하는 경우, 비수술적 처치에도 관절운동에 제한이 있는 경우 등이 해당된다. 박리된 전하방의 관절와순에 대한 해부학적인 복원과 하 관절와상완인대의 전대에 대한 적당한 긴장도를 유지시켜주는 것이 꼭 필요하며 Bankart 병변과 늘어난 관절막을 줄임으로서 전방 안정성을 얻는데 그 목적이 있다. 최근에는 봉합 나사못(suture anchor) 를 이용한 관절경하 수술이 널리 시행되고 있으며, 재발율에 있어 개방적 복원술과 거의 동등한 것으로 보고된다(그림 10-18).

(2) 후방 불안정증(Posterior instability)

후방 불안정증은 전방 불안정증에 비하여 훨씬 드물며 급성 견관절 후방 탈구와 같이 굴곡된 상지의 내전 및 내회전에 의해 유발된다. 신체 검사로는 앉은 자세에서 한쪽 손으로 환자의 견갑 부위를 고정하고 다른 한 손으로 환자의 팔꿈치 부위를 잡고 환자의 상지를 90도 외전 상태에서 상완을 관절와 쪽으로 강하게 밀어 축부하를 가하면서 서서히 수평 내전 시키는 비틀어 튀기기 검사(jerk test) 및 앉은 위치나 앙와위에서 상완을 90도 외전과 90도 내회전 상태에서 상완을 후방으로 압박하는 후방 불안 유발 검사 등이 있다.

치료로는 후방 불안정증을 유발하는 동작 즉 내전 및 내회전이 필요한 활동을 금지하고, 회전근 개, 후방 삼각근, 견갑 안정근을 보강하는 운동 치료를 실시한다. 이러한 근력 강화 운동은 후방 불안정성을 완전히 없애지는 못하지만 환자의 일상 생활이나 스포츠 활동에서 오는 통증을 호전 시키고 견관절의 기능을 향상시킬 수 있다. 충분한 비수술적 치료에도 불구하고 일상 생활에서 지속적인 통증이나 불안정성을 보이는 경우, 스포츠 활동이 불가능한 경우에 수술적 치료를 시행한다.

5) 다방향성 불안정증 (Multidirectional Instability)

다방향성 불안정증은 두 방향 이상으로 증상을 보이는 관절 이완 상태로 정의되며, 이는 선천적으로 견관절이 이완되어 있거나 과도한 운동으로 인해 후천적으로 관절막과 인대가 이완되어 나타나는 불안정성을 의미한다. 다방향 불안정증은 견관절의 중간 운동범위(mid-range)에서 불안정한 것이 특징이기 때문에, 일상 생활에서 많은 문제점이 있을 가능성이 있다. 대부분 보존적 치료로 장기간 근력 강화 운동 등의 재활을 통해 양호한 결과를 얻을 수 있으나 실패한 경우에는 관절막을 줄여주는 개방적 하방 관절낭 이동술(inferior capsular shift)이 보편적으로 사용된다. 최근 관절경 술기의 발달로 관절경하에서 관절낭을 중첩하여 주는 술식(capsular plication)이나 회전근 간격을 줄여주는 술식(rotator interval closure)이 시행되기도 한다.

5. 골관절염(Osteoarthritis)

1) 퇴행성 관절염(Degenerative arthritis)

모든 견관절 관절염 중 가장 흔한 것은 퇴행성 관절염으로, 관절 연골이 점진적으로 마멸되며 관절내 마찰이 증가하여 심한 통증과 강직을 유발하는 비가역적인 질환이다. 퇴행성 변화가 진행하면서 연골하골이 재형성되어 원래의 구형을 잃고 관절 일치도가 떨어진다. 관절낭 역시 두꺼워져서 견관절의 회전 장애를 유발한다. 전형적인 증상은 활동과 관련하여 관절내 깊숙한 곳에서 발생하는 통증이며 후방에 국소적으로 발생하기도 한다. 질환이 진행하면서 야간통이 흔하고 휴식시나 수면중에도 통증을 호소한다. 관절염이 진행한 경우에는 능동적 및 수동적 관절운동 범위가 감소하고 신체검사 상 통증을 동반한 마찰음 및 관절 부종 등을 관찰할 수 있다. 심한 경우 견관절에 물리적 스트레스를 가하면 갈리는 느낌이나 소리를 들을 수 있다.

방사선 검사는 퇴행성 관절 질환을 진단하는데 있어 필수적이다. 질환 초기에는 관절 간격의 감소, 관절면 주위의 환상 골극, 연골하 경화, 낭포성 변화, 상완골 경부의 환형 골극 등의 소견이 보인다(그림 10-19). 컴퓨터 단층촬영(CT)은 보다 정확한 정보를 제공하여 관절와의 경사각이나 결손을 보는데 도움이 되고 MRI는 연부 조직의 병리나 관절 연골의 미묘한 변화까지 볼 수 있다. MRI상 연골하 부종은 진행된 관절 연골 손상을 의미한다.

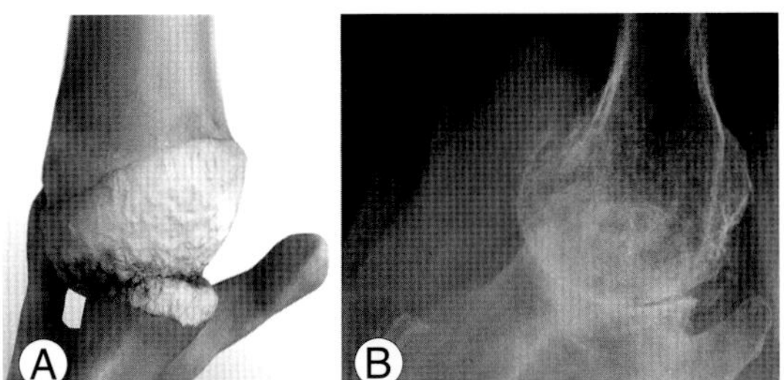

그림 10-19. 모식도(A)와 액와촬영(B)에서 보이는 바와 같이 견관절 퇴행성 관절염의 경우 후방의 마멸이 관찰된다.

퇴행성 관절염은 관절 연골의 퇴행성 변화에 의해 발생되므로 이를 완전히 정지시킬 수 있는 확실한 방법은 없다. 따라서 치료의 주목적은 통증을 경감시키고 기능을 유지시키는데 있다. 증상과 방사선 상 변화 정도에 따라 치료가 결정되는데, 경도의 퇴행성 관절염은 물리치료 및 약물 치료를 시행한다. 더 진행하여 비수술적 치료에 반응하지 않는 경우에는 관절강내 스테로이드 주사를 시도해 볼 수 있다. 매우 심한 경우에는 수술적 치료의 적응이 되며, 수술 방법으로는 관절경적 변연절제술, 관절경적 관절낭 이완술 및 인공관절 치환술 등이 있다.

< 참고문헌 >

〈회전근 개 질환〉

Chun JM. Evaluation, Differential diagnosis of the painful shoulder, J. of Korean Shoulder and Elbow Society. 2003;6:15-21.

Rhee YG. Rotator Cuff Tear: Decision Making, J. of Korean Shoulder and Elbow Society. vol 8, number 2, Dec, 2005.

Rhee YG. The shoulder: Diagnosis and treatment. Young Chang Co. 2003.

Bigliani LU, Morrison DS, April EW. The morphology of the acromion and rotator cuff impingement. Orthop Trans. 1986;10:288.

Gerber C, Krusheel RJ. Isolated tears of the subscapularis muscle. Clinical features in sixteen cases. J Bone Joint Surg. 1991;73-B:389-94.

Hertel R, Ballmer FT, Lambert SM, Gerber C. Lag signs in the diagnosis of rotator cuff rupture. J Shoulder Elbow Surg. 1996;5:307-13.

Kitay GS, Iannotti JP, Williams GR, et al. Roentgenographic assessment of acromial morphologic condition in rotator cuff impingement syndrome. J Shoulder Elbow Surg. 1995;4:441-8.

Jobe FW, Moynes DR. Delineation of diagnostic criteria and a rehabilitation program for rotator cuff injuries. Am J Sports Med. 1982;10:336-9.

Neer CS II, Craig EV, Fukuda H. Cuff-tear arthropathy. J Bone Joint Surg. 1983;65-A:1232-44.

Rockwood CA, Lyons FR. Shoulder impingement syndrome: diagnosis, radiographic evaluation, and treatment with a modified Neer acromioplasty. J Bone Joint Surg. 1993;75A:409-24.

Lee BG, Cho NS, Choi IH, Rhee YG. Reverse total shoulder arthroplasty for massive cuff tear and cuff tear arthropathy in elderly patients. J Korean Orthop Assoc. 2011;46:212-21.

〈석회화 건염〉

Codman EA. Bursitis subacromialis, or periarthritis of the shoulder joint. Publications of the Mass Gen Hospital in Boston. 1909;2:521-91.

Bosworth BM. Calcium deposits in the shoulder and subacromial bursitis: a survey of 12,122 shoulders. JAMA. 1941;116:2477-82.

Hsu HC, Wu JJ, Jim YF, Chang CY, Lo WH, Yang DJ. Calcific tendinitis in rotator cuff tearing: a clinical and radiographic study. J Shoulder Elbow Surg. 1994;3:159-64.

Hurt G, Baker CL. Calcific tendinitis of the shoulder. Orthop Clin North Am. 2003; 34:567-75.

Harvie P, Pollard TCB, Carr AJ. Calcific tendinitis: natural history and assocoiation with endocrine disorders. J Shoulder Elbow Surg. 2007;16:169-73.

Bosworth BM. Examination of the shoulder for calcium deposits. J Bone Joint Surg. 1941;23:567-77.

Cho NS, Lee BG, Rhee YG. Radiologic course of the calcific deposits in calcific tendinitis of the shoulder: Does the initial radiologic aspect affect the final results?. J Shoulder Elbow Surg. 2010;19:267-72.

Yoo JC, Koh KH, Park WH, Park JC, Kim SM, Yoon YC. The outcome of ultrasound-guided needle decompression and steroid injection in calcific tendinitis. J Shoulder Elbow Surg. 2010;19:596-600.

Ellman HK. Arthroscopic treatment of calcific tendonitis. Orthop Trans. 1989;13:240.

Jerosch J, Strauss JM, Schmiel S. Arthroscopic treatment of calcific tendonitis of the shoulder. J Shoulder Elbow Surg. 1998;7:30-7.

Kim YS, Lee HJ, Kim YV, Kong CG. Which method is more effective in treatment of calcific tendinitis in the shoulder? Prospective randomized comparison between ultrasound-guided needling and extracorporeal shock wave therapy. J Shouder Elbow Surg. 2014;23(11):1640-6.

〈유착성 관절낭염 및 동결견〉

Redler LH, Dennis ER. Treatment of adhesive capsulitis of the shoulder. J Am Acad Orthop Surg. 2019;27(12):e544-e54.

Uppal HS, Evans JP, Smith C. Frozen shoulder: a systematic review of therapeutic options. World J Orthop. 2015;6(2):263-8.

Tasto JP, Elias DW. Adhesive capsulitis. Sports Med Arthrosc Rev. 2007;15(4):216-21.

Dias R, Cutts S, Massoud S. Frozen shoulder. BMJ. 2005;331(7530):1453-6.

Neviaser AS, Neviaser RJ. Adhesive capsulitis of the shoulder. J Am Acad Orthop Surg. 2011;19(9):536-42.

Cho CH, Song KS, Kim BS, Kim DH, Lho YM. Biological aspect of pathophysiology for frozen shoulder. Biomed Res Int. 2018;2018:7274517.

Jenkins EF, Thomas WJ, Corcoran JP, Kirubanandan R, Beynon CR, Sayers AE, et al. The outcome of manipulation under general anesthesia for the management of frozen shoulder in patients with diabetes mellitus. J Shoulder Elbow Surg. 2012;21(11):1492-8.

Kim YS, Lee HJ, Park IJ. Clinical outcomes do not support arthroscopic posterior capsular release in addition to anterior release for shoulder stiffness: a randomized controlled study. Am J Sports Med.
2014;42(5):1143-9.

〈견관절 불안정증〉

Leslie Fink Barnes, Bradford O. Parsons, Steven B. Lippitt, Evan L. Flatow and Frederick A. Matsen. Glenohumeral instability. In Rockwood CA Jr and Matsen FA III(5th eds): The Shoulder, Vol 2. Philadelphia: WB Saunders; 2017. 543-649.

Gerber C, Nyffeler RW. Classification of glenohumeral joint instability. Clin Orthop Relat Res. 2002;400:65-76.

Neer CS. Involuntary inferior and multidirectional instability of the shoulder: etiology, recognition and treatment. Instr Course Lect. 1985;34:232-8.

Burkhead WZ, Rockwood CA. Treatment of instability of the shoulder with an exercise program. J Bone Joint Surg Am. 1992;74:890-6.

Boileau P, O'Shea K, Vargas P, et al. Anatomical and functional results after arthroscopic Hill-Sachs remplissage. J Bone Joint Surg Am. 2012;94:618-26.

Dodson CC, Dines DM, Dines JS, et al. Controversies in Shoulder Instability, Philadelphia: Lippincott, Williams & Wilkins; 2013. 89-98.

Barry B. Phillips. Recurrent Dislocations. In Campbell's Operative Orthopaedics (13th eds): 2346-404.

Fuchs B. Jost B. Gerber C. Posterior-inferior capsular shift for the treatment of recurrent, voluntary posterior subluxation of the shoulder. J Bone Joint Surg Am. 2000;82:16-25.

〈골관절염〉

Moskowitz, Howell, et al. Osteoarthritis. 3rd ed. WB Sounders Co; 2001.

이용걸. 견관절학 진단과 치료, 2판. 영창출판사; 293-314.

Bigliani LU, Flatow EL. Shoulder Arthroplasty. Springer; 2005.

Larsen A. A radiological method for grading the severity of rheumatoid arthritis, Academic dissertation, University of Helsinki. Helsinki; 1974.

CS Neer. Replacement arthroplasty for glenohumeral osteoarthritis, Journal of Bone and Joint Surgery. 1974;vol.56,no.1:1-13.

11장 수부 및 주관절(Hand and Elbow)

1. 해부학
2. 생역학
3. 통증성 주관절 증후군
4. 주관절 변형 및 강직
5. 건의 질환
6. 상지의 구획 증후군
7. 손의 절단
8. 신경 포착 증후군
9. 마비된 수부
10. 손의 종양
11. 수부의 감염
12. 수부의 구축
13. 강직된 손
14. 수근관절 및 손의 관절경

1. 해부학(Anatomy)

1) 골 및 관절(Bone and joint)

주관절(elbow joint)은 상완골(humerus)의 하단과 요골(radius) 및 척골(ulna)의 상단으로 이루어진 관절로 굴곡-신전 운동과 회전 운동이 가능하다(그림 11-1). 상완골은 원위부에서 내과와 외과(medial and lateral condyle)를 형성한다. 내과의 활차(trochlea)는 주두골의 대 에스자 절흔(greater sigmoid notch)과 함께 척상완 관절(ulnohumeral joint)을 이루어 주관절 굴곡-신전 운동의 중심이 된다. 또한 주관절 안정성에서 일차적으로 중요한 요소이기도 하다. 활차 직 상부에는 전방으로 구상 와(coronoid fossa)가, 후방으로 주두와(olecranon fossa)가 존재하며, 이는 주관절 굴곡과 신전 시 각각 척골의 구상돌기(coronoid process)와 주두돌기(olecranon process)와 관절을 이룬다. 요골두(radial head) 상단의 오목한 면은 외과의 소두(capitellum)와 요상완 관절(radiohumeral joint)을 이루며, 요골두의 측면은 척골의 요골절흔(radial notch)과 근위 요척관절(proximal radioulnar joint)을 이룬다. 내상과(medial epicondyle)에서는 전완과 손의 굴곡-회내근군(flexor-pronator group)이 기시하는 반면, 외상과(lateral epicondyle) 및

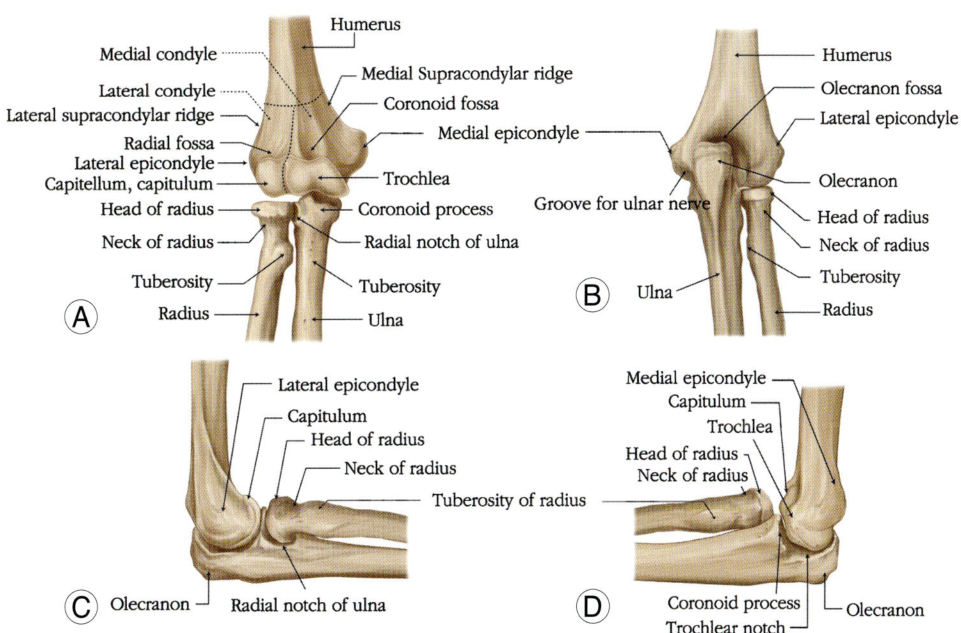

그림 11-1. 주관절의 골 해부학. 주관절의 전면(A), 후면(B), 외측(C), 내측(D).

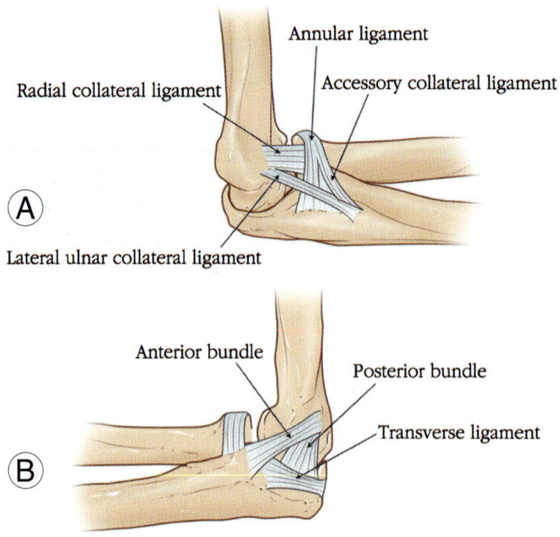

그림 11-2. 주관절의 측부 인대. 외측면**(A)** 및 내측면**(B)**.

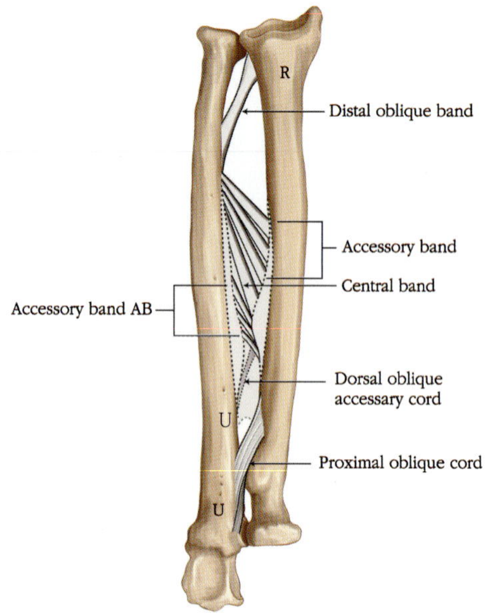

그림 11-3. 골간막의 해부학.

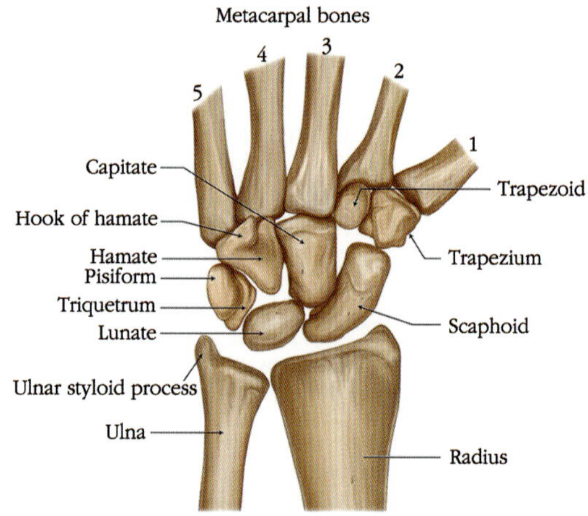

그림 11-4. 수근골의 해부학. 우측 손목 전면부.

과상 능선(supracondylar ridge)에서는 신전-회외근군(extensor-supinator group)이 기시한다.

비후된 관절낭 내측과 외측은 각각 내, 외측측부인대 복합체(collateral ligament complex)를 형성한다(그림 11-2). 내측 측부인대 복합체의 저낭속은 주관절에 가해지는 외반력에 길항하는 연부조직 구조물 중 가장 중요하다. 외측 측부인대 복합체 중 외측 척측 측부인대는 주관절의 회전 중심에 위치하며 주관절에 가해지는 내반력(varus strain) 및 전완부에 가해지는 후회측 방향 회전력에 대한 길항에 가장 중요한 인대이다(그림 11-2).

전완부의 요골과 척골은 골간막(interosseous membrane)으로 연결되어 있다(그림 11-3). 골간막은 요척골의 종축 안정성에 요골두 다음으로 두번째로 중요한 구조물로 막성 부분과 이보다 두꺼운 인대성 부분으로 구성되어 있다.

원위 요척관절(distal radioulnar joint)은 요골 원위부의 소 에스자 절흔과 척골두(ulnar head) 및 이를 지지하는 연부조직으로 구성되어 있다. 이들 연부조직 중 제일 중요한 구조물로 삼각 섬유연골 복합체(triangular fibrocartilaginous complex: TFCC)가 있는데 이는 전방 원위 요척인대, 후방 원위 요척인대, 연골 원판(articular disc), meniscus homologue, 척 월상인대(ulnolunate ligament), 척 삼각인대(ulnotriquetral ligament), 척수근 신전건막의 기저부로 구성되어 있다.

손목을 형성하는 8개의 뼈들로 이루어진 수근골(carpal bone)은 횡으로 두개의 열을 이루고 있어 각각 근위 및 원위 열(proximal-distal carpal row)이라 부른다. 근위열은 무지쪽으로부터 주상골(scaphoid), 월상골(lunate), 삼각골(triquetrum)과 두상골(pisiform)로 구성되며 두상골은 삼각골의 전방에 위치한다(그림 11-4). 원위열은 무지 쪽으로부터 대능형골(trapezium), 소능형골(trapezoid), 유두골(capitate)과 유구골(hamate)로 구성된다.

수근골과 중수골 사이에는 수근 중수 관절(carpometacarpal joint)이 존재하는데 이중 무지 수근 중수 관절이 기능적으로 제일 중요하다. 이 관절은 형태가 말안장과 같아 기능상 만능 관절로 간주될 수 있다. 제 2, 3수근 중수 관절은 거의 움직임이 없으나, 제 4, 5수근중수 관절은 각각 약 15도 및 30도의 굴신 운동이 가능하다. 중수지관절(metacarpophalangeal joint)은 형태상 과상 관절(condyloid joint)이며 기능상 구형 관절이어서 세 가지 자유도의 회전이 가능하다. 즉 굴신 운동은 약 90도가 일어나며, 30도 가량의 내전과 외전 그리고 약간의 축성 회전 운동이 가능하다. 이들은 수장판(volar plate), 심횡중수인대(deep transverse metacarpal ligament) 및 측부인대(collateral ligament) 에 의하여 지지 받는다.

2) 근육(Muscle)

전완 천층부의 근육으로는 요측으로부터 상완요골근(brachioradialis), 원회내근(pronator teres), 요수근굴근(flexor carpi radialis), 장장근(palmaris longus), 척수근굴근(flexor carpi ulnaris)이 있다(그림 11-5). 척수근굴근은 내상과와 척골의 근위부에서 기시하여 손목의 두상골에 부착하며 척골신경에 의해 지배를 받는다. 전완부 전방의 심층부에는 장무지굴근(flexor pollicis longus), 심수지굴근(flexor digitorum profundus), 방형회내근(pronator quadratus)이 존재한다. 장무지굴근, 제 2, 3수지 심수지굴근, 방형 회내근 모두 전방 골간신경의 지배를 받고 제 4, 5심수지굴근은 척골신경의 지배를 받는다.

장 및 단요수근신근(extensor carpi radialis longus and brevis), 총수지신근(extensor digitorum communis), 소 수지 신전근(extensor digiti quinti), 척수근신근(extensor carpi ulnaris), 주근(anconeus)이 있고 심부에는 회외근(supinator), 장무지 외전근(abductor pollicis longus), 장무지 신근(extensor pollicis longus), 단무지 신근(extensor pollicis brevis), 고유 시지 신근(extensor indicis proprius)이 있다. 이들 중 장요수근신근만 요골신경의 지배를 받고 나머지는 후골간신경의 지배를 받는다.

천수지굴건 보다 심부에는 4개의 심수지굴건이 한 층으로 배열되어 있으며 이보다 더 깊게 방형 회내근(pronator quadratus)이 요골과 척골의 바로 위에 자리하고 있다(그림 11-6). 심수지굴건과 방형 회내근의 사이를 파로나 공간(Parona's space)이라고 하는데, 정상적으로는 공간이 없으나 수지 및 수장부의 감염 시 발생한 고름이 축적될 수 있는 장소이다. 한편 손목의 등쪽에서 신전건들은 배측 수근인대(dorsal carpal ligament)가 만드는 6개의 구획을 통과하게 된다. 취약함(snuff box)은 근위 경계가 요골 경상돌기, 원위 경계는 제 1중수골 기저에 의해 이뤄지고, 요측 경계는 단무지 신근 건과 장무지 외전근 건, 척측 경계는 장무지 신근 건으로 이뤄지는 구조물이다. 요골동맥 및 요골신경 천부 가지가 이 부위를 통과하고 더 깊이에는 주상골의 허리부위가 위치한다.

근위 지골과 중위 지골의 전면에서 천/심수지굴곡건은, 가로 혹은 비스듬히 배열된 두꺼운 섬유성 조직이 골의 양쪽 끝에 붙어서 형성된 섬유골성(fibro-osseous) 터널을 지나가는데, 이를 도르래(pulley)라 부르며 여기서 건뉴(vincula)를 통해 혈류를 공급받는다.

손의 내재근으로는 3개의 무지구 근(thenar muscle)과 무지 내전근(adductor pollicis), 3개의 소지구 근(hypothenar muscles), 4개의 충양근(lumbricals), 그리고 7개의 골간근(interossi)이 있다.

3) 혈관계

전완부를 지나는 동맥 중 상완동맥(brachial artery)은 전주 와(antecubital fossa)에서 상완이두근(biceps brachii)의 척측에, 정중신경의 요측에 존재한다. 상완동맥은 상완이두근건막(bicipital aponeurosis)을 지나 요골동맥과 척골동맥으로 분지하는데 이 분지부는 상완요 관절의 관절선보다 통상 2.5 cm 원위에 있다. 이들 세 개의 동맥에서 나온 분지들은 주관절의 주위에서 풍부한 교통(anastomosis)을 하면서 주관절 부위에 혈액을 공급한다. 요골동맥(radial artery)은 전완부에서 상완요근과 수지굴근들 사이에서 주행하며 전완 원위부에선 요수근굴근건 요측으로 주행한다(그림 11-7).

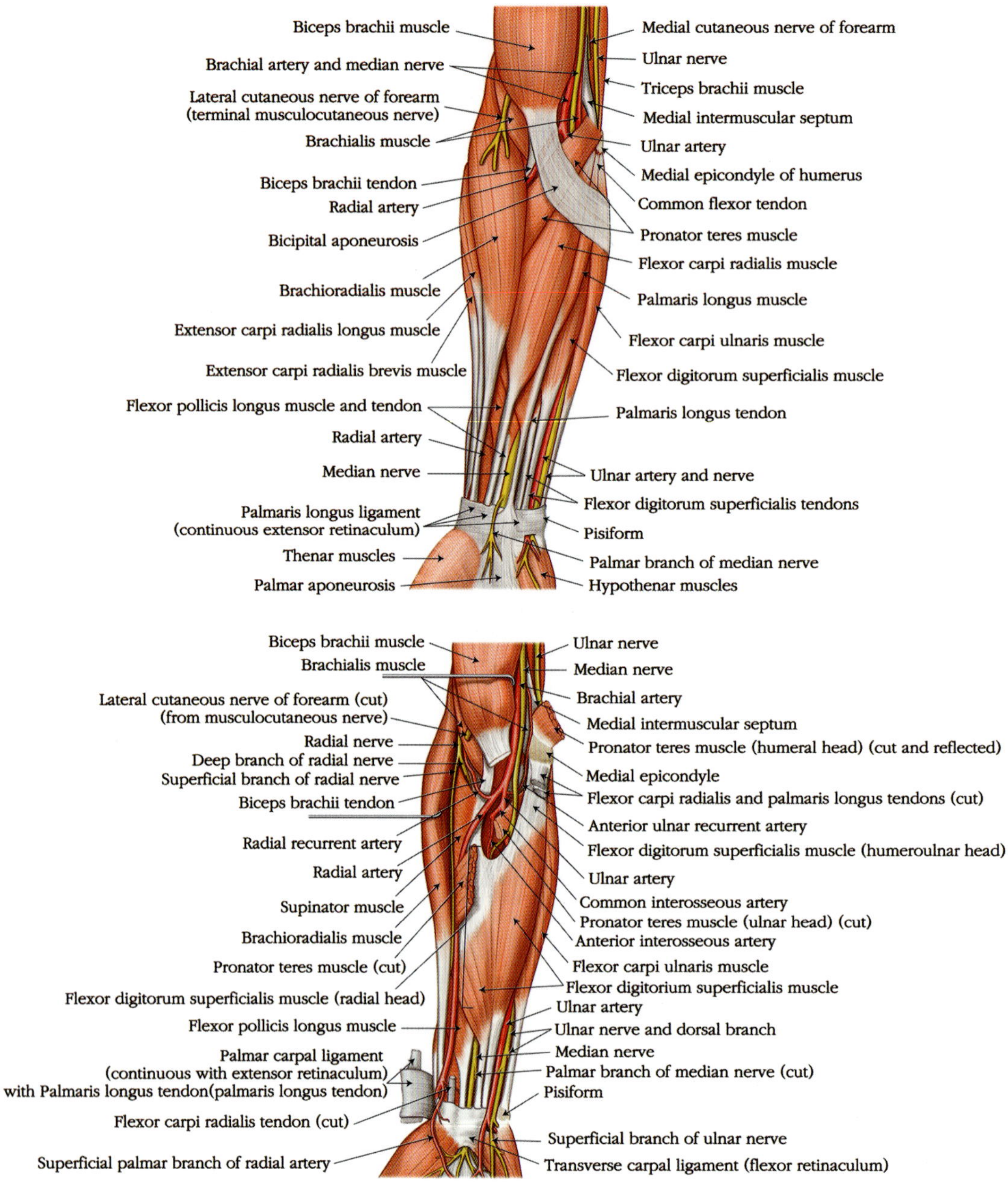

그림 11-5. 전완 전면부 천층부 근육.

척골동맥(ulnar artery)은 원형 회내근(pronator teres)의 기시부를 뚫은 다음, 수지굴곡근의 전면에서 척수근굴근에 덮여 원위부로 진행하며 총 골간동맥(common interosseous artery)을 분지한다(그림 11-7). 요골동맥과 척골동맥은 수장부에서 만나 두 개의 궁을 형성하는데, 이들 궁을 이루는 동맥에서 수지를 공급하는 4~5개의 총수지동맥(common digital artery)이 분지하여 원위 방향으로 주행하다 물갈퀴 공간에서 둘로 나뉘어 인접한 수지로 가는 수지동맥(digital artery)이 된다(그림 11-8).

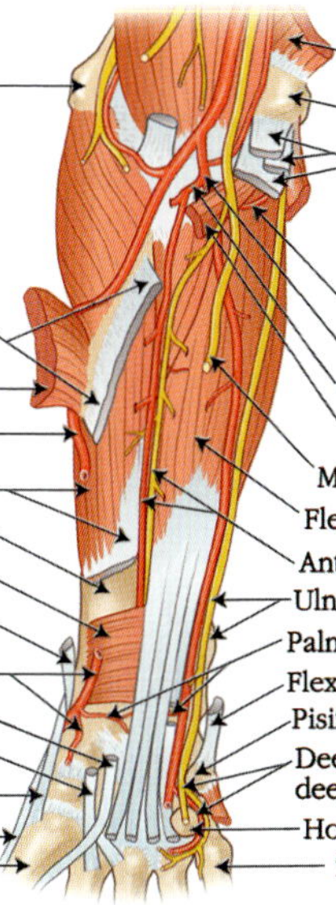

그림 11-6. 전완 전면부 심층부 근육.

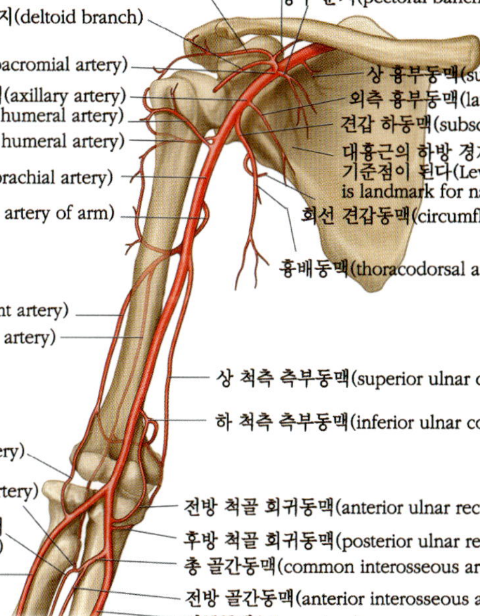

그림 11-7. 주관절 부위 혈관.

4) 신경계

주관절 이하 부위의 근육을 지배하는 신경으로 정중신경, 척골신경 및 요골신경이 있다. 정중신경은 전완의 원위 1/4부위에서 천수지굴근의 심부로부터 나와 요수근굴근과 장 장근 사이로 주행하며 손목에서 정중신경은 수근관(carpal tunnel)을 지나간다(그림 11-9). 수근관의 경계는 외측면으로 주상골 결절과 대능형골의 조면이, 내측면으로 두상골과 유구골의 갈고리가, 그리고 내측과 외측 면의 전방을 연결하는 횡수근인대(transverse carpal ligament, flexor retinaculum)로 구성

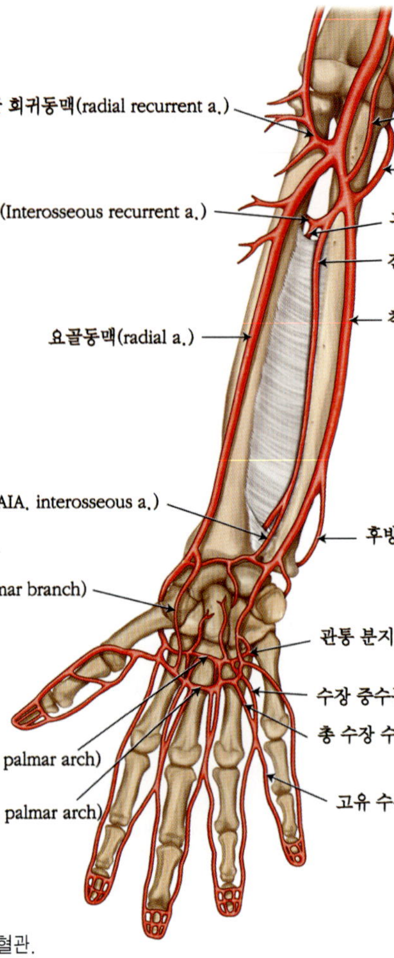

그림 11-8. 전완부 및 수부 전방의 주요 혈관.

된다. 전완부로 들어온 척골신경은 전완부의 근위 1/3부위에서 척골동맥 내측, 척수근굴근 후방에서 주행한다. 손목으로 들어가면서 두상골 외측, 유구골 갈고리 내측을 지나간다. 이 두 골은 천장이 전방 수근인대 및 소지구 근육들로, 바닥은 두상 유구골인대 및 두상 중수골인대 등으로 이루어진 터널을 형성하는데 이를 척골관(ulnar tunnel or Guyon' s canal)이라고 한다.

감각 신경의 지배 영역 중 대부분 어느 정도 겹치는데 겹치지 않고 하나의 감각 신경 혹은 신경근에 의해 지배되는 부위를 지각 고유역(autonomous zone)이라고 한다. 정중신경의 지각 고유역은 시지의 원위 지절 이하 부위이며 척골신경은 소지의 원위 지절 이하 부분이다. 요골신경은 지각 고유역이 없지만, 요골신경 손상이 있는 경우 제 1지간 간격(first web space)의 후방에 감각저하가 동반된 경우가 많다.

2. 생역학(Biomechanics)

1) 주관절(Elbow joint)

주관절은 상완골(humenus), 척골(ulna), 요골(radius)이 만나 이루어지며 견관절과 협동하여 손을 원하는 위치로 이동시키는 역할을 한다. 단일 축을 중심으로 굴곡-신전 운동이 일어나 기능적으로 경첩 관절(hinge joint)에 속한다. 굴곡-신전 운동은 척상완 관절과 요 상완 관절에서 일어나며 중심축은 3 mm 이내로 거의 일정하게 유지되며, 정상 주관절은 0~150도의 굴곡이 가

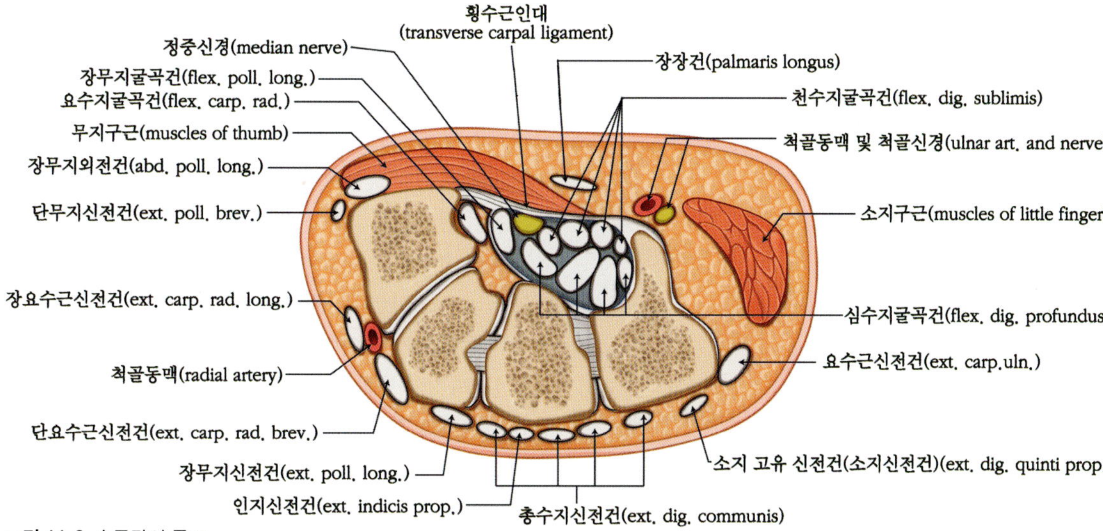

그림 11-9. 수근관의 구조.

능하고, 일상생활에서 흔히 사용되는 기능적 운동 범위는 30~130도이다.

주관절의 회전 운동은 실제로는 전완부에서 일어나는 것으로, 근위부의 요골두와 원위부의 척골두와(fovea)를 연결하는 선을 축으로 한다. 근위 요척관절(proximal radioulnar joint: PRUJ)과 골간막(interosseous membrane) 및 원위 요척관절(distal radioulnar joint, DRUJ)에서의 협동된 운동과 상호작용에 의해 일어난다. 전완부의 회전 운동 범위는 75~85도의 회내전과 80~90도의 회외전이 일어나나 기능적 전완부 회전운동 범위는 회내전과 회외전이 각각 50도씩 총 100도이다.

2) 수근관절(Wrist Joint)

수근관절은 요수근관절, 척수근관절, 원위 요척관절, 수근중수관절, 그리고 두상삼각관절 등 여러 관절로 이루어져있다. 수근관절의 운동 범위는 개인에 따라 차이가 크지만 평균 굴곡이 79도, 신전이 59도로 대략 140도의 굴신운동이 가능하다.

수근관절의 요척골 변위 운동은 척측 변위는 38도, 요측 변위는 21도 정도로 대략 60도의 변위 운동이 일어나고, 원위 수근열의 경우 중수골과 같은 방향으로 이동하며 근위 수근열은 반대의 방향으로 이동하는데 근위 수근열에 비하여 원위 수근열이 많은 거리를 이동하며 이들 두 수근열의 이동거리의 차이는 골의 회전운동으로 조절된다.

3) 수지(Digit)

인간의 수지는 복잡한 기전에 의해 놀라운 범주의 기능을 수행한다. 3개의 지절이 순차적으로 연결된 수지는 본태적으로 불안정(inherently unstable)한데 골과 인대의 구조와 여러 개의 건들에 의한 힘의 조합으로 수지의 안정성이 얻어지며 동시에 정밀한 운동조절이 가능하다. 수지의 기능을 잘 이해하기 위해서는 기본적인 Newton의 역학과, 골, 인대 및 건의 해부, 건과 연골의 생리에 대한 이해가 필요하다.

수지관절의 운동은 무지를 제외한 수지들에서는 손바닥을 향하여 움직이는 것을 굴곡, 손등을 향하여 움직이는 것을 신전이라 하며 중수지관절에서 중지의 장축으로부터 멀어지는 운동을 외전, 가까워지는 운동을 내전이라 한다.

신전시에는 약 10~15도의 외전-내전 운동이 가능하며 외전 및 내전 운동은 골간근의 작용에 의해 일어난다. 수지를 완전히 편 상태에서 3개의 관절이 대략 90도씩 굴곡하여 합계 270도를 굴곡할 수 있다.

무지의 운동은 손가락 끝이 척골을 향하고 손바닥 쪽

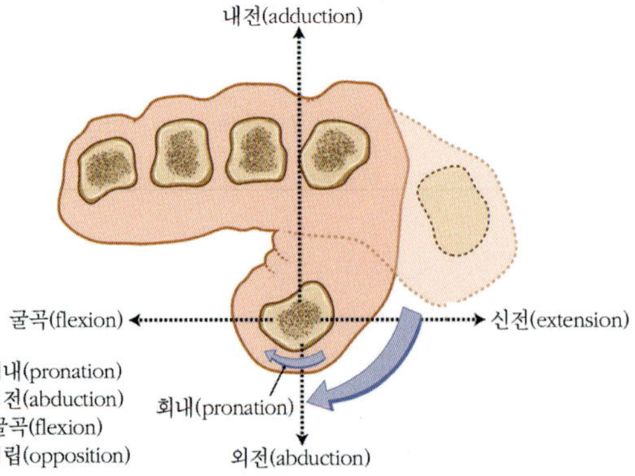

그림 11-10. 무지에서는 손끝이 척골을 향하고 손바닥 쪽으로 움직이 면 굴곡, 손등 쪽으로 움직이면 신전이라하며 손끝이 전면을 향하여 시지에서부터 멀어지면 외전, 시지에 접근하면 내전이라 정의한다. 또한 외전된 상태에서 중수골이 굴곡 및 내회전되면서 소지를 향하여 움직이면 이를 대립이라 한다.

으로 움직이면 굴곡, 손등 쪽으로 움직이면 신전이라 하며 손가락 끝이 전면을 향하여 시지에서부터 멀어지면 외전(abduction), 시지에 접근하면 내전(adduction)이라 정의된다. 그리고 외전된 상태에서 중수골이 회내전(pronation) 및 굴곡되면서 소지를 향하여 움직이면 이를 대립(opposition)이라 부른다(그림 11-10).

3. 통증성 주관절 증후군 (Painful Elbow Syndrome)

1) 테니스 주관절(외상과염, Lateral epicondylitis, Tennis elbow)

테니스 주관절은 주관절 통증의 가장 흔한 원인중 하나로, 30~50대에 주로 발생한다. 정확한 원인은 알려져 있지 않으나 단요수근신건의 외상과 기시부의 만성 미세 파열이 그 원인으로 지목되고 있다. 대부분 주관절 외측의 통증을 호소하는데, 통증은 전완부 외측으로 방사되고, 주먹을 강하게 쥐거나 손목관절을 능동적으로 신전시키면 악화된다. 외상과에 압통이 있으나, 관절 운동 범위는 거의 정상이다. 주관절을 신전시킨 상태에서 손목 관절과 손가락을 저항을 주고 신전시키면 통증이 유발된다. 검사는 대부분 정상이나, 외상과 부위에 석회화가 약 25% 정도에서 관찰된다. MRI로 관절내 동반 병변이나 건의 연속성 등을 확인 할 수 있으며, 90%에서 건이 붓거나 두꺼워진 것이 관찰된다. 통증을 유발하는 동작을 제한하고, NSAIDS를 처방하기도 한다. 운동치료는 단 수근 신근과 총수지 신전 근의 길이를 신전시키는 스트레칭 운동이 효과적이며, 주관절이 신전된 상태에서 전완부를 회내전하고 수근 관절을 굴곡 시키는 자세를 반복적으로 유지하는 것이 효과적이다. 스테로이드 국소 주사는 일시적인 통증 개선의 효과는 있으나, 재발의 빈도가 높아 반복적인 주사는 피한다. 6개월에서 1년까지의 보존적 치료에 효과가 없으면 단요수근신건 기시부의 건 병변을 절제하는 수술을 할 수 있다.

2) 요상완 관절 동통(Radio-humeral pain)

(1) 소두의 박리성 골연골염 (Osteochondritis dissecans of capitellum)

소두의 박리성 골연골염은 흔하지 않으나, 성장이 끝나지 않은 10대 운동선수 특히 투구 동작을 하는 남아와 체조를 하는 여아에서 흔히 발생한다. 여러 가지 원인이 보고되고 있으며, 요골-소두 관절 연골의 반복적인 미세 압박 및 전단력 손상, 혈류 장애 등이 원인으로 소두의 관절 연골 손상으로 인해 연골이 연골하골에서 분리된다. 약 5%에서 장기 추시시 퇴행성 관절염이 보고되기 때문에 조기진단과 적절한 치료가 필요하다. 통증은 활동 후 심해지고, 쉬면 완화된다. 때로 염발음과 종창이 나타나기도 한다. 주관절을 45도 굴곡하여 방사선 촬영을 하면 소두 병변을 잘 볼 수 있다. 관절 연골 분리 여부와 병변의 안정성 여부에 따라 치료방법을 결정한다. 초기의 안정적인 병변에 대해서는 보존적인 치료와 휴식이 요구되며, 수술은 불안정한 병변에 적용된다. 골편이 작거나 분절화된 경우에는 관절경적 변연절제술과 미세 골절술(microfracture) 또는 다발성 천공술(multiple drilling) 등과 같은 골수 자극술을 시행하고, 골편이 큰 경우에는 골편 고정 및 골연골 이식술이 필요하다.

(2) 요소두 관절 활액막 추벽 증후군 (Radiocapitellar plica syndrome)

주관절의 관절낭이 요소두 관절에서 활액막이 두꺼워진 상태로 남아있는 것을 활액막 추벽이라 하며, 주로 주관절의 외측과 후외측의 통증, 발음성 주관절(snapping elbow joint) 등 다양한 임상 양상을 나타낸다. 투구동작을 하는 운동선수나 골프선수들에서 주로 관찰되며, 주관절을 회내전하여 굴곡 시 추벽이 요소두관절사이에 감입되면서 통증을 야기하고 신전시 이탈되면서 소리가 난다. MRI에서 비후된 활액막을 관찰할 수도 있다. 보존적 치료에 반응하지 않는 경우에는 관절경 수술을 통해 후외측 구획의 비후된 외측 추벽을 절제한다.

3) 요골관 증후군(Radial tunnel syndrome)

요골관은 후 골간신경이 지나가는 근위 요골 전방에 위치하는 공간으로 요상완 관절(radiocapitellar joint)에서 시작되며 그 길이는 약 5 cm에 이른다. 요골관의 지붕은 상완요근(brachioradialis)으로 구성되어 있으며, 내측은 상완 이두건(biceps tendon)과 상완근(brachialis)으로, 외측은 단요측수근신근(extensor carpi radialis brevis: ECRB), 장요측수근신근(extensor carpi radialis longus: ECRL), 상완요근(brachioradialis)으로 이루어진다. 요골두 주변의 섬유성 근막, 요골 동맥의 회귀 분지(leash of Henry), 단수지 요신전건의 섬유성 가장자리, 회외근의 근위부 및 원위부 가장자리 등이 압박의 원인이 되는데 이중 가장 흔한 곳은 회외근을 통과하는 근위부위인 소위 Arcade of Frohse이다. 후골간신경의 압박으로 수지 신전력이 감소가 있을 수 있으나 이는 통증에 따른 이차적 결과로 나타나는 것이며, 감각은 보통 정상이다. 통증은 외상과염과 달리 외상과 부위에서 3~5 cm 원위부의 요골경부 전방이며, 저항을 준 상태에서 수지 신전시키거나, 전완부 근위부 요측을 압박하면 통증이 유발되기도 한다. 신경 생리 진단 검사에서 요골관 증후군은 일반적으로 특징적인 소견 없이 정상으로 관찰된다. 주관절의 신전, 전완부의 회내전, 수근 관절의 굴곡을 요하는 활동을 피하도록 하고, 휴식과 NSAIDS 처방이 도움이 된다. 6개월에서 12개월 이상의 보존적 치료에도 반응이 없는 경우 신경 압박을 초래할 수 있는 모든 구조물을 절제하는 수술을 고려한다.

4) 내상과염(Medial epicondylitis)

내상과염은 외상과염에 비해 그 빈도가 낮으며, 대부분 주관절의 외반력이 반복적으로 가해지는 골프나 야구 투구 자세와 관련이 많다. 이러한 외반력이 주관절 내측의 수지굴근과 회내근에 만성적인 손상을 야기하며, 심한 경우 내측측부인대가 손상되기도 한다. 주관절 내측의 통증을 호소하며, 대부분의 경우 굴곡 회내전근(flexor-pronator)의 기시부인 내상과 원위부의 외측에 압통이 있다. 저항을 준 상태에서 손목 관절을 굴곡시키거나, 전완부를 회내전 시킬 때 통증이 유발된다. 대부분 관절 운동 제한은 없다. 척골신경의 압박을 야기하는 주관 증후군이 동반되면 4, 5수지의 감각이상과 수부내재근의 위축이나 약화가 있을 수 있다. 방사선 소견은 대부분 정상이나, 때로 석회성 병변이 관찰되기도 한다. 통증을 유발하는 동작을 제한하고 휴식과 NSAIDs의 처방이 도움이 된다. 이러한 치료에 반응이 없는 경우 스테로이드 국소주사를 시도할 수 있다. 통증이 완화되면 굴곡 회내근에 대한 스트레칭과 근력 강화 운동을 시작한다. 6개월에서 12개월 이상 이러한 보존적 치료에도 반응을 하지 않는 경우 반응성 건조직(reactive tendon tissue)을 절제하고 굴곡 회내건을 재부착 시키는 수술적 치료를 고려한다.

5) 주두 점액낭염(Olecranon bursitis)

주두 점액낭염의 원인은 크게 두 가지로 외상에 의한 것과 면역저하와 같은 기저 질환에 의해 발생하는 이차적인 것으로 나눌 수 있다. 주두부의 국소 종창이 특징이며, 감염이나 통풍이 아닌 경우 점액낭염이 투명하고 파동이 감지되며, 종창성 점액낭염의 경우 감염성과 감별을 위해 흡입술을 시행하여야 하는데, 이때 주관절내로 감염이 파급되지 않도록 세심한 주의가 요한다. 흡인술 후 압박 드레싱을 시행하고 마찰을 피하게 하면 염증이 소실되는 경우가 많으며, 재발이 계속되는 경우 점액낭 절제술이 필요할 수 있다.

4. 주관절 변형 및 강직 (Elbow Deformity and Stiffness)

1) 주관절 변형

주관절 운반각(carrying angle)이란 주관절의 관상면 상에서의 각형성 상태를 측정한 수치로서, 정상적인 주관절의 운반각은 10~15도 외반이다. 15도 이상의 외반 변형을 외반주라 하고 10도 이하의 외반 혹은 내반변형을 내반주라 한다. 내반주(cubitus varus)는 소아기 상완골 과상부 골절의 부정유합이 흔한 원인이며, 주관절 각 변형 중 빈도가 가장 높다. 기능적 이상을 호소하거나, 통증을 호소하는 경우는 거의 없다. 드물게 주관절 신전 운동 시 불편감을 호소할 수 있고, 오래된 주관절의 변형으로 인해 드물게 후외방 회전 불안정성 또는 척골 신경의 지연성 마비가 발생하기도 한다. 경미한 경우 치료의 대상은 아니며, 변형이 20도를 넘고, 환자가 변형을 받아들일 수 없으면 교정절골술을 시행할 수 있다.

2) 주관절 강직

주관절의 기능적 관절운동 범위는 30~130도의 굴곡-신전범위, 50도 회내전 및 50도 회외전 범위를 말하며, 이보다 운동 범위가 감소한 경우 강직으로 진단한다. 원인에 따라 외인성, 내인성 그리고 혼합형으로 분류된다. 외인성 강직(extrinsic stiffness)은 관절막 및 측부인대, 근육의 구축 및 이소성 골화, 관절외 골절의 부정 유합 등이 원인이고, 내인성 강직(intrinsic stiffness)은 관절면 불일치, 관절 내 유착, 관절연골 손실 및 유리체, 또는 관절내 골절의 부정유합 등이 원인이다. 관절 내적 및 외적 원인 모두에 기인한 경우 혼합형으로 분류한다. 외인성 원인에 의한 강직이 가장 흔하다. 주관절의 외상 병력이나 감염 여부에 대한 자세한 병력 청취 후 이학적 검사에서 주관절의 능동적, 수동적 굴곡-신전 운동 범위를 확인해야 한다. 외인성 강직의 경우 신전 기능 제한을 가장 먼저 나타나는데, 환자들은 최대 신전 시에는 통증을 호소하나 중간 운동 범위에서 운동 시에는 일반적으로 통증이 없다. 반면 내인성 강직은 관절 내 골절 또는 관절면의 부조화에 기인하기에, 모든 관절 운동 범위에서 통증이 발생하며, 주관절 운동에 심각한 제약을 받는다. 주관절 강직에서 흔히 척골 신경병증이 동반하므로, 반드시 주관의 척골신경구에서 압통과 Tinel 징후가 있는지 확인을 해야한다. 휴식시 통증이 있는 경우 감염을 감별해야 하며, 최대 신전시, 최대 굴곡시 통증이 있는 경우 기계적 충돌 증후군을 고려해야 하고, 중간 범위에서 통증과 함께 연발음이 있는 경우 진행된 골관절염을 의심해야 한다. 단순 방사선 촬영시 전후면, 측면 촬영이 필요하며, 3차원 CT 영상은 관절면 적합성을 조사하고, 골극, 이소성 골 형성, 관절내 유리체 등을 파악할 수 있어 술전 검사로 중요하다. 통증과 불안정성이 없는 기능적 관절 운동범위를 갖는 주관절의 회복이 치료의 목적이다. 대부분 경도의 주관절 강직은 보존적 치료가 가능하며, 비수술적 치료의 기본은 건측의 팔을 이용하여 능동 보조 수동 관절 운동 범위 운동(active assisted passive range of motion)이다. 동적 또는 정적 보조기를 사용할 수 있다. 충분한 기간 관절 운동 범위 회복을 위해 물리치료를 시행하였음에도 불구하고 환자가 기능적으로 일상 생활에 지장을 느낄 정도의 관절 운동범위 제한이 남는 경우가 수술적 치료의 적응증이다. 심한 굴곡 제한으로 수술 후 후속 굴곡을 회복하는 경우 척골신경이 내상과 후방에서 신연손상이 발생할 수 있기에 예방적 감압술이 추천된다. 주관절 강직에 대한 수술적 치료는 크게 관혈적 또는 관절경적 관절막 유리술, 그리고 주관절 성형술로 구분 할 수 있다.

5. 건의 질환(Disorders of Tendon)

1) 급성 건손상(Acute tendon injury)

(1) 굴곡건 손상(Flexor tendon injury)

수부 외상에서 흔하게 손상되는 구조물로, 특히 칼이나 유리 등의 날카로운 물체에 의해 완전 또는 부분 파열이 발생되며, 그로 인해 근육과 골사이의 연결 기능이 없어져 손상된 건 쪽으로의 능동적 운동이 소실된다.

굴곡건 손상의 진단은 대부분 능동적 검사에 의해 이루어지는데, 심수지굴건에 대해서는 검사자가 근위 지간관절을 고정하고 환자에게 원위 지간관절을 능동적으로 굴곡하게 하여 진단한다. 천수지굴건에 대한 검사는 인접한 양 수지의 근위 지간관절과 원위 지간관절을 신전 상태로 고정한 다음 손상 수지를 능동적으로 굴곡시켰을 때, 근위 지간관절이 능동적으로 굴곡된다면 해당 수지의 천수지굴건이 연결되어 있음을 의미한다(그림 11-11). 부분 손상이나 소아에서 발생한 수지 열상, 음주나 외상에 의해 신체 검사가 어려울 경우 등에서 건 손상이 의심스러우면 마취 하 시험 절개를 통해 건 및 주위 신경의 동반 손상을 확인해야 한다. 건파열이 생겼을 경우 기본적인 치료는 건봉합인데, 충분히 강한 봉합으로 수술 후 조기 운동을 견뎌낼 만한 장력이 유지되어야 하며, 유착없이 매끄러운 윤활면이 회복되도록 해야 하는데, 건치유가 진행될 때까지 그 근육이 갖는 최대 신연력의 약 30% 이상을 견딜 수 있게 해야 한다.

(2) 신전건 손상(Extensor tendon injury)

신전건은 얇은 피부 밑에 존재하므로 외상에 쉽게 노출될 뿐만 아니라, 뼈나 관절도 같이 손상 받는 경우도 많아 조기운동을 시키는 것이 힘들기 때문에, 신전건 손상은 건이나 인접 관절에 유착이 생겨 관절 강직이나 변형을 조장하게 되는 경우가 드물지 않다. 신전건은 가늘고 얇아서 굴곡건에 비해 그 단면적이 일반적으로 약 30% 정도 밖에 되지 않으므로 봉합이 쉽지 않고, 운동범위가 굴곡건과 달라 작은 변화에도 기능 저하가 심해지기도 한다. 굴곡건이 절단되면 즉시 기능 장애가 오지만 신전건은 완전히 절단되어도 다른 보조 구조물에 의해 별 이상이 없는 것처럼 보일수도 있기 때문에 진단이 정확치 않거나 지연될 수도 있다.

원위 지간관절에서 신전건이 손상되었을 경우 추지, 망치 손가락(mallet finger), 야구 손가락(baseball finger) 등으로 불리는 변형이 발생되며 근위 지간관절에서는 중앙신건(central slip) 파열시 특징적인 단추구멍 변형(button hole deformity)이 발생한다. 중수지관절에서는 시상대(sagittal band) 손상에 의한 신전건 탈구 또는 아탈구가 특징적으로 발생한다.

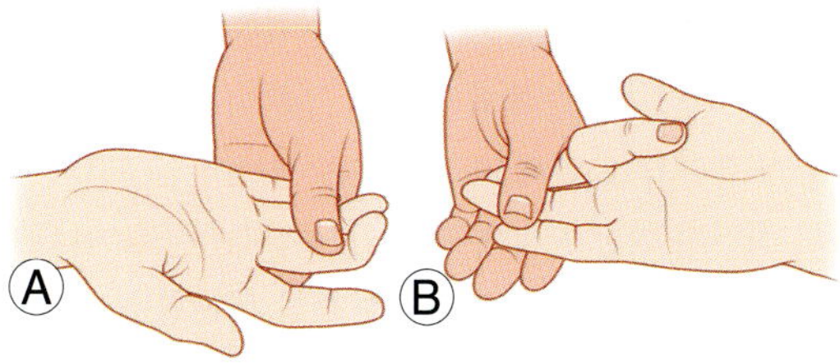

그림 11-11. (A, B) 심수지 및 천수지 굴곡건 손상에 대한 검사.

2) 건의 만성 염증성 질환 및 건포착 증후군(Chronic inflammatory disorder, Tendon entrapment syndrome)

흔하게 접하는 만성적인 건 병변인 건활막염(tenosynovitis)은 건을 둘러싸고 있는 활액막의 염증으로 힘줄 윤활막염(tenovaginitis), 건주위염(peritendinitis, paratenonitis) 등과 같은 의미로 표현되며 염증 반응이 건 자체에서 일어나기도 하는데 이를 건염(tendinitis)이라 한다.

건막염 중 가장 흔한 것은 협착성 또는 포착성 건막염(stenosing or entrapement tenosynovitis)으로 건이 섬유골관을 통과할 때, 여러 가지 원인에 의해 건 부피가 증가하거나 관이 좁아지면 접촉부위에 마찰이 생겨 발생한다. 방아쇠 수지나 드퀘르벵 병(De Quervain's disease)이 여기에 해당한다.

(1) 방아쇠 수지(Trigger finger)

굴곡된 수지를 신전시킬 때 건이 활차에 걸려 펴지지 않다가 더 큰 힘이 작용하면 갑자기 풀리면서 펴지는 현상을 보이는데, 순간적으로 '툭' 하는 느낌과 함께 움직임이 용이해져서 마치 방아쇠 격발과 비슷한 현상이라 하여 명명되었다. 이는 수지의 굴곡건과 중수지 골두 부위의 A1 활차 사이의 크기 불균형에서 오는 현상으로 가장 흔한 수부질환 중 하나이다. 수지 운동장애와 통증, A1 활차 부위의 압통 등이 주증상이며, 치료는 해당 수지 사용을 자제하고 소염제나 스테로이드 건초 내 주사 치료를 우선하고 장기간 지속되거나 재발 시에는 A1 활차를 종방향으로 절개하는 수술적 치료를 시행한다.

(2) 드퀘르뱅 병(De Quervain's disease)

손목의 배측에는 6개의 신전건 구획이 있고, 요골 경상돌기 부위의 첫 번째 배측 구획은 장무지 외전건과 단무지 신건이 신전 지대에 싸여 있는 섬유골관을 이루고 있는데 이 부위에서 발생하는 협착성 건막염을 드퀘르뱅 병이라 한다. 30~60세 사이의 여성에서 호발하고, 특히 임신 말기와 수유기에도 흔하다. 신체 검사로 엄지를 잡고 당기면서 손 전체를 척측으로 구부리게 할 때 통증이 증가하면 드퀘르뱅 병을 시사하며, 이를 핑켈스테인 검사(Finkelstein's test)라 한다(그림 11-12), 유사한 검사로 Eichoff's test가 있다(그림 11-13).

치료 시 보존적 요법이 우선되어 휴식, 부목고정 및 소염진통제의 약물 치료와 국소 스테로이드 주사 등이 있다. 보존적 치료에 효과가 없다면 첫 번째 신전구획의 협착된 섬유성 건막을 절개해 감압시켜 주고, 이환된 두 건의 박리 및 염증성 활액막을 제거하는 수술적 치료를 고려한다.

6. 상지의 구획 증후군 (Compartment Syndrome)

구획증후군은 한정된 해부학적 공간에서 조직압 (tissue pressure)이 한계범위까지 증가하여 혈류의 감소로 이어지고, 즉각적인 감압이 이루어지지 않을 경우 근육, 신경, 피부의 괴사가 야기되어 기능적 손상을 유발하는 질환이다. 볼크만 허혈성 구축(Volkmann's ischemic contracture)은 간과된 구획증후군으로 인해 근육과 신경 조직이 섬유성 조직으로 대체되어 발생하는 질환으로 이해되고 있다.

전완부의 경우 절단면을 네 개의 구획으로 나눌 수 있으며, 이들 중에서 전방 구획이 가장 흔하게 이환된다 (그림 11-14).

급성 구획 증후군은 대부분의 원인이 골절이며, 그 외에도 연부조직 손상, 화상, 장기간의 고정 등 구획압 (compartmental pressure)이 증가할 수 있는 어떠한 상황에서도 발생할 수 있다. 구획내의 조직압이 30~40 mmHg 이상으로 증가하면 일차적으로 구획의 순환 장애가 일어나고, 이차적으로 구획내의 근육과 신경이 괴사되면서 여러 가지 기능 장애가 발생할 수 있다.

구획증후군은 일반적으로 병력청취와 신체검사로 진단하며 구획의 조직압 측정을 통해 확진이 내려진다. 6~8시간 이내에 적절히 치료되지 못하면 근육과 신경의 허혈에 의해 영구적인 감각 및 운동 결손, 강직 구축, 감염 등이 발생하고 드물게는 절단에 이르게 되므로, 조기 발견 및 치료가 중요하다.

임상적으로 중요한 증상과 징후에는 손상 부위와 관련이 없는 통증, 부종, 진행하는 양상의 신경계 이상, 창

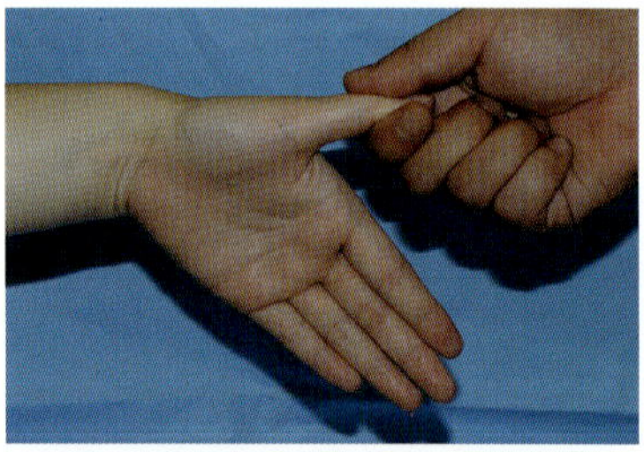

그림 11-12. 핑켈스테인 검사(Finkelstein's test).

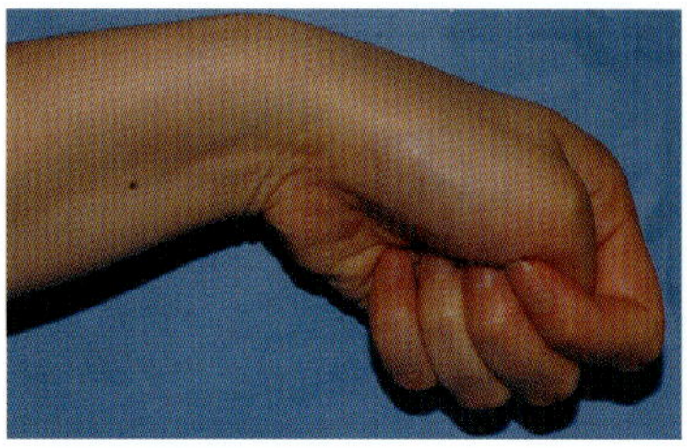

그림 11-13. Eichoff's test.

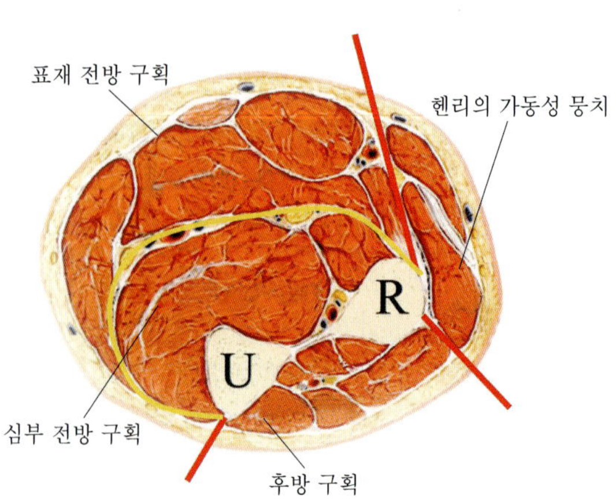

그림 11-14. 전완부 절단면의 4가지 구획. R: 요골, U: 척골.

백(pallor), 무맥박(pulselessness) 등이 있다. 통증은 가장 중요한 진단적 징후로써, 통증의 양상이 바뀌고, 그 정도가 점점 심해지며, 수동적 신전 시에 심해진다면 임박형 구획 증후군을 강력히 의심해야한다.

임박형 구획 증후군 치료의 첫 단계는 압박 붕대 및 석고 붕대 등을 제거한 후 면밀한 신체검사 및 구획압 측정을 시행하는 것이다. 구획증후군의 주 치료는 응급 근막절개술로, 구획압이 애매한 경우에도 구획의 감압을 시행하기도 하는데, 추후에 감압이 불필요한 것으로 판명 나더라도 단지 반흔만 남지만 근막절개술이 필요했는데 하지 않았을 경우에는 매우 불량한 예후를 보이기 때문이다.

7. 손의 절단(Amputation of the Hand)

미세수술의 발전으로 사지의 손상이나 질환이 심하더라도 대부분 보존을 위한 치료가 시행되지만 아직도 치료적 절단이 필요한 경우가 종종 있다. 절단술은 간단한 수술로 간과되기 쉬우나 시행하는 의사는 신중한 결정을 해야 하고, 외과적 원칙과 수술 후의 재활, 의지의 착용 등에 대해 철저히 이해해야 좋은 결과를 얻을 수 있다. 절단은 치료의 실패가 아니라 환자가 보다 쾌적하고 생산적인 생활로 복귀하기 위한 첫 단계로써 이해되어야 한다.

1) 절단과 관련된 수부 기능

하지가 주로 체중 부하와 보행이 목적인데 비해, 수부는 물건을 잡고 다루는 정밀한 작업이 원활히 이루어져야 하므로 절단 시 감각과 능동적인 운동의 보존이 매우 중요하다. 또한 수부와 상지는 외부로 노출되므로 절단 후의 외관상 모양도 고려하여야 한다.

전 수지의 기능을 100으로 볼 때, 엄지 손가락이 없어지면 강력 및 정밀 파악이 불가능하고 갈고리 파악만이 가능하기 때문에, 그 중요성을 40~50 정도로 생각할 수 있다. 나머지 수지 중 인지의 기능은 20, 소지의 기능은 10~20, 그리고 나머지 수지가 차지하는 비율이 각각 10 정도로 보는 견해가 지배적이다. 따라서 수부 손상의 치료 시 무지는 반드시 보존 또는 재건하여야 한다. 요측에 위치한 인지, 중지는 정밀 파악에 중요하며, 척측에 위치한 환지, 소지는 강력 파악에 중요하다. 따라서 요측 수지는 길이와 감각 보존에 중점을 두고, 척측 수지는 관절 운동 범위의 회복에 유의하여야 한다.

2) 절단 수술 시 고려사항

절단 여부와 방법, 그 범위를 결정하기 전에 몇 가지 사항들을 고려해야 하는데 첫번째로는 수부 손상 정도를 평가한 후 손상 부위가 재건가능한지 아니면 절단이 요구되는지, 이 시점에서 절단술이 꼭 필요한 지를 판단해야 한다. 둘째, 절단 후 길이를 가능하면 길게 남겨야 하며 특히 무지의 손상, 다발성 수지 손상, 소아인 경우는 가능 하다면 손을 보존하기 위해 노력하여야 한다. 셋째, 사지를 구성하는데 필수 불가결한 조직인 피부와 건 및 신경 그리고 골과 관절의 다섯 가지 중 몇 가지가 손상되었는가 고려해야 한다. 만약 세 가지 이상이 심하게 손상되었다면, 절단술을 시행하는 것이 차라리 바람직한 경우가 있다.

3) 손 절단의 합병증

다른 부위와 크게 다르지 않아 혈종, 감염, 피부 괴사, 통증성 신경종, 환각 손(phantom hand), 관절 구축, 그리고 과도한 반흔 형성 등이 있다. 이 중 특히 수지 절단에 있어서는 통증성 신경종(neuroma)과 인접 수지의 구축이 비교적 흔하게 발생되어 주의를 요한다. 통증이 심한 절단 단의 치료로 먼저 시도해볼 수 있는 방법은 압통이 있는 부위를 부드럽게 문질러 주면서 차츰 압축 강도를 높여가는 탈감작(desensitization) 혹은 스테로이드를 주입해볼 수 있으나, 신경종에 의한 증상도 드물지 않아 수술적 제거가 요구되기도 한다.

8. 신경 포착 증후군 (Nerve Entrapment Syndrome)

특정 말초 신경의 포착에 의해 나타나고 압박성 신경병증(compressive neuropathy)으로도 불린다. 초기에는 단순통증이나 손저림 증상부터 심하게는 감각 소실이나 근위축까지 다양한 증상을 나타내며 비교적 흔하게 발생한다. 대표적인 신경 포착 증후군으로는 정중신경 압박에 의한 수근관 증후군(carpal tunnel syndrome), 회내근 증후군(pronator syndrome), 전골간신경 증후군(anterior interosseous nerve syndrome)과, 척골신경 압박에 의한 주관 증후군(cubital tunnel syndrome), 척골관 증후군(ulnar tunnel syndrome)과, 요골신경 압박에 의한 요골관 증후군(radial tunnel syndrome)과 후골간신경 증후군(posterior interosseous nerve syndrome) 등이 있다. 신경 주행 경로에 영향을 주거나 신경 주위의 압력을 증가시킬 수 있는 골절, 종양, 건막염, 관절의 변형, 관절염, 전신 질환(당뇨, 알콜중독, 갑상선 질환) 등 다양한 유발 인자가 포함되지만, 명확한 원인을 찾을 수 없는 경우도 많다.

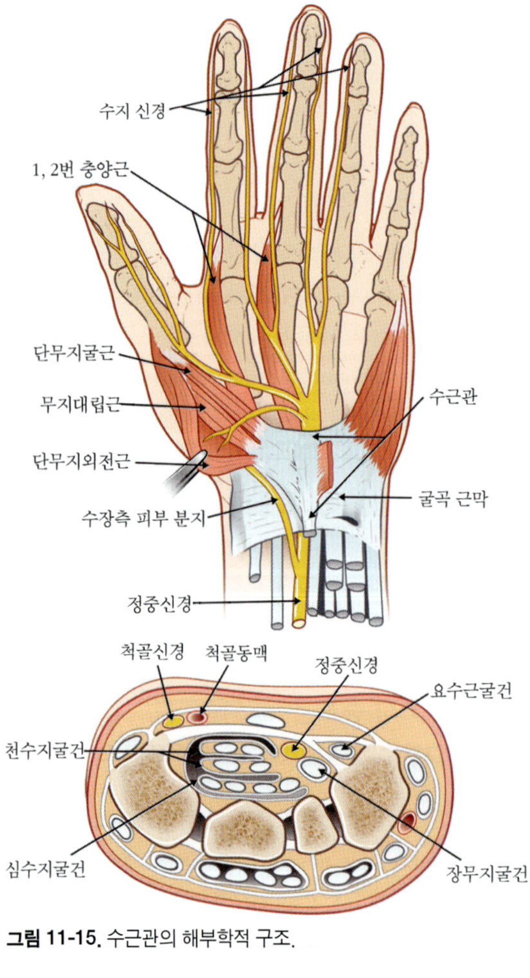

그림 11-15. 수근관의 해부학적 구조.

1) 수근관 증후군(Carpal tunnel syndrome)

수근관 내에서 정중신경의 압박에 의해 발생하는 상지에서 가장 흔한 신경 압박 질환이다(그림 11-15). 40~60대 사이의 중년의 여성에서 호발하며, 명확한 원인이 없는 특발성인 경우가 많다. 제 1/2/3수지와 제 4수지의 요측부 감각 이상이나 저린감을 호소하며, 수면 도중에 손이 저려 잠에서 깨는 증상이 관찰 되기도 한다. 장기간 압박이 된 경우에는 무지구 근육의 약화나 위축 소견이 보일 수 있다(그림 11-16). 신체 검사에서 정중 신경 영역의 수지 감각과 근위축을 확인한다. 손목을 1분 정도 수동적으로 굴곡 시켜 정중신경분포 영역에 저린 감각 혹은 기타 감각 이상이 나타나는지를 보는 팔렌 검사(Phalen's test), 손목 부위에서 정중신경을 타진하여 통증이나 감각 이상의 여부를 알아보는 틴넬 징후(Tinel's sign), 손목 부위나 수근관 부위에서 직접 정중신경 부위를 20초 정도 압박하여 이상 감각의 여부를 관찰하는 수근관 압박 검사(carpal tunnel compression test) 등의 유발 검사를 시행한다. 진단은 임상 증상과 신체 검사만으로 가능하지만 신경 근전도 검사를 시행하여 신경 손상의 정도를 확인할 수 있다. 다만 임상 증상과 다르게 신경 근전도검사에서 위음성으로 나타나는 환자들도 있으므로 주의해야 한다. 손의 사용을 줄이고 부목 고정, 비스테로이드성 소염제, 프리가발린(Pregabalin)과 같은 신경병성 통증 조절 약물, 스테로이드 주사 등으로 보존적 치료를 시행할 수 있다. 그러나,

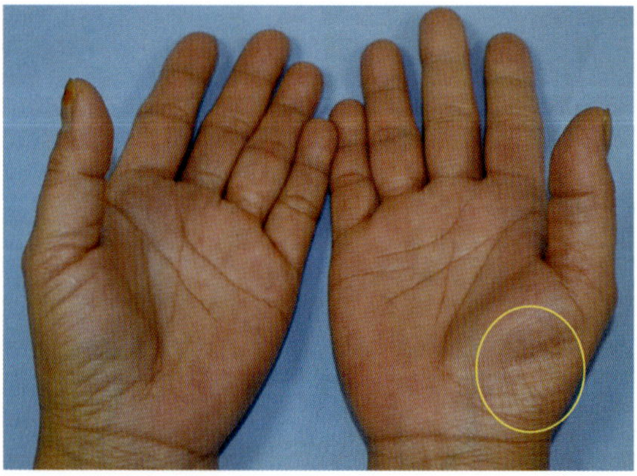

그림 11-16. 수근관 증후군으로 오랜 신경 압박에 따른 무지구근의 위축.

무지구 근육의 위축이 있거나 심한 감각 저하, 또는 보존적 치료로 심한 통증이 호전되지 않으면 수술을 고려해야 한다. 최근 들어 1 mm 이하의 고해상도 초음파의 발달로 수근관 내 정중신경의 압박을 직접 관찰하여 진단에 도움을 줄 뿐만 아니라, 신경 손상 없이 정확히 수근관 내 스테로이드 주사를 용이하게 하여 임상에서 사용이 많아지고 있다.

2) 주관 증후군(Cubital tunnel syndrome)

주관 증후군은 주관절 부위에서 척골 신경에 발생하는 신경병증으로 수근관 증후군 다음으로 흔하다. 제 4수지의 척측부와 제 5수지의 감각 이상, 골간근과 소무지구근위축, 제 4/5수지의 외전/내전 제한 또는 갈퀴 변형 등이 관찰된다(그림 11-17). 또한 주관 주위에서 틴넬 징후, 주관 굴곡 검사, Froment' s sign이 진단에 도움이 된다. 단순 방사선 검사에서 주관절의 변형, 골극 등이 있는지 확인하고, 초음파 검사나 MRI에서 주관 내의 종괴나 비정상 근육 등이 관찰되기도 한다. 신경 근전도 검사를 하여 척골 신경의 상태를 확인하고, 경추부 신경병증 등을 감별해야 한다. 증상이 경한 경우에는 주관절의 반복적인 굴곡을 피하고, 비스테로이드성 소염제, 프리가발린(Pregabalin)과 같은 신경병성 통증 조절 약물, 부목 고정 등으로 보존적 치료를 하면서 경과를 관찰할 수 있다. 그러나 6~9개월 이상 했음에도 불구하고 증상이 호전되지 않거나, 근위축이나 마비를 보이는 경우, 신경병증을 유발할 수 있는 원인(주관내 유리체 또는 골극, 외반주 변형, 신경의 재발성 탈구, 종양 등)이 관찰되는 경우 등에서는 수술적 치료를 고려한다.

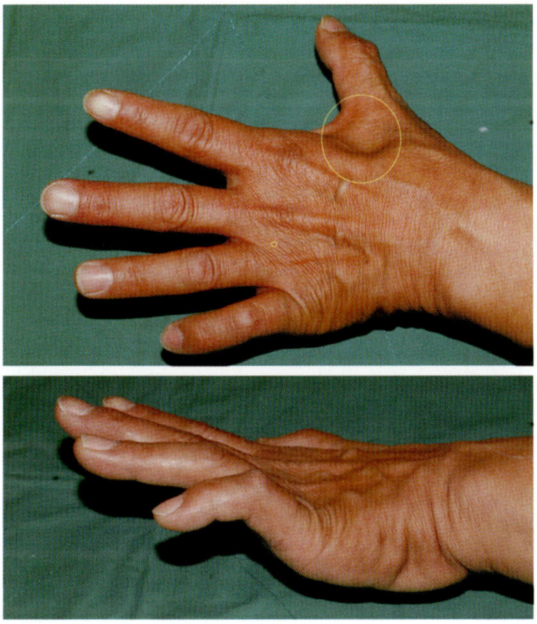

그림 11-17. 갈퀴손변형(Claw hand deformity). 좌측 척골 신경 마비에 따른 내재근위축과 동반된 갈퀴손 변형.

9. 마비된 수부(Paralytic Hand)

섬세하게 감각적인 구조물이면서 다른 부위에 비해 다양한 운동 기능을 가진 손을 사용하려면 안정성 있는 관절, 정상적인 신경계 및 근육들이 필수적이다. 그런데 상지의 신경손상이 발생한다면 정상적인 신경계 및 근육들의 작용이 이루어지지 못해 손 기능에 마비가 발생하게 된다. 이때 신경 자체에 대한 여러 가지 수술 방법으로도 회복이나 호전이 되지 않을 경우에는 직접 신경에 대한 치료만으로 마비된 손의 기능을 보존하기 어려우므로 기능 재건을 위한 건 이전술(tendon transfer)을 고려해 볼 수밖에 없는데, 건 이전의 목적은 근육의 균형 유지와 신경 마비로 인해 소실된 손 기능을 회복 하는데 있다.

1) 건 이전술(Tendon transfer)의 원칙

건 이전 수술 전에 골의 부정정렬(malalignment)은 절골술(osteotomy)로 미리 교정해야 하며, 이환 부위의 관절 강직이나 주변 연부조직의 구축 상태가 모두 해소된 상태여야 한다. 이전할 건을 선택할 때 마비된 근-건 단위가 이전하여야 할 건보다 손의 기능에 더 중요해야 한다는 것과, 주위의 남아 있는 근육 중 기능이 덜 중요하고 제거해도 크게 문제가 안되는 건을 이전하여야 한다는 점을 고려한다. 근력은 0~5까지 6등급으로 나눌 수 있으며(표 11-1), 건 이전술을 시행하게 되면 근력이 1등급 정도 감소하므로 이전할 근육의 근력은 최소 4등급 이상이 되어야 건 이전술 후 효과적인 기능을 할 수 있다. 건의 이동 거리가 비슷해야 하며, 수술 후 기능 회

표 11-1. 근력평가법

근력 평가법	
0 zero	근육 수축의 증거가 없음
1 trace	수축은 가능하나 능동적 관절 운동이 불가능
2 poor	무중력 상태에서 능동적 관절 운동
3 fair	중력만을 이기는 능동적 관절 운동
4 good	중력과 어느 정도의 저항하에서 능동적 정상 관절 운동
5 normal	중력과 충분한 저항 하에서 능동적 정상 관절 운동

복을 위한 재활이 쉬운 조화근(synergic muscle)을 선택하는 것이 좋다. 수술 시에는 이전할 근육이 마비된 근육과 비슷한 주행을 하도록 하는 것이 좋으며, 수술 후 유착이 발생하지 않도록 건의 주행이 정상적인 피부 밑에서 마찰이 적은 지방을 통과하도록 한다. 가능한 건을 해당 기능 관절에서 원위부에 고정시킴으로써 건의 효율을 증가시킬 수 있으며 또한, 수술 후에 충분한 재활은 필수적이다. 건 이전술 이외에도 관절 유합술, 건 고정술(tenodesis), 관절막 고정술(capsulodesis) 등을 같이 고려한다면 더 좋은 결과를 얻을 수 있다.

2) 신경 손상에 따른 건 이전술로 인한 기능 회복

각각의 신경의 손상 위치에 따라 나타나는 마비의 양상이 다르며, 손상된 신경의 종류에 따른 우선적으로 회복해야는 기능 또한 다르다. 정중신경 마비는 전방 골간신경이 분지되는 점을 기준으로 해서 상위, 하위 정중신경 마비로 구분할 수 있으며, 마비 시 재건술에 있어서 무지 대립, 장무지굴곡건, 제 2심수지굴건의 기능의 회복이 가장 중요하다. 요골신경 마비는 수근, 수지와 무지의 신전 마비로 심한 수부 기능 손상을 초래하므로 다양한 방법의 신전건 이전술이 필요하다. 척골신경 마비는 손안의 작은 근육들인 내재근 마비가 동반되므로 정밀 파악력의 회복이 중요하다.

10. 손의 종양

손의 종양은 대부분이 양성이며 원발성 악성 종양

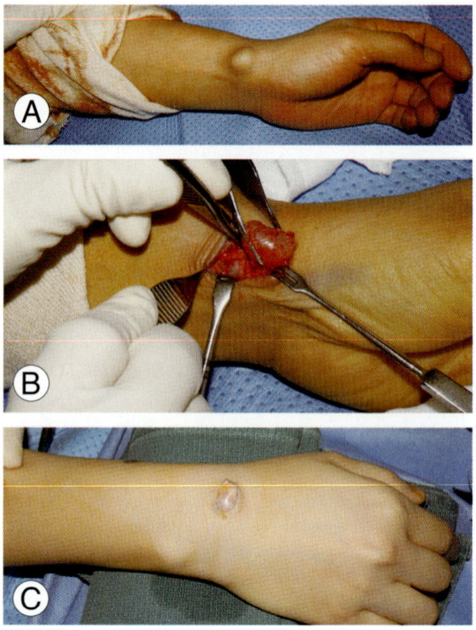

그림 11-18. 수술 소견상 수장측(A, B) 및 배측(C)에 섬유성 조직으로 잘 피막되어 있는 종괴가 관찰된다.

은 매우 드물다. 전체 연부조직 종양 중 약 15%가 수부에서 발생하며, 가장 흔한 종양은 결절종(ganglion)이고, 그 다음으로는 건막 거대세포종(giant cell tumor of tendon sheath)이 있다. 양성 골 종양으로는 내연골종(enchondroma)이, 악성 골 종양으로는 연골육종(chondrosarcoma)이 드물지만 가장 흔하다.

1) 결절종(Ganglion)

손에서 가장 흔한 양성 종양으로 관절의 활막(synovium)이나 건막(tendon sheath) 등에서 발생하며, 원인은 불분명하나 외상이나 관절염으로 관절액이나 건막의 활액이 새어 나와 고여서 종괴를 형성하거나, 연부 조직의 유점액 변성(mucoid degeneration)으로 발생된다고 한다. 가장 호발하는 부위는 손목 배측이다. 증상은 만져지는 물렁한 종괴가 보통이며 치료는 증상이 없을 경우 경과 관찰하거나, 시간이 지나며 자연 소실되거나 주사기로 흡입 하기도 하지만 재발의 빈도가 높다. 동통을 동반하거나, 재발성 결절종 혹은 미용적인 목적으로도 수술적 치료를 한다(그림 11-18).

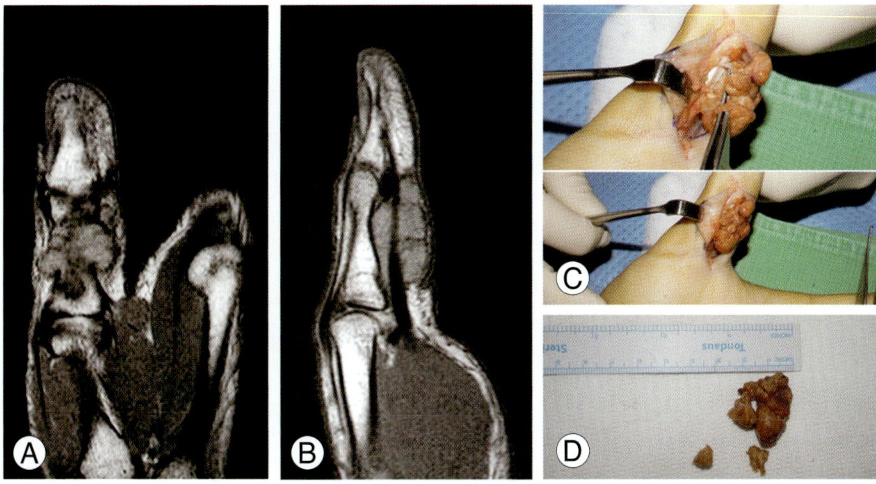

그림 11-19. 제 1수지 수장측 건막거대세포종. T1 조영증강 영상에서 고신호 강도로 나타나며**(A, B)** 수지굴곡건관(flexor canal) 및 주변 연부조직 침범을 동반한 종괴가 관찰된다**(C, D)**.

2) 건막 거대세포종 (Giant cell tumor of tendon sheath)

황색종(xanthoma)이라고도 하며, 손의 연부조직 종양 중 두 번째로 흔하게 발생한다. 임상적으로는 느린 속도로 커지고, 단단하고 심부 조직에 고정된 양상을 보이는 무통성 종괴이다. 수술적 변연부 절제술(marginal excision)이 치료이며, 수술시 종괴의 기원으로 생각되는 활액막의 일부를 함께 제거해야 하며, 불완전 절제나 위성 병소(satellite lesion)에 재발율이 5~50% 보고 되고 있다(그림 11-19).

3) 사구종(Glomus tumor)

피부의 정상 조직이며 체온 조절을 돕는 기능을 갖고있는 꼬인 형태의 동정맥 문합(arteriovenous anastomosis)인 사구의 이상 비대에 의한 것으로 주로 손톱 밑에 1 cm 크기 미만의 작은 자주빛의 종괴 양상을 보인다. 종괴 부위 압통과 한냉에 민감한 것이 주 증상이다. 수술적 완전 절제가 유일한 치료법이며, 수술시 조갑 손상을 최소화하는 방법으로 접근하여야 하며 완전 절제 시 재발되는 경우는 드물다(그림 11-20).

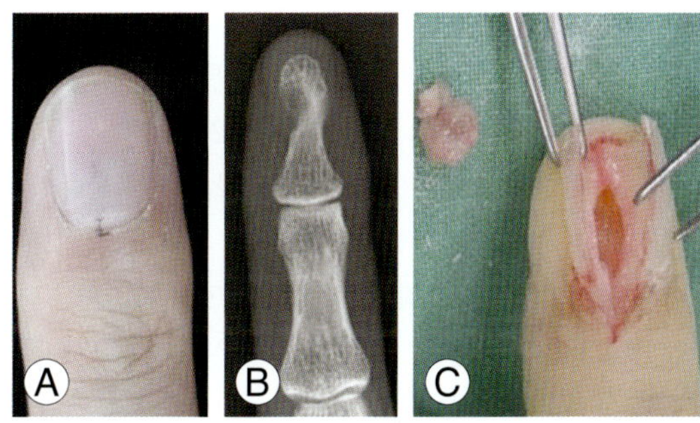

그림 11-20. 손톱 밑에 생긴 사구종**(A)**으로, 방사선 검사상 골미란 소견보이며**(B)** 변색된 부분의 손톱을 절개하고 들어가서 종양을 절제한 후 사진**(C)**.

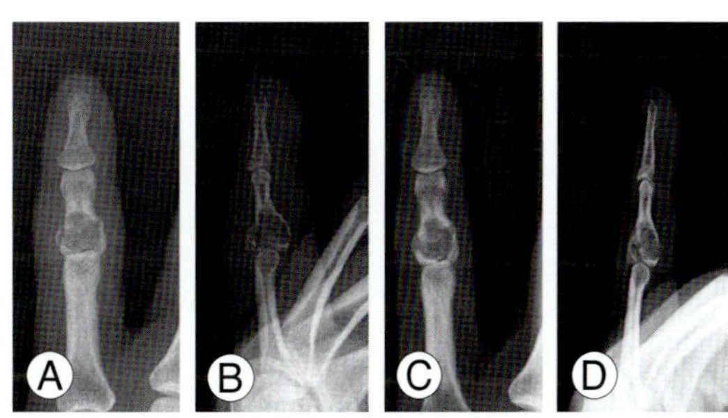

그림 11-21. 좌측 제 5수지 중위지골의 내연골종. 외상 후 병적골절 발생 당시의 전후면**(A)**, 측면**(B)** 방사선 사진. 부목고정 시행 10주 후 추시 검사상 골유합 소견이 관찰된다**(C, D)**.

4) 내연골종(Enchondroma)

손에 발생하는 양성 골 종양 중 가장 흔하다. 골수강 내에서 연골을 형성하여 피질골을 밖으로 팽창시키고, 피질골을 뚫고 나오는 경우도 있다. 따라서 사소한 외력에도 병적 골절이 발생할 수 있다(그림 11-21). 크기가 크거나 증상이 있는 경우에는 생검과 소파술을 시행하며, 소파술 이후 골내 공간에 골이식을 병행 하기도 한다.

11. 수부의 감염(Hand Infection)

1) 손톱 주위염(Paronychia)

손톱 주위염은 손에 생기는 가장 흔한 감염성 질환으로, 손톱 주위의 인접한 연부조직에 세균이 침범하여 발생하게 된다. 손톱 주위 조직의 발적, 부종, 압통이 초기에 보이는 두드러진 소견이며, 진행이 되면 손톱 주위 조직을 따라 농양이 생기게 된다. 농양은 손톱의 하방이나, 수지 단의 전면까지 파급될 수 있다.

아주 초기에는 경구 항생제를 복용하면서 경구 항생제를 복용하면서 증상 호전을 기다려 볼 수 있으나, 이미 농양이 생긴 경우에는 이미 농양이 생긴 경우에는 절개를 가하여 배농을 해야 한다(그림 11-22).

수술 후에는 약 7~10일 간의 경구 항생제 처방을 하게 되고, 수술 창상의 감염 정도에 따라 잦은 드레싱 교환이 필요하다. 대부분 적절한 치료 후 3~4주가 지나면 증상의 호전을 기대할 수 있다. 합병증은 드물지만 손톱의 변형이 나타날 수 있다.

2) 생인손(Felon)

생인손은 손가락 원위 수질(pulp)에 생긴 피하 감염으로 손에 발생하는 전체 감염의 약 15~20%를 차지한다. 고동치는 듯한 극심한 통증과 손가락 원위부 수질 전체의 부종이 특징적 소견이다.

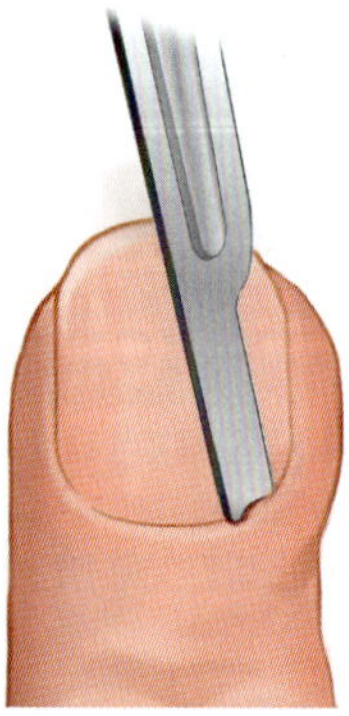

그림 11-22. 손톱 주름의 농양의 배농을 위해 절개를 할 때는 칼날의 방향을 조상(nail bed) 및 기질(matrix)의 반대방향으로 향한다.

초기에는 적절한 항생제를 투여하여 치료가 가능하지만, 농양이 형성된 경우에는 수술적 배농이 필요하다. 농양의 형성을 파동(fluctuation)으로 판단하기는 힘든 경우가 있는데, 보통 48시간 이상 지속된 염증의 경우에는 농양이 형성되었다고 보고 배농을 시도하는 것이 좋다. 배농을 위한 절개 방법은 여러 가지가 있으며 어떠한 절개 방법을 이용하든 괴사조직을 철저히 절제한 다음, 세척하고 지속적인 배농이 되도록 상처를 관리하는 원칙은 같다. 얼마나 오랫동안 상처를 열어둘 것인가에 대한 이견이 있으나, 보통 2~5일이면 충분하다.

3) 수지의 교합상(Bite injury)

(1) 사람 교합상(Human bite injury)

가장 흔한 형태는 주먹으로 다른 사람의 입을 가격하여 발생하는 것으로 합병증 또한 흔하게 병발한다. 이 경우 우세 수의 제 3또는 제 4중수골두 부위에 상처가 나는 것이 특징으로 피부는 물론 보다 깊이 위치한 신전건이나 관절낭, 중수골두의 관통상을 동반할 수 있다. 주먹을 쥔 정도에 따라 건이나 관절낭, 중수골두 등 깊이 위치한 구조물이 손상을 받는 위치가 결정된다.

손의 배측 중수지절 부위의 상처가 있는 환자에서 다른 원인이 밝혀지기 전까지는 사람에 의한 교합상을 염두하고 접근하여야 한다. 상처 부위의 통증과 국소 종창, 홍반을 동반하는 경우가 있으며, 상처를 통해 배농되고 있는 상태에서 내원하는 경우가 흔하다. 상처를 넓게 열어 준 다음, 손을 주먹 쥔 상태로 만들어 신전건과 관절낭, 중수골두의 손상 여부를 확인한다. 상처는 봉합하지 않고, 손상된 신전건이나 관절낭은 봉합해서는 안 된다. 임상 증상의 호전이 없는 경우에는 다시 단순 방사선 촬영을 해 골수염이 발생하였는지 확인해야 하며, 수술실에서 세척과 변연절제술을 재차 시행하여야 한다.

정맥 항생제는 광역(broad-spectrum) 균주를 담당할 수 있는 제재를 선택해야 한다. Eikenella corrodens가 사람 교합상에 의한 감염의 가장 흔한 균주이나, 포도상구균이나 연쇄상구균에 의한 경우도 있기 때문에 항생제를 선택할 때 이들 균주도 고려해야 한다. 세균 배양검사에서 원인 균주가 확인되면 이에 맞는 항생제로 바꾸어 준다. 항생제의 정맥 투여는 임상 증상이 호전될 때까지 해야 한다.

(2) 동물 교합상(Animal bite injury)

애완견이나 고양이에 물린 다음에 발생하는 경우가 흔하다. 개의 입에서는 다양한 균주가 배양되는데 황색포도상구균, 녹색 연쇄상구균, Bacteroides, Pasteurella multocida 등이 흔하며, 고양이의 입에서도 비슷하 균주가 배양된다. 파상풍과 광견병에 대한 예방이 필요할 수 있고, 교합상에 의한 상처는 세척하고, 괴사 조직을 제거한다. 세척하기 전 세균배양검사를 시행하고 상처는 봉합하지 않고 열어 둔다. 수술 48~72시간 후 괴사 조직이나 감염 징후가 없으면 봉합해도 된다.

4) 감염성 건막염(Infectious tenosynovitis)

대부분의 환자에서 근위지절 또는 원위지절 부위의 수장측에 관통상 후 발생하며 혈행성으로 발생하는 경우도 있으나 매우 드물다. 전형적인 네 가지 증상을 Kanavel의 네 가지 주요 징후(Kanavel's four cardinal signs)라고 하며, ① 이는 반쯤 굴곡된 수지 모양, ② 손가락 전체의 방추상(fusiform) 종창, ③ 굴곡 건 주행 부위의 극심한 압통, ④ 수동적 신전시의 심한 통증을 말한다.

치료는 진단 즉시 시작해야 하며 증상이 생긴 후 24시간 이내에 내원한 경우와 통증과 부종이 적고 Kanavel 징후 중 한두 가지 정도만 나타나는 경우에는 항생제의 정맥 투여와 이환된 수지에 배측 부목 고정 안정화시키는 방법으로 보존적 치료를 한다. 치료 시작 후 12시간 이내에 증상의 호전이 없다면 수술적 배농을 시행한다. 항생제의 정맥 투여는 수술 후 7~10일까지 하고 이후 경구 항생제로 바꾸어 총 4주간 항생제 치료가 되도록 한다. 수술 24~36시간 후에도 감염 증상의 호전이 없는 경우에는 다시 수술실로 들어가 세척과 변연절제술을 반복해야 한다.

12. 수부의 구축(Hand Contracture)

수지에는 피부, 피하조직, 건, 관절 막 및 관절 자체의 이상에 의해, 여러 가지 종류의 구축이 발생할 수 있다. 선천적으로 발생하는 근위 지절의 구축은 천수지굴건의 선천적 단축에 의한 굴지증(camptodactyly), 원위 지절의 선천성 측방 굴곡 변형은 측굴지(Kirner's deformity)라 한다.

1) 듀피트렌 구축(Dupuytren's Contracture)

원인이 명확하지 않지만 손바닥의 건막(fasica)에 섬유화가 진행되면서, 주로 제 4, 5수지의 근위 지절에 굴곡 구축을 초래하는 질환이다. Dupuytren병은 1834년 프랑스 의사인 Dupuytren이 처음 기술한 병으로, 수부의 수장 건막(palmar aponeurosis)이나 수지 건막(digital fascia)의 섬유모세포에 점진적인 섬유 증식(progressive fibroplasia)이 일어나 결절(nodule)이나 줄(cord)이 생기면서, 수지관절의 구축으로 진행하는 양성 섬유종증(benign fibromatosis)의 일종이다(그림 11-23).

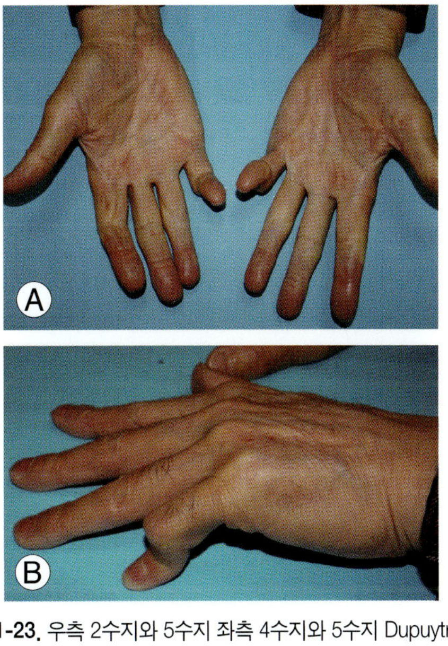

그림 11-23. 우측 2수지와 5수지 좌측 4수지와 5수지 Dupuytren 구축 소견과 수장 측에 섬유성 결절(nodule)이나 줄(cord)이 형성**(A)**. 수지관절의 구축으로 신전이 제한되어 연관 수지를 바닥에 댈 수 없는(양성 table-top-test) 소견**(B)**.

주로 50~70대의 노년층에서 발병하며, 남자에게서 여성보다 약 2~10배 이상 많이 발생한다. 백인, 특히 Scandinavian과 Celtic계 백인에서 가장 흔하게 발생하며, 아시아나 흑인에서는 비교적 드물게 볼 수 있다. 환지와 소지가 가장 잘 이환되며, 45%에서는 양쪽 손을 침범하나 대칭적으로 침범하는 경우는 드물다. 대부분은 원위 손바닥 주름(distal palmar crease)에 축지성 종물의 형태로 시작되며, 흔치 않게 통증이나 압통을 유발하기도 하나 경미한 것이 보통이다. 이 결절은 점점 커져 줄을 형성하는데, 줄이 짧고 두꺼워지면서 관절의 굴곡 구축을 일으킨다.

굴곡 구축이 없는 경우엔 결절과 줄이 통증을 유발하는 경우가 드물기 때문에, 보통 치료의 적응이 되지 않으며, 서서히 진행하나 불편감을 유발하지 않는 구축은 정기적인 관찰만 시행한다. 중수지관절의 구축이 30도 이상, 혹은 근위 지간관절의 구축이 20도 이상인 경우, 손바닥을 바닥에 댈 수 없는 경우(table-top-test)와 같이 구축이 확실한 경우, 일상 생활이나 여가 활동에 지장을 초래하는 기능 장애는 일반적으로 수술의 적응이 된다.

13. 강직된 손(Stiff Hand)

손의 강직은 직접 혹은 간접 외상, 감염, 과도한 고정, 관절증(arthrosis), 신경 손상 등으로 인한 오래 지속된 부종, 반흔 형성, 근육 구축 등이 원인이 될 수 있다. 손에 손상을 받으면, 관절 내의 조직액이 증가하여 중수지관절은 신전 상태에서 구축된다. 중수지관절이 신전 변형이 발생하게 되면 지굴근의 장력은 증가되고, 신근의 장력은 감소하여, 수지의 지간관절은 굴곡 상태에서 구축된다(내재근 음성 위치, intrinsic minus position).

수지 관절에 강직이 발생하면 그 원인을 찾는 것이 치료 결정에서 중요하다. 관절의 굴곡을 제한하는 요소로는 관절 배측의 피부 반흔 구축, 신전건의 구축 혹은 유착, 배측 관절막의 섬유화, 내재근의 유착 혹은 구축, 골성 변형 혹은 과골증(exostosis)를 고려할 수 있으며, 신전을 제한하는 요소로는 관절 전방의 피부 반흔, 굴곡건의 구축 혹은 유착, 수장 건막의 구축 (Dupuytren 구축), 인대의 유착, 수장판의 구축, 골성 인자 및 과골증 등을 생각할 수 있다. 관절의 능동적 운동보다 수동적 운동이 많을 경우엔, 근육이나 건의 유착이나 마비, 파열을 의심할 수 있다. 능동적 운동과 수동적 운동이 같을 경우엔 관절막이나 관절 부조화, 관절 내 골성 장애물을 고려할 수 있다.

이러한 구축이 일단 발생하면 치료가 힘들기 때문에 구축을 방지하기 위하여 손이 손상을 받으면 초기에는 내재근 양성 위치(intrinsic plus position: 중수 수지 관절은 70~90도 굴곡, 지간 관절들은 완전 신전 또는 10도 정도 약간 굴곡시킨 위치)에서 3~4주 이내의 고정과 조기 수지 운동을 시행하는 것이 무엇보다 중요하다.

수 개월간 물리치료 후에도 상태의 호전이 적거나 없으며, 관절 연골면이 비교적 정상이고, 굴곡 및 신전근이 정상 기능을 하는 경우 수술적 치료를 고려할 수 있는데 최선의 결과를 위해서는 적절한 수술과 함께 환자의 협조와 이해, 수술 후 꾸준한 물리 치료가 필요하다.

14. 수근관절 및 손의 관절경

1) 관절경적 해부학

정상적으로 요수근 관절과 중수근 관절은 서로 교통하지 않는다. 수장측으로는 요측부터 요주상유두(radioscaphocapitate: RSC)인대, 장요월상(long radiolunate: LRL)인대, 단요월상(short radiolunate: SRL)인대, 척월상(ulnolunate), 척삼각(ulnotriquetral) 그리고 척유두(ulnocapitate)인대가 있다. 골간(interosseous) 인대로는 주상월상(scapholunate)인대와 월상삼각(lunotriquetral)인대가 있다.

삼각섬유연골복합체(triangular fibrocartilage complex: TFCC)는 삼각섬유연골 원판(triangular fibrocartilage disc), meniscus homologue, 척측 측부인대(ulnar collateral ligament), 전후방 원위 요척인대(distal radioulnar ligament), 척수근 신전건(extensor carpi ulnaris: ECU)의 심부 건막, prestyloid recess로 구성되어있다. 원위 요척인대 중 fovea 로 부착하는 심부인대가 원위 요척 관절 안정성에 가장 중요하다.

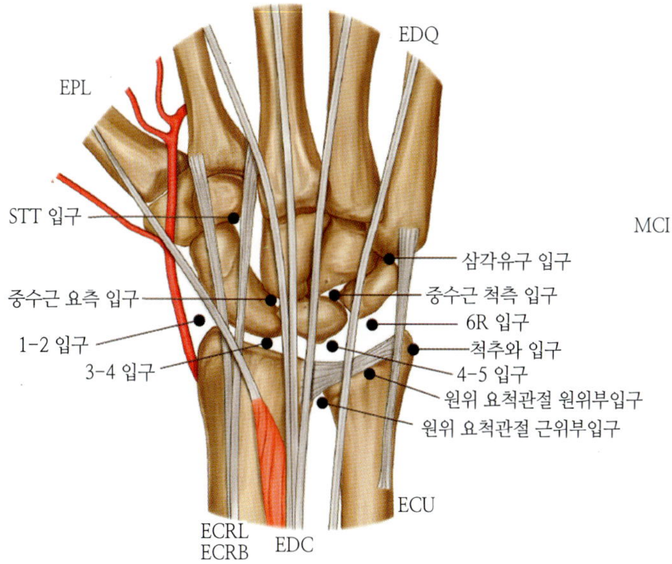

그림 11-24. 수근관절 입구. 장무지 신전건(extensor pollicis longus: EPL), 소지신전건(extensor digiti quinti: EDQ), 장요수근신건(ECRL: extensor carpi radialis longus), 단요수근신건(extensor carpi radialis brevis: ECRB), 척수근신건(extensor carpi ulnaris: ECU), 주상-대다각-소다각(scaphotrapeziotrapezoid: STT)

2) 관절경 삽입구(Portal)

(1) 후방 요수근 삽입구 (Dorsal radiocarpal portal)

3-4삽입구는 장무지신전건과 총수지신전건 사이에 위치하고, 주로 사용하는 입구이다. 4-5삽입구는 총수지신전건과 소지 신전건 사이, 6R 삽입구는 척수근 신전건 요측, 6U 삽입구는 척수근 신전건 척측, 1-2삽입구는 단무지 신전건과 장요수근 신전건 사이에 위치한다(그림 11-24).

(2) 중수근 관절 삽입구(Midcarpal portal)

요측 삽입구(radial portal)는 3-4삽입구의 1 cm 원위부에 해당되며, 척측 삽입구(Ulnar portal)은 4-5삽입구의 1 cm 원위부에 해당한다.

3) 관절경 시술의 종류

변연절제술은 활액막염, 감염성 관절염, 연골 병변, 삼각섬유연골복합체 손상, 결절종, 구축 해리술, 절제관절성형술등에 주로 이용하는 방법이다. 봉합술은 삼각 섬유연골복합체 척골와 파열, 수근 불안정성, 원위요골 골절, 주상골 골절 등에 이용한다. 시술방법으로 전동 shaver 가 주로 변연절제를 통한 진단과 생검 목적으로 사용된다. 레이져와 무선주파수(radiofrequency) 에너지 또한 많이 이용되는데, 기전은 서로 다르나 모두 조직 내에서 열을 발생시킨다. 이 열의 역할은 조직의 수축자체보다는 생물학적 복원 반응을 유도해내는 자극으로 작용한다고 알려져 있다. 골간 인대 및 척골 외재인대 이완 등에 시도되고 있다.

< 참고문헌 >

〈손의 절단〉

이충훈. 대한수부외과학회연수강좌집, 최신의학사: 2005. 105-20.

정문상, 백구현. 손외과학, 군자출판사: 2005.

Brown RE, Wu TYT. Use of "spare parts" in mutilated upper extremity injuries. Hand Clin. 2003;19:73-87.

Cho HE, Zhond Lin Z, Kotsis SV, Chung KC. Finger Replantation Optimization Study (FRONT): Update on National Trends: J Hand Surg Am. 2018;43(10):903-12.

del Pinal F. Severe mutilating injuries to the hand: guidelines for organizing the chaos. J Plast Reconst Aesth Surg. 2007;60:816-

27.
Donald H L, Megan EM, Samuel NC. Fingertip injuries: an update on management. J Am Acad Orthop Surg. 2013;21:756-66.
Hammert WC and Moy OJ. Amputations and prosthetics. In: Trumble TE, Rayan GM, Budoff JE, Baratz ME editors. In principles of hand surgery and therapy. 2nd ed. Philadelphia, W.B Saunders Co., 2010.
Panattoni JB, De Ona IR, Ahmed MM. Reconstruction of fingertip injuries: surgical tips and avoiding complications. J Hand Surg Am. 2015;40(5):1016-24.
Peimer CA. Surgery of the hand and upper extermity. New York, Mc Graw-Hill: 1996.
Pet MA, Ko JH. Indications for replantation and revascularization in the hand: Hand Clin. 2019;35:119-30.
Peterson SL, Peterson EL, Wheatley MJ. Management of fingertip amputations. J Hand Surg Am. 2014;39:2093-101.
Pinzur M, Pinto MAG, Schon LC, Smith DG. Controversies in amputation surgery. Instr Course Lect. 2003;52:445-51.
Jones LE and Davidson JH. Save that arm: A study of problems in the remaining arm of unilateral upper limb amputees, Prosthet Orthot Int. 1999;23(1):55-8.
Martin C, del Pino JG. Controversies in the treatment of fingertip amputations: conservative versus surgical reconstruction. Clin Orthop. 1998:353:63-73.
Wei FC. Thumb Reconstruction. In: Berger RA, Weiss APC ed, Hand Surgery, Philadelphia: Lippincott Williams & Wilkins: 2004. 1663-76.
Foucher GG, Henriquez JM, Khouri RK. Finger reconstruction and ray resection. In: Berger RA, Weiss APC ed, Hand Surgery, Philadelphia: Lippincott Williams & Wilkins: 2004. 1677-93.
Hattori Y, Doi K, Ikeda K, Estrella EP. A retrospective study of functional outcomes after succesful replantation versus amputation closure for single fingertip amputations. J Hand Surg. 2006;31(5):811-8.
Sebastin SJ, Chung KC. A systematic review of the outcomes of replantation of distal digital amputation: Plast Reconstr Surg. 2011;128(3):723-37.
Wolfe VM, Wang AA. Replantation of the upper extremity: current concepts: J Am Acad Orthop Surg. 2015:23:373-81.
Tintle SM, Baecher MF, Nanos GP, Forsberg JA and Potter BK. Traumatic and trauma-related amputations Part II: upper extremity and future directions. J Bone Joint Surg. 2010;92:2934-45.

〈손의 관절염 - 퇴행성 관절염, 류마티스 관절염〉

Chung MS, Baek GH. Hand surgery. Koonja: 2005. 1368-70.
Alderman AK, Chung KC, Kim HM, Fox DA, Ubel PA. Effectiveness of rheumatoid hand surgery: contrasting perceptions of hand surgeons and rheumatologists. J Hand Surg Am. 2003;28(1):3-11.
Feldon P, Terrono AL, Nalebuff EA. Millender LH. Rheumatoid arthritis and other connective tissue disease. In: Wolfe SW, Hotchkiss RN, Pederson WC, Kozin SH. Cohen MS. (Eds) Green's operative hand surgery. 7th ed. Philadelphia: Elsevier: 2017. 1832-903.
Borisch N, Haussmann P. Radiolunate arthrodesis in the rheumatoid wrist: A retrospective clinical and radiological longterm follow-up. J Hand Surg Br. 2002;27(1):61-72.
Divelbiss BJ, Sollerman C, Adams BD. Early results of the Universal total wrist arthroplasty in rheumatoid arthritis. J Hand Surg Am. 2002;27(2):195-204.
Takwale VJ, Nuttall D, Trail IA, Stanley JK. Biaxial total wrist replacement in patients with rheumatoid arthritis. Clinical review, survivorship and radiological analysis. J Bone Joint Surg Br. 2002;84(5):692-9.
Suh YJ, Song SW, Rhee SK, Lee SW, Im DS. Total wrist arthrodesis with the Sauve-Kapandji procedure in the rheumatoid arthritis. J Korean Orthop Assoc. 2005;40(3):244-51.
Dell PC, Renfree KJ, Below Dell R. Surgical correction of extensor tendon subluxation and ulnar drift in the rheumatoid hand: long-term results. J Hand Surg Br. 2001;26(6):560-4.
Chung KC, Pushman AG. Current concepts in the management of the rheumatoid hand. J Hand Surg Am. 2011;36(4):736-47.
Dyer GS, Simmons BP. Rheumatoid thumb. Hand Clin. 2011;27(1):73-7.
Burke FD. The rheumatoid metacarpophalangeal joint. Hand Clin. 2011;27(1):79-86.
Schindele SF, Herren DB, Simmen BR. Schindele SF, Herren DB, Simmen BR. Hand Clin. 2011;27(1):105-13.
Chung US, Kim JH, Seo WS, Lee KH. Tendon transfer or tendon graft for ruptured finger extensor tendons in rheumatoid hands. J Hand Surg Eur. 2010;35(4):279-82.
Lans J, Machol JA 4th, Deml C, Chen NC, Jupiter JB. Nonrheumatoid arthritis of the hand. J Hand Surg Am. 2018 Jan;43(1):61-7.
Magni NE, McNair PJ, Rice DA. Risk factors for progression in hand osteoarthritis: a systematic review. Arthritis Care Res (Hoboken). 2013 Apr;65(4):552-62.
Lue S, Koppikar S, Shaikh K, Mahendira D, Towheed TE. Systematic review of non-surgical therapies for osteoarthritis of the hand: an update. Osteoarthritis Cartilage. 2017 Sep; 25(9):1379-89.
Roh YH, Kim KW, Paik NJ, Kim TK, Gong HS. How much are upper or lower extremity disabilities associated with general health status in the elderly? Clin Orthop Relat Res. 2012 Nov;470(11):3246-52.

〈신경 포착 증후군〉

Mackinnon SE, Novak CB. Compression neuropathies. In: Wolfe SW, Hotchkiss RN, Pederson WC, Kozin SH, Cohen MS, 7th ed. Green's operative hand surgery, Philadelphia: Elsevier: 2017. 921-58.
Padua L, Coraci D, Erra C, Pazzaglia C, Paolasso I, Loreti C,

Caliandro P, Hobson-Webb LD. Carpal tunnel syndrome: clinical features, diagnosis, and management. Lancet Neurol. 2016 Nov;15(12):1273-84.

Lee EY, Lim AYT. Nerve compression in the upper limb. Clin Plast Surg. 2019 Jul;46(3):285-93.

Tang DT1, Barbour JR, Davidge KM, Yee A, Mackinnon SE. Nerve entrapment: update. Plast Reconstr Surg. 2015 Jan;135(1):199e-215e.

Heybeli N, Kutluhan S, Demirci S, et al. Assessment of outcome of carpal tunnel syndrome: a comparison of electrophysiological findings and a self-administered Boston Questionnaire. J Hand Surg Am. 2002;27B(3):259-64.

Thoma A, Veltri K, Haines T, et al. A meta-analysis of randomized controlled trials comparing endoscopic and open carpal tunnel decompression. Plast Reconstr Surg. 2008;114(5):1137-46.

Zieske L, Ebersole GC, Davidge K, et al. Revision carpal tunnel surgery: a 10-year review of intraoperative findings and outcomes. J Hand Surg Am. 2013;38A(8):1530-9.

Rodner CM1, Tinsley BA, O'Malley MP. Pronator syndrome and anterior interosseous nerve syndrome. J Am Acad Orthop Surg. 2013 May;21(5):268-75.

Staples JR, Calfee R. Cubital Tunnel Syndrome: current concepts. J Am Acad Orthop Surg. 2017 Oct:25(10):e215-e24.

Mackinnon SE, Novak CB. Operative findings in reoperation of patients with cubital tunnel syndrome. Hand. 2007;2(3):137-42.

Mowlavi A, Andrews K, Lille S, et al. The management of cubital tunnel syndrome: a meta-analysis of clinical studies. Plast Reconstr Surg. 2000;106(2):327-34.

Shi Q, MacDermid JC, Santaguida PL, et al. Predictors of surgical outcomes following anterior transpostion of ulnar nerve for cubital tunnel syndrome: a systematic review. J Hand Surg Am. 2011;36A(12):e1-e6.

Strohl AB1, Zelouf DS. Ulnar tunnel syndrome, radial tunnel syndrome, anterior interosseous nerve syndrome, and pronator syndrome. Instr Course Lect. 2017 Feb 15;66:153-62.

Naam NH1, Nemani S. Radial tunnel syndrome. Orthop Clin North Am. 2012 Oct;43(4):529-36.

Sigamoney KV1, Rashid A2, Ng CY2. Management of atraumatic posterior interosseous nerve palsy. J Hand Surg Am. 2017 Oct;42(10):826-30.

〈마비성 수부〉

Manuck BM. Campbell's operative orthopaedics. In: Azar FM, Beaty 1040 정형외과학 제 8판.

JH, Canale ST, ed. Philadelphia, PA: Elsevier: 2017. 3595-37e3.

Wilbur D, Hammert WC. Principles of tendon transfer. Hand Clin. 2016;32:283-9.

Davis TRC. Green's operative hand surgery. In: Wolfe SW, Hotchkiss RN, Pederson WC, Kozin SH, Cohen MS, ed. Philadelphia, PA: Elsevier: 2017. 1023-79.

Cooney WP. Tendon transfer for median nerve palsy. Hand Clin. 1988;4:155-65.

Goldner JL. Tendon transfers for irreparable peripheral nerve injuries of the upper extremity. Orthop Clin North Am. 1974;5:343-75.

Lee SK, Wisser JR. Restoration of pinch in intrinsic muscles of the hand. Hand Clin. 2012;28:45-51.

Tse R, Hentz VR, Yao J. Late reconstruction for ulnar nerve palsy. Hand Clin. 2007;23:373-92.

Omer GE. Tendon transfers for combined traumatic nerve palsies of the forearm and hand. J Hand Surg Br. 1992;17:603-10.

Brandsma JW, Brand PW. Claw-finger correction. Considerations in choice of technique. J Hand Surg Br. 1992;17:615-21.

Sapienza A, Green S. Correction of the claw hand. Hand Clin. 2012;28:53-66.

Chadderdon RC, Gaston RG. Low median nerve transfers (opponensplasty). Hand Clin. 2016;32:349-59.

Sammer DM, Chung KC. Tendon transfers: part I. Principles of transfer and transfers for radial nerve palsy. Plast Reconstr Surg. 2009;123:169e-77e.

Dunnet WJ, Housden PL, Birch R. Flexor to extensor tendon transfers in the hand. J Hand Surg Br. 1995;20:26-8.

Hastings H 2nd, Davidson S. Tendon transfers for ulnar nerve palsy. Evaluation of results and practical treatment considerations. Hand Clin. 1988;4:167-78.

Seiler JG 3rd, Desai MJ, Payne SH. Tendon transfers for radial, median, and ulnar nerve palsy. J Am Acad Orthop Surg. 2013;21:675-84.

Makarewich CA, Hutchinson DT. Tendon transfers for combined peripheral nerve injuries. Hand Clin. 2016;32:377-87.

〈손의 종양〉

Meena S, Gupta A. Dorsal wrist ganglion: Current review of literature. J Clin Orthop Trauma. 2014:5(2):59-64.

Lidder S, Ranawat V, Ahrens P. Surgical excision of wrist ganglia: literature review and nine-year retrospective study of recurrence and patient satisfaction. Orthop Rev (Pavia). 2009:1(1):e5.

Fernandes CH, Miranda CD, Dos Santos JB, Faloppa F. A systematic review of complications and recurrence rate of arthroscopic resection of volar wrist ganglion. Hand Surg. 2014;19(3):475-80.

Di Grazia S, Succi G, Fragetta F, Perrotta RE. Giant cell tumor of tendon sheath: study of 64 cases and review of literature. G Chir. 2013;34(5-6):149-52.

Suresh SS1, Zaki H. Giant cell tumor of tendon sheath: case series and review of literature. J Hand Microsurg. 2010;2(2):67-71.

Morey VM, Garg B, Kotwal PP. Glomus tumors of the hand: review of literature. J Clin Orthop Trauma. 2016;7(4):286-91.

Lubahn JD, Bachoura A. Enchondroma of the hand: evaluation and management. J Am Acad Orthop Surg. 2016;24(9):625-33.

Larbi A, Viala P, Omoumi P, et al. Cartilaginous tumours and calcified lesions of the hand: a pictorial review. Diagn Interv Imaging. 2013;94(4):395-409.

Bickels J, Wittig JC, Kollender Y, et al. Enchondromas of the hand: treatment with curettage and cemented internal fixation. J Hand Surg Am. 2002;27(5):870-5.

Woodside JC, Ganey T, Gaston RG. Multiple osteochondroma of the hand: Initial and long-term follow-up study. Hand (N Y). 2015;10(4):616-20.

O'Connor MI, Bancroft LW. Benign and malignant cartilage tumors of the hand. Hand Clin. 2004;20(3):317-23.

Payne WT, Merrell G. Benign bony and soft tissue tumors of the hand. J Hand Surg Am. 2010;35(11):1901-10.

Hammond MI, Miner AG, Piliang MP. Acral and digital angioleiomyomata: 14-year experience at the cleveland clinic and review of the literature. J Cutan Pathol. 2017;44(4):342-5.

Gosk J, Gutkowska O, Urban M, Martynkiewicz J, Bąk M, Ziółkowski P. Benign nerve tumours of the hand (excluding wrist). Arch Orthop Trauma Surg. 2015;135(12):1763-9.

Ozdemir O, Ozsoy MH, Kurt C, Coskunol E, Calli I. Schwannomas of the hand and wrist: long-term results and review of the literature. J Orthop Surg (Hong Kong). 2005;13(3):267-72.

〈수부의 감염〉

Bunnell S. Infections of the hand. Surgery of the hand, Philadelphia: J.B. Lippincott Company: 1944. 542-95.

Glass K. Factors related to the resolution of treated hand infections. J Hand Surg Am. 1982;7:388-94.

Gunther S, Gunther S. Diabetic hand infections. Hand Clin. 1998;14:647-56.

Francel T, Marshall K, Savage R. Hand infections in the diabetic renal transplant patient. Ann Plast Surg. 1990;24:304-9.

Gonzalez M, Bochar S, Novotny J, et al. Upper extremity infections in patients with diabetes mellitus. J Hand Surg Am. 1995;24:682-6.

Cribier B, Piemont Y. Staphylococcal scalded skin syndrome in adults. A clinical review illustrated with a new case. J Am Acad Dermatol. 1994;30:319-24.

Ladhani S, Cameron J, Chapple D, et al. A novel method for rapid production and purification of exfoliative toxin a of Staphylococcus aureus. FEMS Microbiol Lett. 2002;212:35-9.

Flynn J. Modern considerations of major hand infections. N Engl J Med. 1955;252:605-12.

Houshian S, Wedderkopp N. Epidemiology of bacterial hand infections. Int J Infect Dis. 2006;10:315-9.

Levy C. Treating infections of the hand: identifying the organism and choosing the antibiotic. Instr Course Lect. 1990;39:533-7.

Jebsen P. Infections of the fingertip: paronychias and felons. Hand Clin. 1998;5:547-55.

Keyser J, Eaton R. Surgical cure of chronic paronychia by eponychial marsupialization. Plast Reconst Surg. 1976;58:66-70.

Zook E. Infection of the nail apparatus: paronychia. In: Krull E, Zook E, Baran R, Haneke E, ed. Nail Surgery: a text and atlas, Philadelphia: Lippincott Williams & Wilkins: 2001. 195-200.

Brook I. Paronychia: a mixed infection. J Hand Surg Br. 1993;18:358-9.

Bolton H, Fowler PJ, Jepson RP. Natural history and treatment of pulp space infection and osteomyelitis of the terminal phalanx. J Bone Joint Surg Br. 1949;31:499-504.

Louden J, Miniero J, Scott J. Infections of the hand. J Bone Joint Surg Br. 1948;30:409-29.

Daniel CI. Paronychia. Derm Clin. 1985;3:461-4.

Canales F, Newmeyer W, Kilgore EJ. The treatment of felons and 1041.

〈국소적 정형외과 문제/주관절 및 손의 병변〉

paronychias. Hand Clin. 1989;5:515-23.

Bednar M, Lane L. Eponychial marsupialization and nail removal for surgical treatment of chronic paronychia. J Hand Surg Am. 1991;16:314-7.

McGinley K, Larson E, Leyden J. Composition and density of microflora in the subungual space of the hand. J Clin Microbiol. 1988;26:950-3.

Linscheid R, Dobyns J. Common and uncommon infections of the hand. Orthop Clin North Am. 1975;6:1063-104.

Kilgore E, Brown L, Newmeyer W, et al. Treatment of felons. Am J Surg. 1975;130:194-8.

Jebson P. Deep subfascial space infections. Hand Clin. 1998;14:557-66.

Burkhalter W. Deep space infections. Hand Clin. 1989;5:553-9.

Kanavel A. Infections of the hand. 4th ed. Philadelphia, Lea & Febiger, 1921.

Boyes J. Infections. Bunnell's surgery of the hand, 5th ed. Philadelphia: J.B. Lippincott Company: 1970. 613-42.

Faciszewski T, Coleman D. Human bite infections of the hand. Hand Clin. 1998;14:683-90.

Mann R, Hoffeld T, Farmer C. Human bites of the hand: twenty years of experience. J Hand Surg Am. 1977;2:97-104.

Patzakis M, Wilkins J, Bassett R. Surgical findings in clenched-fist injuries. Clin Orthop Rel Res. 1987;220:237-40.

Goldstein E, Barones M, Miller T. Eikenella corrodens in hand infections. J Hand Surg Am. 1983;8:563-7.

Goldstein E. Management of human and animal bite wounds. J Am Acad Dermatol. 1989;21:1275-9.

Goldstein E. Current concepts on animal bites. Curr Clin Top Infect Dis. 1999;19:99-111.

Smith P, Meadowcroft A, May D. Treating mammalian bite wounds. J Clin Pharm Ther. 2000;25:85-9.

Garcia V. Animal bites and Pasteurella infections. Pediatr Rev. 1997;18:127-30.

Talan D, Citron D, Abrahamian F, et al. Bacteriologic analysis of infected dog and cat bites. N Engl J Med. 1999;340:85-92.

Griego R, Rosen T, Orengo I, Wolf J. Dog, cat, and human bites: A review. J Am Acad Dermatol. 1995;33:1019-29.

Kanavel A. Infections of the Hand. 7th ed. Philadelphia, Lea & Febiger, 1939.

Carter SJ, Burman SO, Mersheimer WL. Treatment of digital

tenosynovitis by irrigation with peroxide and oxytetracycline: review of nine cases. Ann Surg. 1966;163:645-50.

A1-Qattan MM, Bowen V, Manktelow RT. Tuberculosis of the hand. J Hand Surg Br. 1994;19:234-7.

Benkedclache Y, Geaesman H. Skeletal tuberculosis of the wrist and hand. A study of 27 cases. J Hand Surg Am. 1980;7:593-600.

Bush DC, Schneider LH. Tuberculosis of the hand and wrist. J Hand Surg Am. 1984;9:391-8.

Collins RJ, Chow SP, Ip FK, et al. Synovial involvement by Mycobacterium marinum. A histopathological study of 25 cultureproven cases. Pathology. 1988;20:340-5.

Mason ML. Tuberculous tenosynovitis of the hand: a study of 33 cases of chronic tenosynovitis of the hand. Surg Gynecol Obstet. 1934;59:363-96.

Murray P. Septic arthritis of the hand and wrist. Hand Clin. 1998;14:579-87.

〈수부의 구축〉

McFarlane RM: Patterns of the diseased fascia in the fingers in Dupuytren's contracture: displacement of the neurovascular bundle. Plast Reconstr Surg: 54:31, 1974.

〈강직된 손〉

Yang G, McGlinn EP, Chung KC. Management of the stiff finger: evidence and outcomes. Clin Plast Surg. 2014;41(3):501-12.

Kaplan FT. The stiff finger. Hand Clin. 2010;26(2):191-204.

〈수근관절 및 손의 관절경〉

박민종. 완관절과 주관절의 관절경, 영창출판사: 2009.

12장 고관절 병변 (Affections of the Hip)

1. 해부학
2. 생역학
3. 고관절의 신체검사
4. 대퇴골두 골 괴사
5. Legg-Calvé-Perthes 병
6. 대퇴골두 골단 분리
7. 일과성 고관절 활액막염
8. 퇴행성 고관절염
9. 대퇴비구 충돌
10. 기타 고관절 질환

1. 해부학(Anatomy)

1) 골격(Skeleton)

고관절은 비구(acetabulum)와 근위 대퇴골(femur)로 이루어진 관절로 볼-소켓(ball and socket) 형태의 활막관절(synovial joint)이다(그림 12-1). 견관절에 이어 두 번째로 광범위한 관절 운동을 갖으며, 골반과 하지를 연결하여 체중 부하를 전달하는 중요한 관절이다.

(1) 비구(Acetabulum)

비구는 반구모양으로 상방 2/5가 장골(ilium), 하외측 2/5는 좌골(ischium), 내측 1/5은 치골(pubis)로 구성된다. 비구의 입구는 약 45도 하외측, 15도 전방을 향하여 기울어져 있다. 비구순(acetabular labrum)은 비구의 둘레에 위치하여 관절의 안정성을 높여 주고, 하방으로는 횡비구인대(transverse acetabular ligament)와 이어진다(그림 12-2).

(2) 근위 대퇴골(Proximal femur)

근위 대퇴골을 이루는 중요한 해부학적 구조로는 대퇴골두(femoral head), 대퇴경부(femoral neck), 대전자(greater trochanter) 및 소전자(lesser trochanter)가 있다. 대퇴골두는 구형에 가까운 형태로, 원형인대(ligamentum teres) 부착부와 골간단을 제외하고 2/3 이상이 관절연골로 덮여 있다. 대퇴경부의 직경은 골두 직경의 약 65% 정도밖에 되지 않아 관절운동 중 비구연과 경부의 충돌없이 넓은 범위의 운동이 가능하다(그림 12-1). 근위 대퇴골의 해면골(cancellous bone)에는 크게 다섯 개로 구분되는 골소주(trabeculae)가 독특한 구조를 이루고 있다(그림 12-3).

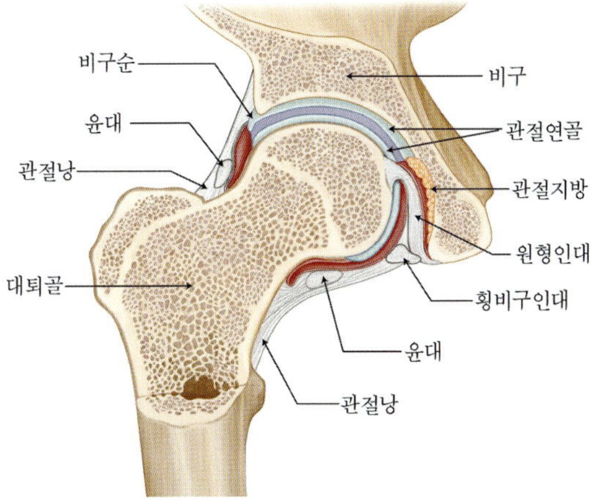

그림 12-1. 고관절 관상면 단면도.

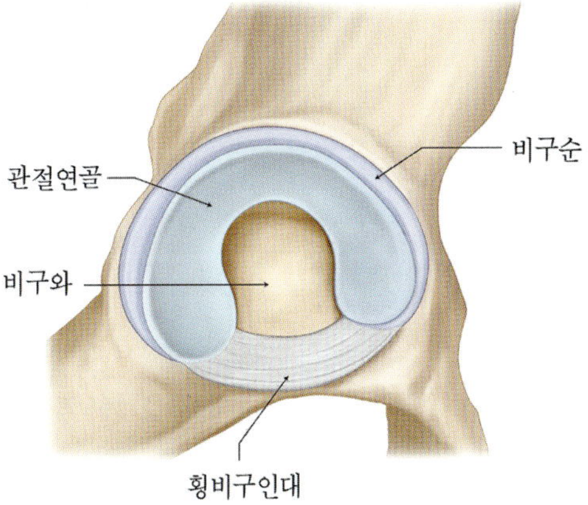

그림 12-2. 비구의 구조.

2) 관절막

고관절의 관절막은 매우 튼튼하고 치밀해서 관절의 안정성에 중요한 역할을 한다. 관절막 강화인대는 전면에 장대퇴(iliofemoral)인대, 치대퇴(pubofemoral)인대가 있고, 후면에는 좌대퇴(ischiofemoral)인대, 대퇴궁형(femoral arcuate)인대가 있다.

3) 대퇴골두의 혈행

대퇴골두는 원형인대동맥, 외측대퇴회선동맥(lateral femoral circumflex artery), 내측대퇴회선동맥 등 세 개의 동맥의 말단 분지로부터 혈액을 공급받는다. 여러 혈관이 문합하여 이루어진 혈관고리로부터 지대동맥(retinacular artery)이 기시되어 관절막을 뚫고 들어가, 지대 속으로 경부를 따라 올라가면서 골두와 경부에 혈액을 공급한다(그림 12-4). 특히 후상방에 있는 지대 동맥이 대퇴골두의 가장 중요한 혈액 공급원이다.

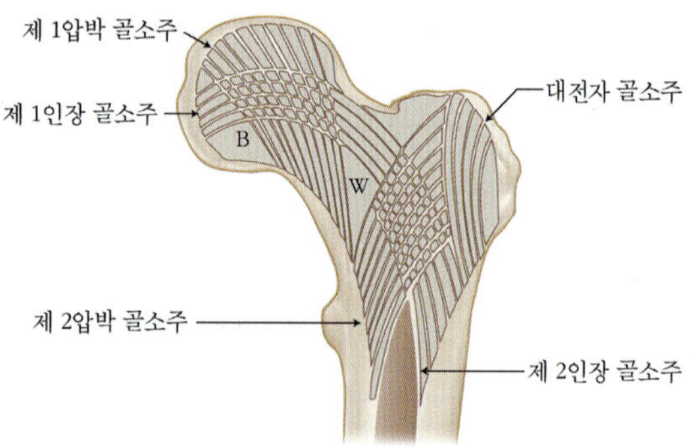

그림 12-3. 대퇴골 근위부 골수강 내의 골소주(B: Babcock 삼각, W: Ward 삼각).

4) 근육

고관절을 움직이는 근육은 근육의 경로와 하지의 위치에 따라 굴곡근, 신전근, 내전근, 외전근, 내회전근, 외회전근으로 구분한다(그림 12-5).

고관절의 주된 굴곡근은 장요근(iliopsoas), 대퇴직근(rectus femoris), 봉공근(sartorius)이다. 가장 강력한 굴곡근인 장요근은 장골근(iliacus)과 대요근(psoas major)의 근육이 합쳐져 이루어지며 이 외에 고관절의 굴곡에 기여하는 근육에는 대퇴근막장근(tensor fascia lata), 즐상근(pectineus), 장, 단 및 대내전근(adductor longus, brevis, magnus), 박근(gracilis), 중둔근(gluteus medius) 및 소둔근(gluteus minimus)의 전방부위가 있다. 고관절의 주된 신전근은 대둔근(gluteus maximus)과 슬괵근(hamstring)이다.

고관절의 외전은 주로 중둔근과 소둔근에 의해 이루어지고, 대퇴근막장근은 고관절이 굴곡된 상태에서만 외전근으로서 작용하게 된다. 고관절의 내전근은 장, 단 및 대내전근, 즐상근, 박근으로 구성되어 있다.

고관절의 주된 외회전근인 단외회전근(short external rotators)은 내, 외폐쇄근(obturator internus, externus), 상, 하쌍자근(superior, inferior gemellus), 대퇴방형근

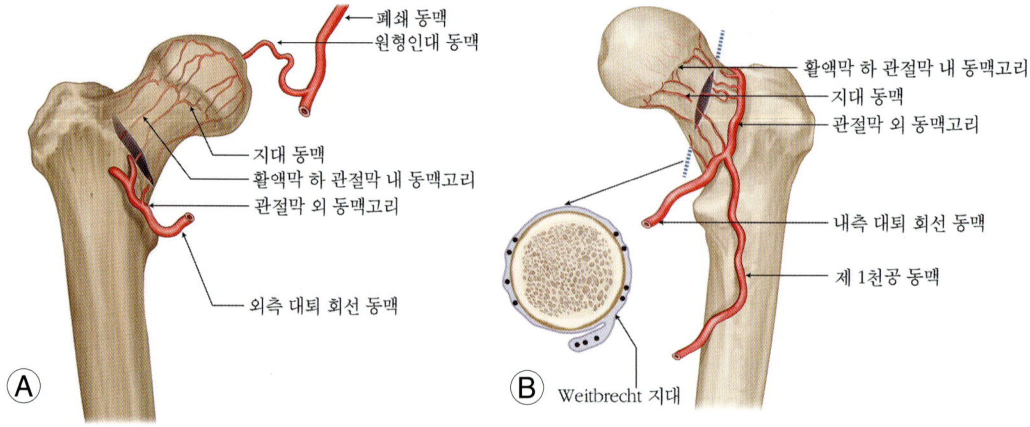

그림 12-4. 대퇴골두의 혈행. **(A)** 전면 **(B)** 후면 .

(quadratus femoris), 이상근(piriformis) 등으로 구성되어 있다. 고관절에서는 단독으로 내회전의 기능만 있는 근육은 없고, 다른 여러 근육들의 이차적인 작용에 의해 내회전이 이루어 진다. 그 중에서도 중둔근 및 소둔근의 전방부과 대퇴근막장근이 주로 작용한다.

2. 생역학(Biomechanics)

두 다리로 체중을 지탱할 경우 인체의 무게 중심은 제2천추체(body of sacrum)앞에 위치하고, 양쪽 고관절에는 수직 방향의 하중이 동일하게 가해진다. 한발로 서있으려면 선 쪽 하지를 제외한 무게(체중의 약 5/6)를 외전근력으로 지탱할 수 있어야 한다. 일반적으로 외전근과 체중 모멘트 팔의 비는 약 1:2.5 이므로 외전근에는 체중의 2배 이상에 해당하는 하중이 가해지게 된다(그림 12-6).

3. 고관절의 신체검사

고관절은 심부에 위치하고 근육에 둘러싸여 시진이나 촉진으로 검사가 어렵다. 또한 변형이 있다고 하더라도 요추와 슬관절의 움직임에 의해 보상이 되므로 관찰하기 어렵다. 환자는 주로 서혜부를 중심으로 한 통증을 호소하는데, 통증을 느끼는 부위를 자신의 손으로 C 자로 만들어 짚는 경우(C징후)가 많다(그림 12-7).

관절내 병변을 예측하기 위해 시행하는 검사로

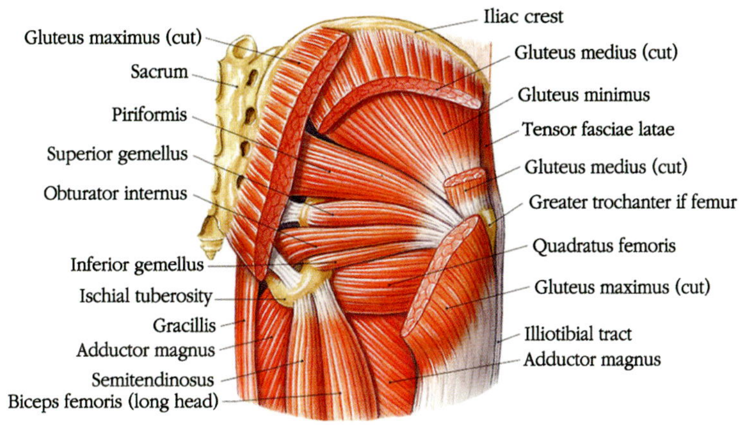

그림 12-5. 고관절 후방의 근육.

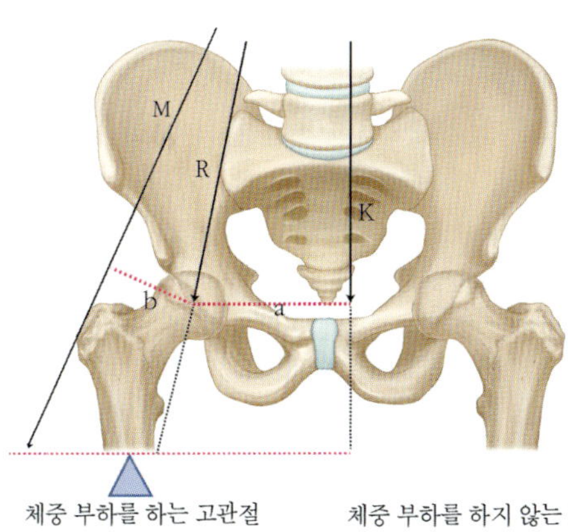

그림 12-6. 한쪽(우측) 발로 섰을 때 고관절에 가해지는 하중. **K:** 체중-우측 하지 무게, **M:** 외전 근력, **R:** 고관절에 가해지는 하중, **a:** 체중의 모멘트 팔, **b:** 외전 근력의 모멘트 팔.

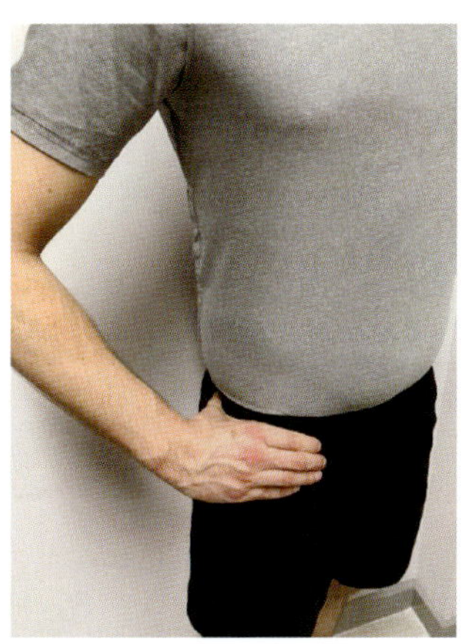

그림 12-7. C-징후.

Patrick 검사가 대표적인데, 고관절의 자세 때문에 Faber (flexion, abduction, external rotation) 검사라고도 불린다. 환자를 앙와위로 눕히고 환측 발목을 반대편 무릎 위에 올리고 천천히 다리를 침상 쪽으로 내리고 외전, 외회전시키면서 통증이 유발되는지 관찰한다(그림 12-8). 전방 충돌검사(impingement test)는 환자를 앙와위 혹은 측위로 눕히고 환측 고관절을 강하게 굴곡, 내전, 내회전 시키는 검사로, 서혜부에 통증이 발생한다면 비구순의 병변, 전방 대퇴비구충돌, 관절 연골의 병변 등을 의심해 볼 수 있다(그림 12-9A).

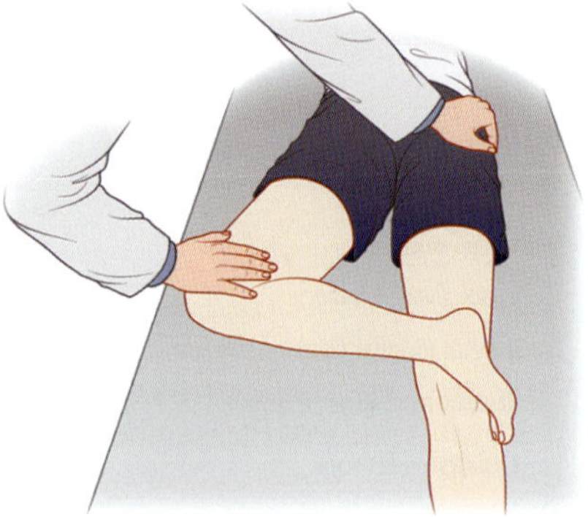

그림 12-8. Patrick 검사.

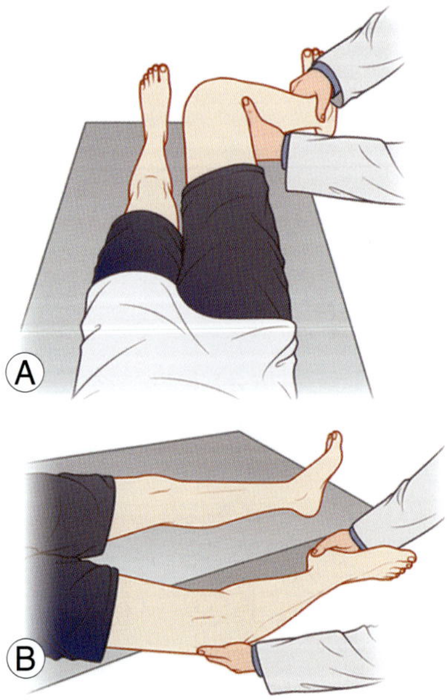

그림 12-9. 충돌검사. **(A)** 전방 **(B)** 후방.

4. 대퇴골두 골괴사 (Osteonecrosis of Femoral Head)

대퇴골두 골괴사는 골수의 괴사와 골세포(osteocyte)의 사멸(apoptosis), 괴사된 골조직 주변으로 재생하려는 신생골 형성, 괴사골의 골절과 골두 함몰, 관절연골의 퇴행성 변화와 이차성 고관절염 발생 등 일련의 과정을 거치는 질환이다. 대부분의 경우 30대에서 50대의 비교적 젊은 연령층에 발생하며, 병변 부위가 크고 체중부하 부위를 침범하는 경우 조기에 고관절의 파괴를 일으키는 심각한 질환이다. 남자에서 3~4:1의 비율로 더 호발하며, 비외상성 대퇴골두 골괴사에서 양측으로 발생하는 경우는 50~60%로 보고되고 있다.

1) 원인 및 위험인자

원인은 대부분 인과 관계가 명확하지 않기 때문에 위험인자로 표현하고 있다. 질환의 발생에 매우 밀접한 위험인자로는 외상성 요인과 비외상성 요인으로 나눌 수 있다.

2) 임상소견

질병의 초기에는 증상이 없는 경우가 대부분이고 질병이 진행하면서 서혜부나 둔부의 통증이 생기고, 활동에 의해 악화된다. 때로는 대퇴부의 전방이나 전내측으로 방사통 또는 슬관절부의 연관통(referred pain)을 호소하는 경우도 있고 흔히 진통보행(antalgic gait)을 보인다. 신체 검사에서 Patrick 검사가 대부분 양성이며, 환측 하지의 관절운동 제한이 관찰되는데, 특히 외전과 내회전 제한이 심하다.

3) 검사소견

단순 방사선 사진에서 초기에는 전체적으로 골두의 음영이 감소하고, 질병이 진행됨에 따라 괴사 부위의 외연을 따라 골음영이 증가하여 띠 모양의 경화선을 관찰할 수 있다. 괴사 부위 내의 골음영도 불규칙하게 증가해서 괴사 부위는 골음영 감소와 증가 소견이 혼재해 보인다. 진행되면 연골하 골절 소견인 초승달 징후

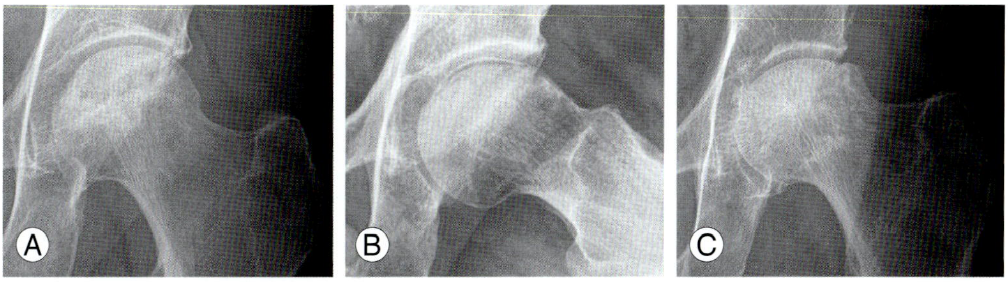

그림 12-10. 대퇴골두 골괴사의 단순 방사선 사진.
(A) 괴사부위 외연에 경화 소견이 보이고 괴사 골 내에는 음영 증가와 감소가 혼재되어 있다. **(B)** 골두 전상방부에 'crescent' 징후가 보인다. **(C)** 괴사골이 함몰되어 골두가 납작해졌다.

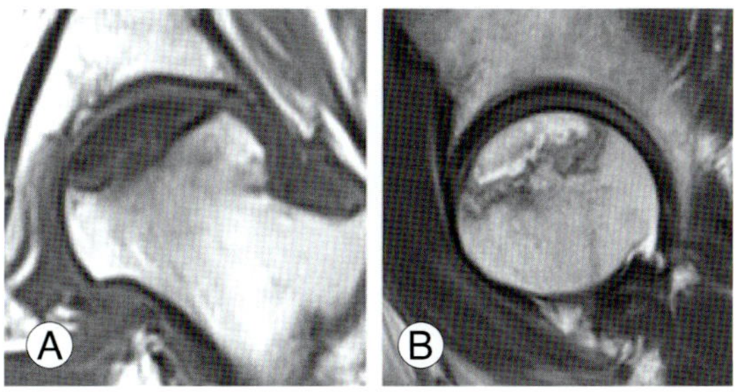

그림 12-11. 대퇴골두 골괴사의 MRI 소견.
(A) T1 강조영상에서 괴사골과 정상골 사이에 낮은 신호강도의 띠가 보인다. **(B)** T2 강조영상에서 괴사골 쪽 경계선은 높은 신호강도로, 정상골 쪽 경계선은 낮은 신호강도로 보이는 이중선 징후가 나타난다.

(crescent sign)가 나타나고, 괴사 부위가 함몰되면서 골두가 납작해진다. 이차적인 퇴행성 변화가 생기기 전까지는 관절 간격의 변화는 없다(그림 12-10).

MRI는 초기에 증상이 경미한 환자에서 방사선 소견이 정상이거나 극히 적은 변화만을 보여서 조기진단이 어려울 때 초기 병변의 침범 부위 및 이환 정도를 관찰하는데 도움이 된다. 가장 전형적인 소견은 T1 강조영상에서 괴사부위와 정상부위의 경계면에 신호강도(signal intensity)가 낮은 띠(band)가 나타나는 것이다. T2 강조영상에서는 괴사부위 쪽 경계선은 섬유성 막이 반응대를 형성해서 높은 신호강도로, 정상부위 쪽 경계선은 괴사조직을 둘러싸며 형성된 신생골로 인해 낮은 신호강도로 보이게 된다. 이를 이중선 징후(double line sign)라 하고 골괴사에 매우 특이적인 소견이다(그림 12-11).

표 12-1. Ficat와 Arlet 분류

I 일반 촬영상 정상 소견
II 대퇴골두내 경화 및 낭종 형성 있으나 연골하골절 소견은 없음
III 연골하골절로 인한 대퇴골두의 함몰 소견이 보임
IV 병변이 비구까지 확장되어 고관절의 파괴가 이루어짐

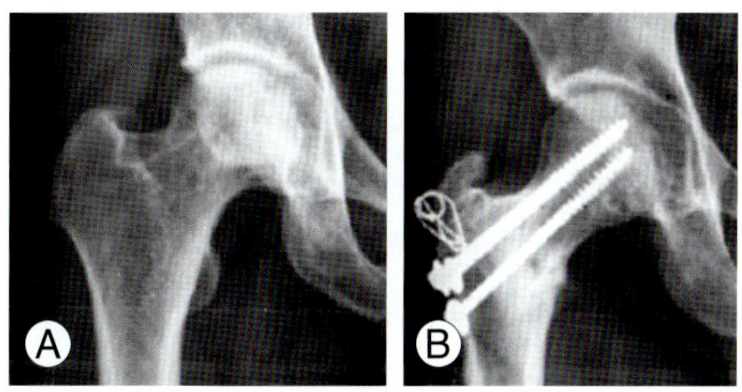

그림 12-12. 대퇴 전자간 회전 절골술.
(A) 술 전 대퇴골두 외측상방의 체중부하부위에 괴사 소견 관찰된다. **(B)** 대퇴 전자간 절골 후 괴사부위를 회전시켜 대퇴골두의 후방관절면이 상방으로 이동되면서 체중부하부위를 지탱하게 하였다.

4) 병의 진행시기

대퇴골두 골괴사의 예후는 병기, 병변의 크기, 병변의 위치에 좌우되는데, 병기는 연골하 골절 여부, 골두 함몰 여부 및 정도, 관절의 퇴행성 변화 등을 고려하여 결정된다(표 12-1).

5) 치료

치료 방법 결정에 가장 중요한 것은 질병의 진행 시기이다. 진행할 가능성이 낮은 경우라면 보존적 치료만으로도 충분할 수 있고, 함몰이 심하고 더욱이 퇴행성 변화까지 있는 경우에는 고관절 치환술 이외에는 선택의 여지가 없다. 원래의 관절을 유지하기 위해서는 무엇보다 조기 진단이 중요하다. 비수술적 치료로 여러가지 약물요법이 소개되고 있으나 효용성이 입증되지 않았다. 수술적 치료는 관절을 보존하기 위한 치료법으로 핵심감압 및 다발성 천공술, 혈관 부착 골이식술, 절골술(그림 12-12) 등이 소개되었지만 아직까지도 완전한 치료법은 알려져 있지 않다. 통증이 심하면서 골두가 함몰되었거나 이미 퇴행성 변화가 생긴 경우에는 고관절 전치환술을 필요로 한다(그림 12-13).

5. Legg-Calvé-Perthes 병

Legg-Calvé-Perthes (LCP)병은 특발성 혈행 장애(idiopathic vascular insufficiency)로 인해 아동에서 발생하는 대퇴골두 골단(capital femoral epiphysis)의 무혈성 괴사(avascular necrosis)이다. 성인과 달리 괴사된 골두는 점차 흡수되고 다시 신생골로 대치되는 과정을 거치나 대부분의 경우 대퇴골두의 생물학 및 역학적인 성질의 변화로 크기가 커지고 납작하게 변형되면서 치유되는 특징을 가진다. 호발 연령은 4세에서 8세 사이이고 80% 이상이 남아 환자이다. 10~12%의 환자에서 양측성을 보이고 우리나라에서는 10만 명당 3.8명의 연간 발생률이 보고된 바 있다.

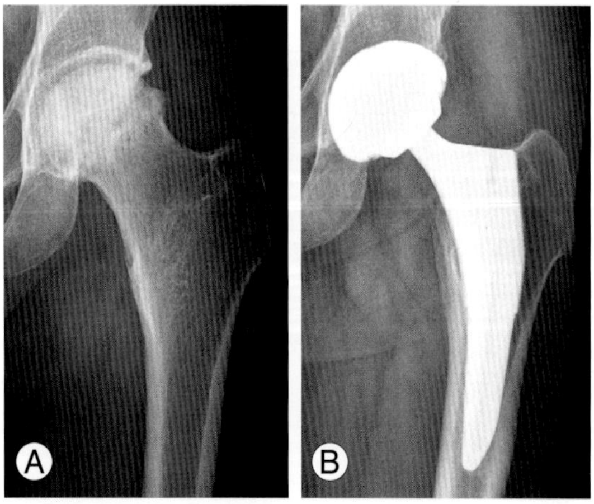

그림 12-13. 고관절 전치환술.
(A) 좌측 고관절에 대퇴골두 함몰과 관절염 소견이 관찰된다. **(B)** 보행 제한이 심하여 고관절 전치환술을 시행하였다.

1) 원인

현재까지 원인은 불분명하다. 다양한 인자들이 함께 관여하는 통합 가설이 지배적이며, 특히 혈액응고체계 이상과 과잉행동 소인을 가진 환아에서 여러 차례의 경한 외상이 대퇴 경부 정맥압을 증가시키고 혈전의 골두 파급을 조장하며 수회의 반복적인 골두 경색을 통해서 이 질환이 야기된다고 보고 있다.

2) 임상소견

초기에는 큰 통증을 동반하지 않은 파행(limping)을 보이며 증상이 경미하여 진단이 늦게 되는 경우가 있다. 다음으로 흔한 증상은 서혜부, 대퇴 전방부 및 대전자 주위의 통증이다. 종종 무릎 부위로의 연관통을 호소하므로 소아에서 무릎 통증을 호소하는 경우는 항상 고관절 병변을 염두에 두어야 한다. 고관절 운동 범위의 감소가 관찰되며 그 중 특히 외전과 내회전의 제한이 뚜렷하다.

3) 검사소견

일반적으로 고관절 전후방 및 frog-leg 측면 단순 방사선 사진이 진단에 가장 많이 사용된다. 병의 진행단계(Waldenström의 4단계 분류)에 따라 골단의 무혈성 괴사가 발생하는 초기(initial stage), 분절화기(fragmentation stage), 재골화기(reossification stage)의 다양한 소견들과 함께 치유가 이루어진 잔여기(residual stage)의 경우 여러 형태의 골두 모양 변화를 관찰할 수 있다(그림 12-14).

4) 분류

(1) 활동기(Active stage) 때 방사선적 분류

분절화기의 전후방 및 측방 사진에서 골단 괴사 정도와 예후를 연관시킨 Catterall 분류, 초기에 연골하 골절의 정도에 따라 나눈 Salter-Thompson 분류, 분절화기의 전후방 사진에서 대퇴골두 외측 주의 변화를 기준으

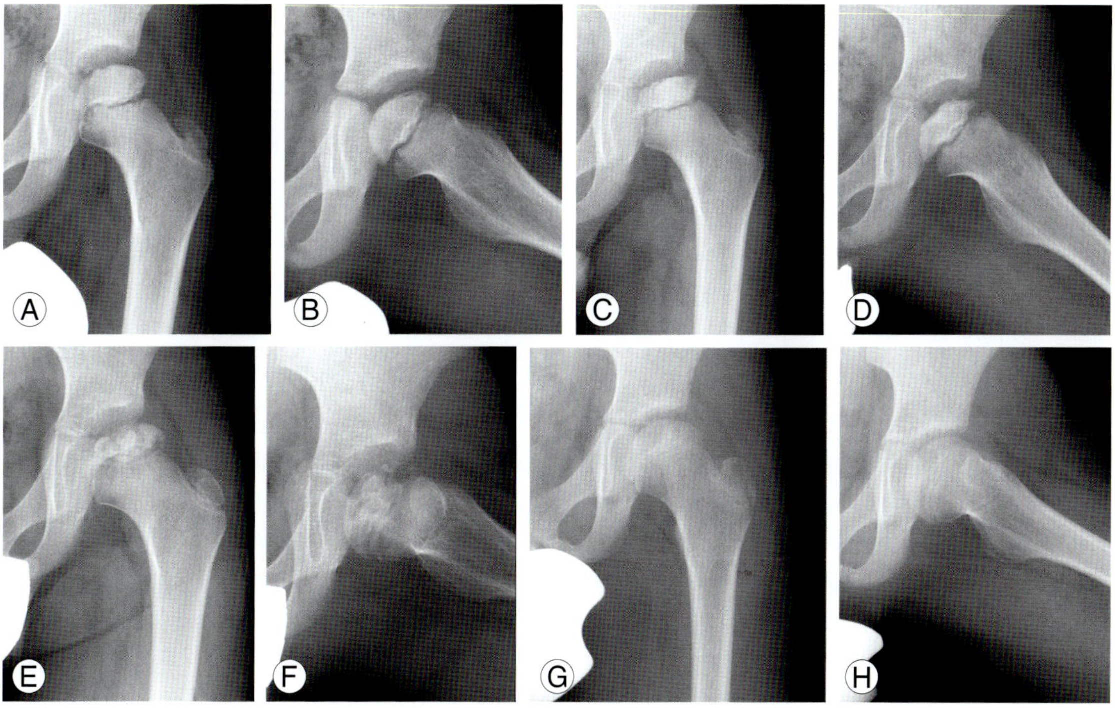

그림 12-14. 단순 방사선 사진상 병의 진행단계(Waldenström의 4단계 분류).
(A, B) 초기, **(C, D)** 분절화기, **(E, F)** 재골화기, **(G, H)** 잔여기.

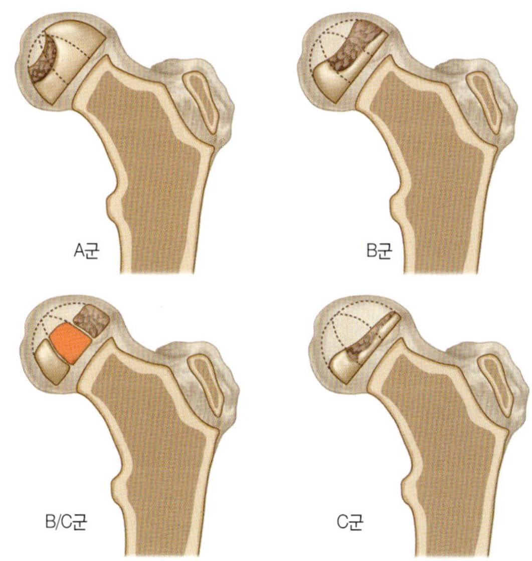

그림 12-15. 골단 외측주 높이에 따른 변형된 Herring 분류 모식도.

표 12-2. Herring의 외측주 분류

군	외측 주 높이/임상적 특징
A	외측 주 높이가 정상 측과 같음(전체 환자의 5% 이하로 매우 드묾)
B	외측 주 높이가 정상 측의 50% 이상 유지(가장 흔한 형으로 8세 이상의 경우 수술적 치료가 도움이 됨)
B/C 경계	외측 주 높이가 정상 측의 50% 혹은 50% 이상 유지되어 있으나 1) 외측 주의 넓이가 2~3 mm 정도로 좁은 경우 2) 외측 주 골화가 매우 적게 되어있는 경우 3) 외측주가 중앙 주(central pillar)에 비하여 낮은 경우(외측 주 높이는 B군에 가까우나 결과는 C군에 가까운 경우로 8세 이상의 경우 수술적 치료가 도움이 됨)
C	외측 주의 높이가 50% 이상 소실된 경우(비수술적 혹은 수술적 치료에 큰 영향을 받지 않고 불량한 결과를 보임)

로 분류한 Herring 분류(표 12-2, 그림 12-15) 등이 사용되며, 그 중 Herring 분류가 관찰자간 신뢰도가 높고 장기 예후 예측에 더 좋아 널리 이용되고 있다.

(2) 치유된 대퇴골두의 최종 결과 분류

1 mm 간격의 원형 형판을 이용해 전후방 및 측면 단순 방사선 사진에서 대퇴골두 윤곽의 간격 차이에 따라 나눈 Mose 분류와 성장 완료 시 대퇴골두 형태 및 비구

와의 조화(congruency) 정도에 따라 나눈 Stulberg 분류가 있다.

5) 자연경과 및 예후

발병 시 나이가 병의 경과에 영향을 미치는 가장 일관된 인자로 6세 이전인 경우 경한 증상과 함께 양호한 결과를 보인다. Catterall은 예상치 못한 나쁜 결과를 초래하는 방사선학적 골두 위험 징후로 Gage 징후(골단과 골간단 외측의 'V'모양의 방사선 음영 감소), 골단 외측의 석회화음영(calcification lateral to the epiphysis), 미만성 골간단 반응(diffuse metaphyseal reaction), 대퇴골두의 외측방 아탈구(lateral subluxation of femoral head), 대퇴골두 성장판의 수평위(horizontal growth plate) 등을 언급하였다. Herring 등의 연구에 따르면 외측 주의 침범 정도와 병의 발생 연령이 치료의 결과에 영향을 미치는 가장 중요한 인자라고 하였다. LCP 병의 장기적인 예후를 결정하는 가장 중요한 인자는 치료된 대퇴골두의 모양과 비구와의 관절 조화이다.

6) 치료

치료 목적은 대퇴골두의 변형을 최소화하고 대퇴골두와 비구의 조화를 얻어 이차적인 관절염의 발생을 예방하는 데 있다. 치료 원칙으로 첫째는 관절 운동 범위를 충분히 회복하고 유지하는 것이고, 둘째는 대퇴골두를 비구내에 잘 유치하여 아탈구를 교정하고 대퇴골두의 변형을 방지하는 것이다.

(1) 비수술적 치료

통증을 감소시키고, 운동 범위를 회복하기 위해 침상 안정, 견인, 비스테로이드성 소염제 투여, 목발 보행 등을 할 수 있다. 골두 유치를 위해서는 외전 보조기와 외전 석고 붕대를 이용할 수 있다. 동물실험에서는 비스포스포네이트의 사용이 괴사된 대퇴골두의 모양과 구조를 회복시키는데 효과가 있다고 보고되었다.

(2) 수술적 치료

수술적 치료는 질환이 활동기일 때 이환된 대퇴골두를 비구 내에 유치시키기 위한 수술법과 질환이 치유된 후 고관절 이형성증에 대한 재건술(reconstructive surgery)로 구별될 수 있다. 활동기 때 수술적 치료는 보존적 치료 중 유치가 소실되거나, 발병된 나이가 9~10세 이상 되어 보조기 사용이 어려운 경우, 물리 치료나 보조기 치료 시 대퇴골두와 비구의 충돌이 발생하거나 고관절의 강직이 지속적인 경우 등에 사용되어 왔다. 수술 방법은 크게 근위 대퇴골과 비구골의 방향전환 절골술(redirectional osteotomy)에 의한 비구 내로의 골두 유치 수술(containment surgery)과 유치가 불가능한 고관절에 대한 구제수술(salvage procedure)로 나뉜다. 유치 수술법에는 대퇴골 내반 절골술(그림 12-16), 골반 무명골 절골술, 대퇴-무명골 이중 복합 절골술이 있다.

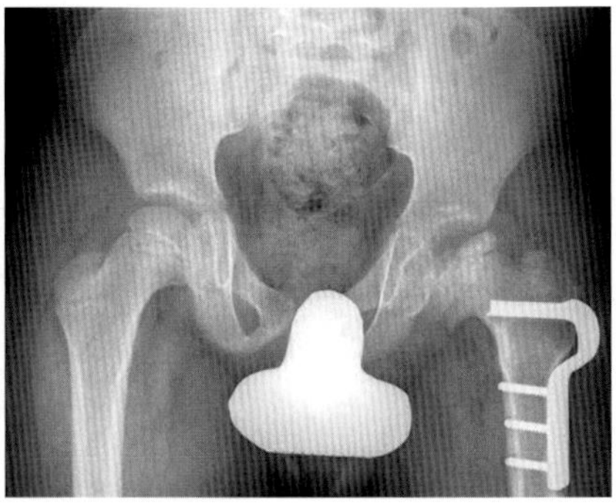

그림 12-16. 대퇴골 내반 절골술.

6. 대퇴골두 골단 분리 (Slipped Capital Femoral Epiphysis)

대퇴골두 골단 분리증은 사춘기에 고관절 장애를 일으키는 가장 흔한 질환으로 근위 대퇴골두 골단(capital femoral epiphysis)이 성장판 부위에서 분리되어 비구 내에서 후내방측으로 전위되는 질환이다. 대부분 10~16세 사이 급성장기에 발생하며 남아에 2~2.5배 더 많다. 25~40%는 양측에 이환되는데, 대개 한쪽이 이환된 후 12~18개월 이내에 발생한다.

1) 원인

역학적, 내분비적, 면역학적 요소들이 독립적 또는 복

합적으로 작용한다. 성장 질주기(growth spurt) 때는 해부학적으로 연골막 환 복합체(perichondrial ring complex)가 얇고 성장판은 넓어 이때 반복되는 외상이 골단분리의 주요 원인이 될 수 있다. 10세 미만 또는 16세 이후 환자들에서는 내분비 장애에 대한 검사도 중요하다.

2) 분류

증상 발현 시기에 따라 급성기(acute, 치유나 재형성 소견없이 3주 이내), 만성의 급성화기(acute on chronic, 만성적 병변의 증거가 있으면서 3주 이내), 만성기(chronic, 3주 이상)로 나누거나, 전위 정도에 따라 경도(성장판 직경의 1/3이하 혹은 골두-골간각(그림 12-17) 30도 이하), 중등도(성장판 직경의 1/3~1/2 혹은 골두-골간각 30~60도), 중도(성장판 직경의 1/2 이상 혹은 골두-골간각 60도 이상)로 분류한다. 환아가 목발을 짚고서도 체중 부하를 할 수 없을 정도로 너무 아파하는 경우를 '불안정 골단 분리' 라고 정의하고 불량한 예후 인자로 생각할 수 있다.

3) 임상 소견

분리전기에는 가벼운 서혜부 통증이나 고관절의 내회전 제한을 보이고, 급성기의 경우 2~3주 전부터 시작된 대퇴부 내측 또는 슬관절 통증 등과 함께 파행을 보인다. 하지는 외전 변형되어 짧아져 있다. 만성기의 경우 3주이상의 장기간에 걸쳐 서 있거나 보행 후 하지 통증을 호소하며 고관절 외회전 제한과 하지 단축 소견을 보인다.

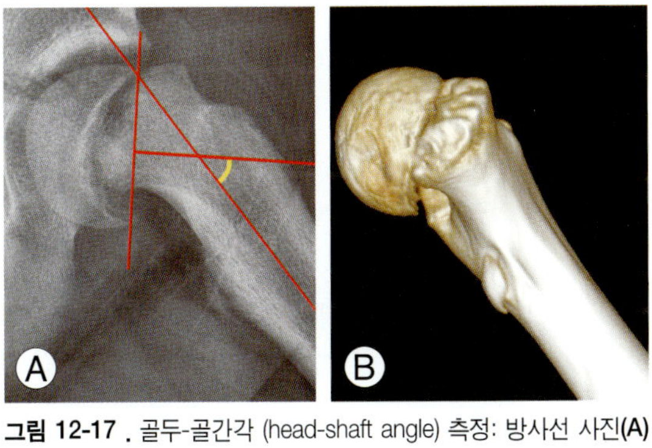

그림 12-17 . 골두-골간각 (head-shaft angle) 측정: 방사선 사진**(A)** 및 3차원 컴퓨터단층촬영 사진**(B)**.

4) 방사선 검사 소견

(1) 단순 방사선 검사

분리전기에는 충혈로 인한 골간단 음영의 혼탁을 볼 수 있으며, 초기 소견으로 성장판이 넓고 불규칙해지며, 성장판 높이의 감소, Blanch 징후(crescent sign, 미끄러진 골단과 골간단이 겹쳐서 골 음영이 증가된 소견), Trethowan의 징후(경부의 상단을 연결하는 Klein선이 골단을 통과하지 못함)를 보인다.

(2) 자기공명영상

단순 방사선 검사상 발견되지 않은 분리전기 환자의 진단에 용이하며 근위 대퇴골의 신호 변화를 보인다.

5) 치료

만성 또는 전위가 50% 보다 작은 급성 및 만성의 급성화의 경우 정복 없이 핀 고정(pin-in-situ)을 흔히 사용하며(그림 12-18), 중등도의 전위는 간혹 조심스럽게 다소의 정복을 얻어 내고정하기도 하나 후방접근법을 통해 골단에 분포하는 혈류를 직접 눈으로 확인하면서 수술적 정복술을 시행할 수 있다. 핀 고정시 관절면을 뚫지 않도록 골단판의 정중앙에 위치해야 하며, 대개 직경

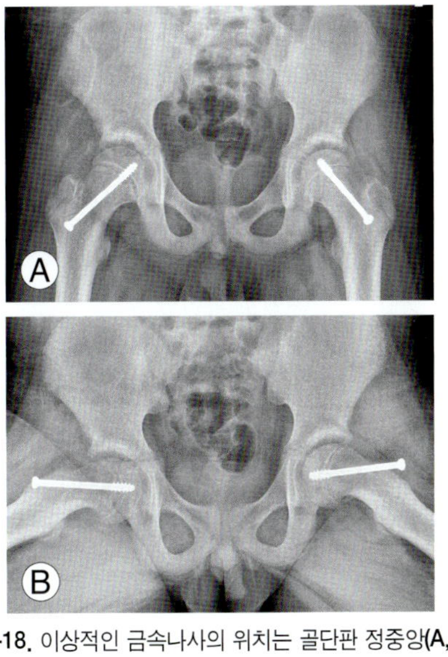

그림 12-18. 이상적인 금속나사의 위치는 골단판 정중앙**(A, B)**이며 골단 분리가 심할수록 삽입부가 대퇴골 경부전방에 위치한다.

6.5~7.5 mm 금속나사 한 개로 충분하나 불안정성 분리나 체구가 큰 경우에는 두개가 필요하기도 하다.

6) 합병증

가장 심각한 합병증은 대퇴골두 무혈성 괴사와 연골용해증(chondrolysis)이고, 두경부 변형으로 인한 대표적인 문제는 캠(cam)형의 대퇴비구충돌(femoroacetabular impingement)이다. 무혈성 괴사를 막기 위해서는 급성기나 만성의 급성화기에 무리한 정복을 삼가야 하며, 만성기에는 정복을 시도하지 말아야 한다.

7. 일과성 고관절 활액막염 (Transient Synovitis of Hip)

일과성 고관절 활액막염은 비특이성 염증이 고관절의 활액막에 급성으로 발생한 후 저절로 치유되는 질환이다. 3세에서 10세 사이의 소아에서 고관절 통증과 파행의 가장 흔한 원인이며, 성인과 영유아에서도 발생할 수 있다. 남자에서 2~3배 더 많이 발생하고 1~4%에서 양측성으로 발생한다. 아직 원인은 명확히 밝혀지지 않았다.

주 증상은 갑자기 발생하는 서혜부 혹은 대퇴부 통증인데 슬관절 통증을 호소하는 경우도 있다. 환측 고관절은 굴곡, 외회전 및 외전되어 있고 내회전할 때 운동 제한이 심하다. 환측 고관절에 체중 부하를 하지 않으려는 양상을 보이며 이로 인한 파행이 관찰된다. 통증은 보통 24~48시간 지속하는데, 대부분 발병 1~2주 내에 증상의 호전을 보인다.

단순 방사선 사진에서 특이 소견은 없으며, 초음파 검사는 단순 방사선 검사보다 정확하고 비침습적이며 적은 양의 관절 내 삼출액도 확인할 수 있어 소아의 급성 고관절 통증 진단에 필수적이다(그림 12-19). 관절 주위 연부조직과 관절 내 삼출액의 유무를 확인하기 쉽고 관절 천자를 시행할 때 매우 유용하다. 자기공명영상은 일과성 고관절 활액막염의 진단뿐 아니라 다른 질환과의 감별진단에도 매우 유용한 검사이다.

소아기에 고관절 통증을 유발할 수 있는 다른 질환과의 감별하는 것이 매우 중요하다. 감별을 요하는 질환으로는 화농성 혹은 결핵성 관절염, Legg-Calvé-Perthes병, 연소기 류마티스관절염, 대퇴골 근위부의 골수염, 대퇴골두 골단분리, 고관절부 원발성 종양 혹은 전이성 병변, 장요근 농양, 골절 등이 있다. 대부분의 경우 병력과 병의 진행 양상, 혈액 검사, 단순 방사선 사진 등으로 감별진단이 가능하나, 추가로 자기공명영상이나 관절천자가 필요할 수 있다.

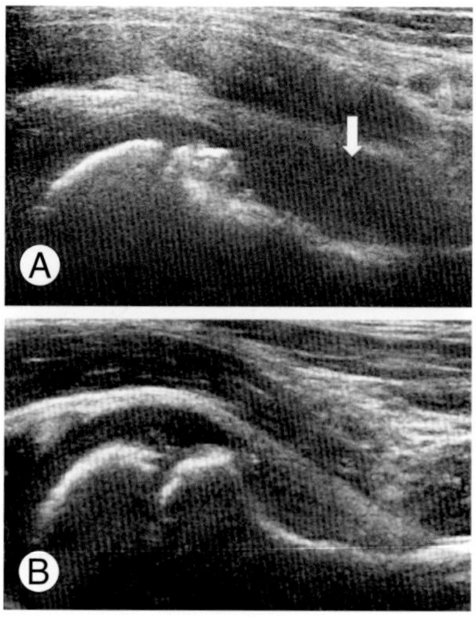

그림 12-19. 일과성 고관절 활액막염 초음파 사진.
환측 고관절(**A**)에서 건측 고관절(**B**)에 비해 활액 증가 소견(화살표)이 관찰된다.

통증이 소실되고 관절 운동이 완전히 회복될 때까지 체중 부하를 금하고 안정을 취하게 한다. 환자 중 75%에서 2주 이내 완전한 증상 회복을 보이며 경미한 통증이 수 주까지 지속할 수 있다. 관절 운동이 회복된 후에도 2주 정도 체중 부하를 금하는 것이 재발 방지를 위해 좋으며, 회복 이후에도 과격한 운동은 장기간 하지 않는 것이 좋다. 재발률은 문헌에 따라 0~26.3%로 보고되고 있다.

8. 퇴행성 고관절염 (Degenerative Osteoarthritis of the Hip)

퇴행성 고관절염은 일차성(primary)과 이차성(secondary)으로 분류된다. 일차성 고관절염은 아직 확실한 원인이 밝혀져 있지 않고, 이차성 고관절염은 외상이나 선행질환에 의한 해부학적 변형에 의해 이차적으로 발생한다.

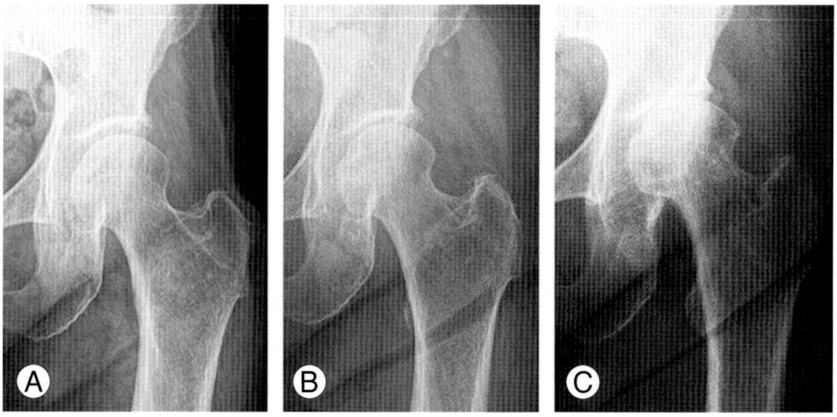

그림 12-20. 퇴행성 고관절염.
비구 이형성증 환자(A)에서 14개월에 관절 간격이 감소되었고(B) 23개월에 관절 간격의 소실이 관찰된다(C).

대표적 선행질환으로는 발달성 고관절 이형성증, Legg-Calvé-Perthes 병, 대퇴골두 골단분리, 발달성 내반고, 화농성 관절염, 대퇴골두 골괴사, 대퇴비구충돌, 외상성 변형 등이 있다. 우리나라에서는 일차성보다는 이차성 고관절염의 발생빈도가 매우 높다.

초기에는 간헐적인 통증이 있다가 고관절에 부하가 가해지는 신체 활동으로 악화하는 양상을 보인다. 관절염이 진행되면 점차 통증의 빈도가 증가하고 지속해서 통증이 발생한다. 통증은 서혜부뿐만 아니라 대퇴 전방 및 내측을 따라 슬관절 내측부까지 뻗칠 수 있다. 병이 진행됨에 따라 통증의 발현 간격이 줄어들고, 관절 운동 제한과 파행이 나타난다.

단순 방사선 사진은 퇴행성 고관절염의 진단에 가장 기본적이고 유용한 검사방법이다. 점진적으로 관절 간격이 좁아지고 연골하 경화(subchondral sclerosis), 골극(spur), 골 낭종(cyst) 등 퇴행성 관절염의 특징적 소견이 나타난다(그림12-20). 이차성 고관절염의 경우에는 선행질환의 특징적인 소견을 관찰할 수 있다. 조기 진단이 어려운 경우 자기공명영상을 시행하여 고관절내 병변이나 관절연골 손상 정도를 관찰할 수 있다.

증상이 있는 경우 활동량을 조절하고, 비스테로이드성 소염진통제 복용하거나 온열 요법 등 물리치료를 시행한다. 장기적으로는 체중 감소와 근력 강화, 필요에 따라 지팡이 사용을 통해 퇴행성 변화의 진행을 늦추려는 노력이 필요하다. 퇴행성 변화가 심하지 않은 젊은 연령층의 환자에서는 증상의 완화뿐만 아니라 퇴행성 변화를 늦출 목적으로 골반 혹은 근위 대퇴골 절골술을 시행할 수 있다. 퇴행성 변화가 진행되고 보존적 치료에도 심한 증상이 지속되는 경우에 고관절 전치환술을 시행한다.

9. 대퇴비구충돌 (Femoroacetabular Impingement)

대퇴비구충돌은 대퇴골 두경부와 비구연 사이에 반복적인 비정상적 접촉이 발생하여 비구 관절연골과 비구순의 손상을 초래하고 조기 퇴행성 변화로 이어질 수 있는 상태로 정의된다. 크게 Cam형과 pincer형의 2가지 유형으로 나눌 수 있는데 임상적으로는 두 가지 형태가 공존하는 경우가 많다. Cam형 충돌은 대퇴골두와 경부사이 전상방부가 옴폭하게 파이지 않고 평평하거나 볼록하게 과형성되어 돌출된 변형에 의해 발생한다(그림 12-21). 대퇴골 두경부의 변형은 대퇴골두 골단분리, Legg–Calvé–Perthes 병, 대퇴경부 부정유합 등에 의하여 발생할 수 있다. Pincer형 충돌은 심부고(coxa profunda)나 비구 후염(acetabular retroversion)과 같이 비구의 외연이 대퇴골두를 과도하게 감싸는 변형(overcoverage)에 의해 발생한다(그림 12-21). 내반고나 대퇴골 전염각 감소에서도 pincer형 충돌이 발생할 수 있고, 발레 무용수 체조선수 혹은 곡예사에서와 같이 과도한 관절운동범위 자세를 반복적으로 취하게 되는 경우에 골의 변형이 없어도 충돌이 발생할 수 있다.

대부분의 환자들은 서서히 발생하는 서혜부 통증을 호소한다. 특히, 운동, 계단을 오를 때, 장시간 앉은 후 주로 서혜부 통증을 느낀다. 대부분의 환자들은 고관절의 굴곡과 내회전 제한을 보이며 쪼그려 앉는 동작을 힘들어 한다.

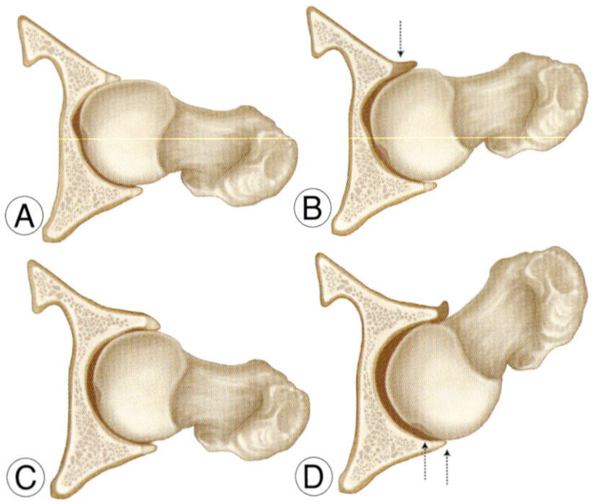

그림 12-21. 대퇴비구충돌 유형.
(A, B) Cam형 충돌 모식도. 고관절 굴곡 시 대퇴 골두와 경부사이에 과형성된 골조직(bump)이 전방 비구연에 부딪힌다(화살표). **(C, D)** Pincer형 충돌 모식도. 비구의 외연이 대퇴골두를 과도하게 감싼 상황에서 고관절을 굴곡할 때 전방 비구연에 충돌이 발생하고 이어 골두가 하외측으로 밀려나면서 후방 비구 연골을 가격한다(2개의 화살표).

단순 방사선사진상 대퇴비구충돌을 야기하는 형태적 변형을 관찰할 수 있는데 두경부 융기(bump)와 비구 후염이 대표적인 것들이다. 두경부 융기는 대부분 전상방에 위치하는데 완만하고 광범하게 형성된 경우를 권총손잡이변형(pistol-grip deformity)이라 부른다(그림 12-22). 비구 후염으로 전방 비구연이 후방 비구연 보다 외측으로 돌출되어 있으면 전, 후방 비구연을 연결하는 선이 서로 교차하게 되는데 이를 'figure of eight 징후' 혹은 'cross over 징후'라 한다. 골성 변형의 정확한 위치와 정도를 확인하는 데는 삼차원 컴퓨터 촬영이, 동반된 관절연골 손상이나 비구순 파열을 확인하는 데는 관절조영 자기공명영상(MR arthrography)이 유용하다.

치료는 통증을 유발하는 활동을 제한하고 비스테로이드성 진통 소염제 복용, 물리 치료 등을 우선 실시한다. 보존적 치료에 반응이 없고 명백한 해부학적 이상이 발견된 경우에는 수술적 치료를 시행할 수 있다. 두경부 융기나 돌출된 비구연을 제거할 수 있는데, 고식적 방법뿐만 아니라 관절경을 이용한 수술도 가능하다.

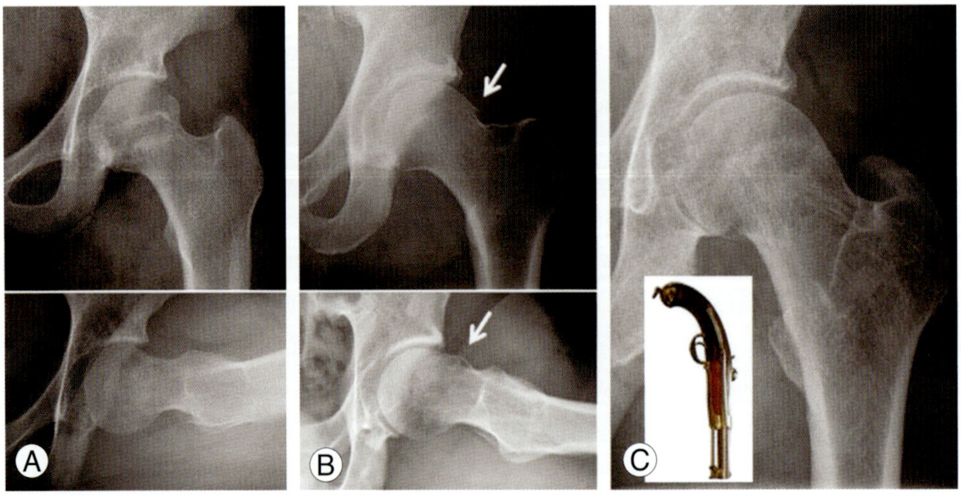

그림 12-22. 대퇴골 두경부 형상. **(A)** 정상. **(B)** 두경부 융기(화살표). **(C)** 권총손잡이변형.

10. 기타 고관절 질환 (Miscellaneous Hip Disorders)

1) 발음성 고관절(Snapping hip)

발음성 고관절 환자는 고관절 운동 시 딸각거림을 느끼는데 고관절이 빠진다고 표현하는 경우도 자주 있다. 대부분 소리 이외에 증상이 없으나 때로 통증이 동반되기도 한다. 증상이 발생하는 부위에 따라서 장경인대(iliotibial band)나 대둔근이 대전자부에 충돌하는 외부형(external type)과 장요근건(iliopsoas tendon)이 대퇴골두나 장치골융기(iliopectineal eminence)에 충돌하는 내부형(internal type)으로 구분할 수 있다(그림 12-23).

발음을 유발하는 신체검사로 진단할 수 있으나 역동성 초음파검사를 이용하면 튕겨지는 구조물을 실시간으로 확인할 수 있다. 대부분은 휴식과 약물 요법, 스테로이드 주사요법으로 증상이 호전되나 반응이 없을 경우에는 수술적 치료를 고려한다. 외부형 발음성 고관절에서는 장경인대나 대둔근의 구축이 심하여 고관절의 내전에 제한이 있고 뛰거나 계단을 오르내릴 때 뒤뚱거려 일상적인 생활에 지장이 큰 경우 비후된 장경인대를 부분 절개하거나 장경인대 연장술을 시행한다. 내부형 발음성 고관절에서는 장요근건의 소전자 부착부를 절개하거나 장치골 융기를 지나는 부위를 부분적으로 연장한다.

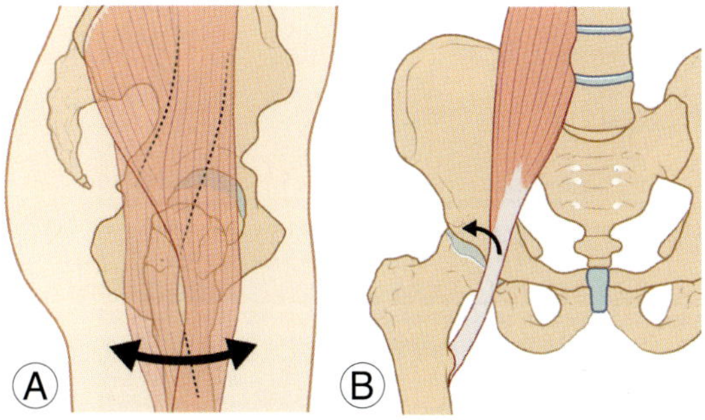

그림 12-23. 발음성 고관절의 모식도.
(A) 장경인대가 대전자부에 충돌하는 외부형. **(B)** 장요근건이 대퇴골두나 장치골융기에 충돌하는 내부형.

2) 고관절 주위 점액낭염(Bursitis around hip)

고관절 주위에는 여러 개의 점액낭이 존재하는데, 임상적으로 자주 문제가 되는 것은 전자부(trochanteric) 점액낭염, 좌둔(ischiogluteal) 점액낭염, 장요(iliopectineal) 점액낭염이다. 이들 점액낭염은 대부분 기계적 자극에 의하여 발생하는데 좌둔 점액낭염은 오래 앉아 일하는 직공에 자주 발생하여 직공 둔부(weaver' s bottom)라고도 부른다.

압통과 함께 종괴나 탄발음이 촉진되기도 한다. 단순 방사선 사진상 특별한 소견은 관찰되지 않아, 확진과 감별진단을 위해 초음파검사나 자기공명영상이 필요할 수 있다(그림 12-24).

대부분 활동량 감소, 물리 및 약물요법 등 보존적 치료로 충분하나, 호전이 없는 경우 스테로이드 국소주사를 시행할 수 있고, 드물지만 수술적으로 점액낭을 절제하기도 한다.

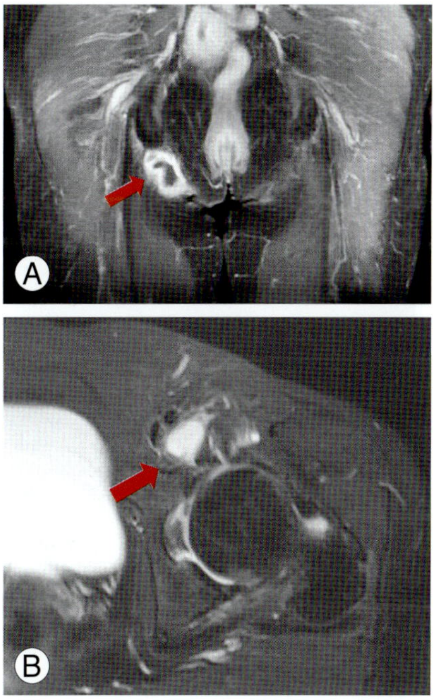

그림 12-24. 고관절 주위 점액낭염의 자기공명영상.
(A) 좌둔 점액낭염. **(B)** 장요 점액낭염.

3) 비구순 파열(Acetabular labral tear)

고관절 통증의 원인으로 비구순 파열이 많은 주목을 받아 왔다. 사체의 96%에서 비구순 파열이 확인되었고, 관절경 수술을 시행한 환자 중 90%에서 비구순 파열이 관찰된다. 따라서, 비구순 파열은 흔히 관찰할 수 있고 그 자체만으로 증상이 유발되는 경우는 드문 것으로 보고 있다. 비구순의 기능에 대해서는 아직 명확히 알려져 있지 않지만 고관절내 음압을 유지함으로써 관절 안정성에 기여하고, 체중 부하 부위에 관절액이 존재하도록 하여 접촉 압력을 줄여주고 윤활 작용을 돕는 것으로 보고 있다.

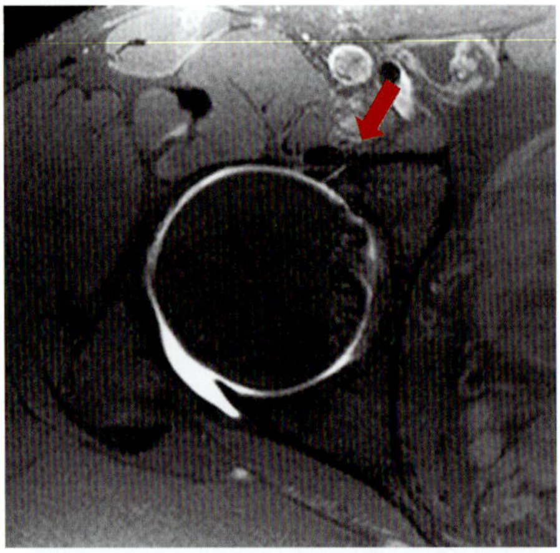

그림 12-25. 관절조영 자기공명영상에서 비구순 파열이 관찰된다.

대부분은 고관절 전방부, 즉, 서혜부 통증을 호소하는데 간혹 파열 부위가 후방부라면 고관절 후방부나 대전자부 통증이 있을 수도 있다. 관절조영 자기공명영상이 비구순 파열을 진단하는데 단순 자기공명영상보다 도움이 된다(그림 12-25).

통증을 유발하는 자세나 행동을 피하도록 하고 근력 강화 운동을 하면서 비스테로이드성 진통소염제 등을 사용할 수 있다. 보존적 치료에 반응이 없고 고관절 운동시 계속 증상이 있으면 수술적 치료를 고려하는데, 최근에는 관절경을 이용하여 변연절제술이나 봉합술을 많이 시행하고 있다.

4) 연골하 피로골절 (Subchondral stress fracture)

체중이 부하되는 대퇴골두의 상방부 연골하골에 피로골절이 발생할 수 있다. 이는 고령이나 전신 질환에 의해 약화된 골질 상태에서 발생하는 부전골절 형태(insufficiency type)의 피로골절(stress fracture)과 정상 골강도에서 발생하는 피로누적 형태(fatigue type)의 피

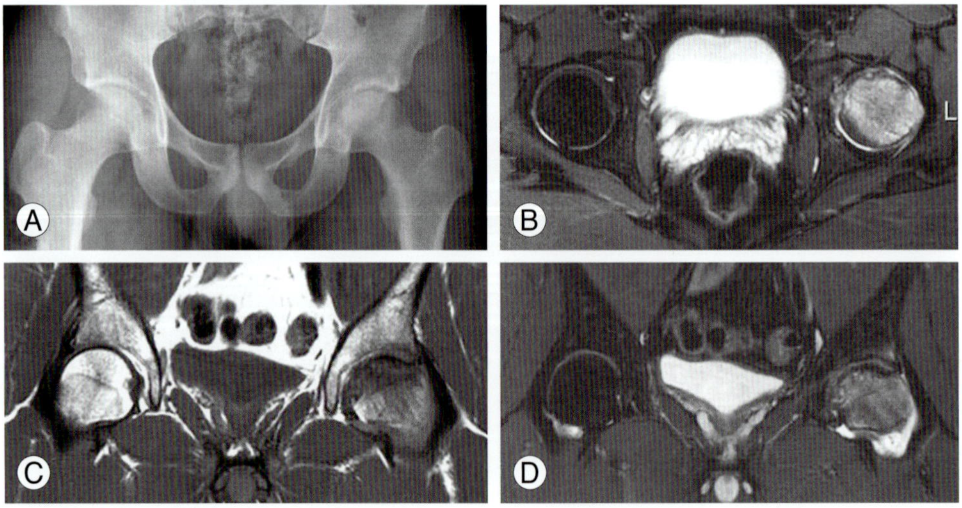

그림 12-26. 좌측 대퇴골두의 연골하 피로 골절.
(A) 전후면 고관절 방사선에서 골두 함몰이 관찰된다. (B, C, D) MRI 검사에서 골수 부종과 골두 함몰을 관찰할 수 있다.

로골절로 나눌 수 있다.

주된 증상은 체중 부하로 심해지는 고관절 통증과 이에 따른 파행이다. 단순 방사선 사진상 초기에는 특별한 이상소견이 없는 경우가 대부분이며 시간이 경과하면서 대퇴골두 주위의 골밀도 감소, 연골하 골절선, 대퇴골두 함몰 등이 관찰될 수 있다. 조기 진단에는 MRI가 필수적인데 연골하 골절선과 대퇴골두내의 골수부종 소견이 관찰된다(그림 12-26).

골두 함몰이 없거나 경미한 경우에는 골두 함몰없이 골절이 치유될 수 있도록 체중부하를 금하여야 한다. 골절이 치유되고 통증이 소실되는 데는 수개월이 걸릴 수 있다. 건강한 일반인에게 발생하는 피로 누적 형태의 피로 골절은 어느 정도 대퇴골두 함몰이 남아도 일상 생활에 큰 지장이 없을 정도로 회복되는 반면 노인에서 발생한 부전골절 형태의 피로 골절은 예후가 좋지 않아서 절반 정도에서 고관절 전치환술을 필요로 한다.

< 참고문헌 >

〈고관절의 병변-해부학, 생역학, 고관절의 신체검사〉

조홍만, 양익환. 해부학. In: 김희중 등. 제 2판. 고관절학. 서울: 군자출판사; 2019. 13-20.

Clemente CD. Gray's Anatomy, 30th Am. ed., Lea & Febiger; 1986.

Wasielewski RC, Kusuma S, Rosenberg AG. Gross anatomy of the hip. In: Callaghan JJ, Rosenberg AG, Rubash HE, 3rd ed. The adult hip. New York: Lippincott Williams & Wilkins; 2016. 37-54.

Gautier E(1), Ganz K, Krügel N, Gill T, Ganz R. Anatomy of the medial femoral circumflex artery and its surgical implications. J Bone Joint Surg Br. 2000;82(5):679-83.

Nordin M, Frankel VH. Basic Biomechanics of the Musculoskeletal System. 3rd ed. Baltimore: Lippincott Williams & Wilkins; 2001:203-21. Polkowski GG, Clohisy JC. Hip Biomechanics Sports Med Arthrosc Rev: 2010, 56-62.

Brinckmann P, Frobin W, Leivseth G. Musculoskeletal Biomechanics. New York: Thieme New York; 2002:69-84.

Martin HD, Palmer IJ, Hatem M. History and physical examination. In: Callaghan JJ, Rosenberg AG, Rubash HE, 3rd ed. The adult hip. New York: Lippincott Williams & Wilkins; 2016. 319-40.

Burge AJ, Gold SL, Lurie BM, Potter HG. Magnetic resonance image of the hip. In: Callaghan JJ, Rosenberg AG, Rubash HE, 3rd ed. The adult hip. New York: Lippincott Williams & Wilkins; 2016. 377-93.

〈대퇴골두 골괴사〉

Jones JP Jr. Etiology and pathogenesis of osteonecrosis. Semin Arthroplasty. 1991;2:160-8.

Yoo MC, Chung DW, Hahn CS. Free vascularized fibula grafting for the treatment of osteonecrosis of the femoral head. Clin Orthop. 1992;277:128-38.

Koo KH, Kim R. Quantifying the extent of osteonecrosis of the femoral head: A new method using MRl. J Bone Joint Surg Br. 1995;77(6):875-80.

Steinberg ME, Hayken GD, Steinberg DR. A quantitative system for staging avascular necrosis. J Bone Joint Surg Br. 1995;77(1):34-41.

Mont MA, Carbone JJ, Fairbank AC. Core decompression versus nonoperative management for osteonecrosis of the hip. Clin Orthop. 1996;324:169-78.

Lavernia CJ, Sierra RJ, Grieco FR. Osteonecrosis of the femoral head. J Am Acad Orthop Surg. 1999;7(4):250-61.

Jones LC, Hungerford DS. Osteonecrosis: etiology, diagnosis, and treatment. Curr Opin Rheumatol. 2004;16(4):443-9.

Kang JS, Park S, Song JH, Jung YY, Cho MR, Rhyu KH. Prevalence of osteonecrosis of the femoral head: a nationwide epidemiologic analysis in Korea. J Arthroplasty. 2009;24(8):1178-83.

Guerado E, Caso E. The physiopathology of avascular necrosis of the femoral head. An update. Injury. 2016;47 Suppl 6:S16-S26.

〈Legg-Calve Perthes 병, 대퇴골두 골단 분리〉

Rowe SM, Jung ST, Cheon SY, Kang KD. The incidence of Perthes' disease in Korea: a focus on differences among races. J Bone Joint Surg Br. 2005; 87(12):1666-8.

Kim HK. Legg-Calvé-Perthes disease: etiology, pathogenesis, and biology. J Pediatr Orthop. 2011;31(2) Suppl:141-6.

Jandl, NM, Shchmidt T, Schulz M, Ruther W, Stuecker MHF. MRI and sonography in Legg-Calve-Perthes disease: clinical relevance of containment and influence on treatment. J Child Orthop. 2018;12(5):472-9.

Catterall A. The natural history of Perthes' disease. J Bone Joint Surg Br. 1971;53(1):37-53.

Salter RB, Thompson GH. Legg-Calvé-Perthes' disease: the prognostic significance of the subchondral fracture and a two-group classification of the femoral head involvement. J Bone Joint Surg Am. 1984;66(4):479-89.

Herring JA, Kim HT, Brown RH. Legg-Calvé-Perthes disease. Part I: classification of radiographs with use of the modified lateral pillar and Stulberg classifications. J Bone Joint Surg Am. 2004;86(10):2013-20.

Stulberg SD, Cooperman DR, Wallensten R. The natural history of Legg-Calve-Perthes disease. J Bone Joint Surg Am. 1981;63(7):1095-108.

Terjesen T, Wiig O, Svenningsen. The natural history of Perthes' disease. Acta Orthop. 2010;81(6):708-14.

Kim HK. Pathophysiology and new strategies for the treatment of Legg-Calvé-Perthes disease. J Bone Joint Surg Am. 2012;94(7):659-69.

Joseph B, Nair NS, Narasimiha Rao KL, Mulpuri K, Varghese G. Optimal timing for containment sugery for Perthes diease. J Pediatr Orthop. 2003;23(5):601-6.

Choi IH, Yoo WJ, Cho TJ, Moon HJ. Principles of treatment in late stages of Perthes disease. Orthop Clin North Am. 2011;42(3):341-8.

Castaneda P, Ponce C, Villareal G, Vidal C. The natural history of osteoarthritis after a slipped capital femoral epiphysis/the pistol grip deformity. J Pediatr Orthop. 2013;34(Suppl 1):S76-82.

Song KS, Oh CW, Lee HJ, Kim SD. Multicenter study Committee of the Korean Pediatric Orthopedic Society. Epidemiology and demographics of slipped capital femoral epiphysis in Korea: a multicenter study by the Korean Pediatric Orthopedic Society. J Pediatr Orthop. 2009;30(7):683-6.

Loder RT, Richards BS, ShapiroPS, et al. Acute slipped capital femoral epiphysis: the importance of physeal stability. J Bone Joint Surg Am. 1993;75:1135-40.

Rebich EJ, Lee SS, Schlechter JA. The S Sign: a new radiographic tool to aid in the diagnosis of slipped capital femoral epiphysis. J Emerg Med. 2018 Jun;54(6):836-43.

Alshryda S, Tsang K, Chytas A, et al. Evidence based treatment for unstable slipped upper femoral epiphysis: systematic review and exploratory patient level analysis. Surgeon. 2018 Feb;16(1):46-54.

Kay RM, Kim YJ. Lowell and Winter's Pediatric Orthopedics. 7th ed. Philadelphia: Lippincott Williams & Wilkins; 2013. Chapter 25, Slipped capital femoral epiphysis; p.1165-221.

Sankar WN, Mcpartland TG, Millis MB, Kim YJ. The unstable slipped ccapital femoral epiphysis: risk factors for osteonecrosis. J Pediatr Orthop. 2010;30:544-8.

〈퇴행성 고관절염, 대퇴비구 충돌, 기타 고관절 질환〉

Arden N, Nevitt MC. Osteoarthritis: epidemiology. Best Pract Res Clin Rheumatol. 2006;20(1):3-25.

Ganz R, Leunig M, Leunig-Ganz K, Harris WH. The etiology of osteoarthritis of the hip: an integrated mechanical concept Clin Orthop Relat Res. 2008; 466:264.

Pereira D, Peleteiro B, Araújo J, Branco J, Santos RA, Ramos E: The effect of osteoarthritis definition on prevalence and incidence estimates: A systematic review. Osteoarthritis Cartilage. 2011; 19(11):1270-1285.

Chung CY, Park MS, Lee KM, Lee SH, Kim TK, Kim KW, et al. Hip osteoarthritis and risk factors in elderly Korean population. Osteoarthritis Cartilage. 2009; 18(3):312-316.

HJ Cho, Vivek Morey MS(Ortho), JY Kang, KW Kim, TK Kim. Prevalence and Risk Factors of Spine, Shoulder, Hand, Hip, and Knee Osteoarthritis in Community-dwelling Koreans Older Than Age 65 Years. Clin Orthop Relat Res. 2009;467:623–37.

Akisue T, Yamamoto T, Marui T, Hitora T, Nagira K, Mihune Y, Kurosaka M, Fujita I, Matsumoto K. Ischiogluteal bursitis: multimodality imaging findings. Clin Orthop Relat Res. 2003;406:214-7.

Byrd JW. Cam-type femoroacetabular impingement. In: Byrd JW, Guanche CA, ed. AANA Advanced arthroscopy: The hip. Philadelphia: Elsevier; 2010. 65-78.

Byrd JW. Evaluation and management of the snapping iliopsoas tendon. Instr Course Lect. 2006;55:347-55.

Clohisy JC, St John LC, Schutz AL. Surgical treatment of femoroacetabular impingement: a systematic review of the literature. Clin Orthop Relat Res. 2010;468(2):555-64.

Eggar AC, Frangiamore S, Rosneck J. Femoroacetabular impingement: a review. Sports Med Arthrosc Rev. 2016;24(4):e53-8.

Ferguson SJ, Bryant JT, Ganz R, Ito K. An in vitro investigation of the acetabular labral seal in hip joint mechanics. J Biomech. 2003;36(2): 171-8.

Kim JW, Yoo JJ, Min BW, Hong SH, Kim HJ. Subchondral fracture of the femoral head in healthy adults. Clin Orthop Relat Res. 2007;464:196- 204.

Klenke FM, Siebenrock KA. Athomorphology and treatment of femoroacetabular impingement. Instr Course Lect. 2012;61:263-72.

Lage LA, Patel JV, Villar RN. The acetabular labral tear: an arthroscopic classification. Arthroscopy. 1996;12(3):269-72.

Lee YK, Yoo JJ, Koo KH, Yoon KS, Min BW, Kim HJ. Collapsed subchondral fatigue fracture of the femoral head. Orthop Clin North Am. 2009;40(2):259-65.

Lustenberger DP, Ng VY, Best TM, Ellis TJ. Efficacy of treatment of trochanteric bursitis: a systematic review. Clin J Sport Med. 2011; 21(5):447-53.

Philippon MJ, Schroder e Souza BG. Femoroacetabular impingement: pincer. In: Byrd JW, Guanche CA, ed. AANA Advanced arthroscopy: The hip. Philadelphia: Elsevier; 2010. 79-89.

Potalivo G, Bugiantella W. Snapping hip syndrome: systematic review of surgical treatment. Hip Int. 2017;27(2):111-21.

Redmond JM, Chen AW, Domb BG. Greater trochanteric pain syndrome. J Am Acad Orthop Surg. 2016;24(4):231-40.

Reiman MP, Mather RC 3rd, Hash TW 2nd, Cook CE. Examination of acetabular labral tear: a continued diagnostic challenge. Br J Sports Med. 2014;48(4):311-9.

Seldes RM, Tan V, Hunt J, Katz M, Winiarsky R, Fitzgerald RH Jr. Anatomy, histologic features, and vascularity of the adult acetabular labrum. Clin Orthop Relat Res. 2001;382:232-40.

Song WS, Yoo JJ, Koo KH, Yoon KS, Kim YM, Kim HJ. Subchondral fatigue fracture of the femoral head in military recruits. J Bone Joint Surg Am. 2004;86-A(9):1917-24.

Yoon PW, Kwak HS, Yoo JJ, Yoon KS, Kim HJ. Subchondral insufficiency fracture of the femoral head in elderly people. J Korean Med Sci. 2014;29:593-8.

13장 슬관절 병변 (Affections of the Knee)

1. 반월연골판
2. 인대 손상
3. 관절 연골 손상
4. 슬개골과 신전기전 병변
5. 슬관절 퇴행성 관절염
6. 기타 슬관절 질환

본 장에서는 슬관절의 특징적 병변인 반월연골판, 측부인대, 십자인대 그리고 관절연골 손상, 슬개골과 신전기전 병변, 이밖에 다른 슬관절 질환에 대하여 알아보고자 한다.

1. 반월연골판(Meniscus)

1) 반월연골판 손상(Injury of meniscus)

반월연골판의 손상은 외상성과 퇴행성으로 분류한다. 외상성은 20대의 젊은 연령에서 흔하고, 급성 전방십자인대 손상시에는 외측 반월연골판 손상이 동반되고, 전방십자인대가 손상되어 시간이 경과한 경우에는 내측 반월연골판 손상이 동반되는 경우가 흔하다. 퇴행성 파열은 40~50대 이후의 중년에 흔하고, 일상적인 활동이나 경미한 부상에 의해서도 발생할 수 있으며, 반복적이고 과도한 활동이나 하중 부하의 병력이 있을 수 있다.

(1) 손상 기전과 파열 양상

반월연골판 파열은 슬관절이 약간 굴곡한 상태에서 회전력이 가해질 때 발생하고, 가해진 힘의 강도 및 방향에 따라 파열 양상이 달라진다.

가. 종 파열(Longitudinal tear)

무릎이 굴곡된 상태에서 대퇴골의 내회전으로 인해 내측 반월연골판이 후방 및 중앙으로 전위된 상태에서 갑작스런 슬관절의 신전으로 초래된다. 이러한 종 파열이 앞쪽으로 길게 연장되면 내측 파열부가 과간 절흔(intercondylar notch)으로 전위되는 양상의 양동이 손잡이형 파열(bucket-handle tear)이 된다. 외측 반월연골판도 같은 기전으로 전방 및 중앙으로 전위되면서 종 파열이 초래될 수 있다.

나. 수평 파열(Horizontal tear)

축성 압박력(axial compression)에 의해 수평으로 배열된 원주섬유에 전단력(shear force)이 가해져 발생하며, 퇴행성 파열에서 주로 관찰된다. 내측 반월연골판 후각부에서 반복적인 감입(impingement)에 의해 초래되는 경우가 흔하며, 외측 반월연골판의 중간부에서도 발생한다.

다. 방사 파열(Radial tear)

축성 압박력에 의해 전후방향으로 벌어지는 힘이 가해져서 발생하게 되며, 외측 반월연골판 체부와 후각부 사이에서 발생하게 되며, 슬관절 굴곡시 대퇴내과와 내측 경골 고평부 사이에서 내측 반월연골판 후각부분이 감입을 일으키는데, 이때 반월연골판의 후각부와 경골부착부인대의 연결부에 전단력이 집중되면서 이 부위에 방사 파열이 발생하게 된다.

(2) 진단

외상성 반월연골판 파열은 급성 통증과 부종소견을 보이나, 퇴행성 파열은 특별한 외상없이 만성적인 관절부종 및 통증 등의 증상을 보일 수 있다. 불안정한 파열편이 관절 운동 중에 관절면 사이로 감입되면 덜컹거림

(clunk), 무릎꺾임(giving way), 잠김(locking) 등의 증상을 호소할 수 있다. 신전운동 제한 현상은 양동이 손잡이형 파열에서 나타나며, 수술적 치료의 적응증이 된다. 신체검사상 삼출액, 관절운동 범위의 제한, 관절선의 압통 여부를 확인하며, 동반된 인대 손상을 확인하기 위해 인대 안정성 검사를 시행한다.

가. 관절 삼출액 검사

앙와위(supine position)에서 슬관절을 신전시키고 한 손으로 슬개상 맹낭(suprapatellar pouch)을 압박하여 관절액을 슬개골과 대퇴골 사이로 모이게 한 후, 다른 손으로 슬개골을 눌러 느껴지는 부유감(floating)의 정도에 따라 삼출 정도를 확인하거나, 슬개골과 대퇴골 사이로 모이게 한 삼출액으로 인해 초래되는 슬개골 주변의 관절막의 팽창정도를 다른 손으로 확인할 수 있다.

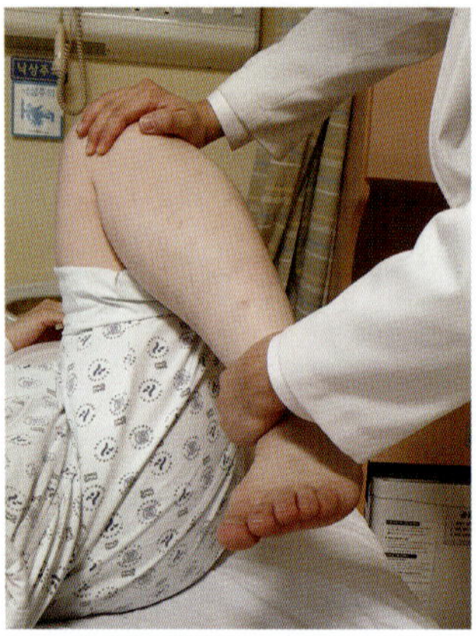

그림 13-1. McMurray 검사.

나. 관절선 압통

반월연골판 파열이 있는 경우 관절선을 촉진할 때 통증이나 불편감을 호소할 수 있다. 대퇴골과 경골 사이의 관절선을 정확히 촉지해야 하며, 건측과 비교하여 단순한 압박에 의한 통증을 배제해야 한다.

다. McMurray 검사

앙와위에서 슬관절을 최대 굴곡한 후, 한 손으로 하퇴부를 내회전 혹은 외회전 한 후 서서히 신전시킨다(그림 13-1). 이때 통증을 호소하거나 관절선을 촉지하고 있는 손에 탄발음(click)이 느껴질 경우 양성으로 판정한다. 내측 반월연골판은 하퇴부를 외회전 한 후 신전하면서 검사하고, 외측 반월연골판은 하퇴부를 내회전 한 후 신전 시 양성소견을 보이나 반대의 경우도 있다.

라. 자기공명영상(MRI) 검사

MRI검사는 비침습적(non-invasive)이며, 90% 정도의 민감도와 특이도가 보고될 정도로 높은 정확도를 보이는 검사로, 반월연골판 파열 진단에 유용한 검사이다. 관상면 및 시상면 영상을 연속적으로 확인하여야 정확한 진단이 가능하며, 연속된 둘 이상의 영상에서 반월연골판 내에 증가된 신호가 보이거나 모양이 불규칙할 경우 파열 가능성이 높다. 반월연골판 내에서 관찰되는 비정상적인 고신호 영상은 3단계로 분류되며, 1단계는 부분적으로 증가된 국소적인 원형 고신호 강도로서, 소아에서는 정상적인 혈행과, 성인에서는 변성과 관련이 있으며, 2단계는 관절면까지 이행되지 않은 선

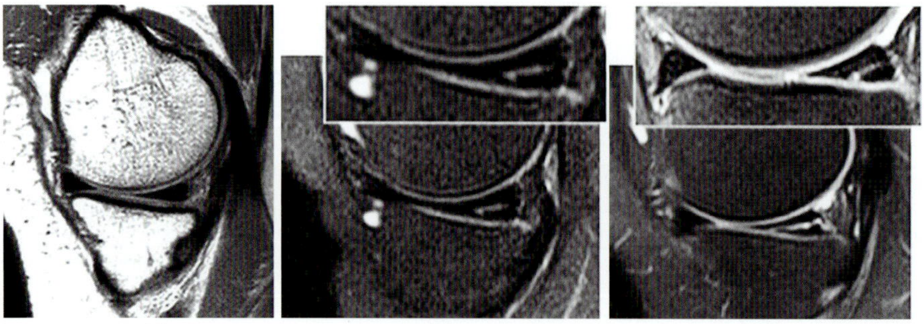

단계 1 단계 2 단계 3

그림 13-2. MRI-반월연골판 내부의 비정상적 고신호 영상(단계 1, 2, 3): 3단계만이 파열을 의미한다.

형의 고신호 강도이다. 1, 2단계의 신호 강도는 반월연골판내 퇴행성 변화 소견으로 판정한다. 3단계는 형태에 상관없이 고신호 강도 부위가 한 면 이상의 관절면으로 연장된 상태로, 3단계의 신호 강도가 2개 이상의 연속된 영상에서 보일 경우 반월연골판 파열로 진단한다(그림 13-2). 반월연골판 파열 진단에 있어서 반월연골판 전각부에 부착하는 반월연골판간 횡인대(transverse intermeniscal ligament)와 슬와 건(popliteus tendon)으로 인한 MRI 소견이 반월연골판 파열과 유사하게 보일 수 있어 주의하여야 한다.

마. 관절경(Arthroscopy) 검사

반월연골판 파열의 확진 검사로 사용될 수 있다. 반월연골판과 관절낭의 경계 부위와 반월연골판 상하면을 탐침(probe)으로 자세히 살피고 불안정성이 있는지 확인해야 한다. 또한 후내측과 후외측 구획에도 관절경을 위치시켜 후각 변연부도 확인한다.

(3) 퇴행성 반월연골판 파열

반월연골판 내부의 퇴행성 변화가 심해지면 뚜렷한 외상없이 파열이 발생할 수 있다. 주로 내측 반월연골판 후방 1/3 혹은 후각부에 자주 발생하며, 외측 반월연골판 중간부에서도 발생할 수 있다. 퇴행성 관절염의 경우에는 60% 이상에서 반월연골판 파열이 발견되며, 퇴행성 관절염 소견이 없고 증상이 없는 경우에도 23% 정도에서 파열이 발견되기도 한다. 따라서 MRI상 반월연골판 파열 소견만으로 수술적 치료를 결정하기 보다는 증상 및 진찰 소견 등을 함께 고려하여 결정한다. 퇴행성 파열과 외상성 파열의 구분은 어려울 수도 있으나, 퇴행성 파열은 뚜렷한 외상 병력이 없는 경우가 많고, MRI에서 반월연골판 파열 외에 외상성 파열에서 관찰되는 주변 연부조직의 고신호 강도나 골 좌상, 급성인대 손상 등의 소견들이 관찰되지 않으며, 반월연골판의 퇴행성 변화, 변형, 마모 등의 진구성(chronic) 소견이 동반되는 것을 종합하면 구별할 수도 있다. 또한 파열의 형태도 수평 파열 혹은 복합 파열 형태인 경우가 많다.

(4) 치료

치료 방법을 결정하는데 중요한 요소는 외상성 파열의 경우는 파열 부위의 안정성이고, 퇴행성 파열의 경우는 증상의 정도이다. 확진 된 외상성 파열은 관절경을 이용한 수술적 치료의 대상이 되지만, 5 mm 이하의 변연부 종 파열, 10 mm 이하의 부분 파열(두께의 50% 이하), 전위의 정도가 3 mm 이내인 경우, 3 mm 이하의 방사 파열은 안정한 것으로 간주되며, 십자인대 손상이 동반되지 않은 경우는 보존적 치료로 좋은 결과를 기대할 수 있다. 그러나 만성 파열의 경우는 치유를 기대하기 어려우며, 양동이 손잡이형 파열은 수술적 치료가 권유된다. 퇴행성 파열의 경우 고정 치료는 필요하지 않으며 보존적 요법으로 증상이 호전되면 수술적 치료를 필요하지 않는 경우가 많다. 수술적 치료법으로는 관절경적 부분 절제술(partial meniscectomy), 아전 절제술(subtotal meniscectomy), 전 절제술(total meniscectomy)과 봉합술(meniscal repair)이 있다. 반월연골판 전 절제술 후에는 슬관절의 퇴행성 변화가 진행되므로 불가피한 경우를 제외하고는 시행되지 않으며, 가급적 부분 절제하거나 봉합술이 시도된다. 반월연골판 봉합술에는 inside-out, outside-in, all inside 방법이 있으며, 봉합술의 적응증은 젊고 활동적인 환자에서 이차적인 변성이나 변형이 적은 10 mm 이상의 완전 종 파열, 변연부 10~30% 이내(또는 관절낭에서 3~4 mm 이내)에 생긴 파열, 불안정성 파열 등이며, 슬관절의 안정성이 유지되거나 재건술로 안정성을 회복시킨 경우에 결과가 좋다. 하지만 봉합술 후 치유의 실패나 재파열이 발생하는 경우가 있으며, 술 후 최상의 결과를 위해서는 관절운동 범위와 체중 부하 허용 정도를 봉합상태에 따라 결정하는 세심한 술 후 기능 회복 치료가 필요하다. 반월연골판 전 절제술이나 아전 절제술을 시행한 후에 일상생활에서 지속적인 관절 동증을 호소하고 관절연골에 퇴행성 변화가 심하지 않은 경우에는 증상 호전을 위해 동종 반월연골판 이식술(meniscal allograft transplantation: MAT)이 시행되기도 한다. 또한 최근에는 조직공학적으로 인공 반월연골판 치환물을 이용한 치료가 시도되기도 한다.

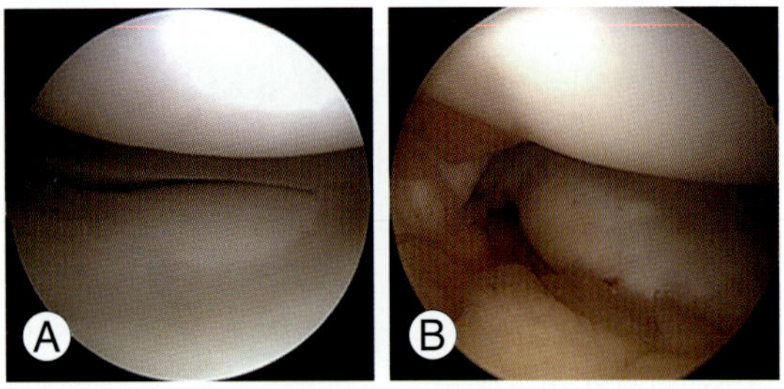

그림 13-3. 정상 반월연골판(A)과 원반형 연골판(B)의 관절경 사진.

2) 원반형 연골판(Discoid meniscus)

원반형 연골판은 정상적인 C-모양의 연골판이 아닌 원반 모양의 연골판(그림 13-3)으로, 주로 슬관절의 외측 반월연골판에 나타나며 소아나 청소년기에 증상이 발현된다. 서양에서는 5%이내의 비교적 드문 질환으로 보고되나, 한국과 일본에서는 12.5~16.6%의 비교적 높은 빈도로 보고된다. 원반형 연골판은 형태에 따라 1형: 완전형, 2형: 불완전형, 3형: Wrisberg 형으로 구분된다. 파열되지 않았거나 증상이 없는 원반형 연골판은 절제하지 않으며, 파열이 있고 탄발음(click)이나 잠김(locking) 등의 증상이 있는 경우에는 관절경적 반월연골판 절제술 및 성형술(saucerization), 봉합술이 시행되며, 파열의 위치와 형태에 따라 봉합이 불가능하여 전절제술 혹은 아전 절제술이 시행된 경우에는 동종 반월연골판 이식술이 시행되기도 한다.

2. 인대손상(Ligament Injury)

1) 측부인대 손상(Injury of collateral ligament)

(1) 내측측부인대 손상

내측측부인대(medial collateral ligament)는 슬관절 주위 인대 중 가장 흔히 손상되는 구조물로서, 스키, 축구와 같은 운동 중 갑작스런 방향 전환, 비틀림에 의한 원위 대퇴골 또는 근위 경골 외측에 가해지는 외반력 및 외회전력에 의해 초래된다. 순수한 외반력에 의하여 표층 내측측부인대가 손상되며, 외회전력이 동반되면 내측측부인대의 뒷부분과 더불어 후경사인대(posterior oblique ligament)가 손상된다.

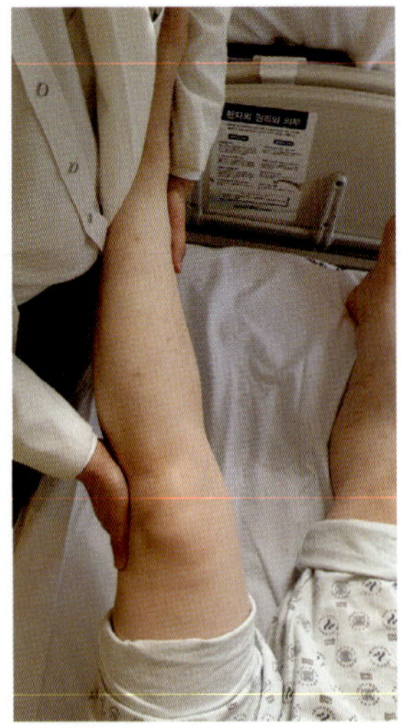

그림 13-4. 외반 부하 검사.

가. 진단

피하 출혈, 인대 손상부위의 국소 통증, 주위 조직의 부종, 관절 종창 등을 관찰할 수 있으며, 슬관절을 0도와 30도 굴곡 상태에서 외반력을 가하여 내측 관절 간격이 벌어지는 내측 불안정성을 측정하는 외반 부하 검사(valgus stress test)로 진단한다(그림 13-4). 내측 불안정성의 정도는 1도, 2도, 3도 손상의 3등급으로 손상 정도를 분류하며, 단순 방사선 검사에서 동반된 경골 고평부 골절, 대퇴 내상과의 견열 골편 등을 관찰할 수도 있고, 스트레스 방사선 사진에서 건측과 비교함으로써 인대 손상 정도를 정량화 할 수도 있다. 동반 손상 부위를 평가하기 위해 MRI를 시행하기도 한다.

나. 치료

내측측부인대의 급성 단독 손상은 조기 관절 운동과 체중 부하, 점진적 근력 강화 운동 등의 비수술적 기능 회복 치료가 보편적으로 시행되며, 양호한 결과들이 보고되고 있다. 그러나 전방 혹은 후방십자인대 손상이 동반되는 경우에는 십자인대 재건술을 시행하고 내측측부인대 손상은 보존적 치료가 시행되기도 한다. 전위된 반월연골판 파열, 표층 내측측부인대와 후경사인대의 완전 파열, 후방십자인대 파열이 동반된 경우나 보존적 치료에도 불구하고 지속적으로 외반 불안정성이 있는 경우에는 수술적 치료를 시행하기도 한다. 수술적 치료는 일차 봉합술, 강화술, 내측측부인대의 전진술, 거위발건 이전술, 자가 슬건이나 동종건을 이용한 내측측부인대 재건술이 시행되며, 수술법에 따라 각기 다른 술 후 기능 회복 치료를 시행해야 한다.

(2) 외측측부인대 및 후외측 구조물 손상

외측측부인대(lateral collateral ligament) 및 후외측 구조물(posterolateral structure)의 단독손상은 비교적 드물며, 대부분 다른 인대 손상과 동반된다. 후외측 구조물의 손상은 후방, 외회전 및 내반 불안정성과 관절 연골의 퇴행성 변화 등의 심각한 장애를 일으킬 수 있으며, 동반된 십자인대 손상에 대한 재건술 후에도 지속적인 불안정성을 초래하여 재건한 이식건의 실패를 초래할 수 있으므로 정확한 신체검사와 영상학적 검사를 통해 정확한 진단과 적절한 치료가 필요하다. 손상기전으로는 비접촉성 과신전과 슬관절의 내측, 특히 전내측의 직접적인 충격 기전이다.

가. 진단

급성 손상 부위의 피하 출혈, 부종, 후외측 구조물 부위와 비골두 주변의 압통 소견을 보이며, 손상 후 시간이 경과한 경우에는 보행시 입각기(stance phase)에 환측 무릎이 내반 밀림(varus thrust) 상태로 되거나 과신전 상태로 내반 변형을 보이는 비정상적인 보행 형태가 나타날 수 있다. 슬관절을 0도와 30도 굴곡 상태에서 내반력을 가하여 외측 관절 간격이 벌어지는 외측 불안정성을 측정하는 내반 부하 검사(varus stress test)로 진단한다(그림 13-5). 또한 슬관절을 30도와 90도 굴곡 상태에서 양측 하퇴부를 외회전 시켜 대퇴 족간 각(thigh foot angle)을 측정하여 외회전 정도를 비교하는 Dial 검사(그림 13-6)로 후외측 구조물 손상을 진단한다. 이외에도 후외측 전위 검사(posterolateral drawer test), 외회전 전반슬 검사(external rotation recurvatum test), 역축이동 검사(reverse pivot shift test)로써 후외측 구조물 손상 여부를 검사하며, 외측 및 후외측 불안정성은 1도, 2도, 3도 손상의 3등급으로 손상 정도를 분류하고, 스트레스 방사선 사진에서 건측과 비교함으로써 인대손상 정도를 정량화 할 수도 있으며, 손상 구조물의 정확한 평가를 위해 MRI를 시행하기도 한다.

나. 치료

외측측부인대 및 후외측 구조물의 치료에 영향을 미치는 요인으로는 수상 시기, 하지의 정렬 상태, 무릎 관절의 안정성, 동반 인대 손상 여부, 반월연골판이나 관절연골 손상 여부 등이다. 일반적으로 1도와 2도 손상은 비수술적 치료로도 양호한 결과를 보이나 불안정성이 남을 수 있다. 3도 손상은 비수술적 치료로는 좋은 결과를 기대할 수 없어 수술적 치료가 필요하다. 수술적 치료의 목표는 손상된 구조물의 복원 또는 재건을 통하여 외측 및 후외측 안정성을 회복시키는데 있다, 수술적 치료법으로는 일차 봉합술, 인대 부착부의 전진술(advancement), 대퇴이두근, 장경대 등을 이용한 보강술

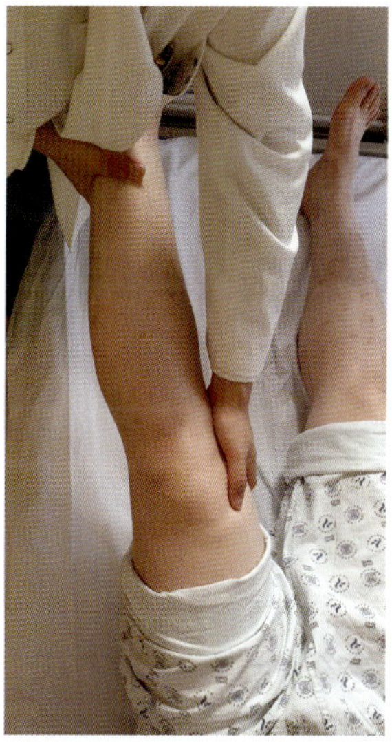

그림 13-5. 내반 부하 검사.

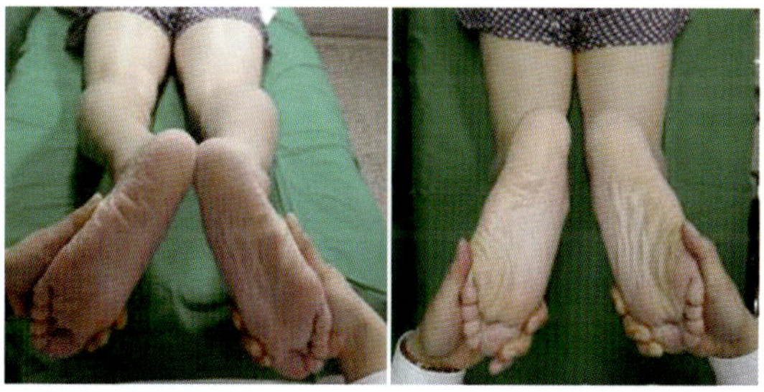

그림 13-6. Dial 검사.

(augmentation), 자가 또는 동종 이식물을 이용한 재건술(reconstruction) 등이 있다. 일차 봉합술은 수상 후 2주 내에 시행되는 것이 권고되며, 3주 이상 경과시에는 후외측 구조물의 반흔 조직 형성과 유착으로 해부학적 봉합이 어려워진다. 수상 후 3개월 이상 경과된 만성 손상의 경우에는 재건술이 시행되며, 각각의 수술법에 적합한 술 후 기능회복 치료를 시행해야 한다. 하지의 부정정렬(내반슬)은 인대 수술 전에 교정하는 것이 권장된다.

2) 십자인대 손상(Injury of cruciate ligament)

(1) 전방십자인대 손상 (Anterior cruciate ligament injury)

전방십자인대의 손상은 비교적 흔하게 발생하며, 스포츠 활동의 증가와 각종 사고로 인해 손상의 빈도가 점차 증가하고 있다. 전방십자인대 손상시에는 반월연골판, 관절연골, 그리고 내측측부인대 손상이 흔히 동반되며, 외측측부인대와 후외측 구조물의 손상이 동반되기도 한다.

가. 손상기전

스포츠 활동 중에는 대부분 비접촉 손상(non-contact injury)이며, 감속(deceleration) 후 갑작스런 정지 동작이나 방향 전환, 슬관절 신전 위치에서의 착지 동작, 발이 지면에 고정된 상태에서 축회전(pivoting) 되는 경우에 발생할 수 있다.

나. 진단

전방십자인대 손상의 진단은 특징적 병력 청취, 정확한 신체검사, 방사선학적 검사를 통해 이루어 지며, 동반 손상 발생이 빈번하므로 이에 따른 복합적인 접근이 필요하다.

다. 병력 및 신체검사

수상 당시 갑작스런 정지 동작 및 방향 전환, 점프 및 착지, 넘어지는 동작과 함께 '퍽'하는 popping sound, 심한 통증과 관절의 종창 등이 발생하는 급성기를 거쳐 지속적인 불안정성, 무릎꺾임(giving way), 종창의 반복적인 재발 등이 나타나는 만성기로 이행한다. 진단을 위한 유용한 신체검사로는 전방 전위 검사, Lachman 검사, 축 이동 검사(pivot shift test) 등이 있다.

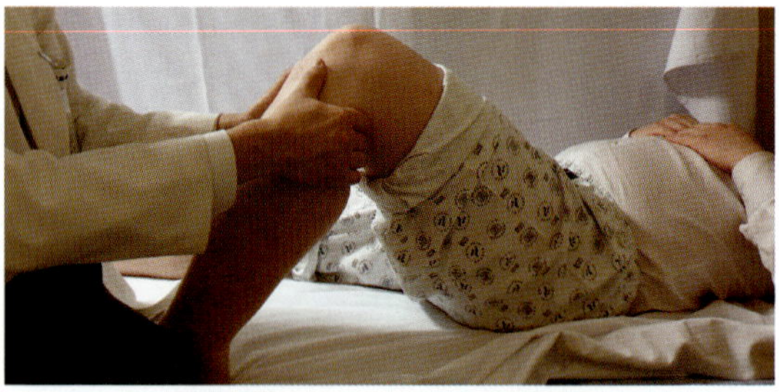

그림 13-7. 전방 전위 검사.

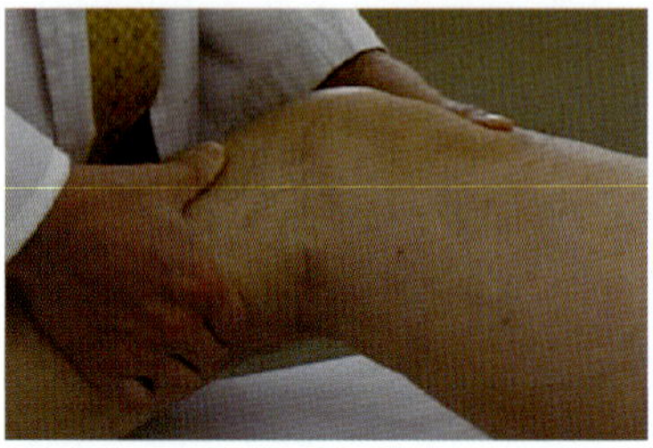

그림 13-8. Lachman 검사.

가) 전방 전위 검사(Anterior drawer test)

앙와위에서 고관절을 45도 굴곡, 슬관절을 80~90도 굴곡시키고, 검사자가 환자의 환측 발 위에 앉아서 관절선 바로 아래의 근위 경골부를 양손으로 잡고, 관절선을 촉지하며 근위 경골을 전방으로 견인하여 대퇴골에 대한 경골의 전위 정도를 측정하는 방법이다(그림 13-7). 그러나 급성 손상에서는 통증과 관절 종창으로 무릎을 90도로 굴곡하기 어려우며, 통증으로 슬건이 긴장하여 전위 정도가 나타나지 않을 수 있고, 반월연골판 후각에 의한 door stopper 효과로 진단에 어려움이 있다.

나) Lachman 검사

앙와위에서 슬관절을 20~30도 정도 굴곡한 상태에서 한 손으로 대퇴 원위부를 고정하고, 다른 손 무지가 경골 결절에 위치하도록 감싼 후, 근위 경골부를 전방으로 견인하여 전위 정도와 부하시 종말점(end point)의 단단함(hardness)을 측정한다(그림 13-8).

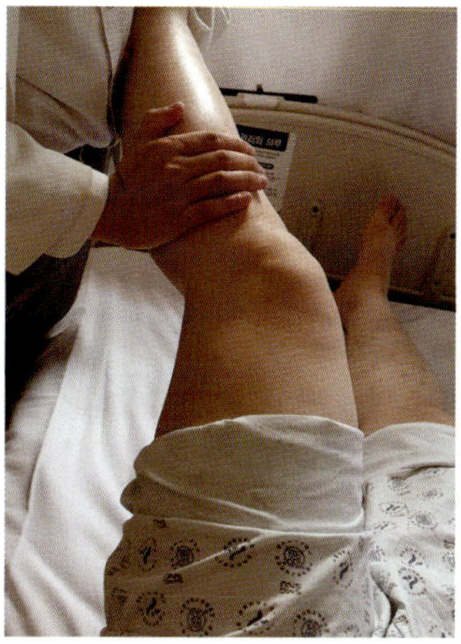

그림 13-9. 축 이동 검사(pivot-shift test).

다) 축 이동 검사(Pivot shift test)

환자가 긴장하지 않도록 하고, 앙와위에서 환자의 발을 내회전한 상태로 하지를 들어 올리고, 검사자의 다른 쪽 손바닥을 관절선 원위부에 댄 후 슬관절을 굴곡시키면서 조심스럽게 외반력을 가한다(그림 13-9). 10~40도 굴곡시에 전방으로 아탈구 되었던 경골이 갑자기 이동하면서 정복되는 것을 관찰 혹은 정복 움직임을 감지하는 검사법으로 건측과의 차이를 비교한다.

라. 방사선 검사

단순 방사선 검사상 Segond 골절이나 인대 부착부 특히 경골극의 견열 등이 관찰될 수 있으며, MRI 검사를 시행하여 좀 더 명확한 진단 및 동반 손상 유무를 확인하는 것이 일반적이다.

마. 치료

급성기의 치료는 혈관절증의 최소화, 관절 운동 범위 회복, 대퇴사두근의 조절 능력, 고유수용감각과 정상적인 보행 회복에 중점을 둔다. 수상 후 첫 48시간 이내에는 스포츠 손상의 급성기 치료 원칙인 RICE (Rest, Ice, Compression, Elevation) 원칙에 따라 혈관절증과 급성 염증 및 이차적인 손상을 최소화하는 것이 중요하며, 통증 조절에도 관심을 가져야 한다. 전방십자인대 손상의 수술적 치료는 불안정성의 정도, 동반 손상의 유무, 환자의 나이, 관절염 정도, 활동 정도, 회복 후 활동에 대한 기대치 등을 종합적으로 감안하여 결정한다. 수술적 치료법으로는 파열된 인대의 일차 봉합술, 봉합한 인대를 강화하는 보강술(augmentation), 그리고 자가 또는 동종 이식물을 이용한 재건술 등이 있다. 이중 전방십자인대 재건술은 관절경 수술 술기의 발전으로 결과가 향상되어 권고되는 치료법이다. 이식물의 종류는 자가 이식물(autograft)로 슬개건(patellar tendon), 슬건(hamstring tendon), 대퇴사두건(quadriceps tendon)등이 사용되며, 동종 이식물(allograft)로는 동종 슬개건, 동종 아킬레스건, 동종 전경골건(tibialis anterior tendon)등이 사용된다. 인공인대(artificial ligament)는 실패율이 높고 여러 단점이 있어 현재는 거의 사용되지 않는다. 전방십자인대 재건술에 사용된 이식물은 관절내에서 괴사, 혈관 재형성, 인대 재형성 과정을 거쳐 정상 인대와 유사해지는 인대화(ligamentization) 과정을 거치므로 이 시기에 이식건에 해로운 부하가 가해지지 않는 세심한 술 후 기능회복 치료가 필요하며, 또한 동반 손상에 대한 수술적 치료가 부가된 경우에는 이를 감안한 관절운동 범위와 체중부하 시기 그리고 작용근과 길항근에 대한 근력 강화 운동시기를 조절해야 하므로 수술내용과 과정 그리고 고정 방법등을 이해하는 정형외과 의사에 의한 면밀한 술 후 기능회복 치료가 필요하다.

(2) 후방십자인대 손상 (Posterior cruciate ligament injury)

후방십자인대의 단독 손상과 후외측 구조물을 포함한 여러 인대 구조물의 복합손상은 슬관절의 불안정성, 통증 등 심각한 기능 장애를 유발한다. 후방십자인대는 후외측 구조물과 함께 상호 보완적으로 슬관절 안정성에 기여한다. 만약 후외측 구조물을 치료하지 않은 상태에서 손상된 후방십자인대의 재건술을 시행하면 재건술 실패 가능성이 높아진다.

가. 손상기전 및 자연 경과

후방십자인대의 가장 흔한 손상 기전은 근위 경골 전면부에 직접적인 충격이다. 교통사고시 계기판 손상(dashboard injury)은 슬관절 굴곡 상태에서 경골 근위부 전면에 직접적인 충격을 받게 되며, 이때 내반 혹은 외회전 힘이 가해지면 외측 혹은 후외측 구조물 손상이 동반하게 된다. 운동선수에서는 후방십자인대 단독 손상이 흔히 발생하며, 접촉이 많은 스포츠에서 그 빈도가 높다.

나. 진단

후방십자인대 역시 면밀한 병력 청취 및 신체검사, 방사선 검사, 관절경 검사 등이 도움이 된다.

다. 병력 및 신체검사

간혹 슬개골 전면이나 경골 결절부 주위에 외상으로 인한 피하 출혈이나 상처를 발견할 수 있으며, 경골이 후방으로 전위되는 것(posterior sagging)을 관찰할 수 있다. 만성으로 이행되면 불안정성 증상보다는 통증을 호소하며, 경사를 오르내리는데 어려움을 호소한다. 후방십자인대 손상은 외측 및 후외측 구조물 손상과 동반되는 경우가 많아 이에 대한 평가가 필요하다.

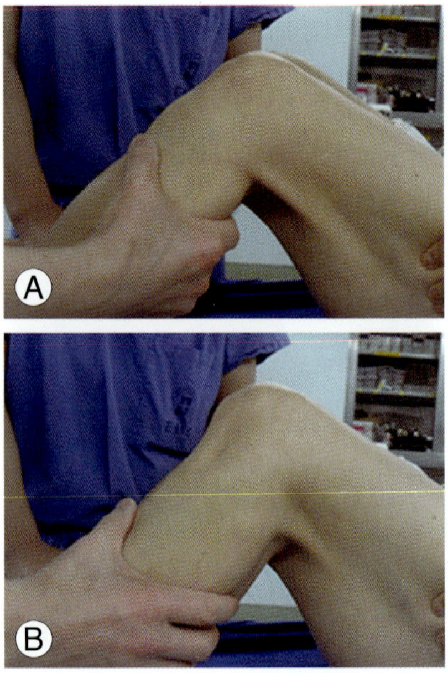

그림 13-10. 후방 전위 검사. **(A)** 중립 위치, **(B)** 내측 경골 고평부가 대퇴 내과 보다 후방으로 전위됨.

가) 후방 전위 검사(Posterior drawer test)

후방십자인대 손상 여부를 가장 정확하게 검사하는 방법으로, 슬관절 90도 굴곡 상태에서 근위 경골부에 직접 후방 부하를 가하여 내측 경골 고평부와 대퇴 내과의 층형성(step off)의 변화를 평가하는 검사법이다(그림 13-10).

나) 신경 및 혈관 검사

후방십자인대 손상시 슬관절 후방의 혈관 및 신경 손상이 동반될 가능성이 있으므로 족배 동맥 및 후경골 동맥의 맥박을 확인하고, 족부의 운동과 감각 기능을 평가한다. 혈관 손상이 의심되는 경우에는 혈관 조영술로 확인하며, 발목-상완 지수(ankle-brachial index: ABI)가 건측과 비교하여 0.8~0.9 이하인 경우 혈관 조영술 시행을 고려한다.

라. 방사선 검사

단순 방사선 사진을 통해 견열 골절, 경골 고평부 골절 유무를 확인한다. 후방 전위 검사로 후방 전위 정도를 파악할 수 있으며, MRI 상에서는 후방십자인대를 직접 관찰할 수 있고, 외측측부인대 및 후외측 구조물의 손상 여부를 확인하도록 한다.

마. 치료

후방십자인대는 활막에 의해 싸여 있고 혈액 공급이 원할하기 때문에 전방십자인대보다 자연 치유력이 좋은 것으로 알려져 있다. 따라서 동반 손상이 없는 후방십자인대 단독 손상의 경우에는 비수술적 치료가 시도된다. 후방십자인대 손상의 수술적 치료는 환자의 나이, 손상의 정도, 손상 후 경과시간, 환자의 상태 및 증상 등을 종합하여 결정한다. 수술적 치료법으로는 후방십자인대 봉합술 및 보강술, 후방십자인대 재건술이 시행된다. 후방십자인대 견열 골절로 전위가 있으며 불안정성이 있을 때, 후방전위가 10 mm 이상이며 젊고 활동성의 기대치가 높을 때, 충분하고 적절한 치료 후에도 통증 및 신체 장애가 있을 때, 동반 인대 손상 특히 후외측 불안정성이 동반된 복합 손상일 때는 재건술을 시행한다.

3. 관절연골 손상(Articular Cartilage Injury)

관절연골의 손상은 20~40세의 젊고 활동적인 경우에

스포츠 손상이나 사고에 의해 발생된다. 전단력에 의해 연골 기질의 스트레스 골절이나 연골하골의 골절이 발생하기도 하며, 슬개골 탈구나 박리성 골연골염, 골괴사에 의해 골연골 결손이 초래되기도 한다. 관절연골은 무혈관성 구조와 기질로 인해 손상 후 치유 능력에 한계가 있어 연골세포가 손상에 반응하더라도 재생 능력은 손상된 연골을 채우기에 부족하여 결국 결손을 남기게 된다. 이러한 병변은 통증, 탄발음, 잠김 등의 증상을 유발하고, 시간이 경과함에 따라 연골 미란(erosion)을 초래하며, 점차로 골관절염으로 진행될 수 있다. 관절연골 손상의 정도를 구분하고 치료 방침을 결정하기 위해 개정 Outerbridge 분류(표 13-1) 등급체계를 사용한다.

1) 치료

관절연골 손상에 대한 치료법은 연골 결손의 크기와 위치, 환자의 물리적, 생리학적 요구 정도, 일차 수술 시행 여부에 따라 결정되며, 수술 방법으로는 관절경적 세척술 및 변연절제술, 골수자극술, 자가 연골세포 이식술, 자가 골연골 이식술, 동종 골연골 이식술 그리고 최근에는 조직공학과 줄기세포를 이용한 치료법들이 개발되어 사용되고 있다.

표 13-1. 개정 Outerbridge 분류

Grade 0	정상 연골
Grade 1	연골 연화(softening)와 혹은 정상 표면에 수포(blister)가 있는 병변
Grade 2	천부 궤양, 연골 깊이의 50% 이하의 균열 혹은 원섬유 형성(fibrillation)
Grade 3	심부 궤양, 연골 깊이의 50% 이상의 균열 혹은 원섬유 형성(fibrillation)
Grade 4	연골 전층 및 연골하골이 노출된 병변

(1) 관절경적 세척술 및 변연절제술

관절경적 세척술(arthroscopic lavage)로 관절내 연골 부유물, 염증 매개물질과 proteolytic enzyme 제거와 이차적인 효과에 의해 통증 경감과 증상 완화를 기대할 수 있으며, 관절경적 변연절제술(arthroscopic debridement)은 손상된 반월연골판의 부분 절제술, 유리체의 제거, 손상된 관절연골 성형술 등을 시행하는 술식으로, 증상 지속 기간이 짧고, 기계적인 증상(mechanical symptom)이 있는 경우에 시행한다.

(2) 골수자극술(Marrow stimulating technique)

국소적인 연골 전층 손상에 대하여 노출된 연골하골과 해면골에 천공을 시행하여 섬유연골의 생성을 촉진하는 방법으로 골수내 간엽세포(mesenchymal stem cell)의 분화를 유도하여 손상된 관절연골을 재생시키는 술식이다. 연마 관절성형술(abrasion arthroplasty), 다발성 천공술(multiple drilling), 미세골절술(microfracture)(그림 13-11) 등이 있다.

(3) 자가 연골세포 이식술 (Autologous chondrocyte implantation)

건강한 자신의 관절연골을 채취하여 연골세포를 3~6주간 체외 배양 후 관절연골 결손 부위에 이식하는 술식

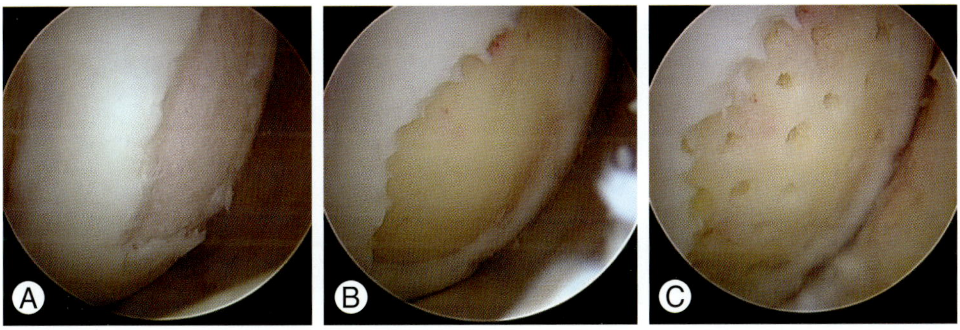

그림 13-11. 대퇴 내과의 연골 전층 손상에 대하여(A), 정상 연골 부위까지 손상된 연골조직을 제거한 후(B), 미세골절술을 시행하였다(C).

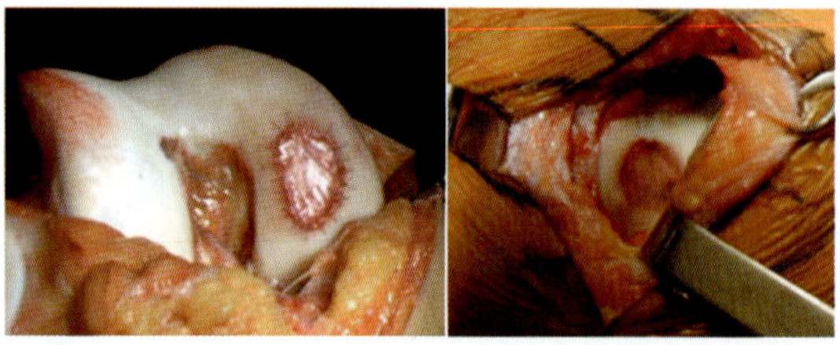

그림 13-12. 자가 연골세포 이식술은 비교적 크기가 크고 복잡한 형태의 연골 병변에도 시행할 수 있다.

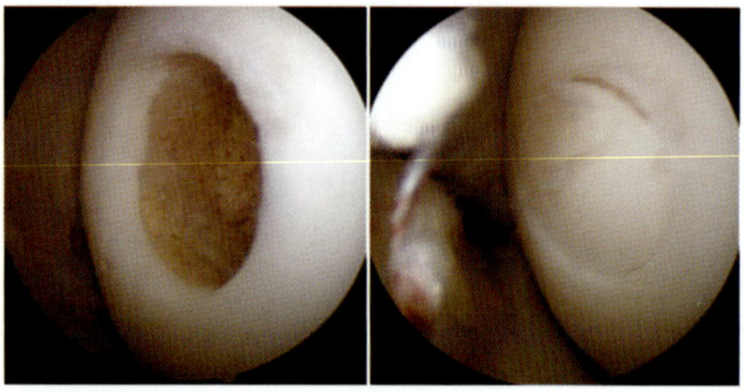

그림 13-13. 대퇴 내과의 작은 연골 결손에 대해 주변 연골과 조화되도록 자가 골연골 이식술을 시행하였다.

으로(그림 13-12) 2~10 cm^2 비교적 큰 연골 전층 손상에 적용하며, 초자연골과 유사한 초자양연골(hyaline-like cartilage)로 복원된다는 장점이 있으나, 2번의 수술이 필요하고 술 후 기능회복 기간이 길다는 단점이 있다.

(4) 자가 골연골 이식술 (Autologous osteochondral transplantation)

자신의 관절연골 중에서 비교적 체중 부하가 적은 부위로 부터 10~15 mm 길이의 원통형 골연골을 채취하여 관절연골 결손 부위에 이식하는 술식으로(그림 13-13), 활동량이 많은 50세 이하의 젊은 환자에서 2 cm^2 이하의 비교적 작은 크기의 관절연골 결손시에 사용할 수 있는 방법이며, 비교적 조기에 체중 부하가 가능하고 한번의 수술로서 치료가 가능하다는 장점이 있다.

(5) 동종 골연골 이식술 (Osteochondral allograft transplantation)

광범위한 관절연골 또는 연골하골 결손시에 사용할 수 있는 방법으로, 크기에 제한이 없고 초자연골로 복원할 수 있다는 장점이 있으나, 질병 전이(disease transmission) 가능성과 연골세포 생존기간에 따른 이식물 가용성(graft availability)이 한정적이라는 단점이 있다.

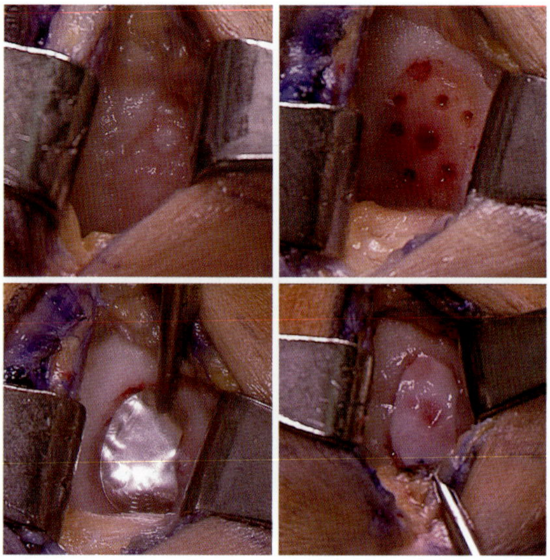

그림 13-14 미세골절술을 시행 후 조직공학 기술을 이용한 생체 소재를 이용하여 덮어주었다.

(6) 조직공학과 줄기세포를 이용한 치료법

다양한 조직공학적 방법을 이용한 치료법이 개발되고 있으며, 연골조직의 기질과 유사한 환경을 제공하는 생체 소재가 개발되어 기존의 치료법과 함께 사용되거나 이를 이용한 새로운 치료법들이 개발되고 있다(그림 13-14).

4. 슬개골과 신전기전 병변(Affection of the Patella and Extensor Mechanism)

슬개-대퇴관절 질환은 비정상적인 하지 생역학, 강직된 연부조직, 근력약화, 과도한 운동 등의 다양한 원인이 연골 및 연골하골의 응력 증가와 슬개골 비정상 주행으로 인해 슬개-대퇴 통증을 일으킬 수 있다.

1) 슬개골 불안정성

슬개골의 빈번한 탈구를 초래하는 경우는 선천성 탈구(congenital dislocation)나 습관성 탈구(habitual dislocation), 그리고 외상성 탈구로 인한 재발성 탈구(recurrent dislocation)로 구분할 수 있다.

(1) 임상증상

슬개골은 대부분 외측으로 탈구되고, 슬관절은 굴곡되므로, 간혹 대퇴 내과가 튀어나온 것처럼 보이기도 한다. 슬관절 종창을 동반하고, 환자는 항상 슬관절 불안정성을 느끼므로 적극적으로 운동을 하지 못한다. 탈구가 반복되면 슬개-대퇴 관절면에 변화가 나타나서 계단이나 경사진 곳을 오르내릴 때 슬관절 전면부에 동통을 호소하게 된다.

(2) 진단

탈구되는 상태를 직접 관찰하면 쉽게 진단할 수 있다. 이미 정복된 상태로 내원한 경우에는 슬관절을 약간 굴곡시킨 위치에서 슬개골을 외측으로 탈구를 유도하는 동작을 취하면, 환자는 심한 두려움을 나타내고 그런 조작을 하지 못하게 피하려고 한다. 이러한 환자의 반응을 불안검사(apprehension test) 양성이라 하며 임상적 진단에 유용한 소견으로 간주한다. 또한 슬관절 신전 상태에서 슬개골을 누르면서 상하좌우로 움직여서 슬개-대퇴관절에 병변 존재 여부를 판정하는 슬개골 마찰 검사(patellar grind test), 슬관절 신전 상태에서 슬개골의 외측을 들어 올려보아 외측 슬개지대의 구축 여부를 판정하는 슬개골 경사 검사(patellar tilt test)를 시행한다.

(3) 치료

슬개골이 탈구된 상태로 내원하면 슬관절을 신전시키고 고관절을 굴곡시켜 대퇴사두근을 이완시키면 쉽게 정복된다. 탈구가 자주 반복되는 경우에는 환자 자신이 스스로 정복하는 것이 익숙해지기도 한다. 정복 후 초기에는 슬관절을 신전시킨 위치에서 4~6주간 고정하고 대퇴사두근 등척성 운동(isometric exercise)을 시작한다. 탈구가 자주 반복되면 수술적 치료를 시행한다. 수술적 방법은 외측 지대 이완술, 근위 및 원위 신전 기전 재정렬, 슬개골 절제술 및 신전 기전 재정렬, 내측 슬개-대퇴 인대(medial patellofemoral ligament: MPFL) 재건술, 대퇴 활차구 성형술(trochleoplasty) 등이 있다.

2) 슬개-대퇴 통증 증후군 (Patellofemoral pain syndrome)

슬개-대퇴 통증 증후군으로 대표되는 전방 슬관절 통증은 진단을 하기가 어렵고 애매모호 하지만, 전체 슬관절 질환의 25% 정도를 차지할 만큼 젊고 활동적인 사람에서 아주 흔한 증상으로 슬개-대퇴 증후군(patellofemoral syndrome), 슬개-대퇴 관절통(patellofemoral arthralgia), 신전 기전 이형성증(extensor mechanism dysplasia), 전방 슬관절 통증 증후군(anterior knee pain syndrome) 이라고도 한다. 치료법으로는 통증과 염증의 감소, 원인과 유발 요소 그리고 비정상적인 생역학적 요소와 비정상적 슬개골 위치의 교정을 위해 테이핑, 내측 사광근 강화 운동, 스트레칭, 연부조직 치료, 보조기, 수술적 교정법을 시행한다.

3) 슬개골 연골 연화증(Chondromalacia patella)

슬개골 관절연골의 연화 현상(softening)을 주 병변으로 하는 병리학적 진단명으로, 이러한 변화는 연골의 표면 또는 심층에서 시작될 수 있다. 표면에서 시작된 경우는 골관절염이 흔히 발생되며, 심층에서 시작되는 경우에는 일정 시간 경과 후 치유되는 경우가 많다. 젊은 연령 특히 여자에서 많이 발생하며, 슬관절의 무릎꺾임, 운동 후 통증과 계단 오르내리기 어려움을 호소한다. 무릎을 구부린 상태로 오래 앉아 있으면 통증을 느끼게 되고(cinema sign), 무릎을 펴면 통증이 완화된다. 슬관절을 굴곡시켜 슬개골이 대퇴골 관절면과 접촉한 상태에서 슬개골을 압박하면 슬개골 관절면에 통증을 느끼게 된다. 슬개골을 누르면서 좌우로 이동시켜 보면 마찰음을 감지할 수 있다. 대개는 보존적 치료로, 슬개-대퇴관절에 심한 압박이 가지 않도록 하기 위해 쪼그려 앉지 않도록 하고, 등산이나 계단 오르내리는 것을 피하도록 하며, 앉을 때는 무릎을 펴고 앉을 것과 대퇴사두근 강

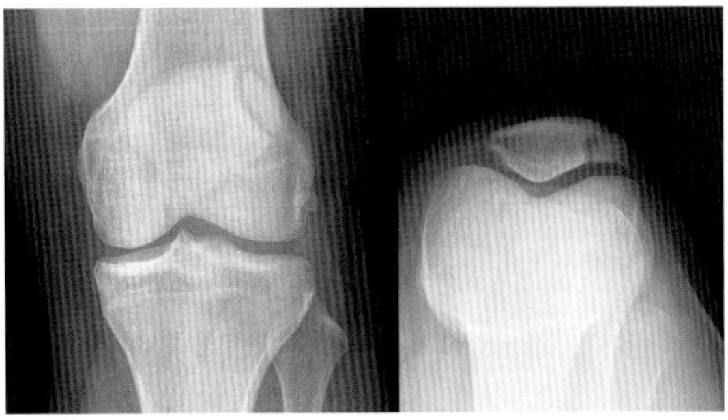

그림 13-15. 이분 슬개골.

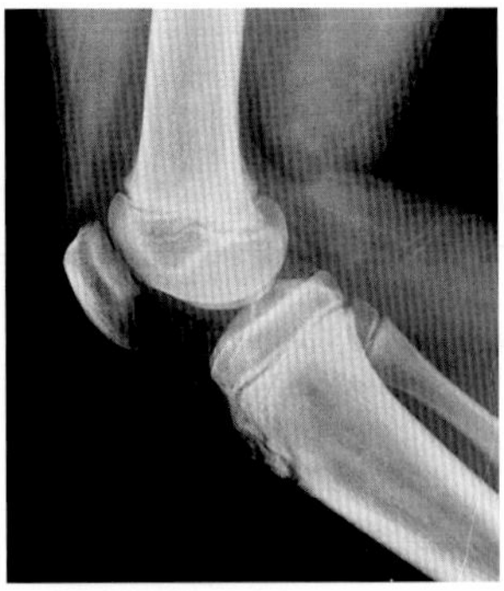

그림 13-16. Osgood-Schlatter 병.

화운동을 권유한다. 보존적 치료로 증상이 호전되지 않고 악화되면 수술적 치료를 고려한다.

4) 이분 슬개골(Bipartite patella)

슬개골 골화 중심은 2~3세에 출현하여 성장과 더불어 하나의 슬개골을 형성하게 된다. 때로는 골화 중심들의 유합 부전이 발생하여 2분, 3분 혹은 다분열 슬개골을 형성하기도 한다. 그러나 대부분은 이분 슬개골로서 양측성이고 작은 골은 주된 슬개골의 상외측에 위치하며 유합되지 않은 채 섬유연골로 부착되어 있다(그림 13-15). 특별한 증상은 없는 것이 보통이며, 증상이 있더라도 보존적 치료에 반응을 잘한다. 만일 통증이 지속되면 작은 골편을 제거하거나 외측 지대 이완술(lateral retinacular release)을 시행하며, 골편이 큰 경우에는 내고정술 및 골이식술을 시행하기도 한다.

5) Osgood-Schlatter 병(Osteochondritis of tibial tuberosity, Partial separation of tibial tuberosity)

슬개건의 갑작스런 또는 지속적인 견인으로 인하여 혀 모양의 경골 결절 골단(epiphysis of tibial tuberosity)이 부분적으로 분리되는 질환이다(그림 13-16). 10~15세의 활동성이 많은 남자에서 호발되며 양측성이 흔하다. 경골 결절 부위에 종창과 통증이 있으며, 타격을 가하면 건측에 비해 심한 통증을 호소한다. 계단 오르내리기와 달리기 등의 강력한 대퇴사두근 수축시에 통증이 심해진다. 방사선 검사상 초기에는 경골 결절 골단판선은 불규칙하게 분리되어 있으나, 말기에는 경골 결절의 세분화가 두드러진다. 병변은 자연 정지되는 경향이 있어 대개의 경우 보존적 치료를 한다. 수 주간 단순히 슬관절을 신전 상태로 부목이나 석고붕대 고정으로 통증을 없앨 수 있으며, 보행을 제한하지 않아도 된다.

6) 슬개골 극의 골연골염 (Osteochodritis of patellar pole)

슬개골 상하에 부착된 대퇴사두근과 슬개건의 지속적인 자극에 의한 골화 형성으로 발생하는 것으로 추정된다. 10~14세의 사춘기 남자에 호발한다. 일반적으로 슬개골 상극보다는 슬개골 하극에 호발하며, 통증, 연부조직 종창, 압통이 있다. 무릎을 굽히거나 달릴 때 통증이 심해지며 파행(limping)을 하게 된다. 초기에는 방사선상 이상 소견이 없으나, 진행되면 해당 슬개골 극 부위에 뿌옇고 불규칙한 골 음영이 증가된 조각들이 관찰된다. 슬개골 하극에 이러한 소견이 나타나면 Sinding-Larsen-Johansson 병으로 명명한다. 보존적 치료로 신전 상태에서 원통 석고붕대 고정으로 증상이 호전되고 자연 치유된다.

5. 슬관절 퇴행성 관절염(골관절염) (Degenerative Arthritis (Osteoarthritis) of the Knee)

제 7장 (Page 102) 참조.

6. 기타 슬관절 질환

1) 관절 내 유리체

일명 joint mice 라고도 하는 유리체(loose body)는 어느 관절에서나 생길 수 있으나, 슬관절에서 호발하고, 크기나 수가 다양하며, 기원되는 조직에 따라 다양한 병적 양상을 보일 수 있다. 퇴행성 관절염(degenerative arthritis), 류마티스 관절염, 슬개골 탈구, 반월연골판 파열, 박리성 골연골염 등의 질환에서 동반될 수 있다.

유리체가 슬관절에 기계적 증상을 유발하는 경우에는 절개술 또는 관절경을 이용한 제거가 필요하며, 활막의 변화가 동반되어 있을 경우에는 활막제거술을 동시에 시행할 수 있다.

2) 박리성 골연골염(Osteochondritis dissecans)

박리성 골연골염은 연골하골(subchondral bone)의 무혈성 변화(avascular change)와 관절연골의 퇴행성 변화가 나타나 치유되지 않았을 때 연골하골을 덮고 있는 연골이나 골이 분리되어 관절내 유리체를 초래하는 질환이다(그림 13-17). 관절 내 유리체를 유발하는 원인 질환으로 슬관절에 흔히 발생하지만 주관절, 족근관절, 견관절, 고관절 등에서도 발생한다. 슬관절에서는 후방십자인대 부착부위에 인접한 대퇴 내과 외측면이 호발부위이며, 대퇴 외과와 슬개골에서도 발생한다. 발생 시기에 따라 예후와 경과가 다르며, 성장이 완료되기 전인 아동 및 청소년기에 발병한 경우에는 비수술적 치료가 선호되고, 성인에서 발생한 경우보다는 예후가 비교적 양호하다.

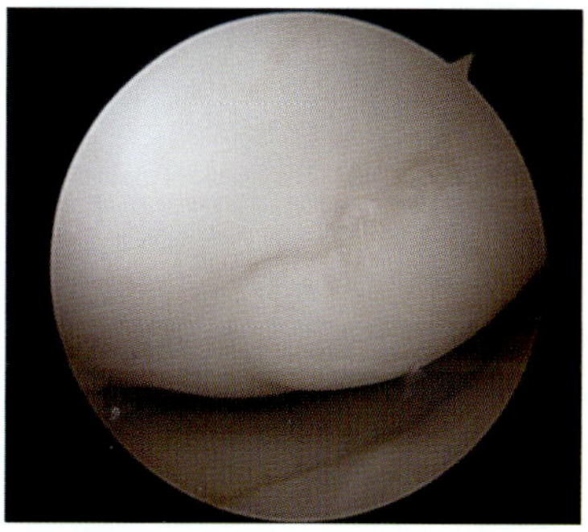

그림 13-17. 박리성 골연골염의 관절경 소견.

(1) 증상

위치가 불분명한 통증이 수개월간 지속되며, 활동 후 심해지는 관절 부종을 호소하기도 한다. 괴사 골편이 분리되면 관절 잠김 현상이 초래되기도 한다.

(2) 진단

방사선 소견은 초기에는 음성이나 점차로 괴사 부위의 방사선 밀도 증가와 주변부의 방사선 밀도 감소 소견이 나타난다(그림 13-18). 괴사 골편이 분리되면 관절면의 결손을 관찰할 수 있다. MRI 검사는 결손 부위와 골편 사이에 액체 신호(fluid signal) 여부로 골편의 분리 정도와 괴사 여부를 판단하는 데 도움을 주며, 인대 및 반월연골판 손상 등의 동반 병변을 확인하는데 도움을 준다.

(3) 치료

환자의 연령과 골편의 분리상태에 따라 수술적 치료 여부를 결정한다.

3) 활막질환

(1) 활막 추벽 증후군(Synovial plica syndrome)

태생기에 슬관절은 활막에 의해 3개의 맹낭(pouch)으로 분리되어 있고, 발생 4~5개월경 활막의 흡수가 일어나며 슬관절은 하나의 관절강을 형성하게 된다. 이때 활막의 불완전 또는 부분적인 흡수로 인해 잔재가 남

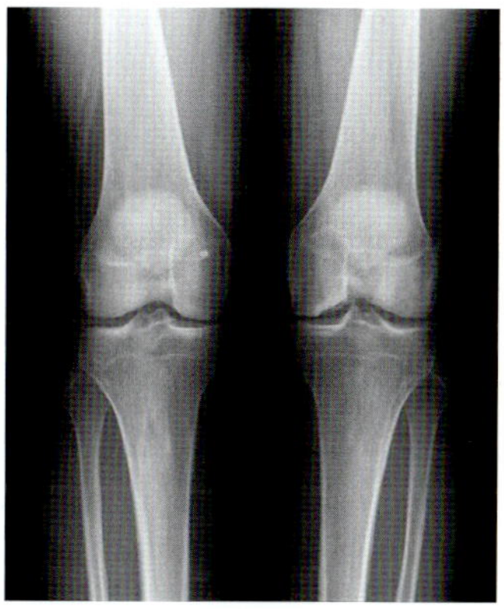

그림 13-18. 박리성 골연골염의 단순 방사선 촬영 소견. 좌측 대퇴 내과 괴사 부위의 방사선 밀도 증가를 관찰할 수 있다.

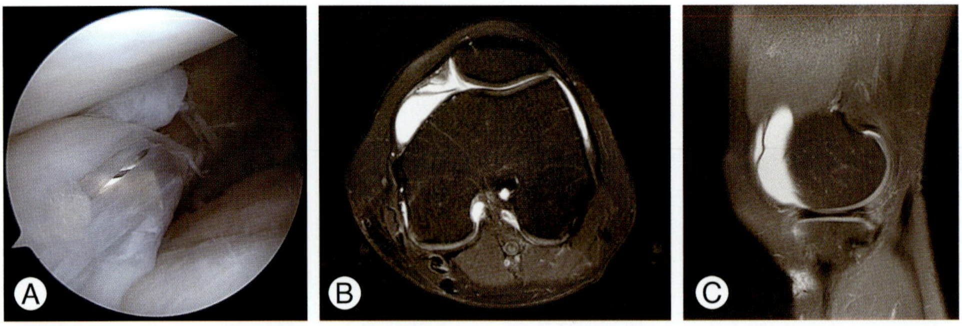

그림 13-19. (A) 슬개 내측 추벽의 관절경 소견. 비후된 내측 추벽을 관찰할 수 있다. **(B, C)** 슬개 내측 추벽의 MRI 축면 및 시상면 소견.

아 있는 상태를 활막 추벽이라 하며, 활막 추벽이 비후되어 슬관절 증상을 일으키는 경우를 활막 추벽 증후군이라 한다. 슬개골과의 상대적인 위치에 따라 슬개상 추벽(suprapatellar plica), 슬개 내측 추벽(medial patellar plica), 슬개 외측 추벽(lateral patellar plica), 슬개하 추벽(infrapatellar plica)으로 구분한다. 증상을 초래하는 것은 주로 슬개 내측 추벽으로 슬관절 전내측에 압통이 있고, 슬관절 굴곡-신전시 무엇인가 걸리는 느낌을 호소하거나 탄발음이 느껴질 수 있다(그림 13-19). 보존적 치료를 시도하지만, 증상 호전이 없는 경우에는 관절경적 추벽 절제술을 시행할 수 있다.

(2) 활막성 연골종증(Synovial chondromatosis)

활막성 연골종증은 관절 활막에서 연골과 골연골 조직이 형성되는 비교적 드문 양성 종양으로 활막 뿐만 아니라 건막과 점액낭의 간엽 세포에서도 발생된다. 다양한 관절에서 나타날 수 있으며, 슬관절에서 발생하는 경우는 주로 관절내에서 관찰된다. 통증, 종창, 강직, 관절 운동 제한 및 탄발음 등의 증상이 나타날 수 있다. 방사선 소견상 관절 내 음영이 증가된 유리체를 볼 수 있다. 그러나 연골의 석회화나 골화가 이루어지지 않은 경우에는 단순 방사선 사진상 나타나지 않을 수 있으므로, 관절경이나 MRI 검사가 필요하기도 한다. 활막의 활동성 병변과 유리체의 유무에 따라 분류하며, 제 1, 2기는 관절경적 활막 절제술을 시행하고 유리체가 있는 경우에는 유리체 제거술을 시행한다. 제3기에는 활막 제거 없이 유리체 제거술을 시행한다.

4) 슬관절 주위의 점액낭염(Bursitis)

점액낭(bursa)는 활막(synovium)과 유사한 막(membrane)으로 싸여 있는 주머니(sac)로, 관절 주위나 골의 돌출 부위를 지나는 피부, 건(tendon) 혹은 근육 주위에 위치하여 마찰을 감소시키고, 섬세한 조직을 압박으로 부터 보호하는 기능을 한다. 슬관절 주위에 있는 점액낭으로는 슬개상 점액낭(suprapatellar bursa), 슬개전 점액낭(prepatellar bursa), 천층 및 심층 슬개하 점액낭(infrapatellar bursa), 비복근의 내측 두와 반막양근 사이에 슬와 낭종(popliteal cyst)은 일명 Baker 낭종이라 하며, 거위발 건 주위의 거위발 점액낭, 내측 및 외측측부인대 점액낭 등이 있다. 점액낭염은 점액낭의 염증성 변화에 의하여 통증, 종창을 일으키는 것으로 슬개전 점액낭, 슬개하 점액낭, 슬와 낭종 그리고 거위발 점액낭이 주로 증상을 일으킨다. 원인에 따라서 외상성, 급성 감염성, 만성 감염성 점액낭염으로 구분할 수 있다.

(1) 치료

점액낭염의 발생 원인에 따라 치료를 한다. 보존적 치료는 안정, 압박 붕대로 압박, 냉찜질, 고정 치료를 시행한다. 점액낭에 고여 있는 삼출액을 뽑고, 감염성 점액낭염인 경우는 세균 검사를 시행하여 적절한 항생제를 투여한다. 수술적 치료는 절개 배농 또는 점액낭 절제술(excision)을 시행한다. 슬관절 내부와 연결되는 점액낭염은 관절 내 병적 변화(pathologic change)에 영향을 받는다. 특히 슬와 낭종은 소아에서는 관절 내와 교통(communication)이 드물어 단순 절제술로 치유가 잘 되지만, 성인에서는 슬관절 후방부 활막의 탈출(herniation)과 연관이 있으며, 약 반수에서는 슬관절 내 병변이 있어 낭종 절제만 시행하면 재발할 수 있으므로 반드시 슬관절 내 병변의 유무를 확인하여 적절한 치료를 시행해야 한다.

5) 골 괴사(Osteonecrosis)

골 괴사는 혈행 장애로 인해 연골하골의 함몰이 일어나 관절염으로 진행되는 질환으로 대퇴 골두에 흔히 발생하지만, 슬관절에서도 발생할 수 있다.

환자의 연령, 병변 위치와 크기, 진행 시기를 고려하여 비수술적 치료 혹은 수술적 치료를 시행한다.

6) 슬관절 내측측부인대의 석회화 (Pellegrini-Stieda disease)

내측측부인대의 석회화는 주위 조직의 염증이 파급되어 발생할 수도 있으나, 대개는 외상 후에 나타난다. 25~40세 남자에 호발하고, 혈관 분포가 풍부한 내측측부인대의 대퇴 내과 기시부 또는 내전 광근 건(adductor magnus tendon) 주위에서 나타난다.

초기에는 안정시키고 마사지나 과격한 관절 운동은 피하도록 한다. 급성기 증상이 사라지면 물리치료를 시행한다. 질환이 완전히 정지된 상태인 경우 병소 절제술을 시행하기도 한다.

< 참고문헌 >

〈반월연골판〉

슬부 병변, 정형외과학, 제8판. 대한정형외과학회: 최신의학사; 2020:1297-397.

슬관절 병변, 필수정형외과학, 제2판. 대한정형외과학회: 최신의학사; 2015:266-81.

반월연골판 손상, 슬관절학, 제3판, 대한슬관절학회, 영창출판사, 2019:366-471

McGinty JB. Operative arthroscopy. 3rd ed. Lippincott Williams & Wilkins, 2003.

Miller III RH and Azar FM. Knee Injuries. In: Azar FM, Beaty JH. Campbell's operative orthopaedics.14th ed. Philadelphia: Elsevier Inc. 2021. 2198-373.

Scott WN. Insall & Scott. Surgery of the Knee, 6th ed. Elsevier 2018.

Bin SI, Kim JM, Shin SJ. Radial tears of the posterior horn of the medial meniscus. Arthroscopy. 2004 Apr;20(4):373-8.

Bronstein RD, Schaffer JC. Physical examination of the knee: meniscus, cartilage, and patellofemoral conditions. The Journal of the American Academy of Orthopaedic Surgeons. 2017;25(5):365-74.

Choi CH, Cho SH, Kim JH and Chung Hk. Prevalence of lateral discoid meniscus The Korean Orthop Assoc. 2002;37(3):353-6.

Davenport D, Colaco HB, Edwards MR. Examination of the adult knee. British Journal of Hospital Medicine. 2016;77(3):C45-8.

Englund M, Guermazi A, Gale D, et al. Incidental meniscal findings on knee MRI in middle-aged and elderly persons. N Engl J Med. 2008;359:1108-15.

Fairbank TJ. Knee joint changes after meniscectomy. J Bone Joint Surg Br. 1948;30B(4):664-70.

Greis PE, Bardana DD, Holmstrom MC and Burks RT. Meniscal injury: I. Basic science and evaluation. J Am Acad Orthop Surg. 2002;10(3):168-76.

Greis PE, Holmstrom MC, Bardana DD and Burks RT. Meniscal injury: II. Management. J Am Acad Orthop Surg. 2002;10(3):177-87.

Hegedus EJ, Cook C, Hasselblad V, Goode A, McCrory DC. Physical examination tests for assessing a torn meniscus in the knee: a systematic review with meta-analysis. The Journal of Orthopaedic and Sports Physical Therapy. 2007;37(9):541-50.

Hulet C, Souquet D, Alexandre P, Locker B, Beguin J and Vielpeau C. Arthroscopic treatment of 105 lateral meniscal cysts with 5-year average follow-up. Arthroscopy. 2004;20(8):831-6.

Jackson RW and Dehaven KE. Arthroscopy of the knee. Clin Orthop Relat Res. 1976;107:87-92.

Kramer DE and Micheli LJ. Meniscal tears and discoid meniscus in children: diagnosis and treatment. J Am Acad Orthop Surg. 2009;17(11):698-707.

Lecouvet F, Van Haver T, Acid S, Perlepe V, Kirchgesner T, Vande Berg B, et al. Magnetic resonance imaging (MRI) of the knee: identification of difficult-to-diagnose meniscal lesions. Diagnostic and Interventional Imaging. 2018;99(2):55-64.

Malanga GA, Andrus S, Nadler SF, McLean J. Physical examination of the knee: a review of the original test description and scientific validity of common orthopedic tests. Archives of Physical Med Rehab. 2003;84(4):592-603.

McCarty EC, Marx RG and DeHaven KE. Meniscus repair: considerations in treatment and update of clinical results. Clin Orthop Relat Res. 2002;402:122-34.

Metcalf RW. Operative arthroscopy of the knee. Instr Course Lect. 1981;30:357-96.

Milachowski KA, Weismeier K and Wirth CJ. Homologous meniscus transplantation. Experimental and clinical results. Int Orthop. 1989;13(1):1-11.

Nacey NC, Geeslin MG, Miller GW, Pierce JL. Magnetic resonance imaging of the knee: an overview and update of conventional and state of the art imaging. Journal of Magnetic Resonance Imaging: JMRI. 2017;45(5):1257-75.

Rodeo SA. Meniscal allografts--where do we stand? Am J Sports Med. 2001;29(2):246-61.

Stoller DW, Martin C, Crues JV, 3rd, Kaplan L, Mink JH. Meniscal tears: pathologic correlation with MR imaging. Radiology. 1987;163(3):731-5.

〈인대 손상〉

슬부 병변, 정형외과학, 제8판. 대한정형외과학회: 최신의학사; 2020:1297-397.

슬관절 병변, 필수정형외과학, 제2판. 대한정형외과학회: 최신의학사; 2015.266-81.

인대 손상, 슬관절학, 제3판, 대한슬관절학회, 영창출판사, 2019:474-692.

McGinty JB. Operative arthroscopy. 3rd ed. Lippincott Williams & Wilkins, 2003.

Miller III RH and Azar FM. Knee Injuries. In: Azar FM, Beaty JH. Campbell's operative orthopaedics.14th ed. Philadelphia: Elsevier Inc. 2021. 2198-373.

Scott WN. Insall & Scott. Surgery of the Knee, 6th ed. Elsevier 2018.

Bronstein RD, Schaffer JC. Physical examination of knee ligament injuries. J Am Acad Orthop Surg. 2017;25(4):280-7.

Craft JA, Kurzweil PR. Physical examination and imaging of medial collateral ligament and posteromedial corner of the knee. Sports Medicine and Arthroscopy Review. 2015;23(2):e1-6.

Davenport D, Colaco HB, Edwards MR. Examination of the adult knee. British Journal of Hospital Medicine. 2016;77(3):C45-8.

Fanelli GC, Beck JD, Edson CJ. Current concepts review: the posterior cruciate ligament. J Knee Surg. 2010;23:61-72.

Jackson RW and Dehaven KE. Arthroscopy of the knee. Clin Orthop Relat Res. 1976;107;87-92.

Leblanc MC, Kowalczuk M, Andruszkiewicz N, Simunovic N, Farrokhyar F, Turnbull TL, et al. Diagnostic accuracy of physical examination for anterior knee instability: a systematic review. Knee Surg Sports Traumat Arthrosc. 2015;23(10):2805-13.

Malanga GA, Andrus S, Nadler SF, McLean J. Physical examination of the knee: a review of the original test description and scientific validity of common orthopedic tests. Archives of Physical Med Rehab. 2003;84(4):592-603.

Metcalf RW. Operative arthroscopy of the knee. Instr Course Lect. 1981;30:357-96.

Shelbourne KD and Patel DV. Management of combined injuries of the anterior cruciate ligament and medial collateral ligament. Instr Course Lect. 1996;45:275-80.

Vince KG. Diagnosis and management of patients with instability of the knee. Instr Course Lect. 2012;61:515-24.

〈관절연골 손상〉

슬부 병변, 정형외과학, 제8판. 대한정형외과학회: 최신의학사; 2020:1297-397.

관절연골손상, 슬관절학, 제3판, 대한슬관절학회, 영창출판사, 2019:286-363

McGinty JB. Operative arthroscopy. 3rd ed. Lippincott Williams & Wilkins, 2003.

Miller III RH and Azar FM. Knee Injuries. In: Azar FM, Beaty JH. Campbell's operative orthopaedics.14th ed. Philadelphia: Elsevier Inc. 2021. 2198-373.

Phillips BB, Mihalko MJ. Arthroscopy of the lower extremity. In Azar FM, Beaty JH, Canale ST, eds. Campbell's operative orthopaedics.13th ed. Philadelphia, Pennsylvania. Mosby; 2017. 2490-540.

Scott WN. Insall & Scott. Surgery of the Knee, 6th ed. Elsevier 2018.

Jackson RW and Dehaven KE. Arthroscopy of the knee. Clin Orthop. 1976;107;87-92.

Metcalf RW. Operative arthroscopy of the knee. Instr Course Lect. 1981;30:357-96.

Gomoll AH, Farr J, Gillogy SD et al. Surgical management of articular cartilage defect of the knee. Inst Course Lect. 2011;60:461-83.

Sgaglione NA, Chen E, Bert JM et al. Current strategies for nonsurgical arthroscopic, and minimally invasive surgical treatment of knee cartilage pathology, Inst Course Lect. 2010;59:157-80.

〈슬개골 및 신전기능 병변〉

슬부 병변, 정형외과학, 제8판. 대한정형외과학회: 최신의학사; 2020:1297-397.

슬관절 병변, 필수정형외과학, 제2판. 대한정형외과학회: 최신의학사; 2015.266-363.

슬개골 및 신전기전 질환, 슬관절학, 제3판, 대한슬관절학회, 영창출판사, 2019:694-744.

Miller III RH and Azar FM. Knee Injuries. In: Azar FM, Beaty JH. Campbell's operative orthopaedics.14th ed. Philadelphia: Elsevier Inc. 2021. 2198-373.

Scott WN. Insall & Scott. Surgery of the Knee, 6th ed. Elsevier 2018.

Adachi N, Ochi M, Yamaguchi H, Uchio Y, Kuriwaka M. Vastus lateralis release for painful bipartite patella. Arthroscopy. 2002;18(4):404-11.

Azarbod P, Agar G, Patel V. Arthroscopic excision of a painful bipartite patella fragment. Arthroscopy. 2005;21(8):1006.

Colvin AC, West RV. Patellar instability. J Bone Joint Surg Am. 2008;90(12):2751-62.

Dixit S, DiFiori JP, Burton M, Mines B. Management of patellofemoral pain syndrome. Am Fam Physician.

2007;75(2):194-202.

Farahmand F, Senavongse W, Amis AA. Quantitative study of the quadriceps muscles and trochlear groove geometry related to instability of the patellofemoral joint. J Orthop Res. 1998;16(1):136-43.

Farr J, Schepsis AA. Reconstruction of the medial patellofemoral ligament for recurrent patellar instability. J Knee Surg. 2006;19(4):307-16.

Fredericson M, Yoon K. Physical examination and patellofemoral pain syndrome. Am J Phys Med Rehabil. 2006;85(3):234-43.

Gaheer RS, Kapoor S, Rysavy M. Contemporary management of symptomatic bipartite patella. Orthopedics. 2009;32(11):843-9.

Goodfellow J, Hungerford DS, Woods C. Patello-femoral joint mechanics and pathology. 2. Chondromalacia patellae. J Bone Joint Surg Br. 1976;58(3):291-9.

Goodfellow J, Hungerford DS, Zindel M. Patello-femoral joint mechanics and pathology. 1. Functional anatomy of the patellofemoral joint. J Bone Joint Surg Br. 1976;58(3):287-90.

Insall J, Salvati E. Patella position in the normal knee joint. Radiology. 1971;101(1):101-4.

Kolowich PA, Paulos LE, Rosenberg TD, Farnsworth S. Lateral release of the patella: indications and contraindications. Am J Sports Med. 1990;18(4):359-65.

LeGrand AB, Greis PE, Dobbs RE, Burks RT. MPFL reconstruction. Sports Med Arthrosc. 2007;15(2):72-7.

Lester JD, Watson JN, Hutchinson MR. Physical examination of the patellofemoral joint. Clinics in Sports Medicine. 2014;33(3):403-12.

Maenpaa H, Huhtala H, Lehto MU. Recurrence after patellar dislocation. Redislocation in 37/75 patients followed for 6-24 years. Acta Orthop Scand. 1997;68(5):424-6.

Mendelsohn C. Characteristics of patients with primary acute lateral patellar dislocation and their recovery within the first 6 months of injury. Am J Sports Med. 2000;28(4):472-9.

Merchant AC. Classification of patellofemoral disorders. Arthroscopy. 1988;4(4):235-40.

Merchant AC. Patellofemoral imaging. Clin Orthop Relat Res. 2001;389:15-21.

Nikku R, Nietosvaara Y, Kallio PE, Aalto K, Michelsson JE. Operative versus closed treatment of primary dislocation of the patella. Similar 2-year results in 125 randomized patients. Acta Orthop Scand.1997;68(5):419-23.

Post WR: History and physical examination. In Fulkerson JP ed. Disorders of the patellofemoral joint. Philadelphia: Lippincott Williams and Wilkins; 2004. 43-74.

Schottle PB, Fucentese SF, Pfirrmann C, Bereiter H, Romero J. Trochleaplasty for patellar instability due to trochlear dysplasia: a minimum 2-year clinical and radiological follow-up of 19 knees. Acta Orthop. 2005;76(5):693-8.

Senavongse W, Amis AA. The effects of articular, retinacular, or muscular deficiencies on patellofemoral joint stability: a biomechanical study in vitro. J Bone Joint Surg Br. 2005;87(4):577-82.

Stanitski CL. Anterior knee pain syndromes in the adolescent. Instr Course Lect. 1994;43:211-20.

Tecklenburg K, Dejour D, Hoser C, Fink C. Bony and cartilaginous anatomy of the patellofemoral joint. Knee Surg Sports Traumatol Arthrosc. 2006;14(3):235-40.

Weckstrom M, Parviainen M, Pihlajamaki HK. Excision of painful bipartite patella: good long-term outcome in young adults. Clin Orthop Relat Res. 2008;466(11):2848-55.

〈 기타 슬관절 질환 〉

슬부 병변, 정형외과학, 제8판. 대한정형외과학회: 최신의학사; 2020:1297-397.

슬관절 병변, 필수정형외과학, 제2판. 대한정형외과학회: 최신의학사; 2015.266-81.

그 외 질환과 치료, 제3판, 대한슬관절학회, 영창출판사, 2019:746-820.

Crenshaw Jr AH. Soft-tissue procedures and osteotomies about the knee. In: Azar FM, Beaty JH. Campbell's operative orthopaedics.14th ed. Philadelphia: Elsevier Inc. 2021. 493-523.

McGinty JB. Operative arthroscopy. 3rd ed. Lippincott Williams & Wilkins, 2003.

Miller III RH and Azar FM. Knee Injuries. In: Azar FM, Beaty JH. Campbell's operative orthopaedics.14th ed. Philadelphia: Elsevier Inc. 2021. 2198-373.

Scott WN. Insall & Scott. Surgery of the Knee, 6th ed. Elsevier 2018.

Aichroth P. Osteochondritis dissecans of the knee. A clinical survey. J Bone Joint Surg. 1971;53-B: 440-7.

Amatuzzi MM, Fazzi A, Varella MH. Pathologic synovial plica of the knee. Results of conservative treatment. Am J Sports Med. 1990;18:466-9.

Beaman FD, Peterson JJ. MR imaging of cysts, ganglia, and bursae about the knee. Radiol Clin North Am. 2007;45: 969.

Broom MJ and Fulkerson JP. The plica syndrome: a new perspective. Orthop Clin North Am. 1986;17:279-81.

Cahill BR. Osteochondritis dissecans of the knee: treatment of juvenile and adult forms. J Am Acad Orthop Surg. 1995;3:237-47.

De Maeseneer M, Debaere C, Desprechins B et al. Popliteal cysts in children: prevalence, appearance and associated findings at MR imaging. Pediatr Radiol. 1999;29:605-9.

Dorchak JD, Barrack RL, Kneisl JS and Alexander AH. Arthroscopic treatment of symptomatic synovial plica of the knee. Long-term follow up. AM J Sports Med. 1991;19:503-7.

Fairbank HA. Osteochondritis dissecans. Brit J Surg. 1933;21:67-82.

Hardaker WT, Whipple TL and Bassett FH. Diagnosis and treatment of the plica syndrome of the knee. J Bone Joint Surg. 1980;62-A:221-5.

Mont MA et al. Osteonecrosis of the knee and related conditions. J Am Acad Orthop Surg. 2011;19:482-94.

Patel D. Plica as a cause of anterior knee pain. Orthop Clin North Am. 1986;17:273-7.

Schenck RC Jr and Goodnight JM. Osteochondritis dissecans. J Bone Joint Surg. 1996;78-A:439-56.

Sciot R, Cin PD, Bellemans J, Samson I, Van den Berghe H, Van Damme B. Synovial chondromatosis: clonal chromosome changes provide further evidence for a neoplastic disorder. Virchows Arch 1998;433:189-91.

Somford et al. Pellegrini-stieda lesion dissected historically. J Knee Surg. 2018;31:562-7.

Stamatoukou A, Haslam P, Wilton T, Geutjens G. Locked knee caused by a loose body in the fabellofemoral joint. Am J Sports Med. 2002;30:128-9.

14장 족근관절 및 족부 병변 (Affections of the Ankle and Foot)

1. 해부학 및 생역학
2. 족부 변형
3. 족부 질환
4. 당뇨병성 족부 질환

1. 해부학 및 생역학

족부는 첫째, 체중을 지지하고 둘째, 체부의 이동에 필요한 추진력을 제공할 뿐만 아니라 셋째, 그로 인하여 발생되는 물리적 충격을 흡수하며 넷째, 안정된 기저부를 부여하기 위하여 지면에 적응하고 다섯째, 균형에 관여하여 체부의 진행 방향과 중심 이동에 반응하여 기립 안정성을 유지한다.

족부의 골격 구조는 14개의 족지골(phalanx), 5개의 중족골(metatarsal bone), 3개의 설상골(cuneiform), 각각 1개의 입방골(cuboid), 주상골(navicular), 거골(tauls), 종골(calcaneus) 등으로 구성되어 있고 다양한 수의 부골(accessory bone)과 종자골(sesamoid bone)이 존재한다. 이들을 족부 기능과 관련하여 족지골과 중족골은 전족부(forefoot), 입방골, 주상골 및 설상골은 중족부(midfoot), 거골과 종골은 후족부(hindfoot) 등 기능적 단위로 분류한다(그림 14-1).

족관절은 원위 경골과 비골 및 거골, 그리고 이들을 서로 연결시켜 주는 인대와 주위의 연부조직으로 이루어지는 경첩(hinge) 관절의 일종으로 경골의 하단과 양측 과(both malleoli)는 격자(mortise)를 형성하고 있으며, 보고에 따라 다소의 차이는 있으나 족관절의 평균 관절 운동범위는 배굴 20도, 굴곡 40도이며 정상 평지 보행 시 족관절의 일반적인 운동범위는 배굴 10도, 굴곡 20도가 필요하고, 보행 속도가 빨라지거나 경사면 또는 층계를 오르내릴 때는 더 많은 운동범위가 요구된다. 족관절의 내측측부인대, 즉 삼각인대(deltoid ligament)는 표재층과 심층의 두 개의 층으로 구성되어 있으며 거골 외반에 대한 일차 방어자로 작용한다. 외측 측부인대는 앞쪽에서부터 전방 거비(anterior talofibular ligament), 종비(calcaneofibular) 및 후방 거비(posterior talofibular) 인대로 이루어져 있고 이들 인대가 내반력에 저항하는 기여도는 족관절의 굴곡 또는 신전 정도에 따라 다르게 되며, 이들 중 거골의 전방 전위와 내회전을 제약하는 기능을 담당하는 전방 거비 인대가 가장 약하여 흔히 손상 받는다. 원위 경골 및 비골은 원위 경비

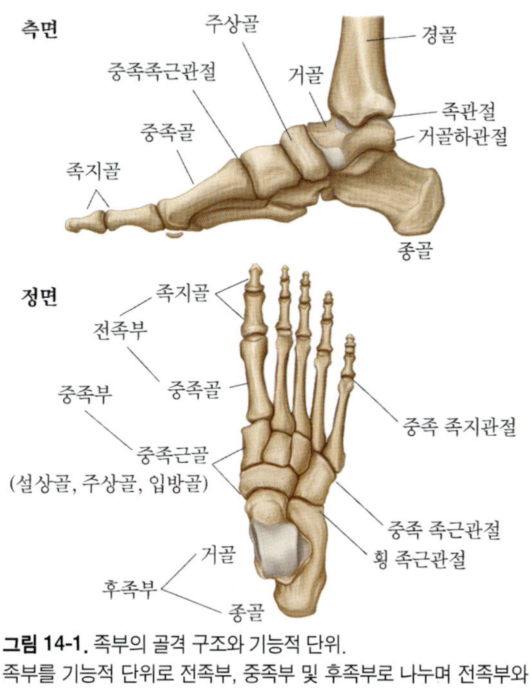

그림 14-1. 족부의 골격 구조와 기능적 단위.
족부를 기능적 단위로 전족부, 중족부 및 후족부로 나누며 전족부와 중족부는 중족 족근 관절에 의하여 구분하고 중족부와 후족부는 횡 족근 관절로서 구분한다.

인대 결합(distal tibiofibular syndesmosis)을 통해 연결되어 있다.

거골하 관절(subtalar joint)은 거골과 종골이 접하는 세 개의 관절 소면(facet)으로 이루어 지는데, 후방 거골하 소면(posterior subtalar facet)이 가장 크고 중요하다. 거골은 두부, 경부 및 몸체(body)의 세 부분으로 나누어지며 발목 관절, 거골하 관절 및 거주상 관절(talonavicular joint)을 구성하는 중요한 구조물로서 근육의 부착이 없다는 특징이 있다. 종골은 족근골 중에서 가장 크며 뒤로는 아킬레스건이 붙어 있고 족저부에서는 족저 근막(plantar fascia)이 기시한다. 거골하 관절의 축은 평면상의 족부 종축에 대하여 전내측에서 후외측으로 약 16도, 시상면상에서는 전상방에서 후하방으로 약 41도를 향하고 있게 되며 이를 중심으로 발바닥이 내측을 향하는 내번(inversion) 운동과 이와 반대의 외번(eversion) 운동이 일어나게 된다. 후족부와 중족부 사이의 관절은 중족근 관절(midtarsal joint) 또는 Chopart 관절이라고 하며 거주상 관절과 종입방 관절(calcaneocuboid joint)로 이루어지고, 전족부와 중족부 사이의 관절은 족근중족 관절(tarsometatarsal joint) 또는 Lisfranc 관절이라 불린다.

발을 움직이는 근육들은 발목 관절의 전측, 후내측, 후외측으로 지나는데 후내측은 굴근 지대(flexor retinaculum)로 싸여 있으며, 앞에서 뒤로 후 경골근(tibialis posterior), 장 족지 굴근(flexor digitorum longus), 후 경골 혈관 및 신경, 장 무지 굴근(flexor hallucis longus)이 차례로 배열되어있다. 전측에는 신근 지대(extensor retinaculum)에 의해 싸여 있는데, 내측에서부터 전 경골근(tibialis anterior), 전 경골 혈관 및 심 비골 신경(deep peroneal nerve), 장 무지 신근(extensor halluces longus), 장 족지 신근(extensor digitorum longus), 제 3 비골근(peroneus tertius)이 지난다. 한편, 후외측은 단 비골근과 장 비골근(peroneus brevis and longus)이 있으며 비골근 지대(peroneal retinaculum)에 의해 싸여 있다. 족저부의 근육은 4개의 층으로 이루어져 복잡한 구조로 되어 있으며, 종골과 족지부를 연결하는 족저 근막이 밑부분에 위치하고 있다.

발의 혈액 공급은 족저부로 들어가는 후 경골 동맥(posterior tibial artery)에 의해 주로 이루어지며, 이는 다시 족배부의 족배 동맥(dorsalis pedis artery)과 심 족저 궁(deep plantar arch)을 통해 서로 연결된다. 발에서의 지각 신경 분포는 족저부는 후 경골 신경(posterior tibial nerve)에 의해, 족배부는 주로 천 비골 신경(superficial peroneal nerve)과 비복 신경(sural nerve)에 의해 이루어진다.

시상면상에서 종골, 거골, 주상골, 제 1, 2, 3설상골 및 제 1, 2, 3중족골들은 내측 세로 궁을 형성하고 있으며 종골, 입방골 및 제 4, 5중족골들이 외측 세로 궁을 구성하고 있다. 관상면에서는 다섯 개의 중족골 두부들이 전족부 가로 궁을 형성하며 중족골 기저부와 중족부의 족근골이 중족부 가로 궁을 이루고 있다. 전형적인 세로 궁의 유지는 동적 및 정적 안정력에 의하여 유지된다. 세로 궁의 정적인 안정은 두 가지의 역학적 관점으로 이해하는 바, 첫째는 두 개의 경첩 보(hinged beams)를 연결하는 연접봉(tie-rod)의 역할을 하는 족저 건막(plantar aponeurosis)의 기능에 주안점을 두는 형구 모델(trust model)이며, 둘째는 족부 골격들이 굽은 분절 보(curved segmented beam)형태를 취하는 물리적 구조에 더하여 그들을 연결하는 인대들의 기능을 주된 지지력으로 간주하는 보 모델(beam model)로써 설명된다(그림 14-2). 동적 안정은 족저부에 위치한 내재근 및 외재근건에 의한 지지, 후경골 근을 포함하여 내번을 유도하는 다양한 기전 및 중족족지 관절의 배굴에 의한 '감아 올림 기

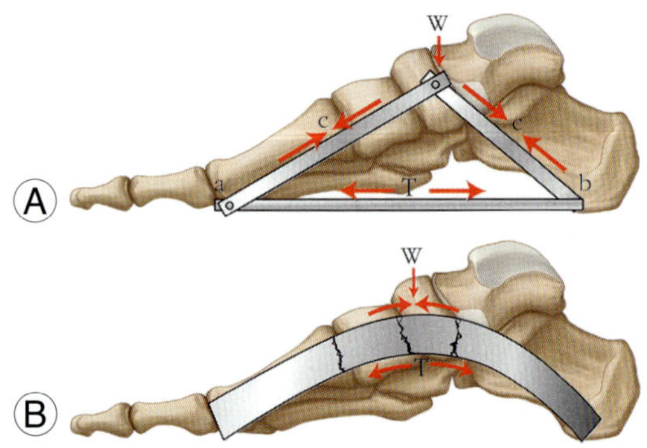

그림 14-2. 족부궁의 정적 안정력을 유지하는 두가지 모델.
(A) 형구(trust) 모델. **(B)** 빔(beam) 모델.
a, b: 족저 건막, **c:** 압력(compression), **T:** 장력(tension), **W:** 부하(load).

전' (windlass 기전) 등 족부가 보행 시 단단한 지지 역할을 할 수 있게 하는 세로 궁 지지력의 증대가 그 원동력이다. 체중 부하 시 사라지게 되는 전족부의 가로 궁과는 달리 중족부의 가로 궁과 내, 외측 세로 궁은 체중 부하 시에도 족부를 아치 천장(vault)과 같은 형태를 유지하여 족부에 전달되는 충격을 흡수하는 역할과 궁의 오목한 부위로 혈관, 신경 및 건 등의 중요 구조물이 압력을 피해 지나게 한다.

2. 족부 변형

족부 변형은 전족부(forefoot)의 변형과 중족부(midfoot) 및 후족부(hindfoot)의 변형으로 나누어진다. 전족부에는 무지 외반증(hallux valgus), 망치 족지(hammer toe), 갈퀴 족지(claw toe), 소건막류 등의 변형이 있다. 그리고 족저부의 근육이나 연부조직의 구축으로 전족부가 후족부에 대하여 첨족 변형(equinus deformity)을 일으켜서 족저부의 내측 세로 궁(longitudinal arch)이 비정상적으로 높아지는 요족 변형(cavus deformity)이 있다. 요족 변형과는 반대로 족저부의 내측 세로 궁이 소실되어 족저부가 편평하게 되는 변형인 편평족(pes planus, flatfoot)이 있다. 편평족은 유연성 편평족(flexible flatfoot)과 강직성 편평족(rigid flatfoot)으로 나눌 수 있다. 중족부 및 후족부의 변형에는 외반(valgus), 내반(varus), 첨족(equinus) 및 종족(calcaneus) 변형이 조합을 이루어 여러 형태의 변형을 나타낸다. 대개는 첨내반족(equinovarus), 첨외반족(equinovalgus), 종외반족(calcaneovalgus) 등 복합 변형으로 발생한다. 이러한 복합 변형은 선천성 첨내반족(talipes equinovarus, clubfoot), 소아마비, 뇌성 마비에서 흔하게 볼수 있으며 치료로는 족부의 연부조직 이완술, 건연장술 및 건이동술이 있고 종골-거골 절골술 및 삼중 관절 유합술 등이 있다.

1) 요족(Cavus foot)

요족이란 편평족의 반대 변형으로, 후족부에 대하여 중족부 또는 전족부 첨족 변형(equinus deformity)을 일으켜 발의 내측 세로 궁이 비정상적으로 높아져 있는 변형을 말한다. 전족부의 첨족 변형은 다른 변형들을 동반하는데, 중족 족지 관절(metatarsophalangeal joint)은 첨족 변형의 보상으로 과신전되며(hyperextension), 지간관절들(interphalangeal joints)은 굴곡되어 갈퀴 족지 변형(claw toe deformity)을 일으킨다. 전족부는 회내(pronation), 내전(adduction)되며, 후족부는 내반되는 경우가 많다. 변형이 진행되면서 흔히 연부조직에 이차적 변화로 족저 건막(plantar aponeurosis)의 구축(contracture)이나, 아킬레스건의 단축을 보인다.

신경-근육성 질환, 선천성 변형, 외상 그리고 특발성 등이 요족의 알려진 원인이다. 성인의 경우 대부분 외상이나 신경-근육성 질환으로 인한 경우가 많다. 그중 가장 흔한 것은 Charcot-Marie-Tooth 병과 소아마비 후유증이다. 소아에서는 척추 유합 부전(spinal dysraphism), 뇌성 마비, 관절 구축증(arthrogryposis multiplex congenital), 소뇌 질환, 선천성 첨내반족(clubfoot) 등이 있다. 요족 변형은 신경-근육성 질환과 특발성인 경우 내재근과 외재근의 불균형에 의해, 외상성의 경우에는 하지의 후방 구획 증후군(compartment syndrome) 이후 Volkmann 구축으로 인한 발생과 중족부 골절의 부정 유합(malunion)에 의해 발생되는 경우가 많다.

요족을 가진 환자는 증상이 없는 경우가 많다. 보행으로 쉽게 피곤을 느끼거나 중족골두 하방과 근위 지간관절의 배측에 티눈 또는 피부 경결(callosity)이 잘 생겨 이곳에 압통을 호소하는 경도의 요족 변형 환자에서는 증상 완화를 목적으로 치료를 시작한다. 구축된 족저 근육 및 근막, 아킬레스건에 대한 신연 운동과 중족골 족저부에 가해지는 압력을 완화시키기 위한 중족골 패드(metatarsal pad)나 중족골 지지대(metatarsal bar) 등이 증상 호전에 도움이 된다. 또한 전족부에 압력이 가해지지 않도록 넓은 족지 공간(toe box)을 가진 신발을 신도록 해야 한다. 이와 같이 보존적 치료를 시행했음에도 통증이 지속되고 변형이 심한 경우 수술적 치료를 시행한다. 수술 방법은 환자의 연령, 변형의 원인 및 정도, 후족부의 유연성 등을 고려해서 결정해야 한다. 수술 방법으로는 구축된 연부조직 유리술(soft tissue release), 건이전술(tendon transfer)에 의한 근력 부조화의 개선 및 변형 교정을 위한 골 관절의 수술(그림 14-3) 등이 있다.

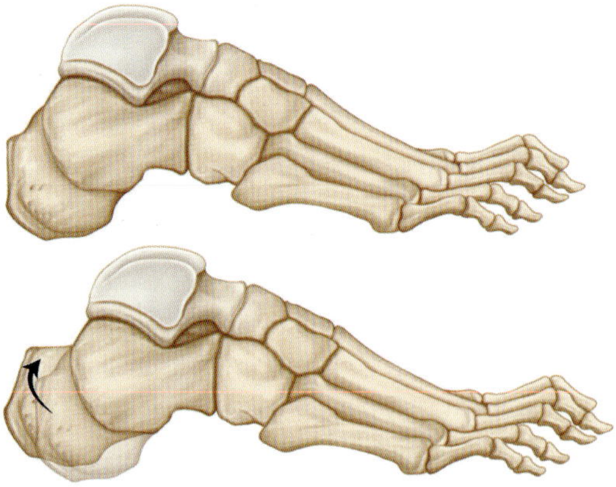

그림 14-3. 종골 절골술 및 근위 골편 근위 전위술.

2) 편평족(Pes planus, Flatfoot)

편평족은 단일 질환의 명칭이 아니며, 내측 세로 궁(medial longitudinal arch)이 소실되어 족저부가 낮아진 변형을 모두 포함하는 병명이다. 편평족은 후족부 외반, 전족부 외전(abduction) 및 회외(supination) 변형 등이 흔히 동반된다(그림 14-4). 편평족은 심각한 통증을 유발할 수도 있고, 통증 없이 변형만 존재할 수도 있다.

발은 출생 시에는 대개 편평하며 2~3세부터 소아가 활발히 걷게 되면서 내측 세로 궁이 발달하기 시작하여 4~5세까지 자발적으로 형성되나 5~20%에서는 성인이 될 때까지 세로 궁이 형성되지 않아 편평족으로 남는다. 편평족은 발생 원인을 정확히 알 수 없는 경우가 대부분이다. 소아의 경우 족근골 결합(tarsal coalition), 부 주상골(accessory navicular), 선천성 수직 거골(congenital vertical talus) 등이 알려진 원인들이다. 성인은 어릴적 발생한 편평족 변형이 남아있는 경우가 많으며, 후천적으로는 외상 후 변형, 후경골 건 기능 부전(posterior tibial tendon dysfunction), 류마티스 관절염(rheumatoid arthritis), 아킬레스건 단축, 소아마비(poliomyelitis)나 뇌성마비(cerebral palsy) 혹은 중추신경계 손상이나 뇌혈관 질환 등으로 인한 신경-근육성 질환(neuromuscular disease), 당뇨에 의한 신경병성 관절증(diabetic neuroarthropathy) 등과 연관되어 발생할 수 있다.

편평족은 발생 원인에 따라 선천성과 성인-후천성으로 분류할 수 있으며, 세로 궁의 유연성에 따라 체중 부하 시 세로 궁이 소실되지만 제 1족지를 배굴시키거나 발끝으로 서게 하면 감아올림 기전에 의해 세로 궁이 나타나는 유연성 편평족(flexible flatfoot)과 체중 부하와 관계없이 항상 족저부가 편평한 강직성 편평족(rigid flatfoot)으로 나눌 수 있다.

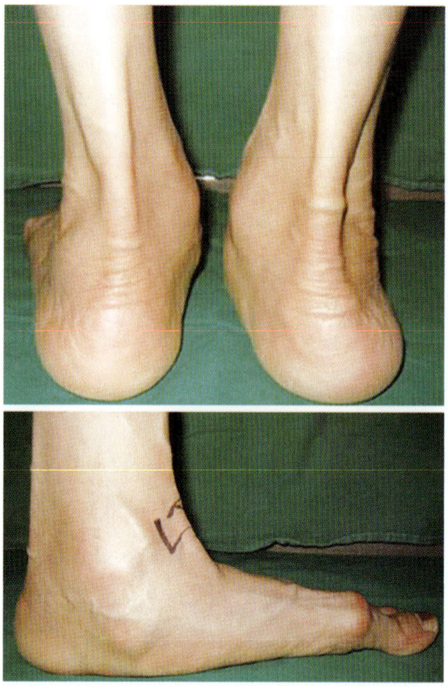

그림 14-4. 성인에서 발생하는 후천성 편평 족 중 후경골건 기능장애에 의한 편평 족 변형으로 내측 세로 궁의 소실 및 후족부가 외반 변형된 소견을 보인다.

(1) 유연성 편평족(Flexible flatfoot)

소아에서는 증상이 없는 경우가 대부분이며, 성인의 15~20%가 어느 정도의 유연성 편평족을 나타내지만 그들 역시 대부분은 증상이 없다. 그러므로 병원을 방문한 주소가 외형에 의한 것인지 통증 및 기능 이상에 관한 것인지를 먼저 확인해야 한다. 통증과 기능 이상이 없다면 대부분 치료가 필요하지 않다.

보통 3~4세부터 내측 세로 궁이 형성되기 시작하기 때문에 그 이전에는 편평족의 치료는 불필요하다. 3~9세 사이의 증상이 없는 편평족은 내측 세로 궁 형성이 늦어서 일수도 있지만, 증상이 나타나기 시작할 수도 있기 때문에 관심을 두고 지켜봐야 한다. 궁 지지대(arch support) 등의 보조구나 교정 신발, 내재근 강화 운동 등을 통한 보존적 치료가 세로 궁 형성에 도움이 된다는 근거는 없다. 만약 환아에게 증상이 있고 증상이 편평족과 연관이 있다고 생각되면 궁 지지대가 증상 호전에 도움이 될 수 있다. 심한 편평족에 대해서는 UCBL (University of California Biomechanical Lab) 깔창 또는 맞춤형 깔창 등의 보다 정형화된 보조기를 착용시켜 체중을 족저에 전반적으로 분산시키고 돌출된 거골 두에 가해지는 압력을 줄일 수 있다.

(2) 강직성 편평족(Rigid flatfoot)

발의 위치나 체중 부하와 관계없이 항상 세로 궁이 소실되어 있는 경우를 강직성 편평족이라고 한다. 원인은 다양하며, 선천성 기형에 의한 경우는 선천성 수직 거골, 선천성 족근골 결합 등이 있다. 유연성 편평족이 오랜 시간이 경과하면 퇴행성 변화에 의하여 강직성 편평족으로 바뀌는 경우가 많다. 후천적 편평족의 원인으로는 후경골건 기능 부전, 관절염, 외상, 신경병성 관절증, 신경-근육병증, 류마티스 관절염 등이 있다. 이중 후경골건 기능 부전은 서양에서는 흔하지만 한국에서의 상대적으로 발생 빈도가 낮다.

증상이 있는 강직성 편평족에서도 우선 비수술적 치료를 시행해야 한다. 순응적 보조기(accommodative brace)를 사용하는 것이 중요한데 고정된 변형은 삽입 보조 용구로 변형을 교정하려고 할 경우 통증 및 피부 궤양을 유발할 수 있기 때문이다. 비스테로이드성 소염제는 통증 해소에 도움이 된다. 비스테로이드성 소염제를 복용할 때는 매일 복용하기 보다는 통증 악화 시에만 간헐적으로 사용하는 것을 권한다.

일반적으로 강직성 편평족은 유연성에 비해 수술을 요하는 경우가 많으며, 연부조직 수술만으로는 교정이 부족한 경우가 많다. 또한 강직성 편평족은 후족부 및 중족부 변형에 흔히 관절염이 동반되고, 이를 교정하기 위해 관절 유합술이 흔히 사용된다. 삼중 관절 유합술이 대표적으로 많이 사용되고 결과도 좋으며, 이중 관절 유합술(double arthrodesis, 거주상 관절과 거골하 관절) 및 거골하 관절 단독 유합술도 변형 및 침범 정도에 따라 시행할 수 있다. 그러나 모든 유합술은 장기적으로 주변 관절의 퇴행성 관절염을 유발시킬 수 있다는 단점이 있고, 심한 변형의 경우에는 유합술만으로는 교정이 부족하여 추가적인 교정술이 필요할 수도 있다.

3) 족근골 결합(Tarsal synostosis or coalition)

족근골 결합은 발에서 두 개 또는 그 이상의 족근골이 서로 연결된(bridge) 경우를 말하며, 종주상 결합(calcaneonavicular coalition), 거종 결합(talocalcaneal coalition)등이 있다(그림 14-5). 족근골 결합의 빈도는 1% 정도라고 알려져 있으나, 대부분의 경우 증상이 없어 그 빈도는 더 높을 것으로 생각된다. 원인은 크게 선천적인 경우와 후천적인 경우로 나눌 수 있으며, 선천적인 경우는 배아 중간엽의 분화와 분절화의 실패에 기인하는 경우로, 상염색체 우성의 유전 형태를 보인다. 후천적인 원인으로 인한 족근골 결합은 드문 편이지만 관절내 골절, 골 종양, 골 괴사 이후에 이차적으로 발생할 수 있다. 결합 조직에 따라 골 결합(synostosis), 연골 결합, 또는 섬유 결합(syndesmosis)으로 나눌 수 있으며, 골 결합(osseous bar)은 완전형, 연골 결합(cartilagenous bar)과 섬유성 결합(fibrous bar)은 불완전형으로 분류할 수 있다.

족근골 결합이 있는 경우에도 증상이 없는 경우가 대

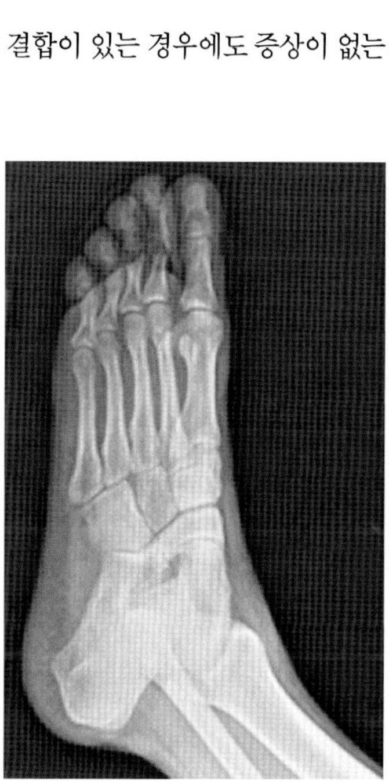

그림 14-5. 종주상 결합. 45도 외측 사면 방사선 사진.

부분이며 단순 방사선 촬영 시 우연히 발견되는 경우가 많다. 골화의 진행에 따른 관절 역학의 변화로 증상이 발생하는 것으로 보고 있다. 거주상 결합(talonavicular coalition)은 3~5세에, 종주상 결합은 8~12세, 거종 결합(talocalcaneal coalition)은 12~16세 사이에 골화가 일어나므로 결합 부위에 따라 증세가 나타나는 시기도 다르다. 거종 결합이 가장 흔하게 발생한다는 보고가 있으나(talocalcaneal 48.1%, calcaneonavicular 43.6%) 실제 거종 결합과 종주상 결합의 빈도는 거의 같다고 한다. 두 결합의 경우 약 50%에서 양측성으로 발현한다.

3. 족부 질환

1) 무지외반증(Hallux valgus)

무지외반증은 엄지 발가락이 제 1중족지 관절에서 발의 외측으로 기울어지는 변형으로 중족골은 내측으로 근위지골은 외측으로 전위된다. 외적 및 내적 요인이 복합적으로 작용하는데, 외적 요인은 볼이 좁고 굽이 높은 신발의 착용으로 무지에 대한 반복적인 압박이 대표적이며, 내적 요인으로는 평발과 넓적한 발(splay foot), 원발성 중족골 내전증(metatarsus primus varus), 제 1열의 과도한 유연성(hypermobility) 등이 있다. 증상은 전혀 없는 경우가 많고, 통증은 나이에 따라 증가한다. 제 1중족골두의 내측 돌출부가 지속적으로 접촉되면서 피부가 두꺼워지고, 피부와 골사이에 점액낭염(bursitis)이 발생하는데 이를 건막류(bunion)라 한다. 변형이 점차 진행됨에 따라, 무지의 외반변형 이외에 제 2족지가 무지로 올라가는 망치 족지(hammer toe) 변형이 생길 수 있다. 치료를 위해서는 주 증상이 제 1중족골두의 통증인지, 무지의 기능저하에 의하여 이차적으로 발생한 소족지(lesser toe)의 문제인지를 구별해야 한다. 비수술적 방법으로 사용되는 교정 안창(insole)은 변형 교정에 뚜렷한 효과가 없으며, 변형에 적응하기 위하여 특수 신발을 사용하거나 신발을 변형시키는 방법을 사용한다. 수술적 치료로 돌출부를 제거하고, 무지 외반각과 제 1, 2 중족 골간 각을 감소시키며(그림 14-6), 관절 일치성을 유지하고 제 1중족지 관절의 양호한 운동 범위 확보와 정상적인 체중부하를 도모한다. 수술의 목적은 모양의 교정만이 아니라 통증을 완화시키려는 것이다.

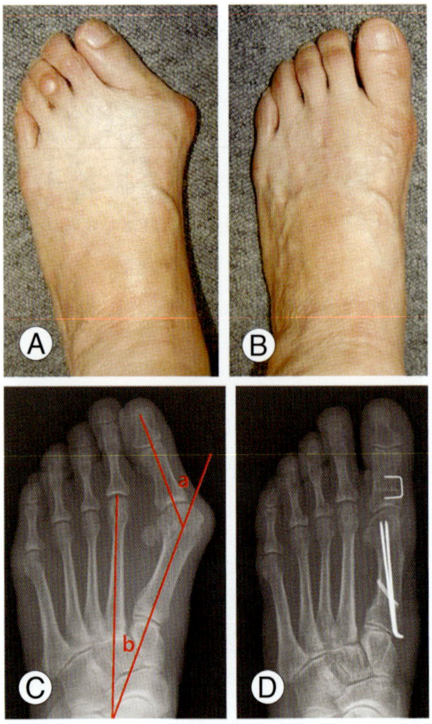

그림 14-6. 무지 외반증의 수술 전후 **(A)** 수술 전 육안 사진 **(B)** 수술 후 육안사진 **(C)** 수술 전 방사선 영상 a:무지외반각, b:제 1,2중족골간각 **(D)** 수술 후 방사선 영상.

2) 발목의 인대 손상

(1) 급성 외측인대 손상 (Acute lateral ligament injury)

손상 부위별로 외측인대, 내측인대(삼각인대), 원위 경비인대 결합(tibiofibular syndesmosis) 손상으로 분류할 수 있는데, 이중 급성 외측인대 손상은 비교적 흔하며, 손상의 정도에 따라 인대섬유의 부분 파열 및 인대 내 출혈 등 불안정성이 없는 경한 손상을 제 1도(mild), 약간의 불안정성을 야기할 정도의 인대의 불완전 손상을 제 2도(moderate), 인대의 완전 파열을 제 3도(severe)로 분류한다. 외측인대의 파열은 발목이 정상적으로 불안정하게 되는 족저 굴곡한 상태에서, 내반력이 가해질 때 발생하는데, 이 경우 외측인대의 전방 부위가 일차적 변형력을 받는 부위이다. 대부분은 전방 거비

인대(anterior talofibular ligament; ATFL) 및 종비 인대(calcaneofibular ligament; CFL)의 손상이며 후방 거비 인대(posterior talofibular ligament)의 손상은 매우 드물다(그림 14-7). 초기 치료는 보존적 요법으로 PRICE (protection, rest, ice, compression, elevation)를 시행하여, 더 이상의 손상을 방지하고 부종 및 동통을 줄인다. 이 시기에는 소염제의 사용도 효과적이다. 제 1형, 2형에서는 동통 없는 체중 부하가 가능할 때까지 압박붕대, 보조기 또는 단기간의 석고 고정으로 치료한다 제 3형에서는 3~4주 동안 석고 고정을 하거나 파열 정도가 매우 심한 경우 수술적 봉합술도 시행한다.

(2) 만성 외측인대 불안정증 (Chronic lateral ligament instability)

급성 외측인대 손상 중에서 10~30% 정도가 만성적인 불안정성으로 악화된다고 알려져 있다. 반복적인 내반 염좌의 과거력과 함께 휘청거림 또는 발목 불안정감을 호소하며, 다음 번 증상 발현에 대한 염려(apprehension)와 함께 이완(looseness) 증상을 호소하기도 한다. 무릎을 굴곡하고 발목을 족배 굴곡시킨 상태에서, 힘을 빼 근육을 이완하게 하고, 하퇴의 원위부를 고정한 상태에서 시행하는 전방 전위 검사(anterior drawer test)와 내반 긴장 검사는 외측인대의 불안정증 진단에 도움이 된다(그림 14-8). 비수술적 치료를 먼저 적용하며, 최소 6주 이상 고유 감각 회복에 중점을 둔 물리 치료 요법 및 탄력밴드를 이용한 비골근 강화를 중심으로 하는 근력 운동을 통하여 족관절의 동적 안정성을 증가시켜 호전시킬 수 있다. 그러나 6주 이상의 충분한 기능적 치료에도 불구하고 증상이 지속된다면 수술적 치료를 고려하여야 한다. 수술 방법은 해부학적인 재건술 및 비해부학적 재건술로 구분되는데, 해부학적인 재건술에는 가장 널리 사용되고 있는 신전건지대(inferior extensor retinaculum)를 이용한 변형 Broström 술식(그림 14-9)과 이식건을 이용한 해부학적 인대 재건술이 있다.

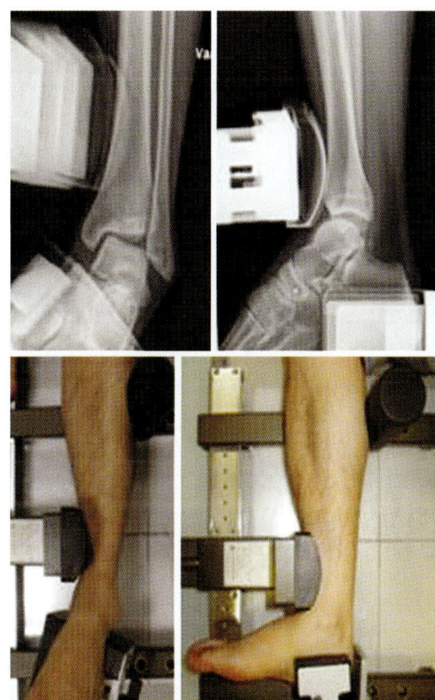

그림 14-8. 스트레스 내반 및 전방 전위 촬영.

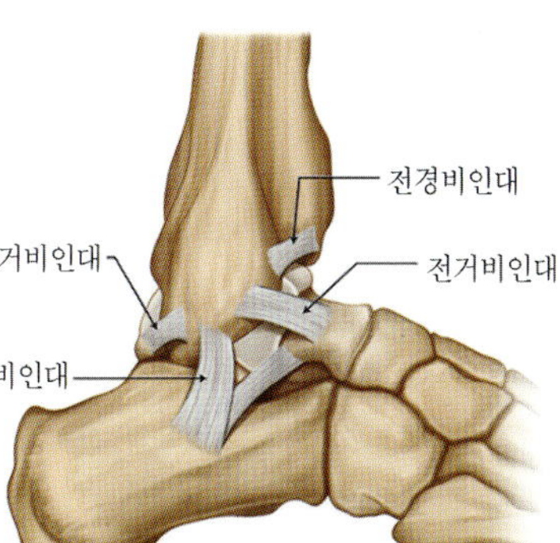

그림 14-7. 족근부의 외측인대 및 내측인대,

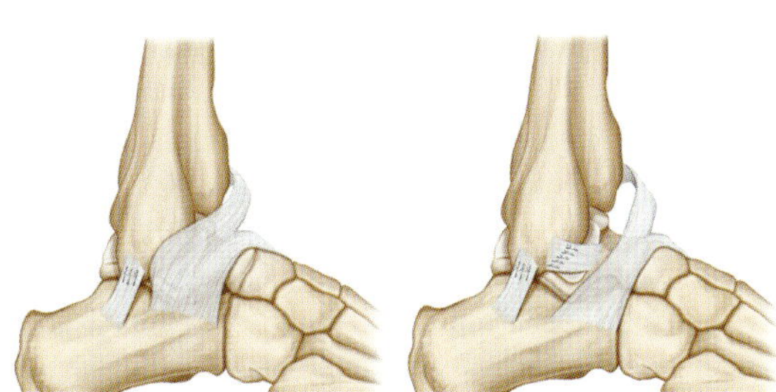

그림 14-9. 변형 Broström 술식.

3) 동통성 후족부 증후군 (Painful heel syndrome)

(1) 족저 근막염(Plantar fasciitis, Subcalcaneal pain syndrome)

흔한 질환으로, 족저근막이 당겨지면서 발뒤꿈치의 내측 조면에 통증이 발생한다. 정확한 병인은 밝혀져 있지 않으나, 족저근막의 부착부 주위 미세손상(microtrauma)으로 인한 만성적 염증이 원인으로 생각되며, 종골돌기(calcaneal spur)가 통증을 일으키는지에 대하여는 확실히 입증된 바가 없다(그림 14-10). 대개 뒤꿈치 내측에서 통증이 시작되며, 발뒤꿈치 바닥에서 족부의 내연을 따라 발생된다. 특징적으로 아침에 일어났을 때 처음 몇 걸음 동안 더 심하게 느끼며, 활동함에 따라 수분이 경과하면 약간 경감되나, 활동을 계속하게 되면 통증이 악화될 수 있고 심하면 뒤꿈치로 체중부하를 할 수 없게 된다. 대개 족부의 감각저하는 없고 신체검사상 압통은 종골의 족저 내측 조면에 있다. 뒤꿈치 컵(heel cup), 아킬레스건 신전운동, 소염제, 스테로이드 주사, 체외 충격파 요법(extracorporeal shock wave theraphy; ESWT) 등의 보존적 방법이 사용된다(그림 14-11). 6개월 이상의 치료에도 호전이 없는 경우 부분 족저 근막 절개술(fasciotomy), 부분 족저 근막 절제술(fasciectomy), 족저 신경 해리술(release) 등의 수술을 시행할 수 있으나 결과에 대하여는 아직 논란이 많다.

(2) 아킬레스 건염(Achilles tendinopathy)

이환된 위치에 따라 비부착부 아킬레스건 병증(noninsertional achilles tendinopathy)과 부착부 아킬레스건 병증(insertional achilles tendinopathy)으로 나뉜다. 비부착부 아킬레스건 병증은 달리기나 점프 등에 의한 과사용이 주요 원인이며 부착부 아킬레스건 병

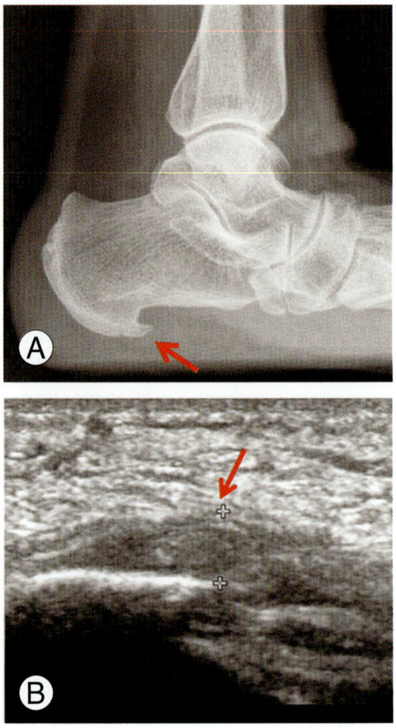

그림 14-10. (A) 뚜렷한 종골 돌기(calcaneal spur) **(B)** 초음파로 관찰되는 두꺼운 족저 근막.

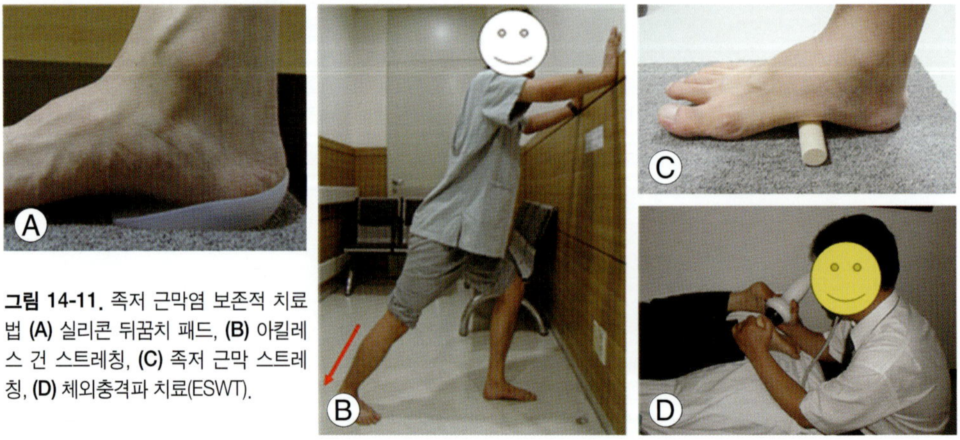

그림 14-11. 족저 근막염 보존적 치료법 **(A)** 실리콘 뒤꿈치 패드, **(B)** 아킬레스 건 스트레칭, **(C)** 족저 근막 스트레칭, **(D)** 체외충격파 치료(ESWT).

증은 이외에 혈청 음성 염증성 관절 질환(seronegative arthropathy) 등도 원인이 될 수 있다. 통증, 부종, 운동 시 심한 통증 및 운동 제한을 보인다. 보존적 치료로 운동은 중지하도록 하고, 발뒤꿈치 패드를 이용하여 신발의 뒤축을 올리며 얼음 마사지, 소염 진통제 치료를 한다. 아킬레스건 주위 스테로이드 주사는 건의 파열을 유발할 수 있어 가급적 삼가야 한다. 급성기가 사라지면 아킬레스건 스트레칭과 재활치료를 병행한다. 운동 치료로는 아킬레스건에 대한 편심성 근력수축 운동(eccentric contraction exercise)이 도움이 된다.

4) 거골 골연골 병변 (Osteochondral lesion of talus)

관절 연골 및 그 하부에 있는 연골하 골의 국소적인 병변을 지칭하는 용어로, 족근 관절에서는 대부분 거골에 발생하게 된다. 대부분 외상에 의해 발생하며, 무혈성 괴사나 내분비 질환 등도 중요한 원인이다(그림 14-12). 족근 관절의 부종, 동통, 잠김(locking) 및 catching 등의 증상을 호소하며, 내측 또는 외측의 관절면을 따라 압통이 관찰되는 경우도 종종 있다. 단순 방사선 검사 상 골연골편이나 연골하 낭종이 없는 한 흔히 정상으로 보인다. 진단을 위해서 골을 포함한 병변인 경우는 CT도 도움이 될 수 있으나, MRI 검사가 가장 유용하다. 대표적인 수술적 치료는 관절경을 이용한 변연절제술(debridement), 소파술(curettage), 천공술(drilling) 및 미세골절술(microfracture)이 있다(그림 14-13). 그 외에 골연골 병변의 크기가 아주 크거나 일차 관절경 술식이 실패한 경우는 원위 대퇴골에서 자가 초자연골을 이식하는 자가 골연골 이식술(osteochondral autograft transfer)이나 연골세포를 배양하여 이식하는 자가 연골세포 이식술(autogenous chondrocyte implantation) 등이 사용되고 있다.

5) 지간신경종 (Interdigital neuroma, Morton's neuroma)

족지에 분포하는 내측 또는 외측 족저신경(plantar nerve)의 분지가 횡 중족골간 인대를 지나면서 섬유화, 부종 변성 등으로 비후되어 해당 분지가 지배하는 족지에 갑자기 심한 동통을 일으키는 질환이다. 중년의 여성에서 호발하며 볼이 좁고 굽이 높은 구두를 오랫동안 신는 것과 관계가 있다. 제 3-4족지 사이에 많이 발생한다. 가장 흔한 증상은 중족골두 사이의 족저부에 발생하는 화끈거리는, 찌르는 듯한 또는 저리거나 얼얼한 양상의 통증이며, 발가락으로의 방사통이 있을 수 있다. 신체검사 방법으로는 지간 공간 압박 검사가 유용하며 이때 통증을 동반한 연발음(Mulder's sign, click)을 느낄 수 있다. 보존적 치료로 전족부가 넓은 신발을 사용하거나, 중족 골두에 패드를 대어 중족골 간의 거리를 넓혀주며, 호전이 없으면 신경종 절제 수술을 한다.

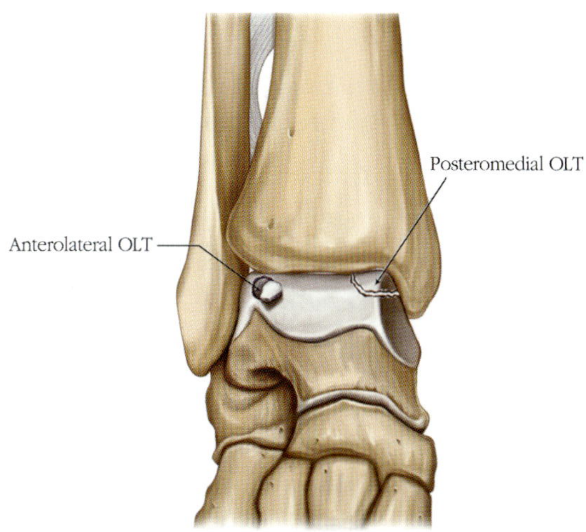

그림 14-12. 거골의 골연골 병변은 내측 병변인 경우 후내측에 주로 발생하고 깊은 컵(cup)의 형태를 보이며, 외측 병변인 경우는 전외측에 주로 발생하고 얇은 판(wafer)의 형태로 발생한다.

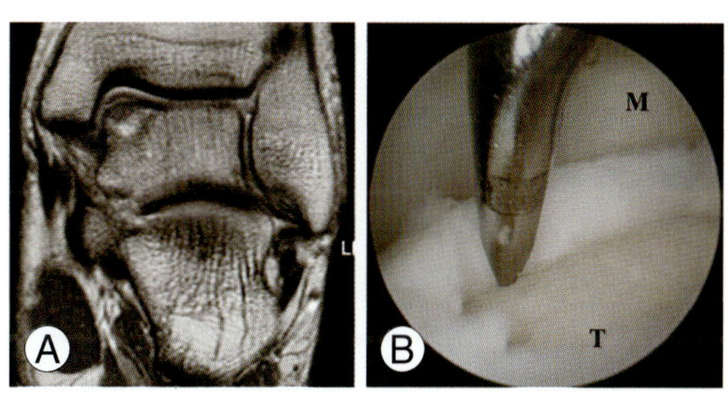

그림 14-13. 거골 내측에 발생한 골연골 병변.
(A) 자기공명영상 소견. **(B)** 전외측 삽입구로 관절경을 삽입하고 미세골절술(microfracture)을 시행하고 있다. **M:** 경골 내과, **T:** 거골.

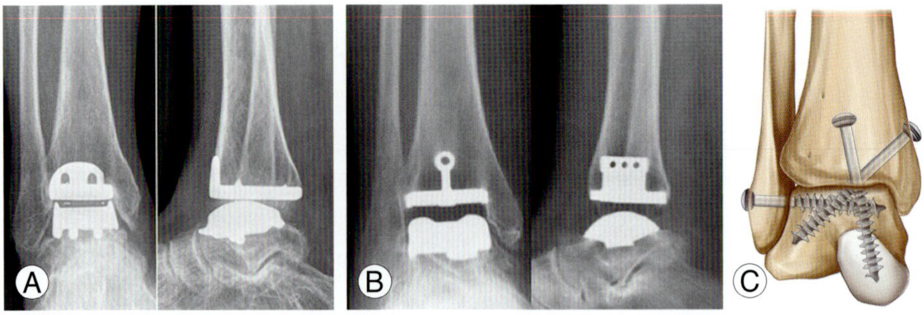

그림 14-14. 족관절염의 수술 **(A)** 족관절 인공 관절 수술의 전후면, 측방 사진(HINTEGRA), **(B)** 족관절 인공관절(SALTO), **(C)** 족관절 유합술 모식도(3개의 유관나사를 사용하는 경우).

6) 족관절 관절염

고관절이나 슬관절의 관절염이 주로 퇴행성 관절염으로 노년층에 발생하는 것과 다르게 족관절의 관절염은 일차성 퇴행성 관절염보다 후외상성이 많아 상대적으로 젊은 연령층에 호발한다. 체중 부하 방사선 사진을 통하여 관절 간격의 감소, 족관절 및 족부의 정렬 상태, 골질, 골극의 위치 및 크기 등을 확인한다. 이는 관절염이 상당히 진행되어 있는 관절이라도, 체중 부하를 안한 상태에서는 관절 간격이 유지되어 있는 것처럼 보일 수 있기 때문이다. 비수술적인 치료로는 약물 치료, 체중 조절, 신발 교정 등이 있으며, 수술적인 치료로 과상부 절골술(supramalleolar osteotomy), 관절 신연술(joint distraction), 인대 재건술 등과 같이 관절을 보존하면서 치료하는 방법과 인공관절 전치환술이나 관절 유합술과 같이 관절을 제거하고 치료하는 방법이 있다(그림 14-14).

7) 아킬레스건 파열(Achilles tendon rupture)

비복근(gastrocnemius muscle)과 가자미근(soleus muscle)의 건이 모여 아킬레스건을 이루는데, 이는 인체에서 가장 강력한 건이며 종골의 후결절에 부착한다. 주로 30~40대의 남성에서 많이 발생하고, 갑자기 뛰거나 점프할 때 통증 및 파열음을 느끼게 된다. 진찰 시 건 후면의 함몰(dimpling), 종창, 피하 출혈을 관찰할 수 있다. 톰슨 압착 검사(Thompson squeeze test)는 매우 유용한 검사법으로(그림 14-15), 환자가 복와위 상태에서 하퇴부 중간 부위의 종아리 근육을 압착하면 정상은 발이 중력에 저항하여 족저 굴곡 되는데, 족저 굴곡이 나타나지 않으면 양성으로서 아킬레스건의 파열을 의미한다. 급성 아킬레스건 파열의 치료는 수술적 치료가 대세이나 최근에는 보존적 고정 방법도 일부에서 거론되고 있다. 보존적 치료는 족저 굴곡상태에서 석고 고정을 8~12주간 시행하며 이 기간 동안 족배 굴곡을 조금씩 시행한다. 완전 파열인 경우 주로 수술적 건 봉합술을 시행한다.

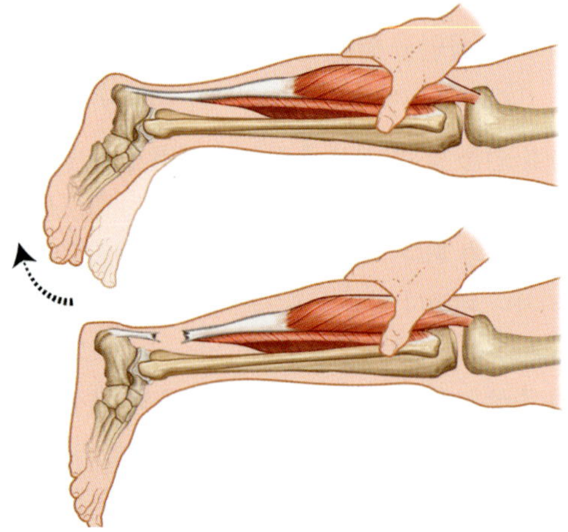

그림 14-15. 톰슨 압착 검사.

4. 당뇨병성 족부 질환(Diabetic Foot)

당뇨병은 인구의 고령화에 따라 유병률이 우리나라 인구의 7%를 넘었으며 앞으로도 증가될 전망이다. 그 합병증인 당뇨병성 족부 궤양은 당뇨 환자의 약 45%에서 일생 동안에 적어도 한 번 발생하며, 당뇨병성 족부 궤양을 가진 환자 중 14~18%에서 절단 수술을 필요로 한다.

1) 병인

원인은 크게 혈관성과 신경병성으로 구분할 수 있다. 혈관의 문제로는 대개 말초 혈관에 동맥경화가 발생하여 피부로 가는 혈류가 감소하고, 이로 인한 피부의 위축으로 궤양이 발생하게 된다. 신경병성 궤양은 감각과 운동신경, 자율신경을 침범하여 증상을 나타내는데, 감각신경병성은 궤양을 일으키는 데 가장 큰 역할을 하며, 이러한 원인은 피부 보호 감각의 소실이다. 피부 감각이 소실되면 계속 반복되는 외상을 인지하지 못하고 신발이 들어 있는 이물질을 느끼지 못해 발생한 상처가 궤양이 된다거나, 이로 인해서 피부조직 내 변화가 오게 된다.

2) 임상 양상

신경병성 족부 궤양의 특징으로는 압력과 연관이 있어 주로 족저부 쪽에 생긴다. 호발 부위는 뼈가 돌출된 부위인 제 1, 5중족골두 부위, 발뒤꿈치, 족관절 외과 등이다. 당뇨병에 의해서 작은 신경섬유가 손상되면 냉온 감각 및 통증 감각 인지도가 감소한다. 잘 치료를 하지 않으면 감염 및 농양이 생길 수 있다(그림 14-16). 혈액순환성 족부 궤양은 특징적으로 족지의 말단 부위에 발생하며, 족부가 차고 혈관의 촉지가 약하거나 없다. 경미한 외상이나 국소적인 압력에 의해 궤양과 괴저가 발생한다. 심한 통증을 동반하며 병변은 처음에는 통증이 있는 차가운 부위가 점차 검은색으로 변하고 궤양의 중앙에는 괴사된 조직이 있고 주변조직과는 구별이 명확하게 된다(그림 14-17).

3) 치료

당뇨병으로 인한 궤양은 다른 원인에 의한 궤양에 비해 상당히 오랜 기간이 경과하게 된다는 사실을 미리 환자에게 주지시켜야 한다. 치료를 결정하는 가장 중요한 요소는 감염 여부와 궤양의 크기, 주위 조직의 혈액순환이다. 이중 염증이나 농양 형성 소견이 있으면 먼저 배농과 괴사조직의 완전한 절제술을 시행하고, 균의 배양과 항생제 내성 검사를 진행하고 초기 광범위 항생제로 염증을 조절한다. 감염이 조절이 되고 육아조직(granulation)이 차오르면 궤양 부위의 압력제거와 혈액순환의 개선에 치료의 초점을 둔다.

(1) 전 접촉 석고 붕대(Total contact cast)

일반적인 창상 치료로 잘 낫지 않는 전족부(forefoot)의 족저부 창상에 좋은 치료 방법이다. 전족부의 족저부위에서 발생하는 창상은 보행 시 발생하는 수직 압력과 전단력을 계속 받기 때문에 다른 부위보다 창상 치료가 오래 걸린다. 이때 전 접촉 석고 붕대를 시행하면 비정상적인 하중을 분산시킨다.

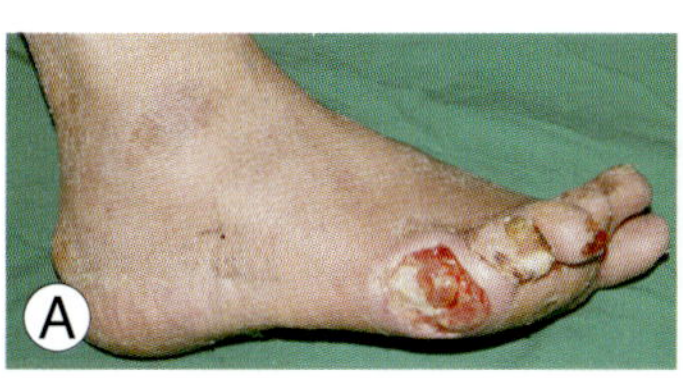

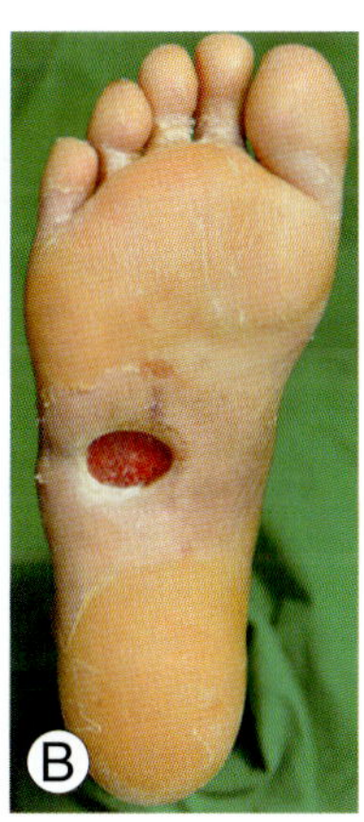

그림 14-16. (A) 족지에 생긴 당뇨병성 신경병증에 의한 족부 궤양, **(B)** 족저부에 생긴 당뇨병성 신경병증에 의한 족부 궤양.

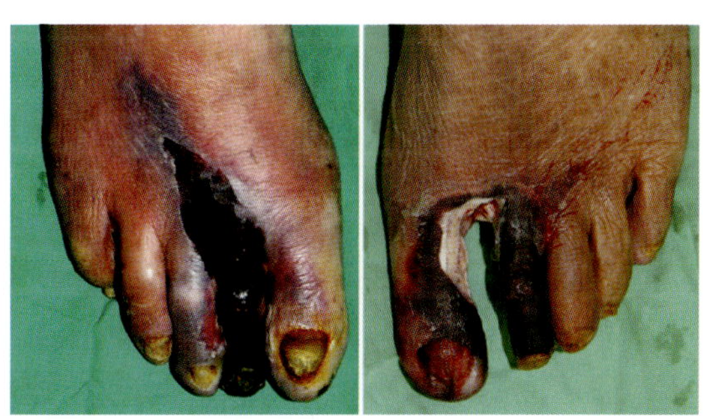

그림 14-17. 당뇨병성 허혈성 족부 괴사.

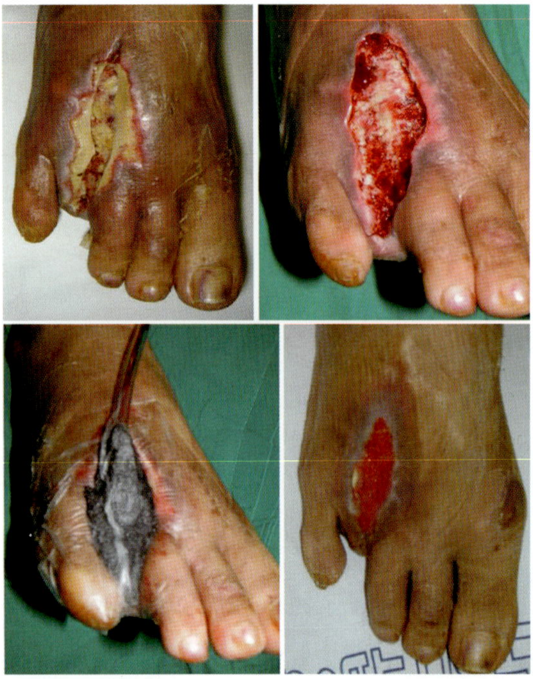

그림 14-18. 당뇨병성 감염 창상에 대한 변연절제술 후 음압 치료.

(2) 드레싱(Dressing)

삼출성 창상은 삼출액을 흡수할 수 있는 습식 드레싱, 건조한 창상은 습기를 주는 보습 드레싱이 필요하다. 은제제(silver dressings)는 항균 작용이 있어 상처가 박테리아에 감염되는 것을 막고 습윤 환경을 유지하도록 도와주며, 감염된 상처 치료에도 도움이 되는 것으로 알려져 있다. 음압 치료기(vacuum assisted closure)는 창상에 음압을 가하여 부종을 감소시키고, 혈액순환을 향상시키며, 세균 수를 감소시키고, 육아 조직 형성을 촉진시킨다(그림 14-18).

(3) 수술적 치료

변연절제술(debridement)은 궤양 부위의 염증이나 괴사 조직을 제거시키며 빠르게 창상의 치유를 유도한다. 따라서 당뇨성 궤양환자에 있어서 적절한 시기에 적극적인 변연절제술은 필수적이라 볼 수 있다. 조직의 감염이 심하거나 괴사 된 경우 절단술(amputation)을 고려해야 하며, 처음부터 절단 부위를 신중하게 고려하는 것이 매우 중요하다.

< 참고문헌 >

〈족근관절 및 족부 병변 - 해부학 및 생역학, 족부 변형〉

Inman VT. The joints of the ankle. Baltimore, Williams and Wilkins; 1976.

Inman VT, Ralston HJ, Todd F. HUMAN WALKING. Baltimore, MD, Williams & Wilkins; 1981.

Kelikian AS. Sarrafian`s Anatomy of the Foot and Ankle: Descriptive, Topographic, Functional. 3rd ed. Philadelphia, PA, JB Lippincott Williams & Wilkins; 2011.

Mann RA, Haskel A. Biomechanics of the foot and ankle, in Mann RA, Coughlin MJ, Saltzman CL (eds): Surgery of the Foot and Ankle. 8thed, St. Louis, Mosby; 2007.

Perry J. GAIT ANALYSIS. Thorofare, NJ, SLACK; 1992.

Coleman SS, Chesnut WJ. A simple test for hindfoot flexibility in the cavovarus foot. Clinical orthopaedics and related research. 1977;123:60-2.

Coughlin MJ, Mann RA, Saltzman CL. Surgery of the foot and ankle Vol. I, Philadelphia, PA, Mosby Elsevier; 2007.

Dwyer FC. The present status of the problem of pes cavus. Clinical orthopaedics and related research. 1975;106:254-75.

Gould N. Surgery in advanced Charcot-Marie-Tooth disease. Foot & ankle. 1984;4(5):267-73.

Hansen ST. Functional reconstruction of the foot and ankle, Philadelphia, Lippincott Williams & Wilkins; 2000.

Kumai T, Takakura Y, Akiyama K, Higashiyama I, Tamai S. Histopathological study of nonosseous tarsal coalition. Foot & ankle international / American Orthopaedic Foot and Ankle Society [and] Swiss Foot and Ankle Society. 1998;19(8):525-31.

Mann RA. Acquired flatfoot in adults. Clinical orthopaedics and related research. 1983;181:46-51.

Myerson MS. Adult acquired flatfoot deformity: treatment of dysfunction of the posterior tibial tendon. Instructional course lectures. 1997;46: 393-405.

Samilson RL, Dillin W. Cavus, cavovarus, and calcaneocavus. An update. Clinical orthopaedics and related research. 1983;177:125-32.

Scranton PE, Jr. Treatment of symptomatic talocalcaneal coalition. The Journal of bone and joint surgery. American volume. 1987;69(4):533-9.

Varner KE, Michelson JD. Tarsal coalition in adults. Foot & ankle international / American Orthopaedic Foot and Ankle Society [and] Swiss Foot and Ankle Society. 2000;21(8):669-72.

Wenger DR, Mauldin D, Speck G, Morgan D. Lieber, RL: Corrective shoes and inserts as treatment for flexible flatfoot in infants and children. The Journal of bone and joint surgery. American volume. 1989;71(6):800-10.

〈족근관절 및 족부 병변 - 족부 질환, 당뇨병성 족부 질환〉

Choi KJ, Lee HS, Yoon YS, Park SS, Kim JS, Jeong JJ, Choi

YR. Distal metatarsal osteotomy for hallux varus following surgery for hallux valgus. J Bone Joint Surg. 2011;93-B:1079-83.

Hardy RH and Clapham JCR. Observations on hallux valgus based on a controlled series. J Bone Joint Surg. 1951;33-B:376-91.

Piggott H. The natural history of hallux valgus in adolescence and early adult life. J Bone Joint Surg. 1960;42-B:749.

Shereff MJ, DiGiovanni L, Bejjani FJ, et al. A comparison of nonweightbearing and weight-bearing radiographs of the foot. Foot Ankle Int. 1990;10:306-11.

Kelikian AS, Sarrafian SK. Sarrafian's anatomy of the foot and ankle: descriptive, topographical, functional, Philadelphia, Wolters Kluwer Health/Lippincott Williams & Wilkins; 2011.

DiGiovanni CW. and Brodsky A. Current concepts: Lateral ankle instability. Foot Ankle Int. 2006;27-10:854-66.

Toomey EP. Plantar heel pain. Foot Ankle Clin. 2009;14-2:229-45.

Solan M. and Davies M. Management of insertional tendinopathy of the Achilles tendon. Foot Ankle Clin. 2007;12-4:597-615.

Young JS, Kumta SM. and Maffulli N. Achilles tendon rupture and tendinopathy: management of complications. Foot Ankle Clin. 2005;10-2:371-82.

Kelikian AS, Sarrafian SK. Sarrafian's anatomy of the foot and ankle: descriptive, topographical, functional, Philadelphia, Wolters Kluwer Health/Lippincott Williams & Wilkins; 2011

Stone JW. Osteochondral lesions of the talar dome. J Am Acad Orthop Surg. 1996;4(2):63-73.

Ferkel RD, Zanotti RM, Komenda GA, et al. Arthroscopic treatment of chronic osteochondral lesions of the talus. Am J Sports Med. 2008;36(9):1750-62.

Ogilvie-Harris DJ, Sarrosa EA. Arthroscopic treatment of osteochondritis dissecans of the talus arthroscopy. Arthroscopy. 1999;15(8):805-8.

Takao M, Ochi M, et al. Arthroscopic drilling for chondral, subchondral, and combined chondral-subchondral lesions of the talar dome. Arthroscopy. 2003;19(5):524-30.

Gauthier G. Thomas Morton's disease: a nerve entrapment syndrome. A new surgical technique. Clinical orthopaedics and related research.1979;142:90-2.

Morton TS. VI. Metatarsalgia (Morton's Painful Affection of the Foot), with an Account of Six Cases Cured by Operation. Annals of surgery. 1893;17(6):680-99.

Mulder JD. The causative mechanism in morton's metatarsalgia. The Journal of bone and joint surgery. British volume. 1951;33-B(1):94-5.

Lucchinetti E, Adams CS, Horton WE Jr, Torzilli PA. Cartilage viability after repetitive loading: a preliminary report. Osteoarthritis Cartilage. 2002;10(1):71-81.

Huch K, Kuettner KE, Dieppe P. Osteoarthritis in ankle and knee joints. Semin Arthritis Rheum. 1997;26(4):667-74.

Demetriades L, Strauss E, Gallina J. Osteoarthritis of the ankle. Clin Orthop Relat Res. 1998;349:28-42.

Buckwalter JA, Saltzman CL. Ankle osteoarthritis: distinctive characteristics. Instr Course Lect. 1999;48:233-41.

Young JS, Kumta SM. and Maffulli N. Achilles tendon rupture and tendinopathy: management of complications. Foot Ankle Clin. 2005;10-2:371-82.

Kelikian AS, Sarrafian SK. Sarrafian's anatomy of the foot and ankle: descriptive, topographical, functional, Philadelphia, Wolters Kluwer Health/Lippincott Williams & Wilkins; 2011.

Andersen CA, Roukis TS. The diabetic foot. Surg Clin North Am. 2007;87(5):1149-77.

Terrence M. Philbin, DO. The diabetic foot. in American Academy of Orthopaedic Surgeons. Orthopaedic Knowledge Update: Foot and Ankle 2008:4:273-90.

Brem H, Sheehan P, Rosenberg HJ, Schneider JS, Boulton AJ. Evidence-based protocol for diabetic foot ulcers. Plast Reconstr Surg. 2006; 7Suppl:193-209.

Brodsky JW. Outpatient diagnosis and management of the diabetic foot. Instr Course Lect. 1993;42 :101-39.

Pinzur MS, Slovenkai MP, Trepman E, Shields NN. Guidelines for diabetic foot care: recommendations endorsed by the Diabetes Committee of the American Orthopaedic Foot and Ankle Society. Foot Ankle Int. 2005;26(1):113-9.

Coleman WC, Brand PW, Birke JA. The total contact cast: A therapy for plantar ulceration on intensive feet. J Am Podiatr Med Assoc. 1984;74:548-52.

Leaper DJ. Silver dressings: their role in wound management. Int Wound J. 2006;3(4):282-94.

Schultz GS, Sibbald RG, Falanga V, et al. Wound bed preparation: a systematic approach to wound management. Wound Repair Regen. 2003;11Suppl:1-28.

Granick M, Boykin J, Gamelli R, Schultz G, Tenenhaus M. Toward a common language: surgical wound bed preparation and debridement. Wound Repair Regen. 2006;14Suppl:1-10.

Strauss MB. The orthopaedic surgeon's role in the treatment and prevention of diabetic foot wounds. Foot Ankle Int. 2005;26(1):5-14.

15장 선천성 및 발달성 소아 질환
Congenital and Developmental Childhood Diseases)

• 상지의 선천성 이상 • 하지의 선천성 및 발달성 질환

상지의 선천성 이상 (Congenital Differences of the Upper Extremity)

1. 선천성 절단(Congenital Amputation)

상지에서 선천성 절단(congenital amputation)은 특정 부위 이하가 선천적으로 형성되지 않은 경우를 말한다. 상지의 횡적 형성 부전(transverse failure of formation)이라고도 하며, 전완 근위부에 가장 흔하다. 그 다음 호발 부위는 경수근 골(transcarpal), 전완 원위부, 상완부의 순이다. 팔꿈치가 있는 경우 굴곡-신전 운동은 대개 정상 범주이나, 근위 요척골의 이상으로 인해 전완부의 회전 운동은 흔히 제한된다.

전완 횡적 형성 부전(through-forearm transverse failure of formation)은 주관절과 손목 사이에서 선천적으로 형성이 안 된 상태를 말한다(그림 15-1). 상지의 선천성 절단 중 가장 흔하며, 대개 전완부의 근위 1/3 정도에서 발생한다. 전완부의 회내와 회외 기능이 어느 정도 남아있는 경우가 많다. 의수를 착용시키기에 남아있는 상지의 위치가 불만족스러운 경우에는 교정 절골술을 시행할 수 있으며, 전완부가 의수의 소케트를 착용시키기에 짧은 경우에는 골연장술을 시행할 수도 있다.

결손이 중수근 관절(midcarpal joint) 보다 원위부에 있는 무수증(acheiria)은(그림 15-2) 요수근 관절(radiocarpal joint)의 움직임이 있으며, 의수를 채우지 않으면 외모가 흉하여 문제가 되고 채운다면 의수에는 감각이 없으므로 sensory feedback이 없는 단점이 있다.

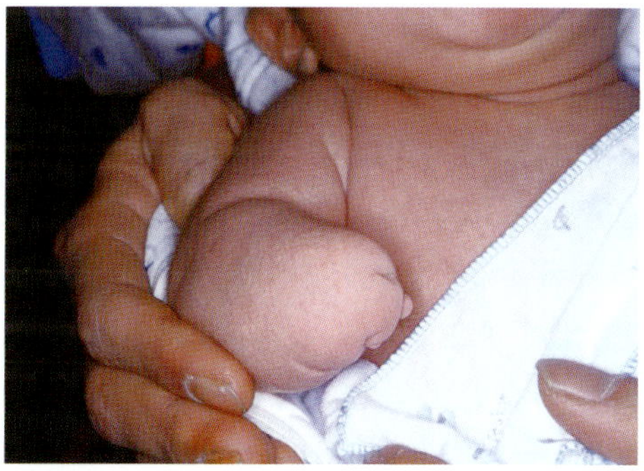

그림 15-1. 전완 횡적 형성 부전.

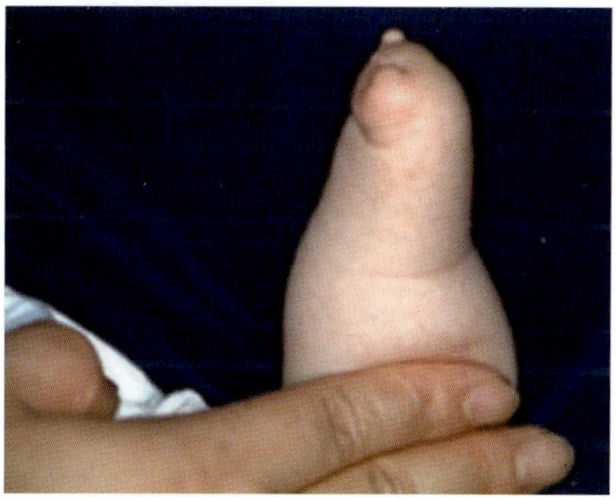

그림 15-2. 무수증 환아의 사진으로 흔적지가 관찰된다.

2. 선천성 전완부 이상 (Congenital Differences of the Forearm)

1) 선천성 요골 결손(Congenital longitudinal deficiency of the radius, Radial clubhand, Radial deficiency, Paraxial radial hemimelia)

이 질환은 요골의 단순 저형성에서 완전 결손까지 다양 한 형태를 보이며, "선천성 요측 곤봉수(congenital radial clubhand)"라고도 불린다. 요골의 완전 결손이 부분 결손보다 흔하다. 유전성을 보이지 않는 경우가 많으나, Holt-Oram 증후군은 상염색체 우성으로, Fanconi 빈혈과 TAR (thrombocytopenia absent radius) 증후군은 상 염색체 열성으로 유전된다. VACTERL (vertebral, anal, cardiac, tracheo-esophageal, renal/radial, limb)의 일환으로 나타나는 경우는 유전성이 없이 산발성(sporadic)으로 나타난다. 동반 기형이 흔하며, 동반 기형 없이 요골 결손만 나타나는 경우는 약 33%에 불과하고 환자 중, 약 67%에서 내과적 및 근골격계 이상이 동반된다.

선천성 요골 결손은 다양한 임상 양상을 보이는데, 전완 골의 단축, 요골 각변형, 주관절 굴곡 운동 제한, 주상골 및 다른 수근골의 부재 혹은 저형성이 나타날 수 있다. 무지 저 형성증도 동반될 수 있으며, 무지 내재근 및 외재근의 저 형성 및 무지 중수지관절 및 지간 관절의 불안정성이 동반될 수 있다. 또한, 손가락의 굴곡 제한이 동반될 수 있으며 손목 및 전완부 요측의 연부조직이 팽팽할 수 있는데, 이로 인해 손바닥이 원위 척골에 대해 요측으로 꺾여 있을 수 있다. 외재성 손목 신전근의 발달이 부족할 수 있고, 잘 발달되지 못한 요측의 연부조직이 섬유성 띠를 형성하여, 손목이 요측편위 및 굴곡된 위치를 하고 있게 된다.

선천성 요골 결손은 미용적 및 기능적 문제를 초래하며 전완부의 길이가 정상의 약 54% 정도여서 손이 도달할 수 있는 범위가 감소되어 있고, 두 손으로 같이 하는 동작 들에서 기능이 떨어진다. 아직 정립된 수술법이 없으며, 물개의 코끝에 공을 올려 놓는 것과 같이 척골 골두 위에 수근골을 올려놓은 채 안정성을 유지하기란 힘들기 때문이다. 그러나 척골 두를 수근골 중앙부에 홈을 판 뒤 집어넣는 중앙화(centralization) 수술이 다양한 수술의 근간을 이룬다(그림 15-3).

2) 선천성 요척골 결합 (Congenital radioulnar synostosis)

요골과 척골의 어떤 부분이 태어나면서부터 골조직으로 붙어 있어 전완부에 회전 장애가 발생하는 이상을 선천성 요척골 골결합이라 한다. 근위부의 골 결합인 근위 요척골 골결합(proximal radioulnar synostosis) 이 대부분이다(그림 15-4). 단순 방사선 사진에서 골 결합이 뚜렷한 경우도 있으나, 두 뼈 사이에 골 결합이 없는데도 전완부 회전 운동 이 안 되는 경우도 있다. 이 경우 연골 결합(synchondrosis) 또는 섬유 결합(synfibrosis)으로 붙어 있을 가능성이 있다.

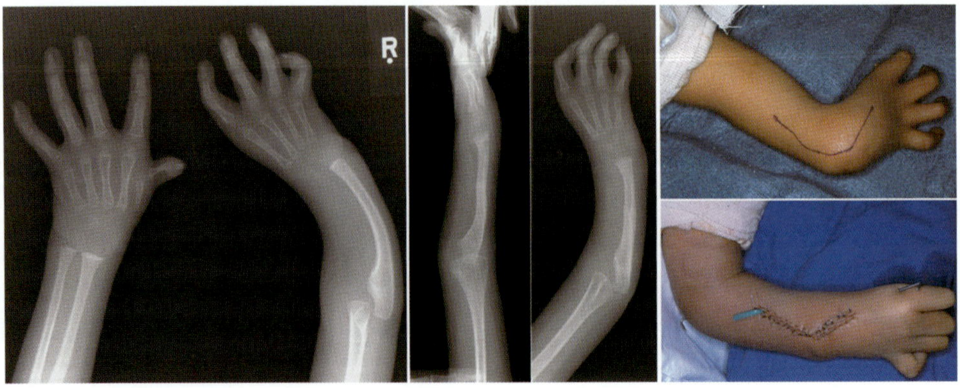

그림 15-3. 제 IV형 선천성 요골 결손 환아의 수술 전후의 사진.

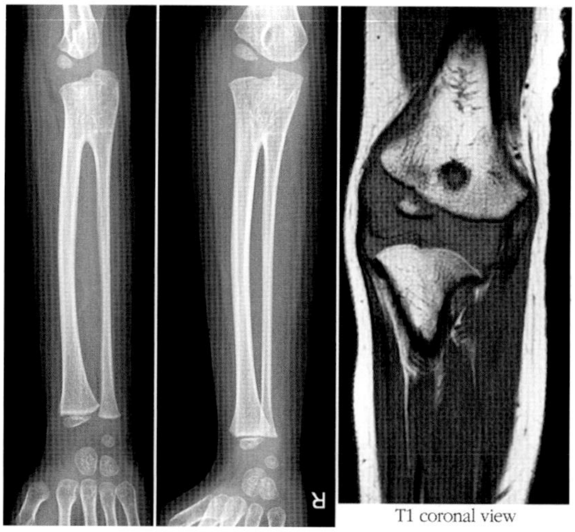

그림 15-4. 우측 전완골 근위부에서 선천성 요척골 골결합이 관찰된다.

대개 2.5~5세 사이에 전완부 회전 장애를 통해 발견되는데, 양측성이거나 회내 변형이 심한 경우 보다 조기에 발견된다. 약 40%에서는 60도 이상의 심한 회내 변형(pronation deformity)을 보인다. 회내 변형이 심하지 않은 경우에는, 어깨와 손목에서 회외전이 어느 정도 보상되어 일상 생활에 큰 지장은 없는 경우도 있다. 회내 변형이 60도 이상인 경우, 특히 양측성인 경우 수술이 권장되며 보다 기능적인 위치를 얻기 위한 회전 절골술(rotational osteotomy)이 주로 시행된다. 수술 시에는 우세 수부(dominant hand) 인가 여부, 양측 성인가 편측성인가, 장래 직업, 취미 등을 고려해야 한다.

3) 마데렁 변형(Madelung deformity)

원위 요골 골단판의 척측 및 수장측 부분의 성장이 지연 되어서 나타나는 선천성 이상으로 요골 원위부가 짧고 척골 두는 길어 후방으로 탈구되어 손이 전체적으로 앞으로 튀어 나온다(그림 15-5). 원위 요골 관절면이 수장측과 척측으로 기울어져 있고 수근골들은 요골과 척골 사이로 쐐기 모양으로 파고든다. 요골 원위 관절면의 주상골 와(scaphoid fossa) 는 비교적 유지되나, 월상골 와(lunate fossa)는 심하게 변형된다. 척골 두는 점차 변형되고 커지며, 후방으로 전위되고, 심한 척골 양성 변이(ulnar plus variance)를 보인다. 손목 관절의 전방인대

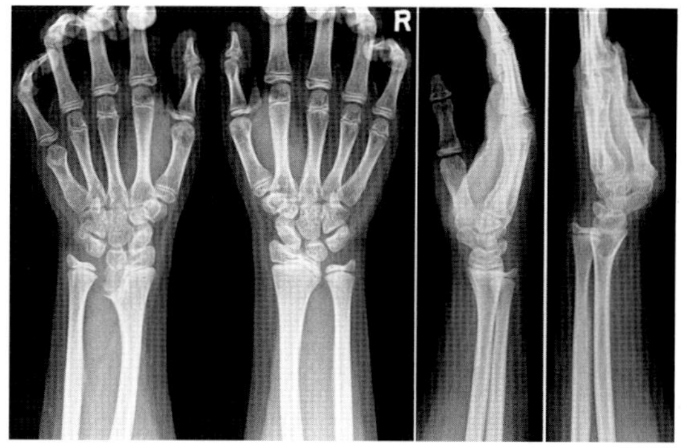

그림 15-5. 좌측 손목에 마데렁 변형이 있는 환아의 양측 단순 방사선 영상.

중 월상골과 원위 요골 사이의 비정상적인 인대(vicker's ligament)가 지나치게 긴장되어 사슬 효과(tethering effect)를 보이는 경우가 흔하다. 요골 경상 돌기가 척골 경상 돌기와 같은 수준 또는 더 근위부에 위치한다. 수근 관절 운동 제한이 심하여, 전형적 형에서는 손목의 배굴과 척측 사위, 전완부 회외 운동 등이 제한된다. 통증이 없고 기능에 큰 지장이 없는 경우 관찰하는 것이 좋다. 원위 요골의 성장이 충분히 남아있고 변형이 심하지 않으면, Vickers 인대 등 구축된 연부조직 유리술과 내측 원위 요골 성장판 유리술을 시행할 수 있다.

3. 선천성 수부 이상 (Congenital Differences of the Hand)

수부의 선천성 이상의 수술적 치료 목표는 물론 손의 기능 향상이 첫째이다. 둘째로 중요한 치료 목표는 모양(appearances) 이다. 흔히 쓰이는 미용 또는 미관(cosmesis) 이란 용어는 정상적인 모양을 더 개선시킨다는 의미를 내포하고 있다. 따라서 다지증, 파열수 등에서 보이는 괴이한 모양을 좀 더 정상 손에 가까운 모양으로 개선하는 것은 미관의 향상이라 할 수 없으나 손에 발생한 선천성 이상의 모양을 향상시키는 것은 기능 향상만큼이나 중요하다.

1) 다지증(Polydactyly)

손에 생기는 선천성 이상 중 흔한 이상 중의 하나로,

손에서는 무지에 압도적으로 많이 발생하며, 발에서는 소지에 흔하다. 무지가 둘 이상인 경우를 축전성 다지증(preaxial polydactyly)(그림 15-6), 소지가 둘 이상이면 축후성 다지증(postaxial polydactyly)(그림 15-7), 2, 3, 4수지 중에서 중복이 일어나면 축성 또는 중심성 다지증(axial or central polydactyly)이라 부른다. 한국인의 손에 발생하는 다지증은 거의 대부분 축전성으로 발에는 소지에 대부분 발생하는 것과 대조적이다. 요측 다지증(radial polydactyly)라고도 하며, 약 20% 에서는 양측성으로 발생한다. 대개 산발성(sporadic)으로 발생하나, 삼지골 무지와 동반되어 발생한 경우에는 유전적 요인이 관여한다.

수술적 치료는 무지와 손가락 사이로 집기(pinch)를 시작하기 전인 1세 이전에 시행하는 것이 좋다. 단순히 절제하면 되는 경우도 있으나, 복잡한 재건술이 필요한 경우가 대부분이다. 수술의 목적은 기능 및 모양을 가능한 한 정상 무지에 가깝게 재건하는 것이다. 단순 절제로 만족스런 결과를 얻을 수 있는 경우는 매우 드물다. 수술은 반흔 구축을 최소화하도록 봉합선을 설정한다. 남을 무지의 연부조직이 부족하면, 없애버릴 부분의 연부조직으로 국소 피판(local flap)을 만들어 이용한다. 신경 혈관 이상 및 손상 여부, 굴곡건과 신전건의 이상 등을 확인하고 필요하면 이를 교정한다. 관절막과 측부인대의 재건이 필요할 수도 있다. 많은 경우에 근위 지골 또는 중수골의 교정 절골술이 필요하다

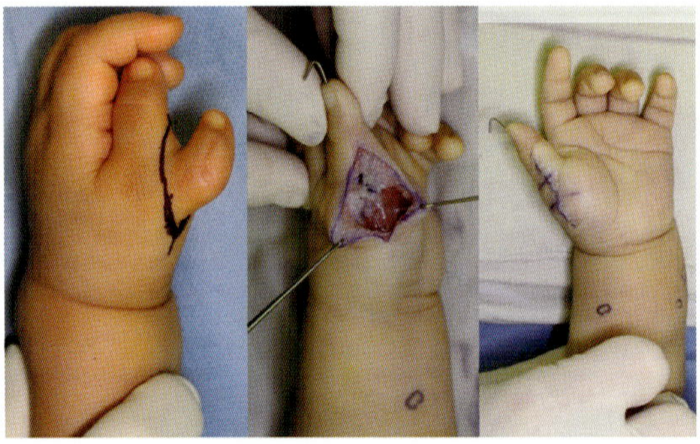

그림 15-6. Wassel 4형 다지증 환자의 수술 사진으로 잉여지 절제 후에, 중수골 교정 절골술 및 중수 수지 관절 요측 측부인대 재건술을 통해 무지를 재건하였다.

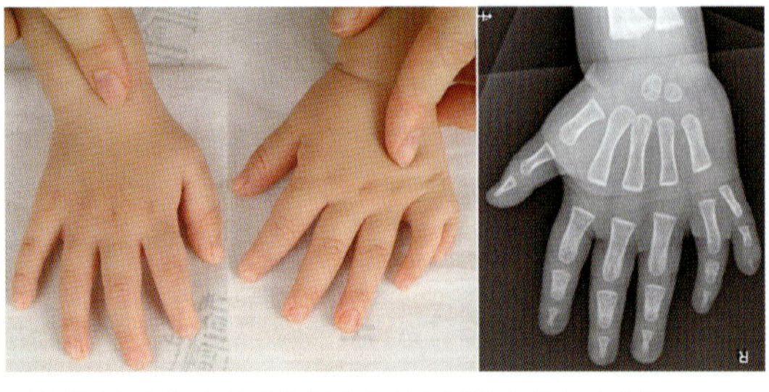

그림 15-7. 축후성 다지증 환자의 사진 및 단순 방사선 영상.

2) 합지증(Syndactyly)

다지증과 함께 흔한 수부의 선천성 이상이다. 정상적으로 수지는 근위 지골의 근위 1/3 부위에서부터 분리가 되어 있어 각각 독립적인 기능이 가능하다. 수지 간의 분리가 불완전하여 선천적으로 붙어 있으며, 그 물갈퀴가 정상적인 위치보다 원위부로 내려가 있는 경우를 합지증 이라 칭한다. 발생학적으로 수부판(hand plate)은 세포사멸(apoptosis, programmed cell death)에 의해 그 끝 부분 에 네 개의 괴사 지역(necrotic zone)이 발생하여 태령 6~8주에 걸쳐 다섯 개의 수지를 만드는 것으로 알려져 있다. 분리는 원위부에서 근위부로 진행된다. 합지증은, 이 수지 분리의 부전으로 발생한다고 알려져 있다. 중지-환지 사이에 가장 흔하며, 그 다음 빈도는 환지-소지, 인지-중지, 무지-인지의 순서이다.

수술 시기는 영유아의 마취에 문제가 없고 loupes 등을 이용한 확대경 수술이 가능하면 수술 계획은 빨리 세울수록 좋다. 무지와 인지간 합지증은 손의 기능을 위해서, 그리고 길이 차이가 많은 약지와 소지 사이의 합지증은 성장함에 따라 수지 측편향 또는 굴곡이 발생할 수 있으므로 조기 수술적 분리가 중요하다. 모든 수지가 합지된 경우, 제 1 및 3물갈퀴 공간을 분리하고 3개월 이상이 지난 뒤 나머지 제 2, 4물갈퀴 공간을 분리하는 것이 바람직하다. 정교한 피판 설계가 필요하고, 전층 피부 이식이 요구되는 경우가 많다(그림 15-8). 합지증을 충분히 분리하더라도 환아가 성장함에 따라 다시 불완전 합지증의 양상을 보이는 경우가 많은데 이러한 경우 재수술이 필요할 수 있으며, 수술 전에 이에 대한 충분한 설명이 필요하다.

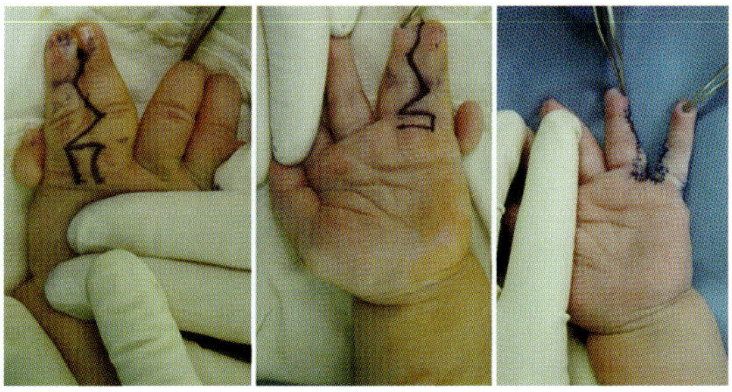

그림 15-8. 단순형 합지증의 수지 분리술 절개선 및 수술 직후 사진.

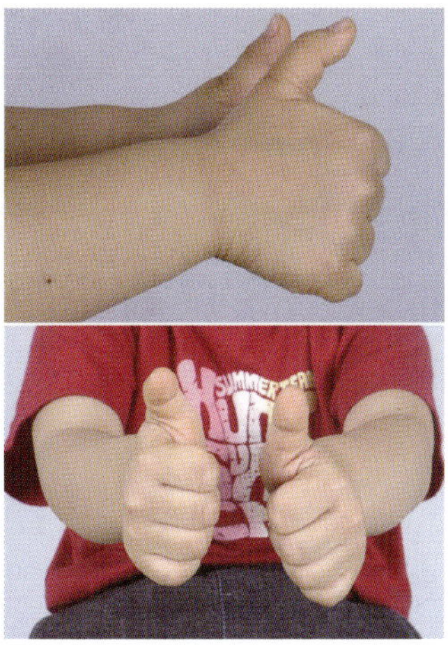

그림 15-9. 우측 소아성 방아쇠 무지.

3) 방아쇠 무지(Pediatric trigger thumb)와 방아쇠 수지(Pediatric trigger finger)

대략 생후 8~30개월 사이에 발생하며, 더 늦은 나이에 발견되는 경우도 흔하다. 종래 선천성 방아쇠 무지(congenital trigger thumb)로 불리던 것이 점차 소아형 방아쇠 무지(pediatric trigger thumb)로 대치되고 있다. 우리나라에서의 빈도는 다지증이나 합지증보다 더 높다. 약 30% 정도에서 양측성으로 발생하며, 간혹 여러 개의 수지에 나타나기도 한다. 소아형 방아쇠 무지는, 장 무지 굴곡근의 협착성 건막염 으로 건에 방추형 결절(Notta' s nodule)이 생기고 섬유성 건막(A1 pulley)의 비후와 협착을 보인다. 굴곡 장애보다는 신전 장애를 보이는 경우가 많다(그림 15-9). 무지를 제외한 수지에 발생할 경우, 소아형 방아쇠 수지 라 한다. 소아형 방아쇠 무지와는 달리 자연 치유되는 경우가 반 정도에 불과하다.

하지의 선천성 및 발달성 질환

1. 발달성 고관절 이형성증 또는 탈구 (Developmental Dysplasia and Dislocation of the Hip)

발달성 고관절 이형성증 또는 탈구는 조기에 발견하여 치료하면 정상적인 고관절을 얻을 수 있으나 지연될 경우 심각한 해부학적 장애가 초래되어 조기에 퇴행성관 절염을 초래할 수 있다. 탈구된 유형에 따라 완전 탈구(dislocation)는 대퇴골두가 비구(acetabulum)로부터 완전히 벗어나 연골면의 접촉이 없는 것을 의미하며, 아탈구(subluxation)는 대퇴골두가 비구와 부분적으로만 접촉이 있는 경우를 말한다(그림 15-10). 이형성(dysplasia) 고관절은 대퇴골 또는 비구의 어느 한쪽 또는 양측의 발달이 불충분한 상태를 의미하며 이 상태는 고관절의 불안정성 즉 대퇴골두가 비구로부터 전위되려고 하는 경향 때문에 발생된 이차적 변화로서 이해될 수 있다. 대퇴골두의 전위 정도에 관계없이 비구의 발달은 불량하며 비구의 정상적 발달을 유도할 수 있는 가장 중요한 요인은 동심적(concentric)으로 정복된 대퇴골두에 의한 자극으로서, 일단 완전 정복되면 비구의 발달이 활발해지며 대개 4 내지 8세까지 진행된다.

1) 이학적 및 방사선 소견

신생아에서는 이학적 검사상 분명하게 나타나지 않는 경우가 많아 조기에 진단되지 못하는 경우가 있으나 고관절 외전 운동의 제한, 내측 대퇴부에 있는 피부 주름의 비대칭 혹은 고관절의 굴곡-외전한 위치에서 좌골대둔 피부 주름(ischiogluteal fold)이 비정상적으로 깊어져 있을 경우 의심할 수 있다(그림 15-11). 보행기 이후의 경우 증상은 더욱 뚜렷해지며 하지의 단축이 있어 보행을 할 때 파행을 보이고 특히 양측성일 때는 회음부가 넓어지며 오리걸음으로 보행을 한다.

방사선 소견상 신생아에서는 아직 이차적인 변화가 적고 대퇴골두의 골화(ossification)가 되지 않은 상태이

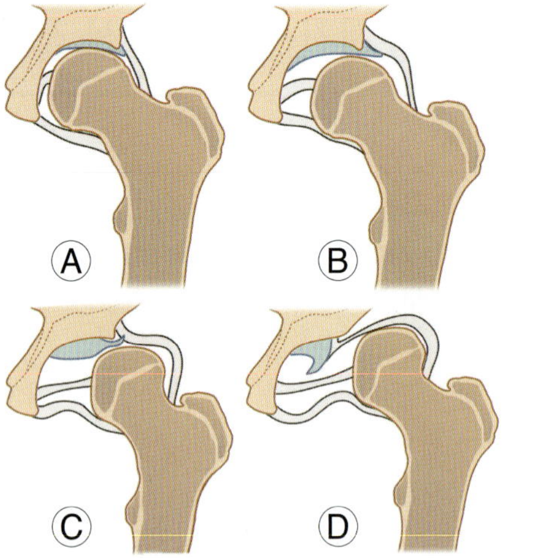

그림 15-10. **(A)** 정상 고관절, **(B)** 불안정한 아탈구 가능(subluxatable) 고관절, **(C)** 아탈구(subluxated) 고관절, **(D)** 완전 탈구된(completely dislocated) 고관절.

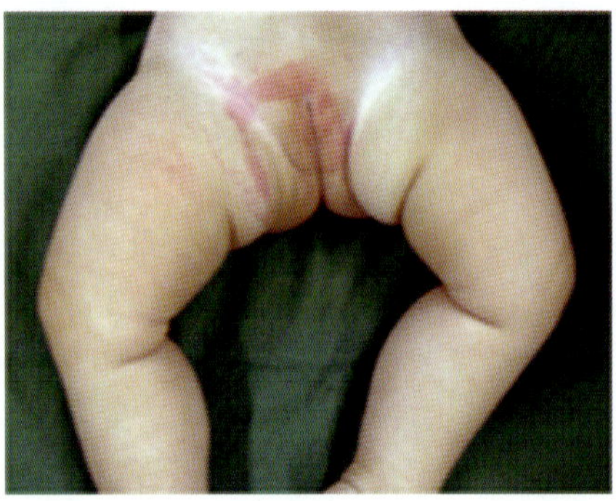

그림 15-11.

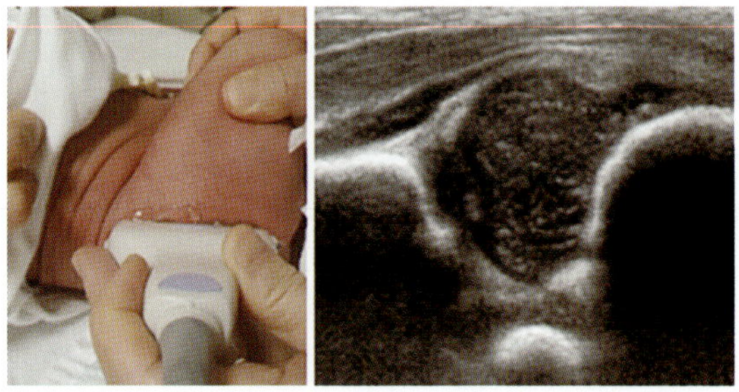

그림 15-12. 미국 의학 초음파 기구(aium)의 고관절 이형성증 진단 및 평가를 위한 실행 지침서에서 제시한 방법. 관상면 정적 검사.

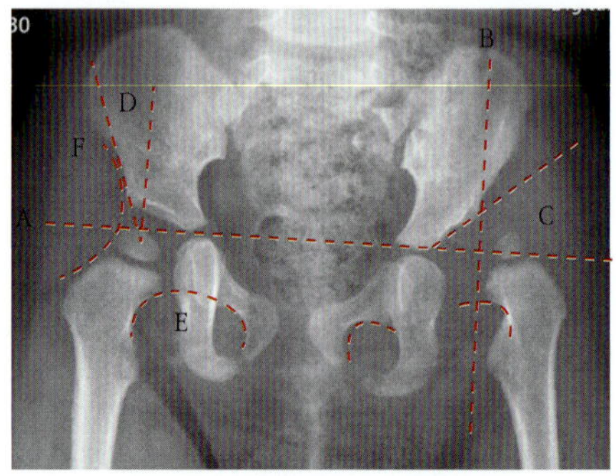

그림 15-13. 단순 방사선 평가 소견.
A. Hilgenriner선. **B.** Perkin선. **C.** 비구지수(acetabular index). **D.** Center-edge (CE)각. **E.** Shenton 선. **F.** Calve선.

며 비구를 비롯한 골반골도 많은 부분이 골화가 되지 않아 방사선 소견만으로는 판단이 어려운 경우가 많다. 경우에 따라 초음파를 이용하여 방사선 조사 없이 대퇴골두와 비구의 연골 형태 및 상관 관계를 역동적으로 검사할 수도 있다(그림 15-12). 지연 진단된 DDH의 전형적 단순 방사선 소견은 비구 경사각이 증가되고, 대퇴골두 골단의 출현이 지연되거나 저 형성되며, 대퇴골 근위 골간단이 외상방으로 위치하며, 여러 기준선과 각이 DDH의 진단 및 평가에 이용된다(그림 15-13).

2) 치료

생후 6개월 미만의 경우 관절 낭이 이완되어 있고 관절순(labrum)의 변화와 대퇴골두 및 비구의 형태적 변화가 적으므로 고관절을 굴곡 및 외전 위치로 하여 정복을 도와주는 역동적 보조구가 가장 유용한 치료법이다(그림 15-14). 만일 역동적 보조기로 정복이 안 될 경우 전신 마취하에 도수정복을 우선 시행한다. 도수정복 시도 전 피부 견인을 시행하기도 하며, 고관절 주위 연부조직의 긴장도를 감소시키며 모든 정복 과정은 결코 무리한 힘을 가하지 않고 자연스럽게 이루어져야 한다. 흔히 도수정복 시에 고관절 조영술(arthrogram)을 시행하여 대퇴골두가 비구 내로 정복되는 질을 판단하며, 과도한 외전-외회전위(frog leg position)나 외전-내회전위(abduction-internal rotation position)를 취하면 대퇴골두로 가는 혈관이 비구 연이나 주변근육에 의해 압박을 당하거나 긴장이 되어 골두의 무혈성 괴사(avascular necrosis)가 올 수 있으므로 과도한 외전위치는 피해야 된다. 석고 붕대는 약 3개월 시행하며 이후 외전 보조기를 장착시켜 비구 발달을 도모한다(그림 15-15). 한편

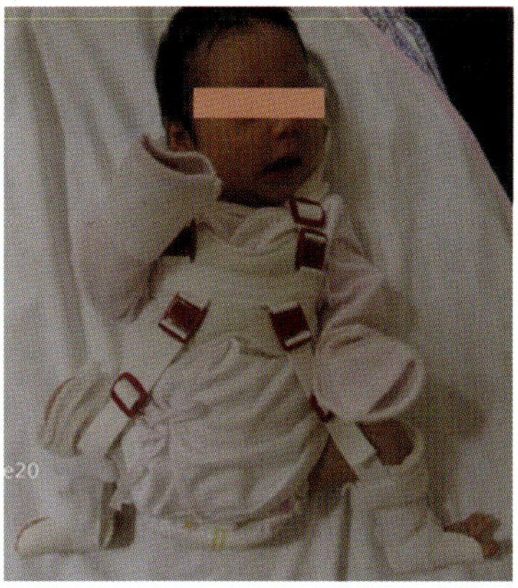

그림 15-14. Pavlik 보장구.

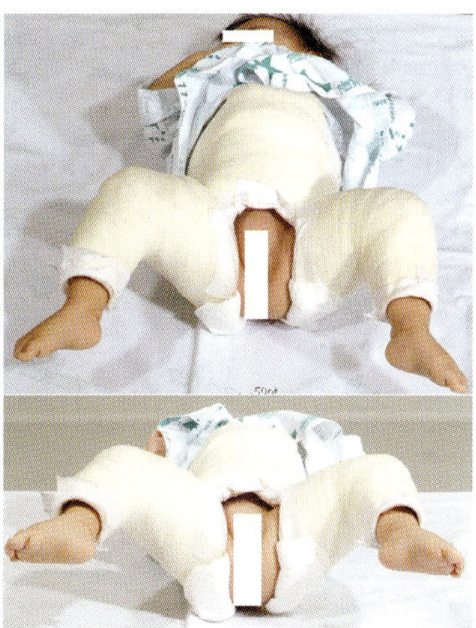

그림 15-15. 도수정복 후 고수상 석고 붕대 고정을 한 모습.

도수정복으로 정복이 되지 않을 경우 혹은 진단이 보행기 이후로 지연된 경우는 관혈적 정복이 필요하다.

2. 하지의 선천성 형성 부전(Congenital Deficiency of the Lower Extremity)

1) 근위 대퇴골 부분적 결손 (Proximal Femoral focal deficiency)

근위 대퇴골 부분적 결손은 사지에 발생하는 여러 가지 종적 및 횡적인 선천성 결손에서 보는 바와 같이 경도의 대퇴골 발육 부전만 있는 환자로부터 대퇴골이 완전히 없는 심한 경우까지 포함된다. 많은 환자에게서 특

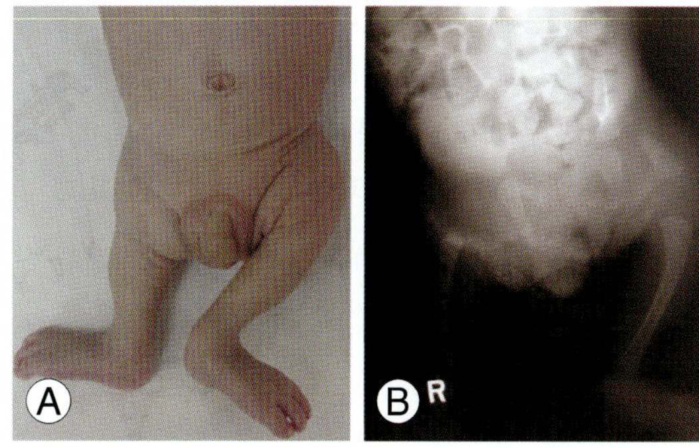

그림 15-16. 선천성 대퇴골 결손증.
(A, B) 양 하지에 심한 대퇴골 결손이 있다. 우측은 완전 결손이고, 좌측은 부분 결손이다.

히 양측성일 때 여러 동반 기형을 수반하며, 그 대부분은 비골 형성부전, 경골 형성부전과 슬관절의 십자인대 무발육 등이다. 환측 대퇴부는 아주 짧고, 고관절 부위에서 굴곡, 외전 및 외회전 위치를 취하고 있다(그림 15-16). 이때 근위 대퇴부는 팽대된 모양을 나타내나, 원위부는 심히 위축된 양상을 보인다. 치료의 종류는 결손의 정도와 연령에 따라 다양하며, 환자의 상태에 따라 개별적으로 시행한다. 주된 문제는 하지 단축과 근위 대퇴부 불안정성 및 고관절 부위의 부적당한 근육이다. 대개의 경우 수술적 치료의 대상이 되지 않고 여러 가지 의지의 착용이 오히려 도움이 될 수 있으며 경우에 따라 골연장술을 시행하거나, 의지 착용을 원활하게 하기 위하여 절단술을 시행하기도 한다.

2) 선천성 비골 형성 부전 (Congenital fibular hemimelia)

비골의 완전 혹은 불완전 결손을 동반하는 선천성 장관골 결손의 가장 흔한 형으로 종말형(terminal)과 개재형(intercalary)이 있으며 족부 외측열의 결손을 동반하는 종말형이 흔하다. 족부의 변형은 첨 외반 족(equinovalgus)이 흔하고 약 반수에서 대퇴골의 단축, 경골 원위부의 단축과 전외방만곡이 동반된다(그림 15-17). 치료는 하지 단축의 정도와 족부 변형의 정도에 따라 달라진다. Syme 혹은 Boyd 술식에 의한 끝 체중 부하(end-bearing) 형태의 절단술을 시행하고 의족을 채워 미용과 기능의 향상을 얻는 것이 가장 효과적이나 사지

연장술을 시행하는 재건술을 시행하는 경우도 있다.

3) 선천성 경골 및 비골 가관절증(Congenital pseudarthrosis of the tibia and fibula)

하퇴부의 전외방만곡 변형과 단축, 족관절의 외반 변형 등이 주 증상이며 대부분 생후 2년 이내에 주로 경골의 중, 하 1/3 경계 부위에 스트레스 골절이 발생하고 골 유합이 안되어 가관절(pseudarthrosis)을 형성한다. 가관절 부위의 병리 소견은 병소와 그 주변을 둘러 쌓고 있는 두터운 섬유성 과오종(hamartoma)이다. 전신적으로 신경 섬유종증(neurofibromatosis)이 동반될 수 있으며 만곡 변형이나 가관절 형성에 가까운 골간부는 좁아지고 경화되어 골수강이 소실된다. 가관절과 멀리 떨어진 곳은 정상 모양을 가지며 골단과 골성장판도 정상을 유지한다. 골절이 일어나기 전 하지 보조기를 착용시키고 추시하며 일단 골절이 일어나면 골수강내 고정술과 자가골 이식술, 생 비골 혈관부착 이식술(free vascularized fibular graft), 일리자로프 기구(Ilizarov apparatus)와 같은 골 외 고정 기구를 이용한 압박 골 형성술(compression osteosynthesis)을 시행하여 골 유합을 도모한다(그림 15-18). 위의 방법들은 75~80%의 일차 골유합 성공률이 보고되었으나 재골절 혹은 병소의 재발이 빈발하여 성장이 끝날 때까지 보호하고 감시하여야 한다.

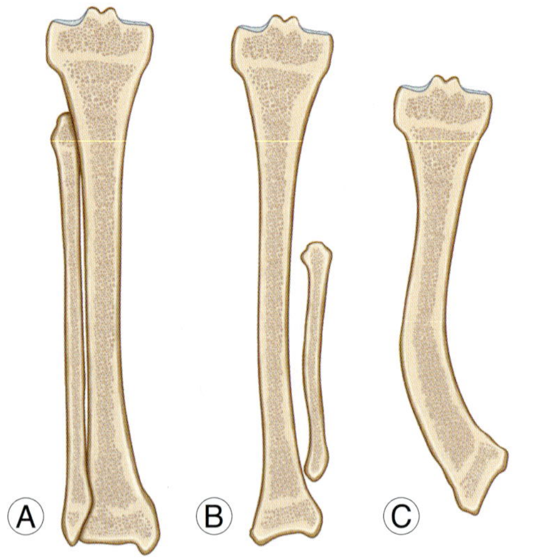

그림 15-17. 선천성 비골 형성 부전의 Achterman과 Kalamchi의 분류법. **(A)** Type IA, **(B)** Type IB, **(C)** Type II.

4) 선천성 하지 염전(Congenital Torsion of the lower extremities)

소아정형외과 외래에서 가장 많이 보는 하지 염전은

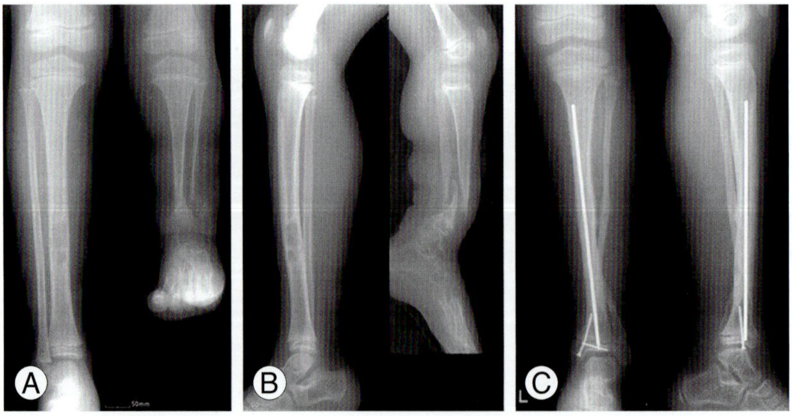

그림 15-18. 신경섬유종증을 동반한 6세 여아의 선천성 경골 및 비골 가관절증.
(A, B) 좌측은 원위부에서 가관절증이 형성되었으며, 우측은 골간부에 낭성 병변이 있으나 골절되지 않은 상태이다. **(C)** 섬유성과오종을 면밀하게 절제하고 외고정장치를 이용하여 압박 골 유합술을 시행하였으며 동시에 근위 경골에서 골 연장술을 시행하여 하지부동도 함께 치료하였다. 골 유합을 얻은 후 골수강내 금속정은 잔존시켰다.

대부분 정상 발육의 과정에 있는 것이므로 치료를 요하지 않는다. 정상적으로 경골은 출생 시 5도 외회전(external rotation), 성인이 되면 약 15도 외회전에 이르며 대퇴 경부의 전방 경사각(anteversion angle)은 출생 시 40도에서 성년에 이르면 15도로 준다. 하지 염전에 의한 자세와 보행 이상을 진단하기 위한 염전 개요(rotational profile)는 대퇴-족부각(thigh-foot angle), 횡과각(transmalleolar axis), 족부 진행각(foot progression angle)등의 세 가지이며(그림 15-19) 나이에 따른 정상 범위를 참작하여 변형의 존재 부위와 심한 정도를 판정한다. 내족지 보행은 무릎을 벌리고 발의 진행 각을 음각으로 걷는 것을 의미하며 외족지 보행은 내족지 보행만큼 흔하지 않다. 간혹 해소되지 않고 지속되는 과다한 하지 염전에 대해 교정 수술을 요할 수 있으나 대부분 성장과 함께 해소되기 때문에 부모를 안심시키면서 정기적인 관찰을 하면 되며 야간 부목, 보조기, 교정 신발 등과 같은 보장구가 사용되기도 하지만 이들 방법이 효과적이라는 과학적 증거는 없다.

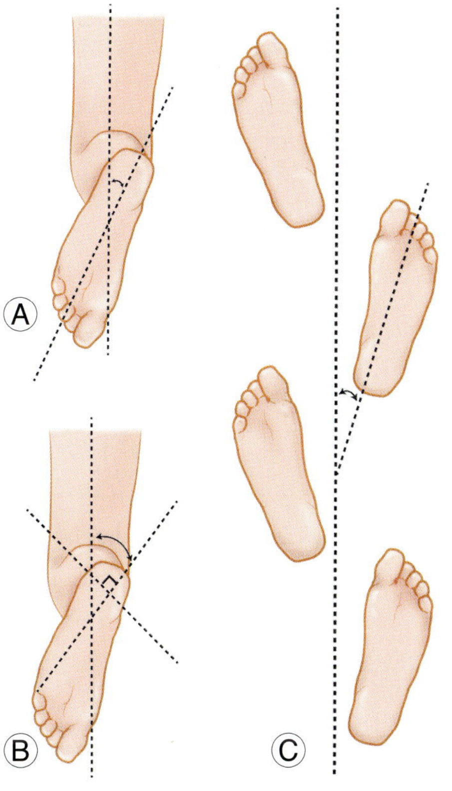

그림 15-19. 회전 개요에 대한 이학적 검사(rotational profile). **(A)** 대퇴-족부각(thigh-foot angle), **(B)** 횡과각(transmalleolar axis), **(C)** 족부 진행각(foot progression angle)

3. 선천성 족부 기형 (Congenital Foot Deformities)

1) 만곡족(Congenital clubfoot)

일반적으로 족관절 및 족부의 변형에는 내반(varus), 외반(valgus), 첨족(equinus), 종족(calcaneus)의 네 가지 기본 변형이 있다. 내반 변형은 후족부(hindfoot)가 내번(inversion)되고 전족부(forefoot)가 내전(adduction)된 상태, 외반 변형은 후족부가 외번(eversion)되고 전족부가 외전(abduction)된 상태, 첨족변형은 발이 족저굴곡(plantar flexion)된 상태를 말한다. 임상적으로 가장 문제가 되는 선천성 만곡족(선천성 첨내반족, congenital talipes equinovarus)은 첨족과 내반이 병합된 경우이다(그림 15-20).

선천성 만곡족의 기본적인 변형은 전족부의 내전, 후족부의 내반 및 족근 관절의 첨족 변형이며 다양한 정도의 연부조직 구축이 동반된다. 관련된 병리학적 소견으

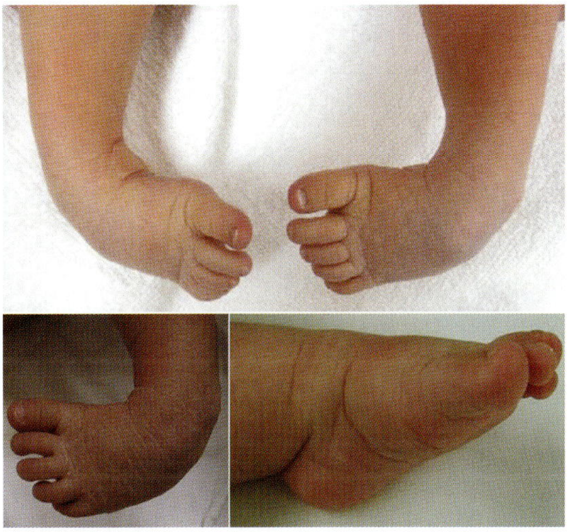

그림 15-20. 선천성 만곡족은 전족부의 내전(adduction) 및 요족(cavus) 변형, 후족부의 내반(varus) 변형, 족관절의 첨족(equinus) 변형이 합쳐진 변형이다. 내측에 심한 피부 주름이 관찰된다.

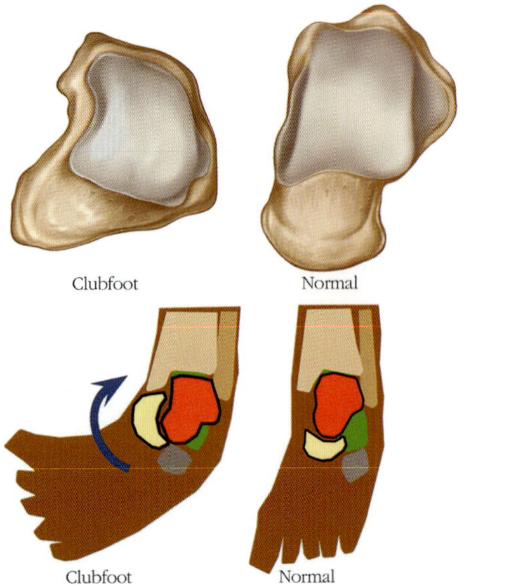

그림 15-21. 선천성 만족족의 병리.
거골은 체부가 작고 짧아져 있다. 체부는 족관절 격자 안에서 외회전되어 있고, 경부는 상대적으로 내회전되어 있다. 종골(calcaneus)은 내반, 내회전 및 족저굴곡(plantar flexion)되며, 주상골(navicular)은 거골두에 대해 내측-족저 전위되고, 입방골(cuboid)은 종골에 대해 내측 전위를 보인다.

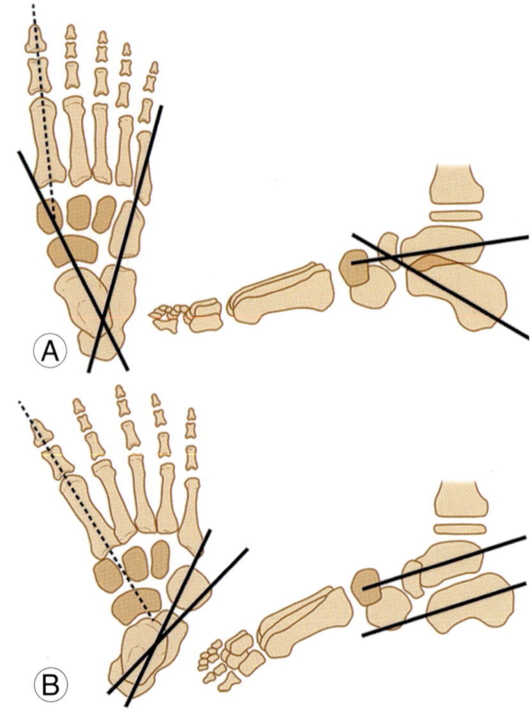

그림 15-22. 족부 골의 위치를 나타내는 그림으로 정상 족부**(A)**에 비해 선천성 만곡족**(B)**의 경우 거골(talus)과 종골(calcaneus)이 평행해지려는 경향이 있어서, 전후면 및 측면 사진의 거종각(talocalcaneal angle)이 감소한다. 전족부는 내전되고 주상골은 거골두에 대해 내측 전위되어 있다.

로는 거골은 족관절 격자안에서 외회전 되어있고, 경부는 상대적으로 내회전 되어있으며 주상골은 거골두에 대해 내측-족저 전위되어 있다(그림 15-21). 이는 독립된 변형으로 생길 수 있으며 관절구축증(arthrogryposis)이나 척수유합부전(myelodysplasia)등과 동반되어 생기기도 하며 선천성 사경이나 고관절 및 하지의 염전(torsion) 유무도 세심히 관찰하여야 한다. 원인은 여러가지 가설이 제시되었으나 확실치 않고 생존 출생 1000명당 2명 정도의 발생빈도를 보인다. 약 50% 정도가 양측성이며 남아에서 2배정도 많이 발생한다.

(1) 임상적 및 방사선 소견

후족부는 첨족 및 내반되고 전족부가 내전된 고정된 변형을 쉽게 볼 수 있고 요족 변형이 거의 수반된다. 반대편 발보다 그 크기가 작으며 종아리도 작고 길이도 짧을 수 있다. 전족부를 외전할 때 족부의 내측에 저항이 느껴지며 환아를 일으켜 세우면 발 외측에서 체중을 지탱하는 것을 볼 수 있다. 선천성 만곡족은 변형이 덜 심하여 도수정복으로 쉽게 교정될 수 있는 유연성(flexible)형과 도수정복으로는 거의 교정이 되지 않는 고정성(rigid)으로 구분된다. 방사선학적 진단을 위한 표준 방사선 사진은 양쪽 발의 전후면 사진과 스트레스를 가한 족배 굴곡(stress dorsiflexion) 측면 촬영이다. 만곡족을 평가하는 중요한 각도는 전 후면과 측면 사진에서의 거종각(talocalcaneal angle, Kite각)과 전후면 상에서의 거골-제 1중족골각(talo-first metatarsal angle)이다(그림 15-22).

(2) 치료

치료는 진단과 동시에 시작하며 일단 최초의 치료는 석고 등을 이용한 비수술적인 방법이다. 임상적 및 방사선학적으로 교정될 때까지 매주 도수 조작 후 석고 붕대를 시행하며 교정은 전족부의 내전, 후족부의 내반 및

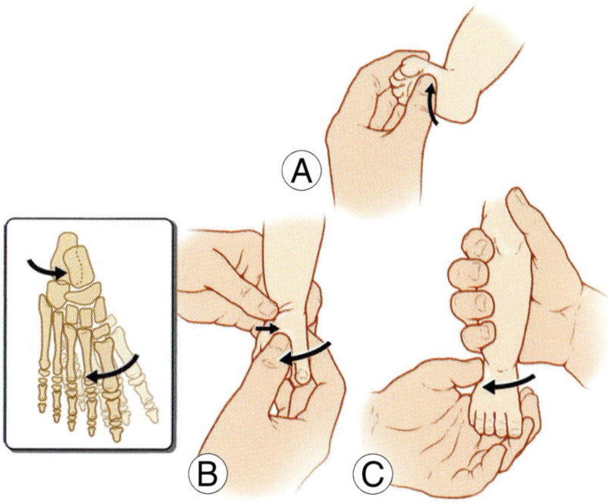

그림 15-23. Ponseti방법은 거골두 외측부를 촉지한 후 엄지 손가락을 이용하여 반대압력(counter-pressure)을 가한 상태에서 다른 한 손으로 전족부를 회외시켜 요족 변형을 교정하면서 발바닥에 평행한 방향으로 외전력을 가하여 내전 변형을 교정한다**(A)**. 교정을 유지하기 위해 장하지 석고 고정을 시행한다**(B)**. 족부가 경골 관상면으로부터 약 50도 외전될 때까지 1주일 간격으로 5~6회 정도 반복적으로 시행한다**(C)**.

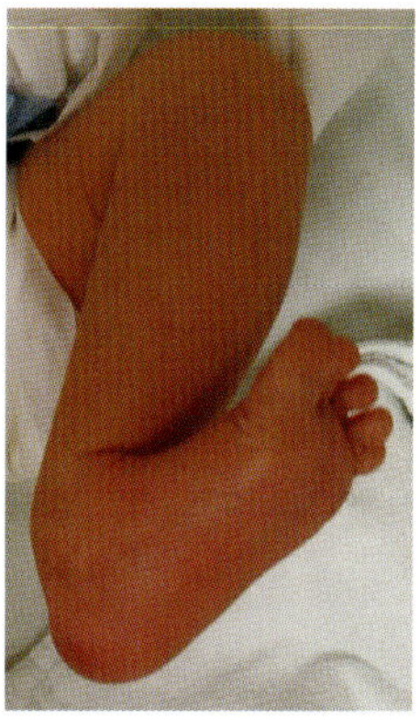

그림 15-24. 선천성 종외 반족.

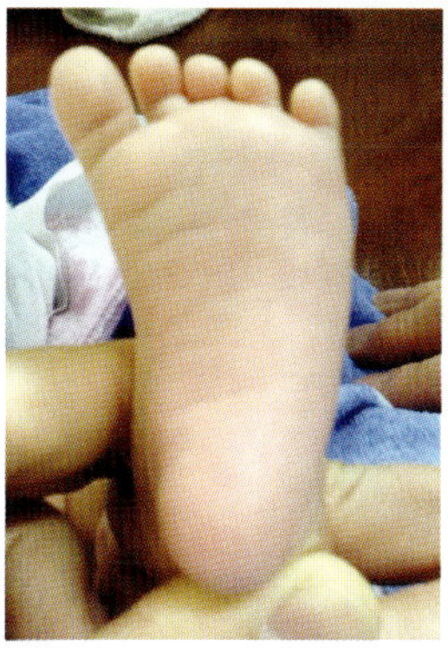

그림 15-25. 중등도의 선천성 중족골 내전의 임상 사진 .

족근 관절의 첨족을 교정하는 순서로 한다. 만약 후족부의 내반이 교정되기 전 족근 관절의 첨족을 교정하게 되면 후족부에서보다 중족부에서 배면 굴곡이 되어 발바닥이 밑으로 볼록한 흔들의자와 같은 호상족(rocker bottom foot)을 형성하게 되고 또한 거골 체가 족근 관절 격자에 잘 맞추어 지지 못한 상태에서 무리한 힘을 받게 되어 거골 체의 편평화(flattening of talus), 관절 강직의 심화 등이 올 수 있다. 많은 경우 보존적 치료(Ponseti 방법)로 만족할 만한 치료결과를 얻을 수 있으나(그림 15-23), 비수술적 치료에 반응이 없거나 치료가 늦어진 경우 족부의 후방과 내측의 연부조직 구축을 수술적으로 이완시켜 주어야 한다.

2) 선천성 종 외반 족(Talipes calcaneovalgus)

출생 시 가장 흔히 보는 족부 변형의 하나로서 발등이 심하게 배굴되며 경골의 전면에 닿는 경우도 있다(그림 15-24). 족부는 외번(eversion) 및 배굴(dorsiflexion)되어 있으나 족근골의 탈구나 아탈구는 보이지 않는다. 대개는 유연하여 특별한 후유증 없이 잘 교정되며 부모로 하여금 고정된 변형이 아니라는 설명과 함께 족부를 신연(stretch) 운동시키는 방법을 교육하여 가정에서 쉽게 교정하도록 하는 것이 좋다.

3) 선천성 중족골 내전 (Congenital metatarsus adductus)

약 1,000명 출생 당 1명의 비율로 발생하는 흔한 족부기형이며 전족부가 내전되어 족부의 내측은 요형(concave), 외측은 철형(convex)이고 후족부는 중립 위 또는 약간 외반된다(그림 15-25). 약 1~5%에서 고관절 이형성증이나 비구 이형성증, 선천성 사경 등이 동반되기도 한다. 전족부의 수동적 회외 운동범위는 다양하나 많은 환아에서 자연 교정이 되므로 생후 6개월까지는 세밀한 관찰을 하고 교정이 불충분할 경우에는 이때부터 석고 교정을 하는 것이 좋다. 환아가 3~4세 이상 되고 석고에 의한 교정이 되지 않으면서 임상적으로는 동통, 미관상 문제 또는 신발 착용의 어려움이 있을 경우에는 수술적 치료의 적응이 되며 연부조직 및 골 수술을 시행한다.

4) 선천성 수직 거골(Congenital vertical talus)

선천성으로 주상골(navicular)이 거골에 대해 배측으로 탈구되며 아킬레스건은 후방에서, 족지 신전근들은 전방에서 구축되고 거골은 족저 및 내측으로 전위되어 거의 수직으로 위치하게 된다. 주상골과 그 이하 전부는 후방으로 전위되어 족저 굴곡된 거골 경부 위에 있게 되고 후 경골근건(tibialis posterior tendon)과 비골근건(peroneus longus & brevis tendons)은 양측 과(malleolus) 전방으로 전위되어 비 정상적으로 족관절의 배굴 건(dorsiflexors)으로 작용하게 된다. 임상적으로 족저부 내측이 둥글게 돌출되는 특징적인 호상족(rocker-bottom foot) 모양을 관찰함으로써 진단이 된다(그림 15-26). 후족부는 아주 심하게 연축된 아킬레스건과 함께 첨 외반 변형을 보이고 거골 두는 족저 내측으로 돌출되어 촉지된다. 방사선상 주상골이 3세 이후에 골화되므로 그 이전의 거골-주상골간 탈구는 최대 족저 굴곡 측면 방사선 촬영(plantar-flexion stress view)을 시행하여 확인한다. 치료는 비수술적 방법으로는 불가하며 대부분 관혈적 정복을 요한다.

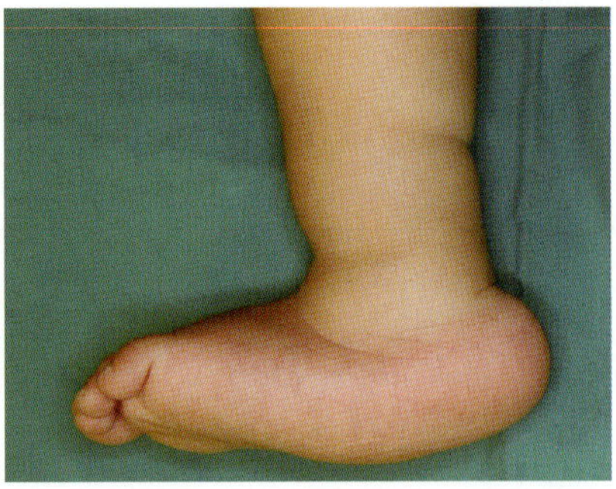

그림 15-26. 선천성 수직거골의 임상 사진. 호상족의 모양을 하며 후족부의 첨족 변형, 전족부가 족배굴곡된 모습을 보인다.

< 참고문헌 >

정문상, 백구현, 공현식. 선천성 기형. In 정문상, 백구현 저: 손외과학, 1 판, pp 1379-475, 서울, 군자출판사 2005.

선천성 기형: 정형외과학, 8판, pp217-310, 서울, 최신의학사 2020.

16장 전신적 질환 (Systemic Disease)

- 유전에 의한 질환
- 대사성 골질환
- 내분비성 골질환
- 기타 골의 전신이환

전신적 질환(Systemic Disease) 유전에 의한 질환

1. 일반적 사항

골 이형성증을 대표로 하는 유전성 골격계 질환에는 저인산염혈성 구루병(hypophosphatemic rickets)과 같이 유전자 결함에 의해서 발생하는 경우도 있지만, 일반적으로는 골-연골 조직 자체에서 발현하는 유전자 이상에 의해서 발병하는 골이형성증을 지칭한다.

2. 진단

이들 질환에서 비교적 공통적으로 나타나는 증상은 키가 작다는 것이다. 대부분의 골 이형성증은 사지와 몸통의 길이 비례가 깨어지는 불균형 단신(disproportionate dwarfism)을 보인다. 골 이형성증 환자를 접함에 있어 가장 중요한 것은 정확한 진단이다. 대부분이 매우 희귀한 질환이기 때문에, 가족력, 발달 과정, 얼굴과 신체의 형상, 신체 검사 소견, 단순 방사선 소견 등을 면밀히 검토하여 정확한 임상적 소견과 방사선적 소견을 기술하고 이를 토대로 광범위한 문헌 고찰을 통해서만 정확한 진단을 얻을 수 있다. 몇몇 효소 결핍증을 제외하고는 혈액 검사, 소변 검사, 조직 검사 등이 진단에 그리 도움이 되지 않는다. 최근 분자 유전학의 발달에 힘 입어 대부분의 골 이형성증은 원인 유전자가 밝혀져 있으나, 유전자 검사는 임상적 진단을 확인하거나 산전 진단 등에 효용이 있으나 임상적 진단을 붙이지 못한 상태에서 선별 검사 형식으로 시행하는 것은 아직 가능하지 않으며, 유전체학의 발전에 따라서 포괄적인 유전자 검사를 통해서 진단을 붙일 수 있는 기술이 조만간 개발될 것으로 기대된다.

3. 골형성부전증(Osteogenesis Imperfecta)

선천적으로 골조직이 약해서 쉽게 골절되는 질환이라고 포괄적으로 정의 내릴 수 있다. 많은 경우 제 1형교원질(collagen) 유전자(COL1A1과 COL1A2) 돌연변이로 발병한다. 증상은 골절 빈도, 골 결핍의 정도, 사지와 척추의 변형 정도 등에 따라 대단히 큰 차이가 나는데, 가장 심각한 경우는 태생기에 다발성 골절로 인하여 사산하게 되고, 생존하여 태어나도 호흡 곤란 등으로 영아기에 사망하는 반면, 아주 증상이 가벼운 환자는 운동을 즐기면서 정상적인 생활을 하기도 한다. 임상 양상과 유전 양식에 따라서 네 가지 형으로 분류한 Silence의 분류가 가장 널리 사용되고 있다(표 16-1).

증상이 심할수록 발달 과정이 더디며 생후 3~4년이 지나야 걸음마를 시작하는 경우가 많다. 영유아기에는 보호자가 조심하면 어느 정도 골절을 막을 수 있지만 걸음마를 시작하는 나이가 되면 스스로 활동할 수 있는 능력이 증가하면서 더 많은 골절을 당하게 된다. 사춘기에 가까워 지면서 환자가 의식적으로 조심하게 되고 골절도 개선되어 사춘기 이후에는 뚜렷하게 골절 빈도가 감소한다. 사지는 골절 후 부정유합(malunion)으로 만곡 변형이 발생할 수 있으며(그림 16-1), 근육 수축력이나 체중 부하는 골조직이 감당하지 못하여 각 변형이 더욱 악화될 수 있다. 청색 공막이 특징적으로 관찰되며, 상당수의 환자는 상아질(dentin) 결함으로 치아가 작고 무명하며 약하고 쉽게 충치에 걸리게 되므로 조기에 정기적인 치과 진료가 필요하다. 청력 상실도 심각한 증상 중 하나인데, 이소골 경화(otosclerosis)나 내이에서의 청각 신경 압박에 의해서 초래된다. 뚜렷하고 전형적인 심한 증상을 보일 경우에는 진단을 쉽게 내릴 수 있으나, 비전형적인거나 경미한 증상을 보이는 경우에는 골절력을 포함한 병력, 가족력, 신체검사, 방사선 검사 등을 종합하여 판단을 내리게 된다. 특히 영유아에서는 아동학대와의 감별이 의학적으로나 법률적으로 대단히 중요하므로 이에 대해 신중하게 판단하여야만 한다. 치료의 목표는 골절의 빈도를 감소시키고, 척추와 사지의 변형을 예방하고 교정하며, 가능한 최대한의 보행 능력을 확보하는 데에 있다.

골절 치료에 있어서 석고 고정 등은 골 결핍을 초래하기 때문에 최소화하여야 하는 반면, 골 유합 과정에 형성되는 가골 역시 기질의 결함을 그대로 가지고 있기 때문에 충분한 기간 골절 부위를 보호하지 않으면 재골절이 되거나 골절 부위에서 변형이 발생할 가능성이 높다. 따라서 최소한의 석고 고정 후 보조기 착용 상태에서 조기에 활동을 시작하되 정상인 보다 오랜 기간 동안 보조기를 착용 하여야 한다. 약물 치료로는 파골세포의 활성을 억제하는 Bisphosphonate 계열 약물이 가장 효과적인 약물치료 방법으로 알려져 있으며, 나이가 어릴수록, 증상이 심할수록 더욱 효과가 뚜렷한데, 골밀도를 증가시키고 골절 빈도를 감소시키며 보행 능력을 향상시키는 효과가 보고되어 있다.

4. 연골 무형성증(Achondroplasia)

유전적 왜소증(dwarfism)의 가장 대표적인 질환으로, 체간에 비해서 사지가 더 심하게 이환되어 있어 신체 부분간의 비율이 비정상적인 불균형 단신을 보인다. 출산 전 초음파 검사로 산전 진단이 가능하며, 신생아기부터 머리가 크고, 얼굴 모양이 특징적이며, 단순 방사선 검사에서도 특징적인 소견이 관찰되기 때문에 출생 즉시 진단이 가능하다. 연골 세포의 증식을 조절하는 제 3

표 16-1. Silence의 분류

분류	유전 양식	골격계 이상	특징	예후
I	상염색체 우성	다양하나 비교적 양호	청색 공막	양호
II	상염색체 열성	매우 심함	청색 공막	주산기 사망
III	상염색체 우성	심함, 저신장	청색 공막 (성장하며 소실)	거동 불가, 30대 사망
IV	상염색체 우성	중등도	정상	양호

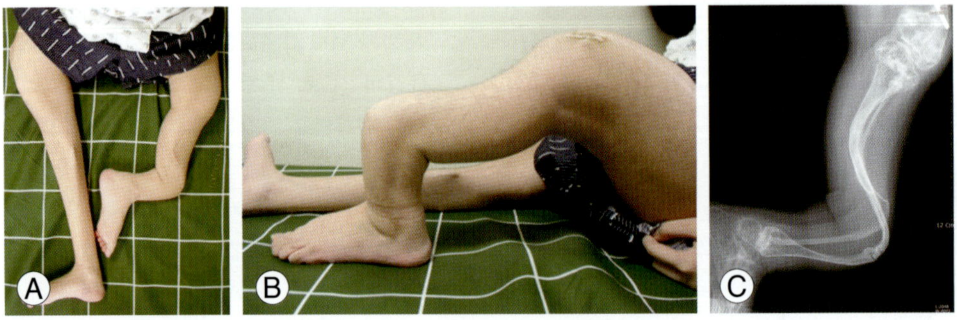

그림 16-1. 제 3형 골형성 부전증 환자에게서 발생한 하지의 심한 만곡 변형(**A, B**). 단순 방사선 영상 소견 상 가느다란 장관골의 심한 각변형이 관찰된다(**C**).

형 섬유모세포 성장인자수용체(fibroblast growth factor type 3: FGFR3)의 돌연변이에 의해서 발병하며, 상염색체 우성 유전을 하지만 정상 부모에서 돌연변이에 의해 태어나는 경우도 있다. 환자들은 사지와 척추의 발달 이상 이외에는 지능과 건강에 문제가 없으며 생식 능력도 정상 이어서 가족성 증례도 상당수 있다. 척추와 사지의 다양한 골 변형이 발생하게 되나, 지능과 건강에 문제가 없으며, 생식 능력도 정상이다. 임상적으로 성인의 평균 신장은 남자 132 cm, 여자 122 cm이다. 특징적인 얼굴의 모습을 보이기 때문에 얼굴만으로도 진단이 가능한데, 두개골이 크고 안면부가 두개부에 비해 작으며 코는 낮고 하악골이 전방으로 돌출되어 있다. 주관절의 굴곡 구축이 있으며, 손은 작고 넓으며, 방사형으로 퍼져 있다. 특히 제 3-4수지간격이 V자로 벌어져서 삼지창 모양의 손(trident)을 보인다. 선천성 척추관 협착증은 연골 무형성증에서 가장 심각한 건강상의 문제로, 간헐적 파행(intermittent claudication)을 초래하며, 하지 변형으로는 내반슬과 경골 만곡이 가장 흔하게 관찰된다(그림 16-2, 16-3, 16-4).

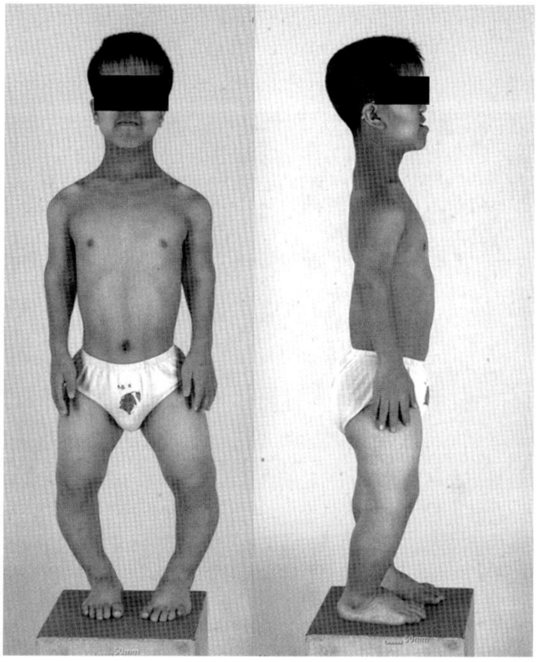

그림 16-2. 연골 무형성증 환아의 전면 및 측면 사진.

5세 이후에 30도 이상의 흉요추 후만이 지속되거나 선천성 척추관 협착증에 대해서는 수술적 교정이 필요하다. 내반슬 등 하지의 변형에 대해서는 변형이 증가하

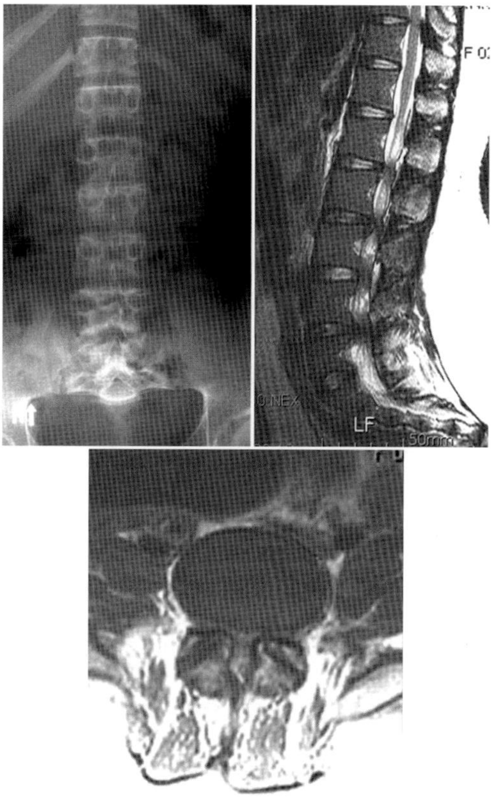

그림 16-3. 연골 무형성증 환아의 척추 방사선 검사 소견과 MRI 검사소견. 신경관이 좁아서 척추관 협착증이 발생하기 쉽다.

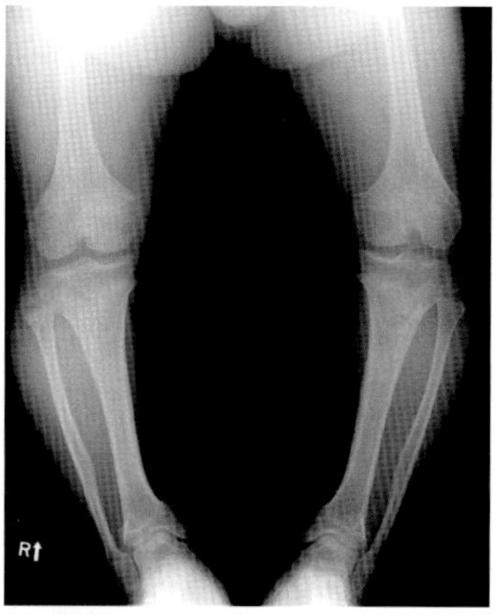

그림 16-4. 연골 무형성증 환아의 슬관절 및 하퇴부 단순 방사선 검사 소견.

거나, 불안정성이 있는 경우, 통증이 동반되는 경우, 그리고 미용상의 목적으로 교정 절골술, 그리고 저신장에 대한 연장술을 시행할 수 있다. 대개 관절 연골은 정상적이기 때문에 퇴행성 관절염이 흔하지는 않다.

5. Marfan 증후군(Marfan Syndrome)

상염색체 우성으로 유전되며, Fibrillin 유전자 결함에 의해서 발병한다. 인구 10,000명에 1명 꼴로 이환된다. 근골격계의 주된 특징은 장골의 과성장이다. 골격계 이상으로 비정상적으로 길고 가는 손가락인 거미지증(arachnodatylia), 길고 좁은 사지, 흉곽기형, 척추 측만증 등이 있다. 심혈관계 이상으로 대동맥관 역류증, 대동맥 확장, 동맥류, 승모판 탈출증 등이 있다. 약 80%의 환자에서는 대동맥과 관련된 합병증이 발생하게 된다. 대동맥 내막에 탄력 섬유의 균열로 동맥류(aortic aneurysm)가 생기면 대동맥 박리(aortic dissection)와 같은 합병증이 발생할 수 있으며 이것이 주된 사망 요인이다. 안구에서는 근시, 수정체 상방 전위(하방 전위되는 homocystinuria와 반대)를 볼 수 있다. Marfan 증후군은 4개 정도의 아형으로 분류된다(무력형, 비무력형, 구축형, 과운동형). 심장 이상은 무력형에서 특히 두드러진다. 구축형에서는 관절운동범위가 감소한다. 과운동형에서 관절운동이 증가한다(그림 16-5).

6. 신경섬유종증(Neurofibromatosis, von Recklinghausen's Disease)

신경섬유종증은 사람에서 가장 흔한 단일 유전자 질환이며 신생아 2,500명당 1명, 혹은 2,000명당 1명의 확률로 발생한다. 성별이나 인종에 따른 발생율의 차이는 없다. 1형은 100% 상염색체 우성 유전이지만, 반수에서는 산발적 변이를 하며 아버지가 고령인 것과 관련이 있다. 대표적으로 피부에 다발성의 작은 종괴와 밀크 커피색(café-au-lait) 반점이 나타나는 질환이다. 신경섬유종증에는 여러 형태가 있으며, 1형과 2형이 가장 흔하다. 정형외과적 문제는 "Von Reck-Linghausen Disease"로도 불리는 1형에서 흔하며, "중심성 신경섬유종증(central neurofibromatosis)"또는 "가족성 청신경종(familial acoustic neuroma)"으로도 불리는 2형에서는 드물다. 1형에서의 임상 양상은 다양하며 이중 많은 증상들이 오랜 시간에 걸쳐 발생한다. 골격계의 이환은 척추 측만증이 흔하며, 장관골, 특히 경골의 가관절증이 흔하게 동반된다. 소아는 출생시에는 어떤 전형적

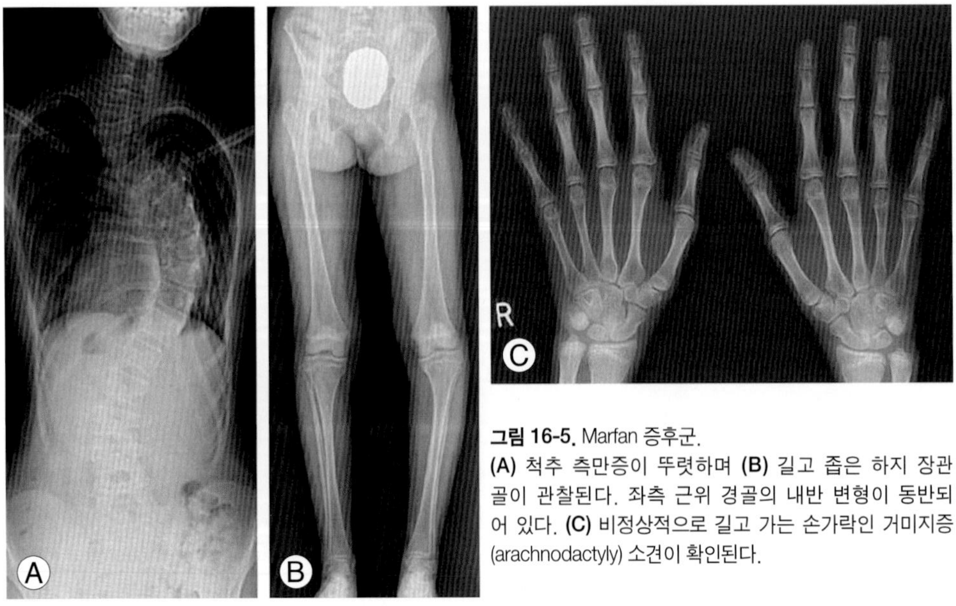

그림 16-5. Marfan 증후군.
(A) 척추 측만증이 뚜렷하며 **(B)** 길고 좁은 하지 장관골이 관찰된다. 좌측 근위 경골의 내반 변형이 동반되어 있다. **(C)** 비정상적으로 길고 가는 손가락인 거미지증(arachnodactyly) 소견이 확인된다.

표 16-2. 1형 신경섬유종증의 진단 기준

- 6개 이상의 특징적인 반점(café-au-lait). 소아에서 직경 5 mm 이상, 성인에서 직경 15 mm 이상.
- 2개 이상의 신경섬유종. 혹은 1개 이상의 망상형 신경섬유종
- 액와부나 서혜부의 주근깨
- 시신경교종(視神經膠腫, optic glioma)
- 2개 이상의 Lisch 결절(홍채 과오종)
- 특징적인 골 병변. 부채살 모양의 척추체(vertebral scalloping), 피질골 약화(cortical thinning)
- 1형 신경섬유종증를 지닌 직계 가족

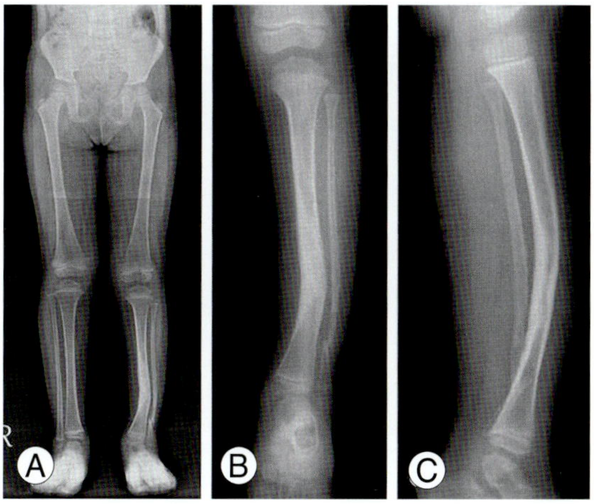

그림 16-6. 신경섬유종증.
(A) 좌측 경골의 단축과 함께 가관절증 소견이 동반되어 있다. **(B)** 좌측 경골의 골수강이 협소해진 소견과, 피질골의 경화 소견이 관찰된다. **(C)** 경골 내반 및 전방 각형성이 동반되어 있다.

인 소견도 보이지 않으나, 나이가 들어가면서 특징적인 양상들이 발생하여 1형 신경섬유종증을 진단 내릴 수 있다. 1형 신경섬유종증은 7가지 임상 양상 중에서 적어도 2가지 이상의 소견이 있을 때 진단을 내리게 된다(표 16-2, 그림 16-6, 16-7).

대사성 골질환 (Metabolic Bone Disease)

1. 칼슘 대사(Calcium Metabolism)

칼슘은 인체 내에서 가장 중요한 전해질 중의 하나로 소화관을 통하여 흡수되고 신장을 통하여 배설되며 골격의 구조적 형태 및 여러 생화학적 반응의 조절과 유지에 관여 한다. 혈청 칼슘의 농도는 주로 부갑상선 호르몬(parathyroid hormone, PTH)과 비타민 D에 의하여 조절되며, 약 8.5와 10.5 mg/dl 사이에서 엄격하게 유지된다. 이중 부갑상선 호르몬은 원위 세뇨관(distal renal tubule)에서 칼슘의 재흡수를 촉진하고, 골조직에서 칼슘을 유리하고, 비타민 D를 활성화하여 소장에서의 칼

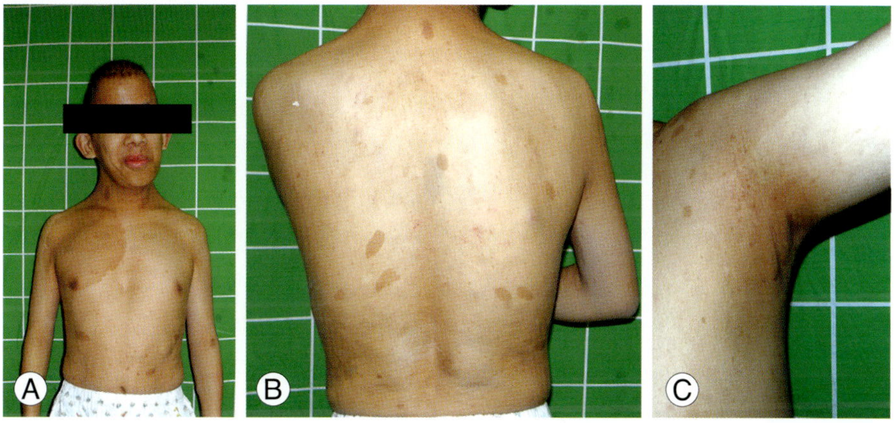

그림 16-7. 신경섬유종증.
(A) 다양한 크기의 Café-au-lait 반점이 체간부에 분포해있다. **(B)** 비교적 경계가 고르고 완만한 양상의 반점을 관찰할 수 있다. **(C)** 직경 1~3 mm 크기의 액와부 주근깨는 신경섬유종증 환자에서 진단적 가치가 있으며, 6세경이면 약 80%의 환자에서 관찰할 수 있다.

슘 흡수를 조절하여 혈청내 이온화 칼슘의 농도를 일정하게 유지하게 하는데 중요한 역할을 한다. 인체 내 혈청 칼슘 중 가장 중요한 역할을 하는 것은 이온화 칼슘으로 부갑상선 호르몬과 비타민 D에 의하여 조절되고 있다. 하루 1,000 mg을 섭취할 경우 약 300 mg만이 흡수된다.

성인의 약 1,000 g의 칼슘에서 99%는 수산화인회석(hydroxyapatite)의 형태로 골격에 저장되어 있으며, 1%만이 세포외액과 연부조직에 포함되어 있다. 따라서 골격은 칼슘 대사에 크게 관여하는데, 혈중 칼슘이 부족하면 골격에서 칼슘이 빠져나와 항상성을 유지한다. 다만 이로 인하여 골의 강도가 저하되는 문제가 있다.

1) 고칼슘혈증(Hypercalcemia)

(1) 임상 증상

고칼슘혈증에서는 증가된 칼슘 농도에 의해 먼저 부갑상선 호르몬과 1,25(OH)2D의 합성이 억제되면서 골에서의 칼슘의 유리와 소장에서의 흡수, 원위 세뇨관에서의 칼슘 재흡수를 감소시킨다. 그러나 이러한 조절기능에 이상이 있거나, 조절이 불가능할 정도로 칼슘이 혈액 내로 유입되는 경우에는 고칼슘혈증이 발생하며, 이의 원인으로 부갑상선 항진증(hyperparathyroidism)과 악성 종양이 약 90%를 차지한다(표 16-3).

고칼슘혈증의 증상은 주로 중추 신경계, 소화기, 신장, 심장 및 근육 계통에 나타나며, 의식의 혼탁이 있거나, 혼수상태에 빠질 수 있고, 성격의 변화, 우울증 및 정신과적 증상을 보일 수 있다. 소화기계 증상으로 오심, 구토 및 변비가 있을 수 있으며, 그 외 다뇨증(polyuria), 다갈증(polydipsia), 신장 결석 등을 유발할 수 있으며, 이로 인하여 신장의 기능에 악영향을 미칠 수 있다. 근-골격계에서는 근력 약화와 근육통 및 요산의 증가와 함께 관절통을 호소할 수 있으며, 종양에 의한 고칼슘혈증에서는 병적 골절도 발생하다. 그 외 심장과 관련된 증상으로 서맥, 부정맥과 심전도상 QT간격 감소가 있으며, 고혈압이 동반된다(표 16-4).

(2) 치료

고칼슘혈증에 대한 치료와 원인 질환에 대한 치료가 병행되어야 하며, 생명을 위협하는 고칼슘혈증에 대해서는 이뇨제와 수액요법을 통하여 칼슘 배출을 조장하는 즉각적인 치료가 필요하다. 칼시토닌(calcitonin)도 골 흡수를 빠르게 억제하는 효과가 있는 것으로 알려져 있으나, 내성이 발생하는 문제가 있다. 비스포스포네이트는 고칼슘혈증과 골 흡수에 대한 장기적인 치료에 사용한다. 용해성 골질환에 대한 새로운 치료 방법으로는 파골세포의 분화를 유발하는 RANK/RANKL 체계를 직접 억제하는 데노수맙을 사용하기도 한다.

표 16-3. 고칼슘혈증의 원인

부갑상선 기능 항진증
선종, 증식(Hyperplasia), 암
3차성 부갑상선 기능 항진증
가족성 저칼슘뇨 고칼슘혈증
기타 내분비 질환
갑상선 기능 항진증, 부신 부전증
갈색세포종(Pheochromocytoma)
악성 종양
골용해성 전이암
PTHrP, 비타민 D 또는 체액 인자 분비
약물 복용
티아지드, 리튬, 아미노필린, 타목시펜
비타민 D 중독, 비타민 A 중독
우유-알칼리 증후군(Milk-Akali syndrome)
성장 호르몬, 갑상선 호르몬
육아종증: 감염성
결핵, 한센병
Coccidiomycosis, histoplasmosis
Cryptococcus, Cytomegalovirus, HIV
육아종증: 비감염성
사르코이드증, 실리콘 육아종
호산성 육아종
웨그너 육아종(Wegner's granulomatosis)
기타
횡문근융해 회복기
알루미늄, 윌리암 증후군
고정, 신부전

표 16-4. 고칼슘혈증의 임상 증상

기면, 의식혼탁, 혼수, 성격 변화
오심, 식욕부진, 변비, 십이지장 궤양, 췌장염
다뇨, 신결석증, 신장석회증,
고혈압, 서맥, QT 간격 단축, AV 전도 장애
병적 골절, 근력 감소, 관절통

표 16-5. 저칼슘혈증의 원인

부갑상선 기능 저하증
선천성 부갑상선 발생 부전
부갑상선 파괴: 수술, 방사선, 침윤성 질환
자가 면역 질환
부갑상호르몬 분비 저하
부갑상호르몬 유전자 결핍
저마그네슘 혈증, 신생아 저칼슘혈증
부갑상선 절제술 후, 칼슘 수용체 돌연변이
이차성 부갑상호르몬 항진증
비타민 D 결핍
비타민 D 저항성 구루병
부갑상호르몬 저항증
약제
칼슘 킬레이트제(Calcium chelate), 골 흡수 억제제
비타민 D 대사, Foscarnet
기타
급성 췌장염, 급성 횡문근용해증
심한 종양 용해, 골 형성 골전이암
독성쇼크 증후군, 과호흡

표 16-6. 저칼슘 혈증의 임상 증상

1. 신경성
(a) 말초신경 - 강직(tetany)
(b) 중추신경
발작
뇌의 칼슘 침착
유두부종(papilledema)
정신 이상
2. 백내장
3. 치열 이상
4. 심혈관계
(a) 심전도 이상(QT 간격 연장)
(b) 심부전이 쉽게 오고, 디지털리스에 저항성 유발

2) 저칼슘혈증(Hypocalcemia)

혈중 칼슘 농도가 저하되는 가장 흔한 원인은 부갑상선 기능 저하증(hypoparathyroidism)이며, 이외에 비타민 D 결핍, 신부전증(renal failure), 저마그네슘혈증(hypomagnesemia)이 있다(표 16-5). 혈중 칼슘 농도 저하가 7.6 mg/ml 이하로 심하게 저하되면, 근-신경계의 증상이 나타나는데, 근육의 흥분도가 증가하여 경직(tetany), Chvosteck 증후, Trousseau 증후, 발작(seizure) 등이 나타날 수 있고, 심전도 상에 QT 간격의 증가가 있다(표 16-6). 치료는 Calcium gluconate를 희석하여 서서히 정주하며, 저칼슘혈증이 지속적으로 나타나면 칼슘과 함께 비타민 D를 투여하고, 원인 질환에 대한 치료를 실시한다.

2. 골다공증(Osteoporosis)

1) 골다공증의 정의 및 역학

세계보건기구(WHO)는 골다공증을 "골량의 감소와 미세구조의 이상을 특징으로 하는 전신적인 골격계 질환으로, 결과적으로 뼈가 약해져서 부러지기 쉬운 상태가 되는 질환"으로 정의하고 있으며, 2001년 미국국립보건원(NIH)에서는 이를 축약하여 "골강도의 약화로 골절의 위험성이 증가되는 골격계 질환"으로 규정하였다. 국내에서 골다공증 유병율에 대한 연구중 대표적인 연구는 2009년 국민 건강영양조사에서 50세 이상 성인의 골다공증 유병률은 남자 8.1%, 여자 38.7%로 여자가 남자에 비해 4배 이상 높은 것으로 조사되었으며, 2010년에 발표된 국내 지역코호트기반 연구 결과에 따르면 40세부터 79세 사이 성인의 골다공증 유병률은 여성 24.3%, 남성 13.1%이었다. 골다공증 골절의 발생률(2016년, 인구만명 당)이 높은 부위는 척추 (88.4명), 손목(40.5명), 고관절(17.3명), 상완골(7.2명) 순이다.

2) 골다공증의 생태 및 병리

(1) 골 형성과 흡수

골량은 이십대 중반 또는 삼십대 초반의 청장년 시기에 일생 중 최대 골량이 형성되고, 그 이후는 연령에 따라 점차적으로 골소실이 진행된다. * 여성의 경우 폐경 이후 여성호르몬의 결핍으로 인하여 급격한 골소실이 진행된다(그림 16-8).

뼈의 재형성 과정은 파골세포에 의해 손상되거나 오래된 뼈는 흡수, 제거되고 조골세포에 의해 연속적으로 새로운 뼈가 생성된다. 파골세포들은 골 표면에 밀착하여 석회질과 골 기질을 흡수 제거한다. 파골세포는 흡수 부위에서 사라지고, 이 자리에 조골세포가 자리 잡고 교원질 섬유 및 여러 종류의 골 형성 단백질을 분비하여 새로운 골 형성이 일어나게 된다.

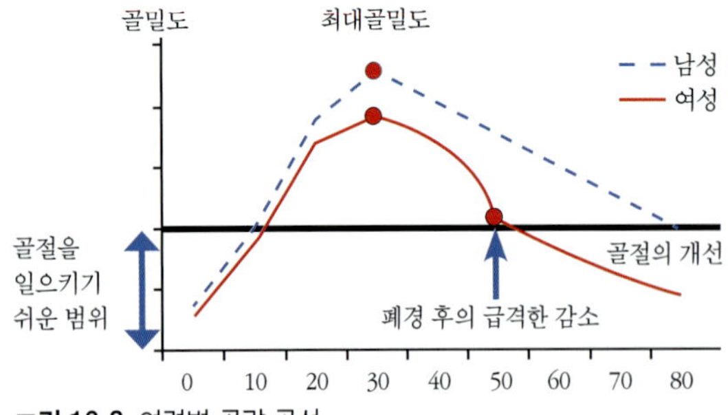

그림 16-8. 연령별 골량 곡선.

조골세포에서 발현되는 RANKL (receptor activator NF Kappa b ligand)에 의해 파골세포의 RANK가 활성화 되면, 생리적 기능을 가지는 파골세포로의 분화가 시작된다. 이 단계에서 RANKL에 의해 자극되는 파골세포 형성은 OPG (osteoprotegerin)에 의해 억제되기도 한다.

(2) 골다공증의 분류

골다공증은 발생 원인과 발병 연령, 임상적 특징에 따라 일차성 골다공증과 이차성 골다공증으로 분류된다. 일차성 골다공증은 성인에서 골다공증을 일으킬 수 있는 다른 질환이 동반되지 않은 상태에서 발생하는 골다공증을 말한다. 이차성 골다공증은 발병 연령에 상관없이 골다공증을 유발시키는 분명한 원인 질환이 선행되어서 발생한 골다공증을 말한다. 이차성 골다공증은 원인 질환 자체의 치료가 매우 중요하며, 그 원인으로는 여러 종류의 내분비 질환을 비롯하여 유전질환, 간-담도질환, 위장관 및 교원성 질환이 포함된다. 골다공증을 일으키는 약물로는 부신피질 호르몬제, 갑상선 호르몬, 헤파린, 카바마제핀 등이 있고, 알코올, 흡연도 골다공증을 유발하는 것으로 알려져 있다(표 16-7).

(3) 골다공증의 생역학

취약 골절은 서 있는 높이나 그보다 낮은 위치에서 넘어질 때 발생하는 저에너지 골절로 정의되며, 노인에서 발생하는 취약 골절의 대부분은 골다공증에 의한다.

골강도는 해면골을 구성하고 있는 골소주가 매우 중요하다. 골다공증과 같은 골대사 질환에서 가장 먼저 변화를 보이는 곳은 해면골이며, 척추에서는 골다공증이 진행할수록 척추체의 수평 골소주가 먼저 소실되고, 작은 충격에도 압박 골절이 유발될 수 있다. 골다공증과 같이 뼈에 결함이 있어 일상적인 외력에 의해서 발생하는 피로 골절을 특별히 부전 골절(insufficiency fracture)이라 부른다(그림 16-9). 고령이 되면 하버시안관의 확장으로 다공성이 증가되며, 미세 골절(micro-fracture)이 누적되고, 석회화가 미흡하여 골질이 급격히 감소한다.

표 16-7. 이차성 골다공증의 원인

내분비 질환: 부갑상선 기능 항진증, 쿠싱 증후군, 성선 기능 저하증, 갑상선 기능 항진증, 고프로락틴혈증, 당뇨병, 말단비대증
혈액질환: 다발성 골수종, 마크로글로불린혈증, 비만세포증, 백혈병, 림프종, 겸상적혈구병, 골수증식성 질환
결합조직질환: Marfan 증후군, 호모시스틴뇨증, 멘케스 증후군(Menkes syndrome), 괴혈병, 골형성부전증(osteogenesis imperfecta), 엘러스-단로스 증후군(Ehler-Danlos syndrome)
약물: 당질 코르티코이드, 헤파린, 항경련제, 사이클로스포린, FK-506, 메토트렉세이트, 황체 형성자극 호르몬 촉진제 또는 길 항제
신장질환: 만성 신부전증, 신세뇨관 산증
영양 및 위장질환: 흡수장애, 위절제, 간담도 질환, 만성 저인산혈증
기타: 알코올 중독, 흡연

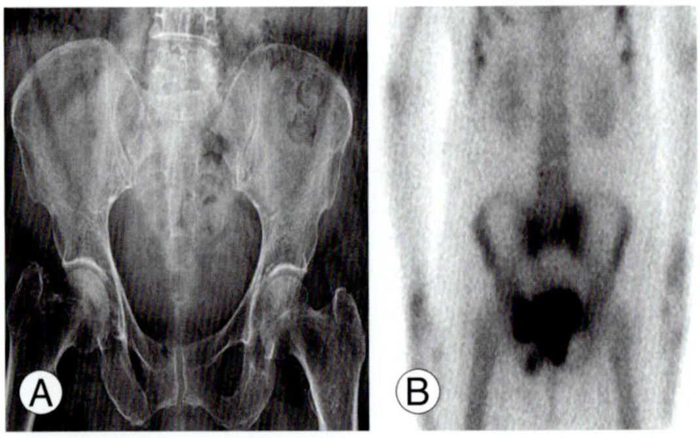

그림 16-9. (A) 방사선 촬영에서 천골부의 골절을 확인할 수 없으나, **(B)** 골주사 검사(bone scan)로 천골부위에 Honda sign이 관찰되며 천골 부전 골절을 진단하다.

3) 골다공증의 진단

골다공증을 진단하는 방법 중 대표적인 것이 골밀도 측정법과 골대사의 생화학적 지표를 측정하는 방법이다.

(1) 골밀도 측정법

가. 골밀도 측정의 적응증

대한골대사학회는 다음과 같은 환자에서 골밀도 측정을 권장하고 있다.

가) 6개월 이상 무월경을 보이는 폐경 전 여성
나) 골다공증 위험 인자를 갖는 폐경 이행기 여성
다) 폐경후 여성
라) 골다공증 위험 인자를 갖는 50~69세 남성
마) 70세 이상 남성
바) 골다공증 골절의 과거력
사) 방사선 소견에서 척추골절이나 골다공증이 의심될 때
아) 이차성 골다공증이 의심될 때
자) 골다공증의 약물요법을 시작할 때
차) 골다공증 치료를 받거나 중단한 모든 환자의 경과 추적

나. 골밀도 측정방법 및 측정부위

보통 척추에서 골밀도를 측정하며 현재 국내에서 사용되는 정량적 골밀도 측정법은 방사선 흡수법(radiographic absorptiometry: RA), 이중 에너지 방사선 흡수법(dual energy X-ray absorptiometry: DXA), 정량적 초음파법(quantitative ultrasound: QUS), 정량적 전산화 단층 촬영(quantitative computed tomography: QCT)과 말단골 정량적 전산화 단층 촬영(peripheral quantitative computed tomography: pQCT) 등이다. 이들 중에서 이중 에너지 방사선 흡수법이 방사선 조사가 제일 낮고 임상적으로 유용하게 이용되고 있다.

다. 골밀도 측정부위

임상적으로도 골다공증 골절이 흔히 발생하는 부위는 요추와 대퇴골로 이 부위를 가장 많이 측정한다. 요추와 대퇴골의 골밀도 검사가 불가능할 경우와 피질골 소실이 심한 부갑상선 기능 항진증에서는 요골의 원위 1/3 부위를 측정하도록 한다.

가) 요추 골밀도 측정

척추는 해면골이 풍부하여 폐경 후 여성에서 골대사의 변화를 예민하게 반영한다. L1에서 L4까지의 평균치를 기준으로 진단한다. 65세 이상에서는 퇴행성 변화로 오히려 높게 측정되는 오류가 흔히 발생하므로 주의를 요한다. 따라서 압박골절, 퇴행성 변화가 있는 부위를 배제한 후 진단한다. 정상에서는 L1에서 L4로 가면서 골밀도가 증가하는데, 이런 경향이 역전되거나, T-값이 주위 요추와 1 표준편차 이상 차이를 나타내면 퇴행성 변화 등 판정에 적합하지 않은 부위일 가능성이 높다. 이런 변화로 평가할 수 있는 요추가 한 부위밖에 남지 않은 경우에는, 요추보다는 대퇴골이나 요골 골밀도 결과를 기준으로 진단해야 한다. 추적 검사는 반드시 동일한 관심영역(region of interest, ROI)을 선택해야 검사의 정밀도를 높일 수 있다.

나) 대퇴골 골밀도 측정

대퇴골 골절의 발생을 예측하는데 유용하며, 대퇴골 전체, 경부 두 곳의 골밀도 중 낮은 부위를 택하여 진단한다. 좌, 우 대퇴골 중 어떤 부위를 측정해도 좋으나 가능하면 병소가 없는 부위를 선택한다.

다) 골밀도 측정 결과의 해석

골밀도는 나이, 성별, 종족간의 정상 평균값과 비교하여 해석하는데, T-값은 '(환자의 측정값-젊은 집단의 평균값)/표준편차'로 골절에 대한 절대적인 위험도를 나타내기 위해 골량이 가장 높은 젊은 연령층의 골밀도와 비교한 값이고, Z-값은 '(환자의 측정값-동일 연령집단의 평균값)/표준편차'로 같은 연령대의 평균 골밀도와 비교한 수치이다(그림 16-10).

WHO에서는 골밀도 검사결과를 다음과 같이 구분하고 있다.

1. T-값 ≥ -1.0: 정상
2. -1.0 > T-값 > -2.5: 골감소증
3. T-값 ≤ -2.5: 골다공증
4. T-값 ≤ -2.5 + 골다공증 골절: 심한 골다공증

요추, 대퇴골 전체, 대퇴골 경부 중 가장 낮은 T-값을 이용하여 골다공증 진단을 하며, Z-값이 -2.0 이하이면 '연령기대치이하(below the expected range for age)'로 정의하며, 대사성 골질환의 감별을 위하여 추가적인 검

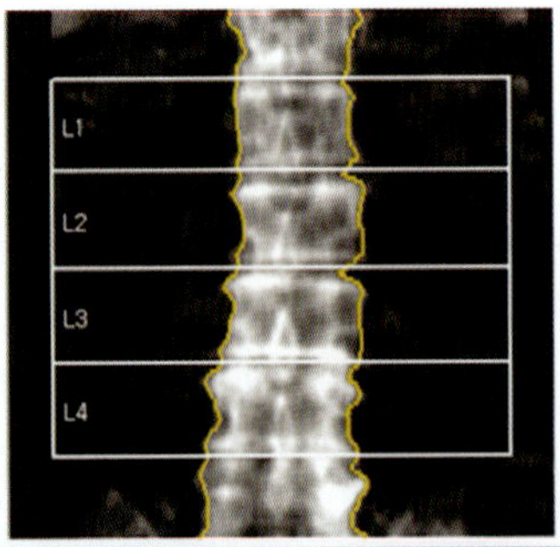

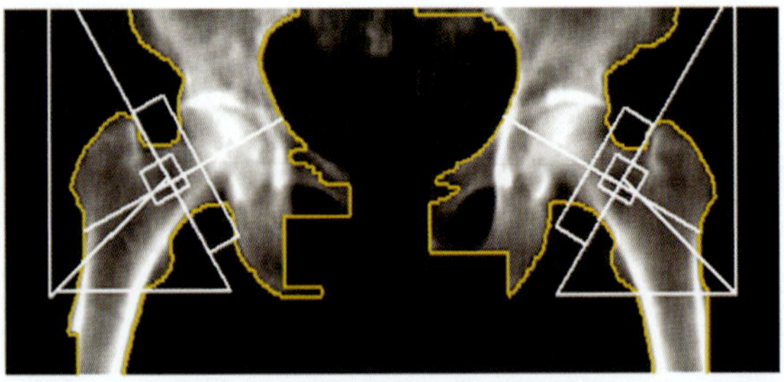

Region	BMD[1] (g/cm²)	Young-Adult[2] (%)	T-score)	Age-Matched[3] (%)	Z-score
L1	0.621	59	-3.7	75	-1.7
L2	0.675	60	-3.8	75	-1.8
L3	0.716	64	-3.3	81	-1.4
L4	0.803	72	-2.6	91	-0.6
L1-L2	0.652	60	-3.7	76	-1.7
L1-L3	0.679	62	-3.5	78	-1.6
L1-L4	0.716	65	-3.3	82	-1.3
L2-L3	0.698	62	-3.5	78	-1.6
L2-L4	0.736	66	-3.2	83	-1.3
L3-L4	0.760	68	-3.0	86	-1.0

〈각 요추 별 골밀도와 연령별 평균치의 상관관계〉

Region	BMD (g/cm²)	Young-Adult (%)	T-score)	Age-Matched (%)	Z-score	BMC (g)
Neck Left	0.618	69	-2.4	96	-0.2	2.94
Neck Right	0.630	70	-2.2	98	-0.1	3.05
Neck Mean	0.624	69	-2.3	97	-0.2	3.00
Neck Diff.	0.013	1	0.1	2	0.1	0.11
Troch Left	0.547	73	-1.8	90	-0.6	7.01
Troch Right	0.542	72	-1.9	89	-0.6	7.99
Troch Mean	0.545	73	-1.9	89	-0.6	7.50
Troch Diff.	0.005	1	0.0	1	0.0	0.98
Total Left	0.648	69	-2.4	91	-0.6	20.22
Total Right	0.637	68	-2.5	90	-0.6	20.78
Total Mean	0.643	69	-2.4	90	-0.6	20.50
Total Diff.	0.011	1	0.1	2	0.1	0.56

〈대퇴골 근위부의 각 부위별 골밀도와 연령별 평균치의 상관관계〉

그림 16-10. 이중 에너지 방사선 흡수법. 68세 여자 환자의 요추 골밀도 검사상 L1-L4 평균 T-score가 -3.3으로 골다공증임을 알 수 있다. 대퇴골밀도 검사상 우측 전체 대퇴 근위부 T-score가 -2.5로 역시 골다공증임을 알 수 있다.

사를 요한다. 소아, 청소년, 폐경 전 여성과 50세 이전 남성에서는 T-값을 사용하지 않고, Z-값을 사용한다.

(2) 골대사의 생화학적 지표

생화학적 골표지자(biochemical markers of bone turnover)는 골 교체율을 반영하는 지표이다. 골의 질을 평가할 수 있는 거의 유일한 비침습적 방법으로, 파골세포와 조골세포에서 분비되는 효소나, 골 흡수나 골 형성 과정에서 유리되는 기질 성분을 혈액이나 소변에서 측정한다. 골 흡수 표지자로는 데옥시피리디놀린(deoxypyridinoline: DPD), 아미노말단 텔로펩티드(Ntelopeptide of collagen cross-links: NTX), 카르복시말단 텔로펩티드(C-telopeptide of collagen cross-links: CTX)를 가장 많이 사용한다(표 16-8). 골형성 표지자로는 전구콜라겐 연장펩티드(Procollagen type 1 N-terminal propeptie: P1NP) 사용에 대하여 권장하고 있다.

표 16-8. 골대사의 생화학적 지표(Biochemical markers of bone turnover)

Resorption Marker
Plasma/serum
Tartrate-resistant acid phosphatase
Free pyridinoline and deoxypyridinoline
Type I collagen N and C-telopeptide breakdown products
Urine
Hydoroxyproline
Pyridinoline and deoxypyridinoline (collagen crosslinks),
Type I collagen N and C-telopeptide breakdown products
Formation Marker
Serum osteocalcin (BGP)
Serum bone specific alkaline phosphatase
Serum procollagen I carboxy (PICP) and N-terminal (PINP) extension peptide

가. 임상적 이용

여러 연구에서 골표지자가 높은 경우에는 골밀도, 임상적 위험 인자에 독립적으로 골다공증 골절 위험이 약

표 16-9. 작용 기전에 의한 골다공증 치료 약제 분류

작용 기전	약제
골 흡수 억제	비스포스포네이트 선택적 에스트로겐 수용체 조절제 여성 호르몬 칼시토닌
골 형성 자극	부갑상선 호르몬
골 흡수 억제+골 형성 자극	무기질 치료제(스트론튬)

두 배 가량 증가한다고 보고하였으며, 골흡수 표지자가 폐경전 여성의 참고값보다 증가되어 있는 경우에도 고관절 골절의 위험이 증가한다고 알려져 있다. 골다공증 치료제의 투약 결정은 골밀도, 임상적 위험인자, 골표지자 값을 고려하며, 골표지자는 치료 후 가장 먼저, 그리고 가장 현저하게 변화하기 때문에 치료제의 효과를 평가하는 강력한 수단이다.

4) 약물 요법

치료 약제의 작용 기전은 크게 골 흡수 억제 및 골 형성 자극으로 나눌 수 있으며, 칼슘과 비타민 D는 골다공증 치료제와 반드시 병합해야 하는 보충 약제이다(표 16-9).

(1) 칼슘, 비타민 D

골다공증 치료에서 필수 처방 약제로, 칼슘은 음식을 통하여 섭취하는 것이 바람직하다. 위장관 장애, 변비 등의 부작용이 있으며, 과다 섭취하는 경우 심혈관계 합병증 증가에 관한 연구 결과가 있으나 미국골대사학회와 대한골대사학회에서는 골다공증 치료 목적으로 투여하는 용량에서는 아직은 안전한 것으로 판단하고 있으며 추후 더 많은 연구가 필요하다. 비타민 D는 자외선에 의해 피부에서 형성되거나 음식을 통하여 흡수된다. 비타민 D 결핍이 의심되면 혈청 25(OH)D 측정을 권하며 골다공증 예방을 위해서는 20 ng/mL 이상, 골다공증 치료와 골절 예방을 위해서는 30 ng/mL 이상 유지한다.

(2) 비스포스포네이트

현재 가장 많이 사용되는 약제이며, 가장 우수하게 골다공증 골절을 예방하는 약제이다. 작용기전은 파골세포 내로 들어가 세포 독성을 유발하는 유도체로 대사되거나, 혹은 여러 생화학적인 과정에 영향을 미치게 되어 세포자멸사(apoptosis)를 유발하거나 세포를 죽이게 된다.

최근 턱뼈 괴사, 비정형적 대퇴부 골절 등 장기 복용에 따른 약제의 부작용에 대한 발표가 많으며, 장기 투여로 인한 부작용을 줄이기 위하여 비스포스포네이트의 약물 휴지기는 필요하다. 아직 명확하게 기간이 명시되지는 않았으나 위험인자가 없는 경우는 최초 투여 후 4~5년 전후에서 약물 휴지기를 권하고 있다. 기존 약물 치료중에 새로운 골절이 발생한 경우는 약물 휴지기를 고려하지 말고 지속적인 약물 치료를 권한다.

(3) 선택적 에스트로겐 수용체 조절제

선택적 에스트로겐 수용체 조절제(selective estrogen receptor modulator: SERM)는 신체의 조직에 따라 에스트로겐과 동일한 효과를 가진 에스트로겐 작용제(agonist)나, 혹은 반대되는 길항제(antagonist)로 작용할 수 있는 특징을 가진 약제이다. 현재 랄록시펜과 바제독시펜이 있으며, 열성 홍조가 나타나는 폐경 초기가 지난 후 사용이 권장된다. 정맥혈전증의 과거력이 있거나, 경구피임제, 에스트로겐 복용 후 정맥혈전증의 병력이 있는 경우, 장기간 절대안정을 요하는 경우, 수술 전후는 금기이다. 최근에는 랄록시펜, 바제독시펜에 비타민 D를 추가한 복합제제가 개발되어 시판중이다. 이 두 약제는 남성에게는 금기이다.

(4) 여성 호르몬

골밀도는 첫 1년에 대부분 상승하고, 고령의 여성, 낮은 골밀도를 가진 여성, 여성 호르몬요법의 기왕력이 없는 여성에서 골밀도가 더욱 증가한다. 하지만 심혈관계 합병증, 유방암 발생율 증가의 위험성이 있으므로 골다공증 치료에서 여성 호르몬을 일차 약제로 선택할 수는 없다.

(5) 칼시토닌

칼시토닌은 파골세포의 수용체에 결합하여 골 흡수

를 저하시킨다. 최근 연어에서 추출된 칼시토닌이 암을 유발시킨다고 알려져 일차적인 골다공증 치료제로 사용은 가급적 사용하지 않는다.

(6) 부갑상선 호르몬

체내 칼슘조절에서 부갑상선은 가장 중심적인 역할을 하며, 비타민 D 내분비계와 칼시토닌 및 최근 밝혀진 몇개의 인-조절인자들이 보조적인 역할을 담당한다. 골흡수는 물론 골 형성에도 관여하는데 매일 투여될 경우, 명백하게 골 형성 및 골 흡수 표지자와 골밀도가 증가한다. 최근 주 1회 주사가 가능한 부갑상선호르몬(1-34)가 개발되어 국내에서도 사용 중이다.

(7) 데노수맙(Denosumab)

데노수맙은 RANKL의 작용을 억제하기 때문에 파골세포의 기능을 억제하여 골흡수를 감소시키고 골강도를 증가시키는 효과를 나타낸다. 데노수맙은 신장을 통해 배설되지 않으므로 신기능저하 환자에서 용량을 조정할 필요는 없다. 강력한 골흡수억제제인 데노수맙은 골절위험이 증가된 폐경 후 골다공증, 남성 골다공증 치료에 효과적이다.

(8) 골절치료 및 이차 골절 예방

가. 골다공증 골절

골다공증 골절로는 척추 골절, 대퇴 골절, 손목 골절, 상완골 골절 등이 있으며, 2008년도 기준 골다공증 골절은 24만 4천건 발생하였고, 그 중 18만 6천건은 여성에서 발생하였다. 이중 대퇴골 골절은 인구 10만명당 198건이 발생하였으며, 대퇴 골절 후 1년 내 사망률은 16%, 2년 내 사망률은 28%로 골다공증 골절의 예방은 매우 중요하다.

나. 위험 인자

위험 인자로는 낮은 골밀도, 골다공증 골절의 병력, 골다공증 골절의 가족력, 저체중, 흡연 등이 있고, 이외에도 낙상의 가능성이 높은 치매, 균형 감각의 이상, 신경 정신과 약물 복용, 뇌졸중, 활동량이 매우 적은 경우와 과음, 카페인 섭취 등이 있다.

다. 골다공증 골절의 치료 원칙

가) 진단

외상력이 있고, 통증을 호소하면, 영상 진단으로 확인을 하는데, 대퇴골절의 경우 불완전 골절의 경우도 있으므로 의심이 가면 MRI 검사 혹은 전신골주사 검사를 시행하는 것이 좋다. 척추골절은 방사선 사진 및 진찰로 쉽게 진단할 수 있으나, 동반 질환이 많은 고령의 환자의 경우, 감염, 전이성 암, 기타 척추질환과도 감별해야 한다.

나) 골절 고정 및 조기 거동

골절 후 사망 및 내과적 합병증(폐색전, 폐렴, 요로감염, 욕창)은 주로 거동을 못하여 발생하며, 이를 예방하기 위하여 조기 수술 후 거동이 권장된다.

다) 재골절의 예방

골다공증 치료와 낙상을 예방하여야 하며, 골다공증 치료제로 골다공증 골절의 위험도를 40~50%까지 줄일 수 있으므로 적극적으로 치료해야 한다.

라. 대퇴골 골절의 치료

대퇴골 골절 있는 경우 골절 전에는 혼자 활동이 가능하던 환자의 50%는 남의 도움을 받아야만 생활이 가능하게 된다. 골절 부위의 통증으로 거동이 불가능하므로 수술적 내고정을 권장한다. 전위가 심하거나 병적 골절에서는 인공 고관절 반치환술 혹은 전치환술이 제한적으로 적응된다.

마. 척추골절의 치료

주로 흉-요추부위와 흉추의 중간 부위(7, 8번 흉추)에서 발생하며, 압박 골절이 대부분이고 증상이 없는 경우가 많아 임상적으로 간과될 수 있다. 보존적 가료가 원칙이며, 보존적 치료에 반응이 없는 경우, 저 침습적인 치료로 척추성형술(vertebroplasty) 또는 풍선 후만 성형술(balloon kyphoplasty)을 선택적으로 실시할 수 있다. 척수를 압박하여 신경증세를 유발하는 방출형 골절(bursting fracture)에서 골편의 제거, 감압, 척추 유합술 등을 시행하기도 한다.

바. 손목 골절의 치료

일반적으로 정복후 석고 붕대 고정을 하여 보존적으로 치료한다. 관절 강직을 예방하기 위하여 치료 후 조기의 수지관절 및 견관절 운동이 필요하다.

사. 골절 후 관리 프로그램

대퇴골절 수술이후에 적절한 골다공증 치료는 반대측 고관절 골절 발생 위험을 감소시킨다. 따라서, 수술적 치료 이후에 적절한 골다공증 치료를 병행하는 것이 중요하다. 최근 국내 연구에서 대퇴 골절 후 골다공증 약물 치료를 한 경우가 약물 치료를 하지 않은 경우에 비해 43%의 사망률 감소가 있었다. 그러므로 골절 치료 후 적극적인 진단 및 약물 치료가 필수적이다.

5) 골절 후 골다공증 치료(이차 골절 예방)

골절 후 골다공증 진단율은 20~30%, 치료율은 10~20%로 매우 저조하다. 골다공증 환자에서 칼슘과 비타민 D만 투여하면 1년 이내에 6.5%의 새로운 골절이 발생하는데, 골절 발생군을 1년 더 추시하면 2차성 골절이 19%에서 발생함으로 골절 자체에 의한 추가 골절 발생율은 3배정도 높아진다. 따라서 골다공증성 골절 후 골다공증의 진단과 치료는 이차성 골절을 막고, 사망률을 낮추며, 삶의 질을 높이기 위해 매우 중요하다.

3. 비타민 결핍증 및 과다증

1) 비타민 A

비타민 A는 야채의 카로테노이드(carotenoid)로부터 또는 생선, 간 등과 같은 육류의 레티놀(retinol)을 장에서 지질과 함께 흡수하며, 전구체인 베타카로틴(ß-carotene)은 체내에서 비타민 A로 전환된다. 비타민 A의 흡수율은 섭취량에 따라 변하므로 과량 섭취하여도 혈중 농도를 크게 증가시키지 않는다. 그러나 최근 비타민 A 유도체가 여드름, 건선 및 상피세포암 치료제로 사용되면서 약제로 과량 투여하여 비타민 A 과다증이 발생될 수 있다. 음식물에 의하여만 얻을 수 있으므로 개발도상국에서는 아직 비타민 A 결핍증이 문제된다. 비타민 A는 태아 및 소아의 성장에 매우 중요할 뿐 아니라, 밤눈과 세포 분화에 관여한다. 비타민 A 과다증으로 인한 골격의 변화는 소아에서 성장판(growth plate)이 조기에 폐쇄되어 장골의 길이가 짧고, 골단(epiphysis) 근처에서는 골재형성이 매우 촉진되어 골절이 발생할 수 있다. 성인에서 골다공증, 골막 반응, 연골과 인대의 칼슘 침착이 관찰된다.

(2) 비타민 C

비타민 C는 강력한 생물학적 환원제로 작용하고 콜라겐 형성과 도파민, 트립토판 등 신경전달물질의 합성, 스테로이드 합성, 철의 흡수, 면역기능, 상처회복과 그 밖에 엽산, 아미노산, 콜레스테롤, 포도당 대사에도 관여한다. 또한 교원질 합성 과정 중 프롤린(proline)의 히드록실기 첨가(hydroxylation)에 관여한다. 그러므로 근골격계에 많이 함유되어 있는 콜라겐이 정상적인 작용을 하려면 적당한 비타민 C가 필요하다. 비타민 C가 결핍되면 모세혈관이 쉽게 파열되고, 피부, 점막, 내장, 근육에서의 출혈이 발생하며, 체중감소, 면역 기능 감소, 상처 회복 지연, 고지혈증, 빈혈 등이 나타난다.

(3) 비타민 D

비타민 D의 주된 생리적 기능은 소장에서 칼슘 흡수를 증가시켜 혈중 칼슘을 유지하는 것이다. 또한 비타민 D는 골모세포의 비타민 D 수용체에 작용하여 세포표면에 RANKL을 생성하게 한다. 파골 전구세포(preosteoclast)의 세포 표면에 있는 RANK와 RANKL이 결합하면 파골세포에 의해 골 흡수가 증가하면 골격에서 칼슘이 유리되어 나와 혈중 칼슘을 증가시키는 효과가 있다.

비타민 D는 대부분의 식품 속에는 소량만이 함유되어 있으며, 중요한 공급원은 피부에서 태양광의 자외선에 의해 형성되는 것이다. 태양광에 노출되면 피부의 7-dehydrocholesterol이 자외선을 흡수하여 Previtamin D3로 바뀐다. Previtamin D3는 비타민 D3로 바뀌며, 비타민 D3는 비타민 D결합 단백에 부착되어 피부로부터 혈액 순환으로 이동한다. 비타민 D2와 비타민 D3가 비타민 D 결합 단백에 부착되어 간으로 운반되어 비타민 D-25-hydroxylase가 25-hydroxyvitamin D[25(OH)D]를 만든다. 25(OH)D는 혈액 순환으로 이동하며, 신장으로 이송되어 25(OH)D-1α-hydroxylase에 의해 1, 25(OH)2D로 대사된다. 또한 25(OH)D와 1, 25(OH)2D는 모두 25(OH)D-24-hydroxylase에 의해 24-hydroxylation되어 각각 24, 25-dihydroxyvitamin D와 1, 24, 25-trihydroxyvitamin D가 된다. 피부의 비타민 D3 생산이 증가되거나, 비타민 D 섭취가 증가되면 혈중 25(OH)D는 증가하게 된다. 따라서 혈중 25(OH)D를 측정하여 비타민 D 결핍 또는 과다 상태를 판별할 수 있다. Vitamin D의 대사물중에서는 1, 25(OH)2D가 칼슘과 골대사에서 가장 중요하다.

4. 구루병(Rickets)

구루병은 성장판 연골세포의 증식은 정상이나 혈중 인산 농도의 감소로 비후 연골세포의 사멸 과정에 장애가 생겨 무기질화 과정이 정상적으로 진행되지 못한다. 따라서 성장판 연골의 두께는 증가하고 무기질화되지 못한 연골조직에 불규칙하게 혈관이 침투하는 병리 소견을 보이게 된다. 이전에는 구루병의 원인은 주로 칼슘이온 항상성의 이상으로 생각되어 왔으나, 최근에는 인(phosphorus)이 성장판 비후성 연골세포(hypertrophic chondrocyte)의 세포 사멸(apoptosis)과 관련된 신호 전달 체계를 활성화하는데 중요한 역할을 하는 것이 밝혀졌다.

영아기에는 증상이 없는 경우도 있지만, 근긴장도가 떨어지거나, 잘 보채고, 앉고 서고 걷는 발달 과정이 지연되기도 한다. 저칼슘혈증과 관련된 근육 경축, 무호흡 발작, 경련 등의 병력이 있거나, 심근병증(cardiomyopathy), 호흡기계 및 위장관의 감염증을 동반하기도 한다.

구루병의 가장 특징적인 방사선 소견은 골단과 골간단 사이의 성장판 부위가 넓고, 불규칙하며, 골간단의 경계가 모호해지는 것이다(그림 16-11). 신생아기에는 주로 두개골의 변화가 심한데, 성장에 따라 두개골 내막에서는 골 흡수가 일어나지만, 외막에서는 형성된 유골에 무기질화가 되지 않아 두개골 두께는 얇아지게 된다. 장골 단축이 흔하며, 하지의 변형으로 내반슬, 외반슬 및 내반고가 관찰되기도 한다(그림 16-12). 환자의 약 20%에서 골파괴 음영이 나타나며 이를 looser's line이라고 부른다. 흉요추 후만 변형(rachitic cat back)이 관찰될 수 있으며, 약한 비구 때문에 비구 골절 또는 대퇴골두의 비구내 감입 소견이 나타날 수도 있다.

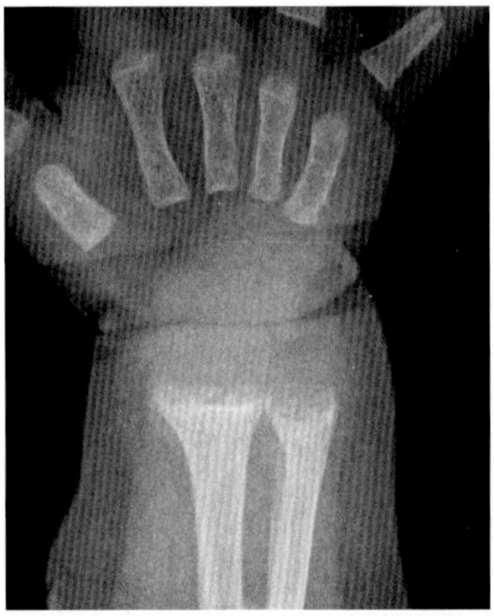

그림 16-11. 생후 7개월 남아의 완관절 사진상 원위 요골과 원위 척골의 골간단 부위가 불규칙하고 넓어져 있으며 척골 부위는 근위부가 오목하게 변형되어 있다. 이차골화중심의 출현도 지연되어 있다.

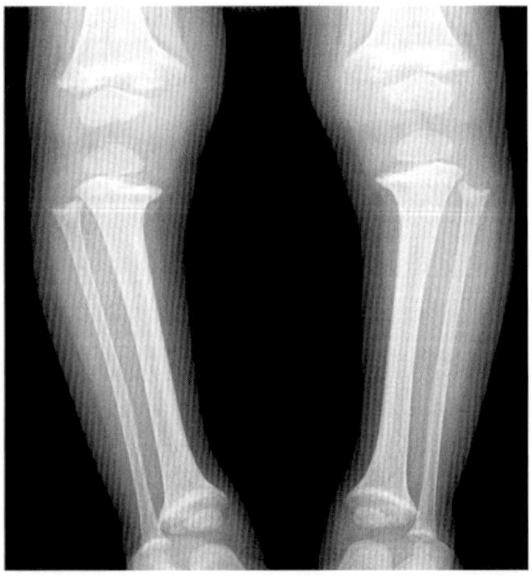

그림 16-12. 영양 결핍성 구루병으로 내원한 17개월 여아의 내반슬 변형. 성장판이 넓고 불규칙하다.

구루병은 여러 기준에 의해 분류할 수 있다. 일차적으로 부족한 무기질이 칼슘인지 인산인지에 따라 분류할 수도 있고, 영양 결핍성과 비영양 결핍성으로 분류하기도 한다.

칼슘 섭취나 재흡수가 부족하면 부갑상선 호르몬의 합성과 분비가 증가한다. 증가된 부갑상선 호르몬은 신장에서 인의 재흡수를 감소시켜 저인산혈증을 유발하고, 파골세포를 자극하여 골에서의 칼슘 유리를 증가시켜 혈중 칼슘 농도를 정상화시킨다(표 16-10).

영양 결핍성 구루병은 영양 상태 개선 및 비타민제 투여로 대부분 잘 치료되며, 수술적인 치료가 필요한 경우는 드물다.

유전성 저인산혈증 구루병은 유전자 이상으로 인해 인의 요 배출이 증가하여 저인산혈증이 유발되는 질환군이다. 성염색체 우성(X-linked dominant) 유전 양상을 보이는 X-linked hypophosphatemia가 가장 흔하며, 약 20,000명 중의 한 명 꼴로 이환된다. 주 증상은 보행 발달 지연과 하지 각 변형이다. 키는 작으며 치아에는 에나멜질 저형성은 없으나, 상아질의 결손을 보인다. 하지 각 변형은 영양 결핍성 구루병보다 대개 더 심하며, 무기질과 비타민 보충 요법에 대한 반응도 좋지 않다. 특히 외반슬은 약물 치료 후에도 호전되지 않을 수 있다. 성인 환자에서는 골연화증 소견이 퇴행성 관절염, 부착부병증(enthesopathy)과 함께 나타날 수 있으며, 박리성 골연골염(osteochondritis dissecans)과 유사한 관절 연골의 병변도 보일 수 있다. 관절 구축 및 골 통증이 흔하다. 척추의 문제로는 후측만증(kyphoscoliosis), Arnold-Chiari 변형(Arnold-Chiari malformation), 척수강 협착증 등이 발생할 수 있다.

치료방법으로는 최근 항 FGF 23 항체가 개발되어 일부 국가에서 사용중에 있으나 아직은 고용량의 무기 인(inorganic phosphorus)을 투여하면서, 인 투여로 인한 칼슘 저하를 상쇄하기 위해 고용량의 비타민 D를 함께 투여하는 것이 주된 치료 방법이다. 고용량의 인 투여로 인해 신석회화(nephrocalcinosis)가 흔히 발생하므로 비타민 D만 투여하기를 권장하는 연구들도 있다. 수술 후에는 조기 관절 운동 및 거동을 하고, 약물 치료를 조기에 재개하여 절골 부위 무기질화 지연 및 변형 재발이 되지 않도록 주의하여야 한다.

신세뇨관 이상은 Fanconi 증후군(Fanconi syndrome)에서 잘 발생하며, 칼슘, 인, 마그네슘, 중탄산염(bicarbonate), 나트륨, 칼륨, 포도당, 요산 및 분자량이 작은 아미노산 등이 소변을 통해 빠져나간다. 혈중 인산 부족은 X-linked hypophosphatemia에서와 비슷한 골의 변화를 초래하며, 중탄산염 소실로 인해 대사성 산증(metabolic acidosis)이 나타난다. 칼슘과 마그네슘 부족, 그리고 신성 골이영양증(renal osteodystrophy) 등에 의한 골 병변이 나타난다.

5. 신성 골이영양증(Renal Osteodystrophy)

신성 골이영양증은 말기 신 질환(end-stage renal disease)으로 인해 발생하는 골의 변화를 말하는데, 최근에는 보다 포괄적인 의미를 내포하는 chronic kidney

표 16-10. 구루병의 혈액 검사 소견

구루병 종류	혈중 농도					
	칼슘	인	알칼리성 인산분해 효소	부갑상선 호르몬	25(OH)D	1,25(OH)2D
영양 결핍성	정상	정상, ↓	↑	↑	↓↓	↓
저인산혈증성 (Fanconi 증후군, 종양 관련 포함)	정상	↓	↑	정상	정상	정상
1 α-hydroxylase결핍성 (비타민 D 의존성, 제 1형)	↓	↓	↑	↑	↑↑	↓↓
말단 기관 무반응성 (비타민 D 의존성, 제2형)	↓	↓	↑	↑	정상, ↑↑	↑↑↑↑
신성 골이영양증	정상, ↓	↑	↑	↑↑	정상	↓↓

25(OH)D, 25-hydroxyvitamin D; 1,25(OH)2D,1,25-dihydroxyvitaminD.

disease-mineral and bone disorder (CKD-MBD)라는 용어를 선호한다. 병리기전은 신사구체(glomerulus)가 파괴되어 신 기능이 정상의 25~30% 이하로 떨어지면 적절한 인산 배출이 불가능해져 고인산혈증이 발생하고 충분한 양의 비타민 D가 생산되지 못하게 된다. 부갑상선 호르몬의 합성이 증가되며, 골조직은 과다한 부갑상선 호르몬에 의하여 골 교체율(turnover rate)이 현저히 증가하여 골소실을 유발한다.

임상적으로 신성 골이영양증 환자에서는 고인산혈증 때문에 칼슘이 쉽게 침착하여 연부조직에 이소성 석회화(ectopic calcification)가 발생할 수 있으며, 흔한 부위로는 각막, 결막, 피부, 혈관 및 관절 주위 등이다. 환자는 나이에 비해 키가 작고 뼈가 쉽게 골절된다.

방사선학적으로는 피질골이 얇아지고 골소주가 불명확해지면서 간유리(ground glass)처럼 보이며, 미만성의 골다공증 소견이 나타난다. 두개골에 Salt-andpepper 양상이 나타나고, 성장판은 두께가 증가하고 불규칙해진다. 척추에는 횡형의 골경화성 띠가 나타날 수 있는데 이를 "Rugger Jersey" 척추라 부른다(그림 16-13). 심한 만성 신부전 환자에서는 갈색종(brown tumor)이라고 부르는, 장골 내에 경계가 좋지 않은 골파괴성 병변이 관찰되는데 종종 악성 종양과 감별해야 한다. 약물치료의 목적은 칼슘과 인의 항상성을 유지하고, 알루미늄의 과다섭취를 억제하며 고 칼슘혈증으로 인한 이소성 석회화를 예방하는 것이다. 골 교체율이 증가된 상태에서는 인이 많은 음식을 피하고, 탄산 칼슘(calcium carbonate)이나 초산 칼슘(calcium acetate) 같은 인산염 킬레이트제(chelating agents)와 비타민 D를 투여하는 것이 필요하다. 수술이 필요한 정형외과적인 문제로는 사지, 특히 하지의 각 변형, 대퇴골두 골단 분리증 및 무혈성 괴사가 있다.

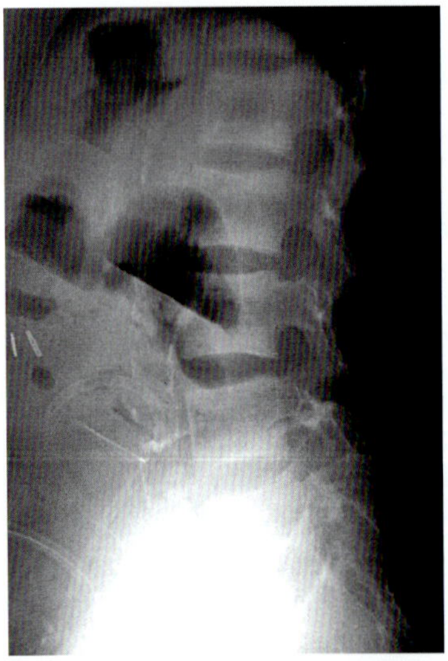

그림 16-13. 신성골이영양증 환자의 Rugger Jersey 척추 소견. 척추체의 상단과 하단에 방사선 경화성 띠가 형성되고 중간 부위는 상대적으로 어두워 보이므로 가로줄이 그려진 럭비 유니폼을 연상시키기 때문에 붙여진 이름이다. 이차성 부갑상선 항진증에 의해 골 흡수가 증가하고 이에 대한 반응으로 조골세포에서의 유골(osteoid) 생산이 증가하는데 이것이 척추체의 상단과 하단에 경화성 띠로 관찰된다.

6. 골연화증(Osteomalacia)

골연화증은 성인에서 주로 비타민 D의 부족으로 인해, 조골세포에 의해 형성된 유골(osteoid)이 무기질화되지 못하는 질환이다. 성인의 골연화증은 근력 약화와 골 통증이 주된 증상이며 통증은 대칭적으로 나타나고, 이환된 골에 압통이 동반되는 경우가 많다. 방사선학적으로 대퇴 경부, 대퇴골 전자 하부, 대퇴골 간부의 내측, 골반골, 중족골 또는 견갑골 외측연에 가성 골절(pseudofracture) 소견을 보일 수 있다. 혈액 검사 소견은 보통 칼슘과 인, 25(OH)D가 감소되어 있고, 알칼리성 인산분해효소와 부갑상선 호르몬이 상승되어 있다.

내분비성 골질환 (Endocrine Bone Disease)

1. 부갑상선 기능 항진증 및 저하증

1) 부갑상선 기능 항진증(Hyperparathyroidism)

부갑상선 기능 항진증에 의해 골에 나타나는 임상은

osteititis fibrosa cystica와 갈색종이 대표적이다. 이는 장골의 병적 골절, 척추 골절 등의 양상으로 발현될 수 있다.

부갑상선 호르몬의 작용은 세포 외액의 칼슘 농도 조절이다. 혈중 칼슘이 저하되면 부갑상선 호르몬이 분비되어 뼈에서의 칼슘을 유리시키며, 신장에서 칼슘의 재흡수 및 활성 비타민 D의 합성이 증가하여 장에서 칼슘 흡수가 증가되는 기전으로 농도를 조절하게 된다.

또한 부갑상선 호르몬은 골세포 중 파골세포의 형성을 증가시키고, 이는 골흡수 증가로 연결되게 된다. 부갑상선 호르몬은 조골세포에서 RANKL (receptor activator of nuclear factor kB ligand)의 발현을 증가시키고, RANKL이 파골전구세포 표면의 RANK (receptor activator of nuclear factor kB)와 결합하여 파골전구세포가 파골세포로 분화되게 된다. 이런 기전을 파골세포-조골세포 또는 골 흡수-골 형성 상조효과(coupling effect)라고 하며, 파골세포에 직접적인 부갑상선 호르몬 수용체가 없지만, 골 흡수 작용에 영향을 미치는 기전이다. 또한 부갑상선 호르몬은 osteoprotegerin (OPG)을 감소시켜서 파골세포의 생성과 활성을 촉진하여 골흡수를 유도한다.

정상적인 성인에서 하루 중 분비되는 부갑상선 호르몬의 농도는 주야로 농도의 차이가 보이며, 이는 골형성을 촉진하는 역할을 한다. 부갑상선 호르몬은 골 흡수 작용을 촉진할 뿐 아니라, 부갑상선 호르몬의 간헐적인 농도의 변화는 오히려 골 형성도 촉진하게 된다. 이를 이용하여 골다공증 환자에서 골형성 촉진제로서 부갑상선 호르몬이 사용되고 있다.

부갑상선 기능 항진증에서는 골 구조에 변화가 나타나는데, 피질골 두께는 얇아지고, 골량의 감소로 이어진다. 하지만 무증상의 부갑상선 기능 항진증에서 골소주가 풍부한 척추에서는 골소실이 미미하고, 피질골이 상대적으로 많은 원위 요골에서는 심하다. 전체적인 골밀도는 같은 연령군보다 감소된 소견을 보이지만, 부위별로 골밀도 변화가 다르므로 부갑상선 기능 항진증 환자의 골밀도 검사는 요추골, 대퇴부, 전완부 모두 측정하는 것이 권장된다. 부갑상선 기능 항진증에서도 골감소뿐만 아니라 골재형성이 증가한다. 골재형성 과정에서 골흡수는 수 주에 걸쳐 빠르게 일어나지만, 흡수된 골조직을 조골세포가 메우고 석회화까지 이루어지는 데에는 긴 시간이 걸린다. 그러므로 골재형성이 증가된 상태는 골강도가 약하므로 골절의 위험도가 증가된다.

부갑상선 기능 항진증에서 방사선 소견은 전신적인 골밀도 저하, 골막하 골 흡수, 연골하 골 흡수, 피질골의 골 흡수, 갈색종, 연골 및 연부조직의 석회화가 나타나는 것이 특징이다. 피질골 골 흡수는 피질골에서 종으로 형성된 골음영 저하로, "tunneling 현상"이라고도 하며, 두개골에서 "salt and pepper 현상"도 나타날 수 있다. 또한 골 낭종 변화는 갈색종이라 하며, 하악골, 골반 등에서 자주 나타난다. 이차성 부갑상선 항진증에 서는 X-ray상 척추에서 종판 부근에서 경화된 띠를 보이면서 샌드위치 같은 모양을 나타내는데 "rugger jersey 현상"이라고도 한다.

진단을 위해서는 혈중 부갑상선 호르몬 농도를 측정하는 것이 가장 중요하며, 고칼슘혈증이 동반된다면 진단이 더욱 수월하다. 감별진단은 고칼슘혈증을 보이는 질환들과의 감별을 요한다. 부갑상선 호르몬 농도가 높은 원인에 따라 일차성, 이차성, 삼차성을 감별하여야 한다. 일차성은 부갑상선 호르몬이 증가하여 고칼슘혈증을 유발하는 경우이며, 이차성은 저칼슘혈증에 의해 이차적으로 부갑상선 생산이 증가하는 것이다. 삼차성은 이차성 부갑상선 기능 항진증이 장기간 유지되어서, 원발 질환을 교정하여도 부갑상선 호르몬 분비가 과다하게 지속되는 비가역적인 상태이다.

치료는 골병변을 동반하거나, 증상이 있는 경우, 생명을 위협하는 고칼슘혈증이 동반된 경우이며, 비정상적인 부갑상선을 제거하는 수술을 한다. 증상이 없지만 치료하는 경우는 혈청 칼슘치가 정상 상한치보다 1 mg/dl 높은 경우, 크레아티닌 청소율이 60 ml/min 미만인 경우, 골밀도 검사에서 T 점수가 -2.5 미만이거나 이전 골절 병력이 있던 경우, 부갑상선 항진증이 진행할 가능성이 높은 50세 이하 환자이다. 보존적인 치료를 하는 환자에서는 혈청 칼슘과 크레아티닌 농도 유지를 위하여 비타민 D의 공급과 적절한 칼슘의 섭취를 권장하고 있다. 이는 저칼슘 식이를 지속할 경우 부갑상선 분비를 더욱 자극할 수도 있기 때문이다. 에스트로겐과 선택적 에스트로겐 수용체 조절제도 치료제로 쓰이기도 한다. 폐경 후 여성에서는 에스트로겐 치료가 심혈관계 질환과 유방암 위험이 있어 권장되지 않는다. 알렌드로네이트는 혈청 칼슘 농도 변화는 영향이 없다고 알려져 있고, 마지막으로 칼슘 유사체인 cinacalcet은 부갑상선 호르몬의 생산을 특이적으로 저지할 수 있는 약물로, 골밀도에 유의한 변화 없이 혈청 칼슘을 감소시킨다고 알려져 있다(그림 16-14).

2) 부갑상선 기능 저하증(Hypoparathyroidism)

10만명 당 24~37명의 유병률을 가지는 질환으로, 주로 갑상선 수술을 시행하거나, 유전적 또는 자가면역 질환 등에 의해서 생기는 질환이다. 부갑상선 기능 저하증 환자의 대부분은 저 칼슘혈증에 따른 신경근육성 증상을 보이는데, 이는 경도의 감각이상에서부터 근육 경련 및 QT interval의 증가, 부정맥, 후두경직, 경련 등의 치명적인 증상으로 이어질 수 있다. 부갑상선 기능 저하증은 발달 장애, 부갑상선 파괴, 생산 및 분비 장애, 표적 기관에서의 저항 및 기능 장애로 인해 발생하게 된다.

부갑상선 기능 저하증에서는 전반적인 골 전환율이 감소되어 있고, 관련 지표들도 감소되어 있다. 이에 반해 가성 부갑상선 기능 저하증에서는 골전환율은 정상 또는 증가되어 있고, 부갑상선 기능저하증이 장기간 지속되는 환자에서는 골량이 증가하는데 특히 요추에서 더 증가한다.

방사선 소견상 해면골 용적, 소주골 넓이 및 피질골 넓이가 증가되어 있고, 연부조직이나 대뇌 기저핵, 두개 내부에 석회화가 있는 경우도 있다. 가성부갑상선 기능 저하증은 비교적 어린 2세경에서 골격의 변화가 발현된다. 환자들은 대개 단신이고, 1, 4, 5번째 중수골이 짧고, 다발성 골극의 형성과 이소성 석회증이 관찰될 수 있다.

진단 검사에서 신기능은 정상이나, 저칼슘혈증과 고인산혈증이 발견된다. 반면 신기능이 정상이면서 저칼

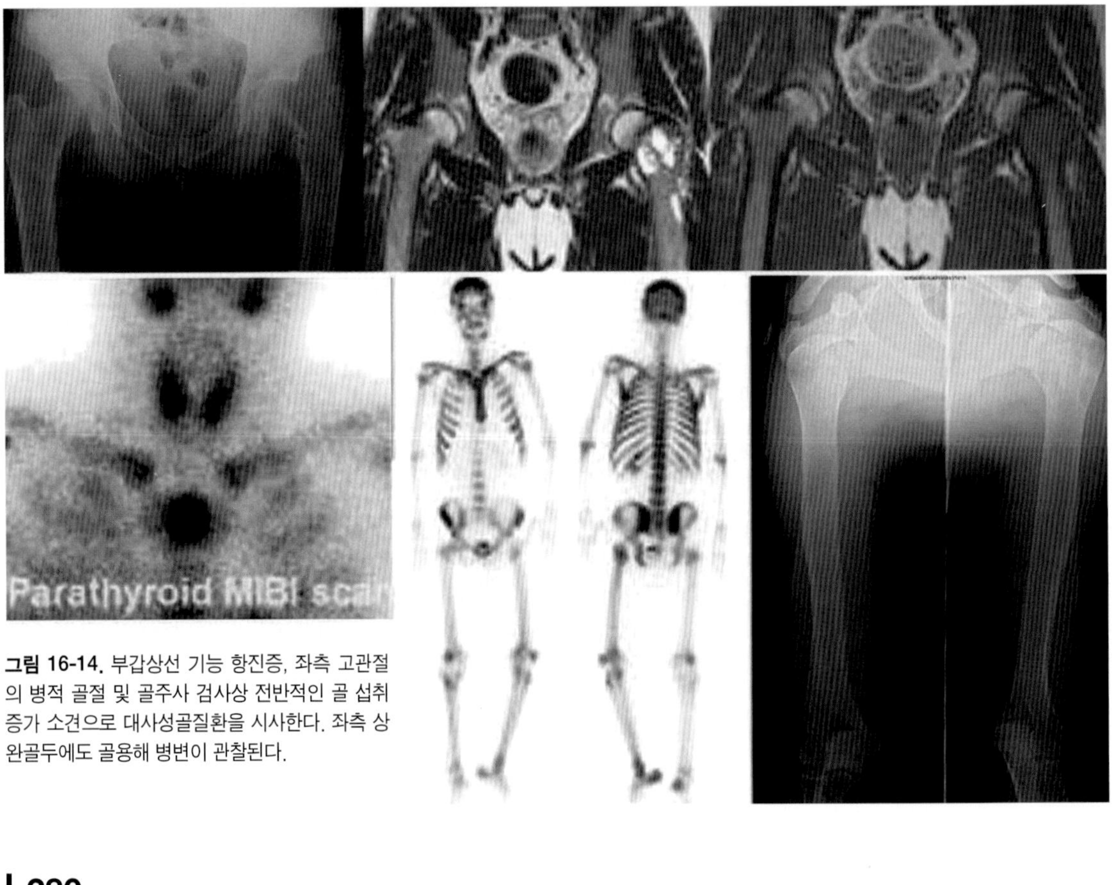

그림 16-14. 부갑상선 기능 항진증, 좌측 고관절의 병적 골절 및 골주사 검사상 전반적인 골 섭취 증가 소견으로 대사성골질환을 시사한다. 좌측 상완골두에도 골용해 병변이 관찰된다.

슘혈증 및 고인산혈증이 있으며, 혈장 부갑상선 호르몬이 증가된 경우에는 가성 부갑상선 기능 저하증을 고려해야한다. 최근 합성 hPTH(1-34)펩티드를 이용하여 진단하는 프로토콜이 개발되었다. 일부 저마그네슘 혈증 및 중증 비타민 D 결핍시 부갑상선 호르몬 저항성과 같은 소견을 보일 수 있으므로 혈장 마그네슘 및 25(OH) D를 반드시 같이 측정해야 한다.

치료를 위해서 혈청 칼슘을 정상치로 회복시켜야 하지만, 고칼슘뇨증의 발생과 신결석 예방을 위하여 낮은 범위의 정상치로 유지하고, 칼슘 배설양을 주기적으로 측정한다. 하루에 약 1~3 g 정도의 칼슘을 섭취하여야 하며, 40,000~120,000 IU 정도의 비타민 D를 공급한다. 비타민 중독증의 위험을 피하기 위해 활성 비타민 D인 칼시트리올을 주로 사용한다. 또한 칼슘을 신세뇨관에서 보존하는 티아자이드 이뇨제도 사용한다. 부갑상선 호르몬 사용은 호르몬의 투여로 칼슘 항상성을 회복시킬 수 있고, 칼슘 및 비타민 D 요구량을 줄이면서 칼슘을 정상으로 유지할 수 있다. 가성부갑상선 저하증 치료는 부갑상선 기능 저하증과 유사하나 보다 적은 양의 칼슘과 비타민 D를 사용한다.

2. 갑상선 기능 항진증 및 저하증

1) 갑상선 기능 항진증(Hyperthyroidism)

갑상선호르몬은 성장판의 연골세포에 작용하여 비후성 연골세포로의 분화를 촉진하고, 무기질화를 촉진한다. 갑상선 호르몬이 과잉인 상태에서는 조골세포보다 파골세포에 대한 효과가 우세하여 골 소실이 진행된다. 주로 피질골이 영향을 받게 되며 12~15% 골밀도 감소를 초래한다. 심한 갑상선 중독증에서는 골교체 주기마다 약 10% 정도의 골량 감소로 이어진다. 실제 임상적으로 갑상선 기능 항진증 환자의 혈중에서 골 형성의 생화학적 골표지자인 오스테오칼신과 알칼리성인산분해효소 및 골 흡수의 생화학적 지표인 요중 하이드록시프롤린과 피리디놀린, 디옥시피리디놀린 등이 증가되어 있는 것을 관찰할 수 있으며, 이와 같은 생화학적 골 표지자의 상승과 혈중 갑상선호르몬 수치와는 밀접한 연관성이 있다.

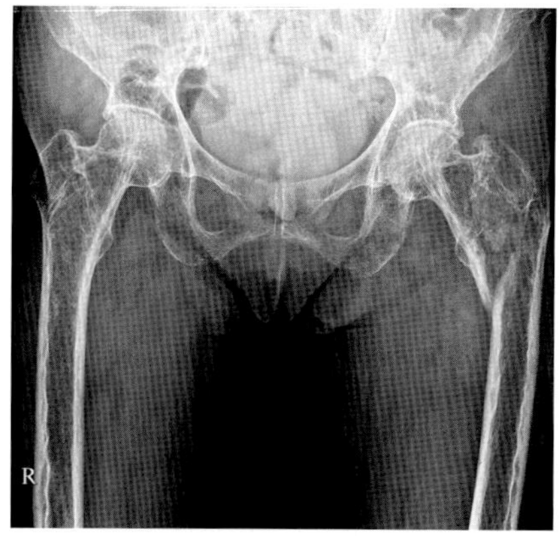

그림 16-15. 갑상선 기능 항진증, 좌측 대퇴의 전자하골절 및 건측 대퇴부에도 전반적인 골음영 감소 및 골소주 감소 소견 관찰된다.

불현성 갑상선 기능 항진증은 혈중 T3와 T4는 정상이지만 갑상선 자극 호르몬은 정상 이하인 경우를 말하며, 노인 환자들에서 주로 관찰된다.

갑상선 기능항진증은 어린 아이에서는 성장이 촉진되고, 골연령이 증가하며, 성인에서는 골밀도 감소 및 피질골의 골 소실을 유발한다. 폐경기 여성에서는 고관절 골절 위험도가 2~3배 증가한다(그림 16-15).

2) 갑상선 기능 저하증 (Hypothyroidisn, Cretinism)

선천성과 후천성으로 나누어, 선천성은 갑상선 형성부전으로 발생하는 크레틴병으로 알려져 있다. 후천성은 소아 후기에 발생하며, 발육의 저하, 성격 변화등 증상이 나타난다. 소아에서 성장이 정지하고, 골 연령이 늦어지며, 키가 작다. 주로 연골내 골 형성의 이상으로 장골의 길이 성장이 되지 않는다. 성인에서는 골격에는 큰 이상을 초래하지 않는 반면 골절은 증가한다.

방사선 소견상 두개 봉합의 폐쇄가 늦어지고, 골화중심 발현이 늦어진다. 고관절에서 LCP (Legg-Calve-Perthes disease)와 다발성 골단 이형성증과 감별하여야 한다. 척추는 흉-요추의 후만증, 척추체의 종판의 볼록한 모양이 특징적이다.

진단을 위해 갑상선자극 호르몬 검사를 시행하며, 치료를 위해서 갑상선 호르몬을 투여하는 것이 권장된다.

비스포스포네이트 제제가 골 소실 예방에 효과적인 것으로 알려져 있다.

3. 뇌하수체 기능 항진증 및 저하증

1) 뇌하수체 기능 저하증(Hypopituitarism)

좁게는 성장에만 영향을 미치나, 넓게는 광범위한 장애를 유발한다. 소아에서는 성장 장애, 체지방 증가, 성인에서는 운동능력 감소, 심혈관 위험성 등으로 나타난다.

방사선 소견상 골성숙이 지연되고, 골화 중심이 늦게 출현하며, 장골과 두개골에 골다공증이 보인다. 두개골 사진에서 말안장 부위의 음영 변화로 커져 보인다면, 종양을 의심해야 한다. 진단을 위해서는 혈청 성장 호르몬 자극 유발 검사를 시행한다. 소아에서 성장 지연 치료를 위하여 성장 호르몬을 보충해 주며, 최근 성인에서도 성장 호르몬 치료에 의한 체지방 감소 및 근육량이 증가되는 효과가 보고되고 있다.

2) 뇌하수체 기능 항진증(Hyperpituitarism)

뇌하수체 선종이 가장 흔한 원인이며, 성장판이 폐쇄되지 않은 소아에서 발생하면 거인증, 성인에서는 말단거대증을 유발한다. 증상은 서서히 진행하며, 신체의 원위부가 점점 커지고, 특징적으로 두개골 둘레가 증가하고, 코가 넓어지며, 혀와 입술이 두꺼워진다. 하악돌출증이 발생하고, 시야 결손이나, 관상동맥 질환, 부정맥, 좌심실 비대 등의 증상이 나타날 수 있다.

방사선적으로 두개골 두께의 증가, 뇌하수체 말안장 부위의 확대, 제 1중수지절 관절의 종자골 크기가 증가된 소견을 보일 수 있다. 특히 종자골 크기 증가는 종자골 지표라 하여 높이와 넓이의 비를 측정하여 여성에서 30이상, 남성에서 40 이상인 경우 말단 비대증을 의심할 수 있다. 척추체의 전후 직경 증가, 척추의 후면이 매우 오목해지고, 흉추의 후만증, 요추의 전만증이 증가한다. 그리고 추간판의 간격이 증가된다.

진단은 과다한 성장 호르몬 수치를 확인하고, 당이나 L dopa에 의해서 성장호르몬이 감소되지 않으며, 갑상선 자극 호르몬분비 호르몬에 의해 성장호르몬이 증가되면 알 수 있다. 치료는 선종이 있는 경우는 수술적 제거, 약물 치료는 성장 호르몬 억제 호르몬을 이용한다(그림 16-16). 최근에는 성장호르몬을 분비하는 세포에 대한 분자생물학적 이해의 증가와 각각 도파민과 소마토스타틴 수용체를 인코딩하는 유전자(gene)에 대한 연구 및 성장호르몬 수용체에 대한 길항제에 대한 연구의 발전으로 비수술 치료 또는 수술 전-후 화학요법의 개념이 확대되고 있다.

4. 당뇨병(Diabetes Mellitus)

당뇨병 환자의 골밀도는 2형 당뇨병에서는 당화혈색소는 연관 없으며, 체질량지수가 관련 있다고 알려져 있다. 일부 메타분석에서 골절과 상관 관계는 제 1형에서는 6.3배, 제 2형에서는 1.7배 비교위험도가 있다고 보고 되었다. 인슐린은 조골세포에서 Insulin-like Growth Factor Binding Protein-1 유전자 발현을 억제하기 때문에 당뇨병에서는 저골교체 골감소증으로 관찰된다. 제 2형 당뇨병 환자에서 티아졸리디네디온 투여와 골밀도 변화를 평가한 메타분석에서는 티아졸리디네디온 사용자에서 요추골과 고관절 골밀도가 모두 유의하게 감소하였다고 보고되었다. 당뇨병 환자들은 골절 위험도 증가뿐 아니라, 골절 발생시 지연 유합 및 불유합의 위험 역시 높은 것으로 알려져 있다.

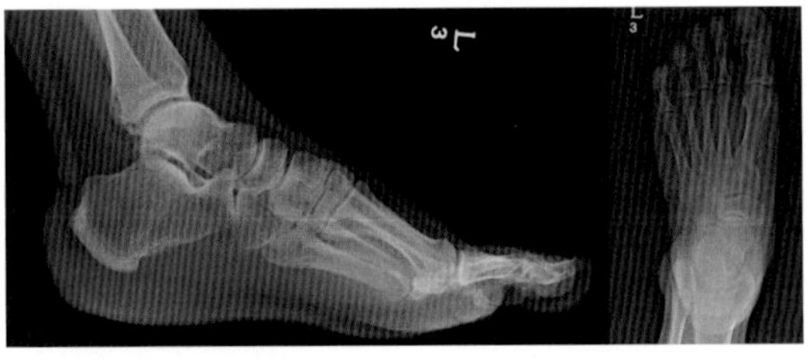

그림 16-16. 말단거대증, 측면 단순 방사선 사진상 발꿈치의 두께가 25 mm로 측정되며, 관절 간격이 넓어져 있고 distal phalangeal tuft는 삽 모양이다.

기타 골의 전신이환(General Affection of Bone; Others)

1. 영아 피질골성 과골증(Infantile Cortical Hyperostosis, Caffey's Disease)

생후 6개월 미만의 영아에서 연부조직의 종창 및 피질골의 비후, 과잉 흥분성을 특징으로 하는 자기 한정성 질환이다. 피질골의 비후는 하악골, 척골, 경골에 주로 이환되며, 진단을 위해 주로 신체 검진과 방사선 검사를 병행한다. 골수염과 감별이 중요하며, 괴혈병, 비타민 A 과다증과 감별해야 한다. 대증적 치료외에 특별한 치료를 요하지 않는다. 대개 6~9개월 이내 저절로 호전된다(그림 16-17). 최근의 유전자 연구에서 COL1A1 유전자의 돌연변이에 의하여 영유아의 피질골에서 골막이 쉽게 분리되어 이러한 방사선 소견을 보이게 된다고 한다. 또한 이 병을 앓았던 소아에서 자발적 아탈구, 관절의 과신전 등 제 1형 콜라겐의 이상 소견을 보이고 있어 이러한 유전자 연구 결과를 지지한다. 하지만 자연 호전되는 병의 경과를 설명할 수 없기 때문에 완전한 병태생리적 원인 규명이 되지는 않았다.

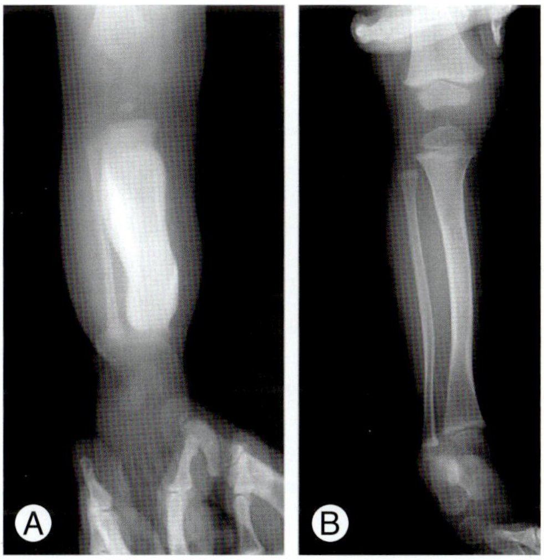

그림 16-17. 생후 4주 신생아로 경골 간부의 골막하 신생 골형성으로 전체적으로 두껍게 관찰되나(A) 생후 3년째 단순 경과관찰만으로 방사선 소견이 호전된 양상이다(B).

2. 유선상 과골증(Melorheostosis)

방사선 소견상 양초가 장관골의 축을 따라 흘러내리는 듯한 모양을 보이는 희귀한 질환이다. 주로 하나의 사지에 발생하며, 하지에 빈발한다. 명확한 원인은 밝혀지지 않았다. 경과는 대체로 양호하고, 치료는 대증적 치료를 시행한다.

3. 비대성 골관절증 (Hypertrophic Osteoarthropathy, Pulmonary Osteoarthropathy)

만성 폐 질환을 가지고 있는 환자에서 2차적으로 나타나는 질환으로 장관골의 골막증 및 관절염, 그리고 손가락과 발가락의 곤봉증이 3대 증상이다. 원인은 폐 내의 종양, 염증 또는 기관지 확장증이며, 발생 기전은 아직 알려져 있지 않다.

4. 변형성 골염 (Paget's Disease, Osteitis Deformans)

뼈의 재형성 이상으로 발병하고 원인은 불명이며, 최근 연구에서 SQSTM1 등 유전자와 관련된 요인이 보고되고 있다.

50대 이상의 백인에서 1% 정도의 발병율을 보이지만 다른 인종에서는 매우 드문 질환이다. 50세 이후로 나이가 많아지면서 발병율이 10세마다 2배씩 증가하는 특징을 보여 연령과도 관련이 있다. 최근 25년 사이에 전반적인 발병율과 강도가 줄어드는 경향을 보여서 환경적 영향, 특히 바이러스 감염율 감소에 따른 발병율 감소의 결과를 추정하는 보고도 있다. 장관골 및 골반골, 척추와 두개골에 통증 및 압통, 피로감을 호소하며, 통증은 휴식시 악화된다. 이차적으로 관절염이 발생하며, 청력장애가 발생할 수도 있다. 변형성 골염의 진행 과정은 세단계로 나뉘어진다. 초기는 심한 골 흡수가 일어나며,

진행되면서 골 흡수와 형성이 동시에 일어나게 되고, 나중에는 골 형성만 진행된다. 방사선 사진 상 특징적으로 골 음영 증가와 감소 소견이 이환골에서 동시에 관찰된다. 장관 골에 굴곡 변형이 오며, 피질골은 비후되고, 골소주는 불규칙적인 음영 농도를 보인다. 척추에 이환된 경우에는 척수관이 좁아지며, 두개골에서는 외판과 내판이 불분명해진다. 또 두개골에 국한된 골다공증이 특징적으로 나타날 수 있는데, 진행되면 소위 "cotton wool"모양의 국소 경화 소견을 보일 수 있다.

변형성 골염은 골의 재형성과 관련된 질환이기 때문에 골 교체율 생화학적 지표가 진단과 치료에 중요하다. 검사 상 골 형성 표지자와 골 흡수 표지자 모두 증가하게 되며, 이는 질병의 활성도와 관련이 있다.

치료의 목표는 임상 증상의 호전뿐만 아니라, 신경학적인 이상이나 변형 및 이차적인 육종 발생 등 후기의 합병증을 방지하는 것이다. 파골세포의 형성을 억제하거나 파골세포의 자멸을 유도하는 bisphosphonate 제제를 사용할 수 있다. 증상이 심하면 비스테로이드성 항염증 치료제를 이용한 대증적 치료를 병행하며, 병적 골절이 발생하는 경우에는 수술적 치료가 필요하다(그림 16-18).

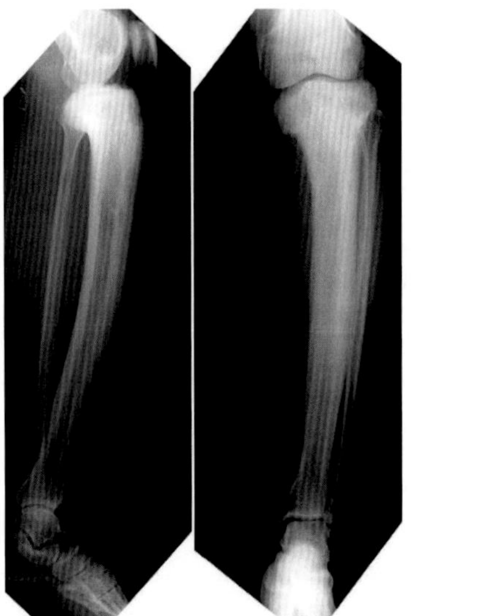

그림 16-18. 35세 남자에서 발생한 경골의 Paget 병. 골 형성과 골 흡수에 따른 음영의 변화가 동시에 관찰되고 있으며, 골 강도의 감소로 인하여 근위부에 내반 변형이 관찰됨.

< 참고문헌 >

〈서론, 유전에 의한 질환〉

Bassett GS. Orthopaedic aspects of skeletal dysplasias. Instr Course lect. 1990;39:381-7.

Crawford AH, Schorry EK. Neurofibromatosis in children: The role of the orthopaedist. J Am Acad Orthop Surg. 1999;7:217.

Dominique L, Nirav KP. Advances in the orthopedic management of osteogenesis imperfect. Orthop Clin N AM. 2013;44:565-73.

Eric DS, Michael CA. Achondroplasia: Manifestations and treatment. J Am Acad Orthop Surg. 2009;17:231-41.

Huson SM, Compston DAS, Harper PS. A genetic stidy of con Recklinghausen neurofibromatosis in southeast Wales. II. Guidelines for genetic counseling. J Med Gene.t 1989;26:712.

김옥화, 니시무라겐, 조태준. 골이형성증과 기형증후군의 영상진단. 제1판. 서울: 여문각; 2019.

Bauer AH, Bonham J, Gutierrez L, et al. Fibrodysplasia ossificans progressiva: a current review of imaging findings. Skeletal Radiol. 2018;47:1043-50.

Wagner AH, Zaradzki M, Arif R, et al. Marfan syndrome: a therapeutic challenge for long-term care. Biochem Pharmacol. 2019;164:53-63.

Stapleton M, Arunkumar N, Kubaski F, et al. Clinical presentation and diagnosis of mucopolysaccharidoses. Mol Genet Metab. 2018;125:4-17.

Kresak JL, Walsh M. Neurofibromatosis: a review of NF1, NF2, and schwannomatosis. J Pediatr Genet. 2016;5:98-104.

〈대사성 골질환〉

Boll and MJ, Grey A, Avene ll A, Gamble GD, Reid IR. Calcium supplements with or without vitamin D and risk of cardiovascular events: reanalysis of the Women's Health Initiative limited access dataset and meta-analysis. Br Med J. 2011.342.

Mithal A, Wahl DA, Bonjour JP, et al. Global vitamin D status and determinants of hypovitaminosis D. Osteoporos lnt. 2009.20:1807-20.

Chung H, Chin SO, Kang MI , et al. Efficacy of risedronate with cholecalciferol on 25-hydroxyvitamin D level and bone turnover in Korean patients with osteoporosis. Clin Endocrinol (Oxf). 2011.74.699-704.

Kavanagh KL, Guo K, Dunford JE, et al. The molecular mechanism of nitrogen -containing bisphosphonates as antiosteoporosis drugs. Proc Natl Acad Sci U S A. 2006;103:7829-34.

Black DM, Delmas PD, Eastell R, et al. Once-yearly zoledronic acid for treatment of postmenopausal osteoporosis. N Engl J Med. 2007.356:1809-22.

Delmas PD, Ensrud KE, Adachi JD, et al. Efficacy of raloxifene on vertebral fracture risk reduction in postmenopausal women with osteoporosis: four-year results from a randomized clinical trial. J Clin Endocrinol Metab. 2002;87:3609-17.

Ha YC, Kim SR, Koo KH, et al. An Epidemiological Study of Hip Fracture in Jeju Island, Korea. J Korean Orthop Assoc. 2004;39(2)131-6.

Tiosano D, Hochberg Z. Hypophosphatemia: the common denominator of all rickets. J Bone Miner Metab. 2009;27(4): 392-401.

Brooks MH, Bell NH, Love L, Stern PH, Orfei E, Queener SF, Hamstra AJ, DeLuca HF. Vitamin-D-dependent rickets type II. Resi stance of target organs to 1,25-dihydroxyvitamin D. N Engl J Med. 1978;298(18):996-9.

SI, Zhang S, Rios H, Drezner MK, Quarles LD, Bonewald LF, White KE. Loss of DMP I causes rickets and osteomalacia and identifies a role for osteocytes in mineral metabolism. Nat Genet. 2006; 38(11): 1310-5.

Pitt MJ. Rickets and osteomalacia are still around. Radiol Clin North Am. 1991;29(1):97-118.

Hruska KA, Teitelbaum SL. Renal osteodystrophy. N Engl J Med. 1995. 333(3): 166-74.

Bilezikian JP, Khan AA, Potts JT Jr. Guidelines for the management of asymptomatic primary hyperparathyroidism summary statement from the third international workshop. Clin Endocrinol Metab. 2009;94(2)335-9.

Silva BC, Costa AG, Cusano NE, Kousteni S, Bilezikian lP. Catabolic and anabolic actions of parathyroid hormone on the skeleton. Endocrinol Invest. 2011.34(10):801-10.

Wexler lA, Sharretts J. Thyroid and bone. Endocrinol Metab Clin North Am. 2007;36(3):673-705.

Oh KW. Diabetes and Osteoporosis. Korean Diabetes. 2009;33: 169-77.

Agnes KG, Ma.rtine LM. Infantile cortical hyperostosis (Caffey disease): a review. J Oral Maxillofac Sllrg. 2008;66:245-50.

Ngllyen S, Hojjati M. Review of current therapies for secondary hypertrophic pulmonary osteoarthropathy. Clin Rhellmatol. 2011.30:7-13.

Chung YG, Kang YK, RHEE SK, et al. Skeletal manifestation of Paget's disease in Korean. J Kor Orthop. 2002;37:649-53.

Physicians' guideline for osteoporosis: Korean Society of Bone Mineral Research 8th edition 2017.

Bone HG, Wagman RB, Brandi ML, Brown JP, Chapurlat R, Cummings SR, Czerwiński E, Fahrleitner-Pammer A, Kendler DL, Lippuner K, Reginster JY. 10 years of denosumab treatment in postmenopausal women with osteoporosis: results from the phase 3 randomised FREEDOM trial and open-label extension. The lancet Diabetes & endocrinology. 2017;5(7):513-23.

Elder CJ, Bishop NJ. Rickets. Lancet. 2014;383(9929):1665-76.

Christov M, Jüppner H. Phosphate homeostasis disorders. Best Pract Res Clin Endocrinol Metab. 2018;32(5):685-706.

Lambert AS, Linglart A. Hypocalcaemic and hypophosphatemic rickets. Best Pract Res Clin Endocrinol Metab. 2018;32(4): 455-76.

〈내분비성 골질환, 기타 골의 전신 이환〉

Biermann JS. Common benign lesions of bone in children and adolescents. J Pediatr Orthop. 2002;22:268.

Choma TJ, Kuklo TR, Islinger RB, et. al. Paget's disease of bone in patients younger than 40 years. Clin Orthop Relat Res. 2004;418:202.

Cundy T, Bolland M. Paget disease of bone. Trends Endocrinol Metab. 2008;19:246.

McCornack EB. The surgical management of hereditary multiple exostosis. Orthop Rev. 1981;10:pp.57.

Morrissy RT and Weinstein SL. Lovell and winter's pediatric orthopedics 6th ed. Lippincott Williams and Wilkins, Philadelphia, 2006.

Herring JS. Tachdjian's pediatric orthopedics 4th ed. Saunders, Philadelphia, 2008.

Gafar OA, Copley LAB, Hollmig ST, et al. The impact of the current epidemiology of pediatric musculoskeletal infection on evaluation and treatment guidelines. J Pediatr Orthop. 2008;28:777-85.

Orthopeclics. 8th Edition, K.O.A. 2020.

Bandeira F, Cusano NE, Silva BC et al. Bone disease in primary hyperparathyroidism. Arq Bras Endocrinol Metabol. 2014;58:553-61.

Gafni RI and Collins MT. Hypoparathyroidism. N Engl J Med. 2019;380:1738-47.

Lou S, Lv H, Yin P, Li Z, Tang P and Wang Y. Combination therapy with parathyroid hormone analogs and antiresorptive agents for osteoporosis: a systematic review and meta-analysis of randomized controlled trials. Osteoporosis Int. 2019;30:59-70.

Tuna MM, Caliskan M, Unal M et al. Normocalcemic hyperparathyroidism is associated with complications similar to those of hypercalcemic hyperparathyroidism. J Bone Miner Metab. 2016;34:331-5.

Wordsworth P, Chan M. Melorheostosis and osteopoikilosis: a review of clinical features and pathogenesis. Calcif Tissue Int. 2019;104(5):530-43.

Al-Rashid M, Ramkumar DB, Raskin K, Schwab J, Hornicek FJ, Lozano-Calderón SA. Paget disease of bone. Orthop Clin North Am. 2015;46(4):577-85.

17장 외상(Trauma)

- 서론
- 상지 외상
- 척추 외상
- 골반부 및 하지 외상
- 다발성외상
- 소아 골절

서론(Introduction)

1. 골절 탈구의 정의 및 분류

1) 정의(Definition)

골절이란 뼈나 골단판 또는 관절면의 연속성이 완전 혹은 불완전하게 소실된 상태를 말하여, 골절이 일어나면 병적인 변형이 발생할 수 있고, 뼈의 지지 기능이 소실되며, 통증이 발생한다. 탈구는 관절이 파열되거나 붕괴되어 관절을 구성하고 있는 아래 위의 뼈가 어긋나서 관절면의 접촉이 완전히 소실된 상태를 말하며, 관절면의 접촉이 남아 있는 상태를 아탈구(subluxation)라 한다.

2) 분류(Classification)

골절의 해부학적 위치에 따라 골간(diaphysis), 골간단(metaphysis), 골단(epiphysis) 골절로 분류하며, 골절선이 관절면을 침범할 경우에는 관절내(intraarticular) 골절로 정의한다. 골절의 정도에 따라, 피질골의 연속성이 모두 소실된 경우를 완전골절, 일부만 소실된 불완전 골절로 구분할 수 있다. 골절이 일어난 방향에 따라, 횡상(transverse), 사상(oblique), 나선상(spiral), 종상(longitudinal) 골절 등으로 나눌 수 있다(그림 17-1). 골절 편의 수를 기준으로 하면, 단순(simple) 골절과 2개 이상의 골절선이 만나 독립된 골절편이 3개 이상인 분쇄(comminuted) 골절로 구분하며, 별도로 2개의 완전한 골절이 한 뼈에 동시에 존재하면 분절(segmental) 골절이라 한다. 골절 부위의 뼈가 외기에 노출되지 않은 폐쇄성(closed) 골절과는 달리 피부 밖으로 노출되거나 외기와 통한 경우를 개방성(open) 골절이라고 하며, Gustilo-Anderson 분류법을 가장 많이 사용하고 있다. 골절을 정복한 후 잘 유지되는 골절을 안정성(stable) 골절이라 하며, 반면 정복이 소실이 쉽게 일어나는 골절을 불안정성(unstable) 골절이라 한다. 전위(displacement)의 정도에 따라, 비전위성 또는 전위성 골절로 나누며, 전위의 상태를 표현할 때 일반적으로 근위부 골편에 대하여 원위부 골편의 위치를 기술한다. 전위성 골절은 각형성(angulation), 측방(shearing), 회전(rotation), 신연(distraction), 중첩(overriding), 감입(impaction) 골절로 구분한다. 골절을 일으키는 손상 기전에 따르면, 타박 골절(tapping fracture), 압좌 골절(crush fracture), 관통 골절(penetrating fracture) 등은 직접적인 외상에 의한 골

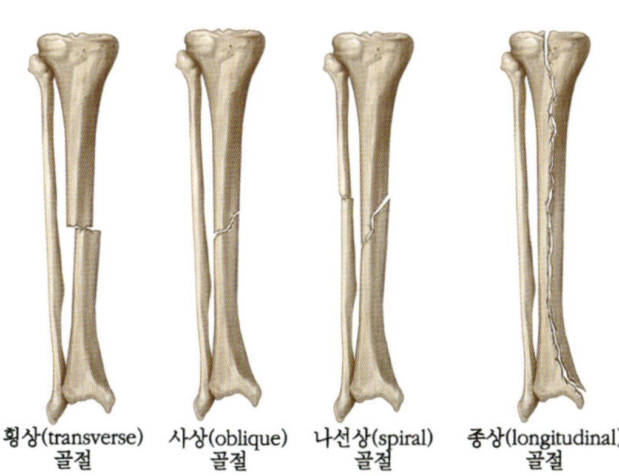

그림 17-1. 골절면의 방향에 따른 분류.

절에 해당한다. 이에 반하여, 간접 외상에 의한 골절은 근육 또는 인대의 수축 또는 견인에 의한 견열(avulsion) 또는 신장(tension) 골절, 굴곡성 외력이 장관골에 가해져 나타나는 각 형성 골절(angulation fracture), 회전력에 의한 나선형 골절선이 나타나는 회전 골절(rotational fracture), 그 외 압박 골절(compression fracture)과 각 형성 장축 압박성 골절(angulation and axial compression fracture) 등이 포함된다.

2. 골절 및 탈구의 임상적 진단(Diagnosis of Fracture and Dislocation)

1) 환자의 병력

골절이나 탈구는 대부분 외상의 병력이 있고 국소 통증 및 운동통을 동반하므로 쉽게 발견된다. 하지만, 심한 외상 등으로 인하여 의식이 불분명하거나, 유아이거나, 기타 장애를 동반하여 의사소통이 불충분한 경우 세심한 관찰을 요한다. 특히 경추 손상을 의심해서 사고현장에서부터 병원까지 반드시 목을 고정시켜야 한다.

2) 이학적 소견

(1) 통증과 압통(Pain and tenderness)

신경 기능이 정상인 사람에서의 골절은 정도의 차이는 있으나 통증을 유발한다. 탈구시에는 심한 동통이 나타나며, 정복 후에는 심한 동통이 소실되어 약간의 둔통으로 바뀌는 경우가 많다. 따라서 외상환자를 진찰할 때는 수상 부위를 세심히 촉진하여 압통을 느끼는 부위가 있다면 다시 확인을 해야 한다.

(2) 기능 장애(Impairment of function)

대부분의 골절과 탈구는 통증 및 골의 지렛대 역할 소실로 인해 기능 장애가 나타난다. 그러나 간혹 대퇴골 경부의 불완전 골절 시 보행을 하거나 자전거를 타는 경우도 있다.

(3) 변형(Deformity)

골절과 탈구의 부위는 출혈로 인해 종창이 발생하고, 흔히 골절은 각 형성 변형 및 회전 변형을 일으켜 외관상 변형을 보이며, 특히 근육 경련이나 단축이 동반된 경우, 변형은 더욱 현저하다.

(4) 자세의 변화(Attitude)

환자의 특이한 자세가 때로 진단에 도움이 되기도 하며, 고관절의 후방 탈구 시에는 이환된 고관절의 굴곡, 내전, 내회전 변형 및 하지의 현성 단축(apparent length shortening)이 일어나고, 전방 탈구 시에는 외전, 외회전 변형 및 하지의 현성 신연이 일어난다.

(5) 비정상적인 운동과 염발음 (Abnormal mobility and crepitus)

장관 골의 간부에서 비정상적인 운동이 일어난다면 골절이 거의 확실하며, 이때 골절 편들이 서로 부딪쳐 염발음이 발생한다.

(6) 신경 및 혈관 손상(Neurovascular injury)

골절에 동반된 신경 및 혈관 손상 여부는 중요하며, 상완골 경부 골절(액와신경), 상완골 간부 골절(요골신경), 경골 과간 골절(슬와동정맥, 경골동맥), 비골 근위부 골절(총비골신경)에서는 신경과 혈관손상이 동반될 수 있다(그림 17-2). 또한 구획증후군에 의한 신경마비 증상도 나타날 수 있기 때문에 종창이 심한 환자에서도 주기적인 관찰과 반복적인 검사가 필요하다. 탈구가 일어나면 골절 시보다 신경 손상의 빈도가 높기 때문에 신경학적 검사는 필수적이다. 특히, 고관절의 후방 탈구 시 좌골신경의 총비골신경 분지의 손상이 자주 일어나며, 슬관절의 내측 탈구 시에도 총비골신경의 손상이 동반될 수 있다. 또한, 견관절 탈구에서는 상완신경총(brachial plexus)이나 액와신경(axillary nerve)의 손상이 동반될 수 있으며, 요골두 탈구 시에는 요골신경의 분지인 후골간신경(posterior interosseous nerve)의 손상이 동반될 수 있다. 혈관 손상에도 주의를 해야 하며, 특히 슬관절 탈구 시 슬와동맥 손상에 유의해야 하는데, 이때 손상의 정도가 완전 파열로부터 혈관 내막의 손상까지 다양하므로 혈액 순환 장애가 의심되면 빠른 시간내에 혈관촬영(angiogram)을 시행하여 확인하여야 한

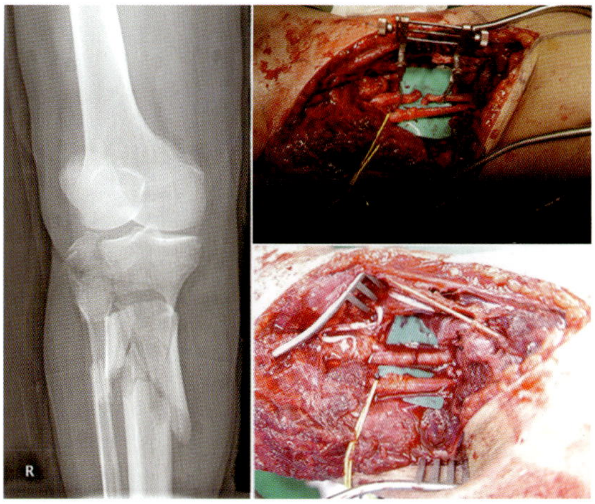

그림 17-2. 경골 근위부 분쇄 골절 환자에서 슬와 동맥 파열이 동반되어 동맥 문합술을 시행한 사례.

다. 또한 혈전이 늦게 발현될 수 있으므로, 최초 검사 이후에도 주의 깊게 관찰하여야 한다.

3) 방사선 검사(Radiographic findings)

골절은 방사선 검사로 확진할 수 있다. 방사선 촬영은 촬영 각도가 서로 90도 교차되도록 시행해야 하며, 사면 촬영이나 특별한 위치에서의 촬영이 요구되기도 한다. 장관 골의 촬영 시에는 상하 관절을 포함하여, 인접 관절의 탈구 등을 확인해야 한다. 수근부의 주상골 골절은 수상 직후에는 골절이 방사선 검사에서 확인되지 않다가 2~4주 후에 나타날 수 있고, 피로 골절인 경우에도 통증 발생 후 상당한 시간이 경과한 후에 골절선이 나타날 수 있으므로 촬영의 반복이 필요할 수 있다. 소아의 경우 2차 골화 중심이 뼈마다 나타나는 시기가 다르므로 정확한 진단을 위하여 환측 뿐만 아니라 건측도 촬영하여 비교 관찰함이 필요하다. 또한 척추 골절이나 골반골 골절 등 일반적 방사선 사진으로 정확한 진단이 어려운 경우에는 전산화 단층 촬영(CT)이 유용하다(그림 17-3). 비전위성 골절 또는 소아의 경우 최초에는 방사선 소견상 불확실하지만 1~2주 후에는 골절선이 나타날 수 있으므로, 골절의 임상 증상이 확실하다면 최초에 골절에 준한 치료가 필요하다. 노인의 대퇴골 경부 골절이나 전자부 비전위 골절 역시 때로 방사선 사진으로 확

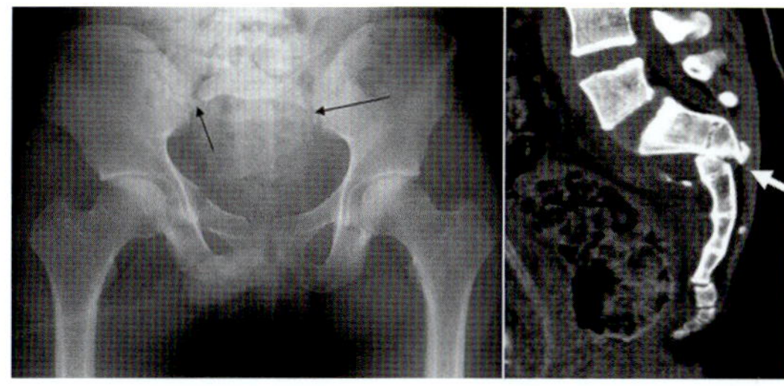

그림 17-3. 골반골은 원형으로 구성되어 단순 방사선 촬영으로는 비구나 골반 후방 구조물의 병변을 관찰하기 어렵기 때문에 골절이 의심되는 고에너지 손상에서는 CT 촬영이 필수이다. 자살충동으로 고층에서 추락한 환자에서 단순 골반골 방사선 사진에서는 천골의 골절이 뚜렷하지 않으나(검정 화살표) CT 재구성 영상에서는 심각한 천골 골절 전위가 관찰된다(하얀 화살표).

인되지 않지만 보행 시 통증을 호소하는 사례가 종종 있다. 이 경우, 자세한 진찰과 함께, MRI 검사는 골절의 확인에 도움이 된다. 골주사 검사(bone scan)도 방사선에 보이지 않는 골절 유무 확인과, 천골, 대퇴골 등에 발생하는 부전골절(insufficiency fracture)의 진단에 도움이 된다. 탈구 시에는, 관절을 정복한 후에도 방사선 검사를 실시하여, 정복의 상태와 관절 주변의 골절 편이나 연부조직 손상, 감입 여부를 세밀히 관찰해야 한다.

3. 골절의 치유(Fracture Healing)

1) 골절 치유의 형태

골의 치유는 골절부의 안정성에 따라 크게 일차성 골치유(primary bone healing)와 이차성 골치유(secondary bone healing)의 두 가지 형태로 나타난다.

(1) 일차성 골치유(Primary bone healing)

일차성 골치유는 직접 치유(direct bone healing)라고도 하는데, 골절을 해부학적으로 정복하고 골편간 압박을 통해 견고하게 고정하여 골절부에 절대적 안정성(absolute stability)을 부여하였을 경우 일어나는 골치유의 형태이다(그림 17-4). 골절부에서는 움직임이 거의 일어나지 않으며, 가골(callus) 형성 없이 하버시안 재형성(Harversian remodeling)에 의해 치유된다. 관혈적 정복 및 압박 금속판 고정술로 횡골절 혹은 사선 형태의

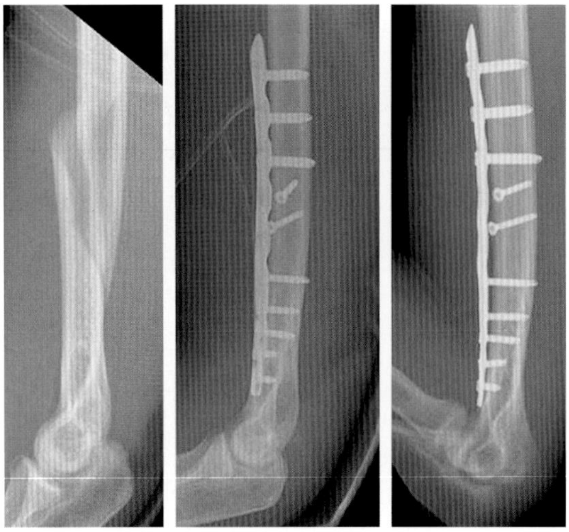

그림 17-4. 상완골 나선 골절(spiral fracture)에 대하여 지연나사(lag screw)로 나선 골절을 압박하고 중화 금속판(neutralization plate)으로 고정하여 일차 골 유합을 얻은 예.

간부 골절을 고정하거나, 관절 골편을 지연나사로 고정하거나 버팀 금속판(buttress plating)으로 고정할 때 이와 같은 방식으로 골절이 치유된다.

(2) 이차성 골치유(Secondary bone healing)

골절부에서 골편간에 미세 움직임(controlled interfragmentary micromotion)이 있을 때 연골로 구성된 가골 형성을 유도하고, 이것이 골조직으로 변화하는 것을 이차 골치유(secondary bone healing) 또는 간접(indirect) 치유라고 한다. 이차적 골치유가 일어나는 조건을 상대적 안정성(relative stability)이라 하며, 이는 보존적 요법이나 하지 장관골 골절시 골수정(intramedullary nail) 고정술이나 가교 금속판(bridge plate) 고정을 시행한 경우 흔히 나타난다(그림 17-5). 이차성 골치유는 염증기(inflammatory phase), 복원기(reparative phase), 재형성기(remodelling phase)의 일련의 과정들이 순차적으로 일어나며, 각 단계들은 어느 정도 중복되면서 진행된다.

2) 골절 치유에 영향을 미치는 인자

불충분한 고정으로 인한 골절부의 과도한 움직임은 초기의 골절 혈종이나 육아조직을 파열시켜 가골 형성을 지연시키거나 방해하기 때문에 지연유합(delayed union)이나 불유합(nonunion)을 일으킬 수 있다. 이와 같은 치료적 인자 외에, 골절치유에 영향을 미치는 요소는 손상, 환자, 조직 인자 등을 들 수 있다. 골 소실을 동반한 개방성 골절, 국소 연부조직의 손상이 있는 고에너지 골절, 불안정한 관절 내 골절, 분절 골절, 골절 편 사이에 연부조직의 삽입, 혈액 공급의 장애는 대표적인 손상 인자들이다. 환자 인자로는 빈혈 결핵 등 만성 소모성 질환이나 전신 감염증이 골절치유를 지연시킨다. 연령적 고려에서, 신생아에 비하여 고령의 환자는 치유 속도가 감소된다. 영양실조, 비타민 D 결핍, 코르티코스테로이드(corticosteroid) 및 비스테로이드성 소염제(nonsteroidal anti-inflammatory drugs: NSAIDs)사용, 흡연 등도 대표적인 골절치유의 방해인자들이다. 조직학적인 인자에서, 해면골은 피질골에 비하여 빨리 치유되며, 방사선 조사, 외상, 수술 등에 의한 골의 괴사가 있을 경우, 치유는 방해된다. 원발성 또는 이차 악성 종양과 관련된 골절은 신생물(neoplasm)이 치유되지 않으면 보통 치유되지 않으며, 감염은 정상조직의 괴사와 혈관

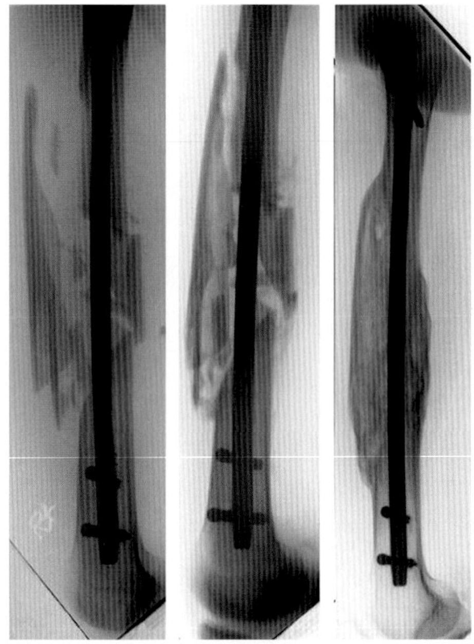

술후 술후 6개월 경과 술후 1년경과

그림 17-5. 대퇴골 분쇄 골절에 대하여 폐쇄적 정복술 및 골수정 삽입술로 고정하여 이차 골 유합을 얻은 예.

의 혈전증을 초래함에 따라, 치유가 지연 또는 방해된다.

3) 골절 치유의 실패(Failure)

골의 치유가 평균보다 더 느리게 진행될 때, 지연유합이라 하며, 시간 경과에도 치유 과정의 정지가 된 경우를 불유합으로 정의한다. 일반적으로 6개월 이상 임상적 또는 방사선학적으로 치유에 대한 증거가 없을 때 불유합으로 지칭하고, 골절 부에 다량의 가골이 형성되어 있는 비대성 불유합(hypertrophic nonunion)과 가골 형성과 골 재흡수가 발생하지 않는 위축성 불유합(atrophic nonunion)으로 나눌 수 있다.

4. 골절 및 탈구의 치료 (Treatment of Fracture and Dislocation)

1) 골절의 치료

골절의 치료는 크게 응급처치(emergency care), 골절에 대한 본 치료(definite treatment)와 기능의 회복을 위한 재활(rehabilitation)의 세 단계로 나눌 수 있다.

(1) 응급처치(Emergency care)

교통사고나 추락과 같은 고에너지 외상(high energy trauma)에 의하여 일어나는 다발성 손상의 경우에는 환자에 대한 총체적인 접근과 환자의 생명을 살릴 수 있는 모든 처치가 선행되어야 한다.

첫째, 의식이 없는 환자에서는 혀가 목구멍으로 밀리거나 혈액, 구토 또는 이물질에 의하여 기도가 막힐 수 있으므로 기도유지가 가장 중요하다. 둘째, 수액 보충과 외부 출혈의 압박 처치는 사고 현장과 응급실에서 지체 없이 시행되어야 한다. 지혈을 할 수 있는 간단한 방법은 깨끗한 수건을 상처 부위에 대고 손으로 압박하는 것으로 이러한 국소 압박법은 지혈대(tourniquet)보다 효과적이며 안전하다. 셋째, 골절에 대한 부목고정이 필요하며, 부목고정은 사고 발생 장소에서부터 시행하여야 한다. 부목고정이 필요한 이유는 골절 부위를 움직이지 않도록 고정함으로써, 골절 주위의 연부조직 손상을 피할 수 있고, 폐쇄성 골절이 개방성 골절로 되는 것을 방지하고, 통증을 감소시키고, 지방색전증(fat embolism)과 쇼크(shock)의 빈도를 감소시키며, 환자의 이송과 병원에서의 방사선 촬영을 쉽게 할 수 있기 때문이다.

위의 세 가지 우선 순위의 치료가 완료되면 전신상태를 면밀히 진찰하여 혈관 및 신경 손상, 연부조직 손상 및 내부 장기 손상 등을 확인한 다음 치료 계획을 세워야 한다.

(2) 본 치료(Definite treatment)

가. 치료원칙

치료의 목표는 해부학적 형태로 견고한 골 유합을 얻어 통증을 완화시키고, 골절 후에 유발될 수 있는 합병증을 예방하며, 기능 및 미관을 가능한 한 정상에 가깝게 회복시켜 조기에 본래의 생활로 복귀시키는 데 있다.

나. 비수술적 방법(Non-operative method)

비수술적 방법은 골절을 도수정복(closed reduction)한 후 정복된 상태를 유지하여 골 유합을 얻는 방법이다.

가) 도수정복(Closed reduction)

도수정복은 골절 후 6~12시간 내 조기에 시행하는 것이 좋다. 정복은 세 단계의 과정을 거치게 되는데 첫째, 사지를 장축에 따라 견인하고, 둘째, 골절 발생 기전의 역방향으로 힘을 가하며 셋째, 골편의 원위부를 근위부에 맞추어 정렬상태를 교정한다(그림 17-6.)

종축으로 견인을 한 다음에 손목을 굴곡시켜서 손상되지 않은 배측 골막을 이용하여 골절을 안정화 시킨다.

나) 고정(Immobilization)

정복 후 골 유합을 얻을 때까지 여러 가지 고정 방법이 사용되는데 석고 부목(plaster-of-paris splint)(그림 17-7), 석고 붕대 고정(plaster-of-paris cast), 섬유유리 붕대 고정(fiberglass cast)(그림 17-8), 기능적 보조기(functional brace)(그림 17-9) 등이 있다.

다. 수술적 방법(Operative method)

수술적 방법에는 관혈적 정복술과 비관혈적 정복술이 있다. 관혈적 정복술은 골절 주위를 수술적으로 노

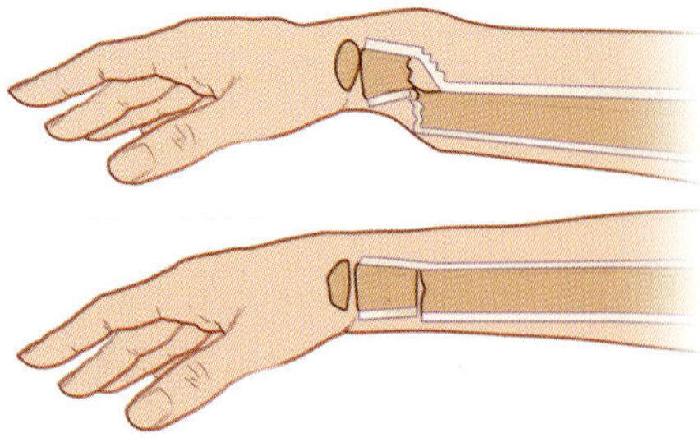

그림 17-6. 도수정복의 과정.
종축으로 견인을 한다음에 손목을 굴곡시켜서 손상되지 않은 배측골막을 이용하여 골절을 안정화시킨다.

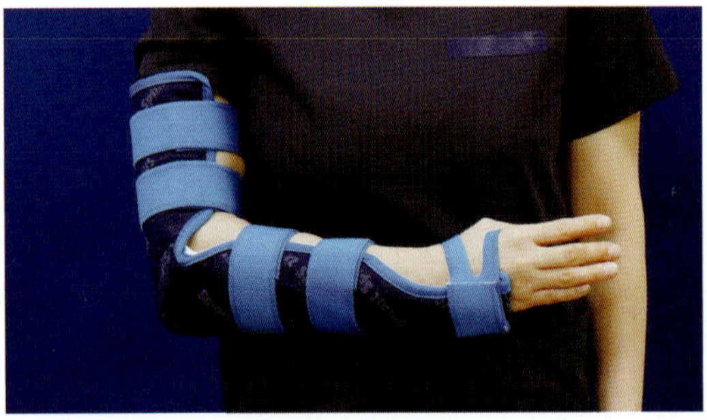

그림 17-7. 전완부 부목(long arm splint).

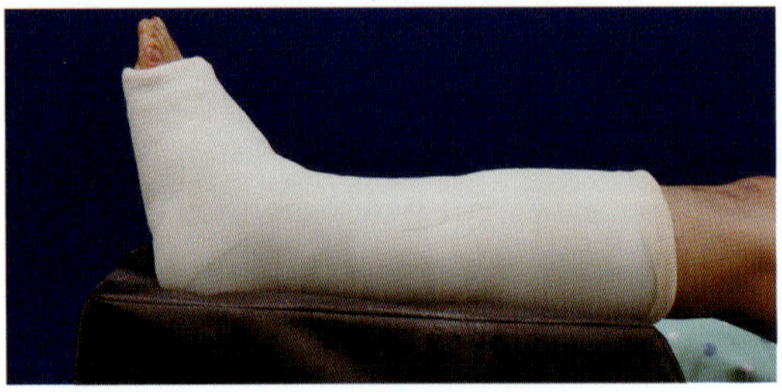

그림 17-8. 단 하지 섬유유리 붕대(fiberglass short leg cast).

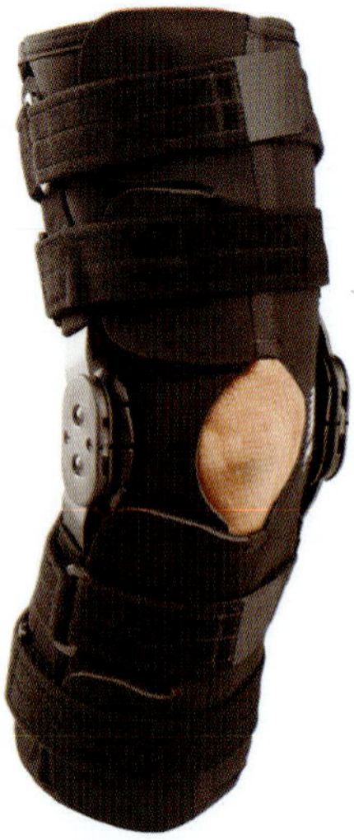

그림 17-9. 슬관절 보조기(knee brace).

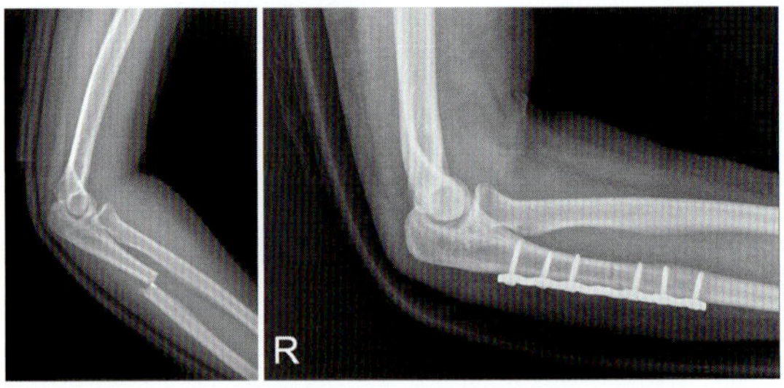

그림 17-10. 전완부 척골 골절에 대하여, 관혈적 정복 후 금속판 및 나사못 고정을 시행함.

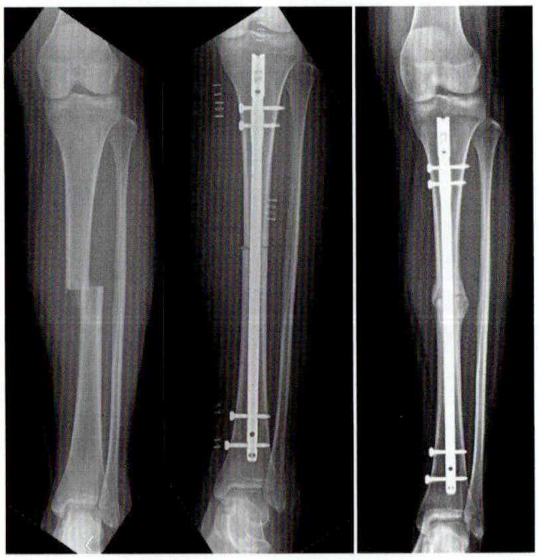

그림 17-11. 경골 골절에 대하여, 도수정복 후 골수강내 금속정 고정을 시행하였고, 술 후 6개월에 골유합을 이룸

출시켜 직접 눈으로 보면서 골절 편을 정확하게 정복한 후 내고정을 시행하는 방법으로 금속판 고정술(그림 17-10)이 대표적이며, 비관혈적 정복은 골절 부위를 노출시키지 않고, 도수정복 후에 고정을 시행하는 방법으로 폐쇄성 골수강내 금속정 고정(closed intramedullary nailing)(그림 17-11)이나 가교 금속판 고정(bridge plating)(그림 17-12), 외고정(external fixation)(그림 17-13) 등이 이에 속한다. 수술적 치료의 적응증이 되는 골절은 도수정복이 불가능한 골절, 전위된 관절내 골절, 슬개골 골절 및 주두 골절 등과 같은 견열 골절, 전위된 병적 골절, 전위된 대퇴경부 골절, Salter-Harris 제 3,4형과 같은 전위된 골단판 골절, 불유합, 혈관 손상이나

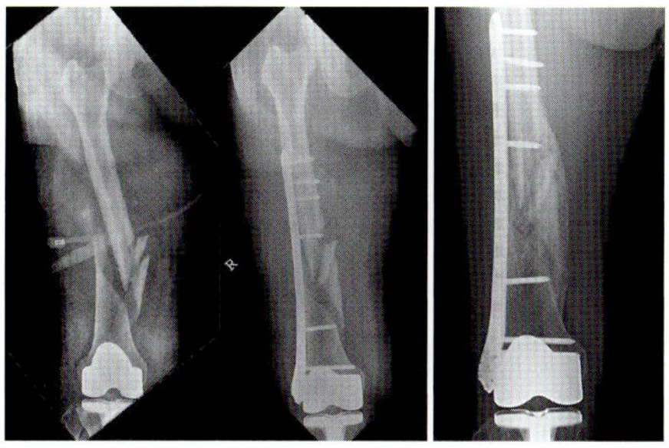

그림 17-12. 대퇴골 골절에 대하여, 도수정복 후 최소 침습적 금속판 고정을 시행하였고, 술 후 6개월에 골유합을 이룸.

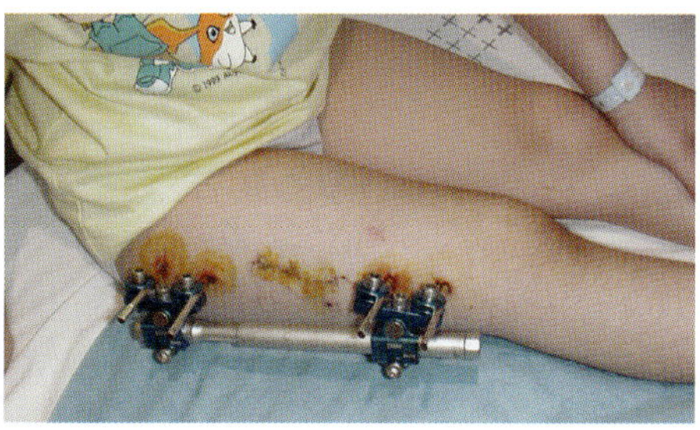

그림 17-13. 소아 대퇴골 골절에 대하여, 도수정복 후 일측성 외고정기기(external monofixator) 고정을 시행함.

사지가 절단된 경우, 구획 증후군으로 근막 절개술이 필요한 골절, 갈레아찌(Galeazzi), 몬테지아(Monteggia) 골절 등이다. 골절 정복 후 정복된 상태를 유지하기 위하여 사용하는 고정 기기에는 강선(wire)(그림 17-14), 핀(pin), 나사(screw)(그림 17-15), 금속판과 나사못(plate and screw)(그림 17-10), 골수강내 금속정(intramedullary nail)(그림 17-11), 외고정 기기(external fixator)(그림 17-13) 등이 많이 사용되고 있다.

2) 탈구의 치료(Treatment of dislocation)

대부분의 탈구는 도수정복을 시행하고 이후 관절 주위의 인대, 혹은 관절낭 등의 연부조직이 치유될 때까지 석고 붕대, 석고 부목, 견인 등으로 고정하는 비수술적 방법으로 치료하게 된다. 급성 탈구의 도수정복은 응급을 요하며, 가능한 한 빨리 시행하는 것이 좋다. 특히 고관절 탈구는 수상 후 12시간 지나서 정복한 경우 대퇴골두 무혈성 괴사의 발생율이 현저하게 증가된다. 관절 탈구 시 신경이나 혈관 손상이 동반될 수 있으므로 도수

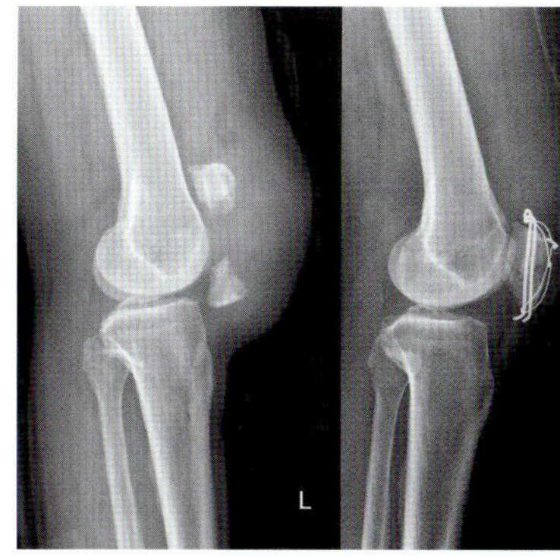

그림 17-14. 슬개골 골절에 대하여, 관혈적 정복 후 인장 대 강선(tension band wire)고정 시행함.

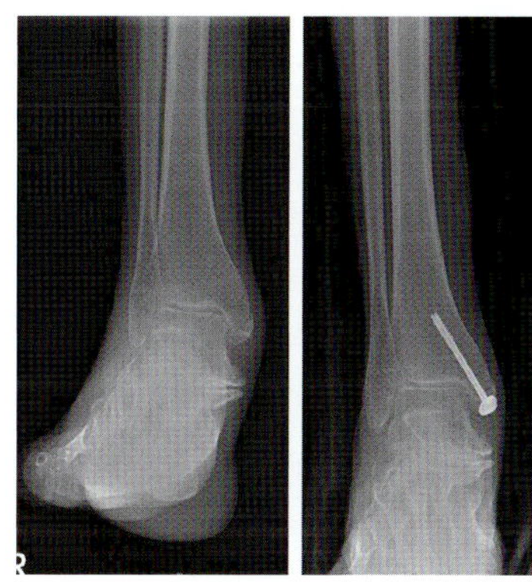

그림 17-15. 원위 경골 내과골절(medial malleolar fracture)에 대하여, 관혈적 정복 후 나사못을 이용하여 고정함.

정복 전에 반드시 확인을 해야 한다. 관절 탈구 후에는 무혈성 괴사 외에 관절 연골, 관절낭, 인대 등의 손상으로 인한 외상성 관절염이나 이소성 골형성(heterotopic ossification) 등의 합병증이 생길 수 있다. 급성 탈구에서 연부조직 혹은 골연골 골절 편이 관절내로 삽입되어 도수정복이 불가능한 경우, 도수정복 후 탈구를 자주 일으키고 안정된 정복을 유지할 수 없는 경우, 탈구의 정복 전에는 신경 손상이 없었으나 정복 후 신경 손상이 나타난 경우, 혈관 손상이 동반된 경우, 정복 후에도 손상된 원위부 사지의 혈액 순환 장애가 호전되지 않을 경우 등은 관혈적 정복의 적응증이 된다.

5. 골절과 탈구의 합병증(Complications of Fracture and Dislocation)

1) 전신적 합병증(General complications)

(1) 전신성 염증 반응 증후군(Systemic inflammatory response syndrome: SIRS)

심한 손상으로 인한 과도한 염증성 반응은 다발성 장기 손상(multiple organ failure: MOF)을 유발할 수 있다. 따라서 다발성 외상 환자에서는 동반된 장관골 골절(long bone fracture)에 대하여 외고정 기구를 이용한 골절부의 임시적 외고정 후 환자 상태가 안정된 후에 내고정으로의 전환이 추천된다(그림 17-16)

(2) 쇼크(Shock)

쇼크란 단순히 혈압이 특정 수치 이하로 낮아지는 것이 아니라 조직에 적절한 관류가 되지 못해서 나타나는 증상이다. 외상 환자에서 주로 발생하는 출혈성 쇼크에서는 출혈이나 외상 부위에 지혈이나 부목 고정 등을 시행하여 안정화시키고 충분한 수액과 혈액을 공급하여 산소 운반 능력을 회복시켜 조직 관류를 정상화시키는 것이 치료의 목적이다.

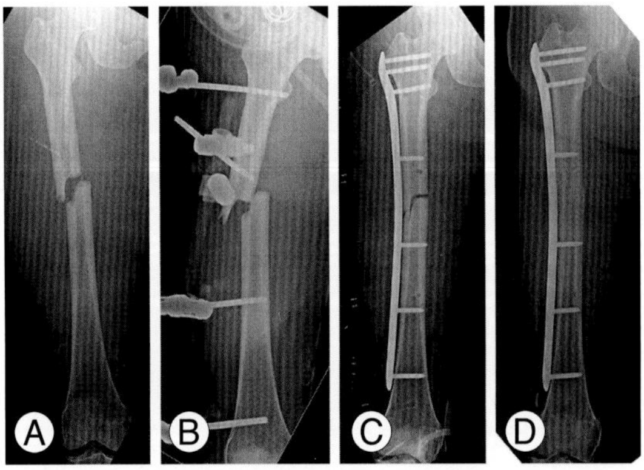

그림 17-16. 다발성외상과 함께 대퇴골 간부 골절을 당한 49세 여성에 대하여 손상통제수술(DCO)로 임시 외고정 장착술을 시행하였다**(A, B)**. 전신상태 회복 후 최소 침습 절개법을 이용한 가교 금속판 고정술을 시행하였으며, 술 후 1년째 골유합을 이루었다**(C, D)**.

(3) 심폐 정지(Cardiopulmonary arrest)

심폐 정지가 4분 이상 경과하면 회복 불가능한 뇌손상을 초래할 수 있으므로, 다발성 외상 환자, 노인 환자, 심폐 기능이 저하되거나 대사 기능에 장애가 있는 환자, 부신피질 호르몬 또는 면역 억제제를 사용하는 환자, 골시멘트를 사용하는 환자 등에서는 이에 대한 준비를 하여야 한다.

(4) 압궤 증후군(Crush syndrome)

압궤 증후군은 압궤된 근육 조직의 손상으로 일어나는 전신적인 증상으로, 주로 혈류가 손상된 조직으로 재관류되면서 괴사된 근육에서 유리된 마이오글로빈이나 독소가 전신으로 퍼지게 되면서 발생한다. 조기에 수액요법을 실시하는 것이 무엇보다 중요하며 4~6시간 이상의 허혈성 손상은 예후가 좋지 않으므로 가능한 빨리 손상된 근육 등의 조직으로 가는 혈류를 정상화시켜야 한다.

(5) 출혈 합병증(Hemorrhagic complication)

선천적 혹은 후천적 혈액 응고 이상 질환을 조기에 발견하여 출혈 및 출혈의 합병증을 예측하고 예방하는 것이 매우 중요하여 수술 전에 충분한 검사와 병력 청취를 해야 한다. 가장 흔하게 접할 수 있는 출혈성 질환인 혈우병, 간이나 신장에 질환이 있어 혈액 응고 기전에 이상이 있는 경우, 외상이나 수술로 인해 유발되는 혈액 응고 기전의 결여 등이 있다.

(6) 지방 색전 증후증 (Fat embolism syndrome: FES)

지방 색전증(fat embolism)은 임상증상과 관계없이 폐의 미세순환(microcirculation)이나 말초(peripheral)에 지방 소적(fat droplets)이 존재하는 것을 말한다. 지방 색전 증후군은 지방 색전으로 인해서 보통 24시간 이내에 점상 발진(petechial rash), 의식의 변화 등에 이어 급성 호흡 부전의 증상을 보인다. 가장 흔한 원인은 외상이며 불안정한 골절 편의 움직임과 골수강내 고정술 등으로 인하여 골수강내 압력이 증가하는 것이 원인으로 생각된다. 증상 잠복기는 12~48시간으로 빈맥, 빈호흡, 발열 등의 비특이적인 증상이 외상 후 12~72시간 내에 전조 증상으로 나타날 수 있다. 아직까지 명확한 치료 방법은 없고 증상에 따른 보존적 치료가 대부분이며 증상이 발생하지 않도록 예방을 하는 것이 무엇보다 중요하다. 골절의 조기 안정화는 지방 색전 증후군의 발생을 줄여주는 가장 중요한 예방법이다.

(7) 급성 호흡장애 증후군(Acute respiratory distress syndrome: ARDS)

아직까지 정확히 밝혀지지는 않았지만 외상에 대한 전신적 스트레스 반응, 즉 전신적 염증반응, 혈액응고 활성화, 신경내분비계 반응 등이 본증의 주요한 발병기전으로 제시되고 있다. 치료는 전적으로 대증요법이다. 동맥 산소분압을 모니터링하면서 적절한 산소공급과 수액처치, 이차 감염 예방을 위한 항생제 투여가 필요하다. 아직까지 본증의 예후는 매우 불량한 것으로 알려져 있으며 전체적인 사망률이 30~60%까지 보고되고 있다.

(8) 정맥혈전색전 (Venous thromboembolism: VTE)

정맥혈전색전증은 외상환자에서 발생할 수 있는 가장 치명적인 합병증 중의 하나이며 임상적으로는 심부정맥혈전증(deep vein thrombosis: DVT)과 폐색전증(pulmonary embolism: PE)의 형태로 나타난다.

혈전은 정맥 어느 곳에나 생길 수 있지만 손상을 받거나, 정체가 있는 곳에서 발생 빈도가 높고 90%의 심부정맥 혈전증은 하지에서 발생한다. 증상으로는 종아리나 대퇴부위의 통증, 감각이상 등이 있고 진찰 소견에서 한쪽 다리에 부종, 압통, 온기(warmth), 홍반(erythema), Homan 징후가 있다. 일차적인 치료는 헤파린, low-molecular-weight heparins (LMWHs), warfarin 등의 항응고제를 투여하는 것으로 확진 이전에 예방 목적으로도 투여할 수 있다.

2) 국소 합병증(Local complication)

(1) 급성 구획증후군 (Acute compartment syndrome)

급성 구획증후군은 폐쇄된 골건막 구획내의 조직압 증가로 인해 구획 내 조직으로의 미세혈액 순환 장애를 초래하는 상태로서 모세혈관 순환이 조직 생존에 필요한 정도 이하로 저하된 상태이다. 구획증후군은 탄력이 별로 없는 골과 근막으로 단단히 싸여있는 골격근에서 발생되며 하퇴부, 전완부, 상완부, 견갑부, 대퇴부, 둔부 등에서 나타난다. 탄력이 없는 구획내에 압력이 일단 증가되면 저절로 압력이 정상화되기는 어려우며 그 상태로 수 시간 이상 지속되면 점차 근육과 신경의 기능이 저하되고, 6시간이 넘으면 근육에, 12시간이 넘으면 신경에 불가역적인 변화가 나타나 영구적인 기능 장애와 구축 변형을 초래하게 된다. 따라서 조기 진단과 감압으로 빨리 모세혈관 순환을 회복시켜야 한다(그림 17-17). 급성 구획증후군은 정형외과적 응급상황으로 즉각적인 수술적 치료가 요구되며, 지연될 경우 허혈성 괴사, 근육 구축, 신경손상, 절단, 신장 기능장애, 심지어 사망에까지 이를 수 있다.

(2) 신경 손상(Nerve injury)

수상 당시 외력이나 탈구된 골두 혹은 골절 편에 의해 손상되거나, 치료 과정에서 석고 압박에 의한 마비, 전위된 골편의 정복 시의 손상, 부정유합으로 인한 지연마비 등이 있다. 신경 손상 호발 원인 및 부위로는 견관절 탈구 시 액와신경 손상, 상완골 간부 골절 시 요골신경, 고관절 탈구 시 좌골 신경, 슬관절 탈구 시 총비골 신경 손상이 발생할 수 있다. 골절 및 탈구에 동반되는 신경 손상은 일차적으로 전위된 골절 편 및 탈구를 정복한 후 관찰한다. 대체로 불완전 혹은 부분마비는 상당수에서 회복되므로 일정기간 관찰해야 한다. 일정기간 동안 관찰을 시행하였는데도 불구하고 신경 회복의 증거가 보이지않을 경우에는 수술적 치료를 시행한다.

(3) 관절 강직(Joint stiffness)

골절에 이웃한 관절의 장기간 고정은 골절 주위의 연

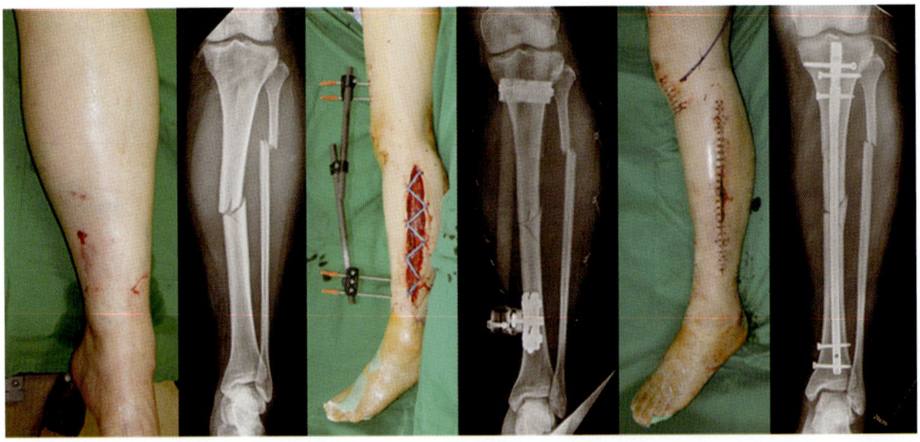

그림 17-17. 좌측 하지에 심한 부종을 동반한 경비골 간부 골절 환자에서 급성 구획 증후군 진단하에 이중 근막 절개술 및 외고정술 후 금속정 고정술로 전환함.

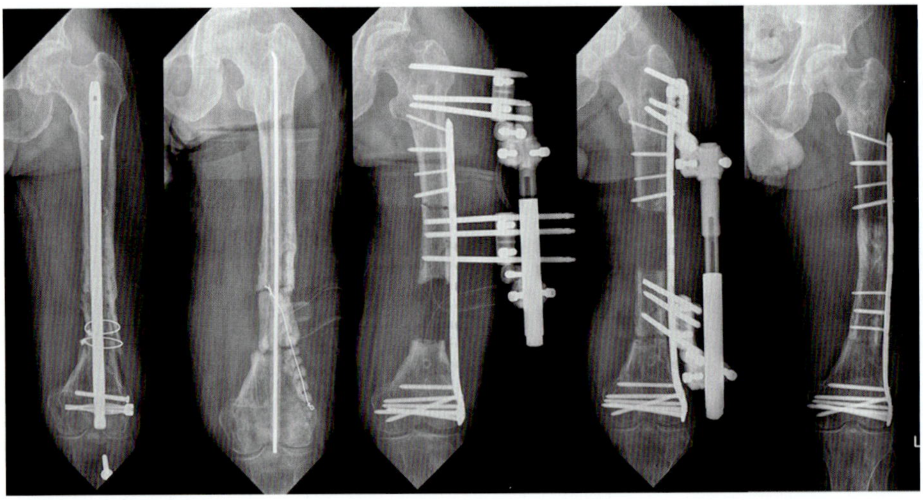

그림 17-18. 대퇴골 간부 원위부에 발생한 감염성 불유합에 대하여 감염된 골의 근치적 절제(Radical Resection)후 골 결손에 대하여 금속판을 이용한 골이동술을 시행하여 골유합을 이룸.

부조직 유착이나 근 위축을 초래하고 관절막에 반흔 형성을 하며, 관절 자체가 손상을 입지 않았더라도 관절면이 유착된다. 관절 강직을 예방하기 위해서는 견고한 내고정 후 조기 관절 운동을 시행하는 것이 제일 중요하다. 치료로서는 운동 증진을 위한 부드러운 수동적 운동범위 운동(gentle passive range of motion exercise)이나, 근 위축 회복을 위한 능동적 운동(active exercise)과 같은 물리치료를 시행하며 이에 반응이 없을 경우에는 마취 후 수동적 관절운동(brisement force), 유착 박리술(adhesiolysis) 등으로 치료한다.

(4) 감염(Infection) 및 골수염(Osteomyelitis)

감염은 대체로 개방성 창상을 통한 외계로부터의 직접 감염이 대부분이나 때로 수술에 의한 감염 또는 혈행성 감염도 가능하다. 치료는 배농, 감염된 조직의 완전한 변연절제술, 모든 내고정물의 제거, 사강의 제거, 연부조직의 복원, 동반된 골절이나 불유합의 고정을 통한 안정화 그리고 원인균에 적합한 항생제 치료 등이 필수적 요소이다(그림 17-18).

(5) 부정유합(Malunion)

부정유합이란 골절 편들이 해부학적 위치가 아닌 상태로 유합되는 것을 말하며, 각 형성 변형(angular deformity), 회전 변형(rotation deformity), 지 단축(shortening of limb) 등의 변형을 일으킨다. 9세 미만의 소아의 각 형성 변형은 성장에 따라 자연 교정될 수도 있으나 회전 변형은 자연 교정되지 않는다. 일반적으로 미용 목적보다는 기능 장애를 유발할 때 수술적 치료의 대상이 된다(그림 17-19).

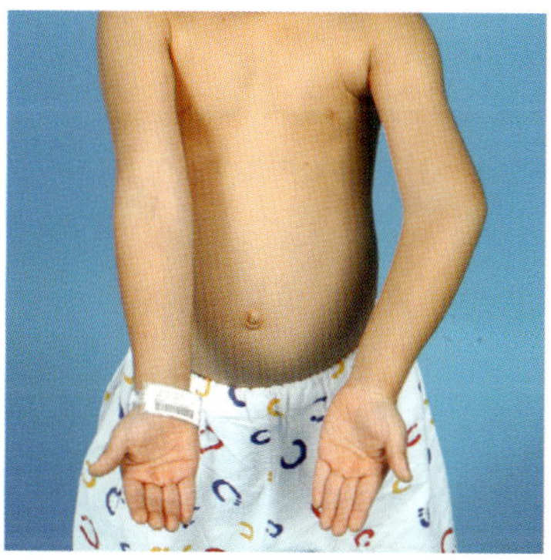

그림 17-19. 소아 상완골 과상부 골절 후 발생된 좌측 내반주(cubitus varus) 부정유합 변형.

(6) 불유합(Nonunion)

불유합은 골절이 치유되리라 예상되는 기간이 경과하였음에도 유합이 이루어지지 않고 어떤 추가 처치 없이는 치유가 더 이상 진행되지 않는 상태를 뜻하며, 보통 6~8개월의 시간 내에 골의 완전한 유합이 이루어지지 않는 경우로 정의할 수도 있다. 감염성(septic) 불유합을 제외한 비감염성(aseptic) 불유합은 골절부의 생물학적 활동(biologic activity)에 따라 구분할 수 있다. 골절 치유를 위한 능력으로 구분하는 위축성(atrophic), 빈영양형(oligotrophic), 비후형(hypertrophic) 불유합으로 나뉜다. 위축형 불유합은 골유도(osteoinductive) 또는 골생성(osteogenic)을 할 수 있는 능력이 부족한 경우로서, 치료는 불유합된 골절부의 절제술을 시행하여 건강한 골의 노출이 필요하며, 골이식이 일반적으로 필요하다. 반면에 비후형 불유합은 자체적인 생물학적 활성은 충분하고 기계적인 안정성이 부족한 경우이며, 따라서 치료는 기계적인 안정성만 최대로 증가시키는 데 목표를 두면 된다(그림 17-20). 빈영양형 불유합은 위축형과 비후형의 중간정도의 생물학적 능력을 가지고 있으며 기계적 원인 또는 생물학적 원인인지의 구분이 불명확하다. 이에 두 가지 원인에 대한 환경 개선이 모두 필요하다.

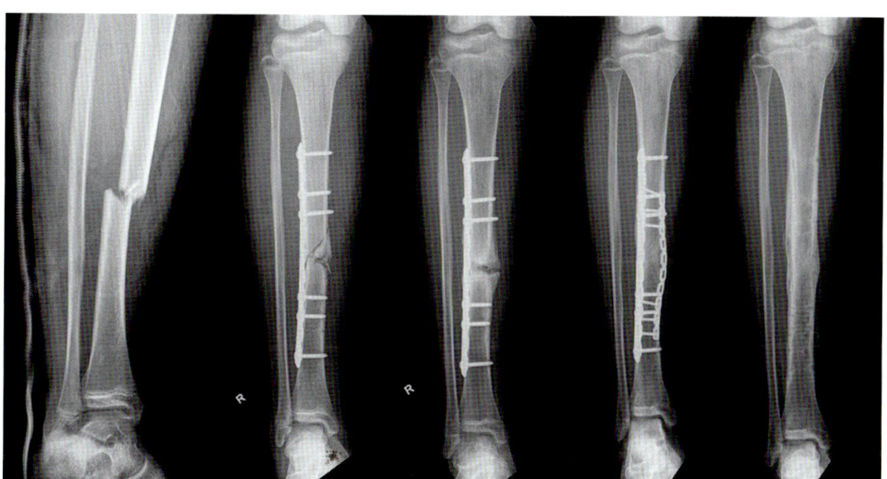

그림 17-20. 경골 간부 횡골절(transverse fracture)를 당한 13세 남환에 대하여 최소 침습적 금속판 고정술을 시행하였으나 비후형 불유합(Hypertrophic nonunion)이 발생하여 골이식 없이 금속판 보강술(plate augmentation)을 통하여 골유합을 이룸.

상지 외상 (Trauma of the Upper Extremities)

1. 견갑부 골절 및 탈구

1) 견관절 주위 골절

(1) 쇄골 골절(Clavicle fracture)

쇄골 골절은 견갑부에 가장 빈번하게 발생하는 손상으로 중간부 골절이 약 80%를 차지한다. 쇄골의 위치에 따라 원위부, 간부, 근위부로 나누며, 위치에 관계없이 비전위 골절은 비수술적 방법으로 치료하며, 원위부 골절의 경우 오구 쇄골 인대의 손상, 간부 골절의 경우 혈관 손상, 근위부 골절의 경우 늑골, 기관, 식도, 폐 손상 등이 동반될 가능성이 있어 주의를 요한다.

비수술적 치료는 쇄골의 길이를 유지하고 골편을 안정시킬 수 있는 8자형 붕대나 팔걸이 붕대(elbow-to-body sling)를 사용하며 고정기간은 소아에서는 약 4주, 성인에서는 6~8주 정도이다.

수술적 치료의 적응증은 심한 길이의 단축이 있는 경우, 개방창이 있는 경우, 신경 및 혈관의 손상, 오구 쇄골 인대의 손상이 동반된 경우, 견갑골 경부 골절과 동반된 소위 부유견(floating shoulder)인 경우 등이다.

(2) 견갑골 골절(Scapular fracture)

직접적인 강력한 에너지 손상으로 발생하기 때문에 사지 또는 생명을 위협할 수 있는 골과 연부조직 손상의 발생 빈도가 매우 높다. 단순 방사선 사진 및 CT 촬영을 통하여 골절의 위치, 양상과 전위 정도를 관찰 할 수 있다(그림 17-21). 부위에 따라 체간(body) 골절, 견갑골극(scapular spine) 골절, 견갑골 경부(scapular neck) 골절, 관절와(glenoid) 골절, 오구돌기(coracoid) 골절, 견봉(acromion) 골절 등으로 분류할 수 있다.

견갑골 골절은 대개 보존적으로 치료하지만 견갑골 이운동증(scapular dyskinesis)이 발생할 수 있어 골유합이 되더라도 적극적인 재활 운동이 필요하다.

(3) 상완골 근위부 골절 (Fracture of proximal humerus)

골다공증이 있는 노인, 특히 여자에게서 잘 발생하며 고령인구 및 골다골증이 증가함에 따라 발생율이 최근까지 계속 증가하고 있다. 방사선 검사는 견관절 전후면, 측면과 액와 촬영으로 구성되는 단순 방사선 촬영이 기본이며, 골 결손 정도나 관절면의 침범 정도를 정확히 판정하기 위해 CT 촬영이 필요하다. 골절 분류는 Neer의 분류법이 가장 널리 적용되고 있는데, 이는 해부학적 구조와 작용하는 생역학적 힘의 방향에 따라 상완골 근위부를 해부학적 경부, 대결절, 소결절, 외과적 경부로 나눈 후 45도 이상 각 형성이나 1 cm 이상의 전위가 있는 경우만을 독립된 골편으로 세어 그 숫자를 따라 분류

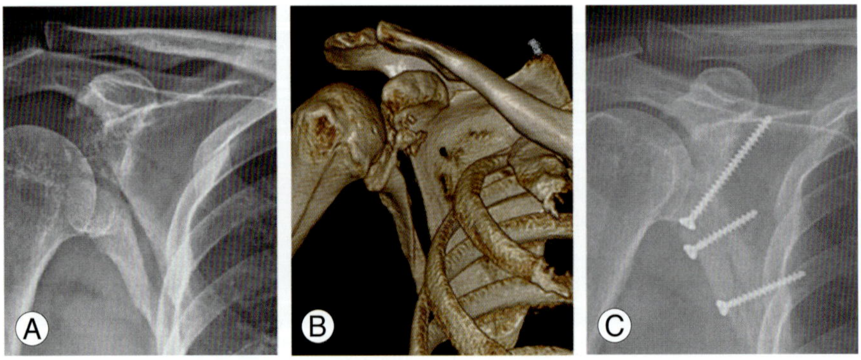

그림 17-21. 견갑골 체부 골절의 방사선 사진(**A**), 3차원 CT(**B**), 관혈적 정복술 및 내고정술 시행 후(**C**).

한다(그림 17-22).

Neer 분류법상 비전위성 골절인 1분 골절의 경우 대부분의 경우에서 비수술적 치료로 만족한 결과를 얻을 수 있다. 그러나 심각한 전위 골절이나 분쇄상을 동반한 경우에는 치료에 어려움이 많아 골절에 대한 정확한 분석 및 이에 따른 치료 방침의 결정이 매우 중요하다. 수술적 치료 방법으로는 최소 침습적 금속판 고정술, 관혈적 정복 및 내고정술, 골수강내 고정술 및 인공관절 치환술(prosthetic replacement) 등이 있다.

2) 견관절 탈구(Dislocation of the shoulder)

(1) 급성 외상성 견관절 탈구 (Acute traumatic shoulder dislocation)

견관절은 관절 접촉면이 상완골 두의 1/3 정도에 불과해 우리 몸에서 가장 넓은 운동범위를 움직일 수 있는 반면에 매우 불안정한 구조를 가지고 있다. 일반적으로 전체 관절 탈구 중 약 45%가 견관절 탈구라고 하며, 그 중에서 86%가 전방 탈구라고 보고되고 있다. 방사선 촬영으로 전후방(AP), 진성 전후방(true AP), 액와(axillary) 촬영 등이 기본적으로 필요하며, 골절 및 골결손 유무의 확인을 위해 CT 촬영이 필요하다(그림 17-23). MRI 촬영으로 관절와 순, 회전근 개 등 연부조직의 손상 여부를 확인 할 수 있다.

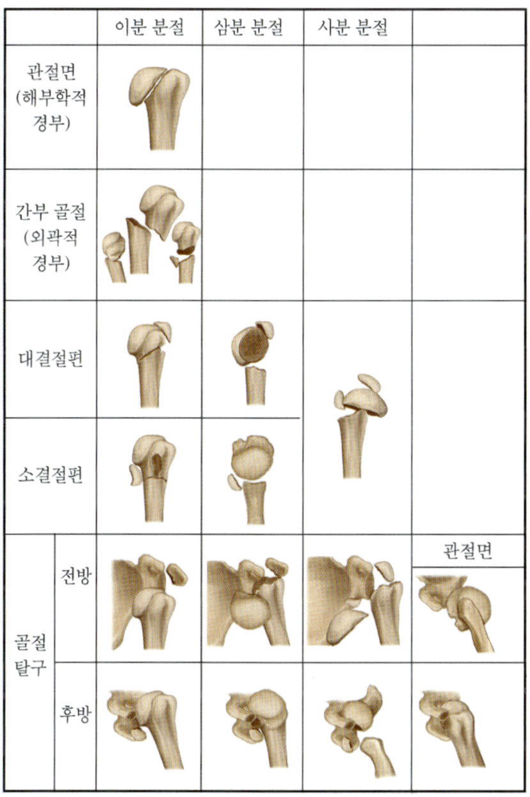

그림 17-22. Neer의 상완골 근위부 골절 및 탈구의 분류법.

급성 외상성 탈구가 발생하면 가능한 즉시 도수정복을 시행하여야 한다. 정복술은 여러 가지가 있으나 응급실에서 많이 사용되는 방법은 견인법과 대항 견인법(traction and counter traction)이며, 외래에서는 Hippocrates 방법이 주로 사용된다. 흉곽손상이 의심되지 않는 경우에는 추를 이용하여 15분 정도 견인하는 Stimpson 방법이 많이 사용된다. 탈구를 정복한 후에는 방사선 검사를 통해 확인해야 하며 정복이 확인되면 팔걸이 등을 이용하여 정복을 유지하고 보호한다. 20세 이하의 나이에서는 재발 탈구의 발생이 55~96%까지로 알려져 있어 재발 가능성에 대한 설명이 필요하며, 정복이 되지 않는 경우나 정복이 불안정한 환자에서는 수술적 치료가 선택되어야 한다.

(2) 견관절 재발성 불안정성 (Recurrent instability of the shoulder)

방향에 따라 단방향성(unidirectional)과 다방향성(multidirectional)으로 나누어 질 수 있다. 외상의 유무에 의해서 외상성과 비외상성으로 나뉘며, 반복적인 두부상 활동(overhead activity)을 요하는 야구, 농구, 배구

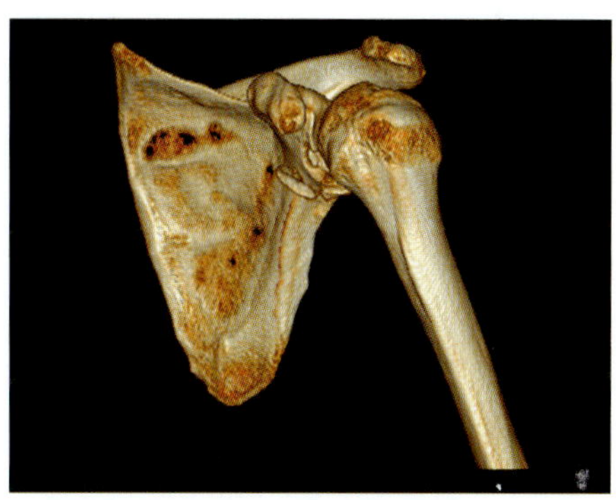

그림 17-23. 3D CT 사진에서 전방 탈구 후 발생한 관절와 전방연의 골성 Bankart lesion 이 관찰 되고 있다.

등의 스포츠에 의하여 관절낭의 후천적 이완으로 초래되는 불안정성이 미세 외상형 불안정성이다. 단방향성 불안정성은 대부분 외상성으로 급성 전방 탈구가 발생한 후 후유증으로 발생하는 전방 불안정성이다. 전하방, 후하방, 및 전후하방 등 세가지의 세부 유형으로 나누어질 수 있는 다방향성 불안정성은 선천적으로 인대의 과도한 이완이 불안정의 주요 원인이 될 수 있다.

외상성 불안정성은 수술적 치료를 요하며, 다방향성 불안정성의 치료는 동적 안정요소인 회전근 개와 견갑골 주위 근육 강화에 의하여 증상의 호전을 얻을 수 있다.

2. 상완골 간부의 골절 (Fracture of Humeral Shaft)

상완골 간부는 근위부에서는 외과적 경부 부위부터 시작하여 원위부에서는 과상부 능선 근위부까지를 말한다. 직접 외력에 의한 경우 주로 횡 골절이 발생하며 나비형 골편이 동반되는 경우도 있고, 간접 외력에 의한 경우 주로 나선형 골절이 발생한다.

요골신경 구 부근의 골절이 있을 때에는 요골신경의 손상이 동반될 수 있으므로 초진 시 주의 깊게 검사해야 하며 조작을 가하기 전과 후에 반드시 확인해야 한다. 요골신경 손상이 동반되더라도 신경 회복에 대해서는 대부분 보존적 방법을 시행하면서 경과를 관찰한다. 그러나 상완골 간부의 개방성 골절이나 관통 손상, 혈관 손상이나 심각한 연부조직 손상 등이 동반되어 있을 때, 상완골 간부 골절 후 도수정복을 하기 전에는 신경 증상이 없었으나 골절이 정복되면서 신경 증상이 나타날 때인 Holstein-Lewis 증후군 등의 경우에는 신경 탐색술을 요하게 된다.

상완골 간부 골절 환자에서 보존적 치료 시에도 양호한 치료 효과를 기대할 수 있는데, 견관절 및 주관절은 관절운동범위가 크기 때문에 상완골 간부 골절에서 어느 정도의 각 형성, 회전 변형 및 단축의 부정렬(malalignment)이 있어도 기능적 보상이 가능하여 보존적 치료가 선택되기도 한다. 하지만 최근에는 견관절 및 주관절의 운동범위와 기능을 보존하면서 골절의 유합율을 증가시키고 일상 생활로의 빠른 복귀를 원하는 사회적 환경의 변화로 상완골 간부 골절의 수술적 치료가 선호되는 추세이다.

3. 주관절부 골절 및 탈구 (Fracture and Dislocation of the Elbow)

1) 상완골 원위부 골절(Distal humerus fracture)

상완골 원위부는 골간단부에서 양측으로 넓어지는 삼각형의 모양을 띠고 있다. 골절을 효과적으로 고정하기 위해서는 원위부의 형태가 중간의 활차를 포함한 관절면이 내측과 외측의 골주(bony column)를 통해 골간부와 연결되어 있다고 이해하는 것이 중요하다(그림 17-24).

(1) 과상 골절과 경과 골절 (Supracondylar fracture, Transcondylar fracture)

관절막을 기준으로 골절선이 관절막 바깥에 있으면 과상 골절이라고 하며 소아에서 아주 흔한 골절인 반면 성인에서는 오히려 매우 드물게 관찰된다. 경과 골절은 관절막내에 골절선의 일부 또는 전부가 횡으로 위치하는 골절로 원위 관절 골편이 더 작을 뿐만 아니라 골다공증이 심한 노년층에서 특징적으로 발생하기 때문에 안정된 고정을 얻기가 어려울 수 있다.

고령의 환자라도 전신 상태가 양호하다면 양측 골주

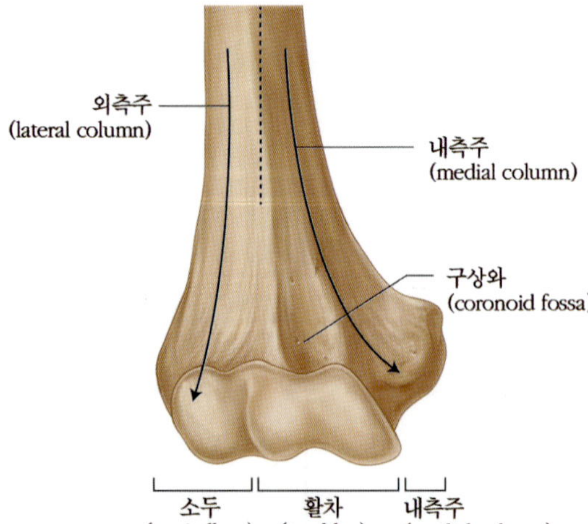

그림 17-24. 상완골 원위부는 형태학적으로 원위 관절면의 양측으로 내외측 골주가 삼각형을 이루고 있다.

를 각각 금속판으로 고정하는 내고정이 바람직하며 골편이 작고 약한 점을 감안할 때 잠김 금속판(locking plate)을 사용하는 것이 더 좋은 고정력을 얻을 수 있는 방법이다.

(2) 과간 골절(Intercondylar fracture)

과간 골절은 내과와 외과가 각각 간부와 완전히 분리된 관절내 골절로 매우 불안정하기 때문에 반드시 정확한 정복과 내고정이 필요한 골절이다. 관절면을 관찰하기 어려워 정확한 정복이 어렵고 특히 분쇄가 심하거나 골다공증이 있는 환자에서는 충분한 고정력을 확보하기가 기술적으로 어렵다. 내고정은 관절면을 정확하게 복원하고 내외측 골주를 각각 금속판으로 고정하는 것이 원칙이다.

수술적 접근은 관절면의 분쇄 정도에 따라서 상완 삼두근의 기전을 유지하는 측상완 삼두근 접근법(paratricipital approach)과 주두 절골술(olecranon osteotomy)을 통하여 관절면을 직접 노출시키는 접근법 중 선택하여 사용한다.

2) 요골 두 및 경부 골절 (Radial head, Neck fracture)

요골 두는 주관절에서 외반력에 대한 안정성에 이차적 안정화 구조물을 담당하고 있으며, 일차 안정화 구조물인 내측부인대의 역할이 소실되었을 때 안정성 유지에 매우 중요한 역할을 담당하게 된다. 또한 요골과 척골 간의 골간막 손상을 동반하는 소위 Essex-Lopresti 병변에서 요골의 근위 이동을 방지하는 중요한 구조물 역할을 한다. 요골 두 골절은 손바닥을 짚고 넘어지면서 가장 흔하게 발생하는데, 단순 방사선 사진뿐만 아니라 CT 촬영을 하여 정확한 상태를 파악하는 것이 중요하며 인대 손상이 의심되는 경우 MRI를 검사를 시행하기도 한다.

2 mm 이상의 전위가 있으면서 골편에 의한 전완부 회전운동에 제한이 있는 경우 수술적 적응증에 해당하며 관혈적 정복술 및 내고정술을 시행한다(그림 17-25). 하지만 심한 분쇄 골절로 정복 및 고정이 불가능하다면 절제를 하고 금속 삽입물인 인공 요골 두로 대체한다.

3) 주두 골절(Olecranon fracture)

주두는 형태학적으로 전방 탈구를 방지하는 역할을 하며 삼두근이 부착하여 주관절의 신전을 가능하게 한다. 주두 골절은 비교적 흔히 발생하는 골절로 주로 넘어지면서 직접적인 주두 부위의 가격에 의해 발생하며 이보다 드물게는 삼두근 부착부위의 신전 손상에 의해 발생한다.

보존적 치료는 비전위 골절, 주관절을 90도 굴곡하였을 때 전위가 2 mm 이하이며 신전 기전이 손상 받지 않았을 때 시도 해 볼 수 있고, 이 외에는 대부분 수술적 치료가 필요한데 가장 흔하게 적용되는 수술 방법으로는 장력대 강선 고정법 또는 금속판 고정술이 있다(그림 17-26).

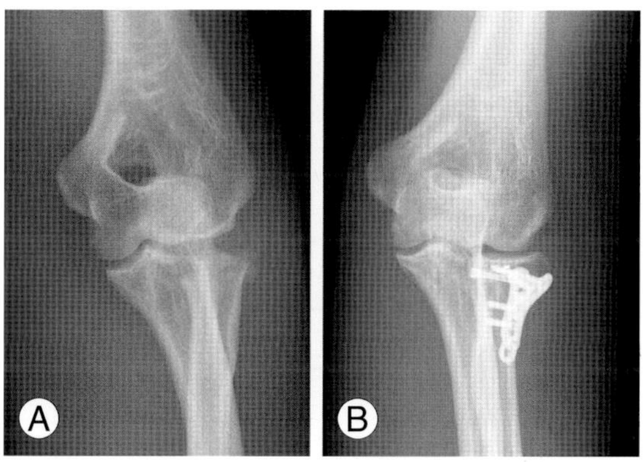

그림 17-25. 요골 두 및 경부 골절에서 금속판 내고정술. (A) 수술 전 전후면 사진 (B) 수술 후 전후면 사진.

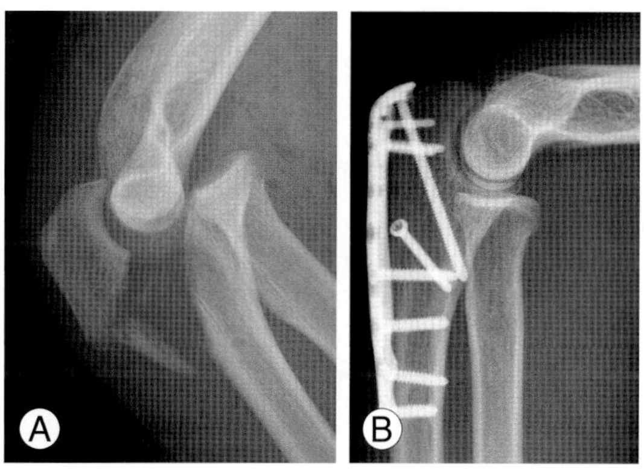

그림 17-26. 주두 통과 전방 골절-탈구의 (A) 수술 전 측면 사진 (B) 후방 금속판 고정으로 수술한 후 측면 사진.

4. 전완부 골절 (Fractures of the Radius and Ulna)

1) 전완골 단독 골절 (Single forearm bone fracture)

척골만의 골절인 경우 대개 폐쇄성 골절로 야경봉과 같은 단단한 물체에 의한 직접 손상에 의해 발생하는 경우가 많아 야경봉 골절(night stick fracture)로 불리기도 하며, 요골 간부만의 골절은 성인에서는 비교적 드물게 발생한다.

비전위성 골절에서는 수술적 치료보다는 석고 고정이나 기능적 보조기 착용으로 치료가 시행되며 전위성 골절이나 비전위성 골절에서 추시 중 전위된 경우에는 관혈적 정복술 및 금속 내고정술이 필요하다.

2) 전완골 동시 골절 (Fracture of both forearm bones)

전완골 동시 골절은 소아에서 호발하며, 이 경우 작은 외력에 의해서도 발생할 수 있고, 성인에서는 보다 큰 외력에 의한 경우가 많으며, 교통 사고나 추락 사고 등과 같이 단단한 물체에 전완부를 직접 부딪힐 때 발생하는 직접력에 의하거나, 손을 짚고 넘어질 때 발생하는 간접력에 의하여 발생한다.

소아의 전완부 골절 시에는 융기 골절(torus fracture)이나 녹색줄기 골절(greenstick fracture) 등 불완전 골절이 발생되는 경우가 많으며, 전위된 완전 골절이 발생한다 할지라도 소아의 경우에는 비수술적으로 치료하는 것이 원칙이다. 그러나 소아의 골절에서도 회전 변형이나 인지할 만한 각 형성은 반드시 교정되어야 한다. 성인에서 발생되는 전위성 골절은 일반적으로 수술적 치료를 원칙으로 하며 가장 흔히 적용되는 수술로는 관혈적 정복 및 금속판 내고정술이다.

3) 몬테지아 골절(Monteggia fracture)

척골 근위부의 골절과 요골 두의 탈구가 동반된 경우를 몬테지아 골절이라고 한다. 몬테지아 골절 시 요골 두의 탈구를 발견하지 못하는 경우에 주관절의 운동 범위가 감소하고 전완부의 회전 장애 및 주관절 및 상하 요척관절에 퇴행성 변화가 속발된다. 전완부의 골절 시 반드시 주관절과 수근 관절을 포함하여 방사선을 촬영하고 이러한 동반 손상의 유무에 대해 주의깊은 관찰을 요한다.

몬테지아 골절의 치료 방법은 척골 골절의 해부학적 정복 및 탈구된 요골 두의 정복이다. 성인의 몬테지아 골절의 경우 척골의 각 형성이 남을 경우 요골 두가 재탈구 또는 아탈구 될 수 있기 때문에 관혈적 정복과 내고정이 필수적이다(그림 17-27). 척골이 해부학적으로 복원되면 대부분의 경우 요골 두는 쉽게 도수정복되는데 이후 정복 상태를 방사선학적으로 평가해야 하고, 척골의 정확한 정복 후에도 요골 두가 정복되지 않는 경우, 요골 두를 노출시켜 윤상인대나 관절막 등의 구조물이 감입되어 있지 않는지 여부를 확인한다.

4) 갈레아찌 골절(Galeazzi fracture)

요골 중간 또는 원위부의 간부 골절과 원위 요척관절의 탈구가 동반된 경우를 갈레아찌 골절이라 한다. 매우 불안정한 골절로 반드시 관혈적 정복과 내고정을 시행해야 만족할 만한 결과를 보인다고 하여 필요 골절(fracture of necessity)로도 불린다.

소아의 경우에는 도수정복과 석고 고정으로 어느 정도 만족스러운 결과를 얻을 수 있지만 성인의 경우에는 전완부의 회전 장애와 원위 요척관절의 퇴행성 변화를

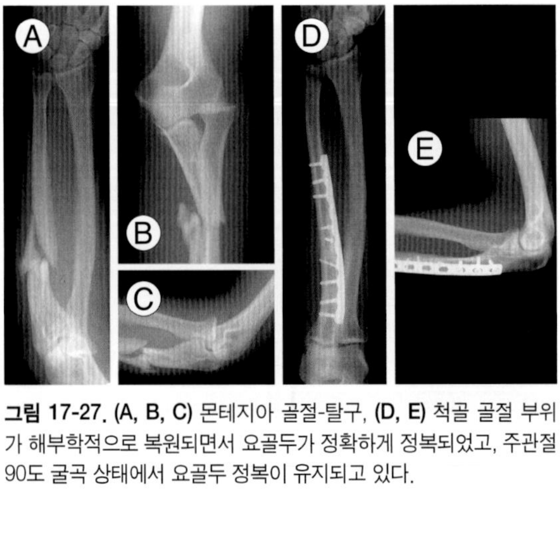

그림 17-27. **(A, B, C)** 몬테지아 골절-탈구, **(D, E)** 척골 골절 부위가 해부학적으로 복원되면서 요골두가 정확하게 정복되었고, 주관절 90도 굴곡 상태에서 요골두 정복이 유지되고 있다.

막기 위해 수술적 치료를 시행하는 것이 원칙이다(그림 17-28). 요골의 해부학적 정복 후에도 원위 요척관절이 정복되지 않는 경우, 척수근 신근이 요골과 척골 사이에 감입되었거나, 척수근신근건, 지신근건, 소지신건이 전내측으로 전위되어 원위 척골의 정복을 방해하는 경우를 고려하여야 한다. 이러한 경우 추가 절개를 시행하여 원위 요척관절을 노출시켜 감입된 연부조직을 제거하고, 손상된 연부조직을 단단히 재건하도록 한다.

5. 수근부 골절 및 탈구 (Fracture and Dislocation of the Wrist)

1) 원위 요골 골절(Fracture of the distal radius)

원위 요골 골절은 전체 골절의 15~20%를 차지하는 골절로, 성인에서 발생하는 상지 골절 중 가장 흔하다. 성인에서는 60대 여성에서 가장 흔하게 발생하는데, 주로 낙상 등의 저에너지 손상에 의한 골다공증성 골절로 발생하고, 젊은 연령에서는 스포츠와 관련된 고에너지 손상으로 흔히 발생한다. 고령에서 발생한 원위 요골 골절은 많은 경우에서 보존적 치료로 경도의 부정유합을 허용하면서 적절한 회복을 얻을 수 있지만 최근에는 환자들이 빠른 회복과 높은 수준의 손목 기능을 원하는 경우가 많아지면서, 정확한 정복 및 튼튼한 고정이 가능한 수술적 치료를 시행하는 경우가 늘고 있다.

원위 요골 골절의 치료의 목표는 요골 길이, 요측 경사, 전방경사 등의 정렬을 해부학적으로 유지하여 그 기능을 정상에 가깝게 회복시키는데 있다. 수상 당시의 골절의 전위 정도는 정복 후에도 그 골절의 안정성과 관계가 많아 중요한 지표로 활용된다.

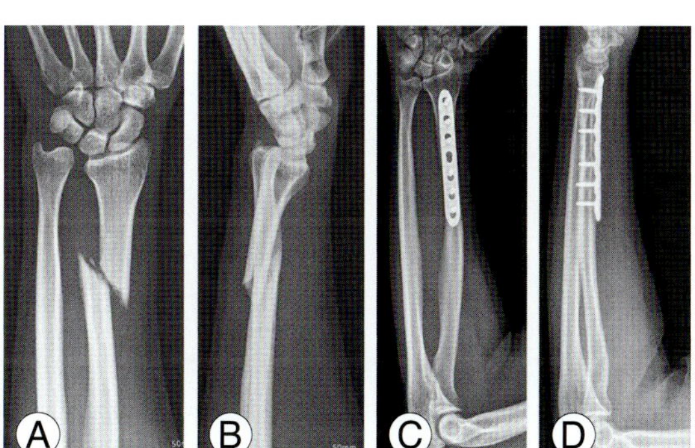

그림 17-28. (A, B) 갈레아찌 골절-탈구, **(C, D)** 요골 골절에 대한 관혈적 정복 후 금속판 고정으로 탈구된 원위 요척관절이 정복되었다.

보존적인 치료로는 도수정복 후에 설탕 집게 부목(sugartong splint)으로 고정하게 된다(그림 17-29). 정복 상태가 적절히 유지될 경우는 보통 첫 3주는 1주 간격으로 방사선 사진을 확인하고 부목과 임상 상태를 관찰하며, 안정 골절의 경우 5~6주 부목 고정과 이후 관절 운동을 시작한다. 경우에 따라서는 6주 부목 고정하고 이후 제거 가능한 보조기나 부목 등으로 교체한 후 서서히 손목 관절 운동을 시작한다.

수술의 적응증은 적절한 정복이 되지 않거나, 정복하여 부목으로 고정하고 추시하는 도중 정복이 소실된 경우 등이며, 수술적 치료에는 도수정복 후 경피적 핀 고정술, 관혈적 정복 및 내고정술, 그리고 외고정술 등이 있다.

2) 주상골 골절(Fracture of scaphoid)

주상골 골절은 모든 수근부 손상 중에서 원위 요골 골절 다음으로 흔하고 수근골 골절의 약 80%를 점유하고 있다. 주상골은 근위 수근열과 원위 수근열 사이를 연결하는 연결봉 역할을 하며 근위 수근열의 종석(keystone)으로 작용하는 구조로 주상골의 병리는 수근부 전체에 영향을 미친다. 대부분은 젊고 활동적인 남성에서 일어나며, 일반적으로는 수근관절이 95도 이상 과신전되며 발생하는 것으로 알려져 있으며 과다한 축성하중 및 과굴곡 시에도 발생할 수 있다.

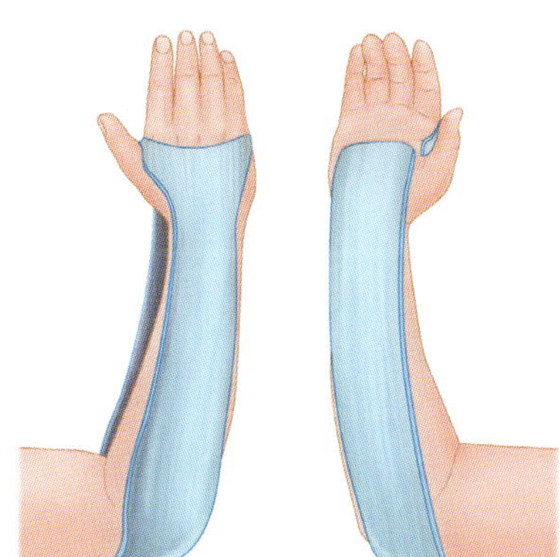

그림 17-29. 원위 요골 골절을 설탕 집게 부목으로 고정한 모습.

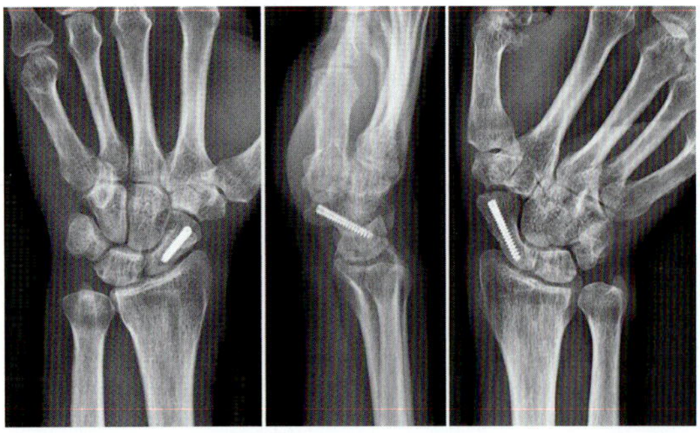

그림 17-30. 최소침습 전방도달법 및 Acutrak screw를 이용한 주상골 골절의 치료.

주상골 골절의 초기 증세가 경미한 경우가 많고 방사선 소견에서도 골절 선이 뚜렷하지 않을 수 있어 전위가 없는 안정 골절의 경우는 오진을 범하기 매우 쉽다. 초기 방사선 사진 상 주상골의 골절이 보이지 않더라도 임상적으로 의심되면 골절에 준하여 단상지 무지 수상 석고(short arm thumb spica cast) 고정을 하고 2주 뒤 추적 방사선 검사를 시행한다. 골절의 정확한 형태를 이해하고 적절한 치료 방향을 결정하기 위해 CT, MRI 촬영 등을 시행할 수도 있다.

주상골 골절 치료는 비전위 골절의 경우 보존적 치료를 시행하지만 각 형성 변형을 가지고 있는 주상골의 골절의 약 1/3에서 불유합이 발생할 수 있으며, 1mm 이상 전위된 골절의 경우는 거의 대부분에서 부정유합과 불유합, 이에 따른 퇴행성 관절염이 발생하므로, 수술적 정복과 내고정술이 필요하다(그림 17-30).

3) 수근골 골절 탈구(Carpal fracture-dislocation)

수근골의 골절 및 탈구는 비교적 드물며 수근관절의 광범위한 손상으로, 젊은 남자에게서 추락 사고나 교통사고 등과 관련되어 나타나는 고에너지 손상이다. 대부분의 경우 탈구는 월상골을 중심으로 여타의 골이 전방 또는 후방으로 탈구되거나, 또는 월상골 자체가 전방으로 탈구되는 것이 보통이다.

단순 방사선 후전방 사진에서 수근골의 요수근 관절면과 중수근 관절면에서 수근골의 관절면을 연결하는 부드러운 곡선인 Gilula 선(그림 17-31)이 끊어져 있는지의 여부를 보는 것이 기본적이며, 정확한 영상을 얻기 위해 CT가 유용하다.

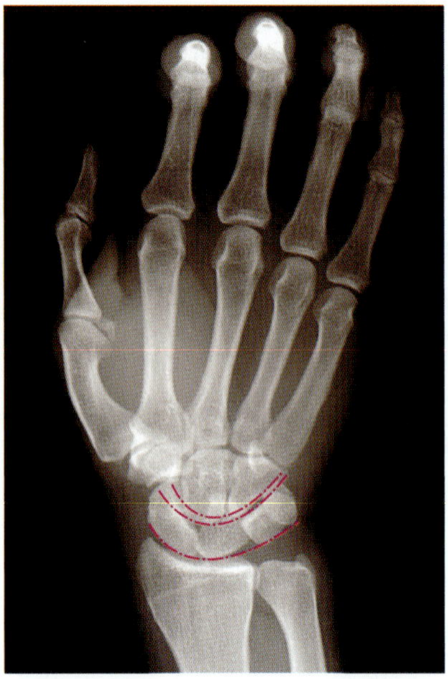

그림 17-31. 월상골 주위 탈구에서 파괴된 Gilula 선.

치료의 목표는 탈구와 골절의 해부학적인 정복이며, 수상 초기에 진단되면 탈구는 도수정복을 시도해 볼 수 있지만, 도수정복 후 석고 붕대 고정만을 하는 경우 재탈구, 관절증, 불안정성 등으로 결과가 만족스럽지 않아 대부분은 관혈적 정복 후 골절에 대한 내고정과 손상된 인대 봉합 등 수술적 치료가 권장되기도 한다.

6. 수부 골절 및 탈구 (Fractures and Dislocations of the Hand)

수부 골절은 모든 골절의 약 10~30%를 차지할 정도로 흔하다. 수부는 고도의 기능적 도구라는 특징 때문에 부적절한 치료의 결과에 의해 발생한 수지 강직, 부정유합 및 관절 불일치 등의 합병증은 일상 생활뿐만 아니라 다양한 직업 활동 및 여가 생활에 지장을 초래하므로 주의를 요한다. 대부분의 수부 골절은 골절 부위가 안정되어 도수정복 및 부목 고정으로 치료가 가능하다. 그러나 보존적 치료에 의하여 최적의 결과를 얻을 수 없다고 판단될 때에는 적극적인 수술적 치료로 기능을 보존하고 합병증을 최소화 하는 것이 중요하다.

1) 무지 중수골 기저부 골절(Metacarpal base fractures of the thumb)

제 1중수골 기저부 골절은 제 1수근중수 또는 대다각-중수(trapezio-metacarpal) 관절을 침범하는 골절-탈구의 형태로 자주 관찰된다. 대다각-중수 관절은 안장형(saddle)이면서 경사가 있어 중수골이 후외측으로 미끄러지기 쉬운 관절 모양을 이루고 있으며, 전방 사선인대(palmar oblique ligament 또는 beak ligament)가 집기(pinch) 또는 잡기(grasp) 동작에서 관절의 안정성에 중요한 역할을 담당하고 있다. 골절이 발생하면 이 인대에 붙어있는 골편만 해부학적 위치를 유지하며 나머지 원위부의 중수골은 후외측으로 탈구가 된다. 이때 장무지외전건에 의하여 골절 원위부의 중수골이 근위부 및 외측으로, 무지내전근에 의하여 중수골 골두가 내측으로 당겨져 요배측(dorsoradial)으로 전위된다(그림 17-32). 대부분에서 골절이 불안정하고 정복 유지가 어렵기 때문에 수술적 치료를 요한다.

수술적 치료는 대부분에서 경피적 핀 고정술이 시행되나 관절의 정복이 부적절하다면 관혈적 정복을 시행하여야 하며, 견열 골절된 골편의 크기가 크다면 관혈적 정복 후에 나사를 이용한 내고정도 시행된다. .

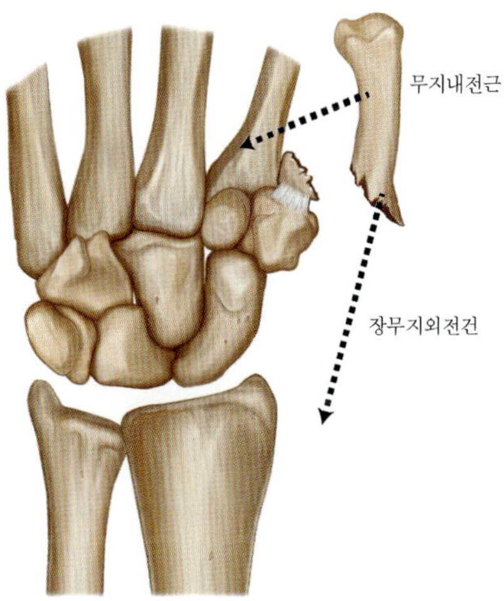

그림 17-32. Bennett 골절은 장무지 외전건(abductor pollicis longus tendon)과 무지 내전근(adductor pollicis muscle)에 의하여 골절부의 전위가 발생한다.

2) 무지 중수지 관절 손상 (Metacarpophalangeal joint injury of the thumb)

무지 중수지관절은 다른 수지와 달리 인접 수지와 독립적으로 떨어져 있어 인대 손상이 보다 쉽게 발생할 수 있으며, 대부분의 경우 과신전 상태에서 척측 외력을 받아 손상을 입게 된다. 급성 손상에 의한 인대 손상은 척측 측부인대(ulnar collateral ligament) 손상이 흔하며, 소위 스키어 무지(Skier's thumb)라고 불리고 있다.

이학적 검사와 방사선 검사로 손상 정도를 파악할 수 있는데, 외반 스트레스 검사(valgus stress test)는 신전 상태에서 30도 이상 벌어지거나, 40도 굴곡 상태에서 건측에 비해 15도 이상 벌어지는 경우 완전 파열이라고 판단한다. 또한, 스트레스 검사 시 벌어짐의 끝점(endpoint)이 느껴지는 경우 불완전 파열, 저항이 없이 완전히 열리는 경우는 완전 파열로 진단할 수도 있으며, 추가적으로 MRI 검사나 초음파 검사가 도움이 되기도 한다.

불완전 파열의 경우 3~4주간의 무지 수상 부목(thumb spica splint)으로 고정하여 치료할 수 있고, 완전 파열의 경우에는 척측 측부인대가 근위지골 기저부에서 파열되며 무지내전근 건막이 인대와 관절 사이에 끼어 자연 정복을 방해하는 소위 Stener 병변(그림 17-33)이 흔히 발생되어 도수정복이 불가능하므로 수술적 치료가 권유된다.

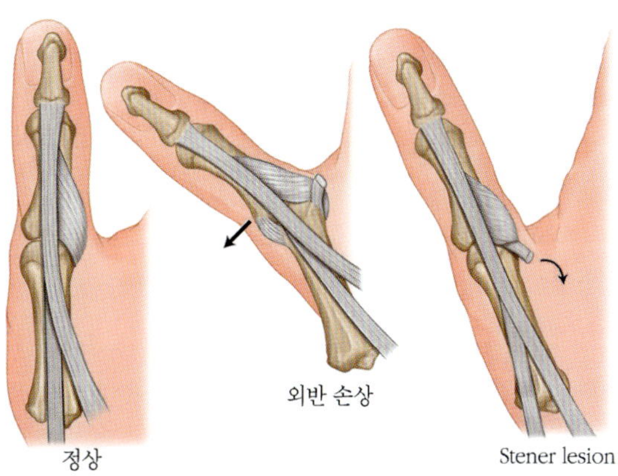

그림 17-33. 무지 중수-수지 관절 척측 측부인대 완전 손상 및 Stener 병변 기전.

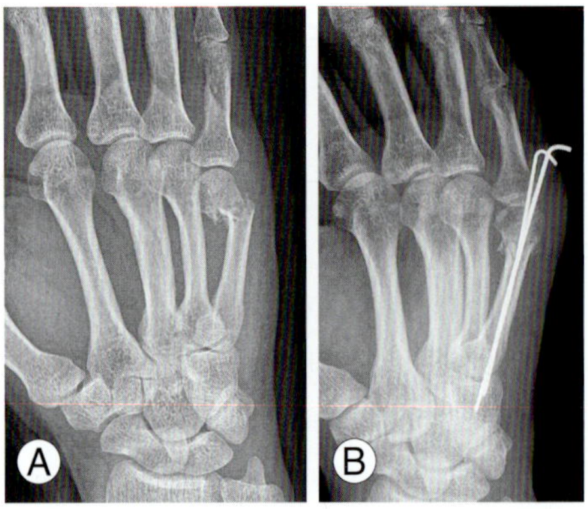

그림 17-34. (A, B) 각변형이 심한 제 5중수골 경부 골절에서 도수정복 및 핀고정술 시행.

3) 중수골 골절(Metarcarpal fractures)

중수골 골절에서는 4번째 혹은 5번째 중 경부 골절이 가장 흔하게 발생되는데 일명 권투 선수 골절(Boxer's fracture)로 불리긴 하지만 실제 권투 선수에서는 잘 발생하지 않으며 주로 주먹을 쥔 상태에서 단단한 물체를 가격하여 발생된다. 중수골 경부에서 후방 각 형성이 발생되는데 이 부위는 주로 해면골로 구성되기 때문에 불유합은 매우 드문 반면 부정유합은 흔히 관찰된다. 이런 경우 심각한 기능 장애는 잘 발생되지 않지만 중수골 두의 윤곽 소실 및 수장측으로 돌출된 중수골 두에 의한 불편감을 호소할 수 있고 외형상 변화에 대해 불만을 가질 수 있기 때문에 보존적 치료 시 이런 후유증 가능성을 설명해야 한다. 심한 각변형이 도수정복으로 교정되지 않거나 도수정복 후에 석고 고정으로 유지가 어렵고 잔존 각변형을 받아들이기 어렵다면 수술적 치료가 적용된다. 가장 많이 시행되는 수술 방법은 도수정복 후 경피적 핀(K-wire) 고정술이며(그림 17-34), 흔하진 않지만 정복이 불가능한 경우 관혈적 정복이 시행될 수 있다.

척추 외상(Cervical Spine Injury)

1. 경추 손상(Cervical Spine Injury)

1) 손상 기전(Injury mechanism) 및 종류

(1) 상부 경추의 손상 기전 및 종류

상부 경추 손상은 후두-환추-축추 복합체에 대한 손상으로 부위는 축추가 가장 많고 그 다음으로 환추와 환추-후두 관절이다. 이들 손상의 대부분은 외상에 의해 일어난다. 이 부위에서는 척추관이 넓으며 척추관 면적에 비해 상대적으로 척수의 비율이 낮아 손상을 겪고도 대부분의 환자들은 심한 연부조직 및 골 파괴에도 불구하고 신경학적 손상은 없거나 미약하나 환추-후두 관절의 탈구의 경우는 치명적인 손상으로 사망에까지 이르게 한다. 상부 경추의 손상으로는 후두과 골절(occipital condyle fracture), 환추-후두 관절의 탈구(dislocation of atlanto-occipital joint), 환 축추 회전성 아탈구(atlantoaxial rotatory subluxation 그림 17-35),

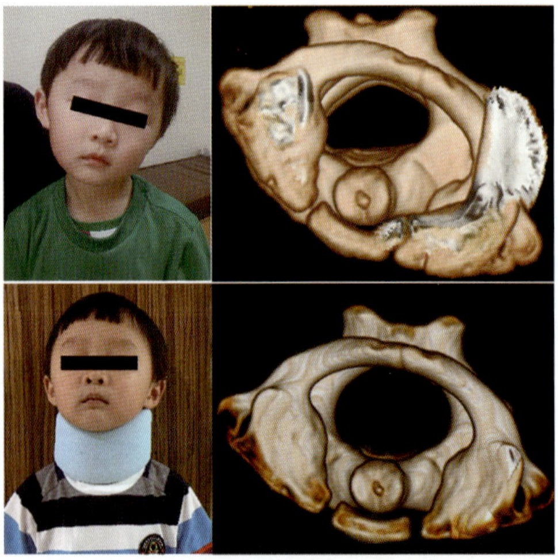

그림 17-35. 환축추 회전성 아탈구.
4일전 침대에서 바닥에 떨어져 수상하였으며 좌측으로 기울어지며 우측으로 회전된 고개모습 관찰되며 시행한 CT상 Fielding 제 I형 환축추 회전성 아탈구소견 확인됨. 4주간 연성 보조기 치료하여 정복되었음을 볼수 있다.

환추 골절(atlas fracture), 환추 횡인대 파열(rupture of transverse atlantal ligament 그림 17-36), 치돌기골절(odontoid process fracture 그림 17-37), 축추 외상성 전위증(traumatic spondylolisthesis) 등이 있다.

(2) 하부 경추의 손상 기전 및 종류

척추의 생역학에서 척추를 전주(anterior column), 중주(middle column) 및 후주(posterior column)로 분류한다. 경추부에서 전주는 전종인대와 추체 및 추간판의 전방 1/2로 구성되어 있으며 중주는 후종인대와 추체 및 추간판의 후방 1/2로 구성되어 있고 후주는 척추 후궁과 후방인대군 및 관절막으로 구성되어 있다. 보통 중주의 손상이 있는 경우 불안정한 것으로 간주한다. 삼주설(three column theory)에 의하면 외상 시 척추에 작용하는 기본적 힘의 방향은 굴곡, 신전 및 회전으로서, 전주, 중주 및 후주에 대해서 각각 압박 또는 신연력으로 작용한다. 이때 각 부분에서 골 및 추간판은 압박력에 저항하고, 섬유륜과 인대는 신연력에 저항한다. 이러한 삼주론적 입장에서 Allen은 힘의 방향과 목의 자세를 고려하여 하부 경추의 손상양상을 분석하였고 손상기전에 따라 압박 굴곡, 수직 압박, 신연 굴곡, 압박 신전, 신연 신전 및 측굴곡의 여섯 가지 양상으로 분류하였다. Allen의 하경추부 손상의 분류는 다음과 같이 6가지로 구성된다.

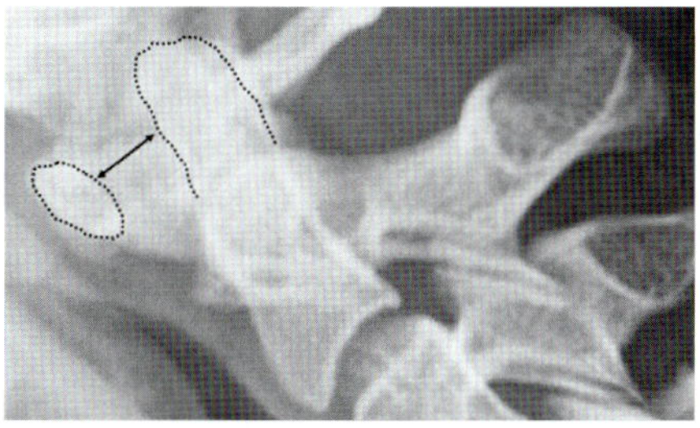

그림 17-36. 환추 횡인대 파열. 환추 전궁과 치돌기간의 간격이 측방 굴곡 사진에서 5 mm 이상으로 넓어졌다.

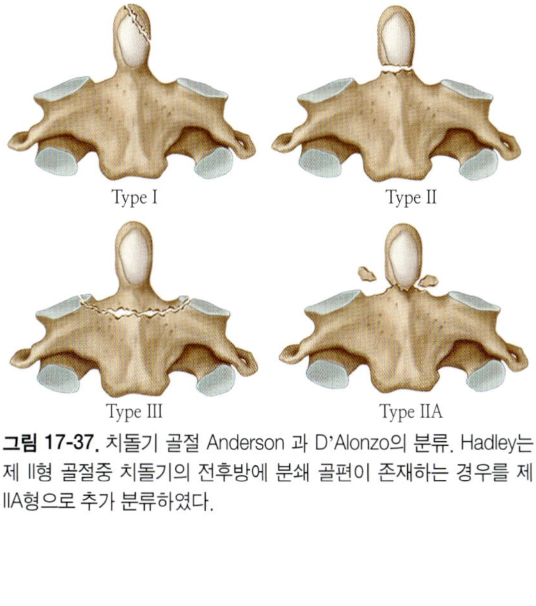

그림 17-37. 치돌기 골절 Anderson 과 D'Alonzo의 분류. Hadley는 제 II형 골절중 치돌기의 전후방에 분쇄 골편이 존재하는 경우를 제 IIA형으로 추가 분류하였다.

가. 신연 굴곡 손상(Distractive flexion injury)

초기에 후방인대군 파열이 발생하고 진행되면 중주와 전주의 인대까지 파열된다. 특징적인 것은 초기에 인대 손상이 일어나고 골절된 척추와 그 상방의 척추간에 전방 전위가 발생된다(그림 17-38).

나. 압박 굴곡 손상(Compressive flexion injury)

초기에는 손상 받은 운동 분절 중 상위 추체 전주의 압박 손상이 일어나고, 진행하면서 중간주 및 후주의 인대 손상이 발생한다. 전후면 상에서 추체나 척추궁판 중앙부의 수직 골절이 관찰되고 측면 상에서는 추체의 전

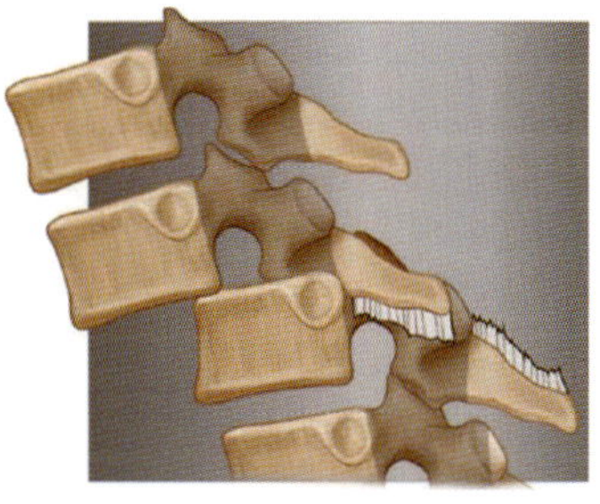

그림 17-38. 신연 굴곡 손상(Distractive flexion injury).

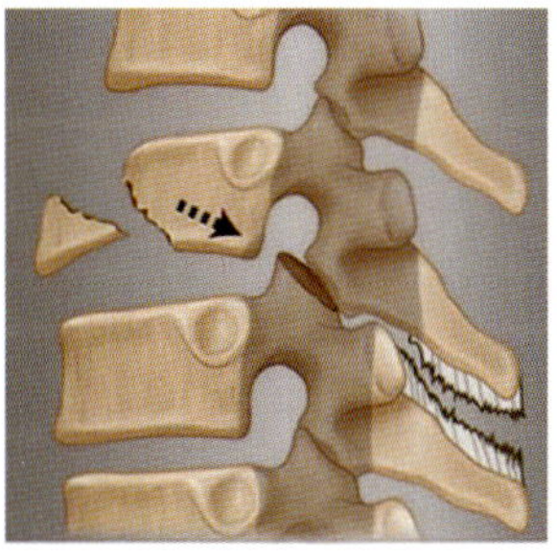

그림 17-39. 압박 굴곡 손상(Compressive flexion injury).

하부에 흔히 삼각형 골절 편을 볼 수 있다. 이를 "눈물방울 골절(tear drop fracture)"이라고 부른다(그림 17-39).

다. 수직 압박 손상(Vertical compression injury)

수직 압박 손상은 교통 사고, 다이빙 사고, 두정부에 직접적 가격 등에 의하여 발생한다. 흔히 손상 받는 부위는 제 6-7경추간이다. 축성부하(axial load)로 발생하는 힘에 의해 전주와 중간주의 압박 손상이 동시에 일어나고 방출성 골절로도 불리며, 주로 골 조직의 손상으로 인대 손상은 거의 없다(그림 17-40).

라. 압박 신전 손상(Compressive extension injury)

일반적으로 뼈의 손상이 연부조직의 손상보다 먼저 일어나므로 압박 신전 손상에 의해서는 후방의 뼈 손상이 먼저 일어나게 된다. 따라서 제 1단계는 전위에 관계없이 편측 척추궁의 골절이 있으며, 관절돌기의 골절 및 함입, 척추경, 추궁판 등 편측 척추궁의 골절이 발생하여 "transverse facet"의 양상을 보이거나 편측 척추경, 관절돌기(articular process)의 골절이 동반되기도 한다(그림 17-41).

마. 신연 신전 손상(Compressive extension injury)

전방 구조물에 긴장을 주는 체간에서 멀어지는 방향의 힘에 의해 생기며 제 1단계에서 전방 인대 구조물의 파열이나 추체의 수평 골절이 생기며 추간 간격이 넓어지는 방사선학적 특징을 갖는다. 제 2단계는 후방 인대 구조물의 파열에 이어 신경관내로 상위 추체의 전위가 발생한다(그림 17-42).

바. 측굴곡 손상(Lateral flexion injury)

비교적 드문 손상으로서 교통 사고나 안면의 일측을 가격당하였을 때 발생할 수 있다. 관상면에서 일측에는 신연력이 작용하고 반대측에는 압박력이 작용한다(그림 17-43).

2) 치료(Treatment) 및 합병증(Complication)

(1) 손상의 치료(Definitive treatment)

일단 골절의 양상이 확인되고 나면 뼈와 인접 연부조직에 대한 치료와 척수 손상에 대한 치료에 중점을 두어야 한다. 하부 경추 손상의 치료 목표는 척추를 재정렬하여 치유되도록 유지하고, 신경회복을 도모하고 추가

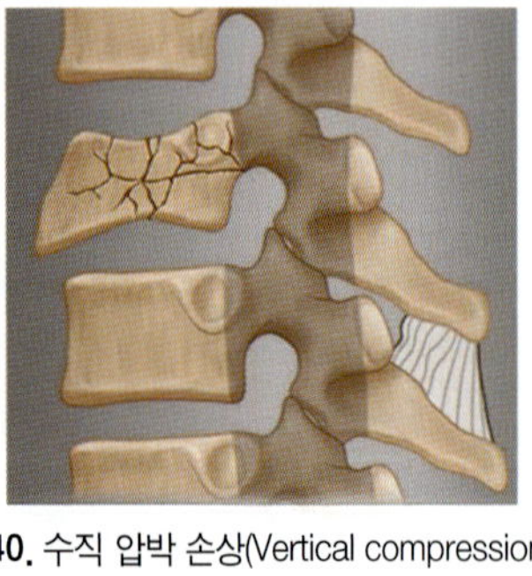

그림 17-40. 수직 압박 손상(Vertical compression injury).

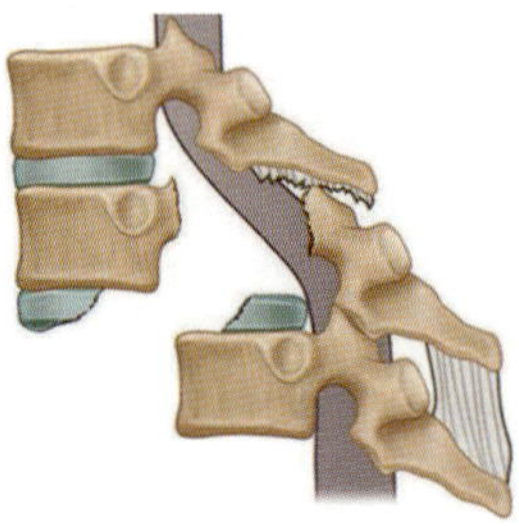

그림 17-41. 압박 신전 손상(Compressive extension injury).

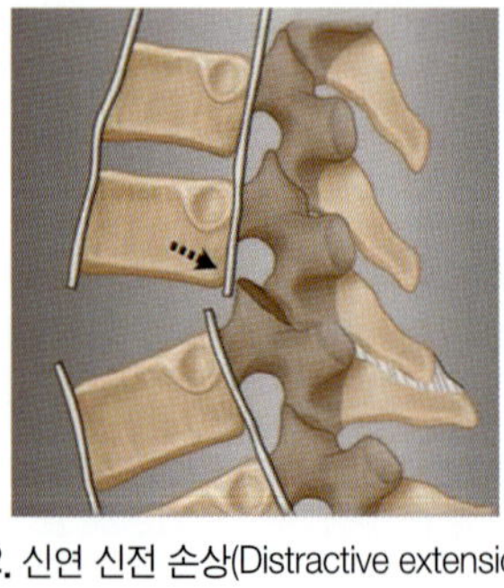

그림 17-42. 신연 신전 손상(Distractive extension injury).

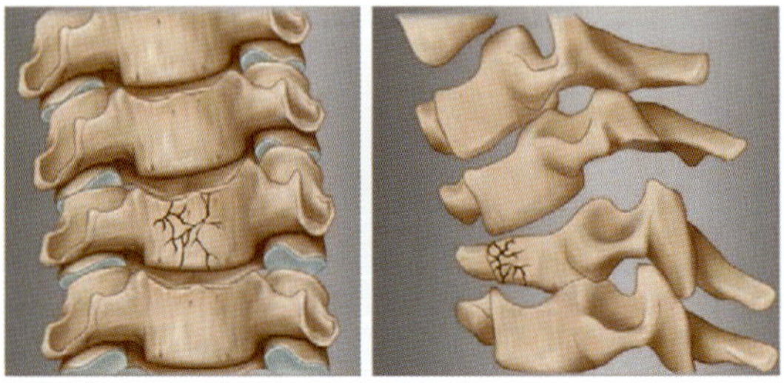

그림 17-43. 측굴곡 손상(Lateral flexion injury).

적 신경손상을 예방하고, 조속한 기능적 회복을 시키는 것이다. 치료방법에는 보존적 치료와 수술적 치료로 나뉠 수 있다.

가. 보존적 치료

보존적인 치료법에는 두개골 견인방법을 유지하는 것, 경부 collar나 각종 보조기 착용, halo-vest를 이용한 외고정법이 있다. 일단 정복이 되면 수술적 치료를 하기 전까지는 견인을 그대로 유지하는 것이 좋으나 수술적 치료가 필요치 않으면 단단한 보조기를 착용하거나 halo vest 또는 halo body jacket 등으로 보존적인 치료로 들어간다. 그러나 인대 손상에 의한 안전성에 확실한 문제가 있으면 수술적인 치료를 하는 것이 좋다.

나. 수술적인 치료

수술적 치료의 목적은 신경 조직을 압박하고 있는 골편, 추간판, 혈종 등 구조물의 제거, 탈구의 정복, 안전성 부여 및 조기 재활이다. 수술적 방법의 적응증은 정복이 실패하거나 보존적 치료에도 신경 마비가 계속될 때, 신경 조직이 압박되어 부분마비가 지속되는 경우, 불안정성의 골절 및 보존적 치료가 실패하여 불안정성 척추로 잔존하는 경우이다.

3) 합병증(Complication)

(1) 호흡기계 감염

경추골절로 마비가 있는 환자의 가장 초기에 문제가 될 수 있는 것은 폐기능 장애이다. 특히 50세 이상의 환자에서는 호흡부전이 사망 원인의 50%를 차지하므로 세심한 관찰이 필요하다. 경추 골절로 인한 사지 마비 환자에서는 늑간근이 마비 상태이므로 횡격막을 이용한 호흡을 하게되며 제 4경추 상부에서 척수 손상이 있는 경우에는 횡격신경(phrenic nerve) 마비도 동반되어 자발호흡이 되지 않는다. 따라서 환자는 스스로 호흡기계 분비물을 배설하지 못하며 기도 삽관, 인공호흡기의 사용이 장기간 필요한 경우도 많다.

(2) 비뇨기계 감염

대부분의 척수손상 환자들은 자가 배뇨가 불가능하여 도뇨관을 삽입하는 경우가 많아 이로 인한 비뇨기계 감염의 위험성이 높으므로 환자 및 보호자에 대한 멸균 상태로 도뇨관을 사용하도록 교육하여야 하며 의심시 비뇨기계 감염에 대한 검사 및 치료를 시행하여야 한다.

(3) 욕창

하반신의 감각이 없는 척수손상 환자들은 스스로 움직이지 못하고 또한 감각이 없으므로 욕창이 발생할 위험성이 높다. 따라서 이들 환자들은 적어도 2시간마다 체위를 변경시켜 주어야 한다. 특히 천골부위는 욕창의 호발부위이므로 세심한 관찰을 요한다. 물침대, 에어 매트리스 등의 사용이 국소적 압박을 줄여 욕창을 방지에 도움이 된다.

(4) 심부 정맥 혈전증, 폐 색전증

척수 손상 환자는 말초혈관의 확장으로 혈류가 느려지고 하지 근육의 마비로 근육에 의한 혈관 압박력도 적으므로 심부정맥 혈전증이 자주 발생하며 이는 폐, 심장, 뇌로 색전증을 유발할 수 있다. 따라서 하지에 압박 스타킹 착용, 간헐적 하지 공기 압박 장치의 적용 등이 필요하여 더 적극적으로는 헤파린 등의 항응고제 사용도 할 수 있다.

2. 흉추부, 흉요추부 및 하요추부 골절 (Fracture of Thoracic, Thoracolumbar and Low Lumbar Fractures)

1) 해부학 및 생역학 (Anatomy and biomechanics)

척추 골절에서 흉추는 일반적으로 제 2흉추에서 진성 늑골과 연결이 되어 있는 제 10흉추까지를 말하고 흉요추는 제 11흉추에서 제 1요추까지를 포함하고 그 이하 부위의 요추는 하요추부 손상으로 분류한다. 흉추는 늑골과 관절을 이루어 외상에 대한 저항력이 강하나 척수강이 좁고 흉추 척수 부위의 혈액 공급이 상대적으로 취약하여 골절이 일어나면 척수 손상의 가능성이 높다. 흉요추부는 흉추 후만곡이 요추의 전만곡으로 이행하는 부위이며, 제 11 및 12늑골은 흉골과 연결이 없어 척추 안정성에 도움을 주지 못하는 등의 여러 요인으로 척추 골절이 흔히 발생하는 부위이다. 척수는 제 1-2요추 추간판 부위에서 끝나면서 원추(conus medullaris)가 되며 그 이하는 마미(cauda equina)로 구성되어 외상에 덜 민감하고 척수강이 넓어 신경 손상의 위험도는 상대적으로 낮다.

2) 신체검사 및 방사선학적 검사 (Physical and radiologic examination)

(1) 신체 검사

척추와 사지의 검사 이전에 환자의 의식 상태를 평가하고 머리 부위에 열상, 골절이 있는지 확인한다. 의식이 없는 경우에는 척추 골절에 준하여 환자의 이송이나 진찰을 진행해야한다. 활력징후의 이상을 보일 경우, 사고 당시의 상황에 대해 파악한 후 흉부 및 복부 등 장기의 동반 손상의 여부를 의심하고 검사한다.

(2) 영상 검사(Image study)

가. 단순 영상(Conventional radiograph)

단순 방사선 X선 촬영 중 전후면상에서는 추체 측면 모서리의 정렬, 척추경간 간격, 후관절의 간격, 횡돌기의 위치 및 극돌기간 간격 등을 살펴보아야 하며, 측면상에서는 추체의 전후 피질면(anterior and posterior vertebral body line), 극돌기 추궁판 선(spinolaminar line), 후관절간 간격과 극돌기간 간격 등을 살펴보아야 한다(그림 17-44).

나. 전산화 단층촬영(Computed tomography)

CT는 단순 방사선 영상 소견에서 보이지 않는 골절 및 골편 위치 등에 세밀한 정보를 제공한다. 척수강 내로 전위된 골편을 잘 파악할 수 있으며, 추궁관(lamina)의 손상 여부와 후관절(facet joint)의 골절 탈구(fracture-dislocation) 여부를 알아내는데도 유용하다(그림 17-45).

다. 자가공명영상(Magnetic resonance imaging)

MRI 검사는 인대나 추간판 등의 연부조직과 척수의 손상 정도 및 형태를 파악하는데 유용하다. 후방인대 복합체의 손상 여부는 fat-suppressed T2 강조 시상면 영상을 통해서 잘 확인할 수 있다(그림 17-46). 또한 MRI는 음영 변화로 척수의 손상 유무나 정도를 알 수 있다.

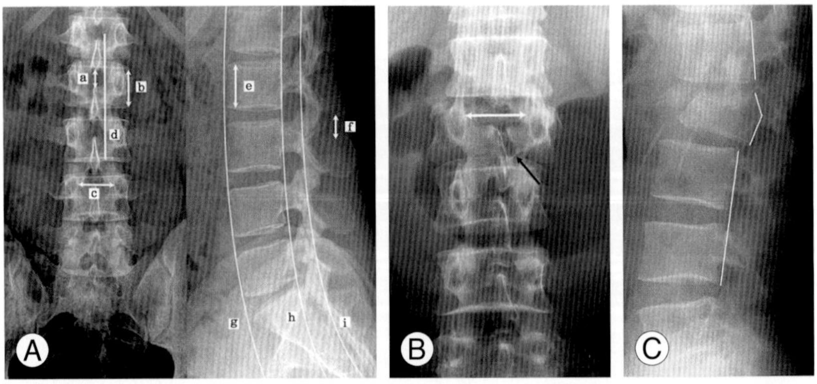

그림 17-44. (A) 정상 요추 단순 방사선 전후면 및 측면 영상에서 보아야 할 부분들은 a, f: 극돌기간 간격(interspinous distance), b, e: 추체의 높이(vertebral height) c: 척추경간 간격(interpedicular distance) 및 대칭성, d: 극돌기의 정렬(alignment of spinous process), g, h: 추체의 전후 피질면(anterior and posterior cortical margin), 극돌기 추궁판 선(spinolaminar line) 등이다. **(B, C)** 제 2요추의 방출성 골절로 전후면 사진에서 추체의 높이가 감소하였으며, 척추경간 간격이 넓어져있고(흰색 화살표), 후궁판의 골절 소견이 관찰된다(검은색 화살표). 측면사진에서는 제 2요추 후면 피질골 선의 정렬이 어긋나있다.

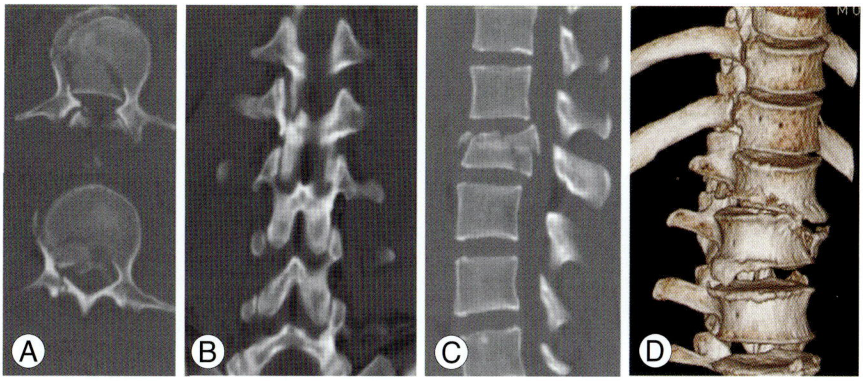

그림 17-45. CT. **(A)** 축상면 영상(axial image): 방출성 골절로 추체의 골절 편이 신경관 내로 50% 정도 감입되었다. **(B)** 관상면 재구성 영상(coronary reconstructive image): 우측 추궁판 골절을 명확히 관찰할 수 있다. **(C)** 시상면 재구성 영상(sagittal reconstructive image)에서 후방 돌출된 골편에 의해 척추관이 좁아진 소견이 관찰된다. **(D)** 골절-탈구(fracture-dislocation)로 3차원 재구성 영상에서 척추 전체의 상태를 한눈에 쉽게 알아볼 수 있다.

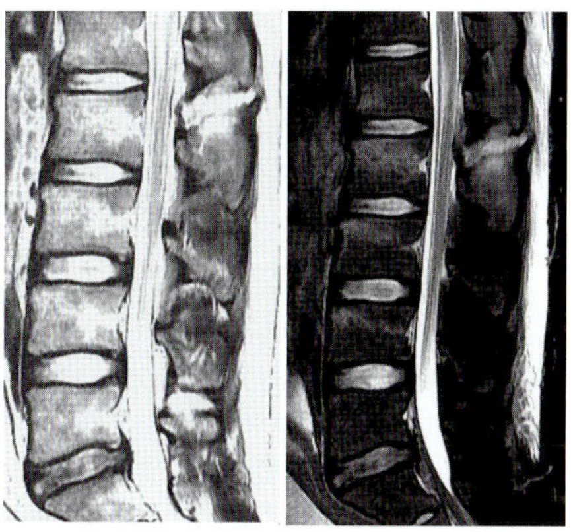

그림 17-46. T2 강조 시상면 영상으로 인대 손상을 고신호 강도로 보여주나 정상적인 지방도 이와 비슷한 소견을 보인다. Fat suppressed T2 강조 시상면 영상으로 주변 지방의 신호 강도를 낮추어서 인대 손상에 민감도(sensitivity) 및 특이도(specificity)가 높다(우측).

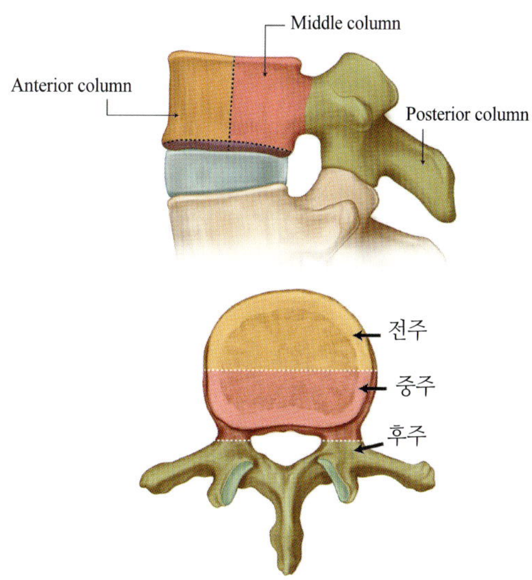

그림 17-47. 흉요추 골절의 Denis 분류의 기본 개념.

3) 손상 기전 및 분류 (Mechanism of injury and classification)

(1) 손상 기전

척추 골절을 일으키는 외력은 축성 압박(axial compression), 굴곡(flexion), 측 압박(lateral compression), 굴곡-회전(flexion-rotation), 전단(shear force), 굴곡-신연(flexion-distraction) 및 신전력(distractive-extension)이 있는데 이러한 위력이 단독으로 또는 몇 가지가 복합되어 척추에 구조적 손상을 발생시킨다.

(2) Denis의 삼주설과 척추의 안정성

전주(anterior column)는 전방 종인대, 추체 전방 1/2, 섬유륜의 전방부로, 중주(middle column)는 후방 종인대, 추체 후방 1/2, 섬유륜의 후방부로, 후주(posterior column)는 척추관, 황색인대, 후관절, 극간 인대로 구성되어있다(그림 17-47). 불안정성 골절이란 삼주 중 두 개 이상의 주(column)에 손상을 받아 직립이나 보행 등 정상 활동 시 부하를 견딜 수 없게 된 경우를 말하며 신경학적 불안정성은 중간주의 손상이 동반되어 비록 수상 당시에는 신경 증상이 없거나 경미하더라도 추 후 신경 증상이 발생하거나 악화될 가능성이 있는 것을 의미한다.

(3) 분류(Classification)

삼주설에 바탕을 둔 분류법과 손상 기전을 기초로 한 분류법이 많이 사용되고 있으며, 최근에는 모든 골절을 포함하는 포괄적 분류법, 척추의 불안정성에 관련된 요소들을 평가하여 수술적 치료의 결정 및 수술방법에 대해서도 제시를 하는 여러가지 분류법이 있다.

가. Denis 분류

Denis의 분류는 수상 기전과 삼주의 손상 정도를 기준으로 골절을 주손상(major injury)과 부손상(minor injury)으로 분류하였다. 주손상은 압박 골절, 방출성 골절, 안전대 손상 및 골절-탈구로 나누었고 부손상은 후관절돌기 골절, 횡돌기 골절, 극돌기 골절 및 후궁 협부 골절로 나누었다.

가) 압박골절(Compression fracture)

축성 압박에 의해 발생하며 방사선 사진 상 전방주의 높이 감소가 특징적이다. 손상된 골단판의 부위에 따라 4가지 형태로 나뉜다(그림 17-48).

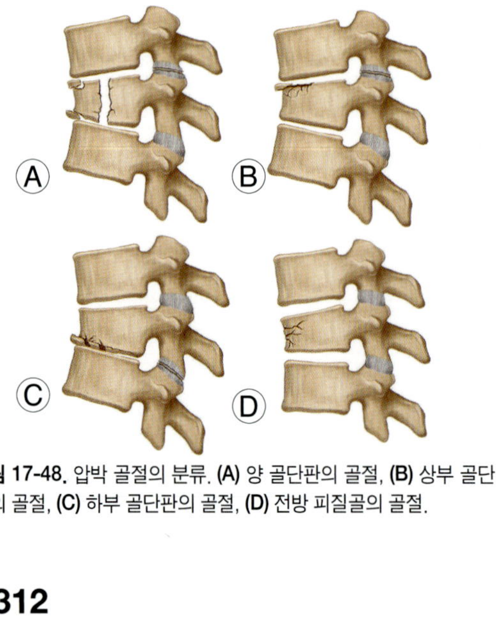

그림 17-48. 압박 골절의 분류. **(A)** 양 골단판의 골절, **(B)** 상부 골단판의 골절, **(C)** 하부 골단판의 골절, **(D)** 전방 피질골의 골절.

나) 방출성 골절(Burst fracture)

축성 압박에 의해 발생하나 압박 골절과는 달리 방사선 사진 상 전방주뿐 아니라 중간주의 높이도 감소된 양상을 보이는 것이 특징이며 척추경 사이의 간격이 증가한다(그림 17-49).

다) 안전대 손상(Seat belt injury)

굴곡-신연력에 의해 발생하며 방사선 사진상 후방 추체간 간격의 증가, 극돌기간 간격의 증가나 횡돌기 및 척추경의 수평 분열 그리고 협부의 골절 등 소견을 볼

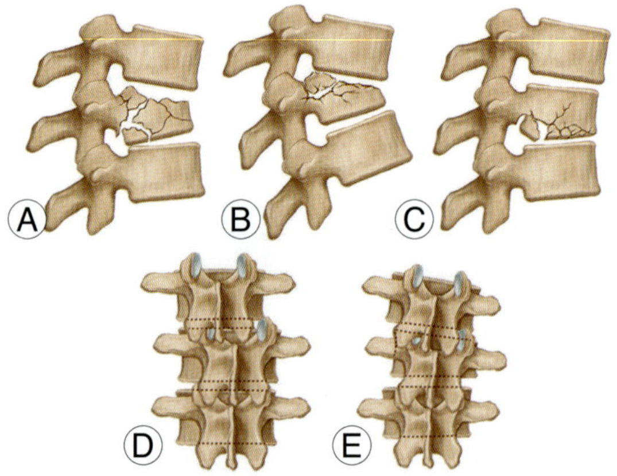

그림 17-49. 방출성 골절의 분류.
(A, B, C)는 측면상에서 진단이 용이하며, **(D, E)**는 전후면상에서 진단이 용이하다. 특히 D형은 측면상에서는 A형과 유사하고, E형은 측면상에서는 A, B 그리고 C형과 유사하다.

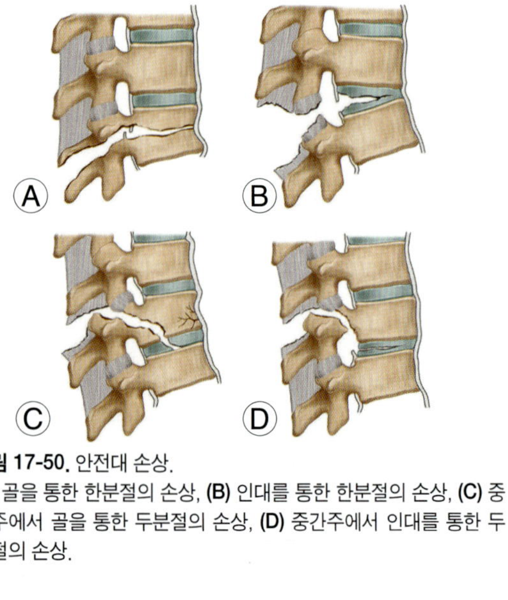

그림 17-50. 안전대 손상.
(A) 골을 통한 한분절의 손상, **(B)** 인대를 통한 한분절의 손상, **(C)** 중간주에서 골을 통한 두분절의 손상, **(D)** 중간주에서 인대를 통한 두분절의 손상.

수 있다. 손상 받은 분절 수와 손상 부위에 따라 4가지 형태로 나뉜다(그림 17-50).

라) 골절-탈구(Fracture-dislocation)

삼주 모두에 손상이 있는 것으로 외력의 종류에 따라 굴곡-회전 손상, 전단 손상 및 굴곡-신연 손상의 3가지 형태로 나뉜다(그림 17-51). 이 손상의 특징은 안정성을 유지할 수 있는 구조물이 남아 있지 않아 심한 불안정성을 보이는 것이며 신경 손상이 동반되는 경우도 매우 흔하다.

Denis 분류 외에도 AO group의 포괄적 분류, 추체분쇄에 중점을 둔 McCormark 분류 및 Denis 분류를 수정 보완한 McAfee 분류 등이 있다.

4) 치료

(1) 치료의 방법

가. 보존적 치료

가) 침상 안정

안정성을 보이는 척추 손상의 초기 치료로 시행한다. 변형이 없는 골조직에 한정된 골절에서는 유합을 기대할 수 있으나, 장기간의 침상 안정은 심부 정맥 혈전증, 폐색전증, 폐렴, 욕창 등의 합병증을 발생시킬 수 있어 주의해야 한다.

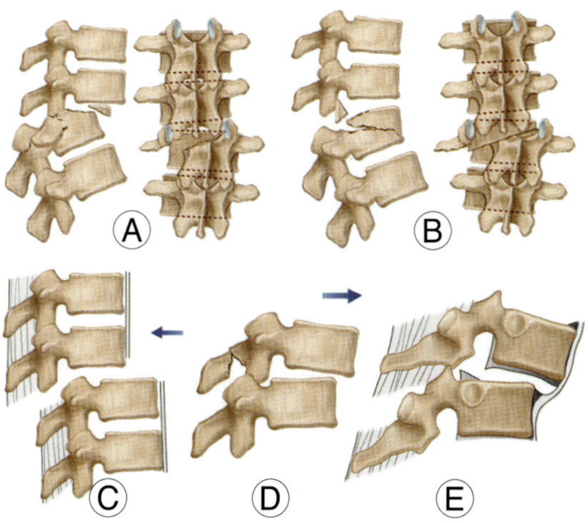

그림 17-51. 골절-탈구 손상.
(A) 추간판을 통한 굴곡-회전 손상, **(B)** 골을 통한 굴곡-회전 손상, **(C)** 전후방 전단 손상, **(D)** 후전방 전단 손상, **(E)** 굴곡-신연 손상.

나) 보조기 치료

보조기의 기능은 골절의 상하 부위를 고정함으로써 골절 부위를 안정화시켜 골유합을 시키는 것이다. 보조기 착용 기간은 골절의 정도에 따라 다르지만 3개월 내외이다.

나. 수술적 치료

수술의 목적은 골절 부위를 본래의 해부학적 배열로 복원, 고정하여 안정성을 부여하여 조기에 거동이 가능하게 하는 것이다.

가) 기기 고정술

척추의 해부학적 정복(anatomical reduction)과 고정을 위해선 기기 고정술이 필요하며 척추경 나사못 고정술이 대표적인 술식이다. 수술의 범위는 척추에 충분한 고정력을 제공하는 범위 내에서 가능한 적은 범위로 고정하는 것이 바람직하다.

나) 감압술(Decompression)

신경학적 이상이 있으면서 현재 신경을 압박하는 원인 즉 척추가 어긋났거나 골절 편이 척추강에서 신경을 압박하고 있는 경우 시행한다. 골편제거를 통한 감압 방법은 간접 감압 및 직접 감압 두가지가 있다. 간접 감압은 인대 신연술을 이용하여 골편이 정복되도록 하는 방법이다. 그러나, 골편이 척추강 내로 심하게 침범되면서 수상 후 2주가 경과한 경우, 골편이 인대와 연결없이 따로 떨어져 있는 경우 즉, 골편이 회전 되어 있는 소견(reverse cortical sign)을 보이면 간접 감압으로 안되므로 직접 감압이 필요하다.

(2) 골절 분류에 따른 치료의 결정

가. 압박 골절(Compression fracture)

일반적으로 압박 골절은 안정성 골절이므로 비수술적 요법으로 침상 안정 후 골절의 정도에 따라 골 유합 시까지 흉요추 보조기를 착용한다. 전주의 압박률이 50% 이상, 후만각이 25도 이상 또는 극간돌기 사이의 간격이 벌어진 경우는 MRI를 통해 후방인대의 파열을 확인한 후, 파열된 경우 후만곡(kyphosis)이 진행하거나 통증이 지속되므로 수술적 치료가 필요할 수 있다.

나. 방출성 골절(Burst fracture)

안정성 방출성 골절은 압박 골절과 같이 비수술적 치료를 시행하며 보조기 착용과 정기적 방사선 검사로 후만변형의 증가나 추체 골 유합 여부를 관찰한다. 방출성 골절에서 수술을 요하는 경우는 후방인대 손상으로 불안정성이 동반되거나, 척추강 내로 추체골편이 침범하여 신경학적 이상을 보이는 경우 수술을 시행한다.

다. 안전대 손상(Seat belt injury)

안전대 손상은 굴곡점이 추체 앞에 위치하여 후주부터 시작하여 척추 삼주가 신연 손상을 받으므로 후방인대 복합체 파열, 후궁 추체 수평 골절, 후관절 골절 탈구가 일어난다. 복부의 외상을 동반하는 경우가 많아 장파열 등 복부장기 손상 유무를 확인하고 치료하여야 한다. 뼈를 통한 골절인 Chance 골절은 전위정도가 심하지 않고 신경학적 이상이 없다면 보존적으로 치료할 수 있으나 나머지의 경우 수술은 후방에서 나사못 삽입 후 압박고정을 시행한다(그림 17-52).

라. 골절-탈구(Fracture-dislocation)

강한 외상에 의해 발생하며 척추의 삼주를 다 손상시켜 심한 불안정성을 보이며 대부분 신경학적 이상을 동반하기 때문에 수술적 치료를 요한다.

5) 골다공증에 의한 골절(Osteoporotic fracture)

골다공증은 골량의 감소와 골미세구조의 파괴로 인해 골 강도가 약화되어 골절의 위험이 증가되는 가장 흔한 대사성 골 질환이다. 점점 사회가 고령화되면서 골다공증에 의한 골절의 빈도도 증가하고 있으며, 골다공증에 의한 척추 골절은 골다공증과 연관된 골절 중 가장 높은 유병률을 보인다.

골다공증으로 인한 척추 골절은 대부분 저에너지 손상에 의한 것으로 골 조직은 붕괴되어도 인대의 손상은 별로 없는 압박 골절이 대부분이며, 신경 증상이 동반되는 경우는 매우 드물다. 임상적 증상으로 요통과 하부 흉통 또는 옆구리의 통증을 보일 수 있는데, 요통은 골절 자체에 의한 것과 골절에 의해 이차적으로 시상면 균형의 변화가 초래되어 나타나는 것이 있다.

골다공증 골절도 초기에는 심한 통증이 있을 수 있으나, 대개 일주일 이내에 통증은 많이 가라앉는다. 이러한 골절은 대부분 안정성 골절로 기저 질환인 골다공증 치료와 함께 단기간의 침상 안정 및 통증 치료 후 가능한 빠른 시기에 보조기를 착용시켜 조기 보행시키는 것이 계속적인 침상 안정에 따르는 각종 합병증과 골량 저하의 가속화를 방지하는 방법이다.

골다공증 척추 골절에서 흔한 수술의 적응증은 불안정성에 의한 지속적인 통증이다. 수술로는 신경 감압술, 내고정술 및 유합술을 시행하기도 하나, 근래에는 골절된 추체에 바늘을 넣어서 골시멘트 등의 물질을 주입하

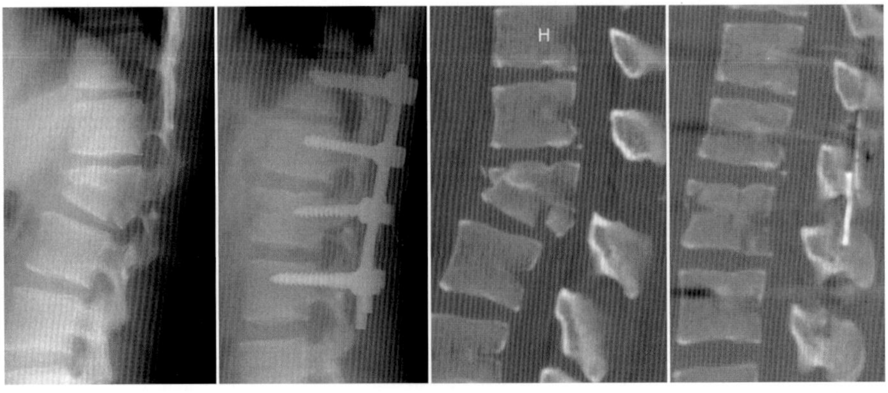

그림 17-52. 후방 정복술 및 기기 고정술로 추체의 높이가 회복되었으며, 신경을 압박하고 있던 골편이 정복되었다.

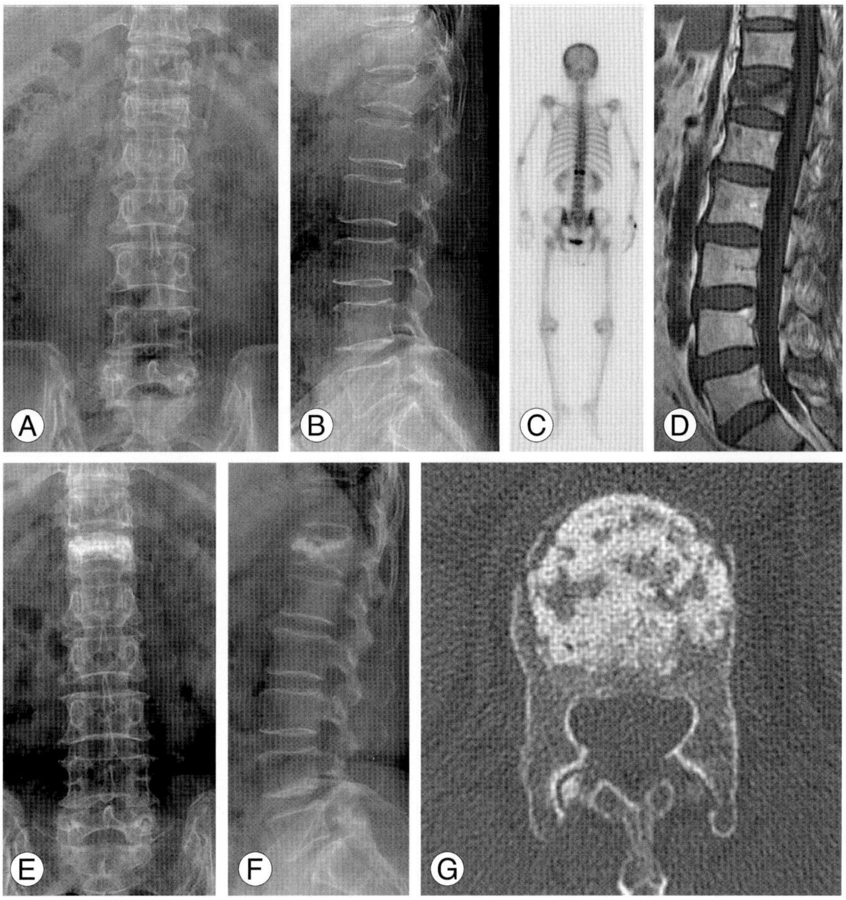

그림 17-53. 68세 여자 환자로 경미한 외상 후 발생한 심한 요통을 주소로 내원하였다. **(A, B)** 단순 방사선 사진상에서 제 12흉추에 골다공증 압박 골절이 관찰된다. **(C)** 골주사 검사에서 제 12흉추에 방사선 동위 원소의 포합 증가 소견이 보인다. **(D)** MRI 검사상 T1 강조 영상에서 동일 부위에 추체의 저신호 강도가 관찰된다. **(E, F)** 추체성형술 시행 후 단순 방사선 사진상 추체 내로 골시멘트가 유입되어 있는 소견이 보이며, **(G)** CT 검사상 골시멘트가 추체내로 잘 유입되어 있다.

는 추체성형술(vertebroplasty)(그림 17-53)과 풍선을 이용하여 추체 함몰을 복원한 후에 골시멘트 등의 물질을 주입하는 풍선 후만성형술(ballon kyphoplasty)(그림 17-54)을 시행한다.

골다공증 척추 골절에 의해 드물지만 신경 증상이 나타나는 경우에는 전방 혹은 후방 도달법을 통한 신경 감압술을 시행하고 내고정 및 유합술을 시행할 수 있다.

하지만, 골다공증이 동반된 척추의 경우 내고정물이 골과의 접촉면에서 견고하게 고정되지 않아 내고정물의 이완 및 고정 실패가 발생할 수 있어, 기기 고정술을 시행할 경우 수술 전 골다공증의 중증도 평가 및 적절한 기기 선택이 중요하다.

3. 척수 손상 및 마비 (Spinal Cord Injury and Paralysis)

척추 외상에서 가장 심각한 문제를 야기하는 척수 손상은 하지마비(paraplegia), 사지마비(tetraplegia), 대소변 장애, 성 기능 장애 등을 일으킬 수 있어 환자 개인과 가족에게 신체적, 정신적으로 엄청난 고통을 줄 뿐만 아니라 사회 전체적으로 이로 인한 경제적 손실은 이루 말할 수 없다. 급성 외상성 척수 손상은 40세 미만의 젊은

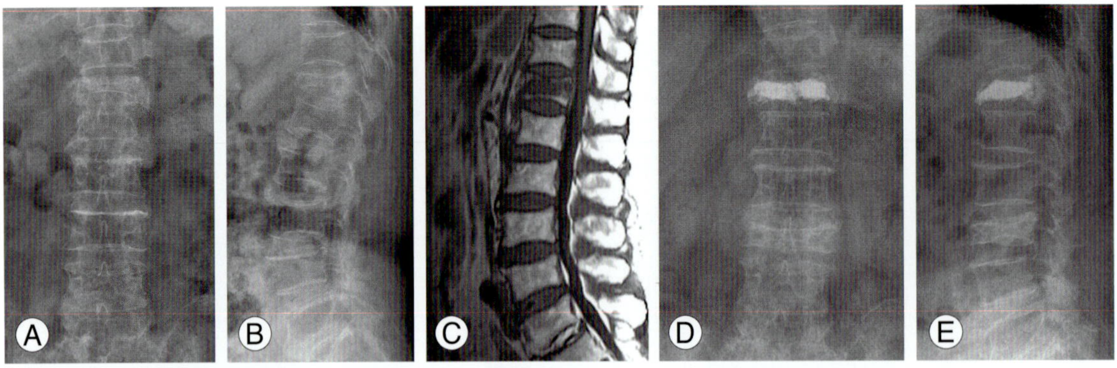

그림 17-54. 72세 여자 환자로 특별한 외상없이 발생한 심한 요통을 주소로 내원하였다.
(A, B) 단순 방사선 사진상 제 12흉추에 골다공증 압박 골절이 관찰된다. **(C)** MRI T1 강조 영상에서 동일 부위에 추체의 저신호 강도가 관찰되어 급성 병변임을 시사하고 있다. **(D, E)** 풍선 후만성형술 후 시행한 단순 방사선 사진에서 추체 내로 골시멘트가 유입되어 추체의 높이가 어느 정도 정복된 소견을 볼 수 있다.

연령대에서 많이 발생하며 남녀의 비율은 4:1로 활동량이 많은 남자에서 높게 발생한다. 손상의 원인은 교통사고가 50~60%로 가장 많고 그 외 낙상, 스포츠 손상 등이 있다. 불완전 손상(incomplete injury)이 완전 손상(complete injury)보다 많이 발생한다.

1) 척수 손상의 평가 및 치료(Evaluation and treatment of spinal cord injury)

척수가 손상되어 손상 부위 이하에서 척수의 반사 기능을 포함한 모든 생리적 기능이 일시적으로 정지되는 현상을 척수성 쇼크(spinal shock)라고 한다. 손상 받은 척수 원위부의 근력이 완전히 소실되어 이완성 마비가 나타나고, 모든 감각이 없으면서 하부 천수 분절(sacral cord segment)의 반사인 족저 반사(plantar reflex), 항문 반사(anal reflex), 구해면체 반사(bulvocavernous reflex)가 나타나지 않으면 척수성 쇼크라고 할 수 있다. 척수성 쇼크는 대개 24시간 이내에 회복되나 수일에서 수주까지 지속되는 경우도 있으며, 이 쇼크가 지속되는 동안은 척수 손상이 완전 마비인지 부분 마비인지 구분할 수 없다. 족저 반사, 항문 반사, 구해면체 반사가 나타나면 척수성 쇼크에서 회복되었음을 의미한다(그림 17-55).

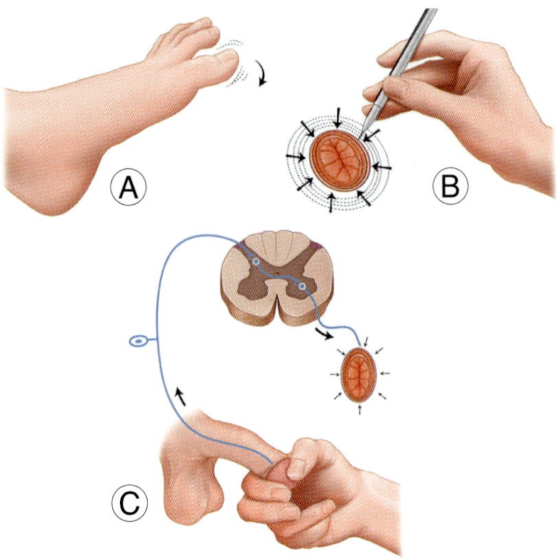

그림 17-55. **(A)** 족저 반사(plantar reflex), **(B)** 항문 반사(anal wink reflex), **(C)** 구해면체 반사(bulbocavernous reflex).

(1) 환자의 생명 보존과 초기 관리

사고 현장에서는 척추의 손상이 확인되기 전까지는 척추 불안정성이 있는 것으로 간주하고 환자가 더 이상의 손상의 손상을 받지 않도록 경추 보조기나 등판자(back-board) 등을 이용하여 척추부를 고정하여야 한다. 제 4경추 상부에서의 척수 손상이 있으면 횡격막 신경(phrenic nerve)의 마비로 스스로 호흡을 할 수 없어 사망할 수 있다. 척수 손상은 교감 신경계의 기능 장애로 저혈압을 초래할 수 있고, 이로 인해 척수로 가는 혈류가 감소됨에 따라 척수에 허혈을 일으켜 이차적인 손상이 발생될 수 있다. 신경성 쇼크(저혈압, 서맥)는 저혈량성 쇼크(저혈압, 빈맥)와 구별하여 처치하여야 한다.

(2) 신경 손상의 관리

손상 받은 부위의 살아남은 축색에 더 이상의 손상을 방지하는 것이 중요하다. 척추를 조기에 재정렬하며, 척수에 압박이 있으면 감압을 시행하고 비정상적인 운동을 갖는 분절을 고정하여 안정화시킴으로써 기능 회복을 위한 최적의 조건을 만들 수 있다. 손상 8시간 이내에는 환자의 상태에 따라 다량의 글루코코티코이드(glucocorticoid)를 투여할 수도 있지만, 스테로이드 사용에 의한 상처 치유의 지연, 궤양, 감염 등의 합병증이 있을 수 있어 주의하여야 한다.

(3) 척수 손상 환자에서 합병증

요로계 감염, 욕창, 심부정맥 혈전증, 폐색전증, 강직, 구축 및 이소성 골화 등의 합병증이 있다.

2) 척수 손상의 분류 (Classification of the spinal cord injury)

척수 손상은 손상 정도에 따라 완전 손상(complete injury)와 불완전 손상(incomplete injury)으로 분류할 수 있으며, 이는 환자의 예후를 결정하는데 중요한 요소이다.

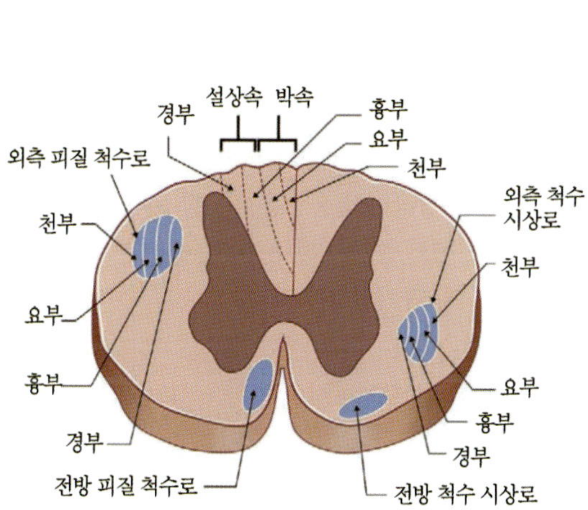

그림 17-56. 하 경추부 척수 횡단면도.

(1) 완전 척수 손상(Complete cord injury)

척수성 쇼크에서 회복된 후 척수의 완전 손상을 의미하며, 마비에서 회복될 가능성은 희박하다.

(2) 불완전 척수 손상(InComplete cord injury)

척수성 쇼크에서 회복된 후 척수 손상 원위부에 운동이나 감각 기능의 일부가 보존된 경우이며 척수 증후군(spinal cord syndrome)으로 불리기도 한다. 일반적으로 손상 원위부의 운동 및 감각 신경이 많이 보존되고, 빠른 회복 속도를 보일수록 좋은 회복이 기대된다. 불완전 척수 손상에는 중심성 척수 증후군, Brown-Sequard 증후군, 전방 척수 증후군 그리고 후방 척수 증후군 등이 있다(그림 17-56, 57).

가. 중심성 척수 증후군(Central cord syndrome)

가장 흔한 불완전 척수 손상으로, 척추의 퇴행성 변화로 경추부에 척추관 협착증이 있는 노령층에서 과신전으로 척수가 전방의 골극과 후방의 중첩된 황색인대 사이에 끼여서 발생한다. 척수 중심부가 손상되어 사지의 운동 마비 및 감각 소실이 나타나지만 피질척수로(corticospinal tract)의 내측은 상지로 가는 신경 섬유가, 외측은 하지로 가는 신경 섬유가 분포하고 있어 보다 중심부에 위치한 신경 섬유에 더 많은 손상이 발생하므로 상지의 운동 마비가 심하고, 상대적으로 하지의 운동 마

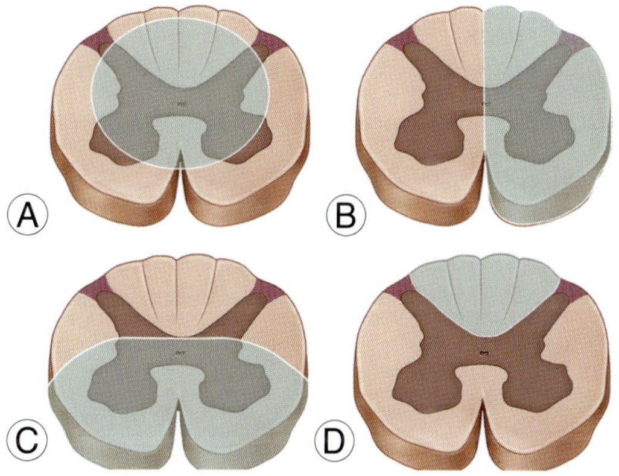

그림 17-57. **(A)** 중심성 척수 증후군(central cord syndrome), **(B)** Brown-Sequard 증후군(Brown-Sequard syndrome), **(C)** 전방 척수 증후군(anterior cord syndrome), **(D)** 후방 척수 증후군(posterior cord syndrome).

비는 심하지 않다. 예후는 비교적 양호하여 하지의 회복이 먼저 일어나고 이어서 장과 방광의 기능, 상지의 기능이 50% 정도에서 회복된다.

나. Brown-Sequard 증후군(Brown-Sequard syndrome)

일측성 척추 후궁과 척추경 골절, 관통상, 척추의 회전 손상 및 급성추간판 탈출증 등으로 발생할 수 있다. 척수의 편측 반에만 손상이 있어, 편측 운동 마비와 반대측의 통각 및 온도 감각이 소실된다. 예후는 가장 좋아서 80%의 환자에서 보행이 가능하며 거의 모든 환자에서 방광 및 대장 조절 기능이 회복된다.

다. 전방 척수 증후군(Anterior cord syndrome)

척추의 압박 또는 과굴곡 손상으로 생긴 골편이나 탈출된 추간판이 전방척수동맥(anterior spinal artery)과 전방 척수를 압박하여 발생한다. 척수 전방의 손상으로 원위부의 운동 마비 및 통증, 온도 감각 소실이 생기지만, 후주는 손상되지 않고 남아 있어서 심부 촉각, 압각, 두점 식별 및 고유 감각 기능은 남아 있게 된다. 척수의 불완전 손상 중 예후가 가장 나빠 대부분의 경우 보행, 방광 및 대장 조절 기능의 회복을 기대할 수 없다.

라. 후방 척수 증후군(Posterior cord syndrome)

후방 척수 증후군만이 발생하는 경우는 매우 드물며 주로 다른 척수 증후군과 가이 나타난다. 척추의 과신전으로 척수의 후주가 손상 받아서 심부 감각, 압각, 고유 감각이 소실되나, 운동 기능과 통증 및 온도 감각 기능은 유지된다. 일반적으로 예후는 좋은 편이어서 대부분은 거의 완전한 회복을 기대할 수 있다.

골반부 및 하지 외상 (Trauma of the Pelvis and the Lower Extremities)

1. 골반 및 비구 골절 (Fractures of the Pelvis & Acetabulum)

골반은 두 개의 무명골(innominate bone)과 천골(sacrum), 그리고 미골(coccyx)로 이루어져 있으며, 후방에는 두개의 무명골이 천골과 천장관절(sacroiliac joint)을 형성하고, 전방에는 양측의 무명골이 치골 결합(pubic symphysis)을 형성한다. 이와 같이 무명골과 천골로 구성된 골조직은 인대에 의해 결합되어 고리 모양의 구조를 형성하여 골반환(pelvic ring) 이라 불려진다. 척추를 통해 골반에 전달되는 부하의 많은 부분은 후방 골반환을 통해 전달되므로 후방 골반환이 골반 의 안정성에 중요하다. 골반환은 안정성은 전적으로 인대 조직에 의하므로 골반환의 안정성을 이해하기 위해서는 인대 조직의 구조와 기능에 대한 이해가 필수적이다(그림 17-58).

골반 골절의 70~80%는 낙상 등의 저에너지 손상(low-energy injury)으로 보존적 치료로 좋은 결과를 얻을 수 있으나, 20~30%는 교통사고, 추락으로 발생하는 고에너지 손상(high-energy injury)이며 높은 사망률과 이환율을 보인다. 비구 골절은 교통사고나 추락 등 고에너지 손상에 의해 발생하며 흔히 신체 다른 장기의 손상을 동반하고 비교적 젊은 연령에서 호발하며 체중부하 관절이므로 추후에 외상성 관절염이나 대퇴골두 무혈성 괴사 등의 심각한 후유증을 동반할 수 있다. 최근에는 고령화 인구의 증가로 인해 가벼운 낙상으로 인한 노인 비구 골절도 증가하고 있다

1) 진단

골반 골절을 정확히 분류하여 적절한 치료를 하기 위해서는 작용된 외력의 성질과 작용 방향을 정확히 파악

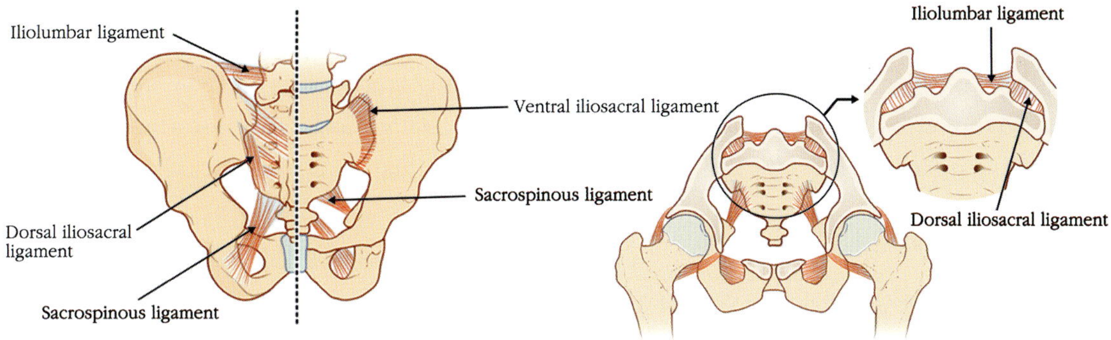

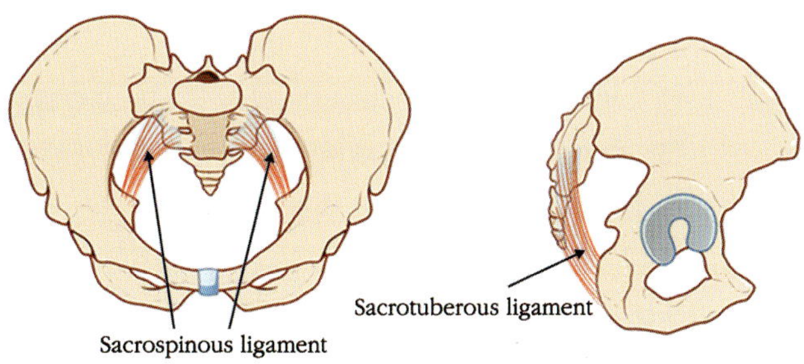

그림 17-58. 골반환의 안정성을 유지하는 중요한 인대들. 치골 결합부 인대, 천극 인대와 전방 천장 인대는 골반환에 가해지는 외회전력(external rotation)에 저항하며, 천결절인대는 시상면(sagittal plane)상의 회전력에 저항한다.

해야 한다. 그러므로 다른 어떤 검사보다도 손상받을 때의 상황과 가해진 외력의 종류, 방향 및 그 정도를 반드시 병력 청취를 통하여 알아야 한다. 골반 골절은 골반 내의 내부 장기 손상이 동반되거나 과다한 출혈이 발생할 수 있으며, 이는 골반 골절로 인한 사망의 주 원인이다. 따라서 환자의 전신 상태를 파악하는 것이 중요하며 활력 징후(vital sign)를 측정하여 적절한 초기 응급처치가 선행되어야 하고, 다음으로는 동반 손상의 유무를 파악하여야 하는데 특히 두부 손상이나 체간부 손상 등의 유무를 우선적으로 파악한다. 이와 함께 골반골 골절의 안정성 여부를 신체 검사로 평가한다.

골반 손상을 평가하기 위한 표준적인 방사선 사진은 골반의 전후면 사진과 방사선 조사각도를 달리한 골반 입구상(pelvic inlet view)과 골반 출구상(pelvic outlet view)이다. CT는 환자의 위치 변경 없이 골절의 분쇄 정도 및 골편의 전위 방향과 정도를 정확하게 판정할 수 있고, 단순 방사선 검사에서 보이지 않던 골절선의 발견이 가능하다. 특히 골반환 후방부와 천골 부위 및 비구 부위의 손상 여부 및 양상을 정확히 알 수 있으며, 골반내 장기의 손상 여부와 후복막 혈종(retroperitoneal hematoma)의 유무 및 크기를 알 수 있는 장점이 있기

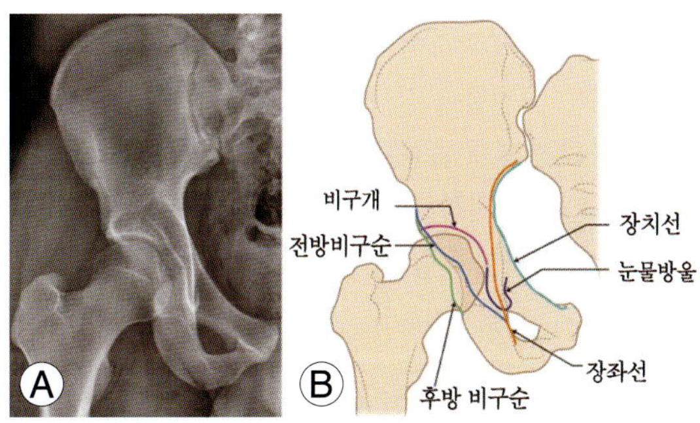

그림 17-59. 우측 골반 전후방상.
(A) 우측 골반의 전후방 방사선 촬영, **(B)** 주요 표식자.

때문에 현재는 골반 골절의 평가에 매우 중요한 검사로 간주되고 있다. 3차원 CT는 골절의 양상과 전위 정도를 파악하기 용이하며 원하는 위치로 회전시켜 볼 수 있어 수술 전 계획을 세우는데 도움이 되어 근래에 와서 많이 사용되고 있다

비구 골절시 단순 방사선 촬영은 골절의 양상에 대한 정보를 제공하고, 전위 정도를 나타내므로 골절의 분류 및 치료에 필수적이며, 골반 전후방 단순 방사선 사진에서는 중요한 표식자(landmark)들을 확인하여야 한다(그림 17-59). 컴퓨터 단층 촬영은 단순 방사선 사진

상 명확하지 않은 골절선의 확인, 분쇄 및 전위 정도, 관절 내 유리골편 등을 확인할 수 있고, 예후에 결정적인 영향을 미치는 체중 부하 부위의 손상 여부 등을 확인할 수 있는 장점이 있으나, 단순 방사선 촬영을 대신할 수 없다는 점을 명심하여야 한다.

2) 치료

골반 손상 환자는 출혈이 심하고, 손상 후 24시간 내 사망은 주로 출혈에 의하며, 골반 골절로 인한 사망 원인의 약 60%는 출혈로 인한 저혈량성 쇼크(hypovolemic shock) 때문이다. 따라서 혈역학적으로 불안정한 경우에는 이에 대한 치료가 우선이다. 불안정한 골반골 손상이 있으면서 혈역학적으로 불안정한 상태라면 외고정을 시행하여 골반을 고정하며 즉시 시행이 불가능할 경우에는 포 또는 골반 압박대(pelvic binder)로 골반 부위를 감싸는 방법으로 출혈을 멈추게 한다(그림 17-60). 수혈과 함께 위의 방법으로 혈압을 유지할 수 없으면, 동맥 손상을 확인하기 위하여 혈관 조영술을 실시하고, 동맥 손상 부위는 색전술을 실시할 수 있다.

골반환의 형태에 변화를 주지 않는 안정 골절에는 전상 장골극 골절, 전하 장골극 골절, 좌골 결절의 견열골절이 있고, 이외에 장골익 골절, 천골과 미골의 단순골절이 있으며 보존적 치료를 실시한다.

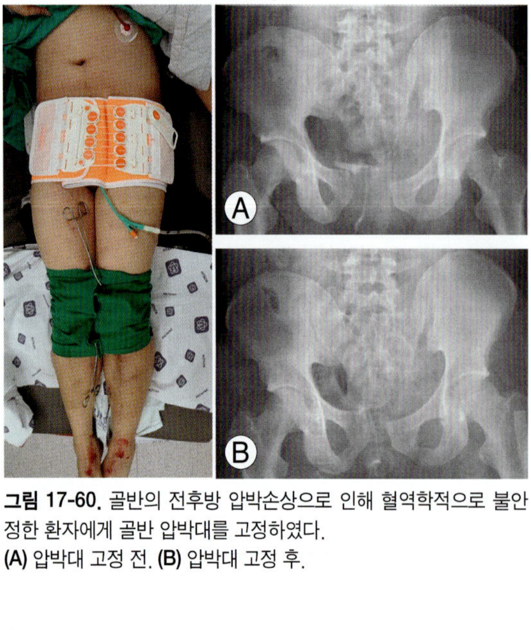

그림 17-60. 골반의 전후방 압박손상으로 인해 혈역학적으로 불안정한 환자에게 골반 압박대를 고정하였다.
(A) 압박대 고정 전. **(B)** 압박대 고정 후.

치골 결합 분리는 주로 전후방 압박 손상에서 발생한다. 2.5 cm 이내의 손상은 보존적 치료를 실시하지만, 그 이상으로 벌어진 경우에는 수술적 치료를 실시한다(그림 17-61). 불안정한 천장관절의 손상에는 천장관절의 탈구(S-I joint dislocation), 천장관절 탈구와 함께 관절 근처의 장골 골절이 동반 경우(S-I joint dislocation and iliac fracture) 및 관절 근처의 천골 골절이 동반된 경우(S-I joint dislocation and sacral fracture)가 있으며 전방 및 후방 수술적 도달법을 이용하여 치료하게 된다. 천골 골절은 골반골 손상의 약 30%를 차지하지만, 경한 측방 압박 손상에서 나타나는 작은 골절을 포함하면 75%까지 보고되고 있다. 대개 측방 압박으로 발생한 천골 골절은 감입되기 때문에 골절 부위는 안정적인 경우가 대부분이며, 골절의 안정을 위하여 수술하는 경우는 드물다.

비구 골절도 체중이 부하되는 관절내 골절이므로 치료의 원칙은 안정되고 해부학적으로 일치된(congruent) 고관절을 만들어 합병증을 최소화하고 통증이 없는 기능적인 고관절을 만드는 것이다. 경우에 따라서는 1 mm

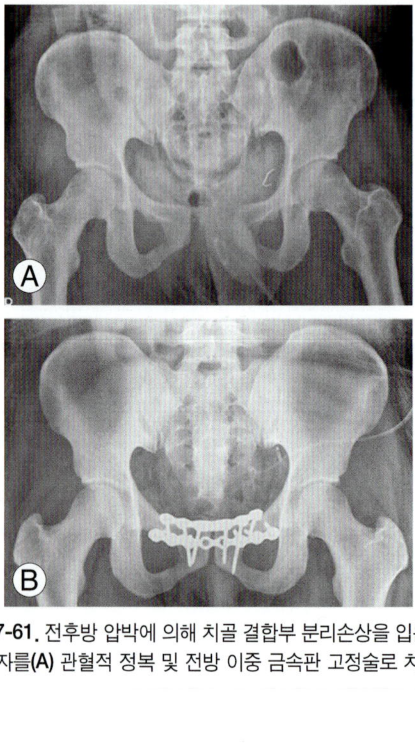

그림 17-61. 전후방 압박에 의해 치골 결합부 분리손상을 입은 21세 남자환자를**(A)** 관혈적 정복 및 전방 이중 금속판 고정술로 치료하였다**(B)**.

이하의 전위는 만족할 만한 결과를 얻을 수 있다고 하나, 가능한 해부학적 정복이 되면 좋은 결과를 얻을 수 있다.

2. 고관절 탈구(Dislocation of the Hip)

고관절은 볼-소켓 관절(ball and socket joint)로 깊고 견고한 관절 고유의 골성 안정성뿐만 아니라 두꺼운 관절낭(joint capsule)과 비구순(acetabular labrum), 강력한 주변 근육들로 인하여 인체의 모든 관절 중에서 제일 안정된 관절이다. 따라서, 고관절 탈구가 발생하려면 교통사고와 같은 매우 강한 외력을 받아야 하며 이러한 이유로 단순 탈구보다는 비구나 대퇴 골두 골절을 동반한 골절-탈구가 더 빈발하며, 복부, 두부 및 흉부와 같은 신체 다른 부위의 손상도 흔히 동반한다. 원인으로는 교통사고가 가장 많고 낙상사고나 스포츠 손상으로도 발생할 수 있다. 환자를 진찰할 때는 동측 하지의 신경 손상, 비구나 대퇴 골절, 슬관절 인대 손상 등이 흔히 동반된다는 사실을 염두에 두어야 한다. 고관절 탈구는 탈구시 비구에 대한 대퇴골두의 위치에 따라서 후방 탈구, 전방 탈구 및 중앙 탈구로 분류하며, 이중에서 후방 탈구가 가장 흔하다. 고관절 탈구는 정형외과적 응급 상황으로 대퇴골두 골괴사나 외상성 관절염과 같은 합병증을 줄이기 위해 빠른 정복이 필요하다. 도수정복이 불가능한 경우에는 무리하게 반복적으로 정복을 시행하면 대퇴 골두에 추가적인 손상을 줄 수 있으므로 삼가하여야 하며, 즉시 응급수술을 통한 관혈적 정복술을 시행하여야 한다.

1) 고관절 후방 탈구 (Posterior dislocation of the hip)

고관절 후방 탈구는 전체 고관절 탈구의 85~90%를 차지한다. 전방 충돌 교통사고시 발생하는 계기판 손상(dashboard injury)이나 슬관절과 고관절이 굴곡된 상태에서 슬관절 전방에 힘이 가해지는 추락사고 등에서 잘 일어난다.

(1) 진단

제일 처음 시행하는 방사선 검사는 골반 전후면 촬영으로 대퇴 골두가 비구로부터 연결이 분리되어 있어 쉽게 탈구를 진단할 수 있으며, 특징적으로 탈구된 쪽의 하지는 단축되며 굴곡, 내회전 및 내전 변형을 보인다. (그림 17-62). 도수정복이 되지 않는 경우에는 CT를 추가로 시행하여 정복을 방해하는 구조물을 확인하여야 한다.

(2) 치료

가능한 빨리 정복해야 하며, 먼저 응급실에서 진정제나 근육 이완제를 투여하고 도수정복을 시도한다. 2~3명의 도움을 받아 정복을 시행하며 급작스럽게 과도한 힘을 가하는 것은 삼가해야 한다. 여기서 실패한 경우에는 수술실에서 전신 또는 척추 마취 하에서 도수정복을 시도해 보고 그래도 정복이 되지 않으면 관혈적 정복을 고려하여야 한다. 정복 후에도 방사선 사진을 촬영하여 동심성 정복(concentric reduction) 여부 및 관절내 골절편의 존재 등을 확인하여야 하며, 특히 CT를 시행하여 방사선 사진상에서 잘 나타나지 않는 관절내 골절편의 존재 유무 및 대퇴 골두의 감입골절(impacted fracture)이나 비전위성 비구 골절의 유무 등을 확인하여야 한다.

2) 고관절 전방 탈구 (Anterior dislocation of the hip)

후방 탈구에 비해 드물게 나타나며, 전체 고관절 탈구의 10~15%를 차지한다. 대퇴가 외전 및 외회전되어 있는 상태에서 하지에 힘이 가해질 때 발생한다. 상방 탈구 시에는 탈구된 쪽의 하지는 신전 및 외회전 되어있으며, 하방 탈구 시에는 하지가 외전, 외회전 및 굴곡되어

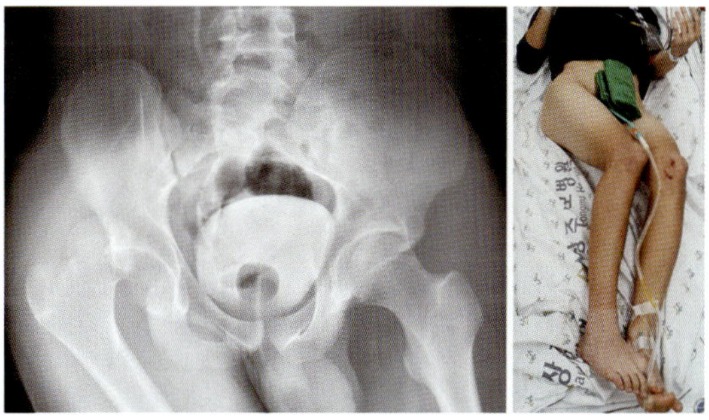

그림 17-62. 오토바이 사고 후 발생한 우측 고관절 후방 탈구. 우측 하지의 단축 및 굴곡, 내회전, 내전 변형이 관찰된다.

있다. 응급실에서 진정제나 근육이완제를 투여하고 도수정복을 시행하면 대부분 어렵지 않게 성공할 수 있다. 실패한 경우에는 수술실에서 전신 또는 척추 마취 하에서 정복을 시도한다.

3. 대퇴골 근위부 및 간부 골절

1) 대퇴 경부 골절 (Fracture of the neck of the femur)

대퇴 경부 골절은 무혈성 괴사나 불유합 등의 합병증의 위험이 많은 골절이다. 기본적으로 해부학적 위치에 따라 골두하(subcapital), 경경부(transcervical), 하경부(basicervical)로 나누며, 현재 가장 널리 이용되는 분류는 술전 방사선상 전위 정도를 기준으로 한 Garden에 의한 분류이다(그림 17-63). 제 1형과 제 2형은 비전위 골절로서 예후가 좋으며, 제 3형과 제 4형은 전위 골절로서 무혈성 괴사 등의 합병증이 생길 가능성이 높아 예후가 좋지 않다.

(1) 치료

대퇴 경부의 해부학적 특성으로 장관골의 골막과는 달리 경부의 골막은 얇고 형성층(cambium layer)이 없어, 골막성 신생골 형성(periosteal new bone formation)이 일어나지 않고, 골수성 가골 형성(medullary callus formation)으로만 골 유합이 이루어진다. 또한 대퇴 경부 골절은 관절내 골절이므로 관절액이 골절 부위의 혈종을 씻어내어 골 유합을 지연시키며, 대퇴 골두 영양 혈관인 외측 골단 혈관(lateral epiphyseal vessels)이 골절시 손상을 받으면 대퇴 골두가 무혈성 괴사에 빠지게 된다. 아울러 노인에게 호발하므로 골다공증으로 인하여 견고한 내고정을 하는데도 문제가 있다.

대퇴 경부 골절의 치료는 크게 해부학적 정복 후 다발성 나사 고정, 압박고 나사 고정 등을 이용한 골 유합술과 대퇴 골두 치환술 및 고관절 전치환술등의 인공 고관절 성형술로 대별되고 있다. 심한 전위나 후방 분쇄, 골반환의 동반 손상 및 골절 발견의 지연 등으로 대퇴 골두 무혈성 괴사나 불유합 등의 합병증의 위험성이 증가되어 있는 경우를 제외하고, 젊은 환자나 전위의 정도가 작은 경우 골 유합술을 일차적으로 선택하는 것이 널리 받아들여지고 있다(그림 17-64).

2) 대퇴 전자간 골절 (Intertrochanteric fracture of the femur)

최근 평균 수명의 증가와 함께 골다공증 환자가 증가함에 따라 고관절부 골절이 빈번하며, 이 중 전자부 골절이 약 50%를 차지한다. 전자부 골절 중에서 50~60%가 불안정성 골절이며 골다공증이 있는 여자 환자에서 많이 발생한다.

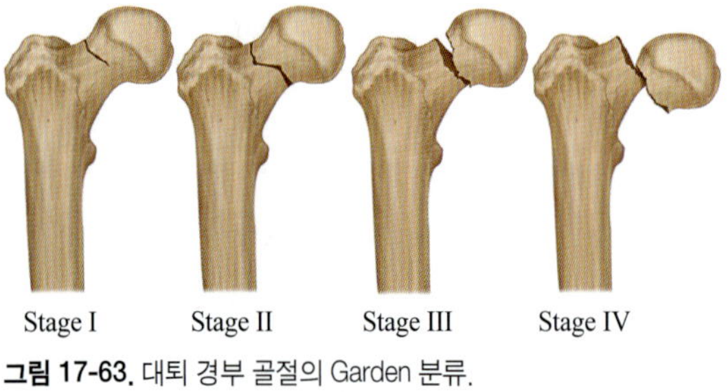

그림 17-63. 대퇴 경부 골절의 Garden 분류.
1형: 불완전 혹은 감입골절, **2형:** 전위가 없는 완전 골절, **3형:** 부분적인 전위가 있는 완전 골절, **4형:** 전체적인 전위가 있는 완전골절. 1형과 2형은 예후가 좋으며 3형과 4형은 예후가 좋지 않다.

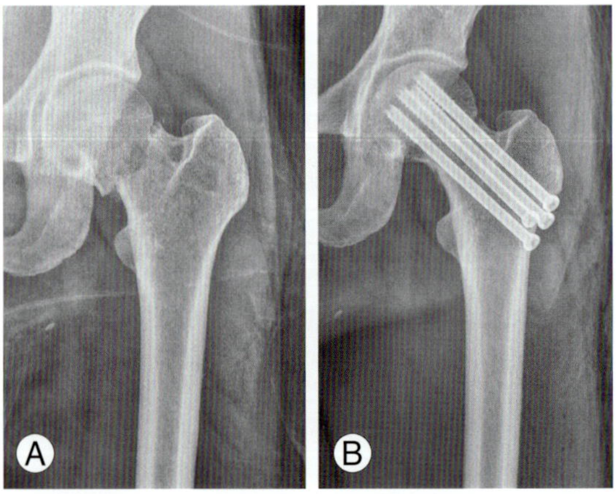

그림 17-64. **(A)** 45세 여자환자에서 발생한 대퇴 골두하 경부골절. **(B)** 골절 정복술 및 다발성 나사못 고정술로 치료하였다.

(1) 치료

마취나 수술에 위험성이 있는 환자, 만성 질환이나 암으로 인하여 여명 기간이 짧은 환자, 기존 선행 원인에 의하여 보행이 불가능하며 골절부에 통증이 많지 않은 경우는 보존적 요법으로 치료할 수 있으나 장기간의 침상 안정으로 인하여 노인에게서 발생할 수 있는 합병증 때문에 견고한 내고정을 시행하여 조기 운동을 시켜야 한다. 내고정물로는 활강 압박고 나사(sliding hip screw)와 골수정(intramedullary nail device, 그림 17-65)으로 크게 나뉜다.

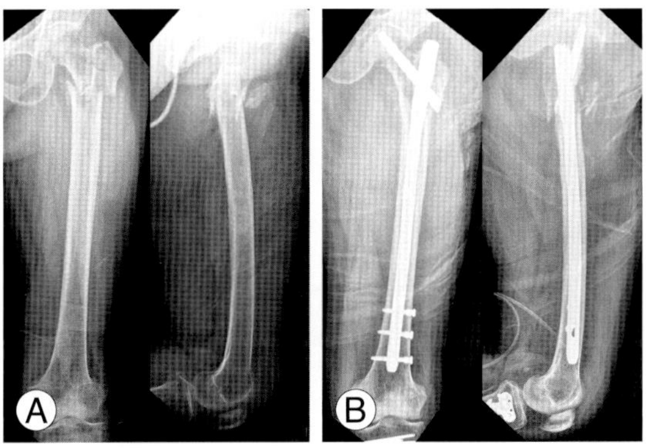

그림 17-65. (A) 70세 여자환자에서 보행자 사고 후 발생한 좌측 대퇴 전자간 골절. **(B)** 골절 정복 후 두부 골수형(cephalomedullary) 골수정 고정술을 시행하였다.

3) 대퇴 전자하 골절 (Subtrochanteric fracture of the femur)

소전자와 소전자에서 5 cm 하방까지 사이에서 발생한 골절을 말한다. 전자하 골절은 젊은층에서 심한 외력에 의해 발생하거나 노인층에서 골다공증이 심한 경우 발생하므로 골절의 분쇄가 심하며 주위 근육의 강한 힘에 의해 골편의 전위가 심하게 일어난다.

(1) 치료

전자하 골절은 주위 근육들에 의해 견인, 석고, 보조기 등으로 유지할 수 없을 만큼 강한 변형이 발생하기 때문에 성인의 전자하 골절의 경우 대부분 수술적 치료를 요한다. 수술적으로 안정된 정복과 내고정물로 견고한 고정을 시행하여 조기 보행을 시켜야 하지만 분쇄 골절이 잘 발생하여 골 유합이 지연되고, 하중이 많이 가해지는 부위로 내고정물의 파괴(metal failure)가 자주 일어난다. 수술에 사용되는 내고정물은 골수내(intramedullary) 또는 골수외(extramedullary) 장치로 나눌 수 있는데 생역학적 장점이 큰 골수정을 이용한 치료법이 선호된다(그림 17-66).

4) 대퇴간부 골절(Femoral shaft fracture)

대부분 고에너지 손상에 의하여 발생하며, 수술적 정복 및 내고정술이 환자의 조기 거동을 위해 요구된

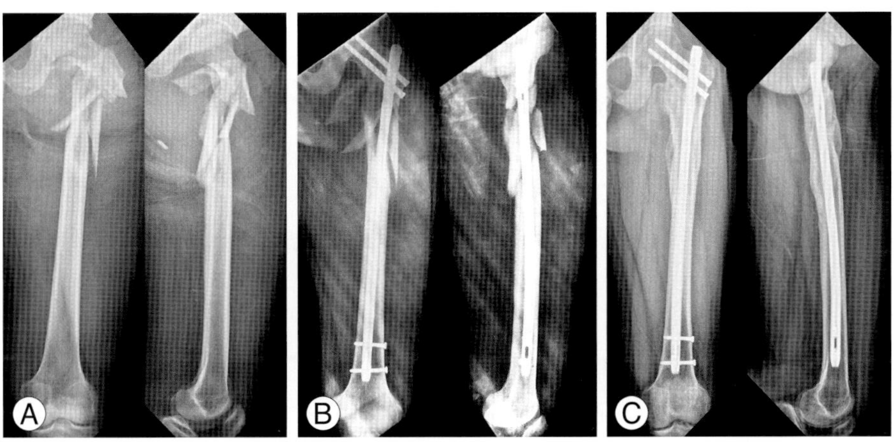

그림 17-66. (A) 26세 남자환자로 운전자 교통사고로 분쇄가 심한 좌측 대퇴골 전자하부 골절을 입었다. **(B)** 골절 정복 및 재건 골수정 고정을 시행하였다. **(C)** 술 후 1년째 골 유합이 확인되었다.

다. 교합성 골수정 고정술(interlocking intramedullary nailing)이 선호된다.

4. 대퇴골 원위부 골절 (Fractures of the Distal Femur)

대퇴골 원위부는 대퇴골의 과상부(supracondylar region)와 과부(condylar region)를 포함하는 부위로, 골수강이 넓고 피질골이 얇아서 쉽게 골절이 발생한다. 대퇴골 원위부 골절은 골간단(metaphysis)의 분쇄가 있을 수 있으며 골절선이 관절면을 침범하는 경우가 많다.

1) 손상 기전

고령에서는 슬관절이 굴곡된 상태에서 넘어진 후 자주 발생하는데 가벼운 낙상과 같은 간접 외상에 의한 경우가 많고 비교적 저강도의 외상으로도 골간단 분쇄나 관절내 골절이 발생할 수 있다. 젊은층에서는 교통사고나 높은 곳에서 추락과 같은 고에너지에 의한 손상으로 대개는 슬관절이 굴곡된 상태에서 직접 외력을 받아 발생하고, 골편의 상당한 전위 및 분쇄, 개방창 그리고 연부조직 손상이 있을 수 있다.

2) 분류

여러 분류법이 소개되었지만, AO/OTA (Arbeitsgemeinschaft für Osteosynthesefragen/Orthopaedic Trauma Association) 분류법이 널리 이용되고 있다. A형은 관절외 골절인 골간단부의 골절이고, B형은 과 골절(condylar fracture)로서 부위(외과 및 내과)와 골절 양상(시상면, 관상면)에 따라 세분된다. C형은 관절내 골절이며 분쇄 정도에 따라 다시 소분류 1, 2, 3으로 나뉜다(그림 17-67).

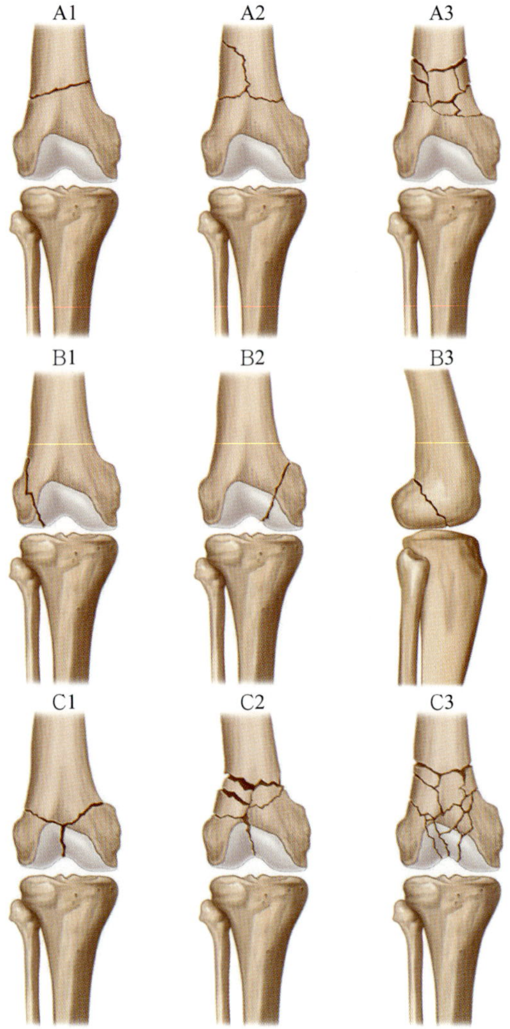

그림 17-67. 대퇴골 원위부 골절의 AO/OTA 분류.

3) 임상 소견

대퇴 원위부 및 슬관절의 통증 및 압통, 부종, 변형, 단축, 가성운동(false motion, pseudomotion) 및 염발음(crepitus) 등이 존재한다. 강한 외력으로 인한 골절인 경우는 동반 손상 유무에 대한 검사를 요하며, 특히 초진 시에 혈관 손상의 증후가 없어도 나중에 나타날 수 있으므로 수상 후 수 일 동안 반복하여 관찰할 필요가 있다. 대퇴골 원위부 골절 중 약 5~10%가 개방성 손상으로, 슬관절 주변의 창상이 슬관절 내로 연결되어 있다고 생각되는 경우에는 관절 천자 후 관절 내에 생리식염수를 넣어 관외 유출(extravasation) 여부를 확인한다.

4) 방사선 소견

슬관절과 대퇴골의 전후면 및 측면 촬영이 필요하며 진단은 대개 이것으로 충분하다. 대퇴골 원위부 골절이 발생한 경우 고관절 탈구나 비구 골절, 대퇴 경부 골절, 대퇴 간부 골절 등이 동반될 수 있으므로, 골반 및 동측의 고관절과 대퇴골 전장의 방사선 촬영이 필요하다. 관절면에 대한 침범이 있는 경우 45도 사면 촬영(oblique view)이 관절면 침범 정도를 판단하는데 도움이 된다. 관절면과 가까운 곳에 골절이 있는 경우에는 CT 및 3차원 입체영상이 권장된다.

5) 치료

비전위 안정 골절의 경우는 보조기를 착용 후 제한된 체중부하로 치료할 수 있지만 재전위될 수 있음에 유의해야 한다. 전위된 불안정성 골절은 석고 고정과 견인 방법만으로 정복의 유지가 어려우므로 수술을 할 수 없는 내과적 문제가 없다면 수술적 방법이 이용된다. 관절내 골절인 경우 관절 골편은 해부학적인 정복 및 슬관절의 조기 운동을 가능할 정도의 견고한 내고정을 시행해야 슬관절의 기능을 효과적으로 회복할 수 있다. 내고정에 사용되는 기구는 매우 다양하며 환자의 상태, 골절 양상, 골질, 술자의 경험 및 숙련도에 따라 적절한 기구를 선택해야 하는데 역행성 골수정 고정술이나(그림 17-68) 외측 금속판 고정술이 주로 사용된다(그림 17-69).

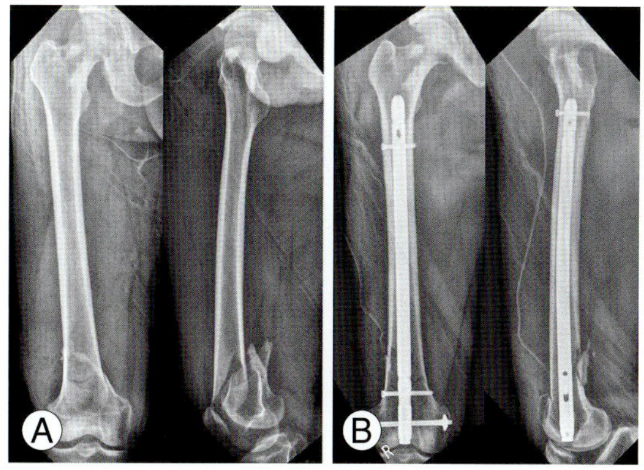

그림 17-68. (A) 46세 남자환자의 우측 원위 대퇴골 관절외 골절. **(B)** 역행성 골수정 고정술로 치료하였다.

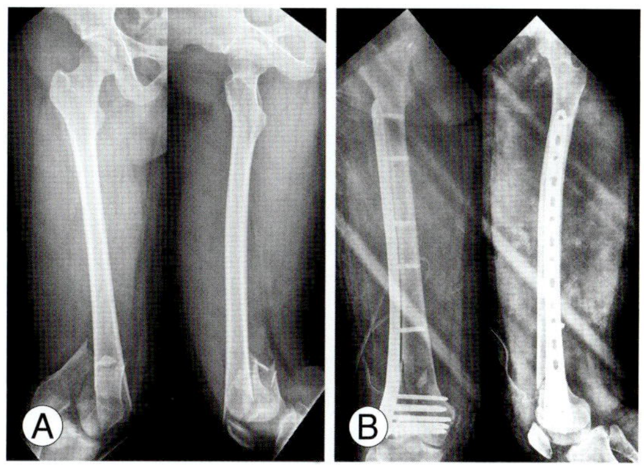

그림 17-69. (A) 21세 여자환자의 우측 원위 대퇴골 관절내 골절. **(B)** 골절 정복술 및 외측 금속판 고정술을 시행하였다.

5. 슬개골 골절(Fractures of the Patella)

슬개골은 슬관절의 신전 기전에서 매우 중요한 역할을 한다. 슬개골은 대퇴사두근 수축력의 축을 슬관절 전방으로 이동시켜 신전 기전의 지렛대 거리(lever arm)를 30% 가량 증가시키는 역할을 한다.

1) 손상 기전

직접 손상은 낙상이나 운전자 사고의 경우 슬관절 전방에 압박력이 가해졌을 경우 발생하며, 종형, 방사상 또는 분쇄 형태의 골절 양상을 보인다. 간접 손상은 대퇴 사두근이 강한 수축과 함께 갑작스럽게 슬관절이 굴곡되는 경우 과도한 인장력에 의해 발생한다. 이런 형태는 내, 외측 지대(retinaculum)의 파열을 동반한 횡골절 또는 슬개골 원위극(inferior pole)의 견열 골절 양상으로 나타난다(그림 17-70).

2) 분류

슬개골 골절은 크게 전위 골절과 비전위 골절로 나눌 수 있으며, 세부 분류는 골절의 형태에 따라 횡골절, 근위극 또는 원위극 골절, 분쇄 골절, 종골절 등으로 나뉜다.

3) 방사선 소견

기본적으로 전후면 및 측면 촬영을 실시한다. 측면 촬영은 관절면의 상태를 알 수 있고 횡골절의 진단에 유용하다. Merchant view 등의 축상 촬영은 종골절이나 슬개골 탈구 후 발생한 골연골 골절의 상태 진단에 유

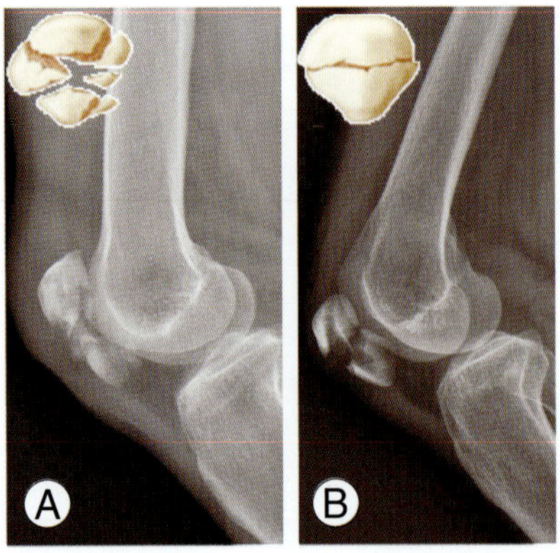

그림 17-70. 슬개골 골절 직접 손상(A)과 간접 손상(B). 직접 손상은 분쇄 골절의 형태로, 간접 손상은 단순 횡골절의 형태로 나타나는 경우가 많다.

용하다. 상외측의 골절이 의심될 때에는 이분 슬개골(bipartite patella)과 감별하기 위해 건측 방사선 촬영이 필요하다.

4) 치료

임상적으로 신전 기전의 장애가 없는 비전위 골절은 보존적 치료가 가능하다. 내, 외측 지대가 손상되지 않은 종골절이 가장 흔한 적응증이며 원통형 석고고정 또는 장하지 석고붕대 고정을 4~6주간 완전 신전상태로 시행한다. 석고 고정 대신 슬관절 경첩보조기(hinged knee brace)를 사용할 수 있으며 완전 신전 상태에서 고정 후 조기 체중 부하를 허용한다. 수술적 치료의 주 적응증은 신전 기전의 장애가 있거나 전위가 1~4 mm 이상, 관절면 층 형성(articular step off)이 2~3 mm 이상인 경우이며 그 외에도 관절내 유리체가 있거나 골연골 골절인 경우도 수술적 치료의 상대적 적응증이 된다.

6. 슬관절 탈구 (Dislocation of the Knee Joint)

외상성 슬관절 탈구는 드물게 발생하지만 슬와 동맥(popliteal artery)의 손상, 비골신경(peroneal nerve)의 손상, 급성 구획 증후군 및 심부정맥 혈전증 등의 심각한 합병증을 동반할 수가 있으므로 응급으로 진단과 치

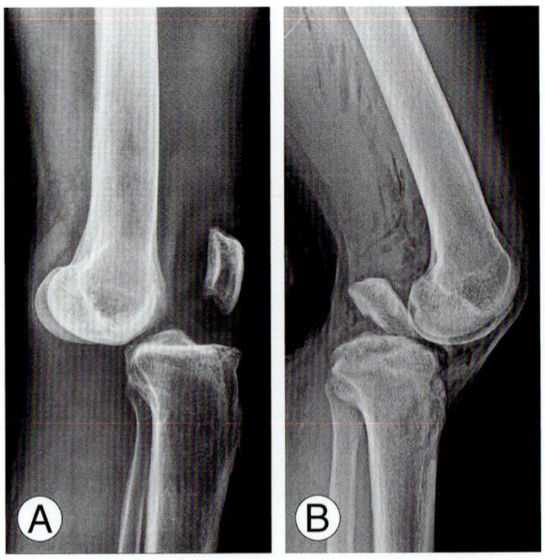

그림 17-71. 슬관절의 전방 탈구(A)와 후방 탈구(B).

료가 필요하다. 슬관절 탈구의 67%는 진단 당시에 자연적으로 정복되어 초진 상태만으로는 슬관절 탈구를 진단하기는 어렵다. 그러나 슬관절 탈구의 진단이 의심될 때 반드시 염두에 두어야 할 것은 슬와 동맥의 손상으로 이를 방치하면 하지 절단을 필요로 할 수도 있으므로 주의를 요한다.

1) 손상 기전

심한 직접 또는 간접 손상 모두 탈구를 일으킬 수 있다. 교통 사고 등과 같은 고에너지 손상에 의해 주로 발생한다.

2) 분류

대퇴골에 대한 경골의 위치에 따라서 전방, 후방, 내측, 외측 및 회전 탈구로 분류한다(그림 17-71).

3) 임상 소견

탈구 당시에는 심한 관절 변형이 보이나 정복 후에는 슬관절 동통, 부종 등 다른 슬관절 손상에 보이는 증상만 나타나므로 주의를 요한다. 혈관 손상은 7~64%까지 다양하게 보고되고 있으며 혈관 손상이 발견되면 인대보다 먼저 치료하여야 하는데 슬와 동맥은 수상 당시 파열 등 급성으로 손상될 수 있을 뿐 아니라 수상시 파열이 없더라도 좌상에 의한 혈관 내막(endothelium)의 손상으로 발생한 혈전으로 인해 지연성 폐색이 생길 수 있

으므로 수상 당시 혈류 장애가 없다 하더라도 충분한 시간 동안 추시 확인이 반드시 필요하다. 신경손상은 총비골신경 손상이 가장 흔하며 14~35%까지 보고되는데 완전 마비된 경우 예후는 불량하다.

4) 치료

탈구된 슬관절은 즉시 정복을 시행하고 15~20도 굴곡 위치에서 부목으로 고정 후 최소한 일주일 정도 혈관 손상 유무에 대한 관찰이 필요하다. 드물기는 하나 도수정복이 불가능한 탈구의 경우 관혈적 정복이 필요하며 이때는 대부분 경골의 후외방 탈구를 동반하면서 대퇴 내과골이 내측 관절낭에 끼여 단추구멍 변형(buttonhole deformity) 발생한다. 혈관 손상이 의심되거나 수상 당시에 발견되었으면 즉각 혈관 조영술을 시행하고 이것부터 응급으로 치료한 다음 하지의 혈액 순환 여부를 보아가면서 인대 치료 계획을 세워야 한다. 신경 손상의 치료 방침은 논란이 많은데 일반적으로 약 50%에서 신경 손상의 잔류 증상을 남기며 대개는 약 3개월간 경과를 관찰한 다음 재건술을 시행한다.

7. 경골 근위부 골절 (Fractures of the Proximal Tibia)

1) 경골과 골절 (Fractures of the tibial condyle)

근위 경골의 관절내 골절을 소위 고평부 골절(plateau fracture)이라고 하며 슬관절 관절면 및 중요 인대를 포함하고 있어 적절히 치료하지 않으면 장애를 초래하므로 해부학적 정복과 기능 회복을 모두 고려하여야 한다.

(1) 손상 기전

젊은 연령에서는 교통사고, 추락 등의 고에너지 손상으로 인해, 고령에서는 골다공증으로 인한 골질의 약화로 작은 에너지로도 발생할 수 있다. 40~60세에 가장 높은 발생률을 보이고, 축성 부하(axial loading), 측방 부하(side loading), 또는 이 두 가지 기전의 복합으로 인하여 발생한다.

(2) 분류

현재 가장 흔히 쓰이는 분류는 Schatzker 분류이다. 이 분류는 관절면의 함몰(depression) 및 분리(split), 골절의 해부학적 위치(내과 및 외과)에 따라서 6가지 형으로 분류되어 치료 방법 결정에 도움이 된다(그림 17-72).

(3) 방사선 소견

단순 방사선 사진은 기본적인 검사로 전후면, 측면, 사면상(oblique view) 촬영을 시행한다. 그리고 경골과는 10~15도 정도 후방으로 경사되어 있으므로 관절면을 관찰하기 위해 이 각도만큼 근위부에서 원위부로 각을 주어 촬영한다. CT 촬영은 단순 방사선 사진에서 찾을 수 없는 골절편의 크기, 분쇄 정도 및 관절 골편의 위치를 파악할 수 있어 술전 계획에 도움이 된다. 또한 인대나 반월상 연골 등의 연부조직 손상이 의심되는 경우 MRI 촬영이 도움된다.

(4) 치료

경골 근위부의 골절을 치료하는데 있어서 중요한 원칙은 관절면을 해부학적으로 회복시켜 주고, 하지의 정

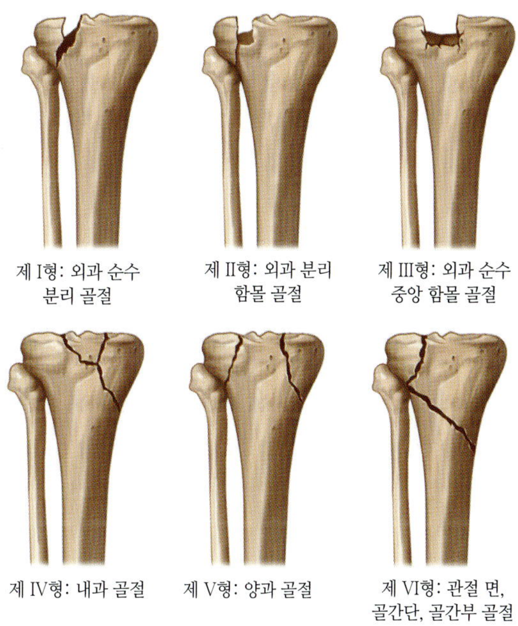

그림 17-72. 경골 고평부 골절의 Schatzker 분류.

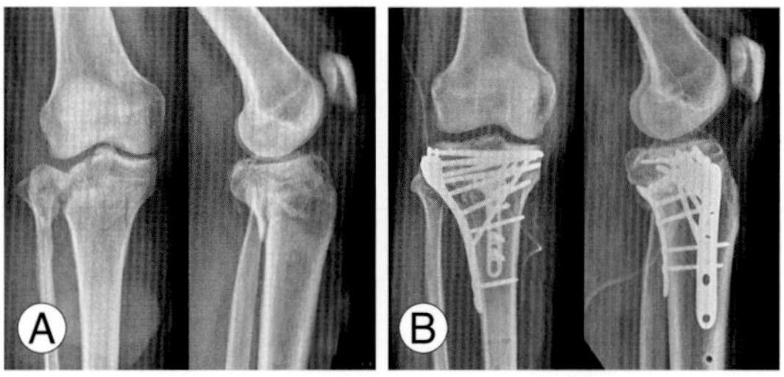

그림 17-73. (A) 49세 남자환자의 Schatzker 제 5형의 경골 고평부 골절. **(B)** 관혈적 정복술 및 금속판 내고정술로 치료하였다.

렬을 유지하고, 안정된 관절을 만들며, 관절 운동 범위를 회복시켜주는 것이다. 환자 상태, 연령, 신체 상태 등의 임상 상황과 의사의 능력 및 사용 가능한 시설과 인력 등을 고려해 치료 방침을 결정한다. 전위가 없거나 최소일 때(5 mm 이하의 함몰, 2 mm 이하의 관절면 전위)는 보조기가 사용되기도 한다. 특히 전신 상태의 불량으로 수술을 시행할 수 없을 때 운동범위 조절 보조기를 1~2주 착용하였다가 잠금을 풀고 조기 운동을 시행하기도 한다. 하지만 활동도가 높은 젊은 환자나 복합 골절의 경우 비수술적 치료의 결과가 나쁘며, 관절의 조기 운동과 하지 정렬의 정상화가 강조되고 관절면의 일치도(congruity)가 중요시 되면서 최근에는 관혈적 정복과 내고정이 선호되고 있다. 수술적 치료의 목표는 관절면의 해부학적 정복과 경골 간부와의 확실한 고정이다(그림 17-73). 개방성 골절이나 구획 증후군 등이 동반되었을 경우 창상 치유 및 피부 괴사 방지를 위해 일시적으로 외고정 장치를 장착한 후 창상 치유 후에 이차적으로 내고정으로 전환하기도 한다.

8. 경골 및 비골 골절 (Fracture of the Tibia and Fibula)

경골 골절은 모든 연령에서 빈번히 발생하며 외상에 의한 장골(long-bone) 골절 중 가장 흔한 골절로서 비골 골절이 동반되기도 한다. 경골은 전내측(anteromedial) 부위가 피하에 위치하고 있으며 연부조직 및 골막이 두껍지 않아 혈류 공급이 좋지 않다. 따라서 교통사고와 같은 직접 외상에 의한 경우는 개방성 골절이 잘 발생하며 만성 골수염, 지연유합 혹은 불유합 등의 합병증이 흔하다.

1) 손상 기전

경골 골절은 대부분 외상의 결과로 발생하며 크게 저에너지 손상과 고에너지 손상으로 나눌 수 있다. 저에너지 손상의 종류는 노인에서 넘어질 경우나, 스포츠 손상, 비틀림 손상 같은 것들이 있다. 이런 저에너지 손상에서 골절의 형태는 나선상 골절이나 긴 사상 골절(long oblique fracture)의 형태를 띄고 있으며, 골막의 혈류 손상이 상대적으로 적다. 고에너지 손상은 자동차 사고나 낙상, 총상 같은 직접적인 가격으로 발생한다. 이런 고에너지 손상으로 인한 골절은 횡상 골절(transverse fracture)이나, 짧은 사상 골절, 개방성 골절, 분쇄 골절, 분절 골절(segmental fracture)과 같은 형태로 나타난다. 골막의 혈류 손상이 심하며, 연부조직 합병증을 많이 동반하여 불유합이 상대적으로 흔하다.

2) 분류

AO/OTA 분류는 가장 체계적이고 포괄적인 분류이며 방사선 사진을 토대로 형태학적으로 골절을 구분하였다. A형 골절은 단순형(simple), B형은 쐐기형(wedge), C형은 복잡형(complex)으로 분류되며 골절의 모양에 따라서 각각 1, 2, 3소군(subgroups)으로 나누었다.

3) 임상 소견

고에너지 손상에 의한 경골 골절은 변형과 연부조직의 손상이 심하고 혈관이나 신경 손상이 동반될 수 있다. 저에너지 손상에 의한 경우는 통증, 부종, 그리고 보행 불능을 호소하는 경우가 많다. 경골 골절에서는 연부조직 손상 정도가 예후에 중요하므로 신체검사에서 연부조직의 손상 정도를 신중히 관찰해야 하는데, 상처가 있으면 개방성 골절을 의심해야 하고 오염 및 신경, 혈관 손상을 반드시 확인해야 한다. 하퇴부 맥박의 소실이나 신경 마비가 동반되었다면 구획증후군이나 혈관손상을 의심할 수 있고 구획증후군이 의심되면 지체없이 근막 절개술(fasciotomy)이 필요하다.

4) 방사선 소견

방사선 사진은 전후방 및 측면 방사선 사진을 촬영하며 이때 슬관절 및 족근관절을 포함시킨다. 골절 부위가 불안정할 때에는 통증과 연부조직의 손상을 줄이기 위하여 방사선이 투과 가능한 부목으로 고정한 채로 촬영한다. 방사선 사진에서 골절의 위치와 모양, 분쇄 정도, 골결손, 골편의 전위 정도, 미세균열 여부, 골질(bone quality), 퇴행성 관절염 등을 반드시 확인한다.

5) 치료

비수술적 치료는 비개방성 안정형 골절일 경우 시도해 볼 수 있으며, 하지 마비 등으로 보행을 할 수 없었던 환자나 불량한 전신 상태로 인하여 수술을 시행 못할 경우에 적용할 수 있다. 주기적인 방사선 사진으로 정복의 소실이 있는지 확인하여야 하며, 정복이 유지가 안 될 경우 수술적 치료로의 전환을 고려한다. 비수술적 치료의 종류에는 석고부목 고정, 골 견인, 기능적 보조기 등이 있다. 수술적 치료는 고에너지 손상에 의해 연부조직의 손상을 동반한 개방성 골절이거나 다발성 손상, 도수정복이 되지 않거나 유지되지 않는 불안정성 혹은 분쇄상 골절 등이 적응증이다. 비수술적 치료에 비해서 수술적 치료의 장점은 변형 교정 및 연부조직 치료가 용이하며 조기 관절 운동이 가능하다는 점이며 단점으로는 감염, 전방 슬부 통증, 내고정물의 파절, 내고정물 제거를 위하여 추가 수술이 필요한 점 등이 있다. 외고정 장치(external fixator)는 오염이 심하거나, 광범위한 연부조직 손상 및 골 결손이 동반된 골절에서 이용된다. 내고정물로는 골수정(intramedullary nail), 금속판 및 나사(plate and screw)가 주로 이용되며, 골수정 고정술이 생역학적으로 가장 좋은 수술적 치료법이다(그림 17-74). 골수정 고정이 여의치 않은 경우에는 연부조직에 대한 손상을 최소화해서 골절편으로 가는 혈류 공급을 유지하는 최소 침습적 금속판 고정술(minimally invasive plate osteosynthesis: MIPO)이 많이 이용되고 있다(그림 17-75).

9. 족근관절 골절 및 탈구 (Fracture and Dislocation of the Ankle)

족근관절의 골절은 골절뿐만 아니라 중요한 인대 및 연부조직의 손상도 동반되므로, 이에 대한 정확한 이해가 필요하다. 족근관절 골절의 치료 목표는 골절의 유합뿐만 아니라, 정확한 정복과 고정을 통한 관절의 일치도(congruity)의 회복과 유지 및 관절염의 예방이 되어야 할 것이다.

1) 족근관절 골절(Fracture of ankle)

(1) 분류

족근관절 골절에 대해서는 여러 가지 분류 방법

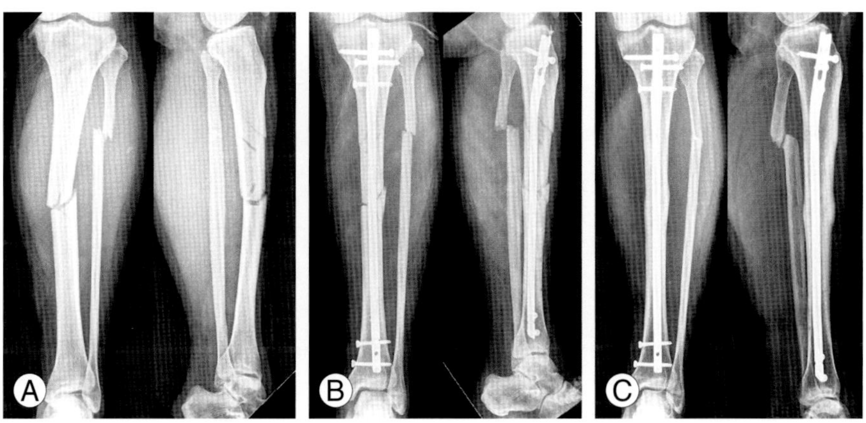

그림 17-74. **(A)** 52세 여자환자의 경골 간부 분절 골절. **(B)** 골수정 고정술로 치료하였다. **(C)** 술 후 2년째 견고한 골 유합을 얻었다.

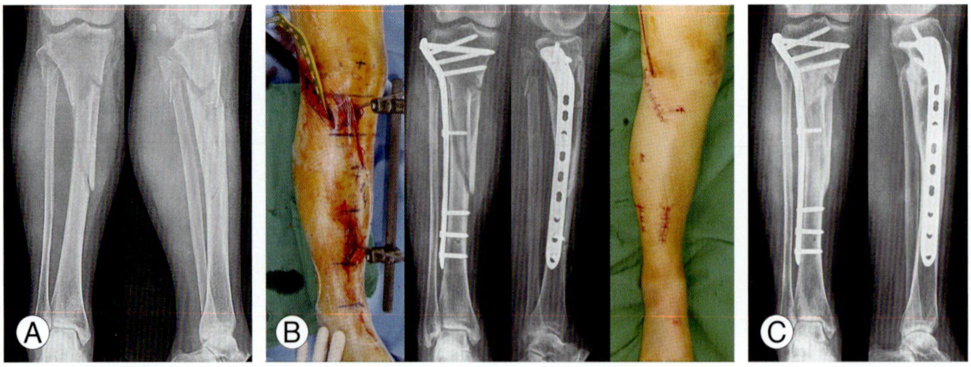

그림 17-75. **(A)** 70세 여자환자의 우측 경골 간부의 분쇄 골절. **(B)** 최소 침습적 금속판 고정술로 치료하였다. **(C)** 술 후 1년째 골 유합을 얻었다.

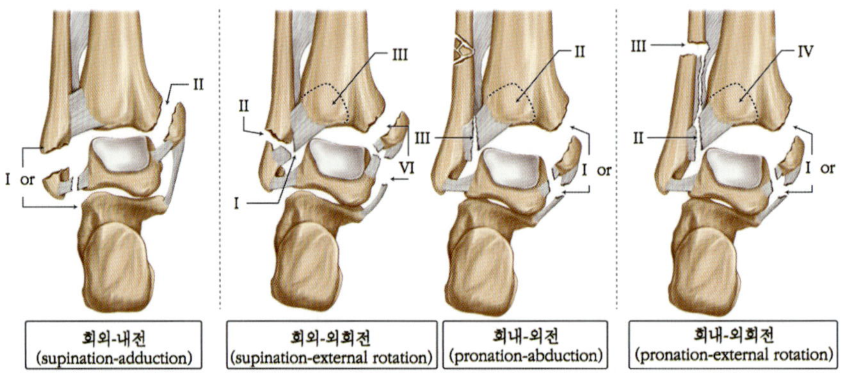

그림 17-76. 족근관절 골절의 단계적 손상에 따른 Lauge-Hansen 분류.

이 있다. 1950년에 발표된 Lauge-Hansen 분류는 수상 기전에 따른 것으로, 수상 당시의 발의 위치(회외 또는 회내, supination or pronation)와 힘의 전파 방향 또는 발이 전위되는 방향(외전, 내전 또는 외회전, abduction, adduction or external rotation)에 따라 골절을 세부적으로 나누어, 회외-외회전(supination-external rotation), 회외-내전(supination-adduction), 회내-외회전(pronation-external rotation)과 회내-외전(pronation-abduction)의 네 가지 골절 군으로 분류하였다(그림 17-76). 이 분류의 장점으로는 인대 손상과 골절 양상의 관련성을 명확히 하였으며, 힘의 작용 방향에 따른 골절의 양상과 정도를 이해할 수 있게 하였다는 점이다. Danis-Weber 분류는 비골 골절의 높이에 따라 3가지로 나누었는데, 경비인대결합(ankle syndesmosis)보다 아래에서 비골 골절이 발생하였을 경우는 A형, 경비인대결합 부위의 골절은 B형, 이보다 근위부의 골절은 C형으로 분류하였다(그림 7-77). 비골 골절의 위치가 높을수록 인대결합 손상 정도도 커서 거골의 전위 가능성이 높으므로 더 불안정한 골절이라 할 수 있다.

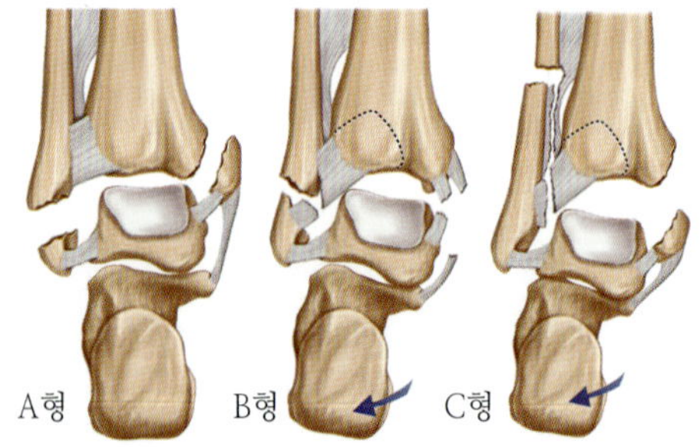

그림 17-77. 비골 골절의 위치에 따른 Danis-Weber 분류.

(2) 진단 및 방사선 소견

족근관절의 골절은 종창, 통증, 부종 및 운동 제한 등의 증상이 동반되며, 국소 압통, 피하출혈 및 염발음 등을 관찰할 수 있다. 표준적인 단순 방사선 검사는 전후방(anteroposterior view), 측방(lateral view) 및 격자 영상(mortise view)인데, 격자 영상은 다리를 15도에서 20도 정도 내회전하여 전후방으로 촬영하는 것으로 족근관절의 구조를 정확하게 파악할 수 있다(그림 17-78). 가급적이면 양측을 동시에 촬영하여 건측과 비교하는 것이 환측의 미묘한 변화를 발견하는 데 도움이 된다. CT도 골절의 양상이 복잡할 경우 관절내 골절의 모양을 정확히 파악하거나, 관절내 유리체 또는 거골의 골연골 골절이 의심되는 경우 촬영할 수 있다.

(3) 치료

비수술적 치료의 적응이 되는 경우는 내측의 손상이 없는 Danis-Weber 분류 상 A와 B형의 외과 단독 골절인데, 이 경우에도 비록 장기적인 결과는 동일하지만, 수술적 치료가 더 정확한 정복과 부종의 신속한 감소 및 조기 관절 가동의 장점이 있다는 보고가 있어 정확한 정복과 견고한 내고정을 통한 관절의 조기 가동을 목적으로 수술적 치료를 선택할 수도 있을 것이다. 이 외의 C형 골절과 내측 및 외측 모두의 손상이 있는 골절은 수술적 치료가 필요하다. 일반적으로 족근관절 내측 관절 간격과 내과 또는 외과 골절의 전위가 2 mm 이상일 경우, 후과의 골절이 관절면의 25% 이상을 침범한 경우 수술적 치료가 필요하다고 알려져 있다.

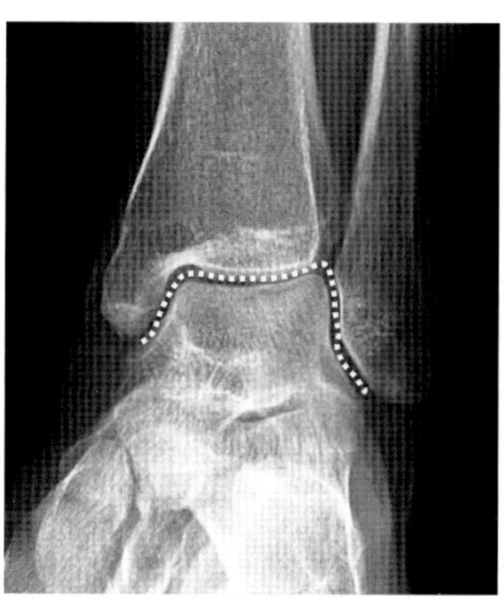

그림 17-78. 족근관절의 방사선 격자 영상(mortise view). 족근관절의 관절 간격은 격자 영상에서 상방과 내측 및 외측이 거의 동일하게 보여야 한다.

2) 원위 경골 관절면의 골절 (Fracture of tibial plafond)

원위 경골의 관절면을 침범하는 이 골절은 pilon 또는 경골 천정(plafond) 골절이라고 불린다. 수상 당시 발의 위치와 축성 압박력의 작용이 골절 형태의 결정에 중요하다고 하는데, 발이 위치에 따라 중앙, 전방 또는 후방 원위 경골 골절이 발생하게 된다. 단순 방사선 사진으로 진단이 가능하고, CT는 다양한 촬영면의 분석을 통해 골절의 형태를 더욱 자세히 파악할 수 있어 치료의 계획을 세우는데 도움이 될 수 있다.

치료는 단계적 수술 방법(staged operation)이 제시되어 널리 이용되고 있으며, 수상 직후 필요시 비골 골절에 대한 정복과 내고정 후, 족근관절을 건너는(ankle bridging) 외고정 장치를 장착하여 골절 부위를 안정시킨 후 약 10~14일 정도 경과하면 연부조직의 부종이 가라앉는데, 이때 경골 골간단부와 관절면에 대한 관혈적 정복 및 내고정을 시행함으로써 수술과 관련된 연부조직 합병증을 줄일 수 있다(그림 17-79).

3) 족근관절 염좌(Ankle sprain)

족근관절의 외측인대 염좌는 가장 흔하게 발생하는 스포츠 손상으로, 대부분 족저 굴곡(plantar flexion) 및 내번(inversion) 손상이며, 전방 거비인대(anterior talofibular ligament) 단독 손상이 가장 흔하다(그림 17-80). 주로 인대에서 파열이 일어나지만 비골 또는 거골에서 견열 골절이 발생할 수도 있다. 전방 거비인대, 종비인대(calcaneofibular ligament) 및 후방 거비인대(posterior talofibular ligament) 모두의 파열은 드물며, 종비인대 단독 또는 종비인대와 후방 거비인대의 파열은 더욱 더 드물다. 대부분의 급성 외측인대 염좌의 치료는 비수술적 치료 방법이 선호되고, 비수술적 치료 이후에 지속적인 불안정성 등의 증상이 있는 경우에 수술적 치료를 고려하게 된다. 비수술적 치료 방

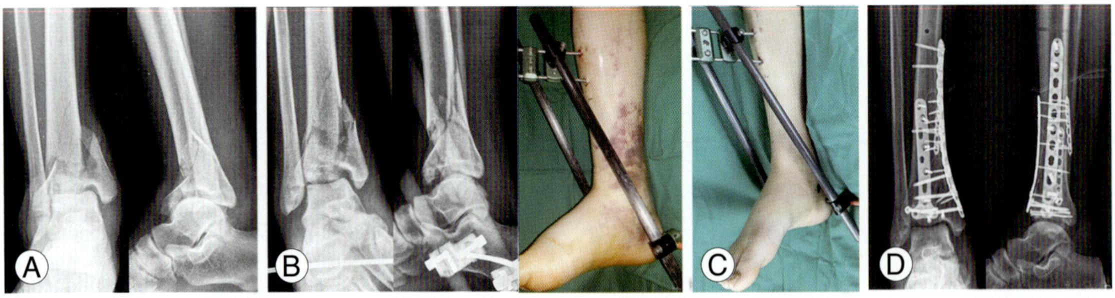

그림 17-79. (A) 22세 남자환자에서 추락 후 발생한 우측 원위 경골 천정골절. **(B)** 연부조직 손상으로 수상 당일 족관절 가교 외고정을 시행하였다. **(C)** 약 2주 후 연부조직이 정상화되었다. **(D)** 관혈적 정복을 통한 내고정으로 전환하였다.

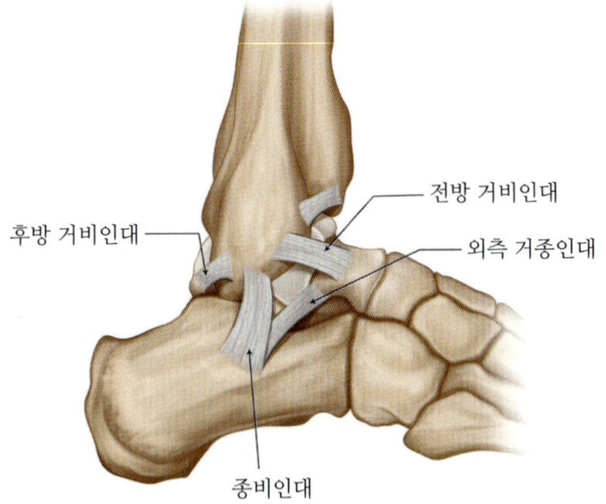

그림 17-80. 족근관절 외측 인대 복합체의 구조.

법의 제 1단계는 염증 반응을 가능한 빨리 줄여주기 위하여 PRICE (protection: 보호, rest: 안정, ice massage: 냉찜질, compression: 압박, elevation: 거상)를 근간으로 진행하며 이 시기에 족근관절은 가능한 족배 굴곡(dorsiflexion)과 중립 위에 위치하도록 유지한다. 이 시기에는 단하지 석고 고정이나 단하지 부목을 이용하여 1주에서 2주 정도 고정하며, 가능한 범위 내에서 체중부하를 허용한다. 다음 단계로는 보조기를 착용하며 관절 가동을 허용하는 시기이며, 마지막 단계에서는 족배굴곡 근력과 외반 근력 강화 및 아킬레스건 스트레칭 운동과 조화 운동(proprioceptive exercise) 등의 기능 회복 훈련을 하게 된다. 염좌의 정도에 따라 각 단계별 시간은 다를 수 있는데, 3~4주에서 6~8주 정도까지 손상된 족근관절의 보호가 필요하다.

족근관절의 내측 측부인대인 삼각인대(deltoid ligament)의 단독 손상은 매우 드물며, 대개의 경우 외측인대 파열 또는 외과의 골절과 동반하여 발생한다.

10. 거골 골절 및 탈구 (Fractures and Dislocations of the Talus)

1) 해부학

거골은 다른 뼈와 달리 근육이 부착되어 있지 않으며, 족관절, 거골하 관절 및 거주상 관절 등 3개의 관절과 연결되며 대부분 연골로 덮혀 있다. 따라서 거골 골절은 대부분 관절내 골절의 특성을 갖고 있으며 독특한 혈행 구조로 인하여 거골 체부의 무혈성 괴사가 발생하기 쉬워 골절 후 비교적 예후가 좋지 않은 부위 중 하나이다. 거골 골절이 의심되면 족관절뿐 아니라 족부 방사선 검사가 필요하며 삼차원적 구조로 거골 골절의 형태를 파악하여야 하므로 3차원 CT가 필요하다.

2) 거골 경부 골절

(Fractures of the neck of talus)

발이 족배굴곡 되면서 거골 경부가 원위 경골의 전방에 충돌하여 발생한다. 가장 널리 사용되는 Hawkins 분류법(그림 17-81)은 제 1형은 전위가 없는 골절이며, 제 2형은 거골하 관절의 아탈구 또는 탈구가 있는 전위 골절이고, 제 3형은 거골 체부가 거골하 관절과 족관절에서 탈구된 형태이다. 제 4형은 매우 드물며, 제 3형 손상에 더하여 거골두가 주상골로부터 아탈구 또는 탈구되는 것이다. 전위가 없는 경우에는 석고 고정 등의 보존

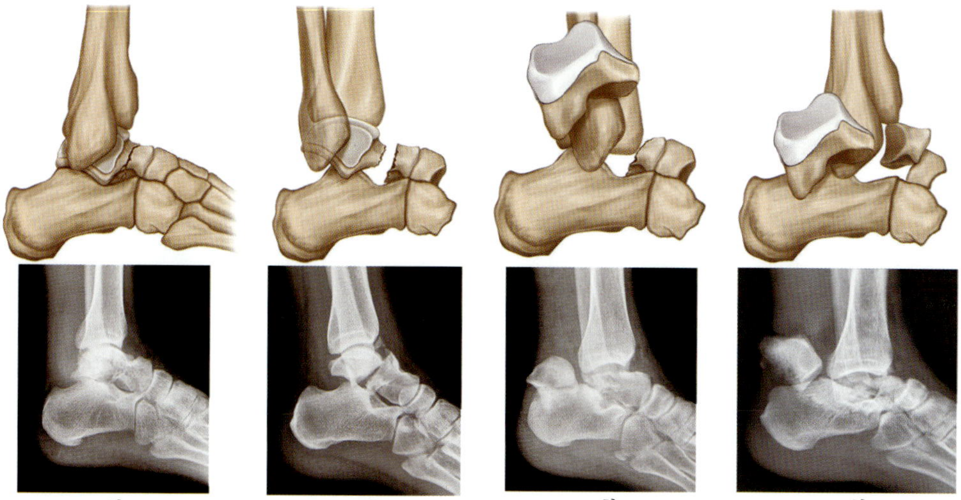

그림 17-81. 거골 경부골절의 Hawkins 분류.

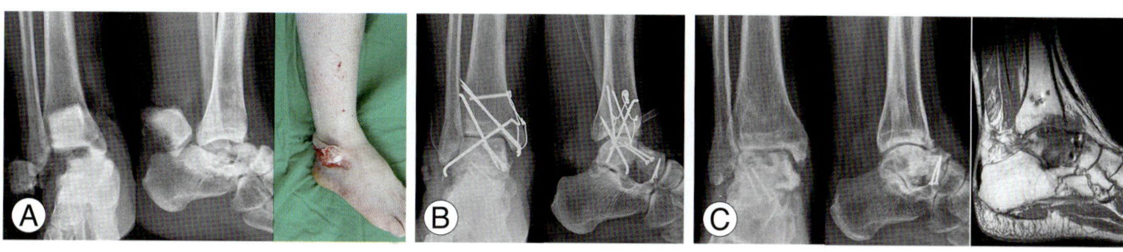

그림 17-82. (A) 32세 남자환자에서 발생한 Hawkins 제 4형의 개방성 우측 거골 경부 골절. **(B)** 수술적 치료를 시행하였다. **(C)** 술 후 1년 경과 골은 유합 되었으나 거골 체부에 무혈성 괴사가 발생하였다.

적 치료가 가능하지만 추시 중 전위될 가능성이 높은 경우나 조기 체중부하 보행을 위하여 수술적 치료가 필요한 경우가 많다. 제 3형 및 4형 골절에서는 전위된 거골 체부에 의해 피부 및 신경, 혈관 조직이 눌려서 피부 괴사나 신경, 혈관 손상을 일으킬 수 있으므로 가능한 한 조기에 수술적 정복 및 고정술이 필요하다. 정확히 정복하고 견고하게 고정하여도 합병증이 발생하는 경우가 많은데, 지연유합이나 불유합, 피부 괴사, 거골 체부의 무혈성 괴사(그림 17-82) 및 관절면의 연골 손상 등이 있다. 무혈성 괴사는 손상이 심할수록 많이 발생하며, 수상 후 6~8주에 거골 원개(talar dome)의 연골하 골에 방사선 투과성(radiolucency)이 관찰되는 경우 Hawkins 징후라고 하며 거골의 무혈성 괴사가 나타날 가능성이 상대적으로 낮다는 의미이다(그림 17-83).

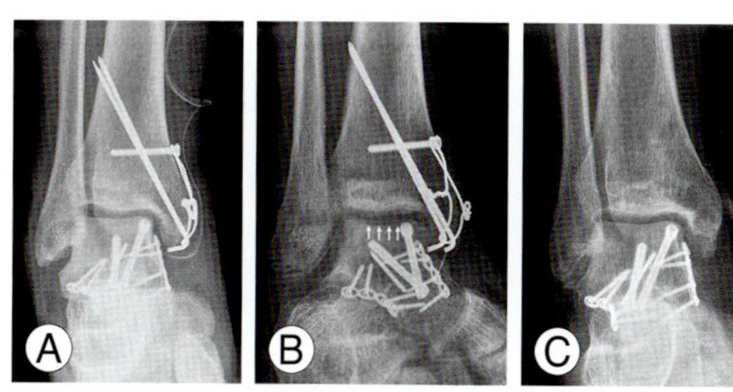

그림 17-83. (A) 20세 남자환자의 거골 골절로 수술적 치료를 시행하였다. **(B)** 수술 후 8주째 거골 원개부에 연골하 방사선 투과성 선이 관찰된다(Hawkins 징후, 화살표). **(C)** 술 후 2년째 무혈성 괴사 없이 잘 치유되었다.

3) 거골 체부 골절 (Fractures of the body of talus)

거골 경부 골절보다 드물며, 추락상이 가장 흔한 원인인데 족관절 내과의 골절이 동반될 수 있다. 축성 압박력(axial compression)에 의하여 발생하므로 경골 원위부 관절면의 손상이 동반되기 쉬우며 이로 인한 족관절의 외상성 관절염이 남을 수 있다. 전위되지 않은 골절은 약 6주 내지 8주간 단하지 석고 붕대 고정을 한다.

11. 종골 골절(Fractures of the Calcaneus)

1) 해부학

거골하 관절은 전방, 중간, 후방 관절 등 3개의 관절소면(facet)으로 구성되어 있는데, 이중 후방 관절소면이 가장 크다. 종골 골절시 후방 관절소면의 손상이 가장 흔하며 상대적으로 고에너지 손상의 경우 중간 관절을 이루는 내측의 재거돌기(sustentaculum tali)의 골절이 동반된다.

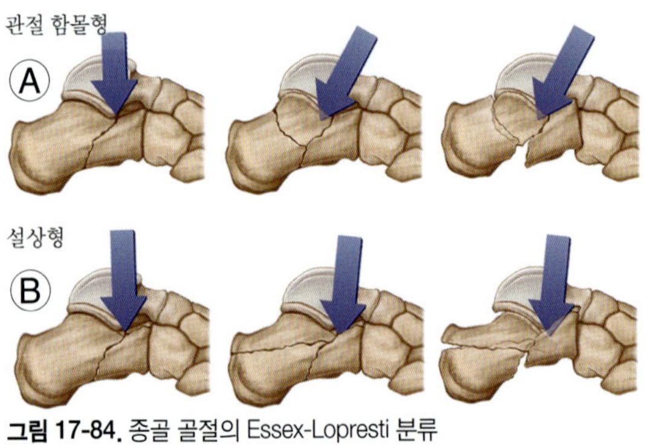

그림 17-84. 종골 골절의 Essex-Lopresti 분류
(A) 관절 골편이 인접한 조면과 분리되어 있는 관절 함몰형 골절. **(B)** 관절 골편이 조면 조각에 부착되어 있는 설상형 골절.

2) 분류

후방 관절소면을 침범하는 관절내 골절과 관절면을 침범하지 않은 관절외 골절로 구분하는데, 관절외 골절은 대개 예후가 양호하다. 관절내 골절은 단순 방사선 소견에 따라서 설상형(tongue type) 골절과 관절 함몰형(joint depression type) 골절로 분류한다(그림 17-84).

3) 방사선 소견

종골의 측면 상 및 축상(axial view), 그리고 Broden 상을 기본적으로 촬영한다. Broden 상에서는 후방 관절면의 전위 정도를 관찰하기 용이하고(그림 17-85) 측면 사진상에서는 시상면 상에서 전방으로 회전 전위된 골절편을 잘 관찰하여야 한다. 종골 골절에서 3차원 CT는 매우 유용하며 후방 관절소면의 전위뿐만 아니라 종골 체부의 방출(bursting)된 정도 및 종입방 관절(calcaneocuboid joint) 의 손상 여부 등을 파악하기 위하여 필요한 검사이다.

4) 관절외 골절

관절외 골절은 25~30%을 차지하며, 주로 종골 조면(calcaneal tuberosity)의 골절, 재거 돌기(sustentaculum tali)의 골절, 전방 돌기(anterior process)의 골절, 내측 돌기(medial process)의 골절, 체부 골절 등이 유발된다. 아킬레스 건의 견열에 의해 발생하는 종골 조면의 골절은 대부분 전위가 심하고 골절편에 의하여 피부에 장력이 가해지며 피부 괴사가 발생할 수 있어 전위된 경우는 수술적으로 정복 및 내고정하고 특히 피부 괴사가 예상

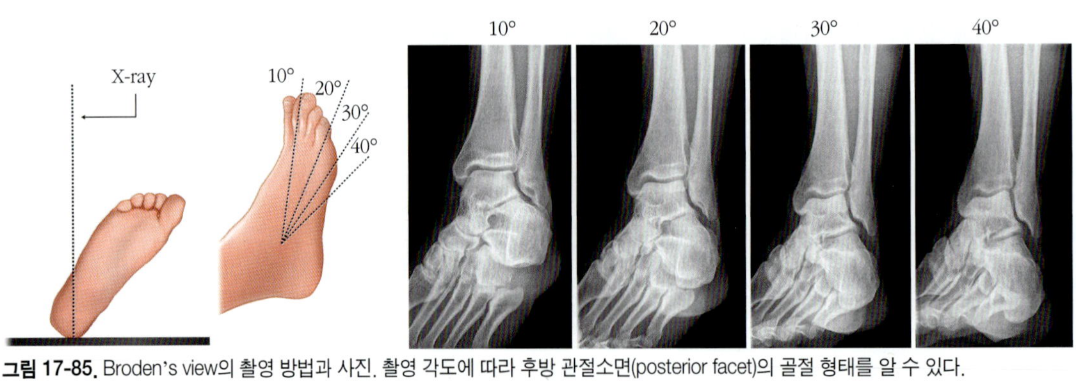

그림 17-85. Broden's view의 촬영 방법과 사진. 촬영 각도에 따라 후방 관절소면(posterior facet)의 골절 형태를 알 수 있다.

될 때는 응급으로 수술적 치료를 시행하여야 한다.

5) 관절내 골절

관절내 골절은 70~75%을 차지하며, 대부분 추락에 의한 축성 압박(axial compression)에 의해 골절이 발생하며, 수술적인 방법으로 치료하는 경우가 많다. 단순 설상형 골절은 금속핀을 삽입하여 도수정복 후 석고고정 하며, 정복이 만족스럽지 못하거나, 관절 함몰형 골절에서는 관혈적 정복 후 금속판과 나사 등으로 내고정한다. 수술적 또는 비수술적 치료에서 명심할 것은 골유합이 어느정도 될 때까지 체중부하는 허용하지 않더라도 가능한 조기에 주변 관절운동을 시작하여야 강직을 최소화 하고 좋은 결과를 얻을 수 있다는 것이다.

12. 중족부 손상(Injuries of the Midfoot)

1) 주상골 골절 및 탈구(Fracture of the navicula)

주상골의 골절은 피질 견열 골절, 조면 골절, 체부 골절 및 피로 골절 등으로 구분한다. 주상골-설상골간 관절은 강한 인대로 결합되어 있고 관절면이 편평하여 관절 운동이 거의 일어나지 않으므로 후유증이 심각하지 않을 수 있다. 거골-주상골간 관절에서는 후족부의 관절 운동이 많이 일어나므로 골절시 내번 및 외번의 제한을 초래할 수 있고, 외상성 관절염이 발생할 수 있으므로 이를 예방하기 위해 정확한 정복을 필요로 한다. 주상골의 중간 1/3 부위는 혈액 공급이 적어 불유합이 발생할 가능성이 있다.

2) 입방골 골절(Fracture of the cuboid)

입방골 골절은 단독으로 골절되는 경우는 드물며 족근 중족관절(tarsometatarsal joint)이나 중족근 관절(midtarsal joint)을 포함하는 광범위 손상에 동반되어 발생하며, 견열 골절과 압박 골절로 구분할 수 있다. 견열 골절은 내번에 의해 외측부에 발생하며 염좌로 오인할 수 있으며, 4~6주 동안 단하지 석고붕대로 치료한다. 압박 골절 또는 호두까기(nut cracker) 골절은 족근 중족관절의 손상이나 중족근 관절의 손상에서 전족부가 외전되면서 발생하며 CT가 손상의 정도를 파악하는데 도움이 된다. 감입의 정도가 경미한 경우에는 보존적 치료를 시행하며, 압박에 의하여 외측 지주(lateral column)가 단축되면 발 전체의 형태 및 안정성이 변화되므로 수술적으로 정복한다.

13. 족근 중족관절 골절 및 탈구(Fractures and Dislocations of the Tarsometatarsal Joints)

1) 해부학

족근 중족관절은 리스프랑 관절(Lisfranc joint) 이라고도 불리며 내측, 중간, 외측 3개의 지주(column)로 구성되어 있고, 내측 지주는 제 1중족골과 내측 설상골로, 중간 지주는 제 2, 3 중족골과 중간, 외측 설상골로, 외측 지주는 제 4, 5중족골과 입방골로 구성되어 있다. 족근 중족관절의 안정성(stability)은 일차적으로 골성 안정성(bony stability)과 인대성 안정성(ligament stability)에 의해 유지되는데, 골성 안정성은 관상면에서 중간에 위치한 3개의 중족골 기저부의 모양에 의하여 유지된다. 중족골 기저부는 배부(dorsal)의 폭이 넓고 족저부의 폭이 좁은 사다리꼴 모양으로 로마식 아치(Roman arch) 모양을 형성하여 바닥쪽으로 전위가 되지않는 구조를 형성하고 있으며, 제 2중족골의 기저부가 내측과 외측 설상골 사이에 끼어 들어가 있는 모양으로 제 2중족골이 주춧돌(key stone)로 작용하여 안정성에 기여하고 있다(그림 17-86). 골성 안정성에 더하여 각각의 중족골, 설상골, 입방골은 골간 인대(interosseous ligament)에 의해 서로 연결되어 있으며 족저부 쪽이 더 강하게 연결되어 있다. 그러나 제 1, 2중족골의 기저부 사이에는 강한 인대가 없으며, 제 2 중족골 기저부와 내측 설상골 사이에 리스프랑 인대(Lisfranc ligament)로 연결되어 있다(그림 17-86).

2) 손상 원인

발생 기전은 크게 직접 손상과 간접 손상으로 분류한다. 직접 손상은 주로 압궤 손상과 직접 타격으로 발생

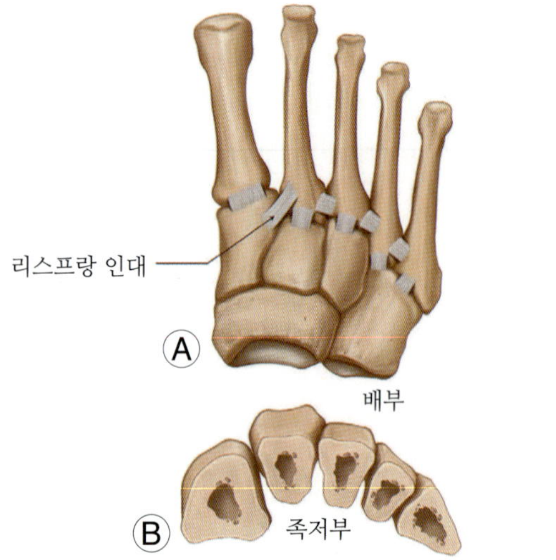

그림 17-86. (A) 족근 중족관절의 해부학. (B) 중족골 기저부의 관상면상의 형태.

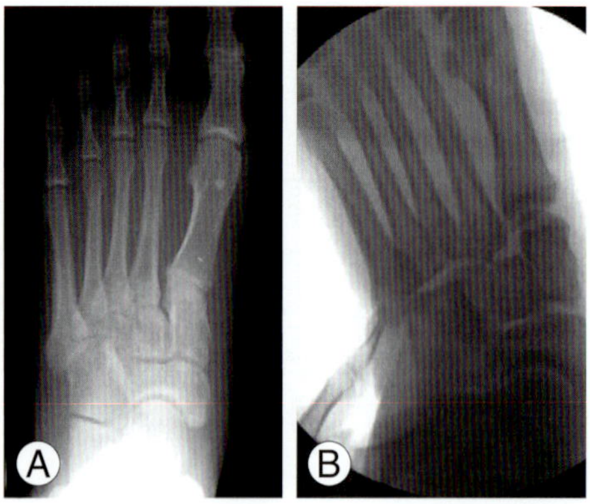

그림 17-87. (A) 비체중 부하 단순 방사선 소견 상 제 1-2중족골 간격이 약간 넓어진 소견 이외에 특이 소견이 없으나 (B) 마취하에서 스트레스 방사선 사진에서 족근 중족관절 손상이 관찰된다.

하며, 작용하는 힘의 위치에 따라 배부 또는 족저 방향으로 전위된다. 간접 손상은 직접 손상보다 흔하며, 족저 굴곡된 족부에 축성 부하가 가해지거나 전족부가 꼬이면서 전족부가 외전되어 발생하며, 주로 배부로 전위되는 양상으로 나타난다.

3) 진단

신체 검사상 중족부 통증과 압통을 호소하며 족저 피하출혈이 있는 경우 리스프랑 관절의 손상을 의심해야 한다. 또한 체중 부하시 통증을 호소하며 체중 부하를 할 수 없는 경우가 많다. 전위된 손상의 경우 단순 방사선 소견으로 진단이 가능하며, 정상 측의 단순 방사선 사진과 비교하는 것이 좋다. 전후방 상, 측면 상 및 30도 내측 사면 촬영을 시행하고, 단순 비체중 부하 방사선상 정상이지만 손상이 의심되는 경우에는 체중 부하 방사선상이나 스트레스 방사선 촬영이 필요하다. 체중 부하 전후방 상에서 비체중 부하 사진에서는 보이지 않던 중족골 사이의 이개(diastasis)가 관찰될 수 있으며, 마취하 회내-외전 또는 회외-내전 스트레스 방사선 사진을 촬영함으로써 잠재 손상(occult injury)의 진단에 도움이 될 수 있다(그림 17-87). 골 주사 검사와 CT가 또한 진단에 도움이 될 수 있다.

4) 치료

방사선 검사에서 불안정성이 없는 중족부 염좌는 2~3주간 비체중 부하 단하지 석고 붕대 고정을 시행한다. 2~3주 경과 후 방사선 검사상 전위가 없으면 추가적으로 2~3주간 체중 부하 단하지 석고 붕대를 고정하고 전위가 있는 경우에는 수술적 치료를 한다. 대부분의 전위된 손상은 관혈적 정복이 필요한데 그 이유는 첫째, 관절 사이에 작은 골절편, 연골편, 또는 연부조직이 끼어 있어 정복을 방해할 수 있으며, 둘째, 수술중에 방사선 상으로 정복의 정도를 정확히 확인하기 어려워서 불완전 정복이 되는 경우가 많기 때문에 직접 육안으로 정복 정도를 확인하는 것이 좋다. 내측과 중간 지주를 고정하기 위해 지름 3.5~4.0 mm 나사를 많이 사용한다. 제 4, 5족근 중족관절은 가동성이 많은 관절이기 때문에 금속 나사보다는 K-강선으로 고정한 후에 관절 강직을 줄이기 위해 조기에 제거하는 것이 일반적이다(그림 17-88).

14. 중족골 골절 (Fractures of the Metatarsals)

중족골 골절은 전족부에 무거운 물건이 떨어져서 발생하는 직접 손상이 가장 많고 전족부가 고정된 상태에서 몸이 뒤틀려서 발생하는 간접 손상에 의해 일어나기도 한다. 직접 손상의 경우 압궤 손상에 의한 골절이 흔

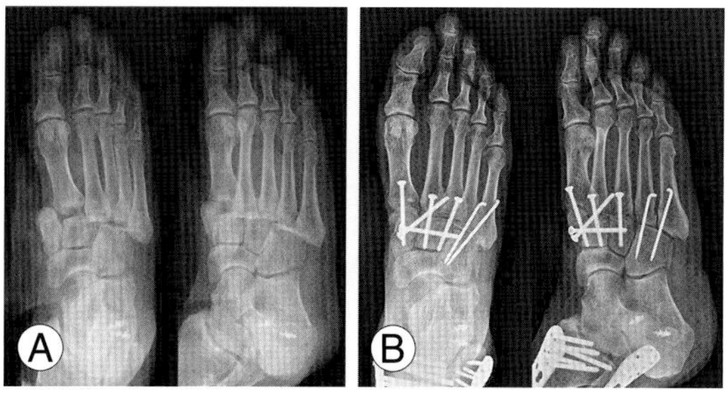

그림 17-88. (A) 61세 남자환자에게 발생한 리스프랑 관절의 골절 탈구. **(B)** 제 1-3족근 중족관절은 3.5 mm 나사못으로, 제 4, 5족근 중족관절은 K- 강선을 이용해 고정하였다.

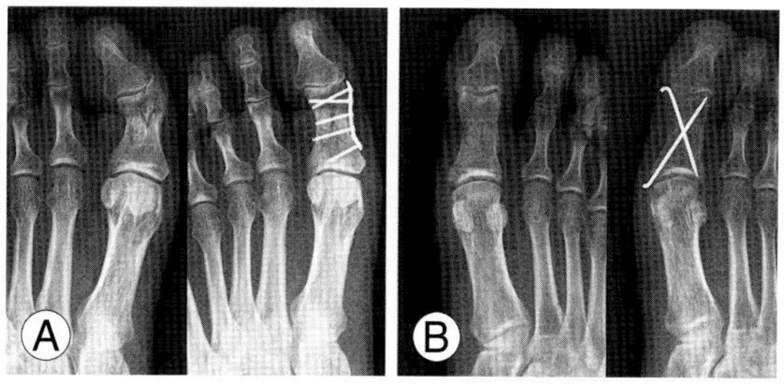

그림 17-89. 족 무지 근위지골 골절에 대한 수술적 치료. **(A)** 관절내 골절에 대한 관혈적 정복 및 금속판 고정술. **(B)** 간부 골절에 대한 도수정복 및 K-강선 고정술로 치유된 모습.

한데, 이러한 경우에는 연부조직 손상에 대하여 잘 관찰하여야 하며 특히 구획 증후군을 주의해야 한다.

1) 중족골 간부의 골절

전위가 없거나 경미한 골절인 경우 바닥이 단단한 신발을 신거나 2~4주간 단하지 석고 붕대를 시행한 후 가능한 만큼 체중 부하를 허용한다. 보행시 통증이 없어서 임상적으로 치유되었을 때, 석고 붕대를 제거한다. 전위 골절은 좀 더 적극적인 치료가 필요하다.

2) 제 5중족골 기저부의 골절

과거에는 모두 Jones 골절로 칭하였으나 지금은 결절부의 견열 골절, 골간단-골간(metaphyseal- diaphyseal) 골절인 Jones 골절과 그보다 원위부의 골절인 제 5중족골 근위 간부 골절로 나누며, 수술적 치료가 필요할 수도 있다.

15. 중족 족지관절 및 족지의 손상(Injuries of the Metatarsophalangeal Joints and Toes)

1) 제 1중족 족지관절의 손상

과신전에 의한 제 1중족 족지관절의 족저 관절낭 및 족장판(plantar plate)의 손상을 잔디 족지(turf toe)라고 하며, 바닥이 딱딱하지 않은 가벼운 운동화를 신고 갑자기 많은 힘이 가해질 때 발생하기 쉽다. 치료는 급성기에는 안정, 냉찜질, 압박, 고정, 하지 거상(PRICE)을 하고 비스테로이드성 소염 진통제를 투여하고 중족 족지관절의 과신전이 되지 않도록 테이핑을 하거나 부목으로 고정한다. 만성적으로 증상이 지속되는 경우 수술적 치료로써 족장판과 관절낭을 봉합할 수 있다.

2) 족지의 탈구

무지의 경우 발가락 끝으로 축상 부하가 가해질 때 과신전에 의하여 발생하며, 대부분은 도수정복이 가능하다. 정복이 되지 않는 경우에는 종자골과 족장판이 원인이며, 장무지 굴근건(flexor halluces longus tendon)이 끼어서 정복을 방해하는 경우도 있다. 지간관절의 탈구는 딱딱한 물체를 발로 찼을 때의 축부하에 의하여 발생하며 배측 탈구가 대부분이고 도수정복이 잘된다. 일단 정복이 되면 안정적이므로 2~3주 정도의 부목 고정만 하면 되는 경우가 많으나 불안정하면 핀 고정술이 필요할 수 있다.

3) 족지 손상

전족부 손상 중 가장 흔한 손상으로 근위 지골의 골절이 원위나 중위 지골의 골절보다 흔하다. 대개 직접 손상에 의하여 발생하며 골절 부위에서 각 변형을 보일 수 있으며 치료시에 인접 발가락을 부목으로 이용하여 고정(buddy taping)할 수 있다. 도수정복 시에 발가락 사이에 연필 같은 것을 넣어서 이를 받침대로 정복하기도 한다.

무지의 전위된 골절 특히 관절을 침범한 골절은 일단 도수정복을 시도하고 실패 시에는 관혈적 정복과 핀이나 금속판 고정을 시행한다(그림 17-89). 때로는 심한 압궤 손상의 경우 족저 및 족배부의 혈관 손상에 의해 족지의 괴사가 진행하는 경우가 많기 때문에 항상 미리 주의시키는 것이 좋다.

다발성 외상(Polytrauma)

1. 다발성 외상의 정의 및 병태

다발성 외상은 두 부위 이상의 신체 부위 및 장기에 생명을 위협하는 정도의 외상이 발생한 경우로 정의하며, 일반적으로 외상 손상 지수(injury severity score; ISS)가 15점 이상인 경우를 말한다. 다발성 외상환자에서 신체장기의 손상, 골절 등으로 유발되는 신체의 반응과 병태 생리를 이해하는 것이 초기치료의 시기 및 방법의 결정과 예후를 이해하는데 중요하다.

1) 전신성 염증 반응 증후군 (Systemic inflammatory response syndrome; SIRS)

신체 장기의 손상 및 골절 등으로 인한 연부조직의 손상 등으로 괴사 조직과 주변은 허혈 및 저산소 부위로 구성된 염증성 병소가 된다. 이러한 염증성 병소는 다양한 매개체와 cytokine을 분비함으로써 내분비기관과 같은 역할을 하게 되는데, 국소적으로는 조직의 대식세포에 작용하여 순환계로 들어감으로써 전신적 반응을 유발시킨다. 분비된 매개물질들에 의해 국소 및 전신방어기전이 연쇄적으로 활성화되고, 염증성 반응이 과도하게 되면 전신성 염증 반응 증후군(SIRS)을 유발하게 된다. 전신성 염증 반응 증후군은 외상 이외에도 화상, 감염, 주요 수술 등으로도 유발될 수 있으며, 임상적으로는 심박수 및 호흡수의 증가, 고열 혹은 저체온증, 백혈구분율의 증가 등으로 나타나게 된다.

2) 염증성 반응의 생화학적 표지자

외상 후 전신성 염증 반응 시기에 나타나는 다양한 생화학적 표지자들은 급성기 단백 매개 염증반응, 세포 매개 염증반응을 나타낸다. 그 중 interleukin-6 (IL-6)는 일정한 발현 양상과 혈청 내의 반감기 때문에 가장 유용하게 널리 이용되고 있다. IL-6의 농도와 외상의 정도가 상관관계가 있고 전신적 염증 반응의 정도와 예후를 예측하는 데 도움이 되며, 혈중 농도가 200 pg/dl 이상인 경우 전신성 염증 반응 증후군으로 진단할 수 있다. 이외에도 CD11b의 상승이 120시간 이상 지속되는 경우 다발성 장기 손상의 위험도가 높다는 보고가 있다.

염기(base)의 결핍과 혈중 젖산(lactate)의 농도가 2.5 mmol/L 이상인 경우는 조직의 산소 분압이 낮다는 것을 의미하는 것으로, 환자 상태가 주요 수술을 시행할 수 있는 상태인지를 결정하는 데 유용하다.

2. 다발성 외상에 대한 수술적 치료 방침 결정

다발성 외상 환자에서 발생하는 전신적인 염증성 반응과 확공성 골수강내 금속정 고정술 후 발생하는 생리적 변화에 대한 이해가 높아지면서, 초기 수상 정도가 심하여 불안정한 활력 징후 및 다발성 손상이 동반된 환자에 대하여는 조기에 장시간에 수술에 따른 합병증을 최소화하기 위한 치료 전략의 필요성이 대두되었다.

정형외과 영역에서의 손상통제수술(damage control orthopedics; DCO)은 다발성 외상 환자에서 동반된 장관골 골절 및 골반환 손상에 대하여 초기에 창상의 처치 및 출혈을 조절하고 골절부는 주로 외고정 기구로 임시적 고정 후 환자의 전신상태가 호전되면 골절에 대하여 단계적으로 확정 수술(definitive surgery)을 시행하는 것으로 정의할 수 있다(그림 17-90). 최근, 정형외과적 손상 통제 수술이 요구되는 고위험 환자군에 대한 선별을 위한 임상적 지표 및 생화학적 표지자들에 대한 연구가 진행되고 있다(표 17-1)

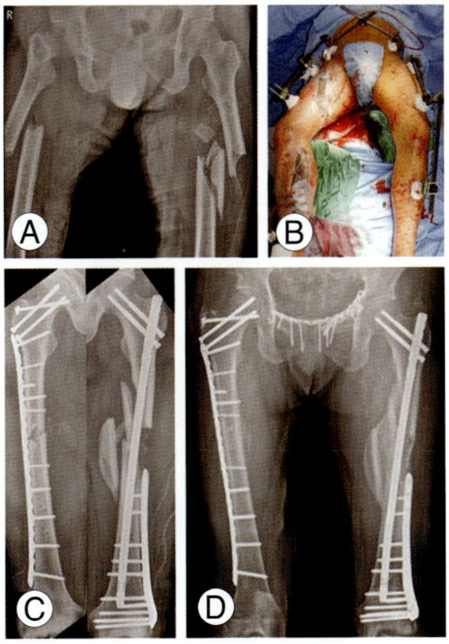

그림 17-90. (A) 골반 및 양측 대퇴골 골절이 동반된 다발성 외상 환자 **(B)** 손상된 대퇴동맥을 수복하고, 외고정 장치술을 시행하였다. **(C)** 안정화 되고 난 후 골반 및 대퇴골 골절에 대하여 내고정술로 치환 하였다. **(D)** 전신적 합병증이 없이 골절은 잘 유합이 되었다.

표 17-1. 정형외과적 손상 통제 수술을 고려해야하는 지표

ISS가 20점 보다 크고, 추가적인 흉부 손상이 있는 경우
흉부 손상 없이 ISS가 40점 이상인 경우
복부 및 골반 손상을 동반하고, 수축기 혈압이 90mmHg보다 낮은 출혈성 쇼크
초기 폐동맥압이 24mm Hg 이상
금속정 삽입도중 폐동맥압이 6mmHg 보다 증가하는 경우
혈소판 수치가 90,000/uL이하
저체온증 (35℃ 이하)
10단위 이상의 수혈
초기 흉부 방사선 사진에 양측성 폐침윤이 보이는 경우
다발성 장관골 골절을 동반한 체간 손상
예측되는 수술이 90분이상인 경우
어려운 소생술을 시행한 경우

소아 골절(Fractures in Children)

1. 소아 골절의 특징 (Characteristics of Fractures in Children)

소아의 골격의 특징은 외력에 대하여 탄력성이 크고, 두꺼운 골막으로 덮여 있으며, 왕성한 재형성력(remodeling power)이 있고, 골절의 치유 기간이 짧으며, 골단과 골간단 사이에 특수한 골 구조인 골단판(성장판)을 가지고 있다는 점 등이다. 소아 골은 성인에 비하여 에너지를 흡수함으로써 골절이 발생되기 전에 소성 변형(휨 변형, bending deformation, plastic deformation)을 나타내거나(그림 17-91), 융기골절(torus or buckle Fractures) (그림 17-92), 혹은 녹색 줄기 골절(greenstick fractures)(그림 17-93) 등이 일어난

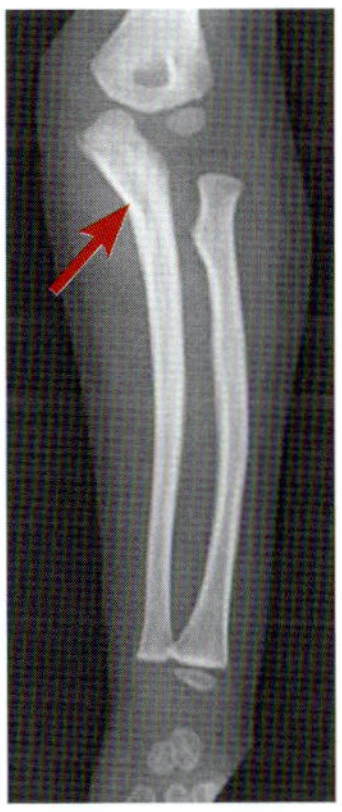

그림 17-91. 좌측 근위 척골에 소성변형(화살표)을 동반한 척골 골절 후, 요골두의 탈구(화살표) 보이는 소성 변형 몬테지아 골절을 보인다.

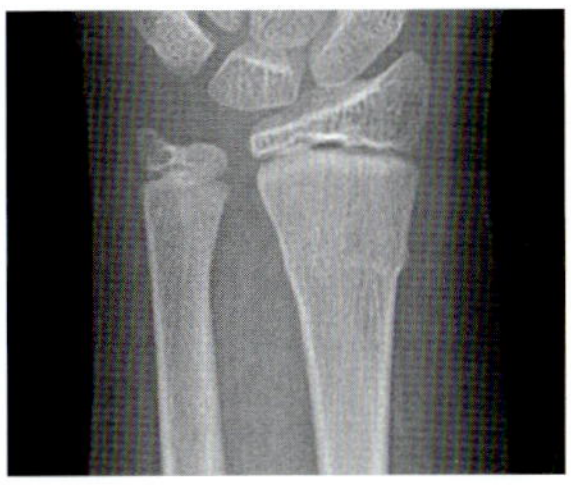

그림 17-92. 요골 원위 골간단부의 융기 골절.

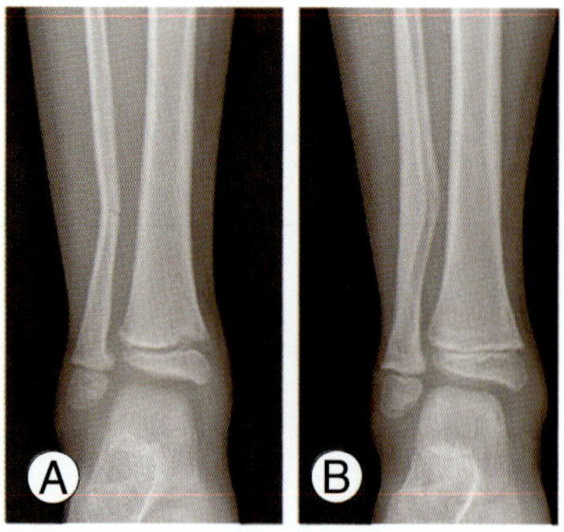

그림 17-93. (A) 우측 비골 원위 간부의 녹색 줄기 골절, **(B)** 3개월 후 재형성된 모습.

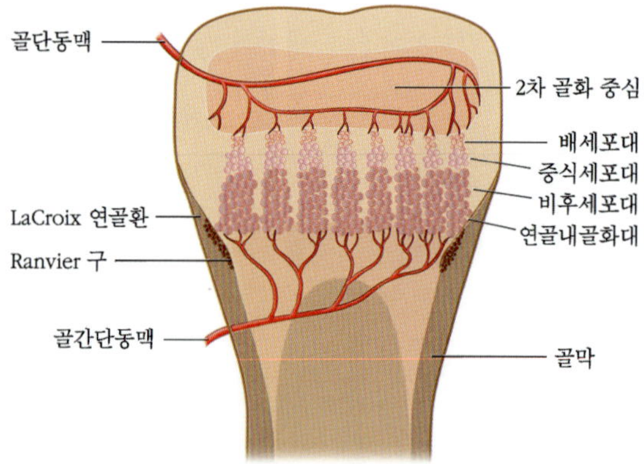

그림 17-94. 골단판의 해부학.

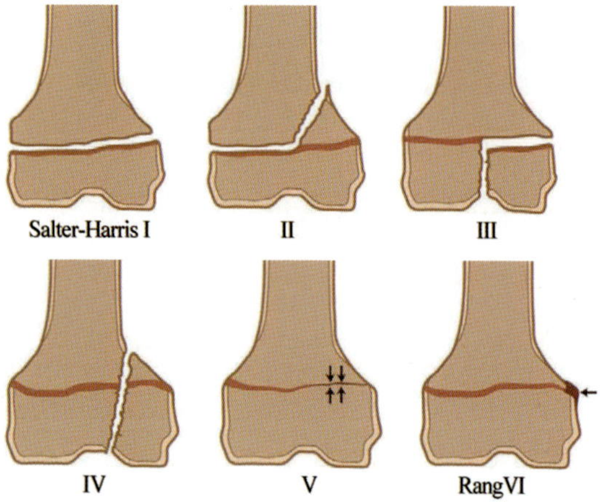

그림 17-95. 골단판 골절의 분류. Salter-Harris 제 1~5형과 Rang의 6형(연골환 손상).

다. 소아는 재형성력이 강하여, 성인에 비하여 빨리 치유되며, 잔존 변형은 자연 교정되는 경향이 크다. 소아 골절에서 손상된 사지에 과성장이 발생할 수 있는데, 골절 부위의 혈류 증가가 인접 골단판의 성장을 촉진하기 때문이다.

1) 골단판 손상(Injuries of growth plate or physis or epiphyseal plate)

골단판 손상은 소아 골절의 약 15%를 차지하며, 연령별로 청소년기에 가장 많다.

(1) 골단판의 해부학적 구조

골단판은 장관골의 말단 부위에서 골단과 골간단 사이에 장축에 횡으로 배열되어 있으며(그림 17-94), Salter-Harris 제 1형과 2형 골단판 골절 시 골절면은 대개 연골내골화대를 통과하므로 배세포대는 잘 손상되지 않는다. 제 3, 4, 5형에서는 배세포대의 손상이 있으면 성장판 조기유합으로 인한 후유증이 생기게 된다.

(2) 골단판 골절의 분류

Salter-Harris 분류가 가장 보편적으로 사용되고 있으며 예후와 치료법을 제시한다는 점에서 유용하다(그림 17-95). Salter-Harris 제 1형 골절은 골절선이 전적으로 골단판을 통과하여 골단이 골간단과 분리되는 골절이며, 성장 장애는 잘 발생하지는 않는다. 제 2형 골절은 가장 흔한 유형으로 골단판을 통과하는 골절선이 골간단으로 진행하여 골단측 골편에 골간단 골편(Thurston-Holland 징후)이 나타난다. 제 3형 골절은 관절면에서 시작한 골절선이 골단을 통과한 후 골단판을 따라 진행하여 골단의 일부분이 골절편이 되는 형태이다. 관절내 골절이므로 전위 골편은 해부학적 정복이 필요하다. 제 4형 골절은 골절선이 골간단에서 골단판을 지나 골단으로 연장되는 형태로, 골절이 배세포대를 포함한 전 세포층을 통과하는 수직 분리형 골절이다. 제 5형은 수직압박 골절을 지칭하며, 제 6형은 성장판의 주변의 손상으로 골 가교의 형성이 따르는데, 이들의 조기진단은 어렵다.

(3) 골단판 골절의 합병증

손상 부위의 성장 정지(growth arrest)는 골단판 골절의 특징적인 합병증이며, 이는 각 변형(angular deformity), 사지 부동(limb length discrepancy) 등의 심각한 문제를 초래할 수 있다.

2. 분만 골절(Birth Fractures)

분만 골절이 흔한 부위는 쇄골 간부, 상완골 간부, 대퇴골 간부 등이며, 쇄골 골절은 통증에 의한 가성 마비를 보이므로 상완신경총 마비와 감별하려면 분만 후 수일이 경과하여야 한다. 상완골 근위부의 골단 골절-분리도 가성마비를 보일 수 있다. 다발성 골절을 보이는 경우는 골 형성 부전증을 의심해야 한다.

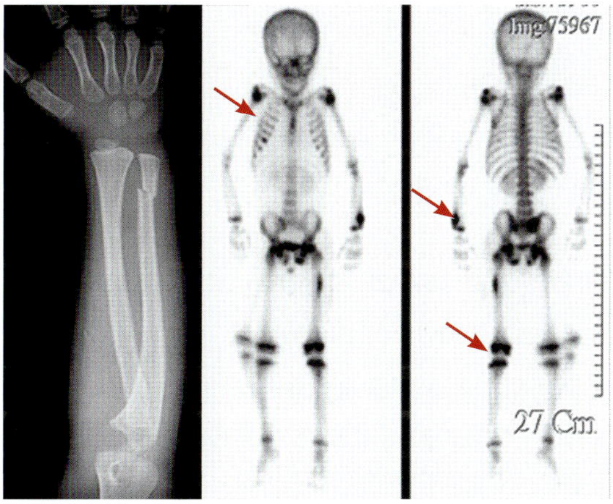

그림 17-96. 3세 소아 골절로 내원하였으나, 기전을 명확히 표현 못하고 몸의 다발성 통증 호소함. 원위 척골 골절 보이며, 소아 학대 의심되어 전신 동위 원소 촬영 결과 다발 부위 비대칭성 동위 원소 강화 보임(화살표).

3. 소아 학대(어린이 학대, Child Abuse, Battered Child Syndrome)

소아 학대의 전형적인 소견은 서로 다른 시기의 치유 과정을 보이는 사지골, 늑골 및 두개골 등의 다발성 골절이다. 소아 학대 어린이의 70%에서 연부조직 손상이 나타나며, 특히, 두부와 목에 손톱자국이나 피하 출혈이 있는지, 젖병을 물리며 나타나는 혀 손상이 있는지 등도 관찰하여야 한다(그림 17-96).

4. 흔한 소아 골절 (Common Fractures in Children)

1) 주관절부 손상(Injuries of elbow)

(1) 상완골 과상 골절 (Supracondylar fractures of the humerus)

상완골 과상 골절은, 소아 주관절부 골절 중 가장 흔한 골절이며, 5~8세에서 주로 발생한다.

가. 손상 기전 및 분류

대부분 넘어질 때 주관절을 신전시키고 손으로 땅을 짚으면서 골절이 발생된 신전형(extension type)이며, 원위 골편이 후내측 또는 후외측으로 전위 된다(그림 17-97). 전위의 정도에 따라 제 I형-비전위 골절, 제 II형-전위 되었으나 후피질골면(posterior cortex)이 연결된 골절, 제 III형-완전 전위 골절로 구분할 수 있다.

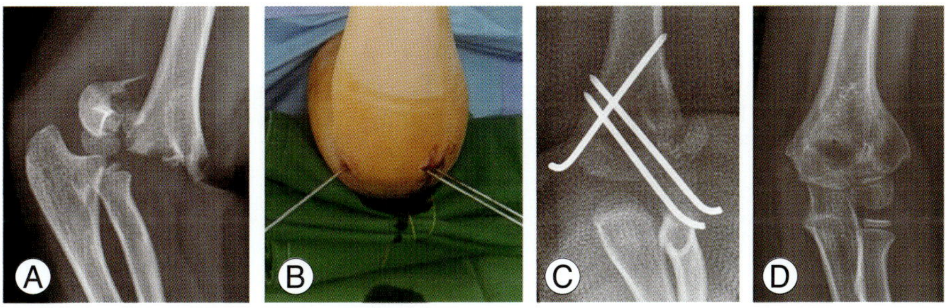

그림 17-97. 남아 4세의 상완골원위과 상골절**(A)**에서, 도수정복 후에 외측 및 내측에 경피적 핀고정술을 시행하였고**(B, C)**, 양호한 위치에서 골유합을 얻었다**(D)**.

나. 치료

전위된 골절은 도수정복 및 경피성 핀 고정술이 가장 많이 사용되며 가장 좋은 치료 방법으로 알려져 있다.

다. 합병증

부정 유합, 특히 내반주 변형이 가장 흔하며, 이는 원위 골편이 신전, 내반(coronal tilting), 내 회전되면서 일어난다. Volkmann 허혈성 구축은 소아 과상 골절의 가장 심각한 합병증으로, 중요한 조기 증상은 심한 통증(pain)이다. 그 외 창백(pallor), 무맥(pulselessness), 감각이상(paresthesia), 마비(paralysis) 등의 증세가 있을 수 있으며 이를 통상 "5 P sign"이라 한다. 조기 근막 절개술이 필수적이다. 신경 손상은 약 10~20%에서 나타나며, 주로 정중신경 또는 요골 신경이 전위로 인하여 발생한다. 수술적 치료시에 내측 핀 고정이 척골신경의 손상을 유발할 수 있으므로, 주의를 요한다. 그 외 외상성 화골성 근염(traumatic myositis ossificans) 이 발생할 수도 있다.

(2) 상완골 외과 골절 (Lateral condylar fracutre of humerus)

주관절부 골절 중 과상 골절 다음으로 흔한 골절이며, 주로 3세에서 14세 남아에서 호발한다.

가. 손상 기전, 분류 및 진단

주관절이 신전된 상태에서 넘어질 때, 내반 및 신전근 견인력에 의하여 견열 골절되거나, 외반 및 압박력에 의하여 골절되는 두 가지의 기전이 있을 수 있다. 골절선은 외과로부터 활차(trochlea)까지 이어진다. 골편이 후외측에 있는 경우가 많고, 골절면이 사면(oblique plane)이기 때문에 내사면(internal oblique) 사진의 확인이 꼭 필요하다. 전위정도 및 골절 형태에 따라서, 골절을 분류(Song 분류) 하고 이에 따라 치료법을 정한다(그림 17-98).

나. 치료

간격이 2 mm 이하인 경우에는 주관절을 90도 굴곡시키고, 전박을 회외 위치에서 석고 붕대 고정을 약 4주간 실시할 수 있다. 2 mm 이내로 정복되지 않은 경우에, 전통적으로 관혈적 정복을 시행해야 한다. 최근에는 골편이 회전 및 전위가 있어도 75%에서 비관혈적 도수정복으로 치료가 가능하였다는 보고도 있다.

다. 합병증

불유합, 부정유합, 외반 변형, 지연성 척골 신경 마비 등이 발생할 수 있다.

(3) 상완골 내상과 골절(Fracture of medial epicondyle of humerus)

주관절이 외반력(valgus force)을 받으면서 굴곡근의 수축에 의한 견열 골절로 9~14세에서 많이 발생한다. 가끔은 주관절 탈구와 동반되는데, 내상과 골편이 주관절 사이에 끼임이 일어난다. 내상과는 견인 골단으로서 길이 성장에 관계하는 골단이 아니므로, 해부학적 정복이 필요한 것은 아니다.

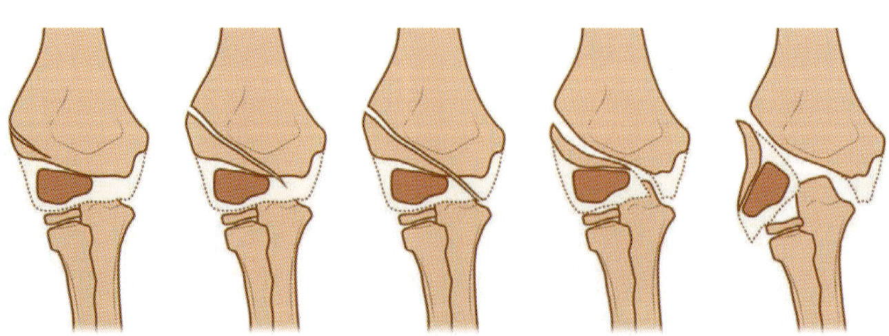

그림 17-98. 상완골 외과 골절의 Song 분류.

(4) 주관절 탈구(Dislocation of elbow)

후방 탈구가 대부분이며, 골단이 유합되기 시작하는 11~15세에서 많이 발생한다. 후방 탈구의 기전은 외반력과 신전력에 의하며, 단독 탈구는 드물고 내상과, 골절을 동반한다. 신경 손상이 약 10%에서 동반하며, 주로 내상과골절을 동반한 경우 척골신경의 끼임 현상이 일어날수 있다.

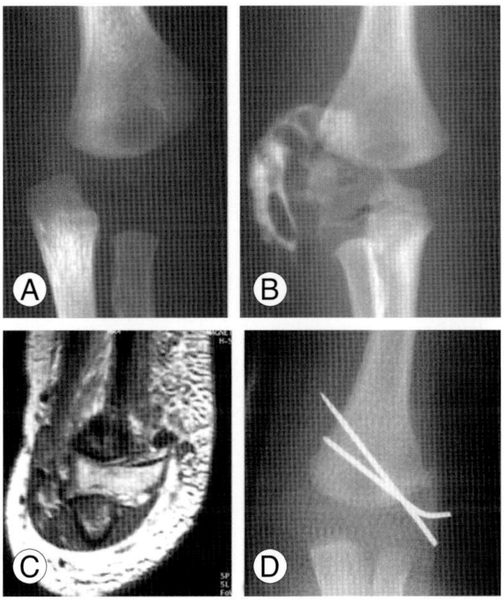

그림 17-99. 2세된 남아. 상완골 원위 골단판 분리. 상와골 과상골절, 외과 골절, 주관절 탈구와 감별진단이 중요하다**(A)**. 관절 조영술**(B)**, MRI**(C)**, 등으로 확진할 수 있다. 도수정복 및 경피적 핀 고정으로 치료하였다**(D)**.

(5) 상완골 원위 골단판 골절(Transphyseal fractures of distal humerus)

주관절의 상완골 원위 골단판의 골절은 주로 2세미만의 소아에 나타나며, 이시기의 원위 상완골은 거의연골로 되어 있으므로, 정확한 진단을 위하여 MRI 혹은 관절 조영술을 시행한다(그림 17-99). 도수정복 후에 경피적 핀 고정술을 시행하는 것이 필요하다. 골절원위부 내측의 혈행 장애를 일으켜 활차의 무혈성 괴사가 발생과 내반주 변형이 발생할 수 있으므로 술 전에 충분한 설명이 필요하다.

(6) 요골두 및 경부 골절 (Fracture of radial head and neck)

소아에서 요골 골단판의 손상이나 경부 골절의 발생 기전은 주관절 신전위에서 넘어져 주관절에 외반력과 압박력이 가해져서 일어난다. 치료는 변형각이 30도 이내이고 전위가 5 mm 이내이면 단순 석고 고정으로 충분히 치료가 가능하다. 전위나 각 변형이 심한 경우는, 도수정복을 하거나, 골수강 내 핀(intrameduallry pin)을 이용하거나, K 강선을 경피적으로 사용하여 골절 편을 정복할 수 있다(그림 17-100).

(7) Monteggia 골절

척골 골절과 요골두의 탈구가 동반된 골절을 Monteggia 골절이라고 하며, 제 I형은 요골두가 전방

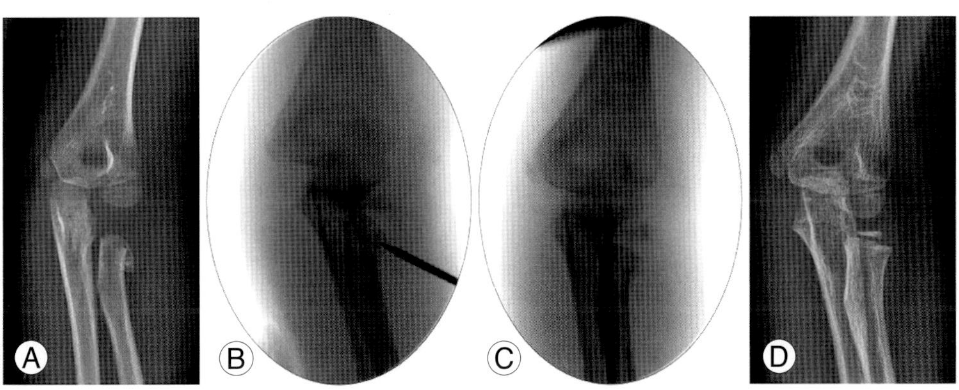

그림 17-100. 여아 6세의 전위된 요골경부골절 **(A)**에서, 핀을 이용하여 정복을 얻은 후**(B,C)**, 양호한 위치에서 골유합을 이루었다**(D)**.

으로 탈구되며 70%로 가장 흔하다. 척골의 단독 골절로 오진하는 경우가 많은 골절이므로 진단 오류의 가능성이 높기 때문에, 특히 주의를 요하는 골절이다. 소아에서 단순 척골 골절이나, 소성변형이 발생하였을 때, 항상 요골두의 동반 탈구 유무를 확인하여야 한다. Monteggia골절에서 후골간신경(posterior interosseous nerve) 손상이 동반되는 경우가 많으므로 시술하기 전 초기 신체 검사 시 손상 유무를 확인해야 한다. 요골두의 탈구가 늦게 발견된 경우는 수상 후 2년까지 정복이 가능하다고 하며(그림 17-101), 그 이상 지연된 경우에서도 정복된 보고도 있으나 실패도 드물지 않다.

(8) 요골두 아탈구(Pulled elbow, Subluxation of the radial head)

2~3세 소아에서 주로 발생하며 7세 이후에는 거의 발생하지 않으며 전완이 회내전되고 주관절이 신전된 상태에서 갑자기 잡아당겨져서 발생한다. 아탈구가 처음인 경우는 외고정이 필요하지 않으며 부모에게 아탈구의 발생 기전을 설명하여 재발되지 않도록 주의시키는 것이 중요하다. 그러나 재발 방지를 위하여 팔걸이(arm sling)로 2주간 주관절을 보호해 주는 것이 좋다는 주장도 있다.

2) 완관절부 손상(Injury of wrist)

소아 장관골 골절 중 40%가 전완부에 발생하며, 그 중 요골과 척골의 원위부에서 가장 많이 발생한다. 주된 손상 기전은 손목을 신전한 상태에서 넘어지면서 잘 발생한다.

(1) 원위 요골 골단판 손상 (Physeal injury of the distal radius)

주로 사춘기 전(preadolescent)에 많이 발생하며, 약 50%에서 척골 골절과 동반된다. 비전위 골절도 많지만, 전위된 경우는 대부분 원위 골편이 후방으로 전위된다. 대부분의 Salter Harris 제 1형 혹은 2형의 경우 도수정복이 잘 되고 장상지 혹은 단상지 석고 붕대 고정으로 치료가 가능하며 Salter Harris 제 3, 4형의 골절에서 관절면의 불일치가 있는 경우 관혈적 정복술을 시행할 수 있다. 술 후 4~5%에서 성장장애가 올 가능성이 있으므로 수상 후 6개월에서 12개월까지 추적관찰이 필요하다(그림 17-102).

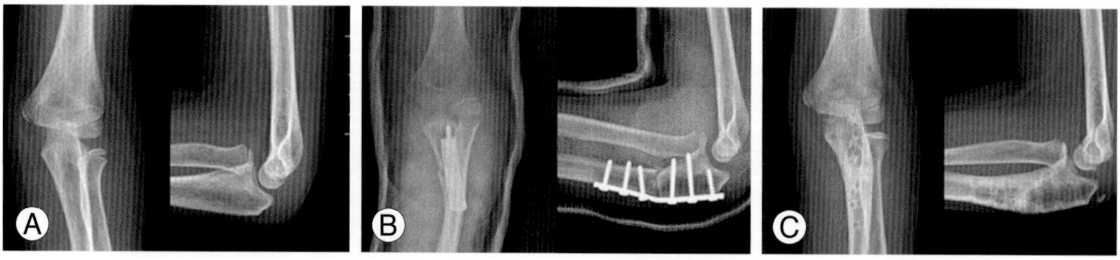

그림 17-101. 수상 후 6개월 경과된 만성 Monteggia 골절 제 1형**(A)**, 척골 교정 절골술 후**(B)**, 2년 추시 관찰 소견**(C)**.

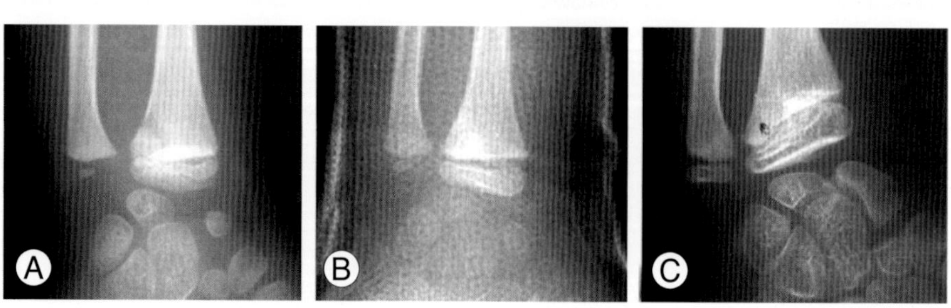

그림 17-102. 요골 원위부 성장판 분쇄 골절**(A)**, 도수정복 후 양호한 소견을 보이나**(B)**, 수상 후 12개월 후 성장판 손상으로 인한 요골의 각 형성과 단축을 보임**(C)**.

(2) 원위 요골 골간단 골절(Fracture of metaphysis of the distal radius)

소아 전완부 골절 중 가장 많이 발생하는 골절이다. 주로 손을 뻗은 채로 넘어진 경우에 발생한다. 치료는 일반적으로 불완전 골절이나, 10도 이상 각 형성된 완전 골절의 경우는 도수정복 후 장상지 석고 고정을 4~6주 시행한다. 골절이 불안정하여 정복 소실의 가능성이 높거나, 부종이 너무 심해 신경과 혈행 장애를 일으킬 가능성이 있을 때, 주관절 주위의 골절이 동반되어 주관절 부종으로 구획 증후군의 가능성이 있을 때, 도수정복 및 경피적 핀 고정술의 적응증이 될 수 있다.

3) 견관절부 골절

(1) 쇄골 골절(Fracture of the clavicle)

신생아의 경우 분만 손상으로 발생하는 경우가 많으며, 특별한 치료 없이도 골 유합과 재형성이 잘 된다. 대부분의 소아 쇄골 골절은 보존적 치료로 충분히 치료가 된다.

(2) 상완골 경부 골절 및 근위 성장판 분리

소아의 상완골 경부 골절은 대부분의 보존적 치료로 만족한 결과를 얻을 수 있다. 11세 이상에서도 50% 미만의 전위가 있는 경우, Velpeau 붕대 고정술로 치료한다.

4) 고관절부 골절 및 탈구

(1) 고관절 골절(Hip fracture)

소아의 고관절 골절은 성인과 달리 빈도는 드물지만, 심한 외력을 받는 경우에 대퇴경부에 발생한다.

분류: 골절 부위에 따라(Delbet classification), 제 1형인 경 골단판 골절(transepiphyseal)은 가장 드물며, 이때는 골두의 무혈성 괴사의 가능성이 가장 높다. 제 2형인 경 경부 골절(transcervical)은 가장 흔하며 약 50%에서 무혈성 괴사가 일어나고 전위된 골절이 비전위 골절보다 무혈성 괴사가 흔하다. 제 3형인 경부 전자간 골절(cervicotrochanteric), 제 4형인 전자간 골절(intertrochanteric)은 무혈성 괴사의 가능성이 적다. 제 2형과 3형의 골절은 도수정복을 시행해 볼 수 있으나, 해부학적 정복이 되지 않으면 관혈적 방법으로 해부학적 정복을 해야 한다. 골절 유형과 전위정도에 따라 발생 빈도가 다르나, 약 60%에서 대퇴골두 무혈성괴사, 불유합, 부정유합, 성장판 조기유합 등의 합병증이 발생한다(그림 17-103).

5) 대퇴골 간부 골절 (Fracture of the femoral shaft)

대퇴골 간부 골절은 교통 사고나 추락 등 비교적 강한 외력이 작용한 경우에 발생한다. 만약 1세 미만에서 발병하였다면 소아 학대(child abuse)와 관련성이 많은 것으로 알려져 있다. 일반적인 치료 원칙은 다음과 같다.

(1) 5세 이하인 경우

보존적 치료가 우선적으로 고려되어야 하며, 유아의 대퇴골절은 Pavlik 보장구로도 치료가 가능하다. 보다 나이가 많은 경우 조기에 도수정복 후 고 수상 석고 고

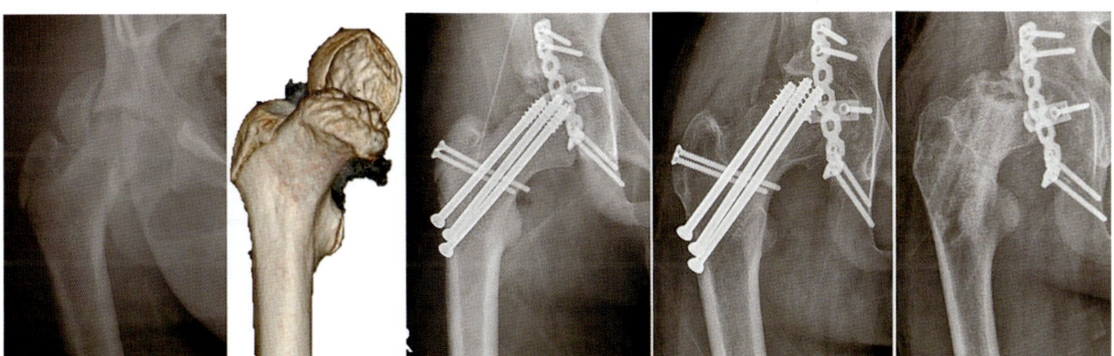

그림 17-103. 13세 남아의 제 I형 대퇴경부 성장판 골절로 관혈적 정복을 시행하였으나, 무혈성 괴사가 발생하였다.

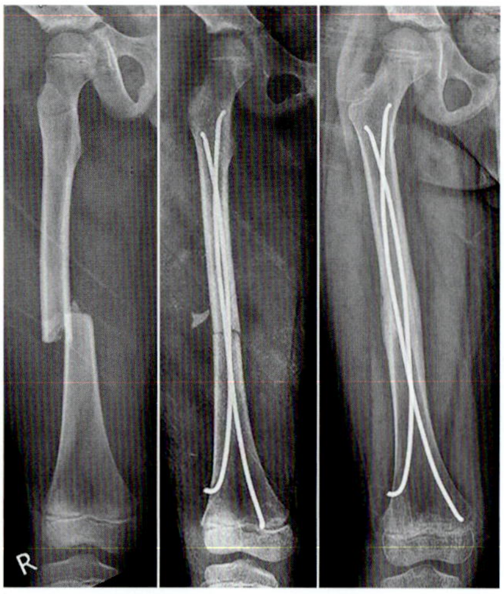

그림 17-104. 8세 남아의 대퇴골 간부의 횡골절에 대하여 유연성 골수정으로 고정후 골유합을 얻었다.

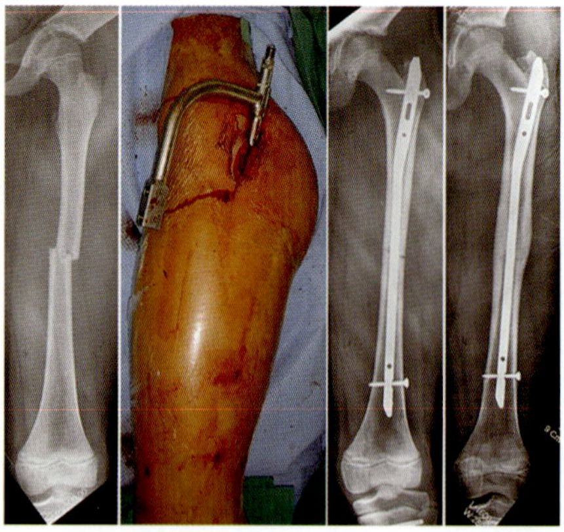

그림 17-105. 11세의 대퇴골 간부 골절에 대하여 대퇴전자부에서의 골수정으로 수술후 골유합을 얻었다.

정(early spica cast)을 시행할 수 있다.

(2) 5세에서 10세 사이인 경우

이 나이에는 다양한 방법의 치료가 고려될 수 있는데, 최근에는 골절부의 손상을 최소화 하는 방법으로 유연성 골수정을 삽입하는 수술적 치료가 선호된다(그림 17-104). 특히 다발성 골절, 두부손상, 개방성 골절, 신경-혈관 손상, 동측 경골 골절, 골절 편의 과도한 단축이 있을 시에는 수술적 치료를 필요로 하는 경우가 많다.

(3) 11세 이상인 경우

수술적 치료가 우선적으로 고려되고 있다. 최근에는 체중이 많은 아이나 골 성장이 거의 종료된 경우에는 성인에서와 같이 교합 골수정으로 치료하는 경향이 있다(그림 17-105).

6) 원위 대퇴골 골판단 골절 (Fracture of the distal femoral physis)

원위 대퇴골의 성장판 골절은 종종 과신전력에 의해 하지부동과 각 형성이 잘 발생하며, 이는 골가교(bone bridge)의 형성에 의하므로 정기적인 추시 방사선 촬영으로 조기 발견이 중요하다. 골가교의 제거술, 반대편 다리의 성장판 유합술, 하지 연장술, 교정절골술 등을 시도할 수 있다.

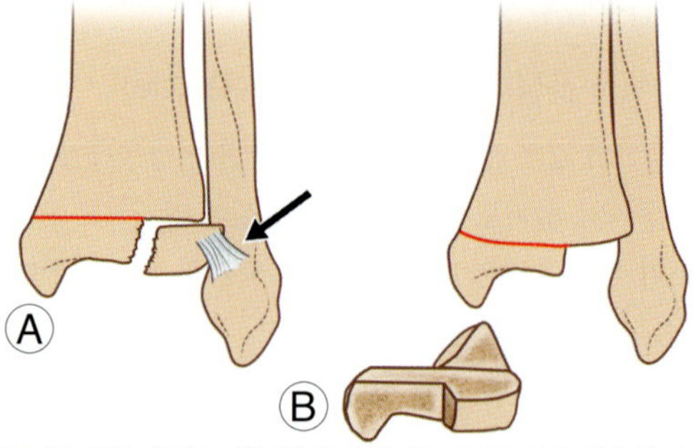

그림 17-106. 성장기 족관절의 전환기성 골절로 전-하방 경비인대의 견열 골절로 인한 Tillaux 골절**(A)**과 골절면이 3개인 삼면 골절**(B)**.

7) 족근 관절 골절(Fracture of ankle)

소아의 족근 관절 주위 골절은 성인과 달리 경골과 비골의 골단판 분리 또는 골절 분리의 형태로 발생하며, 인대 손상은 비교적 드문 편이다. 골단판이 손상 받으면 성장 장애를 일으켜 하지 단축, 각 변형의 후유증을 유발하기 쉽다.

(1) 전환기성 골절(Transitional fracture)

경골 원위 골 성장판의 폐쇄는 중앙부에서 시작하여 전내측, 후방 주변부 순서로 일어나며, 전외측 부위가 가장 늦게 폐쇄되는 특징이 있다. 청소년기에서는 전환기성 골절, 즉 연소기 Tillaux 골절과 삼면(triplane) 골절 등이 발생한다(그림 17-106).

가. 연소기 Tillaux 골절(Juvenile tillaux fracture)

원위 경골단의 전외측에 발생하는 Salter-Harris 제 III형 골절로서, 전경비 인대견열에 의해 일어난다. 12~14세의 소아에서 주로 발생한다. 치료는 2 mm 이상의 전위가 있는 경우는 정복을 시행 후 골단판을 가로 지르지 않고 골단내 고정을 시행한다.

나. 삼면 골절(Triplane fracture)

주로 골 성장이 거의 끝나는 연령에서, 경골 원위단에 Salter-Harris 제 II형과 제 III형의 복합형으로 발생하며, 골절은 3면(sagittal, coronal and transverse)을 가진다. 골편이 둘인 경우와 셋인 경우가 있는데, 대체로 3개인 경우가 많다. Salter-Harris 제 I형이나 제 II형 골절은 도수 정복으로 치료 가능하며, 어느 정도의 전위가 허용된다. Salter-Harris 제 III형이나 제 IV형인 경우 정확한 해부학적 정복이 필요하나, 2 mm 이하의 전위는 허용된다.

< 참고문헌 >

〈정의 및 분류, 골절 및 탈구의 진단, 골절의 치유〉

김정재. 골절학, 골과 연골의 치유. 대한골절학회. 제 2판. 범문에듀케이션, 2018.

석세일, 정형외과학. 8판, 대한정형외과학회. 최신의학사, 2020. 1484-502.

인주철. 골절치료의 AO 원리, 생물학과 생역학. 경북대학교 의과대학 정형외과학교실, 서울의학사, 2003.

AO/OTA Fracture and Dislocation Classification Compendium—2018. https://classification.aoeducation.org/Orthopaedic Trauma Association fracture and dislocation classification compendium. https://ota.org/research/fracture-and-dislocationcompendium. J Orthop Traum. Vol 32, Number 1, Supplement; 2018.

Pountos I, Georgouli T, Blokhuis TJ, Pape HC, Giannoudis PV. Pharmacological agents and impairment of fracture healing: What is the evidence? Injury. 2008;39:384-94.

Tornetta III P, Ricci WM, Ostrum RF, McQueen MM, McKee MD, Court-Brown CM ed. Rockwood and Green's Fractures in adults, 9th edition. Philadelphia: Lippincott Williams & Wikins; 2019. 104-21.

〈골절 및 탈구의 치료, 골절 및 탈구의 합병증〉

김정재. 골절학. 대한골절학회. 2nd 범문에듀케이션. 2018;193-250.

변영수. Minimally invasive plate osteosynthesis, MIPO. 대한골절학회지. 2007;20:99-114.

석세일, 정형외과학. 8판, 대한정형외과학회. 최신의학사, 2020. 1484-502.

오형근. Damage control and provisional fixation. 대한골절학회지. 2010;23:346-52.

Balk RA. Systemic inflammatory response syndrome (SIRS): Where did it come from and is it still relevant today? Virulence. 2014;5:20-6.

Bell A, Templeman D, Weinlein JC. Nonunion of the femur and tibia: an update. Orthop Clin North Am. 2016;47:365-75.

Perren SM. Evolution of the internal fixation of long bone fracture. The scientific basis of biological internal fixation: choosing a new balance between stability and biology. J Bone Joint Surg Br. 2002;84:1093-110.

Schmidt AH. Acute compartment syndrome. Injury. 2017;48 Suppl1:S22-S5.

Tornetta III P, Ricci WM, Ostrum RF, McQueen MM, McKee MD, Court-Brown CM ed. Rockwood and Green's Fractures in adults, 9th edition. Philadelphia: Lippincott Williams & Wikins; 2019. 104-21.

〈상지 외상 - 견갑부 골절 및 탈구, 상완골 간부 골절〉

대한정형외과학회. 정형외과학. 8판, 최신의학사, 2020.

Cole PA, Gauger EM, Schroder LK. Management of scapular fractures. J Am Acad Orthop Surg. 2012;20:130–41.

Frederick M Azar, S. Terry Canale, James H. Beaty. Campbell's Operative Orthopaedics. 14th ed, Elsevier, 2021.

Mckee M, Rudzki J, Gamradt S. Clavicle trauma: from acromioclavicular joint injuries to distal fractures and midshaft fractures in contact athletes. Instructional course lectures. 2019;68:41-52.

Mighell M, Hatzidakis A, Otto R, Watson J, Cottrell B, Cusick M, et al. Complex trauma to the shoulder girdle, including the proximal humerus, the clavicle, and the scapula: current concepts in diagnosis and treatment. Instructional Course Lectures. 2015;64:121-37.

Ropars M, Thomazeau H, Huten D. Clavicle fractures. Orthop Traumatol Surg Res. 2017;103:S53–9.

〈상지 외상 - 주관절부 골절 및 탈구, 전완부 골절〉

대한정형외과학회. 정형외과학. 8판, 최신의학사, 2020.

Andrew H, Crenshaw Jr., Perez EA. Fractures of the shoulder, arm, and forearm. Campbell's operative orthopaedics. Mosby Elsevier; 3420-41, 2008.

Beingessner DM, Dunning CE, Gordon KD, Johnson JA, King GJ. The effect of radial head excision and arthroplasty on elbow kinematics and stability. J Bone Joint Surg Am. 2004;86:1730-9.

Chow SP, Leung F. Radial and ulnar shaft fractures. Rockwoood and Green's fractures in adults 7th ed., Lippincott Williams & Wilkins, 881-904, 2010.

Droll KP, Perna P, Potter J, et al. Outcomes following plate fixation of fractures of both bones of the forearm in adult. J Bone Joint Surg Am. 2007;89(12):2619-24.

Jupiter JB, Kellam JF. Diaphyseal fractures of the forearm.

Skeletal trauma 4th ed., Saunders Elseview, 1459-502, 2009.

Marsh JL, Slongo TF, Agel J, et al. Fracture and dislocation classification compendium-2007: Orthopaedic Trauma Association classification, database and outcomes committee. J Orthop Trauma, 2007;21(10 Suppl):S1-133.

Sanchez-Sotelo J. Distal humeral fractures: role of internal fixation and elbow arthroplasty. Instr Course Lect, 2012;61:203-13.

Thomas PR, Richard EB, Christopher GM. AO principles of fracture management 2nd ed., Thieme, 643-56, 2007.

〈상지 외상 - 수근부 골절 및 탈구, 수부 골절 및 탈구〉

대한정형외과학회. 정형외과학. 8판, 최신의학사, 2020.

Diaz-Garcia RJ, Oda T, Shauver MJ, Chung KC. A systematic review of outcomes and complications of treating unstable distal radius fractures in the elderly. J Hand Surg Am, 36(5):824-35, 2011

Kollitz KM, Hammert WC, Vedder NB, Huang JI. Metacarpal fractures: treatment and complications. Hand (N Y), 9(1):16-23, 2014

Mauck BM, Swigler CW. E.vidence-based review of distal radius fractures. Orthop Clin North Am, 2018;49:211-22.

Moon ES, Shin YJ, Kim MS, Kim SK. Treatment of the unstable distal radius fractures using volar locking plate fixation. J Korean Orthop Assoc, 2011;46(3):179-90.

〈척추 외상 – 경추 손상〉

Allen BL, Ferguson RL, Lehmann TR, O'Brien RP. A mechanistic classification of closed, indirect fractures and dislocations if the lower cervical spine. S. 1982;7(1):1-27.

Goldstein SJ, Woodring JA and Young AB. Occipital condyle fracture associated with cervical spine injury. Surg Neurol. 1982;17:350-2.

Garrett M, Consinglieri G, Kakarla UK, et al. Occipitoatlantal dislocation.Neurosurgery. 2010;66:A48-A55.

Traynelis VC, Marano GD, Dunker RO, Kaufman HH. Traumatic atlantooccipital dislocation. Case report. J Neurosurg.1986;65:863-70.

Fielding JW, Cochran G, Lawsing JF III, Hohi M. Tears of the transverse ligament of the atlas. A clinical and biomechanical study. J Bone Joint Surg. 1974;56-A:1683-91.

Fielding JW and Hawkins RJ. Atlanto-axial rotatory fixation. J Bone Joint Surg Am. 1977;59:37-44.

Levine AM, Edwards CC. Fractures of the atlas. J Bone Joint Surg. 1991;73-A:680-91.

Anderson LD, D'Alonzo RT. Fractures of the odontoid process of the axis. J Bone Joint Surg. 1974;56-A(8):1663-74.

Hadley MN, Browner CM, Liv SS, Sonntag VKH. New subtype of acute odontoid fractures (Type IIA). Neurosurgery. 1988;22:67-71.

Min WK. Upper cervical spine injury. In; Suk SI. Orthopaedics 8th edition. Seoul: New Med J, 2020:1735-49.

Lewallen RP, Morrey BF, Cabanela ME. Respiratory arrest fol- lowing displaced odontoid fractures. Clin Orthop. 1984;188:187-9.

Effendi B, Roy D, Cornish B, Dussault RG and Laurin CA. Frac- tures of the ring of the axis: A classification based on the analysis of 131 cases. J Bone Joint Surg Br. 1981;63:319-27.

Denis F. Spinal instability as defined by the three column spine concept in acute spinal trauma. Clin Orthop. 1984;189:65-76.

Star AM, Jones AA, Cotler JM, Balderston RA, Sinha R. Immediate closed reduction of cervical spine dislocations using traction. Spine. 1990;15:1068-72.

Nockels RP. Nonoperative management of acute spinal cord injury. Spine;2001. S31-7.

Kostuik JP. Indications for use of halo immobilization. Clin Orthop. 1981;154:46-50.

〈척추 외상 - 흉추부, 흉요추부 및 하요추부 골절〉

Herkowitz HN, Garfin SR, Eismont FJ, Bell GR. Thoracic and lumbar spinal injuries. Rothman-Simone The Spine. 6th edition:1363-83.

Denis F. Spinal instability as defined by the three column spine concept in acute spinal trauma. Clin Orthop. 1984;189:65-70.

Son KH, Chung NS, Jeon CH. Measurement of vertebral compression and kyphosis in the thoracolumbar and lumbar fractures. J Korean Soc Spine Surg. 2010;17(3):120-6.

Allain J. Anterior spine surgery in recent thoracolumbar fractures: An update. Orthop Traumatol Surg Res. 2011;97:541-54.

Kim KT, Lee SU, Hong GP, Hwang DW. Posterior short segment instumentation and fusion for the unstable thoracolumbar spine

fracture. J Korean Frac Soc. 2000;13(2):352-60.

Lee JS, Jeong ST, Shin BJ. Treatment of thoracolumbar fractures. In: Suk SI, eds. Textbook of spinal surgery. 3rd ed. Seoul: Newest Medicine Company; 2011. 759-810.

〈척추 외상 - 골다공증에 의한 골절〉

Park YS. Diagnosis and treatment of osteoporosis. J Korean Med Assoc 2012;55(11):1083-94.

Park YS, Kim HS. Prevention and treatment of multiple osteoporotic compression fracture. Asian Spine J. 2014;8(3):382-90.

Hide IG, Gangi A. Percutaneous vertebroplasty: history, technique and current perspectives. Clin Radiol. 2004;59:461-7.

Oh YS, Lee KY, Seo JY, et al. Long term results of vertebroplasty in the treatment of osteoporotic compression fracture. J Korean Soc Spine Surg. 2013;20(3):86-91.

Kim JH, Yoo SH, Kim JH. Long-term follow-up of percutaneous vertebroplasty in osteoporotic compression fracture: minimum of 5 years follow-up. Asian Spine J. 2012;6(1):6-19.

Taylor RS, Taylor RJ, Fritzell P. Balloon kyphoplasty and vertebroplasty for vertebral compression fractures: a comparative systematic review of efficacy and safety. Spine.

2006;31:2747-55.

〈척추외상- 척수손상 및 마비〉

Eismont FJ, Currier BL, McGuire RA Jr. Cervical spine and spinal cord injuries; recognition and treatement. Instr Course Lect. 2004;53:341-58.

Ho CH, Wuermser LA, Priebe MM, Chiodo AE, Scelza WM, Kirshblum SC. Spinal cord injury. 1. epidemiology and classification. Arch Rhys Med Rehabil. 2007;88(S1):S49-54.

Sohn HM. Spinal cord injury and paralysis. In; Suk SI. Orthopaedics 8th edition. Seoul: New Med J, 2020:1777-88.

Rodgers RB, Horn EM, Sonntag VKH. Acute treatment of patients with spinal cord injury. In; Herkowitz HN, Garfin SR, Eismont FJ, Bell GR, Balderston RA. Rothman-Simeone The Spine 6th edition. Philadelphia: Elsevier Saunders; 2011:1422-44.

Suk KS. Fracture of cervical spine, spinal cord injury. In; Suk SI. Textbook of spinal surgery 4th edition. Seoul: New Med J, 2017:795-810.

〈골반부 및 하지 외상-
골반 및 비구 골절, 고관절 탈구, 대퇴골 근위부 및 간부 골절〉

대한골절학회. 골절학 2판. 범문에듀케이션, 2018.

대한정형외과학회. 정형외과학 8판. 최신의학사, 2020.

Bucholz RW and Peters P. Assessment of pelvic stability. AAOS ICL. 1988;37:119-27.

Burgess AR, Eastridge BJ and Young JWR. Pelvic ring disruption : effective classification system and treatment protocol. J Trauma. 1990;30:848-56.

Papathanasopoulos A, Txioupis C, Giannoudis VP, Roberts C, Giannoudis PV. Biomechanical aspects of pelvic ring reconstruction techniques: Evidence today. Injury. 2010;41:1220-7.

Tile N, Helfet DL, Kellam JF. Fractures of the Pelvis and Acetabulum. Philadelphia Lippincott Williams & Wilkins; 2003.

Azar FM, Beaty JH. Campbell's Operative Orthopaedics. 14th ed. Elsevier, 2020.

Tornetta P III, Ricci WM, Ostrum RF, McQueen MM, McKee MD, Court-Brown CM. Rockwood and Green's Fractures in Adults. 9th ed. Lippincott Williams & Wilkins, 2019.

Foulk DM, Mullis BH. Hip dislocation: evaluation and management. J Am Acad Orthop Surg. 2010;18(4):199-209.

Bastian JD, Turina M, Siebenrock KA, Keel MJ. Long-term outcome after traumatic anterior dislocation of the hip. Arch Orthop Trauma Surg. 2011;131(9):1273-8.

Helfet DL, Beck M, Gautier E, et al. Surgical techniques for acetabular fracutres. In Tile M, Helfet DL, Kellam JF, eds. Fracutres of the Pelvis and Acetabulum 3rd Ed, Philadelphia: Lippicott Williams & Wilkins; 2003. 533-603.

Letournel E, Judet R. Fractures of the acetabulum, 2nd ed, Berlin, Germany, Springer-Verlag; 1993.

Haidukewych GJ. Intertrochanteric fractures: ten tips to improve results. J Bone Joint Surg Am. 2009;91:712-9.

Roberts CS, Nawab A, Wang M, Voor MJ, Seligson D. Second generation intramedullary nailing of subtrochanteric femur fractures: a biomechanical study of fracture site motion. J Orthop Trauma. 2002;16:231-8.

William M. Ricci, Bethany Gallagher et al. Intramedullary nailing of femoral shaft fractures: current concepts. J Am Acad Orthop Surg. 2009;17:296-305.

Chen CE, Ko Jy et al. Infection after intramedullary nailing of the femur. J Trauma. 2003;55:692-95.

〈골반부 및 하지 외상- 대퇴골 원위부 골절, 슬개골 골절,
슬관절 탈구, 경골 근위부 골절, 경골 및 비골 골절〉

대한 골절학회. 골절학 2판. 범문에듀케이션, 2018.

대한정형외과학회. 정형외과학 8판. 최신의학사, 2020.

Azar FM, Beaty JH. Campbell's Operative Orthopaedics. 14th ed. Elsevier, 2020.

Tornetta P III, Ricci WM, Ostrum RF, McQueen MM, McKee MD, Court-Brown CM. Rockwood and Green's Fractures in Adults. 9th ed. Lippincott Williams & Wilkins, 2019.

Gwathmey FW Jr, Jones-Quaidoo SM, Kahler D, Hurwitz S, CuiQ. Distal femoral fractures: Current concepts. Am Acad Orthop Surg. 2010;18(10):597-607.

Kim JJ, Choi JH. Treatment of Distal Femur Fracture. J of Korean Frac Soc. 2011;24(3):288-93.

Kellam JF, Meinberg FG, Agel J, Karam MD, Roberts CS. Fracture and Dislocation Classification Compendium—2018. J Orthop Trauma. 2018;32(Suppl1):S1-S170.

Melvin JS and Mehta S. Patellar fractures in adults. J Am Acad Orthop Surg. 2011;19:198-207.

Fanelli GC, Orcutt DR, Edson CJ: Current concepts the multipleligament injured knee: Evaluation, treatment, and results. Arthroscopy, 2005;21:471-86.

Ricci WM, Rudzki JR, Borrelli J Jr. Treatment of complex proximal tibia fractures with the less invasive skeletal stabilization system. J Orthop Trauma, 2004;18:521-27.

Barei DP, Nork SE, Mills WJ, Coles CP, Henley MB, Benirschke SK. Functional outcomes of severe bicondylar tibial plateau fractures treated with dual incisions and medial and lateral plates. J Bone Joint Surg Am. 2006;88:1713-21.

Stevens DG, Beharry R, McKee MD, Waddell JP, Schemitsch EH. The long-term functional outcome of operatively treated tibial plateau fractures. J Orthop Trauma. 2001;15:312-20.

Ruedi TP, Buckley RE, Moran CG. AO principles of fracture management. 2nd ed. Stuttgart: Thieme; 2007.

Robert H, Keerat S, William T. Acute management of traumatic knee dislocations for the generalist. Am Acad Orthop Surg. 2015;23:761-8.

James R, Saqib R, Paul S. Traumatic knee dislocations evaluation, management, and surgical treatment. Orthop Clin N Am. October. 2015;46:479-93.

G. Bode, P. C. Strohm, N. P. Sudkamp, T. O. Hammer. Tibial shaft fractures – management and treatment options. A review

of the current literature. Acta Chirurgiae Orthopaedicae et Traumatologiae Čechosl. 2012;79:499-505.
Andrew HS, Christopher GF, Tornetta P. Treatment of closed tibial fractures. J Bone Joint Surg Am. 2003;85:352-68.

〈골반부 및 하지 외상- 족근관절 골절 및 탈구, 거골 골절 및 탈구, 종골 골절, 중족부 손상, 족근 중족 관절 골절 및 탈구, 중족골 골절, 중족 족지 관절 및 족지의 손상〉

대한 골절학회. 골절학 2판. 범문에듀케이션, 2018.
대한정형외과학회. 정형외과학 8판. 최신의학사, 2020.
Azar FM, Beaty JH. Campbell's Operative Orthopaedics. 14th ed. Elsevier, 2020.
Tornetta P III, Ricci WM, Ostrum RF, McQueen MM, McKee MD, Court-Brown CM. Rockwood and Green's Fractures in Adults. 9th ed. Lippincott Williams & Wilkins, 2019.
Bengner U, Johnell O and Redlund-Johnell I. Epidemiology of ankle fracture 1950 and 1980: Increasing incidence in elderly women, Acta Orthop Scand. 1986;57:35-7.
Burwell BN and Charnley AD. Treatment of displaced fractures at the ankle by rigid internal fixation and early joint movement. J Bone Joint Surg. 1965;47B:634-60.
Griend RV, Michelson JD and Bone LB. Fractures of the ankle and the distal part of the tibia. J Bone Joint Surg. 1996;78A:1772-83.
Sirkin M, Sanders R, DiPasquale T, Herscovici D, Jr. A staged protocol for soft tissue management in the treatment of complex pilon fractures. J Orthop Trauma. 2004;18(8 Suppl):S32-8.
Bone L, Stegemann P, McNamara K and Seibel R. External fixation of severely comminuted and open tibial pilon fractures. Clin Orthop. 1993;292:101-7.
Rüedi TP, Allgöwer M. The operative treatment of intra-articular fractures of the lower end of the tibia. Clin Orthop Relat Res. 1979;(138):105-110.
Broström L. Sprained ankles. VI. Surgical treatment of "chronic" ligament ruptures. Acta Orthop Scand. 1966;132:551-65.
Ahmad J, Raikin SM. Current concepts review: talar fractures. Foot Ankle Int. 2006;27:475-82.
Inokuchi S, Ogawa K, Usami N. Classification of fractures of the talus: clear differentiation between neck and body fractures. Foot Ankle Int. 1996;17:748-50.
Vallier HA, Reichard SG, Boyd AJ, Moore TA. A new look at the Hawkins classification for talar neck fractures: Which features of injury and treatment are predictive of osteonecrosis? J Bone Joint Surg Am. 2014;96:192-7.
Miric A and Patterson BM. Pathoanatomy of intra-articular fractures of the calcaneus. J Bone Joint Surg. 1998.80A:207-12.
Maskill JD, Bohay DR, Anderson JG. Calcaneus fractures: a review article. Foot Ankle Clin. 2005;10:463-89.
Sanders R. Displaced intra-articular fractures of the calcaneus. J Bone Joint Surg. 2000;82A:225-50.
Goossens M, De Stoop N. Lisfranc's fracture-dislocations: etiology, radiology, and results of treatment. A review of 20 cases. Clin Orthop Relat Res. 1983;176:154-62.
Kim TS, Oh CW, Kim JW, Park KH. Calcaneal Fractures: A Soft Tissue Emergency. J Trauma Inj. 2018;31:112-6.
Schepers T, Rammelt S. Complex foot injury: early and definite management. Foot Ankle Clin. 2017;22:193-213.
Shereff MJ. Fractures of the forefoot. Instr Course Lect. 1990;39:133-40.
Weatherford BM, Anderson JG, Bohay DR. Management of tarsometatarsal joint injuries. J Am Acad Orthop Surg. 2017;25:469-79.

〈다발성 외상〉

대한골절학회: 골절학. 2판. 범문에듀케이션;2018.
Canale ST, Beaty JH. Campbell's Operative Orthopaedics. 13th ed. Philadelphia, Mosby Co; 2017.
Rockwood and Green's Fractures in Adults 9th ed. Wolters Kluwer Health;2019.

〈소아골절〉

대한소아정형외과학회: 소아청소년골절학. 2판. 영창출판사; 2015.
Canale ST, Beaty JH. Campbell's Operative Orthopaedics. 13th ed. Philadelphia, Mosby Co; 2017.
Kim HT, Lee JS, Yoo CI. Management of cubitus varus and valgus. J Bone Joint Surg Am. 2005; 87:771-80.
Kang S, Kam M, Miraj F, Park SS. The prognostic value of the fracture level in the treatment of Gartland type III supracondylar humeral fracture in children. Bone Joint J. 2015 Jan;97-B(1):134-40.
Park KH, Park BK, Oh CW, Kim DW, Park H, Park KB. Overgrowth of the Femur After Internal Fixation in Children With Femoral Shaft Fracture-A Multicenter Study. J Orthop Trauma. 2020 Mar;34(3):e90-e95.
Park KC, Oh CW, Byun YS, Oh JK, Lee HJ, Park KH, Kyung HS, Park BC. Intramedullary nailing versus submuscular plating in adolescent femoral fracture. Injury. 2012 Jun;43(6):870-5.
Shim JS, Lee YS. Treatment of completely displaced supracondylar fracture of the humerus in children by cross-fixation with three Kirschner wires. J Pediatr Orthop. 2002; 22:12-6.
Song KS, Kang CH, Min BW, Bae KC, Cho CH. Internal oblique radiographs for diagnosis of nondisplaced or minimally displaced lateral condylar fractures of the humerus in children. J Bone Joint Surg Am. 2007;89(1):58-63.
Song KS. Displaced fracture of the femoral neck in children: open versus closed reduction. J Bone Joint Surg Br. 2010;92(8):1148-51.

18장 정형외과적 치료원칙

1. 조직의 치유 2. 연부조직의 치료 3. 골의 치료 4. 관절의 치료
5. 국소연골 손상의 치료 6. 석고 붕대 7. 골이식 8. 사지부동

1. 조직의 치유(Tissue Healing)

살아있는 인체조직은 질병이나 외상 등으로 인한 손상이 일어나면 회복을 위한 과정을 진행하게 된다. 이 과정을 치유(healing)라고 한다. 치유는 크게 손상 전에 원래 있던 조직으로 재건되는 재생(regeneration)과 원래의 조직이 아닌 다른 조직으로 손상 부위를 메우고 조기에 원래의 기능을 할 수 있게 하는 회복(repair)으로 나뉠 수 있다. 골의 손상이나 잘 봉합된 피부의 손상을 제외하고 대부분의 근골격계조직은 손상 후 재생보다는 회복의 과정을 통하여 치유된다.

1) 자연치유(Natural healing)

(1) 피부(Skin)

피부의 연속성이 파괴된 상태를 창상(wound)이라고 하며 치유과정에 다양한 정도의 반흔(scar)을 남긴다. 피부조직의 치유는 염증기, 육아조직형성 및 재상피화기, 창상구축 및 재형성기의 세 단계로 나뉘며, 각 시기 별로 다양한 성장인자(growth factor) 및 싸이토카인(cytokine)에 의해 조절된다. 일차치유(healing by first intention)란 감염 없이 잘 봉합된 수술 절개창처럼 간격이 없는 깨끗한 창상의 회복을 말하며, 대개 선상반흔으로 치유된다. 큰 피부결손이 발생한 경우의 피부치유는 좀 더 복잡한 과정을 거친다. 해당 조직세포의 재생만으로는 원래의 구조를 회복할 수 없어 육아조직의 형성으로 치유의 나머지 부분이 이루어지며, 이를 이차치유(healing by second intention)라고 한다. 이차치유는 일차치유와는 달리 강력한 염증반응이 일어나 많은 양의 육아조직이 형성되고, 창상의 간격은 결체조직으로 메워져 다양한 크기의 반흔을 남기며 치유된다. 창상수축(wound contraction)은 이차치유의 특이한 현상으로 창상 주위의 근섬유모세포(myofibroblast)의 수축에 의한 것으로 알려져 있다. 2 cm 이상의 창상이 이차치유를 통해 상피화(epithelialization)되는 기간은 6주 이상이 소요된다고 알려져 있다.

(2) 건(Tendon)

건의 치유는 염증기(inflammation phase), 증식기(proliferation phase), 재형성기(remodeling phase)를 거쳐 치유된다. 염증기에는 손상된 부위로 혈종이 차게되고, 단핵구(monocyte), 대식세포(macrophage), 호중구(neutrophil) 등과 같은 염증세포들이 침윤한다. 이 염증세포들은 혈종과 괴사된 조직들을 제거하며, 대식세포의 경우 섬유모세포(fibroblast)를 모이게 하고 혈관생성에도 관여하는 것으로 알려져 있다. 증식기에는 섬유모세포의 침윤 및 증식이 더욱 현저해진다. 제 3형 교원질(collagen)의 합성이 증가하며, 손상 부위는 육안으로는 연결되어 반흔조직처럼 보인다. 증식기 말기에는 손상 부위에 충분한 양의 물과 세포외기질이 존재하게 된다. 재형성기는 손상 후 6주경부터 시작되는데 세포 수와 제 3형 교원질 및 세포 외기질의 합성이 감소한다. 제 1형 교원질의 합성은 증가하면서 건의 장축을 따라 규칙적으로 재배열되어 손상 부위의 역학적 강도가 증가한다. 이러한 재형성은 1년 이상 지속되면서 건의 장력은 증가하지만, 손상 전 상태로 회복되지는 않는다. 건의 치유는 관여하는 섬유모세포와 염증세포들이 어디

에서부터 오느냐에 따라 내인성치유(intrinsic healing)와 외인성치유(extrinsic healing)로 분류할 수 있다. 내인성치유는 이러한 세포들이 건내막(endotenon)과 건외막(epitenon)으로부터 이동하여 오며, 외인성 치유는 건초, 골막, 피하조직 등의 주위 조직으로부터 이동하여 온다. 두 과정 모두 건의 치유에 관여하지만 치유의 결과에는 차이가 있다. 외인성치유는 시기적으로 조기에 관여하며 유착을 유발하는 반면 내인성치유는 외인성치유에 비해 유착이 심하지 않으며, 교원질과 글리코사미노글리칸(glycosaminoglycan)을 더욱 많이 합성하기 때문에 역학적 강도가 높다. 두 과정의 건 치유의 관여 정도는 외상의 정도, 건의 윤활집(synovial sheath)의 존재 유무, 건의 위치, 재활 등 많은 요인들에 의해 결정된다. 건의 재생에 관여하는 성장인자 및 싸이토카인으로는 전환성장인자-β(transforming growth factor-β: TGF-β), 인슐린유사성장인자(insulin-like growth factor: IGF), 골형성 단백질(bone morphogenetic protein: BMP) 등이 알려져 있다.

(3) 인대(Ligament)

인대손상의 자연치유는 건과 유사하나, 그 위치나 형태, 주위 조직과의 연관관계 등에 따라 치유과정이 매우 다양한 양상을 보인다. 관절외인대의 경우 염증기, 증식기, 재형성기를 거쳐 치유된다. 염증기에는 섬유소 덩어리가 손상부에 형성되고, 염증세포들이 침윤하여 괴사된 잔해를 제거한다. 염증기 말기에는 손상부로 모세혈관싹(capillary bud)이 자라 들어가고, 섬유모세포가 침윤하여 증식 및 기질합성을 시작한다. 증식기에는 섬유모세포의 침윤 및 증식이 현저히 발행한다. 교원질과 글리코사미노글리칸(glycosaminoglycan)의 합성이 증가하는데, 교원질은 초기에 역학적 강도가 떨어지는 제 3형 교원질을 주로 합성하다가 후기로 갈수록 제 1형 교원질로 대체되며 이로 인하여 역학적 강도도 증가하게 된다. 재형성기에는 세포 및 혈관조직이 감소하기 시작하며, 제 3형 교원질의 비율은 점점 감소하나 전체 교원질의 비율은 증가하게 된다. 또한 아교섬유(collagen fiber)가 인대에 축과 평행하게 재배열되고, 교차결합(cross link)이 증가하여 인대의 장력이 증가하게 된다. 인대의 장력을 증가시키는 데에는 α-평활근액틴(α-smooth muscle actin)이 중요한 인자로 가장 잘 알려져 있으며, 그 외에도 전환성장인자-β, 혈소판유래성장인자(platelet-derived growth factor: PDGF) 및 인슐린유사성장인자 등이 치유에 관여한다. 완전한 재형성이 이루어지는 데에는 약 12개월 혹은 그 이상이 소요되는 것으로 알려져 있다. 건과 인대는 복원 후 약 6주가 경과하면 그 강도가 손상 전의 인장강도의 약 20~40% 정도로 회복되므로 보호된 상태에서 어느 정도의 운동을 시작할 수 있다.

(4) 신경(Nerve)

신경손상의 치유는 다른 조직의 재생과는 달리 손상부위 이하의 모든 축삭과 손상된 축삭의 근위 일부분의 변성이 일어나는 축삭변성(wallerian degeneration)과 그에 속발하는 신경세포의 재생으로 이루어진다. 신경이 단절되면 양 끝은 퇴축되어 근위부와 원위부의 신경절단단에 간격이 발생한다. 신경세포체로부터 신경섬유의 연결이 소실되면 원위부에서는 축삭변성이 일어나게 된다. 축삭변성의 첫 단계는 축삭형질의 미세관(microtubule)과 신경미세섬유(neurofilament)의 입상붕괴(granular disintegration)가 일어나며 수상 후 수 시간 내에 발생한다. 파괴된 축삭의 흔적은 수상 후 대개 2주 내에 모두 소실된다. 수초(myelin)의 파괴는 축삭세포질의 붕괴를 따라 일어나며 36~48시간 내에 상당히 진행한다. 수초의 파편들은 대식세포(macrophage)와 슈반세포(Schwann's cell)에 의해 대개 1주에서 3개월에 걸쳐 제거된다. 축삭변성의 마지막 단계에서 신경섬유의 내부는 축삭과 수초의 파편들로 이루어진 무정형덩이(amorphous mass)로 채워지게 되며, 축삭변성은 손상 부위로부터 말초의 표적기관을 향해 원위부로 진행한다. 원위분절에 위치하는 축삭의 모든 슈반세포는 수상 후 24시간 내에 유사분열(mitosis)을 하고, 슈반세포의 증식은 수상 후 3일에 최고점에 다다르며 수주에 걸쳐 서서히 감소하다가 신경재생기에 다시 증가하는 양상을 보인다. 새로 분열된 슈반세포는 신경섬유의 기저막에 배열하여 섬유결합소(fibronectin)와 라미닌(laminin)을 생산하고, 신경성장인자(nerve growth factor)와 신경성장인자수용체(nerve growth factor receptor)를 합성한다. 절단된 신경의 근위부에서도 일부분에서 축삭변성이 일어나며, 손상 부위보다 근위부의 축삭은 신경세포체의 생존과 새로운 축삭의 재생 여부에 따라 운명이 달라진다. 근위부의 신경섬유는 축삭의 직경과 수초의 두께가 감소하며, 이는 신경세포체로부터 원위부로 진행한다. 재생이 진행되고 축삭이 기능적으로 접촉되면 축삭의 직경은 증가하나 정상만큼 회복되지는 않는다. 신경절단 후 첫 수일 동안 근위부에서 수 많은 신경가지가 신경내막에서 원위부로 자라나온다. 신경재생을 위해서는 재생하는 축삭이 반드시 근위부에서 손상 구역을 가로질러 원위부의 절단단에 도달해야 한다. 신경절단단 사이는 다른 조직의 손상 부위와 유사하게 삼출물과 세포의 증식, 교원질의 합성이 일어난다. 양 절단단 사이에 혈구, 대식세포 등을 포함한 삼출물로 채워지면 섬유소 응괴(fibrin clot)가 형성되며 모세혈관들과 섬유모세포가 자라 들어온다. 슈반세포는 양 절단단 사이로 이동하여 무리를 이룬다. 절단단 사이에서 형성되는 반흔조직은 신경의 재생에 있어 축삭의 재생과 회복을 방해한다. 아교섬유(collagen fiber)가 평행하게 배열될 때 신경재생에 가장 유리하며, 축삭 성장의 방향은 축삭에서 분비되는 화학물질에 의해 영향을 받는다. 손상 구역을 통과한 새로 재생되는 축삭은 원위분절의 신경내막(endoneurium) 또는 내신경관(endoneurial tube)으로 자라 들어가게 된다. 일반적으로 과도하게 많은 신경의 싹틈(excess sprout)이 원위분절로 자라들어 가면 원위분절의 신경내막은 다수의 축삭에 의해 점유된다. 원래의 기저막은 붕괴되며 신경의 다발(fascicle)로 새로운 섬유들이 나오게 된다. 하지만 시간이 경과하면서 기능적인 연접(synapse)에 실패한 원위분절의 축삭의 수는 감소하게 된다. 원위분절에서의 과도한 신경의 싹틈 발생은 손상 구역에서의 장애물에 대한 반응으로 불량한 신경재생을 나타내는 지표이다. 재생된 신경의 수초화(myelination)란 원위분절의 수초를 형성하기 위해 슈반세포에 의해 싸여지는 것을 말하며, 이는 적절하게 표적기관에 신경의 연접이 일어났다는 것을 의미한다. 일반적으로 축삭의 연장은 압궤손상에 비해 절단상이 회복속도가 느리며, 사람에 있어서는 평균적으로 1~2 mm/day의 속도로 진행된다고 알려져 있다.

(5) 근육(Muscle)

근육의 치유는 파괴기(destruction phase), 복원기(repair phase), 재형성기(remodeling)의 세 단계를 거쳐 일어난다. 파괴기는 파열된 근섬유의 괴사, 혈종형성 및 염증세포의 침윤이 발생하는 시기이다. 복원기는 손상을 받은 근육세포 및 근잔섬유(myofilament)의 잔해 등을 포식(phagocytosis)으로 제거하고, 근섬유(myofiber)의 재생 및 반흔조직이 형성되는 시기이며, 모세혈관들이 손상 부위로 자라 들어온다. 또한 활성화된 근원성세포들이 근모세포(myoblast)로 분화하여 손상을 받고 남아있는 근섬유와 결합하거나, 다른 근모세포들과 서로 결합하여 근관(myotube)을 형성하여 근육을 재생시킨다. 근육의 재생에 직접 관여하는 근원성세포로는 바닥판(basal lamina)에 위치하고 있는 위성세포(satellite cell)가 대표적이다. 재형성기에는 재생된 근섬유가 더욱 성숙해지며, 반흔조직의 수축과 재배열이 일어나 근육의 기능을 회복시킨다. 그러나 이러한 근육이 치유되는 과정과 동시에 근섬유를 둘러싸고 있는 결체조직에 의해 기질이 생성되며 섬유결체조직이 증식한다. 인체조직의 경우에는 근섬유의 재생보다 결체조직의 증식이 더 빠르고 풍부하게 일어나는 경우가 자주 있으므로 완전한 재생은 드물어 결국 기능이 가능한 반흔으로 치유된다. 이러한 근육의 재생에는 간세포성장인자(hepatocyte growth factor: HGF), 섬유모세포성장인자(fibroblast growth factor: FGF), 전환성장인자-β, 인슐린유사성장인자, 종양괴사인자α(tumor necrosis factor α, TNFα) 등의 성장인자 및 싸이토카인이 관여하는 것으로 알려져 있다.

(6) 골(Bone)

골의 치유과정은 염증기, 복원기, 재형성기가 중첩되어 진행된다. 골절의 치유는 일차골치유(primary bone healing)와 이차골치유(secondary bone healing)로 나뉜다. 가골(callus)의 형성 없이 골절의 치유가 일어나는 것을 일차골치유라고 하며, 골편이 해부학적으로 정복되어 간격(gap)이 없는 절대안정성고정(absolute stability fixation)을 시행한 경우의 골치유과정이다. 골절편 사이에 간격이 거의 없는 경우에는 골절 주위의 파골세포(osteoclast)가 골절면이 있는 쪽으로 죽은 뼈를 흡수하며 이동하면서 원추모양의 빈 공간을 만들고, 뒤따르는 골모세포(osteoblast)가 층판골(lamellar bone)을 생성하고 이어서 새로운 신생혈관이 형성되는 절단원추기전(cutting cone mechanism)에 의해 새로운 하버스계(Haversian system)가 형성된다. 상대안정성고정(relative stability fixation)을 시행한 경우 가골의 형성을 통하여 골치유가 일어나는 것을 이차골치유라고 한다. 골절이 발생하면 골절부에 혈종(hematoma)이 차게 되는데 이것이 이차성골치유의 시작 단계이다. 골치유를 위해서 골절부로 혈류량이 증가하게 되는데 골막동맥은 비교적 초기 단계, 영양동맥은 비교적 후기 단계의 골치유에 중요한 것으로 알려져 있다. 이후 가골이 형성되는데 골절의 중심부에는 연성가골(soft callus)이, 중심부에서 먼 부위에는 경성가골(hard callus)이 형성된다. 경성가골은 막내 골화(intramembranous ossification)를 통하여 연골의 형성없이 신생골을 형성하며, 연성가골은 연골의 덩어리가 먼저 형성된 후 무기질화(mineralization)가 진행되면서 골이 형성되는 연골내골화(enchondral ossification)에 의해 신생골이 형성되며, 수년에 걸쳐 층판골로 재형성된다.

(7) 연골(Cartilage)

연골의 손상은 크게 연골하골에 이르지 않는 연골손상(chondral injury)과 연골하골의 손상을 동반한 골연골손상(osteochondral injury)으로 분류된다. 연골손상의 경우에는 주위의 연골세포(chondrocyte)가 증식하여 세포집단을 형성하고 새로운 기질(matrix)을 생성하여 치유가 진행되는 것처럼 보이나, 손상으로 인한 결손부를 메우기에는 충분한 양을 생성하지는 못한다. 이 경우 다른 조직의 치유과정과 달리 염증반응이 거의 없으며, 연골세포, 염증세포, 섬유모세포가 손상 부위로의 침윤은 발생하지 않는다. 이는 손상 부위가 제 2형 교원질, 단백 다당(proteoglycan), 연골에 특이적인 비아교질단백(non-collagenous protein)으로 이루어진 두꺼운 기질내에 위치 하여 이동이 매우 제한적이고, 혈관이 없으며, 다른 세포들을 모을 수 있는 혈종이 형성되지 않기 때문이다. 골연골손상의 경우에는 연골결손 부위에 혈종이 차게 되고, 혈종을 따라 섬유모세포 및 간엽세포가 침윤하여 새로운 연골기질을 합성하여 연골의 손상부위를 유리연골(hyaline cartilage)과 유사하게 치유한다. 연골부는 제 2형 교원질 및 단백다당을 합성하는 등 초기에는 조직학적으로 기존의 유리연골과 유사하지만 시간이 지나면서 점차 섬유 연골반흔(fibrocartilaginous scar)으로 남게 된다. 이러한 골연골손상의 치유과정도 연골간의 간격이 수 mm 이하인 경우에만 국한된다. 간격이 더 넓은 경우에는 연골세포가 점점 섬유모세포에 가까운 형태로 바뀌게 되고, 기질은 재형성이 되지 않고 점차 파괴되어 결국에는 연골하골이 노출되어 비교적 단시간에 퇴행성 변화를 일으키게 된다.

2. 연부조직의 치료(Treatment of Soft Tissue)

1) 피부(Skin)

이차치유에 의해 치료된 상흔은 많은 염증반응과 반흔을 남기고 일부의 경우 반흔이 완전히 결손부를 덮지 못하는 경우도 있다. 또한 골, 건, 신경 등이 노출되어 있다면 개방창 밑에서 괴사를 일으킬 수도 있어 피부의 결손이나 절개는 가능하면 조기에 수술적으로 봉합하여 일차치유로 유도하는 것이 더 유리한 경우가 많다. 그러나 봉합 그 자체도 날카로운 물질에 의해 피부가 뚫리는 것으로 피부에 또 다른 상해가 되므로 감염의 위험을 높여 회복에 불리하게 작용할 수 있고 봉합사를 제거할 때 피부 밖에 노출된 부분에 있던 감염원이 피부속에 남게 되어 또 다른 감염의 원인이 될 수 있으므로 각각을 행할 때 세심한 주의가 요구된다. 결국 오염이 없거나 소독, 세척, 변연절제 후 오염이 없어졌다고 판단된 상처는 봉합하는 것이 좋다. 그러나 모든 노력 후에도 오염이 남아 있거나, 의심되는 상처는 봉합하지 않는 것이 더 유리한 경우가 많다.

상처를 봉합하는 시기에 따라 손상 직후 바로 봉합하는 것은 일차봉합(primary suture)이라고 한다. 상처의 오염정도가 모호하면 세척, 변연절제 후 개방시켜 두어 상처를 관찰하고 약 3~5일 경과 후에 재판정하여 오염의 증거가 없는 경우 피부를 봉합하는 것이 안전하며, 이를 지연일차봉합(delayed primary suture)이라고 한다. 만일 이 시기에도 판단이 불명확하거나 오염되었다고 판단되는 경우에는 상처를 절제하고 이차치유를 기다리거나, 추후에 지연봉합(delayed suture)을 시도할 수 있다. 피부에 결손이 있는 경우를 치료하기 위한 접근은 결손부가 작거나, 중요한 기관(신경, 혈관, 건, 골 등)이 노출되지 않는 경우 피부이식을 시도할 수 있다. 이 이외의 복잡한 손상은 유경이식(pedicle graft)이나, 유리피판전이(free flap transfer)가 필요할 수 있다.

피부이식은 혈관에 의한 혈액의 공급이 없으며, 수용부 (recipient site)에서 확산에 의해 영양을 공급받는다. 진피층보다 적은 두께의 분리층식피술(split thickness skin graft)과 상피 및 진피층 전체를 포함하는 전층식피술(full-thickness skin graft)로 나뉜다. 일반적으로 이식편의 두께가 얇을수록 수술의 성공률이 높고 공여부의 문제도 적게 발생하지만 이식 후 구축이 심하여 기능에 문제가 될 수 있는 반면 두꺼울수록 수술 후 기능은 유리하나 이식편의 생존율은 낮다. 피판(flap)은 피부이식과는 달리 혈관이 부착 되어 있어 이식판의 생존은 물론 결손부의 재활을 쉽게해 줄 수 있는 이식을 뜻한다. 피판의 분류는 다양하다. 조직의 공여부에 따라 이름을 붙여 분류할 수도 있고, 이식방법에 따라서는 국소피판(local flap)과 원격피판(distant flap)으로 나뉠 수 있다. 이식되는 조직의 종류에 따라서는 근피부판(myocutaneous flap), 골피부피판(osteocutaneous flap), 근막피부판 (fasciocutaneous flap) 등으로 명명할 수 있다. 또한 피부판은 혈액의 공급방식에 따라서 특별한 큰 혈관이 없는 무작위형피부판(random pattern flap)과 이식 편을 공급하는 혈관다발을 찾을 수 있는 축형피부판(axial pattern flap)으로 나뉘기도 한다. 축형피부판은 다시 그 혈관을 처리하는 방법에 따라 유경피판(pedicle flap), 섬피판 (island flap), 유리피판(free flap)으로 나뉜다.

2) 건, 근육(Tendon and muscle)

건을 봉합하는 것을 건봉합술(tenorrhaphy)이라고 하고, 근육을 봉합하는 것을 근봉합술(myorrhaphy)라고 한다. 봉합은 치유의 과정 동안 절단단이 서로 붙어 있도록 위치를 유지시켜주는 것이 목적이다. 건의 외부에 손상이 생긴 경우 봉합 후 유착의 원인이 되는 경우가 많으므로 건을 잡거나 다룰 때는 매우 조심하여야 한다. 봉합사는 적당한 인장강도를 갖는 비흡수재료를 사용한다. 흡수봉합사는 수술 후 조기에 긴장강도의 약화가 일어나므로 잘 사용되지 않고, 나일론, 프론렌, 머실렌 등 비흡수 봉합사가 주로 쓰인다. 건을 봉합하는 방법은 크게 단순봉합, 중심봉합(core suture), 단측봉합 (end to side suture)의 세 종류로 나뉜다. 인장강도는 단순봉합이 가장 낮고 단측봉합이 가장 높다. 단측봉합은 원위전완부나 수장부에서 사용되나, 부피가 커서 미세한 운동이 요구되는 수지에는 사용하기 힘들다. 대부분의 수지건손상에는 특별히 고안된 Bunnell, Kessler, Tsuge 등의 중심봉합이나 그 변형이 주로 사용된다. 그러나 이 중 고전적인 Bunnell 방법과 같은 건내교차봉합(crisscross suture)은 건의 혈액공급에 장애를 줄 수 있는 것으로 알려져 있어 현재는 잘 사용하지 않고 건외막우선 봉합법(epitenon-first suture)이나, 중심봉합 후 다발성외부 교차봉합을 추가하는 등의 다양한 방법이 사용되고 있다.

봉합 후 건의 인장강도는 약 10일까지 급격히 약해지며 그 이후에 서서히 증가하여 봉합 후 약 10~12주가 되면 재활 중 상당한 강도의 능동적 움직임을 견딜 수 있을 정도로 회복된다. 따라서 봉합 후에는 일정한 기간 동안 건 및 근육이 이완된 상태로 고정하여 보호해 주는 것이 좋으나, 장 기간의 고정 시 심한 유착을 초래할 수 있으므로 이를 피하기 위해 봉합 후 근의 근위부를 이완시킨 상태로 시행하는 다양한 형태의 조절된 조기운동이 필요하고 Kleinert의 조절된 능동신전운동(controlled active extension exercise)법과 Duran과 Houser의 조절된 수동가동화(controlled passive mobilization) 및 그 변형들이 사용된다. 어떠한 방법이던 최대한 조기에 시행하여야 유착을 막을 수 있으나, 과도한 운동으로 인한 재파열의 가능성도 있으므로 주의하여야 한다.

건이식(tendon graft)은 손상에 의해 구축 혹은 손실되었거나 수술로 제거된 건을 복구하기 위해 다른 곳에서 채취한 건을 이용하는 방법이다. 이식되는 건은 자가건, 동종건이 주로 사용되며 인공건에 대한 많은 연구와 시도가 계속되고 있다. 이식에 사용되는 건은 선호되는 순서에 따라 장수장근건(palmaris longus tendon), 족저근건(plantaris tendon), 장족지신근건(extensor digitorum longus tendon) 등이 있고, 드물게 인지총수지신근건(index extensor digitorum communis tendon), 고유인지신근건(extensor indicis proprius tendon) 등이 사용될 수 있다. 건이식은 결손을 메울 수 있고, 건을 가장 적절한 위치에서 인장력이 없도록 봉합할 수 있으며 활차를 피할 수 있다는 면에서 장점을 가지고 있으나, 건유착이나 변형 등의 합병증이 발생할 가능성이 많아 수부와 같은 세밀한 운동이 요구되는 곳에서는 많은 경험과 세심한 술기가 요구된다.

건이전(tendon transfer)은 마비, 손상, 변형 등으로 인해 사용할 수 없게된 근육의 원위부나 부착부에 그 주변의 사용 가능한 정상 근육의 시작부 혹은 종지부를 부착시켜 기능을 대신하게 하는 방법이다. 건 이전의 시행 전에 골이나 관절의 변형을 완전히 교정하여야 하며 그렇지 않을 경우 이전된 건의 기능이 소멸되고 영구적인 유착을 초래할 수도 있다. 건이식의 계획에는 근육의 강도, 가동범위(excursion), 공동-길항작용근 및 현재의 해당 근육의 기능 등에 대한 완전한 이해가 선행되어야 한다.

건박리(tenolysis)는 건의 봉합이나 이식 후 유착에 의해 건의 활강능력이 소실되었다고 판단될 때 건을 박리하여 유착을 제거하기 위한 술식이다. 이 수술은 환자가 수술 후 적절하고 충분한 재활을 하였음에도 운동 능력의 진전이 없음이 확인된 이후 시행되어야 한다. 최소한 수술 후 3개월은 경과하여야 하며 경우에 따라 4~6개월의 관찰기간이 필요하다. 성공적인 건박리술 후 10% 이상에서 건이 재파열될 수 있으므로 수술을 전후하여 많은 주의를 요한다.

건연장술(tendon lengthening)은 근이 구축되어 변형이 있거나, 뇌성마비와 같이 신전반사의 항진에의한 기능의 소실이 있는 경우 시행할 수 있는 수술로 건에 Z형의 절개를 넣고 길이를 늘인 후 재봉합하거나, 근막에 다수의 절개선을 넣어 길이가 증가되는 효과를 얻는 등의 방식을 사용한다. 추상족지(hammer toe)나, 소아의 굴지증(camptodactyly)의 일부 등과 같이 심한 변형이 있거나, 연장술이 어려운 경우 건절단 술(tenotomy)을 사용하기도 한다.

근육의 손상 정도는 임상적으로 경도(mild), 중등도(moderate), 중증(severe)손상으로 구분할 수 있다. 소량의 근섬유가 파열되었으나 기능의 제한 없이 종창 및 불편 감만 호소하는 경우를 경도손상이라 하며, 기능의 부분적인 소실이 동반된 경우를 중등도손상, 근육의 연속성이 완전히 소실되어 기능이 완전히 소실된 경우를 중증손상이라 한다. 경도의 손상 및 근육의 50% 미만의 중등도손상의 경우 보존치료를 시행한다. 손상 후 약 3~7일 동안은 RICE 원칙으로 손상부를 휴식(rest), 얼음찜질(ice), 압박(compression), 올리기(elevation)를 시킨다. 이 시기에 치료자에 따라 고정을 할지 여부는 이견이 있는데 고정을 시행한 경우 손상부의 혈관증식, 근육의 재생 및 재형성이 더 잘 되기 때문에 통상 석고 고정이나 테이프요법(taping)을 통한 고정을 시행한다. 이후 등척성(isometric), 등장성(isotonic), 등속성(isokinetic)운동의 순서로 통증이 없는 범위 내에서 시행한다. 중증손상 및 근육의 50% 이상의 중등도손상의 경우 수술을 시행한다. 근육은 파열이나 손상 후 봉합을 하면 근섬유가 찢어지며 봉합사의 기능이 소실 되는 경우가 많으므로 근 자체 보다는 해당 근육의 심부근막을 근육과 함께 봉합한다.

3) 인대(Ligament)

인대손상은 세 단계로 구분한다. 1도 손상은 경도의 염좌로 신체검사상 통증은 있으나, 해당 관절의 불안정성이 나타나지 않는다. 2도 손상은 인대의 부분파열로 신체검사상 통증과 함께 어느 정도의 불안정성이 관찰된다. 3도 손상은 인대의 완전파열로 해당 부위에 통증, 압통이 있고, 신체검사상 관절은 불안정하지만 검사 시 통증은 적다. 인대손상에 대한 치료의 목적은 해당 관절의 만성불안정성이 발생하지 않게 하는 것이다. 대부분의 1, 2도 손상은 치유과정 중에 해부학적인 위치와 길이를 유지할 수 있도록 석고 고정이나 보조기를 사용한 비수술적방법으로 치료할 수 있다. 3도 손상의 경우는 상황에 따라 치료법이 달라질 수 있다. 족관절에서는 일시적인 고정과 조기운동으로 치료하여 더 좋은 결과를 보고 한 예도 많지만, 슬관절의 십자인대의 손상과 같이 재건술이 더 권장되는 경우도 있다. 일반적으로 젊은 환자이거나 운동선수 등의 완전손상은 수술적인 복원 혹은 재건술이 필요한 경우가 많다. 인대의 복원이나 재건 시에는 인대의 길이나 위치를 해부학적으로 복구하는 것이 중요하다. 길이가 길어질 경우 관절이 이완되어 운동 시 불안정성이 남아 장기적으로 퇴행성관절염을 초래하거나 관절의 이상운동으로 인해 인대가 재파열될 수 있다. 길이가 너무 짧으면 관절의 운동이 불충분하게 되어 관절구축을 일으킬 수 있다.

4) 말초신경(Peripheral nerve)

말초신경의 견인이나 압박으로 인한 폐쇄손상(closed injury)이나 손상된 신경의 회복 여부를 판단하기 어려운 경우에는 부목고정이나 보조기 착용 등의 비수술적 치료로 신경의 재생을 기다릴 수 있다. 하지만, 개방손상(open injury)과 동반되어 신경의 절단이 의심되는 경우나 골절의 경우 골편이나 내고정물에 의한 신경손상이 발생한 경우에는 수술을 통해 손상 부위를 확인하여 신경의 파열이나 절단이 발생한 경우 봉합을 해야 하며, 이를 신경봉합술(neurorrhaphy)이라고 한다.

신경을 봉합하는 방법은 크게 신경외막봉합(epineurial suture), 신경주막봉합(perineurial suture), 신경외주막봉합(epi-perineurial suture)으로 구분된다. 신경외막봉합은 간단하며 신경다발의 수가 적고, 기능이 적은 신경의 봉합에 유용하다. 신경주막봉합은 주막에 남겨진 봉합사를 중심으로 전도장애를 유발할 수 있기 때문에 항상 권장되지는 않고 외막이 남아 있지 않거나, 반드시 다발을 맞추어야 하는 경우에 제한적으로 유용하다. 신경외주막봉합은 복합적인 기능을 가진 신경의 봉합에 가장 유용하다. 주막을 봉합할 때에는 10-0, 11-0 정도의 가는 봉합사를 사용하여 주막의 손상을 최소화하는 것이 좋다. 신경의 봉합은 확대경(loupes)이나, 수술현미경(surgical microscope) 시야에서 미세수술로 시행된다. 봉합사는 단일선나일론(monofilament nylon)이 이물반응(foreign body reaction)이 가장 적어 많이 이용되며, 10-0, 9-0, 때로 8-0 등의 가는 굵기의 봉합사를 이용한다. 말초신경봉합시 봉합부에는 긴장(tension)이 없어야 하며, 봉합 부위의 긴장을 줄이기 위해 손상부 주위에서 신경의 박리, 신경의 주행경로를 바꾸는 방법, 관절을 굴곡 또는 신전, 골의 단축, 신경이식 등의 다양한 방법이 사용된다. 신경봉합이나 이식 후에는 신경에 긴장이 최소화되는 자세로 충분한 기간의 고정이 필요하다.

신경이식(nerve graft)은 절단단 사이에 약 3 cm 이상의 큰 간격이 있어 일차신경봉합(primary nerve repair)이 불가 능한 경우 고려해 볼 수 있다. 신경이식은 주로 자가이식이 시행되며, 선형이식(cable graft), 줄기이식(trunk graft), 혈관부착신경이식(vascularized nerve graft) 등이 있다. 선형 이식은 여러 가닥의 가는 공여신경(donor nerve)을 결손이 있는 신경에 속간신경이식(interfascicular nerve graft)을 하는 것이며, 줄기이식은 전체 신경을 이식하는 것이고, 혈관부착신경이식은 이식 부위의 길이가 길거나 혈액순환이 좋지 않을 경우 혈관을 같이 이식하여 혈류를 공급하는 방법이다. 자가이식에 주로 사용되는 공여신경에는 비복신경(sural nerve), 전완 피부신경(cutaneous nerve of forearm), 표재 요골신경(superficial radial nerve) 등이 있다.

신경 전이(nerve transfer) 혹은 신경재생(neurotization)은 손상으로 인하여 기능을 잃은 신경에 주변의 사용 가능한 다른 정상적인 신경을 연결하여 기능적인 회복을 도모하는 방법이며, 주로 상완신경총손상(brachial plexus injury)에서 이용된다. 신경박리(neurolysis)는 신경손상 부위의 반흔형성으로 인하여 신경이 주위 조직들과 유착을 일으켜 신경의 압박이나 견인을 일으키는 경우 이를 박리하는 것을 뜻하며, 넓은 의미에서 압박신경병증(compression neuropathy)이나 신경포착증후군(nerve entrapment syndrome) 등에서 신경을 압박하는 구조를 제거하는 술식을 포함한다.

5) 혈관(Vessel)

미세수술을 위한 기구나 술식의 발달로 인해 혈관의 손상에 이은 괴사와 사지절단의 빈도는 급격히 감소하였으며, 최근에는 거의 모든 주요 혈관의 손상을 미세수술을 이용한 혈관문합(vessel anastomosis)으로 치료하는 것이 일반화되어 있다. 혈관의 문합은 수술현미경이나 확대경 시야에서 시행되며, 미세수술기구(microsurgical instrument)를 이용한다. 봉합사는 혈관의 직경에 따라 다르나, 대개 8-0 이하의 가는 단일선나일론(monofilament nylon)이 주로 사용 된다. 손상으로 인한 결손이 심하여 단단문합이 불가능한 경우, 문합 부위의 지나친 긴장이 있는 경우, 혈관내의 질환이 있는 경우에는 정맥이식(vein graft)이 시행된다. 정맥이식을 위한 공여혈관은 두정맥(cephalic vein)이나 복재정맥(saphenous vein)이 주로 사용되며, 특수한 경우 인조혈관(vessel prosthesis)이 사용되기도 한다. 이식술을 시행할 때에는 원위부와 근위부를 뒤집어서 정맥의 판막(valve)으로 인한 문제가 생기지 않게 해야 한다. 혈관문합 후에는 문합된 혈관의 기능을 유지하기 위해 항응고제나 혈관확장제를 포함한 약물적인 치료가 병행되어야 한다.

6) 기타 연부조직(Other soft tissues)

개방골절과 같이 연부조직의 손상이 심하거나 감염의 발생이 우려되는 손상에서 괴사조직이나 이물은 조직의 치유를 늦추거나 감염의 주된 원인이 될 수 있다. 따라서 수술적 제거가 필수적인 경우가 많으며 이를 변연절제(debridement)라고 한다. 변연절제는 비정상적인 조직이나 이물제거의 목적 이외에도 손상부를 혈액공급이 가능한 건강한 조직과 접할 수 있도록 해주어 치유를 촉진시키는 효과가 있다.

연부조직에 감염이 발생하여 농양(abscess)을 형성한 경우에는 조기에 광범위 항생제(broad spectrum antibiotics)를 투여하는 것이 필요하나, 농양의 심부에는 항생제의 효과가 미치지 않아 적절한 치료가 되지 못하는 경우가 많으므로 반드시 배농(drainage)을 병행하는 것이 바람직하다.

연부조직에 종양이 발생한 경우 양성종양은 소파술, 흡인 등의 병소내절제(intralesional resection)나 주변의 반응성구역을 포함하는 변연절제(marginal excision)로 치료한다. 악성종양의 경우 변연절제로는 종양을 완전히 제거할 수 없으므로 일정 범위 이상의 정상조직을 포함하는 광범위절제(wide excision)나, 근치절제(radical excision)를 시행한다. 이때 악성종양이 속해 있는 기관을 완전히 제거하는 수술을 적출(extirpation)이라고 한다.

3. 골의 치료(Treatment of Bone)

골절이나 탈구의 치료는 정복(reduction), 정복의 유지(maintenance), 재활(rehabilitation)의 과정을 거친다.

1) 탈구

급성 탈구는 조기에 정복(reduction)이 안되면 관절, 뼈, 연골 등에 병적 변화가 일어날 수 있으므로 가능하면 빠른 시일 내에 정복을 해야 한다. 특히 고관절 탈구는 탈구 상태가 오래 지속 될수록 무혈성괴사 발생 가능성이 높아 응급으로 정복을 요한다. 탈구 즉시 관절을 정복한다고 하여도 좋은 결과를 보장 받는 것은 아니다. 탈구가 되면서 일어날 수 있는 연골, 관절낭, 인대 손상, 뼈의 혈류 손상들은 정복이 되어도 외상 후 관절염, 신경 손상, 화골성 근염, 무혈성괴사 등이 발생할 수 있다.

일단 탈구가 발생하면 정맥 혹은 경구 진통제나 진정제를 투여 후 정복을 시도 하고 정복이 안 되는 경우 무리한 힘을 이용하여 여러 번 정복 시도를 하기 보다 전신 마취하에 도수정복(closed reduction)을 시도하며 이때는 관혈적 정복술(open reduction)이 필요할 수도 있어 수술 준비를 같이 하고 정복을 시행한다.

관혈적 정복술이 필요한 경우는 위의 언급처럼 가벼운 힘으로 정복이 안되거나, 동심성(concentric) 정복이 안되는 경우, 정복은 되나 안정적으로 유지가 안되는 경우, 정복 전에는 신경학적으로 이상이 없었으나 정복 후 신경학적인 증세가 생기는 경우, 정복 전에 원위부의 혈액순환 장애가 있었으나 정복 후에도 개선되지 않고 지속되는 경우 등이다.

2) 골절

(1) 비수술적 치료(Non-operative management)

골절치료 방법은 마취, 소독, 내고정물의 발달 이전에는 모두 비수술적 치료 아니면 절단이었다. 하지만 위

기술 특히 내고정물의 발달과 수술 기법의 발달로 수술 치료의 결과가 좋아지면서 수술 치료가 점차 늘고 있다. 하지만 정형 외과 의사가 수술적 치료에 시간을 많이 할애 한다고 느끼지만 통계적으로는 아직도 비수술적 치료가 골절 치료의 근간을 이루고 있다. 하지 보다는 상지 골절, 안정성 골절, 전위가 적은 골절, 소아 골절 등에서 비수술적 치료가 많으며 오히려 나이가 들면서 보다 더 좋은 기능적 결과를 얻고자 수술적 치료가 더 많이 실행되고 있다. 비수술적 치료에는 견인, 석고 또는 부목 고정, 보조기 등이 쓰이고 있다.

견인 치료에는 피부 견인과 골 견인 방법이 있으며 피부 견인은 피부 괴사의 문제가 있어 단기간 가벼운 무게의 견인 시 사용 된다. 골격 견인(skeletal traction)은 많은 무게를 견인 할 수 있으며 과거에는 대퇴골 골절 치료의 기본이었으나 근래에는 장기간 입원이 필요하며 부정유합, 오랫 동안 견인하면 관절의 강직(stiffness)과 핀 주위 감염 등의 합병증이 자주 발생하고 수술의 발달로 많이 쓰이지 않고 주로 수술 전에 임시 고정 방법으로 쓰인다.

비수술적 치료의 기본은 석고 고정 치료 이다. 최근에는 섬유유리(fiberglass) 석고 붕대 등이 많이 쓰이나 정교한 정복 유지가 필요한 경우 아직도 plaster of Paris 석고 붕대를 쓴다. Plaster of Paris 석고 붕대는 물과 반응 하면서 열을 발생 하면서 단단하게 굳기 때문에 화상을 입지 않게 조심해야 한다.

불안정 골절이나 전위된 골절을 석고 고정할 때 먼저 정복을 해야 한다. 많은 경우 장축으로의 견인력만으로 정복을 얻을 수 있으나 가벼운 견인만으로 정복이 안되는 경우 연부조직 경첩이 붙어 있는 쪽으로 과굴곡(hyperflexion)시켜 골편의 끝이 서로 닿게 한 후 다시 신전 시키면 과도 한 견인 없이 정복이 가능하다(그림 18-1). 불안정 골절을 석고 고정 하는 경우 정복을 얻고 석고를 감으면서 골막이 붙어있는 면은 골절의 원위부와 근위부 두 곳에서, 골막이없는 쪽은 골절 부위에서 눌러 삼점고정(3 point fixation)을 얻도록 해야 한다(그림 18-2). 이때 손가락 등으로 예리하게 누르면 욕창이 생길 수 있으므로 면이 넓게 손바닥으로 눌러 주고 특히 원위요골 골절을 고정하는 경우 골절 부위에서 삼점 고정을 해야 하는데 흔히 손목 관절만 굴곡 시키는 경우 정복 유지도 안되고 손목 관절의 과굴곡으로 강직이 생길 수도 있다. 근육이 많은 부위는 주조(molding)할 때 손바닥 등으로 근육을 눌러 근육의 정수압(hydrostatic pressure)을 이용하여 고정하도록 한다(그림 18-3).

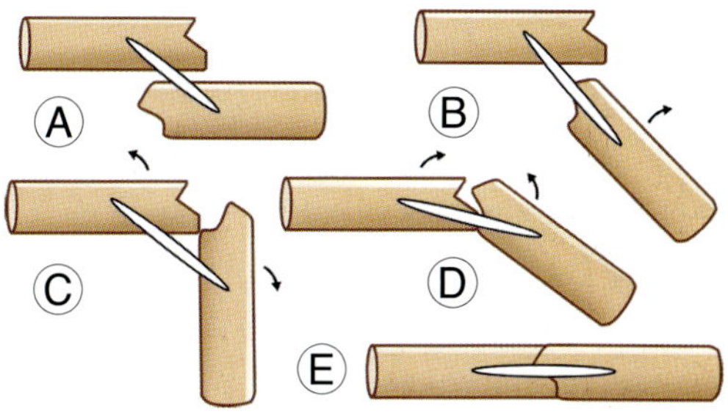

그림 18-1. 장관골을 굴곡과 역굴곡 방법으로 정복 시키는 방법. **(A)** 횡골절되면서 골편이 서로 겹쳐있는 모습. **(B)** 약간의 견인과 함께 과굴곡 시킨다. **(C)** 거의 직각인 상태에서 골편 끝이 닿을 수 있도록 한다. **(D)** 신전 시키면서 골편을 정복 한다. **(E)** 정복된 상태.

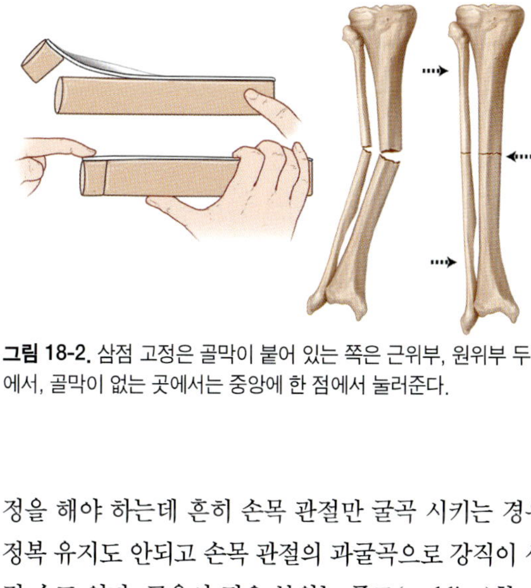

그림 18-2. 삼점 고정은 골막이 붙어 있는 쪽은 근위부, 원위부 두점에서, 골막이 없는 곳에서는 중앙에 한 점에서 눌러준다.

그 외 팔자 붕대, 팔걸이, 버디(buddy) 테이핑도 부위에 따라 쓰이며 골절 유합이 어느 정도 진행되면 탈부착이 가능한 보조기 등이 비수술적 치료에 쓰인다.

(2) 수술적 치료

대부분의 골절은 폐쇄적 정복, 석고 고정, 견인 및 침상 안정만으로 유합을 얻을 수 있다. 하지만 현대 의학에서 단순히 골절 유합만 추구하는 것이 아니고 최고의 기능적 결과를 얻는 것이 목표이기 때문에 좋은 기능을 얻고자 수술적 치료가 계속해서 늘고 있다. 그래서 절

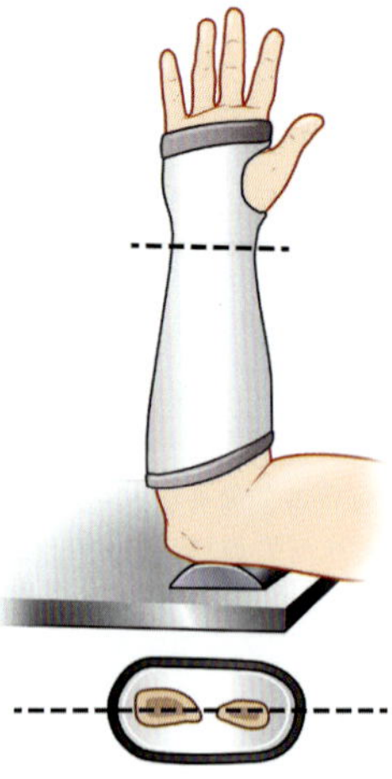

그림 18-3. 정수압을 이용한 석고 고정의 원리, 상지 석고 고정시 전후 방향으로 전완부의 근육을 눌러 골간 간격을 유지 시켜준다.

대적 수술 적응증이라는 것은 없으나 수술적 치료를 통해 보다 더 좋은 결과를 얻을 수 있는 골절은 다음과 같이 나열 할 수 있다. 1) 전위된 관절내 골절, 2) 보존적 치료가 실패한 불안정성 골절, 3) 보존적 치료로는 결과가 나쁠 것으로 알려진 중요한 힘줄이나 인대를 포함한 큰 견열골절, 4) 전위된 병적 골절, 5) 대퇴경부 골절, Galeazzi 씨 골절 탈구, Monteggia씨 골절 탈구 처럼 보존적 치료 결과가 불량한 것으로 이미 알려진 경우, 6) 성장장애를 초래 할 것으로 예상되는 전위된 성장판 골절, 7) 근막절개술을 요하는 구획증후군을 동반한 골절, 8) 전에 시행한 보존적 치료나 수술적 치료로 발생한 불유합 등이 수술 치료가 보존적 치료 보다 더 좋은 결과를 얻을 수 있는 골절들이다.

최근 골절 수술의 목적은 수술로 인한 이차적인 손상과 합병증을 최소화하면서 손상된 상 하지의 기능을 회복하여 손상 전 상태로 돌아갈 수 있게 하는데 있다. 골절 수술에 쓰이는 기구들은 골절이 유합될 때까지 혹은 임시고정을 목적으로 하는 기구 들이다. 크게는 내고정물과 외고 정물로 나눌 수 있다. 내고정 기기는 가장 간단한 핀(pin) 이나 강선(wire), 나사못(screw), 금속판과 나사(plate and screw), 골수강내 정(intramedullary nail) 등이 골절 유합을 얻기 위한 고정 방법으로 사용되고 있다. 외고정 기기는 장기간 오래 착용하면 강직과 핀 주위 감염, 등의 합병증이 발생할 수 있어 골절의 본 치료 보다는 개방성 골절이나 연부조직 손상이 심한 골절에서 내고정술을 시행하기 전까지의 임시고정으로 많이 사용되며 일리자로프 환형 외고정기구(ilizarov circular external fixator)는 변형 교정, 하지부동(leg length discrepancy), 골 결손의 치료 등 골절의 합병증 치료에 주로 쓰인다.

3) 불유합 및 지연유합 (Nonunion and delayed union)

지연유합의 정의는 골절 유합이 기대되는 기간이 경과 하였음에도 골절 유합이 안 일어난 것이다. 기대되는 기간이라는 용어를 쓰는 것은 모든 골절이 다 같은 기간에 유합 되는 것이 아니기 때문이다. 보통 3~6개월이지만 골절유형에 따라 더 길어질 수도 짧아질 수도 있다. 불유합의 정의도 단정되어 있지는 않다. Brinker는 치료하는 의사의 소견으로 추가적인 조치 없이 골절이 치유될 가능성이 없을 때를 말하고 미국 FDA에서는 최소 9개월이 경과하여도 골의 치유가 되지않고, 마지막 3개월 동안 연속적으로 방사선적 진전이 보이지 않을 때로 정의 하였다.

(1) 보조 치료

골에 전기자극 치료(electric stimulation)가 많이 시도 되었으나 그 효과는 임상적으로 확실하게 입증하지 못했으며, 저강도맥동초음파(low-intensity pulsed ultrasound: LIPUS)는 연골이나 골 세포의 배양에서 칼슘(Calcium) 이온의 결합을 증진 시키고 IGF와 TGF-beta 같이 골절 유합 과정에 관여하는 유전자를 발현시키는 것을 확인하였다. 최근에는 재조합 골형성 단백질 2형, 7형(rh-BMP-2, 7) 등의 약물이 미국 식약청에서 척추 유합술 수술에 사용 허가를 받아 자가골과 함께 사용되고 있다. 흡연은 피부의 혈류, 피하 조직의 산소 공급과 호기성 대사 모두를 감소시키는 것으로 알려져 있다. 정형외과적으로는 수술 전후 합병증 발생율이 높아지고 감염이 늘고 지연 유합, 불유합을 초래 할 수 있어 금연은 당연히 불유합과 지연유합을 예방하고 정상적인 골절 유합을 얻기 위해 우선시해야 하는 조치이다.

(2) 수술적 치료

수술적 치료는 지연유합이나 불유합의 원인에 따라 달라진다. 비후성(hypertrophic) 불유합은 생물학적으로는 온전하나 고정이 약해 일어나므로 금속판 고정술, 보다 더 직경이 굵은 골수정 삽입술로 추가적인 안정성을 줌으로써 골절 유합을 기대할 수 있다. 반면 위축성(atrophic) 불유합은 주변 생물학적 환경이 열악하여 생긴 불유합임으로 건강한 뼈를 노출하고 혈류가 풍부하게 하고 자가골 이식(bone graft)이 반드시 필요하다.

4) 골의 변형(Bone deformity)

골 변형의 종류는 단축 변형, 각 변형, 회전 변형, 전이 변형 등이 있으며 그 원인은 선천성 질환, 대사성 질환, 골관절의 감염, 성장판 손상, 골절 후 부정유합, 종양성 질환 등 다양하다.

변형을 치료하기 위한 교정 절골술(corrective osteotomy)은 폐쇄형 쐐기 절골술(closed wedge osteotomy), 최근 경골 근위 절골술(high tibial osteotomy)에서 많이 쓰이는 개방형 쐐기 절골술(open wedge osteotomy), 둥근 모양으로 절골을 하는 원개절골술(dome osteotomy) 등이 있다. 성장이 남아 있는 소아에서는 각 변형이나 하지 부동을 교정 하기 위해 성장판의 부분 혹은 전체의 성장을 억제시키는 성장판 유합술(epiphysiodesis)도 사용되고 있다.

5) 골종양(Bone tumor)

골종양 치료는 종양의 종류에 따라 그 치료 방법과 범위가 달라 진다. 양성 종양, 악성 종양, 악성 종양 중에서도 원발성 종양과 전이성 종양의 치료 방법은 다르다.

원발성 골종양은 종양의 병리에 따라 수술적 절제연이 다르다. 양성 종양은 소파술 등의 병소내 절제(intralesional resection)를 시행하거나, 염증(inflammation)을 포함, 주변의 반응성 구역을 절제하는 변연부 절제(marginal excision)로 치료가 가능하다. 남겨진 골 결손부는 골이식을 하거나, 골 시멘트로 채우거나 골절 예방위해 필요하면 내고정술을 추가적으로 할 수 있다. 악성 골 종양의 경우 일정 범위 이상의 정상 조직을 포함하는 광범위 절제(wide excision)나 종양이 포함된 구획 전체를 제거하는 근치적 절제(radical excision)를 시행한다.

6) 골수염(Osteomyelitis)

비록 항생제와 적극적인 수술법에 의해 골수염에 따른 이환율(morbidity)은 감소하였지만, 아직도 골수염은 효과적으로 치료하기는 어려운 질환이다. 기전에 의해 개방창, 수술, 주위조직의 감염 등에 의한 외인성(exogenous)과 세균혈증(bacteremia)에 의한 혈행성(hematogenous) 골수염으로 나눌 수 있고, 증상의 발생기간에 따라 급성, 아급성, 만성 골수염으로 구분하기도 한다. 급성 혈행성 골수염은 병의 발현 후 조기에 치료를 시작하면 유병기간을 줄일 수 있다. 농양(abscess) 형성전에는 항생제만으로도 치료가 가능하지만 수술적 치료 없이 장기간의 항생제 치료만으로는 살패할 확률이 높아 수술적 치료와 병행하는 경우가 많다. 수술은 다발성 천공술(multiple drilling)이나 개창술(fenestration)로 골막하, 골 수내 농양을 충분히 배농시키는 것이 목표이며 배양검사에서 원인 균에 살균력(bactericidal activity)이 높으면서 독성은 낮은 항생제를 쓴다. 부골(sequestrum)을 형성한 만성 골수염은 체외로 농이 배출되는 배설강(cloaca), 배농동(draining sinus)이 생길 수 있으며 항생제만으로는 치료가 안되며 확실한 부골 절제술(sequestrectomy)과 장기간의 항생제 사용이 필요하다. 철저한 부골 절제술이 가장 중요하고 불충분한 경우 감염이 치료가 안 되거나 재발하는 경우가 많다 보니 부골 절제술 후 광범위한 골 결손 및 연부조직 결손이 남는 어려운 경우가 생긴다.

4. 관절의 치료(Treatment of Joint)

관절 질환의 원인으로 1. 퇴행성 관절염(degenerative arthritis, 골관절염 osteoarthritis), 2. 염증성 관절병(inflammatory arthropathies): 류마티스 관절염(rheumatic arthritis), 통풍성 관절염(gouty arthritis), 결정성 관절병(crystalline arthropathies) 등, 3. 화농성 관절염(septic arthritis), 4. 외상 후 관절염(post-traumatic arthritis) 등이 있고, 그 원인에 따라 치료의 원칙과 방법이 다르므로 정

표 18-1. 관절액 종류와 연관 질병

특징	정상	비염증성	염증성	화농성	출혈성
색	무색	황색(xantho-chromic)	황색-흰색	균에 따라 다름	황색-신선 혈액
투명성	투명	투명	투명 - 혼탁	혼탁	혼탁하나 원심분리하면 투명
점도	높음	높음	낮음	다양함	높음
mm^3당 백혈구수	200	200-2,000	2,000~60,000(평균 20,000)	20,000~200,000(평균 100,000)	다양함
Polymorphs (%)	~25%	~25%	~75%	<75%	다양함(보통 <75%)
포도당 (mg%)	혈당과 거의 동일	혈당과 거의 동일	종종 혈당보다 낮음	보통 혈당보다 50% 이하	혈당과 거의 동일
균 배양	음성	음성	음성	양성/음성	음성
자동 응고	없음	가끔 응고	흔함	흔함	흔함
Mucin 응고	단단한	단단한	부스러지는	부스러지는	부스러지는

확한 진단이 요구된다. 진단 방법으로는 단순 방사선 사진, CT, MRI, 초음파 등의 검사가 있으나 활액검사 소견이 관절염의 감별진단에 많은 도움이 된다(표 18-1).

관절 질환 치료의 목적은 통증을 감소시키고, 염증을 감소시키며, 기능을 보존하고, 관절의 변형과 강직을 예방하거나 이미 변형된 관절을 가능한 한 정상적인 모양으로 교정하여 통증이 없고 안정성과 가동성이 있는 기능적인 관절로 회복시키는 것이다.

1) 비약물 치료(Non-phamacologic therapy)

통증, 압통, 발적, 종창 등이 나타나는 관절 증상의 급성기에는 관절의 안정이 중요하며, 주로 국소부위의 안정을 위하여 부목(resting splint)이 도움이 된다. 상지의 관절은 체중 부하가 없고 단순한 관절의 고정만이 필요하나 견관절의 경우 상지 무게가 지속적으로 당기고 있어 이에 대한 팔걸이 등의 보조기를 이용한 조치가 필요하다. 하지 부목의 경우 이동을 위하여 부득이 체중 부하가 필요한 경우가 있고 일반적으로 하지의 무게가 상지보다는 더 크므로 보다 단단하고 확실한 고정으로 관절이 움직이지 않도록 한다. 관절 고정의 기간은 관절염의 원인에 따라 달라지며, 단순한 염증인 경우 약 1~2주가 요구될 수 있으나 감염이나 골수염, 류마티스 관절염 등의 경우 2~3주 이상의 고정 기간이 요구될 수 있다. 관절의 장기간 고정으로 관절의 강직과 관절 주위 근육의 위축이 발생할 수 있으므로, 부목 고정 도중에도 관절 주위 근육의 긴장 운동을 지속적으로 실시하며(예: 대퇴 사두근 수축 훈련, quadriceps setting exercise: QSE, 상완 이두근 수축 훈련, biceps setting exercise: BSE 등), 불필요하게 장기간 고정하지 않도록 유의한다.

급성기 증상이 소실되면 관절 주위 근육의 힘을 키우고 관절 운동 범위를 회복하기 위하여 점진적인 관절 운동이 필요하다. 관절 운동은 물리치료사나 주변 사람에 의하여 운동 방법을 배우고 도움을 받을 수 있으나 결국 본인의 적극적이고 반복적인, 그리고 능동적인 운동이 최종 치료 결과를 결정하는 가장 중요한 요인이다. 운동 치료의 목적은 근력을 강화하고, 관절의 구축을 감소하며, 관절 운동 범위를 유지하는 것이다. 근육의 강화 운동은 등척성 운동(isometric exercise), 등장성 운동(isotonic exercise), 등속성 운동(isokinetic exercise) 등이 있으며, 관절의 능동 및 능동 보조적 운동(active-assistive exercise)으로 근력이 회복되면 점진적으로 저항운동(resistive exercise)을 증가시킨다. 그러나 관절에 과도한 압박력을 주게 되는 심한 저항을 주는 운동은 피하여야 한다. 통증을 야기하지 않는 자세에서 보조적인 그리고 능동적인 관절 운동과 등장성 근력 강화 운동이 가장 많이 추천된다.

물리적 방법(physical modalities)은 역자극제(counterirritant)의 작용을 하며, 통증을 감소시키기는 하나 크게 심부조직의 온도를 올리거나 혈액 순환을 증가 시키지는 않는다. 표재열(superficial heat) 치료나 냉찜질은 운동을 할 수 있도록 통증을 감소시킬 수 있으며, 심부열 치료도 운동 치료와 병행하면 도움이 될 수 있다.

2) 약물 치료(Drug therapy)

관절염 치료에 사용되는 약물 중 비스테로이드성 소염제(nonsteroidal anti-inflammatory drugs: NSAIDs)가 가장 흔히 사용되고 있으며, 통증을 감소시키고 관절의 강직을 해결할 수 있는 적정한 용량과 횟수가 필요하다.

전통적으로 사용 되어온 NSAIDs는 비선택적으로 COX를 억제하여 위장관 내벽을 보호하는 COX-1의 억제로 위장관 궤양이나 출혈을 일으키지만 COX-1은 억제하지 않고 COX-2만을 선택적으로 억제하는 약물(COX-2 선택 억제제, COX-2 selective inhibitors)은 위장관 부작용을 일으키지 않고 통증과 염증을 줄이는 효과를 얻을 수 있다. 그러나 현재까지 개발된 다양한 COX-2 억제제 중 심장이나 간 등의 부작용이 보고되어 현재는 사용되지 않는 약물도 다수 있어 신중한 선택이 요구된다.

스테로이드는 소염제 중 가장 강력한 효과를 가지며, 특히 류마티스 관절염에 유용하나 그 심각한 부작용 때문에 제한적으로 사용한다. 염증이 있는 국소 부위에 주사하거나 바르는 방법도 있으며 전신적인 효과를 기대하고 복용 하거나 정맥 주사를 할 수 있다.

질환 변환 약물은 전신적 혹은 국소적으로 사용하여 질환의 진행을 늦추거나 경과를 변화하는 약물이며, 류마티스 관절염의 경우 저용량 methotrexate (MTX)를 비롯한 면역억제제, hydrochloroquine 등의 항 말라리아제, 금염(gold salts), sulfasalazine, D-penicillamine 등이 있다. 과거에는 이들 약물을 1, 2, 3단계의 약물로 구분하여 증상이 진행됨에 따라 단계적으로 투여하였으나 현재에는 진단 당시의 증상에 따라 구분하여 최소 3개월 이내에 비스테로이드성 소염제와 함께 병용 투여하여 조기 관절 연골의 손상을 방지한다.

생물학적인 약물(biologic agents)은 일반적인 치료에 반응하지 않는 류마티스 관절염 환자의 치료를 위하여 연구-개발되고 있는 것으로, Enbrel (Immunex, Seattle, Washington) 등의 종양 괴사 인자-α (tumor necrosis factor-α, TNF-α) 가용성 수용체, 항-TNF-α항체, 유전자 재조합 IL-1 수용체 길항제(recombinant Interleukin-1 receptor antagonist, rIL-1Ra) 등의 많은 길항제 혹은 수용체 등이 사용되고 있다.

3) 수술적 치료(Operative treatment)

이상의 비수술적 치료에도 불구하고 관절의 증상이 호전 되지 않거나 관절 변형이 진행되면 수술적인 치료가 필요하게 된다. 수술 전에 정확한 원인을 파악하는 것이 중요한데, 근육이나 건의 구축, 인대 혹은 관절낭의 구축, 골 변형, 관절면의 손상 등의 원인에 따라 수술 방법과 그 예후가 다르기 때문이다. 관절 수술은 기존의 관절을 유지하면서 정상 관절로 회복하는 방법과 통증을 감소시키고 변형을 치료하는 관절 재건술로 나눌 수 있으며, 연부조직을 수술하는 것과 골-관절을 수술하는 방법으로 분류할 수 있다. 연부조직의 수술은 활액막 제거술, 관절낭 절개술 혹은 절제술, 건 전이술, 그리고 기타 건 수술이 포함된다. 골-관절의 수술은 관절성형술, 절골술, 관절 고정술, 관절의 잠김이나 기계적인 관절 손상을 일으키는 골극 혹은 관절내 유리체의 제거술, 관절 절제술, 섬유연골 치유를 촉진시키는 연골성형술, 자가 혹은 동종 연골로 생물학적 재표면화(biologic resurfacing) 등이 있다. 수술적인 치료가 요하는 상태로는 경추의 불안정성 아탈구, 양측 주관절의 신전 강직, 고관절과 슬관절의 심한 변형, 신경을 심하게 압박하거나 건 파열을 일으키는 변형 등이 있다.

(1) 관절 변연절제술(Joint debridement)

관절의 변연절제술은 골극이나 손상된 반월상 연골판, 퇴행성 관절염의 관절 연골 병변, 박리성 골연골염(osteochondritis dissecans) 등 관절내 병변의 비교적 초기에 병적인 구조물을 제거하여 관절 기능을 개선하며, 간혹 봉합할 수 없는 슬관절의 파열된 십자인대나 견관절 회전근 개 파열로 인하여 관절운동 장해가 있거나 이로 인하여 증상을 유발할 경우에 파열된 구조물만 제거하더라도 일시적인 관절 기능의 개선을 기대할 수 있다. 최근에는 거의 모든 관절에서 관절경으로 시행될 수 있어 비교적 간단한 시술로써 관절의 기능을 효과적으로 개선할 수 있다. 박리성 골연골염은 유리체의 제거와 노출된 뼈에 대한 천공술도 병행하며, 슬관절 등의 관절 연골 손상이 진행되어 변연절제술이 필요한 경우 미세골절술(microfracture technique)로 관절 연골 재생을 촉진할 수 있다.

(2) 활액막 제거술(Synovectomy)

관절의 병변이 활액막에 국한된 경우 실시하며, 관절 변연절제술 시 흔히 병행된다. 류마티스 관절염, 결핵성 관절염, 통풍성 관절염 등의 만성 관절염이나 화농성 관절염, 색소 융모 결절성 활액막염(pigmented villonodular synovitis: PVNS) 혹은 활막 연골종증(synovial chondromatosis) 등에 서도 시행된다. 병변의 진행을 크게 변화시키지는 못하는 것으로 알려져 있으나 활액막에서 유래하는 류마티스 관절염 등에서는 통증을 감소하고, 병변의 진행을 상당히 억제하며, 관절 연골의 파괴를 지연 혹은 일시적으로 방지할 수 있다. 그러나 이미 관절 연골 손상이 있으면 활액막 제거술의 치료 효과는 감소한다. 최근 대부분의 관절에서 관절경적 절제술을 실시하고 있어 개방적 활액막 절제술보다 통증이나 후유증이 적으며 수술 후 회복이 빠르다.

(3) 절골술(Osteotomy)

관절 주위에 구조적인 이상(structural abnormality)이 있어 관절의 기능과 외관상 모양을 개선하기 위하여 시행하는 경우와 체중 부하가 일어나는 관절에 부정 정렬(malalignment)로 과부하가 발생하여 관절염이 있거나 발생할 가능성이 있는 경우 정렬을 맞추어 통증을 줄이고 관절에 부하되는 외력을 최소화하기 위하여 시행하는 경우로 나눌 수 있다. 전신의 모든 관절 변형이 이 수술적 치료에 해당될 수 있으나, 전자의 경우 주관절의 내반주(cubitus varus) 변형이 가장 흔하며, 소아에서 상완골 과상부 골절 후 부정유합이 가장 흔한 원인이다. 또한 외과 골절 후 불유합, 내과 및 주두 골절 후 성장판 손상 등에서도 발생할 수 있으며, 각 변형이 약 20도 이상이면 주관절 기능상 외반 절골술(valgus osteotomy)을 요한다. 드물지만 과도한 외반주(cubitus valgus) 변형도 발견되며, 주관절 내측에 주행하는 척골신경의 병변이 발생하면(지연성 척골신경 마비, tardy ulnar nerve palsy) 척골신경의 치료와 함께 내반(varus) 절골술을 실시하기도 한다.

후자의 경우에는 고관절과 슬관절 주위에서 흔히 시행된다. 골관절염 혹은 퇴행성 관절염에서 관절 연골이 아직 남아 있거나 인공관절 치환술을 시행하기에 이른 나이인 경우 남아 있는 관절 연골에 체중 부하가 되도록 절골술을 계획하는데, 결국 인공관절 치환술을 받아야 할 상태로 진행하는 단계에서 가능한 한 그 시기를 늦출 수 있는 치료 방법으로 고려할 수 있다. 아직 확실한 퇴행성 변화가 확인되지 않으나 예상되는 경우 하지 정렬의 복원으로 특정 부위의 압력과 부하(loading)를 경감시켜 관절염 발생을 예방하거나 지연시킬 수 있으며, 이미 관절염이 발생하였다면 통증을 없애고 기능을 개선할 수 있는 효과가 있다.

(4) 관절 고정술(Arthrodesis)

관절 고정술 혹은 유합술은 관절을 이루고 있는 뼈를 서로 유합시켜 움직이지 않게하여 병적 관절의 통증을 없애고 안정된 상태로 만드는 것을 목적으로 한다. 결핵성 혹은 화농성 관절염의 후유증, 종양, 외상, 퇴행성 관절염, 류마티스 관절염 등이나 이미 관절 성형술에 실패한 경우, 신경 병증, 소아마비 혹은 상완신경총 손상 등에 의하여 더 이상 관절의 기능을 유지할 수 없을 때 실시한다.

관절 유합의 위치는 영구적이므로 일상 생활에 가장 편안한 위치, 즉 기능적 위치(functional position)이어야 하며, 각 관절에 따라, 또한 관절의 상태, 환자의 직업 등에 따라 고정 위치를 결정한다.

(5) 관절 성형술(Arthroplasty)

관절 성형술은 관절이 파괴되어 통증 및 관절 운동 장애가 발생한 경우 통증없이 안정된 관절 기능을 하도록 재건하는 수술로, 성공적인 결과를 위해서는 양호한 상태의 주위 근육 및 연부조직이 필수적이다. 즉, 관절 성형술 후에도 관절이 불안정하거나 기능이 없을 것으로 예상되는 경우 관절 성형술보다는 관절 고정술이 권장된다.

현재 개발된 전 관절 치환 인공물을 제대로 시술하면 통증이 없는 안정된 관절 운동을 유지하고 관절 변형을 교정하는 것이 가능하다. 그러나 아직도 인공 삽입물의 재질(material), 설계(design), 마모 내구(wear resistance) 그리고 지주골에의 적합성(compatibility) 및 효과적인 고정(fixation technique)등은 개선되어야 할 숙제이다.

5. 국소연골 손상의 치료(Treatment of Local Articular Cartilage Injury)

관절 연골 손상의 치료는 비수술적 치료와 수술적 치료로 나눌 수 있다. 비수술적 치료는 관절 부하를 감소시키는 것으로, 체중을 줄이고, 활동을 변화시키며, 관절 주위의 근력을 강화시킨다. 교정기나 보조기가 도움이 되며, 진통제 혹은 소염제를 처방한다. 수술적 치료는 비수술적 치료가 통증이나 기계적인 증상을 호전시키지 못하면 적응이 되며, 주로 슬관절에서 시행되고 있다. 그 방법에는 변연절제술, 골수자극(marrow stimulation), 연골 이식(transplantation to fill the defect), 세포 치료(cell based therapy), 그리고 성장인자나 약물 제제를 사용하는 것이 있다. 이 중 치료 방법의 선택은 병변의 크기와 요구되는 환자의 활동 정도에 따라 결정된다(표 18-2). 그 중 미세 골절술(microfracture)과 자가 골연골 이식술(osteochondral autograft transfer system: OATS)은 보통 2 cm^2 이하의 작은 병변에 대해서 효과적인 치료로 알려져 있으며, 그보다 크기가 큰 병변의 경우 동종 골연골 이식술이나 자가 연골 세포 착상술(autologous chondrocyte implantation)을 시행하는 것이 일반적이다.

표 18-2. 관절 연골 병변의 수술적 치료

병변의 크기	수술적 치료
≤ 1 cm^2	관찰
	연마 연골성형술(abrasion chondroplasty)
	미세골절술(microfracture)
	자가 골연골 이식술(osteochondral autograft transfer)
1~2 cm^2	연마 연골성형술
	미세골절술
	자가 골연골 이식술
3.5~10 cm^2	신선 동종 골연골 이식술(fresh osteochondral allograft)
	자가 연골세포 착상술(autologous chondrocyte implantation)
2~3개 이상 다수	자가 연골세포 착상술

6. 석고 붕대(Cast)

석고붕대는 석고부목이나 환상 및 수상 석고의 형태로 임상에 사용된다. 최근에는 진보된 다양한 섬유 유리 제품이 시판되어 plaster of Paris를 대체하고 있다.

1) 석고 부목(Cast splint)

부종이 심한 급성 환자나 수술 직후에는 환상 석고 고정 보다 석고 부목 고정을 시행하고, 부종이 감소하고 상처 치료가 완료되면 환상 석고 고정으로 변환한다. 전위가 심하지 않은 안정형 골절, 염좌(sprain), 좌상(contusion) 등에는 확정적 치료로 사용할 수 있다.

부목 고정 후 간혹 상지의 요골신경 혹은 척골신경이나 하지의 비골신경 등이 부목 가장자리에 눌려 마비 증상이 나타날 수 있으므로 통증을 호소하는 경우 반드시 즉시 확인하여야 한다. 또한 상지나 하지 표면의 굴곡 모양에 따라 잘맞게(fitting) 되지 않으면 과도하게 압박되는 부위가 발생하고 피부 괴사가 발생할 수 있으므로 주의를 요한다.

2) 환상 석고(Circular cast)

석고 붕대를 피부 위에 직접 감는 소위 피부 밀착 석고(skin tight cast)는 정교한 술기가 필요하며, 혈류 장애, 욕창 등의 위험이 있어 지금은 거의 사용되지 않고 있다. 솜 받침(padding)을 적당량 감고 적절한 3점 고정(three-point fixation)으로 석고 붕대를 감는 것이 보편적이며 만족스러운 고정을 얻을 수 있다. 되도록 적은 관절을 고정하되, 일반적으로 손상 부위보다 하나 위, 그리고 하나 아래 관절(one joint above and one joint below)을 포함하여 석고 고정을 한다.

환상 석고는 부종이 예상되는 급성 골절이나 수술 직후에는 사용하지 않아야 하며, 시술 후 구획 증후군의 징후가 보이는지 주의 깊게 관찰하고, 의심이 되면 즉시 석고를 절개한다.

(1) 상지 석고 붕대(Upper limb cast)

손에서 상완 근위까지 고정하는 것을 장상지 석고 붕대 (long arm cast)라고 한다. 기본적인 고정 위치는 주관절 90도 굴곡, 전완부 중립위 회전, 수근관절 10~20도 신전상태인 기능적 위치로 고정하나, 목적과 상황에 따라 주관절-수 근관절의 고정 위치, 전완부 회내-회외 위치 등은 달라진다. 손에서부터 전완 근위부까지 감는 것은 단상지 석고 붕대(short arm cast)이다. 손끝까지 포함하는 경우 수부의 기능적 위치(functional position)로 고정하는 것이 기본이나 경우에 따라 보호 위치(position of protection)로 석고 고정을 할 수 있다. 손끝까지 포함하지 않는 석고의 원위부는 손바닥에서는 근위 수장 주름(proximal palmar crease)까지, 손등에서는 중수지관절 융기부(knuckle)의 바로 근위부에서 마무리하여 중수지관절이 90도까지 굴곡 운동을 할 수 있도록 하고, 주상골 골절 혹은 무지 자체의 손상에서는 무지 수상 석고(thumb spica cast)를 이용하여 무지의 운동을 제한 한다.

(2) 하지 석고 붕대(Lower limb cast)

발끝에서 하퇴 근위부까지 포함하면 단하지 석고 붕대 (short leg cast), 대퇴부까지 포함시킨 것을 장하지 석고 붕대 long leg cast)라 한다. 제 5족지는 석고에 함몰되기 쉽고, 욕창 호발 부위이므로 석고를 넓게 따서 자유롭게 한다. 장하지 석고 고정 시 비골 신경의 압박 손상을 예방하기 위해 솜받침을 적절히 하거나 유리섬유를 이용한 부목 고정 시에는 비골두 부위를 접거나 압박되지 않도록 조형(molding)한다. 슬개건 부하 석고 붕대(patellar tendon-bearing cast: PTB cast)는 슬관절 굴곡-신전이 가능하고 체중부하가 허락되는 석고 붕대 방식으로, 대개 경골 간부 골절에서 장하지 석고 붕대를 시행한 후 어느 정도 유합이 진행되면 슬개 건 부하 석고 붕대로 대치한다(그림 18-4).

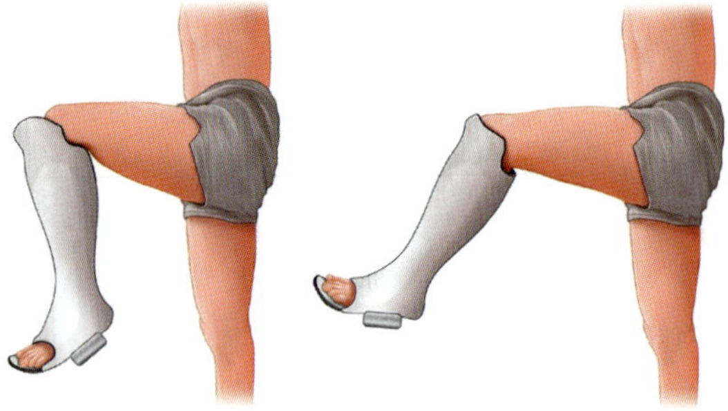

그림 18-4. 슬개건 부하 석고 붕대.
슬관절 하 전접촉 석고로서, 수력학적 원칙(hydraulic principle)에 의하여 하퇴부 골절 부에서 단축을 방지하여 준다.

(3) 견 및 고수상 석고(Shoulder & Hip spica cast)

수상(spica)이란 밀 이삭(ear of wheat)을 의미하는 라틴어로, 밭에서 밀다발들을 싸는데 이용되었던 수상 포장(spica wrap)처럼 체부의 근위 관절을 고정해야 할 때 몸통 석고에 연결되어 감는 것을 수상 석고라고 한다. 장상지 석고와 몸통 석고를 연결하여 견관절이나 상완 근위부를 고정하는 것이 견수상 석고(shoulder spica cast) 이다. 고수상 석고(hip spica cast)는 몸통 석고와 한쪽 혹은 양쪽하지 석고를 연결한 모양이다.

7. 골이식(Bone Graft)

골이식은 골종양, 골절, 인공관절수술, 척추수술 등의 정형외과적 수술에서 골결손, 지연유합, 불유합 등을 치료 하기 위한 목적으로 사용되고 있다.

1) 자가골 이식(Auto-bone graft)

자가골 이식은 자신의 골을 채취하여 이식하는 방법으로 역사적으로 가장 오래된 골이식 방법의 하나이고, 효과가 가장 좋은 방법으로 알려져 있다.

자가골 이식의 장점으로는 이식된 자가골에 남아 있는 세포들에 의해서 직접 골 형성이 가능하며, 자기 자신의 골 조직을 이식하므로 면역거부반응이 없고 감염이나 종양 등 타인의 질환을 전파할 위험이 없으며, 얻기 쉽다는 점이 있다. 자가골 이식의 단점으로는 채취할 수 있는 양이 한정되어 있고, 이식할 부위에 맞는 모양을 얻기 어려우며, 공여부에 여러 가지 문제를 발생시킨다는 점이다.

2) 동종골 이식(Allo-bone graft)

동종골 이식은 동종간에 다른 개체에서 골을 채취하여 이식하는 것으로 공여부 이환이나 공급에 제한이 있는 자가골 이식에 비해 최근 그 사용이 갈수록 증가하고 있다.

동종골 이식술 후 발생되는 주요한 합병증으로는 감염, 골절, 불유합, 관절 불안정성이 있으며, 그 밖에도 관절염, 골 흡수, 하지부동 등이 발생할 수 있다.

탈무기골 기질은 동종골을 분쇄하고 염산을 이용해 무기질을 제거한 후 무균수(sterile water)로 세척하고, 에틸알콜에서 탈수시키고 에틸에테르에서 지방을 제거한다. 이후 동결-건조 또는 건조 과정을 통해 제조되며, 바이러스의 비활성화 및 골 표면 항원의 파괴 등으로 이식거부와 같은 면역 반응이 적고 흡수성도 낮다는 장점이 있다.

3) 이종골 이식(Xeno-bone graft)

이종골 이식은 한 종에서 골을 채취하여 다른 종에게 이식하는 방법이다. 주로 송아지나 젊은 소에서 뼈를 채취하여 단백질 및 지방 등을 제거하기 위하여 특별한 화학처리를 실시하고 감염원 제거를 위하여 방사선 조사를 실시한다. 이종골은 교원질 및 무기질 성분을 포함하지만 단백질이 제거되면서 골유도 특성도 함께 사라져서 어느 정도 구조적인 지지력이 있는 순수한 골전도 이식재로 사용된다.

(4) 골이식 대체재(Bone graft substitutes)

골이식 대체재는 기능적으로 골이식 확장제(graft extenders), 골이식 촉진제(graft enhancers), 골이식 치환물(graft substitutes)의 3가지로 분류가 가능하다. 골이식 확장제는 자가골에 추가하여 사용되었을 때 보다 긴 분절의 유합이나 자가골 사용량의 감소를 가능하게 하며 자가 골 단독 사용과 비슷한 정도의 골유합을 얻게 하는 것이며, 골이식 촉진제는 자가골에 추가되어 자가골 단독 사용보다 높은 골유합율을 얻을 수 있도록 하는 것이고, 골이식 치환물은 자가골을 완전히 대체하여 성공적인 골유합을 얻을 수 있게 하는 것이다.

현재 널리 사용되는 골이식 대체재로는 황산칼슘(calcium sulfate), 인산칼슘(calcium phosphate)계 세라믹스, 생체활성 유리 세라믹스(bioactive glass ceramics), 콜라겐 및 콜라겐-세라믹스 복합체 그리고 골 형성 단백질(bone morphogenetic protein: BMP) 등이 있다. 골 형성 단백질은 변형 성장인자 베타(transforming growth factor beta) superfamily 중 하나로 현재 재조합 골 형성 단백질 제 2형(recombinant bone morphogenetic protein-2: rhBMP-2)와 제 7형(rhBMP-7)이 임상적으로 사용되고 있다.

8. 사지부동(Limb Length Discrepancy)

1) 사지 부동의 원인 (Etiology of limb length discrepancy)

사지 부동의 원인은 정상측 보다 단축된 경우와 증가된 경우로 분류할 수 있다. 단축되는 원인은 선천성 하지 결손, 외상(부정유합, 성장판 조기유합), 감염, 종양, 방사선 조사, Blount씨 병, Legg- Calve-Perthes 병, 대퇴 골두 골단 분리증, 비대칭적 신경 마비(편측 수막류, 소아마비, 뇌성마비), Russel-Silver 증후군, 편측 만곡족, 선천성 경골 가관절증 등이 있다. 증가되는 원인은 골수염이나 골절 치료 후 혈행 증가, 연부조직 과성장 증후군(Gigantism with neurofibromatosis, Klippel-Trenaunay syndrome, Beckwith-Wiedemann syndrome, Proteus syndrome, 특발성 편측 비대증), 만성 염증성질환(연소기형 류마티스 관절염, 혈우병), 종양 등이 있다.

2) 사지 부동의 영향 (Effects of limb length discrepancy)

상지의 길이 부동은 기능상의 문제가 발생할 가능성이 낮으므로, 치료의 대상이 되지 않는 경우가 대부분이다. 그러나, 하지 부동은 하지 전체와 척추의 기능 이상과 변형을 초래하므로, 정형외과 의사들의 관심이 필요하다. 하지 부동이 있는 경우, 소아는 짧은 쪽에서 발뒤축접지(heel strike)없이 첨족보행(toe tip gait)을 통한 보상성 보행을 하게되고, 긴 쪽에서 각변형(외반 또는 내반)이 발생할 수 있다. 성인은 짧은 쪽에서 슬관절 신전이 증가되면서 발뒤축 접지를 하고, 긴 쪽에서 입각기에 도약하면서 보행하므로, 골반의 수직운동이 심하게 일어나 보행에 많은 에너지가 소모된다. 전통적으로 0.5~2 cm의 하지 부동은 대부분 증상이 심하지 않은 것으로 알려져 있으며, 2~2.5 cm 이상인 경우 하지 및 척추 관절의 통증을 일으킨다고 알려져 있다. 최근에는 척추의 보상적 만곡증과 척추 운동감소가 1.2 cm에서부터 발생하고, 보행의 변화는 1 cm부터 발생하기 시작하는 것으로 보고하는 연구들이 있다. 치료가 필요한 하지 길이 부동의 기준은 명확하지 않고, 개인에 따라 느끼는 증상이 다를 수 있음을 이해해야 한다.

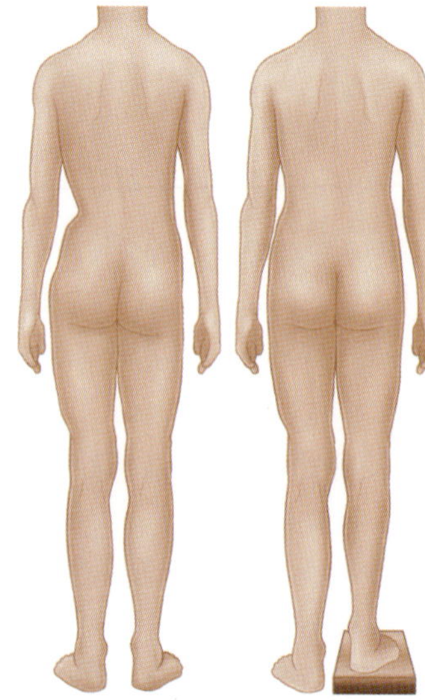

그림 18-5. Wood block test.
기립시 하지 부동으로 인해 iliac crest와 posterior iliac spine의 높이가 다르다. 짧은 하지에 나무판을 대고 서면 하지 부동이 교정되는 것을 확인할 수 있다.

3) 하지 부동의 평가

(1) 임상적 평가

임상적 평가는 wood block test, 줄자를 이용하는 방법, 그리고 방사선 평가 방법이 있다. Wood block test(그림 18-5)는 골반의 위치가 동일해질 때까지 나무 토막을 짧은 하지에 받쳐, 그 두께를 측정하는 방법이다. 줄자를 이용한 방법은 극과거리(spine malleolar distance: SMD)는 전상방 장골극(anterior superior iliac spine)과 족관절 내과(medial malleolus)간 진성 길이(true leg length)를 측정하는 방법이며, 제과거리(umbilicus maleollar distance: UMD)는 배꼽과 족관절 내과간의 현성 길이(apparent length)를 측정하는 방법이다(그림 18-6). 줄자를 이용한 방법은, 하지의 변형, 관절 구축 등이 있는 경우 부정확할 수 있으며, 특히, 현성 길이는 골반 경사가 존재할 경우 정확도가 감소한다. 방사선적 측정 방법으로는 원격 방사선 촬영법(teleradiogram), 주사촬영법(scanogram), 컴퓨터 주사 촬영법(CT scanogram)이 대표적이다. 원격 방사선 촬영법은 앙와위에서 radiographic ruler와 long film을 두고 촬영한다. 한 장의 사진으로 촬영이 가능하여 사지의 각변형을 같이 관찰

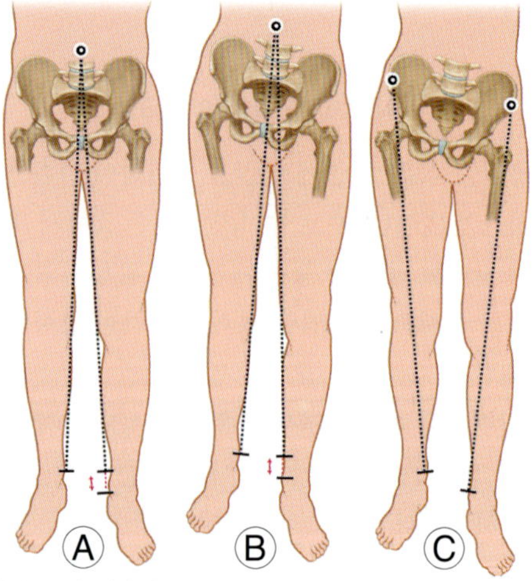

그림18-6. 극과 거리와 제과 거리.
(A) 제과거리(umbilicus malleoar distance)로 양측의 길이 차이가 확인된다. **(B)** 골반 경사가 동반된 경우, 제과 거리가 실제보다 더 크게 측정된다. **(C)** 극과거리(spine malleolar distance)는 골반 경사가 존재하더라도 실제 길이인 진성 길이(true length)를 나타낸다.

할 수 있는 장점이 있으나, 실제 길이보다 확대되는 단점이 있다(그림 18-7). 주사촬영법(scanogram)은 고관절, 슬관절, 발목관절을 각각 촬영하는 방법이다. 하지 전체

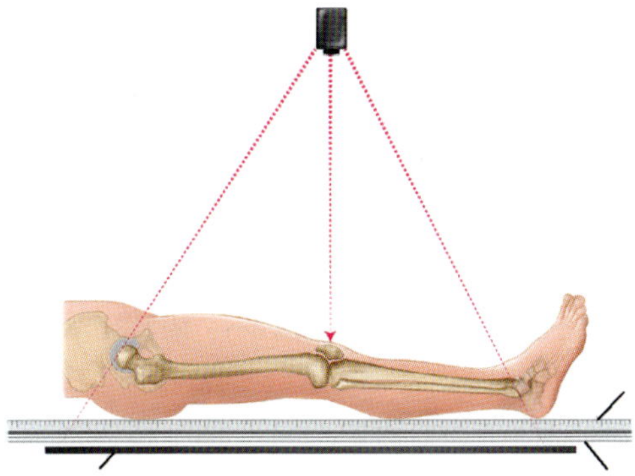

그림 18-7. 원격 방사선 촬영법(Teleradiogram).
Radiographic ruler와 long film을 환자 아래에 두고, 하지의 중심에 초점을 맞추어 1회 촬영한다. 실제 길이보다 확대되는 단점이 있다.

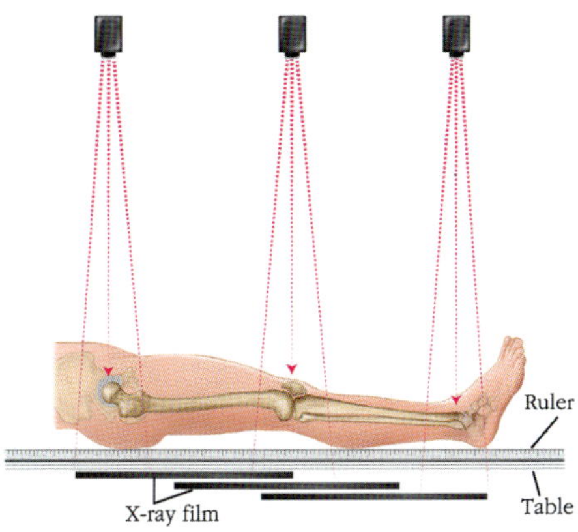

그림 18-8. 주사 촬영법(Scanogram).
Radiographic ruler와 small film을 환자 아래에 두고, 빔을 이동하며 3번에 걸쳐 고관절, 슬관절, 발목관절을 촬영한다.

의 정렬을 확인할 수는 없으나, 확대가 최소화되며, 6세 이상에서 좋은 방법이다(그림 18-8). 컴퓨터 주사 촬영법(CT scanogram)은 스카우트 사진만으로 촬영하여, 여타 촬영법에 비해 방사선 피폭이 적으며, 전체 하지를 정확하게 촬영할 수 있다(그림 18-9).

(2) 골연령(Bone age) 측정

골연령은 잔여성장 예측과 하지 부동의 치료시기 결정에 이용된다. 5세 미만은 골연령과 역연령의 차이가 적으므로 골연령 측정이 필요치 않다. Greulich & Pyle 방법, Tanner-Whitehouse 방법이 있다. Greulich & Pyle

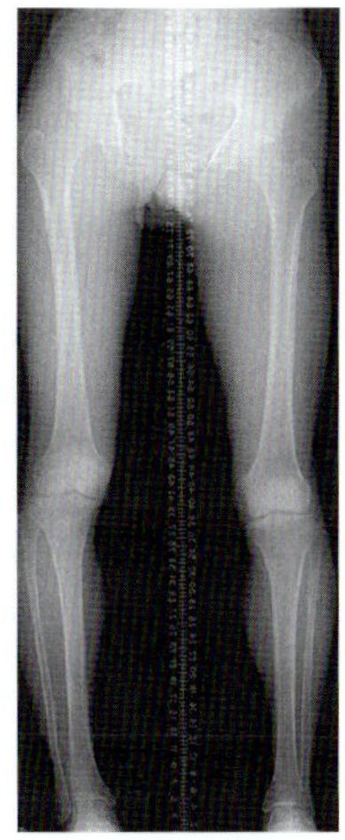

그림 18-9. 전산화 주사 방사선 촬영법 (CT scanogram).

방법은 좌측 수부의 단순 방사선 영상을 이용하여, 수지골 골화 중심의 출현을 기준 atlas와 비교하여 골연령을 측정한다. 빠르게 측정이 가능하지만, 사춘기에는 표준 편차가 크고, 측정자에 따른 오차(interobserver variability)가 많이 발생하는 단점이 있다. Tanner-Whitehouse방법은 수지골의 골화를 측정하는 것은 동일하나, 20개의 표지 골(landmark)의 발달 정도를 수치화하여 측정하므로, 오차가 적고, 정확하지만 시간이 많이 소요되는 방법이다.

4) 자료분석과 성장예측(Data analysis and predicting growth remaining)

잔여 성장을 예측하고, 치료의 시기를 결정하기 위한 잔여 성장 방법(Growth Remaining Method: Green & Anderson, 1963), 직선 그래프 방법(Straight Line Graph Method: Moseley, 1977), 산술적 방법(Arithmetric Method: Menelaus, 1966), Multiplier방법(Paley, 2000), 등 여러 가지 예측 방법이 이용되고 있고 방법 마다 장단점이 있다.

5) 하지 부동의 치료

(1) 치료 목표 및 고려할 사항

하지부동 치료의 목적은 척추와 골반의 균형과 동일한 하지 길이, 기계적 체중 부하축(mechanical weight-bearing axis)의 정렬을 회복하는 것이다. 성장하는 소아의 경우, 현재의 하지 부동보다 성장 완료 후에 발생할 하지 부동을 치료의 목표로 한다. 방사선 검사에서 하지 길이가 같아지는 것이 최선의 결과와 일치하는 것이 아니므로, 주위 환경, 환자 및 보호자의 요구, 병인 등을 고려하여, 치료 목표를 유연하게 결정해야 한다. 하지의 각 변형이 동반된 경우, 각 변형 교정시 골 연장이 발생할 수 있으므로, 각 변형을 먼저 교정하거나, 동시에 교정한다. 편측 하지에 근력 약화나 마비가 있는 경우, 보행 중 유각기(swing phase)에 발이 바닥에 끌리지 않도록, 이환된 하지의 길이가 약간 짧은 것이 바람직하다. 관절의 불안정성이 동반된 경우, 불안정성의 악화 가능성을 골 연장술 전에 예측하고, 고려해서 교정 정도를 조절한다.

(2) 치료 방법

일반적으로 4가지 치료 방법이 사용된다. 첫째, 신발 교정이나 보장구 장착, 둘째, 장측의 골단판유합술, 셋째, 장측의 골단축술(골단판 유합술을 하기에 늦은 경우), 넷째, 단측의 골연장술을 들 수 있다. 하지 부동의 정도가 심한 경우, 단측의 골연장과 장측의 골단판 유합술을 동시에 시행하면, 골연장의 양을 줄일 수 있다. 치료 방법의 선택은 부동의 정도와 연령에 따라 다르다.

일반적으로 1.5 cm 미만의 부동은 치료가 필요하지 않으며, 환자가 불편을 느끼는 경우 1 cm 이하의 shoe lift를 적용할 수 있다. 2~5 cm의 차이는 성인에서 골단축술, 성장기에는 골단판 고정술을, 5 cm 이상의 차이는 골연장술이 필요하다. 15 cm 이상의 차이는 의지의 착용이 필요하다.

그러나, 환자의 연령이나, 신장에 따라 치료 방법을 변경할 수 있다. 예를 들어, 2~5 cm 사이의 부동이 있으며, 신장이 매우 작은 환자는 골연장술을 고려할 수 있다.

< 참고문헌 >

석세일, 정형외과학 제8판 2020

Joseph A. Buckwalter, Thomas A. Einhorn, and Sheldon R. Simon: Orthopaedic basic science. 2nd ed. American Academy of Orthopedic Surgeons., 2000.

최인호, 정진엽, 조태준, 유원준, 박문석. 이덕용 소아정형외과학. 4th ed: 군자출판사; 2014.

Morrissy RT, Weinstein SL. Lovell and Winter's pediatric orthopaedics. 7th ed: Lippincott Williams & Wilkins; 2014.

Herring JA. Tachdjian's pediatric orthopaedics. 5th ed: W. B. Saunders Co.; 2013. Dwire P, Einhorn TA. The Joint As an Organ. In: Moskowitz RW, Howell DS, Altman RD, Buckwalter JA, Goldberg TM, eds. Osteoarthritis. 3rd ed: W. B. Saunders Co.; 2001. 49-68.

Dwire P, Einhorn TA. The joint as an organ. In: Moskowitz RW, Howell DS, Altman RD, Buckwalter JA, Goldberg VM (eds): Osteoarthritis, 3rd ed. W. B. Saunders Company; 2001. 49-68.

Mapp PI. Innervation of the synovium. Ann Rheum Dis. 1995;54(5):398-403.

Mankin HJ, Grodzinsky AJ, Buckwalter JA. Articular Cartilage and Osteoarthritis. In: Einhorn TA, O'Keefe RJ, Buckwalter JA. Orthopedic Basic Science. 3rd ed. AAOS; 2007. 161-174.

Morand EF, Leech M. Macrophage migration inhibitory factor in rheumatoid arthritis. Front Biosci. 2005. 1;10:12-22.

Simkin PA. Physiology of normal and abnormal synovium. Semin Arthritis Rheum. 21(3):179-83, 1991.

Revell PA, Al-Saffar N, Fish S, Osei D. Extracellular matrix of the synovial intimal cell layer. Ann Rheum Dis. 1995;54(5):404-7.

Einhorn TA, O'Keefe RJ, Buckwalter JA. Orthopedic Basic Science. 3rd ed. AAOS; 2007.

Morrissy RT and Weinstein SL. Lovell and Winter's pediatric orthopaedics. 5th ed. Williams & Wilkins Co; 2001.

Frederick M. Azar, MD, S. Terry Canale, MD and James H. Beaty, MD: Campbell's operative orthopaedics. 13th ed. Elsevier., 2016.

Andry N. Orthopaedia or the art of correcting and preventing deformities in children. J. B. Lippincott Co., 1961.

Morrissy RT and Weinstein SL. Lovell and Winter's pediatric orthopaedics. 5th ed. Williams & Wilkins Co., 2001.

Katherine E. Reuther B, Chancellor F. Gray M, Louis J. Soslowsky P. Form and Function of Tendon and Ligament. In: O'Keefe RJ, Jacobs JJ, Chu CR, Einhorn TA, eds. Orthopaedic Basic Science: Foundations of Clinical Practice. 4th ed: Wolters Kluwer Health; 2018:213-28.

Peacock EE, Jr. A study of the circulation in normal tendons and healing grafts. Annals of Surgery. 1959;149:415-28.

Fenwick SA, Hazleman BL, Riley GP. The vasculature and its role in the damaged and healing tendon. Arthritis Research. 2002;4:252-60.

Stilwell DL, Jr. The innervation of tendons and aponeuroses. The American Journal of Anatomy. 1957;100:289-317.

Frank CB. Ligament structure, physiology and function. Journal of Musculoskeletal & Neuronal Interactions. 2004;4:199-201.

Katherine E. Reuther B, Chancellor F. Gray M, Louis J. Soslowsky P. Form and Function of Tendon and Ligament. In: O'Keefe RJ, Jacobs JJ, Chu CR, Einhorn TA, eds. Orthopaedic Basic Science: Foundations of Clinical Practice. 4th ed: Wolters Kluwer Health; 2018:213-28.

Marsell R, Einhorn TA. The biology of fracture healing. Injury. 2011;42(6):551-5.

Einhorn TA, Gerstenfeld LC. Fracture healing: mechanism and interventions. Nat Rev Rheumatol. 2015;11(1):45-54.

Einhorn TA. The Science of fracture healing. J Orthop Trauma. 2005;19(s10):s4-s6.

Oryan A, Monazzah S, Bigham-Sadegh A. Bone injury and fracture healing biology. Bionmed Environ Sci. 2015;28:57-71.

Lobst. CA. New technologies in pediatric deformity correction. Orthop Clin N AM. 2019;50:77-85.

Giannoudis PV, Einhorn TA, Marsh D. Fracture healing: the diamond concept. Injury. 2007;38(s4):s3-s6.

Brent LN, Geral L, Thmas AR, David LR, William MR, Joseph B. Absolute versus relative fracture fixation: impact on fracture healing. J 212.

Gelalis ID, Politis AN, Arnaoutoglou CM et al. Diagnostic treatment modalities in nonunions of the femoral shaft. A Review. Injury. 2012;43:980-8.

정창훈, 노종호. 하지각변형에 대한 임상적 및 방사선적 평가. 대한 골절학회지. 2017;30(3):156-66.

Rodrigo JJ, Gershin ME. Management of the arthritic joint. In: Chapman MW, 3rd ed. Chapman's Orthopedic Surgery. Philadelphia: Lippincott Williams & Wilkins; 2001. 2551-72.

High tibial osteotomy for osteoarthritis of the knee. 대한정형외과 학회지. 2004;39-1:102-7.

정영복, 이용석. 슬관절 부분치환술. 대한정형외과학회지. 2004;39-1:108-14.

Heisel C, Silra M, Schmalzried TB. Bearing surface options for total hip replacement in young patients. Instr Course Lect. 2004;53:49-65.

Jakob RP, Murphy SB. Tibial osteotomy for varus gonarthrosis: indication, planning, and operative technique. Instr Course Lect. 1992;41:87-93.

Maquet P. Valgus osteotomy for osteoarthritis of the knee. Clin Orthop Relat Res. 1976;120:143-8.

Swiontkowski MF. Cast and bandaging techniques. In: Swiontkowski MF, Stovitz SD, 7th ed. Manual of orthopaedics. Philadelphia: Lippincott Williams & Wilkins; 2013. 131-53.

Sarmiento A. A functional below-knee cast for tibial fracture. J Bone Joint Surg Am. 1967;49:855-75.

Bingold AC. On splitting plasters. J Bone Joint Surg ex. 1979;61:294-5 Callahan DJ, Carney DJ, Daddario N, Walter NE. The effect of hydration water temperature on orthopaedic plaster casting strength. Orthopedics. 1986;9:683-5.

Callahan DJ, Carney DJ, Daddario N, Walter NE. A comparative study of synthetic cast material strength. Orthopaedics. 1986;9:679-81.

Lavalette R, Pope MH, Dickstein H. Setting temperature of plaster casts the influence of techinical variables. J Bone Joint Surg Am. 1982;64:907-11.

Wehbe MA. Plaster uses and misuses. Clin Ortho Relat Res. 1982;167:242-9.

Gomoll AH, Farr J, Gillogly SD, Kercher JS, Minas T. Surgical management of articular cartilage defects of the knee. Instr Course Lect. 2011;60:461-83.

Bauer TW, Muschler GF. Bone graft materials: an overview of the basic science, Clin Orthop Relat Res. 2000;371:10-27.

Baldwin P, Li DJ, Auston DA, Mir HS, Yoon RS, Koval KJ. Autograft, allograft, and bone graft substitutes: clinical evidence and indications for use in the setting of orthopaedic trauma surgery. J Orthop Trauma. 2019;33:203-13.

Campana V, Milano G, Pagano E, Barba M, Cicione C, Salonna G. Bone substitutes in orthopaedic surgery: from basic science to clinical practice. J Mater Sci Mater Med. 2014;25:2445-61.

Cho JH, Lee JH, Yeom JS, et al. Efficacy of Escherichia coli-derived recombinant human bone morphogenetic protein-2 in posterolateral lumbar fusion: an open, active-controlled, randomized, multicenter trial. Spine J. 2017;17:1866-74.

Grabowski G, Cornett CA. Bone graft and bone graft substitutes in spine surgery: current concepts and controversies. J Am Acad Orthop Surg. 2013;21:51-60.

Mankin HJ, Gebhardt MC, Springfield DS: The long-term results of allograft replacement in the management of bone tumors. Clin Orthop. 1996;24:86-97.

Moran SL, Shin AY, Bishop AT. The use of massive bone allograft with intramedullary free fibula flap for limb salvage in a pediatric and adolescent population. Plast Reconstr Surg. 2006;118:413-9.

Sohn HS, Oh JK. Review of bone graft and bone substitutes with an emphasis on fracture surgeries, Biomater Res. 2019;23:9-15.

Fillingham Y, Jacobs J. Bone grafts and their substitutes, CCJR Supplement to The Bone & Joint Journal. 2016;98-B:6-9.

Kurien T, Pearson RG, Scammell BE. Bone graft substitutes currently available in orthopaedic practice: the evidence for their use, Bone joint J. 2013;95-B:583-97.

Xu HH, Wang P, Wang L, Bao C, Chen Q, Weir MD, et al. Calcium phosphate cements for bone engineering and their biological properties. Bone Res. 2017;5:17056-89.

Anderson M, Green WT, Messner MB. Growth and predictions of growth in the lower extremities. J Bone Joint Surg Am. 1963;45-A:1-14.

Moseley CF. A straight-line graph for leg-length discrepancies. J Bone Joint Surg Am. 1977;59(2):174-9.

Weinstein SL, Flynn SM. Lovell & Winter's Pediatric Orthopaedics. 7th ed. Philadelpia: Lippincott Williams & Wilkins; 2013.

Guichet JM, Spivak JM, Trouilloud P, Grammont PM, Lower limb length discrepancy. An epidemiologic study, Clin. Orthop. Relat. Res. 1991;272 :235-41.

Choi IH, Sohn CS, Chung CY, Cho TJ, Lee JW, Lee DY. Optimum ratio of distraction in double level tibial lengthening. Clin Orthop Relat Res. 1999(368):240-6.

Menelaus MB. Correction of leg length discrepancy by epiphyseal arrest. J Bone Joint Surg Br. 1966;48(2):336-9.

Paley D, Bhave A, Herzenberg JE, Bowen JR. Multiplier method for predicting limb-length discrepancy. J Bone Joint Surg Am. 2000;82-A(10):1432-46.

Hamdy RC, Berstein M, Fragomen AT, Rozbruch SR. What's new in limb lengthening and deformity correction. JBJS-A. 2018;100:1436-42.

Makarov MR, Dunn SH, Singer DE, Rathjen KE, Ramo BA, Chukwunyerenwa CK, Birch JG. Complications associated with epiphysiodesis for management of leg length discrepancy. J pediatr Orthop. 2018;38(7):370-4.

19장 종양(Tumor)

• 골종양
1. 개론
2. 양성 골종양
3. 악성 골종양
4. 전이성 골종양

• 연부조직 종양
1. 연부조직 종괴의 진단
2. 양성 연부조직 종양
3. 연부조직육종

골 종양(Tumors of Bone)

1. 개론(Introduction)

골, 연부조직 종양은 주로 중배엽에서, 일부는 외배엽에서 유래된 조직으로부터 발생한다. 종양은 양성(benign)종양과 악성(malignant)종양으로 구분하는데 양성종양은 성장속도가 느리고 발생부위에 국소적으로 머물러 있으나 악성종양은 성장속도가 빠르고, 주위 조직을 침범하여 파괴하는 성질과 림프계나 혈행을 따라 다른 부위로 전파(전이, metastasis)되는 특성을 갖는다. 일부 종양은 국소적으로 침습적이나 전이는 거의 일으키지 않는 특성을 보이는데 이를 경계성(borderline)종양이라 부른다. 피부 점막 등 상피세포에서 발생한 악성종양인 암종(carcinoma)과 달리 중배엽에서 유래한 골, 연골, 근육, 혈관, 지방 같은 결합조직에서 발생한 악성종양을 육종(sarcoma)이라 한다.

육종의 조직학적 악성도는 종양의 형태학적 특성 즉 다형성(pleomorphism), 비정형성(atypia), 유사분열(mitosis), 기질 생성, 괴사 등에 따라 저등급, 중등급, 고등급으로 나눈다. 육종암은 원심성(centrifugal)으로 성장하여 변연부가 가장 활성이 높은 미분화 조직으로 구성된다.

골, 연부조직 종양은 병리조직 소견만으로 진단하기보다 임상 및 영상의학적 소견 등을 종합하여 진단한다. 따라서 일차진료를 담당하는 의사가 이에 관한 기본 지식이 있어야 조기 진단과 치료가 가능하다.

1) 분류

골, 연부조직 종양은 기본적으로 종양세포가 발생학적으로 어떤 세포에서 기원했는가에 따라 분류된다. 최근의 대표적인 분류로는 세계보건기구(WHO)에서 골 연부조직 종양을 체계적으로 재분류한 것이 있다. 악성 골종양은 종양에 의해 형성된 기질(matrix)에 따라 골육종, 연골육종, 미분화 다형태육종, 척색종 등으로 분류된다.

2) 발생 빈도 및 호발 연령

악성 골종양은 매우 드문 질환으로 인구 100만명 당 10명의 발생 빈도를 나타내고 전체암의 0.2% 정도를 차지한다. 골종양은 각 종양에 따라 부위별 연령별로 발생 빈도의 뚜렷한 차이가 있어 진단에 큰 도움을 준다(그림 19-1). 많은 골종양들은 골성장이 왕성한 청소년기에 장관골의 골간단부(metaphysis), 특히 대퇴골 원위부나, 경골 또는 상완골 근위부에 주로 발생한다. Ewing 육종, Langerhans 조직구증 등은 골간부(diahysis)에서 호발하며, 거대세포종이나 연골모세포종은 골단부(epiphysis)에 주로 발생한다. 골육종, 골연골종, Ewing 육종, 단순 골낭종 등은 청소년기에 호발하나 연골육종은 30~40대 이후에 흔하며, 같은 골단부에서 호발하는 종양이라도 연골모세포종은 10대에 많은 반면 거대세포종은 20~30대에 많이 발생한다. 50세 이후에 발견되는 골 파괴를 동반하는 병소는 전이성 종양이나 다발성

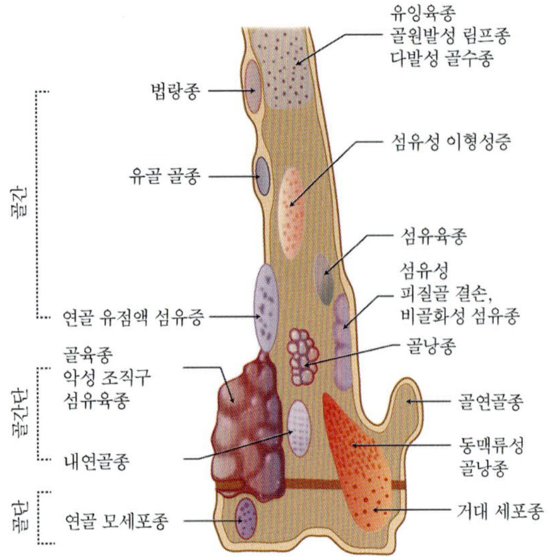

그림 19-1. 골종양이 호발하는 해부학적 위치.

골수종을 우선 감별해야 한다(표 19-1).

3) 진단

(1) 병력

양성 골종양은 자각증상 없이 우연히 발견되는 경우가 많다. 가벼운 통증(pain)이나 촉지되는 종괴(mass)를 보이거나, 다른 원인으로 시행한 방사선 검사에서 골병변이 발견되기도 하고 병적골절(pathologic fracture)로 골종양이 처음 진단되는 경우도 있다. 심한 운동을 한적이 있는지, 다친적이 있는지를 물어 피로골절이나 화골성 근염(myositis ossificans)과 감별하는 것이 필요하다. 지속적이거나 점점 심해지는 통증, 특히 쉬어도 호전되지 않으며(resting pain) 밤에도 나타나는 통증(night pain)은 악성 골종양의 가능성을 시사하는 소견이다. 만

표 19-1. 골종양의 호발 연령

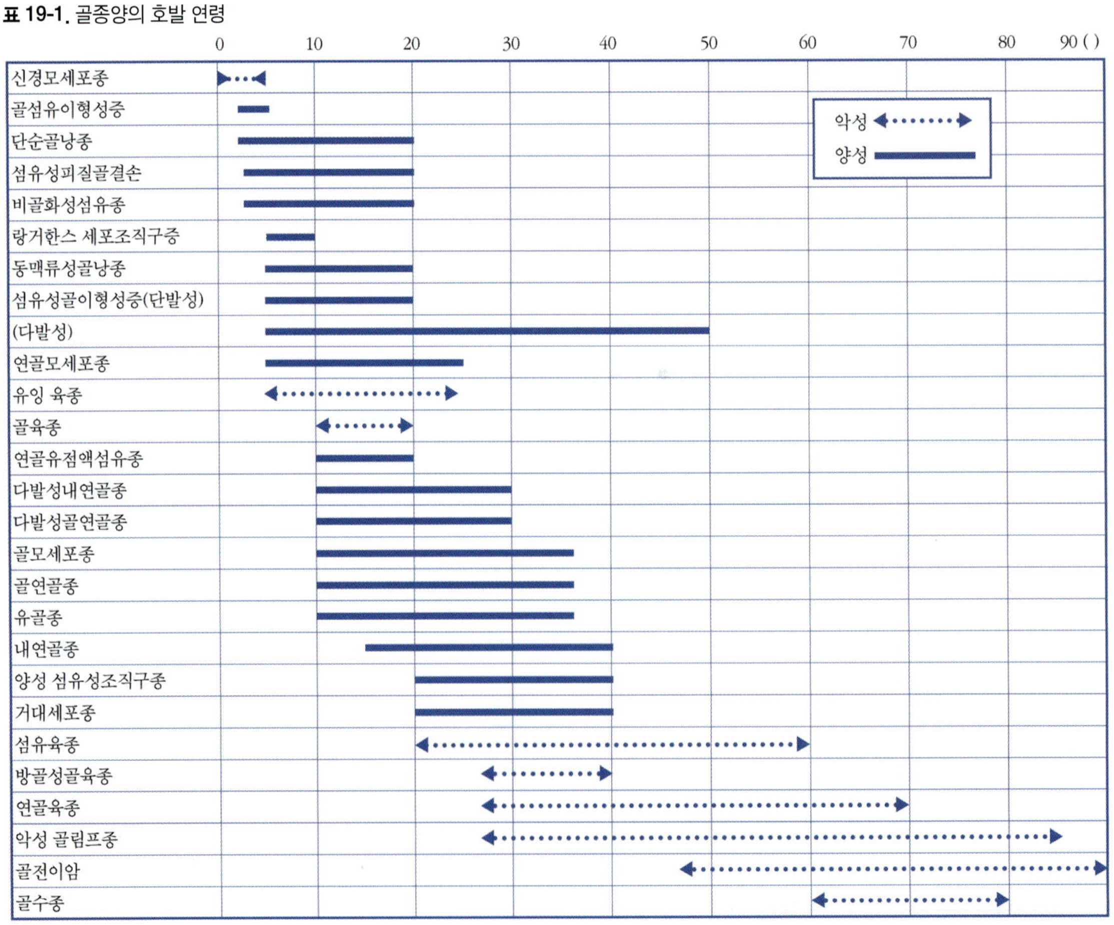

져지는 종괴로 내원하였다면 나타난 시기, 커지는 속도, 동통 동반 여부, 외상이나 혈전 예방약 복용 여부를 확인하는 것이 중요하며 방사선 검사에서 우연히 골 병변이 발견된 경우 이전에 동일부위 방사선 검사를 시행한 적이 있다면 비교해보는 것이 도움이 된다. 병적골절이 있을 때 골절 발생 전에 증상이 없었고, 영상검사에서 골병변의 경계가 명확하면 양성 골낭종 등을 시사하지만, 골절 발생 전에 동통이 있었다면 공격적(aggressive)인 경계성 종양 혹은 악성 종양일 가능성이 있으므로 조기에 조직검사를 시행해야 한다. 암의 병력이 있는 성인에서의 병적골절은 전이암에 의한 골절일 가능성이 크므로 전신적인 세밀한 검사가 필요하며 골 전이를 잘 일으키는 암으로는 유방암, 전립선암, 신장암, 폐암, 간암, 갑상선암 등이 있다.

(2) 신체검사

골병변에 대한 진단과 감별 진단, 적절한 치료를 위해서는 발견된 병소에 대한 종물의 크기, 압통이나 열감 동반 여부, 관절 운동범위, 근육 위축이나 신경/혈관의 상태 등에 대한 세밀한 검사뿐만 아니라 전신에 대한 신체검사가 필요하다. 병적 골절이 의심되는 환자에서는 유방의 종물, 호흡음의 감소, 갑상선 비대 등 타 장기의 병변에 대하여 검사하고 특히 림프절 증대나 복부 종물이 있는지 살펴보아야 한다.

(3) 검사실 검사

근골격계 종양에서 혈액검사, 생화학 검사, 면역학적 검사는 대부분 정상이어서 크게 도움이 되지 않는다. 다발성 골수종에서 면역글로부린(immunoglobulin) 검사, 전이성 종양에서 종양표지자(tumor marker, 예: 전립선암에서의 전립선 고유항원, PSA) 검사가 도움이 된다. Ewing 육종, 악성 림프종, 다발성 골수종, 조직구종, 백혈병, 전이암 등에서는 적혈구침강속도 (ESR)나 C 반응성 단백질(CRP)이 증가할 수 있어 감염에 의한 경우와 감별이 필요하다. 알카리 인산효소(alkaline phosphatase)의 증가는 골육종이나 Paget 병을 시사하며 젖산 탈수소 효소(lactic dehydrogenase)도 골육종의 예후를 판단하는데 도움이 된다.

(4) 영상의학적 검사

가. 단순 방사선 사진

단순 방사선 검사는 골종양의 진단에 가장 기초적이고 중요한 영상검사로서 저렴한 비용으로 많은 정보를 얻을 수 있는 쉽고 효율적인 검사이다. 특히 양성과 악성 골종양을 구별하는데 도움이 되는데 병소의 경계가 뚜렷(geographic)하고 골 피질이 보존되어 있으면 양성, 종양의 경계가 분명하지 않고 골 파괴 양상(permeative 혹은 moth-eaten)이 있으면 악성의 가능성이 크다(그림 19-2). 양성 골종양에서는 단순한 비후나 팽창 등을 볼 수 있으나 악성 골종양에서는 여러가지 특징적인 골막 반응(그림 19-3)이 나타난다.

나. 자기공명영상(MRI)

MRI는 근골격계종양의 진단에 가장 필수적인 검사로 골종양의 내부구성 조직, 괴사 정도, 골내 및 골외 파급 정도를 판단하는데 우수하며 관절내 또는 성장판 침

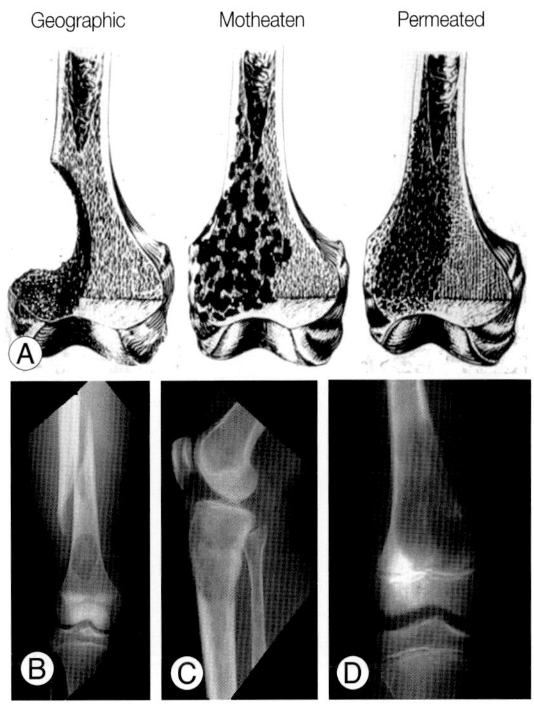

그림 19-2. 단순 방사선 사진상 골파괴 형태.
(A) 골파괴 양상, **(B)** Geographic 형태의 골 파괴, **(C)** Moth-eaten 형태 골 파괴, **(D)** Permeative 형태의 골 파괴.

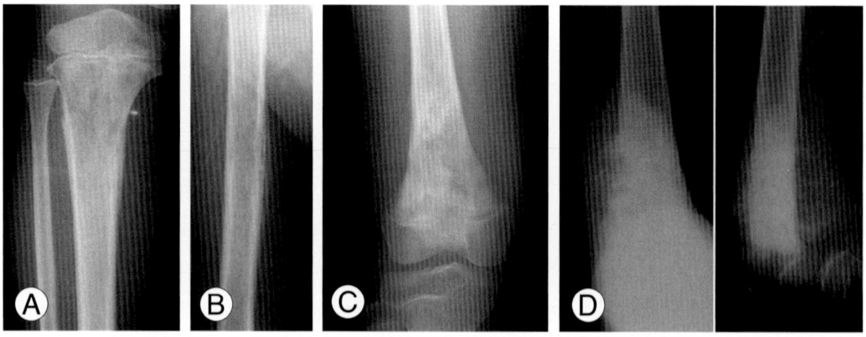

그림 19-3. 골막 반응의 종류. **(A)** Solid, **(B)** Onion peel, **(C)** Codman triangle, **(D)** Sunburst appearance.

범 여부, 주위 혈관이나 신경과의 관계를 파악하는데도 유용하다. 조영제(contrast media)를 투여하여 종괴의 조영증강 여부나 양상을 평가하거나 물 분자의 확산(water diffusion) 정도를 분석하는 것은 양성과 악성종양을 감별하는데 도움이 된다. 따라서 종양 재발의 발견이나 수술 전 후 항암화학요법의 효과 판정 및 치료계획 수립에도 큰 도움을 주는 영상검사이다.

다. 골 스캔(bone scan)

골 소실이 30~40% 정도 진행될 때에 비로소 이상소견을 보여주는 단순 방사선 사진에 비해 골스캔 검사는 민감도(sensitivity)가 높은 검사로 단순 방사선 사진상 아직 병변이 보이지 않을 때, 또는 증상이 나타나기 전에도 이환된 골 부위를 보여줘 골병변의 조기발견에 유용하다. Technetium 99 (Tc99) 스캔은 원발 골종양의 활동성과 원격 전이 여부를 판단하는데 많이 이용되고, 골전이 병소를 찾아내는데 가장 민감하고 경제적인 검사이다. 골 스캔 검사에서 활성도가 증가하지 않은 병변은 거의 양성, 비활성의 병변으로 판단할 수 있다. 다만 다발성 골수종에서는 예외적으로 활동성 병변임에도 골스캔 검사에서 정상이거나 감소된 양상으로 나타나므로 주의해야 한다. 양성 골종양 중 섬유성 이형성증(fibrous dysplasia)이나 내연골종증(enchondromatosis) 등과 같은 다발성 질환에서 이환된 뼈들을 확인하는데도 도움이 된다.

라. 전산화 단층촬영(CT)

전산화 단층촬영은 피질골 파괴나 골절, 석회화를 MRI보다 더 잘 보여주는 장점이 있다. 악성 골종양의 폐 전이 유무를 평가하는 데에 반드시 필요하며 복부 장기로의 전이를 평가하는 데에도 도움이 된다. 장관골의 피질에 위치한 종양의 골파괴 양상이나 정도, 병적골절의 위험성을 평가하는데 유용하며 특히 골반골이나 척추와 같이 형상이 복잡한 뼈에서 큰 도움이 된다.

마. 양전자방출 단층촬영(PET CT)

PET은 방사성 동위원소의 양성자 방출을 이용한 영상 검사법으로 종양의 화학적 성분에 따른 기능적 영상진단 검사이다. PET CT는 PET 영상과 CT 영상을 동일한 구성으로 촬영하여 합성한 영상을 제공함으로써 종양의 정확한 해부학적 위치와 함께 종양의 화학적 구성을 동시에 평가할 수 있는 검사이다. PET CT는 종양의 생화학적 활성도와 혈액공급 정도를 평가하여 종양의 진단, 활동성 판정, 항암치료의 효과 판정 및 전이 병소나 치료 후 재발을 추적하는데 매우 유용하다.

바. 조직검사

종양치료의 시작에서 가장 중요한 과정이다. 일반적으로 생검을 간단하고 쉬운 술식으로 생각하는 경향이 있으나 생검은 고도의 경험과 정밀한 계획, 정확한 술기를 필요로 한다. 생검의 목표는 진단에 필요한 종양을 대표하는 조직을 채취하여 진단을 얻는 것에 머무르지 않고 동시에 주변 조직으로의 종양세포의 오염을 최소화 하는 것이다. 이를 위해서는 생검의 원칙을 잘 지키고 최종적으로 종양 수술을 시행할 의사가 직접 계획하여 시행하는 것이 바람직하다.

가) 생검의 원칙

생검을 시행하기 전 철저한 병력청취 및 신체검사 등을 시행하고 병기결정에 중요한 영상진단과 혈액검사 등을 시행하여 병소의 크기나 성격 등을 파악한 후에 생검을 시행한다. 생검의 위치는 종양에 쉽게 도달할 수 있고 종양을 대표하는 조직으로, 주변 조직의 오염을 최소화하여 추후 종양과 함께 절제될 수 있는 부위여야한다. 생검부위에 도달할 때는 피부절개는 횡절개를 피하고 종절개를 이용하며 근육사이로 도달하지 않고 근육을 통과하여 접근하여 오염되는 구획의 수를 최소화한다. 뼈에 창을 낼 때는 가장자리를 둥글게 하여 골절 발생을 방지하며 충분한 지혈로 생검 후 발생하는 혈종에 의한 종양세포의 파급을 최소화해야 한다. 괴사조직이 많은 종양의 중심부보다 활동성이 높은 종양세포가 있는 변연부에서 시행한다. 잘못 시행된 생검은 정확한 진단을 어렵게하고, 필요 이상의 광범위한 절제를 해야하거나 절단술까지 이어지는 경우도 있어 환자의 생존과 예후에 나쁜 영향을 미친다.

나) 생검의 방법

(가) 폐쇄적 방법(closed technique)

비교적 간단하게 시행할 수 있는 덜 침습적인 방법으로 초음파나 CT 등을 이용하여 시행한다. 충분한 양의 조직을 얻지못해 진단의 정확도가 떨어지며 조직학적 등급을 확인하기 어려울 수 있다. 비교적 균일한(homogenous) 조직으로 구성된 종양에서 적응이 되며 전신상태가 불량하거나 척추체의 생검 등 개방적 방법의 적용이 어려운 경우 시행한다. 근골격계 종양에서는 세침 흡입 세포검사보다 더 많은 양의 조직을 얻을 수 있는 투관침 생검술(core needle biopsy)이 사용된다. 생검부위의 손상이나 오염을 최소화하고 방사선 치료나 화학요법을 즉시 시행할 수 있는 장점이 있다.

(나) 개방적 방법(open technique)

종양 전체를 적출하는 절제 생검술(excisional biopsy)은 진단과 동시에 치료가 이루어지는 장점이 있으나 악성일 경우 주변 조직을 넓게 오염시킬 수 있으므로 주의를 요하며 임상적, 영상의학적으로 양성종양이 확실한 경우에만 시행한다. 절개 생검술(incisional biopsy) 절개를 통해 종양에 도달하여 종양조직의 일부를 얻는 방법으로 충분한 양의 조직을 얻을 수 있어 정확한 진단이 가능하다.

4) 병기 결정(Staging)

병기를 평가함으로써 예후를 예측할 수 있고 이를 기초로 치료계획을 수립하고 서로 다른 기관에서 치료한 결과를 비교분석 할 수 있다. 종양의 조직학적 등급 (histologic grade), 구획 밖 침범 여부, 원격 전이 여부를 기준으로 만들어진 Enneking의 Surgical Staging System(표 19-2)이 현재까지는 악성 골종양에서 널리 사용되고 있다. 조직학적으로 저등급이면 stage I, 고등급이면 stage II로 나누고, 구획내에 국한된 경우 A, 구획 밖을 침범하였으며 B로 구분하며, 림프절이나 원격전이 소견이 있으며 구획 외 침범 여부에 상관없이 stage III로 분류한다. 연부조직 육종의 경우에는 AJCC 병기가 많이 사용된다.

5) 치료

양성 골종양은 조직학적 진단과 임상 증상, 성장 양상 등에 따라 다르나 대부분의 경우 주기적인 관찰만 하면 된다. 동통이나 기능장애 등의 증상이 있거나 병적 골절이 발생한 경우 또는 악성 변화가 의심될 때는 치료가 필요하다. 악성 골종양의 경우 수술이 치료의 근간이 되

표 19-2. 악성근골격계 종양의 Surgical Staging System

Malignant			
Stage	Grade	Site	Metastasis
IA	Low	Intracompartmental	None
IB	Low	Extracompartmental	None
IIA	High	Intracompartmental	None
IIB	High	Extracompartmental	None
III	Any	Any	Regional or distant Metastasis

며 수술 전후의 방사선 치료나 항암 약물치료가 병행되기도 한다.

(1) 수술적 치료

가. 절제 연(resection margin)

종양절제는 절재 연, 즉 절제의 범위에 따라 병소내(intralesional) 절제, 변연부(marginal) 절제, 광범위(wide) 절제, 근치적(radical) 절제로 구분한다(그림 19-4). 병소내 절제는 소파술에서와 같이 절제 연이 종양 실질내를 통과한 경우이다. 변연부 절제는 절제연이 종양 주위의 반응층(reactive zone)을 통과한 경우이며, 광범위 절제는 모든 방향에서 종양의 반응층 밖에 있는 정상조직을 포함하여 절제하는 것으로 악성 골종양 수술에 적용되는 표준적인 절제 연이다. 근치적 절제는 종양이 발생한 구획 전체를 제거하는 방법으로 기능적 소실이 크다.

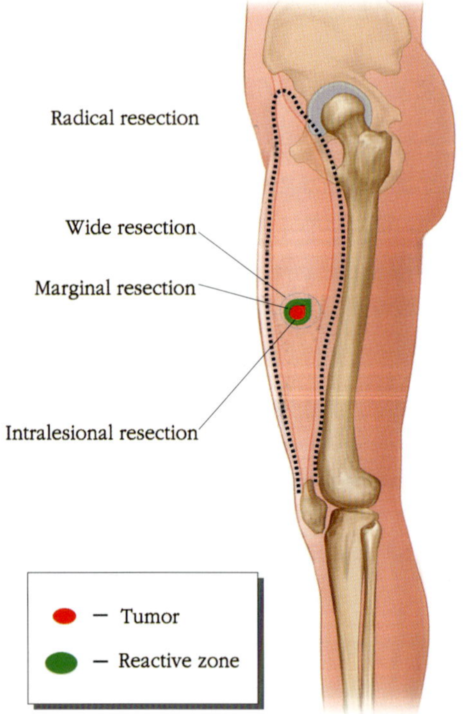

그림 19-4. 절제연의 분류.

나. 양성 종양

수술을 필요로 하는 양성 골종양의 경우 대부분에서 소파술을 시행하나 재발을 잘하는 거대세포종이나 연골모세포종, 연골점액섬유종 등에서는 국소 보조요법을 추가로 시행하는 extended curettage를 적용한다. 드물게 광범위 절제술이 필요한 경우도 있다.

다. 악성 종양

조직학적 진단, 조직학적 등급, 병기, 종양의 위치와 전신상태 등에 따라 치료방법이 달라진다. 완치에 필요한 종양의 국소 조절(local control)을 위해서는 광범위 절제를 시행하며 종양의 악성도가 높을수록 넓은 절제 범위를 필요로 한다. 악성 종양의 수술방법은 종양이 발생한 사지를 보존하는지에 따라 사지 구제술과 절단술로 나눈다. 사지 구제술은 먼저 종양을 적절한 절제 연으로 절제한 다음 종양대치물이나 자가골, 동종골 등을 이용하여 골결손 부위를 재건하는 수술로 최근에는 악성 골종양의 80% 이상에서는 사지구제술이 시행되고 있다(그림 19-5). 종양의 충분한 제거가 가능하고 기능적으로나 외관상 절단보다 우수한 결과가 예상될 때 시행한다. 사지구제술로 충분한 절제 범위를 얻지못하거

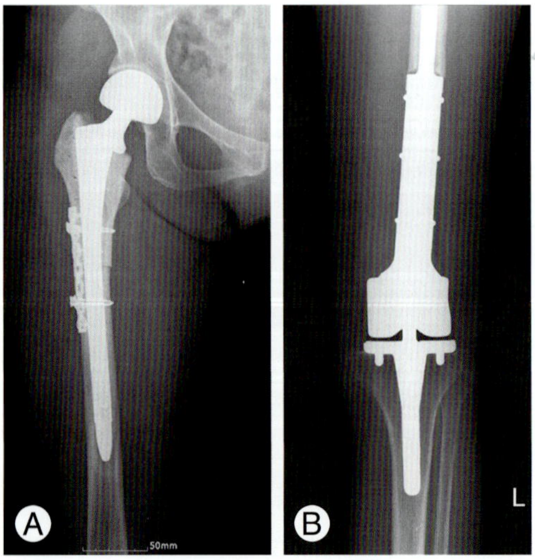

그림 19-5. (A) 대퇴골 근위부 종양절제 후 동종골/인공구조물 복합체(allograft/prosthesis composite)를 이용한 재건술 후 단순 방사선 사진. **(B)** 대퇴골 원위부 골육종을 광범위절제하고 종양대치 인공구조물 (tumor prosthesis)을 이용한 재건술 후 단순 방사선 사진.

나 사지구제술 후 기능이 절단술보다 못할 때에는 절단술이 시행된다.

(2) 방사선 치료

골종양은 일반적으로 방사선 감수성이 낮아 소아의 Ewing 육종, 골 림프종 등 일부 악성종양에서만 선택적으로 방사선 치료가 시행된다. 몸 밖으로부터 방사선을 조사하는 체외 방사선 치료(external beam radiation therapy)가 주로 이용되며 보통 하루에 150~200 cGy씩 나누어 5~7주간 분할치료로 진행한다. 정상조직과 종양조직의 회복력의 차이에 따른 종양 세포의 선택적인 파괴를 얻는다.

(3) 항암 약물치료

많은 악성 골종양 환자에서 성공적인 국소 조절에도 다른 장기로의 종양세포의 전이가 발생하여 사망에 이르게 된다. 생존율을 향상시키고 위해서는 종양세포의 전신적인 조절(systemic control)이 필요하며 술 전 화학요법과 술 후 화학요법이 있는데 술 전 화학요법은 조기에 약물을 투여하여 미세전이를 효과적으로 치료할 수 있으며 원발종양의 수술적 절제를 용이하게 하고, 절제된 종양조직에 대한 병리검사로 술 전 화학요법의 치료 효과를 평가하여 술 후 약물치료에 반영할 수 있는 장점이 있다. 흔히 사용되는 약물로는 doxorubicin, cisplatin, ifosfamide, methotrexate, 등이 있다. 원발성 악성 골종양으로 골육종과 Ewing 육종에서 특히 항암 약물치료가 효과적이다.

2. 양성 골종양(Benign Bone Tumor)

1) 유골 골종(Osteoid osteoma)

유골 골종은 양성 골형성 종양으로 보통 병변은 1 cm 미만의 크기를 갖는다. 10~30세 사이의 남자에서 호발하며 50% 이상이 대퇴골이나 경골에 발생한다. 대퇴골 근위부가 가장 흔한 호발 부위이다. 척추에서는 척추 궁(vertebral arch)에 주로 발생한다. 압통을 동반하고 통증은 밤에 심해지며 아스피린 등 비스테로이드성 소염진통제에 잘 반응하는 특징을 보인다. 단순 방사선 사진상 골경화 음영의 중심부에 직경 5~15 mm 정도의 원형의 방사선 투과 핵(nidus)를 보여 진단이 가능하다. 핵이 잘 안 보일 경우 골주사 검사나 전산화 단층촬영, MRI가 도움이 된다(그림 19-6). 핵은 혈관이 풍부한 조골성 섬유조직으로 구성되어 있다. 치료는 핵을 완전히 제거하는 것이며 소파술이나 고주파 절제술(radiofrequency ablation)이 주로 사용된다. 경화성 뼈를 다 제거할 필요는 없으나 핵의 불완전한 절제는 국소 재발의 원인이 된다.

2) 골연골종(Osteochondroma)

가장 빈도가 높은 양성 골종양으로 대부분 골성장이 빠르게 진행하는 성장기에 발견된다. 원위 대퇴골, 근

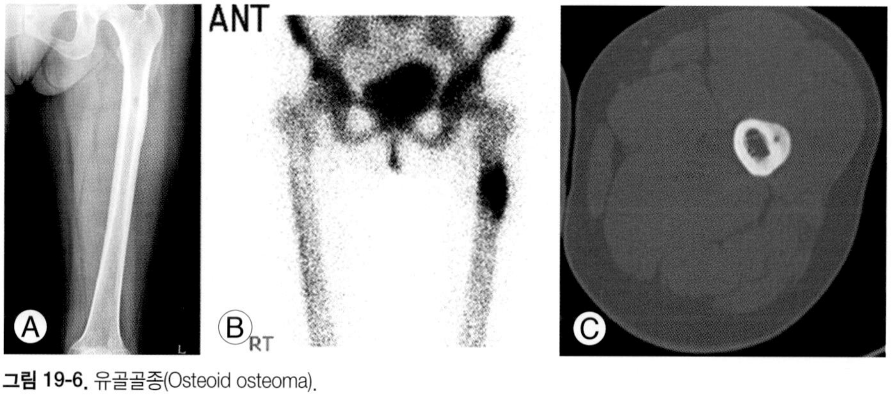

그림 19-6. 유골골종(Osteoid osteoma).
(A) 단순 방사선 사진상, 대퇴골 근위 간부에 경화성 비후와 핵을 확인할 수 있고, **(B)** 골주사 검사에서 병변에 비해 많은 흡착(uptake)을 보인다. **(C)** 전산화 단층촬영에서 비후된 피질골 속에 증등도 신호를 보이는 핵이 보인다.

위 경골, 근위 상완골에 호발하지만 다른 뼈에서도 드물지 않다. 골간단부 피질골에 관절에서 멀어지는 방향으로 돌출된 원주모양의 종양으로 피질골과 골수강이 원발골의 피질골-골수강으로 각각 이어지는 특징을 갖는다. 끝은 연골모(cartilage cap)로 덮여 있는데 보통 1 cm 미만의 두께를 보인다. 종물의 크기가 증가하면서 만져지거나 운동시 주변 구조물이 자극되어 통증을 일으킨다. 형태에 따라 유경성(pedunculated, stalked)과 무경성(sessile, broad based)으로 나눌 수 있다. 통증과 압통, 주위 관절운동의 제한, 신경 및 혈관의 압박, 악성화 의심 소견이 있을 때 절제수술의 적응증이 된다. 돌출된 종물의 절제시 연골모를 완전히 제거해야 재발을 방지할 수 있다. 다발성 골연골종증(osteochondromatosis, hereditary multiple exostosis)은 상염색체 우성으로 유전되며 1%정도에서 악성화 할 수 있다(그림 19-7). 성장기 이후에 종양이 갑자기 커지고 통증이 발생하면 연골육종으로의 악성화를 의심한다.

3) 내연골종(Enchondroma)

연골종이라고도 하며 골수강내에서 자라는 연골형성 종양으로 20~30대에 흔하다. 수족지골, 중수골, 중족골에 호발하며 장관골로는 상완골 근위부에 흔히 발생한다. 손에 생기는 골종양중 가장 흔하다. 특징적인 증상이 없거나 경미하여 병적 골절을 동반하지 않으면 대부분 다른 이유로 시행한 단순 방사선 검사에서 우연히 발견된다. 단골(short bone)에서 골흡수성 감소된 음영의 둥근모양 병소와 병변주위의 피질골이 침식되어 얇아지면서 밖으로 팽대되는 소견을 보인다(그림 19-8A). 장관골에서는 방사선 투과 병소내에 점상 석회화(spotted calcification) 소견을 볼 수 있다(그림 19-8Ba,b). 장관골에서 불규칙적인 석회화나 골내막의 침식, 일정한 석회화 병변내에 넓은 골용해 병변이 보이면 악성 가능성을 의심해야 한다. 소파술 후 골이식을 시행하면 잘 치유된다. 편평골이나 장관골의 단발성 병변은 악성이 의심되지 않으면 수술하지 않고 경과 관찰 할 수 있다. 다발성인 경우에는 내연골종증(Enchondromatosis, Ollier's disease)이라 하고 특히 연부조직의 다발성 해면성 혈관종을 동반하면 Maffucci

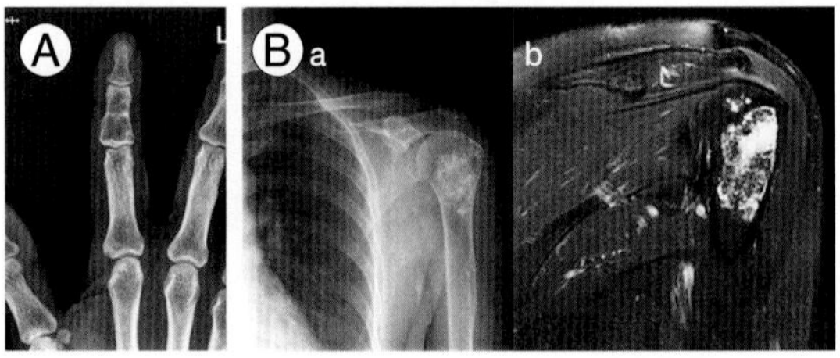

그림 19-8. 내연골종.
(A) 제 2수지 중위지골 내부에 음영이 감소되고 피질골이 팽대되어 있다. **(Ba)** 좌측 상와골 근위부에 방사선 불투과 음영안에 불규칙한 점상 석회화가 관찰된다. **(Bb)** MRI상 종양의 침범범위를 보여주고 연골기질 및 석회화의 소견이 보인다.

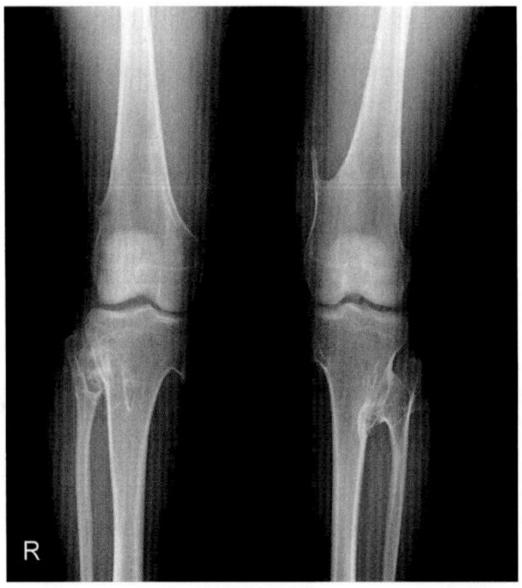

그림 19-7. 골연골종증.
양측 슬관절 주위에 다발성으로 발생한 골연골종이 관찰된다.

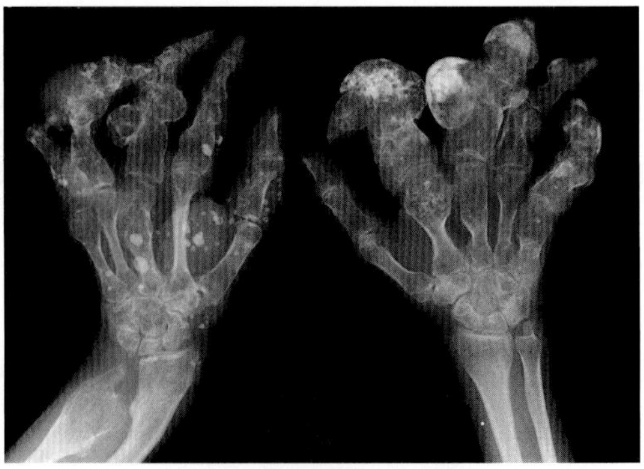

그림 19-9. Maffucci 증후군.
양측 수부 수지골과 중수골을 다발성으로 침범한 내연골종증과 함께 우측 수부에 여러 개의 석회화된 정맥결석(phlebolith)을 보이는 혈관종이 동반되어 있다.

증후군이라 한다. Maffucci 증후군에서는 악성화의 위험성이 매우 크다(그림 19-9).

4) 거대세포종(Giant cell tumor)

주로 성장판이 닫힌 연령에서 골단부에 발생한다. 20-30대 여자에서 흔하며 대퇴골 원위부, 경골 근위부, 요골 원위부에 호발한다. 다른 장골의 골단 및 천골과 골반골에도 발생한다.

양성 종양이지만 공격성이 크고 재발이 드물지않아 경계성(borderline) 골종양으로 분류하기도 한다. 3~5%에서 폐에 전이를 일으키므로 흉부 CT 촬영이 필요하다. 단순 방사선 사진상 장관골의 골단-골간단에 걸쳐 음영이 감소된 골파괴 병소와 얇아진 피질골을 보이며 반응성 골형성을 동반하지 않는 것이 특징이다(그림 19-10). 병리학적으로 단핵성인 방추형 또는 타원형의 기질세포 사이에 파골세포 기원의 다핵성 거대세포가 분포한다. 다른 여러 종양에서도 나타나는 비특이적 거대세포보다 기질세포가 진단에 중요하다. 절제술보다 소파술로 치료하는데 종양세포가 남아 있으면 재발하므로 철저한 소파술과 더불어 국소 보조치료로 액화질소, 연마기, 무수 알코홀 처리, 전기소작(electric cauterization) 등을 병행하여 종양세포를 남김없이 제거하는 연장 소파술(extended curettage)을 시행한다. 이때 남은 골결손은 골시멘트나 이식골로 채워 치료한다. 드물게 연장 소파술로도 종양을 완전히 제거하지 못할 정도로 종양이 관절이나 주위 연부조직을 광범위하게 침범하였다면 절제술을 시행하기도 한다. 수술적 제거가 어려운 경우나 재발성 병변에 대하여 bisphosphonate제제나 RANKL 억제재인 denosumab을 보조적으로 사용하기도 한다.

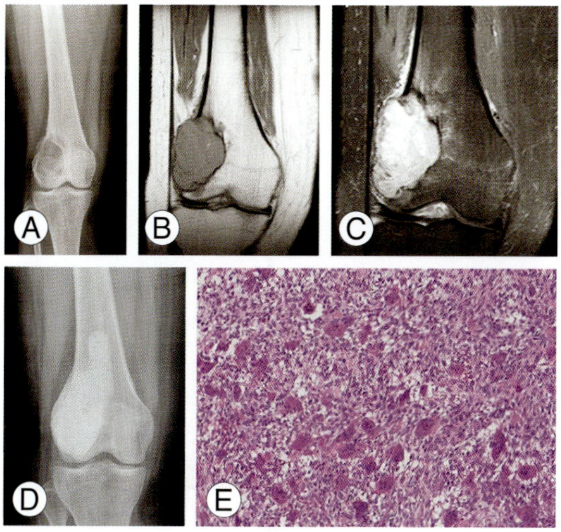

그림 19-10. 거대세포종(Giant cell tumor).
(A) 원위 대퇴골의 외과부에 골단과 골간단부에 걸친 편심성으로 음영이 감소된 골 파괴 양상이 보인다. **(B, C)** T1 강조 영상상 저신호를 보이며, T2 강조 영상에서 고신호강도 보임. **(D)** 수술 후 방사선 사진이다. **(E)** (×400) 수많은 기질 세포 속에 다핵 세포가 관찰된다.

5) 비화골성 섬유종(Non-ossifying fibroma)

섬유성 결체조직으로 구성된 병변으로 20세 이전에 호발하며 남자에서 약간 많이 발생한다. 증상을 동반하지 않아 다른 이유로 시행한 단순 방사선 사진상 우연히 발견되는 경우가 흔하다. 대퇴골, 경골, 비골 등 장관골의 골간단부에 경계가 명확한 편심성의 음영이 감소된 병소가 경화된 피질골로 둘러싸여 있고 내부는 얇은 격막에 의해 다방성으로 나뉘어져 거품모양을 보인다(그림 19-11). 종양은 일정기간 커지다가 수년 내에 퇴행기에 이르러 작아지며 자연소멸되는 경우가 대부분이다. 병변이 커서 골절의 위험이 큰 경우에는 수술을 할 수 있으나 대부분 경과 관찰만으로 충분하다.

6) 섬유성 골 이형성증(Fibrous dysplasia)

골화의 결손으로 뼈안에 섬유성 증식이 일어나고 골

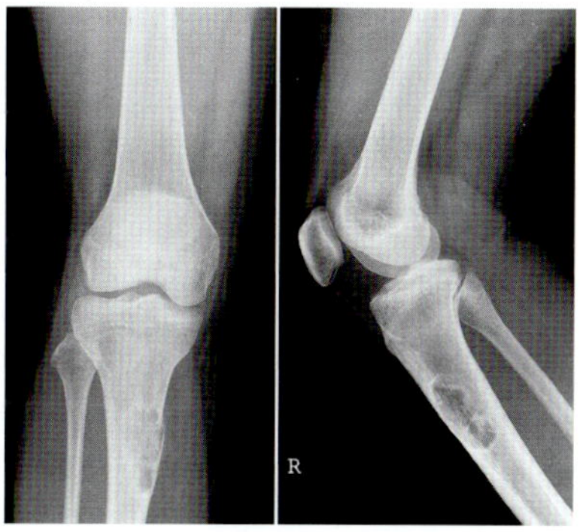

그림 19-11. 경골 근위 골간단부에 피질골을 침범하는 명백한 경계를 가진 골용해성 병변이 관찰된다.

수강 내에 침상의 미성숙골이 보이는 질환으로 골의 발육이상으로 이해된다. 대퇴골, 골반골, 늑골 등에 호발하며 골간단부나 골단부에 생기고 근위 대퇴골의 병변은 shepherd crook 변형을 일으키기도 한다. 단발성과 다발성으로 구분하며 단발성이 흔하다. 단순 방사선 사진상 병변이 뿌옇게 보이는 다양한 크기의 간유리 소견(ground glass appearance)이 특징적이다(그림 19-12). 병리학적으로 섬유조직으로 형성된 기질에 골모세포가 없는 직골들이 흩어져 보인다(Chinese letter appearance, alphabet soup). 다발성 병변에서는 드물게 악성화 할 수 있다. 다발성 골병변과 함께 사춘기 조발증(sexual precocity), 피부의 cafe-au –lait 소견을 보이면 McCune-Albright 증후군이라 한다.

통증을 동반하지 않고 병적 골절의 위험이 없으면 경과관찰 할 수 있으며 통증의 제거, 골절의 치료, 변형 교정의 목적으로 수술을 시행하며 결과는 대부분 양호하다.

7) 단순 골낭종(Simple bone cyst)

대부분 10세 전후에서 장관골 특히 상완골 골간단부에 가장 호발한다. 병적 골절로 진단되는 경우를 제외하면 대부분 우연히 발견된다. 드물게 둔통, 국소 압통 및 종창의 소견을 보일 수 있다. 단발성으로 성장판에 근접하여 얇은 피질골에 둘러싸인 뚜렷한 중심성 골결핍상을 보이며 병적 골절을 동반한 경우 피질골 조각이 병소 안으로 떨어져 병소 아래부분에 위치하는 fallen leaf 증후를 보이며 특징적인 소견이다. 낭종의 내벽은 얇은 섬유성 결체 조직으로 덮여있으며 볏짚 색(straw color)의 액체가 들어있다. 증상이 없는 단순 골낭종은 경과를 관찰하는 것으로 충분하고 병적 골절이 발생한 경우라도 상지에서는 경과 관찰만으로 치료가 가능하다. 골절이 치유되면서 낭종도 치유되는 경향을 보인다. 하지에서 대퇴골 전자하부와 같이 체중부하가 큰 부위에서는 내고정술과 골이식술이 필요할 수 있다. 병적 골절을 동반하지 않은 치료를 요하는 병소에 대하여 전통적인 소파술 및 골이식술 대신 최근에는 낭종내 흡입술 및 스테로이드 혹은 골수 등 다양한 골유도 물질을 주입하는 치료가 선호되고 있다. 골단판에 가까이 위치하고 환자의 연령이 낮을수록 재발율이 높다.

8) 동맥류성 골낭종(Aneurysmal bone cyst)

10~20세의 청소년기애 장관골의 골간단부와 척추 후궁에 호발한다. 단순 방사선 사진상 장관골의 골간단부에 편심성으로 원형 또는 타원형의 풍선과 같이 부풀어 오른 감소된 음영의 병변이 얇은 달걀껍질과 같은

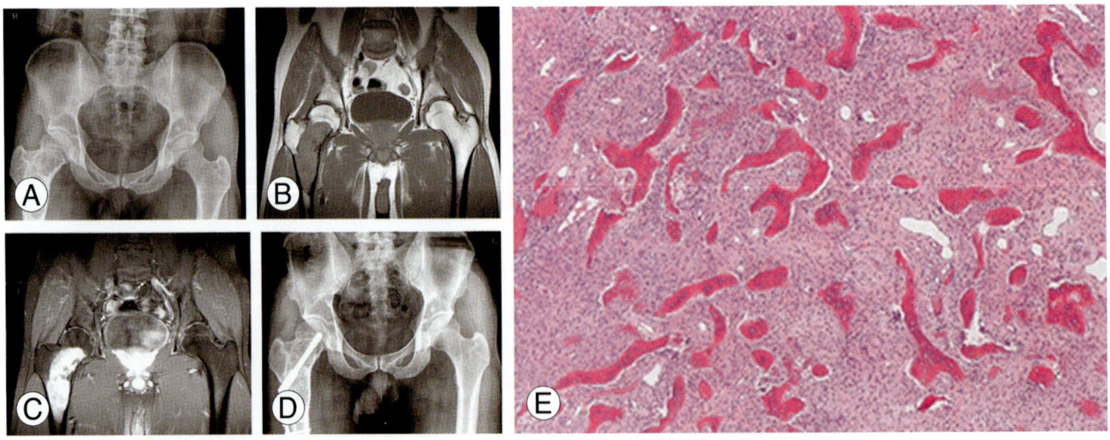

그림 19-12. 섬유성 골이형성증(Fibrous dysplasia).
(A) 근위 대퇴골을 침범하는, 주변과 경계가 뚜렷한 ground glass appearance 병변이 관찰되며 **(B, C)** MRI 검사 T1 강조 영상에서 저신호 강도의 병변이 관찰된다. T2 강조 영상에서 고신호 강도의 병변이 관찰된다. **(D)** 소파술 후 골이식과 함께 병적 골절을 방지하기 위해 내고정 수술을 동시에 하였다. **(E)** (×100) Chinese letter appearance.

피질골로 싸여 있고 골소주가 보인다. MRI에서 fluid-fluid level을 보이는 여러 개의 방을 확인할 수 있다. 원발성으로 발생하기도 하지만 거대세포종, 섬유성 골이형성증 등에서 속발성으로 낭종성 변화가 일어나는 경우도 드물지 않다. 병리학적으로는 단순 골낭종보다 두꺼운 섬유성 막이 있으며 확장된 혈관과 혈관 강이 분포하고 있다(그림 19-13). 소파술 후 골이식술로 치료하며 재발율이 25%까지 보고되고 있어 소파술 후 추가적인 액화질소, 연마기, 전기소작 등 보조요법이 추천된다. 속발성 동맥류성 낭종은 원발종양의 치료원칙에 따라 치료한다. 척추나 골반골 병변에서는 수술시 대량출혈의 가능성이 있어 수술 전 혈관 색전술(preoperative embolization)이 도움이 된다.

3. 악성 골종양(Malignant Bone Tumor)

원발성 악성 골종양의 발생율은 10만명당 0.3~0.5명으로 매우 드물다. 골육종과 Ewing 육종은 청소년기에 호발하고 조기에 원격 전이를 잘 일으키나 연골육종은 중년 이후 호발하며 전이도 비교적 늦게 일으킨다. 일부 종양은 항암 화학요법이나 방사선 치료에 잘 반응하기도 하지만 수술이 가장 중요한 치료이다. 최근에는 절단술보다 광범위 절제연으로 종양을 절제하고 사지를 보존하는 사지구제술이 널리 시행되어, 완치율에서는 절단술과 차이가 없으면서도 기능적으로 우수한 결과를 얻고 있다.

1) 골육종(Osteosarcoma)

원발성 악성 골종양 가운데 가장 흔한 종양으로 원발성 악성 골종양의 20%를 차지한다. 전형적은 원발성 골육종의 경우 10대에서 가장 호발되며 50대에서 한 차례의 증가 양상을 보인다(bimodal distribution).

대부분 장관골의 골간단부에 발생하며, 대퇴골 원위부, 경골 근위부, 상완골 근위부, 대퇴골 근위부, 골반골, 두개골 등의 순서로 호발한다. 가장 흔한 증상은 수 주 또는 수 개월 이상 지속되는 통증이며, 종창, 압통, 인접부위 관절의 부종 및 운동 제한, 병적 골절(pathologic fracture) 등이 나타날 수 있다. 골 용해성(osteolytic) 소견이나 조골성(osteoblastic) 소견만 보일 수도 있으나 대개는 골 파괴, 골 형성 및 골막 반응의 소견 등이 복합적으로 나타난다. 대부분 골간단부의 중심부에 위치하면서 심한 골 파괴 소견을 보이고, 병소와 정상 골과의 경계는 불분명하다. 골막 반응으로는 병변 주위의 골막에서 반응성의 삼각형 모양의 신생골 형성에 의해 나타나는 코드만 삼각(Codman's triangle)과 연부조직으로 파급된 종양 내의 골 형성이 마치 햇살과 같이 방사하는 모양(sunburst appearance)의 소견을 볼 수 있다. 전산화 단층촬영이 피질 골 양상을 보는데 도움이 되나, 종

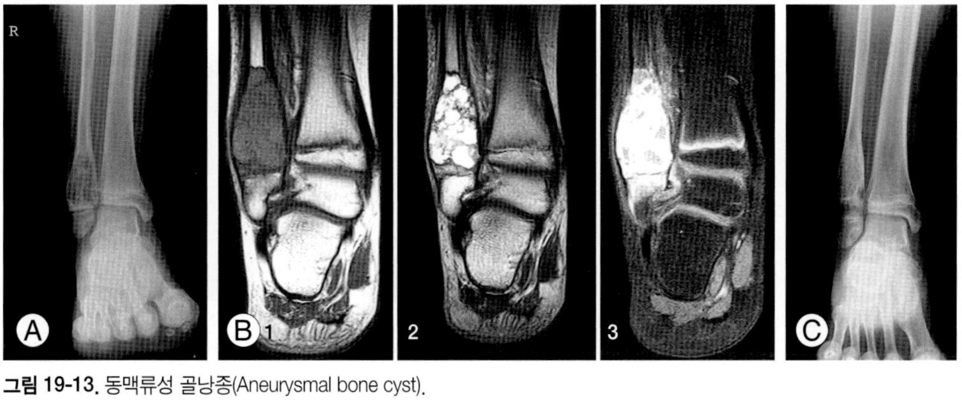

그림 19-13. 동맥류성 골낭종(Aneurysmal bone cyst).
(A) 비골 원위부에 팽대된 모양을 보이는 감소된 음영이 관찰되며 병변 내 남아있는 골소주가 관찰된다. **(B)** MRI 검사에서 T1에서는 저신호 강도**(B1)**, T2에서는 고신호 강도**(B2)**를 보이고 조영 증강 영상에서 많은 조영 증강이 나타난다**(B3)**. **(C)** 소파술 후 동종골 이식술을 시행하였다.

양의 골수강내 침범 범위 및 도약 병소(skip lesion)의 유무, 연부조직의 침범 부위와 주요 혈관 및 신경과의 관계를 알기 위해서는 MRI 검사가 필수적이다(그림 19-14). 골육종은 가장 흔히 폐로 전이되므로 반드시 조영증강 흉부 CT 촬영을 해야하고, 전이 빈도가 높은 골 전이 여부를 확인하기 위해 골 주사 검사가 필요하다. 최근에는 전이 여부 및 종양의 활성화 정도를 평가하며 술전 화학요법의 치료효과 등을 확인하기 위해 양전자 방출 단층 촬영술(PET CT)이 보편화 되고 있다. 조직검사로 진단하며 악성 기질세포와 여기서 직접 형성되는 종양유골(tumor osteoid)를 볼 수 있다. 치료는 수술적 절제와 술 전 및 술 후 항암 화학요법을 시행한다. 수술은 광범위 절제술로 종양을 제거하고 골결손을 종양대치물이나 동종골, 자가골 등으로 재건하여 최대한의 기능을 유지한다. 방법은 관절이단술(disarticulation)을 포함한 절단술과 절단하지 않고 사지를 보존하면서 치료하는 사지 구제술(limb salvage surgery)이 있으며 최근에는 수술용 항법장치(surgical navigation) 등 첨단기술의 도움으로 최소한의 수술 절제연이 가능해짐에 따라 사지구제술에서 한 단계 나아간 관절 구제술(joint salvage surgery)도 시행되고 있다(그림 19-15). 항암 화학요법은 고용량의 methotrexate, cisplatin, adriamycin, bleomycin, cyclophosphamide, actinomycin-D, vincristine, ifosfamide, etoposide 등을 조합하여 두 가지 이상을 복합하여 사용한다(combination therapy). 항암 화학요법의 도입 이전인 1970년도까지만 해도 종양의 근위부에서 충분한 절단술을 시행 했음에도 불구하고 조기 전이의 특성으로 인해 5년 생존율이 불과 15~20%이었다. 최근에는 MRI, PET CT 등을 비롯한 진단 기술의 발달로 수술 시 정확한 절제연을 계획할 수 있고, 전이 병소의 조기발견, 수술 전·후의 항암 화학요법, 술 후 5년까지의 폐 전이와 국소재발의 조기발견을 위한 집중적이고 체계적인 경과 관찰 및 전이나 재발에 대한 적극적인 수술적 제거와 항암 화학요법의 반복 등으로 5년 생존율 65~80% 정도로 보고되고 있다. 초기에 전이가 있거나 종양이 큰 경우, 술 전 화학요법의 효과가 적은 경우, 청소년보다 노령환자에서 불량한 예후를 보인다.

골수강내에서 발생하는 전형적인 골육종 외에 골 표면에 생기는 방골성 골육종과 골막성 골육종이 있는데 방골성 골육종은 조직학적 악성도가 낮아 화학요법을 필요로 하지 않으며 예후가 매우 좋다. 20~30세 여성의 대퇴골 원위부 후방 피질골 표면에서 바깥쪽으로 자라는 특징적인 소견을 보인다. 중년 이후에 과거 다른 암으로 방사선 치료를 받은 부위에서 발생한 속발성 골육종은 화학요법에 잘 반응하지 않으며 예후도 더 불량하다.

2) 연골육종(Chondrosarcoma)

연골육종은 종양 유골(tumor osteoid)의 형성 없이 연

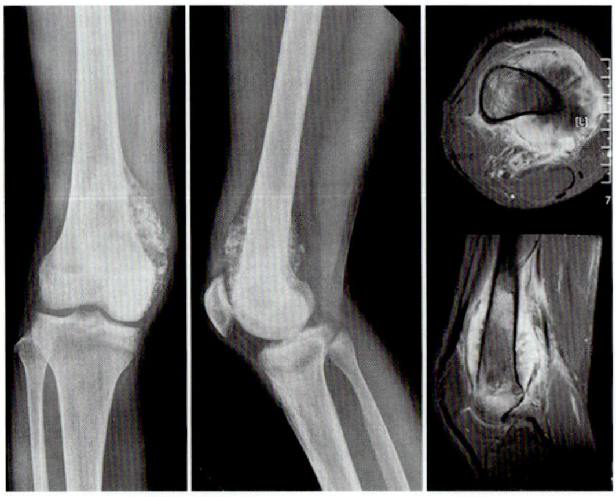

그림 19-14. 골육종.
대퇴 원위부에 발생한 골육종으로 햇살모양(sumburst appearance)의 조골성 골막반응 및 코드만 삼각(Codman's triangle)이 관찰된다.

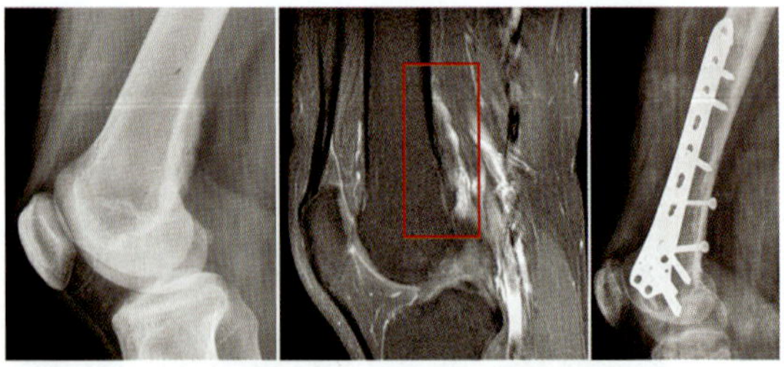

그림 19-15. 방골성 골육종.
대퇴골 원위부 골간단부에 발생한 방골성 골육종의 소견으로 피질골 후방으로 돌출한 모양의 종양이 관찰된다. 수술용 항법장치를 사용하여 최소한의 광범위 절제술 후 체외 방사선 조사하고 재삽입하여 내고정하는 방법으로 관절보존수술(joint salvage surgery)을 시행하였다.

골을 형성하는 악성 종양으로, 골육종 다음으로 흔한 악성 골종양이며 원발성 악성 골종양의 10~20% 정도를 차지한다. 40~50대 이상에서 호발하며 20대 이하에서는 드물다. 75% 정도가 중심성 연골 육종이며 골반골에 가장 호발한다. 그 외 대퇴골, 늑골, 상완골, 두개골 등에 발생한다. 속발성 중심성 연골육종은 대부분 내연골종(enchondroma)의 악성 변화에 의해 발생하며 대퇴골, 상완골, 경골, 늑골, 등에서 호발하며 수부와 족부에서는 드물다. 원발성 말초성 연골육종은 비교적 드물고, 속발성의 경우 골연골종의 악성 변화에 의한 것이 대부분이다. 증상으로는 통증과 종괴 및 국소 종창을 호소하는데 통증이 비교적 경미하고 성장이 느려서 발견 시 이미 많이 진행된 경우가 흔하다. 방사선 검사에서 주변의 감소된 음영(radiolucency)과 함께 병변 내 불규칙하게 분포하는 석회화(calcification)의 소견은 연골성 병변을 암시하는 특징으로 비교적 쉽게 다른 병변과 감별이 된다(그림 19-16). 방사선 요법이나 항암요법에 잘 반응하지 않아 적절한 수술이 최선의 치료방법이며 광범위 절제술이 가능한 해부학적 위치의 종양이 예후가 좋으며 조직학적 등급, 종양의 크기, 절제 연 등이 예후에 영향을 미친다. 전체적인 예후는 골육종보다 좋다.

3) Ewing 육종(Ewing's sarcoma)

Ewing 육종은 골수강내에서 기원하는 원시적인 작은 원형세포(small round cell)로 구성된 종양이다. 1~25세에 호발하며 남자에 다소 많고 주로 골간부에 발생하는 특성을 갖는다. 임상적으로 골수염의 증상과 감별해야 하며 방사선 소견상 골수강 내에 골파괴 양상과 함께 양파껍질 모양의 골막반응이 특징적이다. EWS-Flil 유전자의 translocation이 특징적이며 진단적 가치가 있다. 항암 약물치료와 수술, 방사선 치료를 병용하며 5년 생존율은 60~70%이다.

4. 전이성 골종양(Metastatic Bone Tumor)

골은 폐와 간 다음으로 전이가 많이 발생하는 부위이며 전립선, 유방, 폐, 신장 및 갑상선암이 전이성 골종양의 약 80%를 차지한다. 폐 및 간으로의 전이는 일반적으로 증상이 없으므로 질환이 진행된 후 발견되는 경우가 많으나 골 전이는 병변 부위의 통증을 유발하고, 골의 강도를 약화시켜 병적 골절(pathologic fracture)을 일으킨다. 전이성 골종양은 원발성 골 종양에 비해 발생빈도가 약 15~25배 많고 40대 이후에 발견되는 악성 골종양 중 가장 흔하다. 침범부위는 척추, 골반골, 늑골, 두개골 등 축성 골과 사지골 중에서는 대퇴골과 상완골에 호발한다. 슬관절이나 주관절 이하부로의 전이는 드물다. 암환자에서 전이성 골종양은 삶의 질을 저하시키는 주요 원인으로 병적 골절이나 아직 골절이 발생하진 않았으나 골 강도의 현저한 감소로 골절되기 직전의 상태인 임박골절(impending fracture)을 유발한다(그림 19-17).

1) 진단

다발성 골 전이가 있는 환자의 대부분은 이미 원발성 종양에 대한 진단이 확립된 경우가 많기 때문에 임상적, 방사선학적 검사는 원발 병소를 찾기보다는 질환의 범위나 합병증을 평가하기 위해 시행하는 경우가 많다.

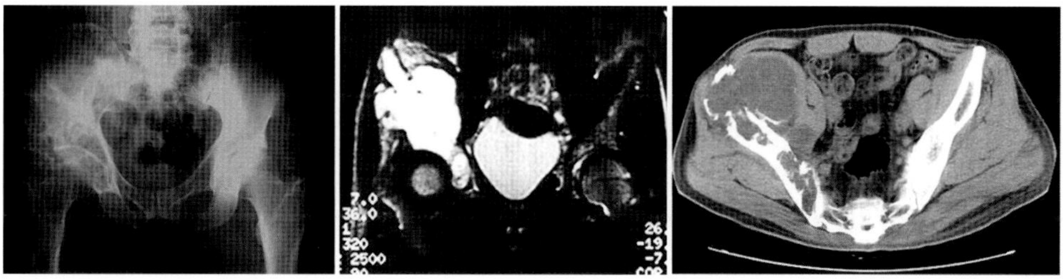

그림 19-16. 우측 골반에 발생한 연골육종.
단순 방사선 사진상 골파괴 및 석회화 소견이 발견되며 MRI T2 강조 영상과 CT 영상에서 장골익의 골파괴 소견과 안팎으로 돌출된 종괴가 관찰된다.

그러나 원발 병소가 밝혀지지 않은 전이성 골종양이 의심되는 경우에는 체계적이고 세부적인 검사가 필요하다. 암 병력이 있는 환자에서 확인된 골 병변을 병리학적인 확진이 없이 전이성 종양으로 간주하여 치료해서는 안 된다. 전이성 골종양이 의심되는 환자에서 혈액검사로 원발병소를 추정할 수 있는 경우가 있는데, 종양에 따라 고칼슘 혈증을 보이거나 갑상선 기능검사, CEA, CA125, PSA 등의 수치에 이상을 보일 수 있다. 영상의학적으로 골 손상의 양상은 골 용해(osteolytic), 골 형성(osteoblastic), 혼합형(mixed)의 세 가지로 나타난다. 대부분의 전이성 골종양은 용해성 병변을 보이나 전립선암에서는 골형성 소견이 흔하다. 골 전이가 호발하는 부위인 대퇴골, 척추, 상완골, 골반골, 늑골, 두개골 등에 대한 단순 방사선 검사 및 MRI 검사가 필요하고, 폐 전이 혹은 원발성 폐암 여부를 알기 위해 흉부 CT를 시행하면 도움이 된다. 골 주사(bone scan)는 다발성 병변의 유무를 파악하여 수술 계획을 세우는데 유용하며, PET CT는 다발성 병변의 진단과 더불어 원발암을 찾는데 도움이 된다.

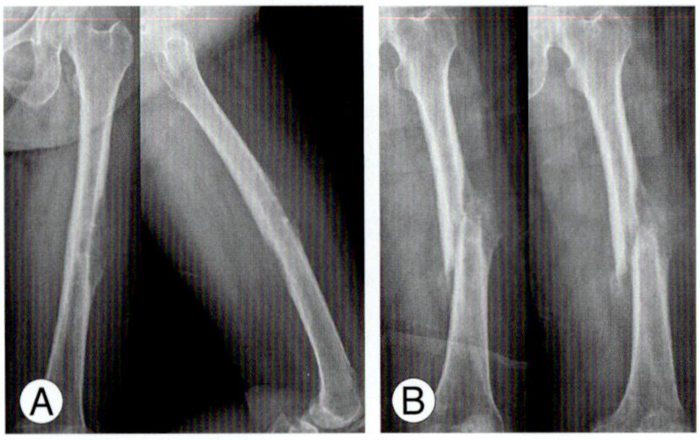

그림 19-17. 전이성 골종양.
폐암의 대퇴골 간부 전이로 인한 피질골 파괴 소견 병적골절(A), 임박골절(B).

2) 치료

전이성 골종양 치료의 주된 목적은 통증의 완화와 이차적 병적 골절의 예방 및 치료를 통한 기능의 회복과 삶의 질 향상에 있다. 환자의 기대 여명, 활동능력, 골절 위험성 등을 고려하여 치료방법을 정한다. 수술적 치료와 비수술적 치료가 있다.

(1) 비수술적 치료

방사선 치료는 근치적 치료가 힘든 골 전이 환자에서 이환 부위의 통증을 줄이고, 전이성 골종양의 성장을 억제하며, 골 파괴를 예방하는 효과를 갖는 효과적인 국소 치료방법으로 가장 흔히 사용된다. 술 후 방사선 치료는 병변 부위의 기능 향상에 도움이 되며 추가 수술의 빈도를 감소시킨다. 일반적으로 수술 후 2~3주 이후에 시작하며 총 3,000~3,500 cGy의 체외 방사선을 분할하여 조사한다.

표 19-3. 전이성 골종양의 비수술적 치료

방사선 치료	
국소 방사선 치료	보통 암이 많이 진행되어 심한 통증, 병적 골절이나 척수압박의 위험이 높을 때 사용하는 경우가 많다. 환자의 50% 정도가 치료 시작 2주 후부터 통증의 감소를 보이며 4주째부터는 75% 이상에서 통증 감소를 느낀다. 방사선 치료는 암의 종류나 위치에 따라 각기 다른 치료 효과를 보인다. (예: 유방암은 비교적 잘 반응하나 신장암은 잘 듣지 않는다)
방사선 동위원소 치료	방사선 치료 후에도 다발성 통증이 지속되거나 재발하는 일부 환자에서 고려될 수 있다. 환자에게 주입하기 쉽고 환자도 치료받기 용이하다는 장점이 있다. 혈관 내로 주입된 방사선 동위 원소가 전이 병소에 흡수되어 종양 세포를 사멸한다.
약물 치료	
항암화학요법	전반적 생존율에 미치는 영향은 제한적이다. 증상 호전의 정도는 다양하며 지속적인 치료는 심각한 독성을 유발할 수 있다.
내분비 치료	유방암과 전립선암이 대표적인 적응증이다. 호르몬 수치를 올리거나 호르몬의 생산을 줄임으로써 치료효과를 나타낸다.
Bisphosphonate	파골세포를 억제하여 골 흡수를 감소시키는 효과를 나타내므로 통증 조절뿐 아니라 고칼슘 혈증의 치료에도 사용된다

전신적 약물 치료는 항암 화학요법, 면역요법, 내분비 요법(hormone therapy)과 전이성 골종양에서 골 파괴를 진행시키는 파골세포를 억제하는 약물인 bisphosphonate, denosumab 등이 있다(표 19-3). 통증 조절을 위한 약물요법이나 보조기의 착용도 중요한 비수술적 치료의 일부이다.

(2) 수술적 치료

장관골과 골반골 골 전이 병소에서 수술적 치료의 주된 적응증은 골파괴가 심해 골절 위험성이 큰 임박 골절과 병적 골절, 방사선 치료로도 조절되지 않는 통증이다. 척추 전이에 대한 수술은 척추의 불안정성이나 척수 압박이 있을 때 시행한다. 종양이 많이 진행되어 환자의 전신적 상태가 불량한 경우는 수술의 효과가 제한적이므로 비수술적 치료와의 장단점을 비교하여 치료방법을 결정해야 한다. 수술은 환자의 기대 여명, 전신 상태, 삶의 질, 그리고 수술의 범위와 재활 가능성 등을 고려하여 결정하여야 한다. 일반적으로 골절 위험성은 체중부하시 악화되는 통증이 있을 경우, 피질골의 파괴가 심한 경우, 병변이 체중부하 부위에 위치할 경우에 높다. 골 유합이 필요한 동종골이나 동종골-인공구조물 복합체, 종양대치 인공구조물을 사용함으로써 수술 후 즉각적인 안정성을 얻는 것이 바람직하다(그림 19-18). 일반적으로 술 후 방사선 치료를 병행하면 더 양호한 국소치료 결과를 얻을 수 있으며 다발성 골수종이나 유방암처럼 방사선 치료에 잘 반응하는 종양에서는 수술적 제거의 대체방법으로 방사선 치료가 활용되기도 한다.

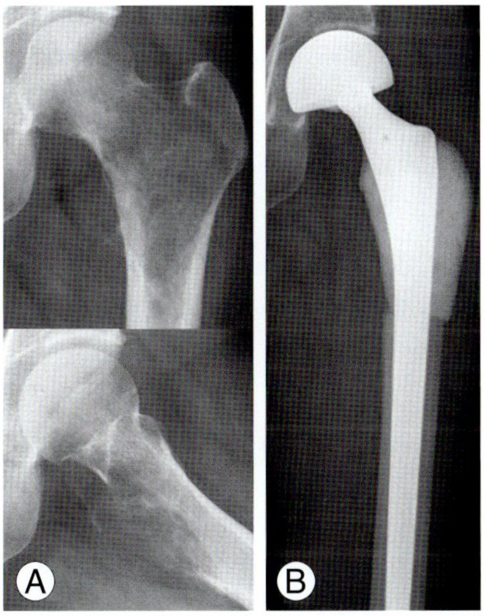

그림 19-18. 전이성 골종양.
(A) 근위 대퇴골의 전이성 종양으로 인한 골파괴 소견. **(B)** 종양절제술 후 고관절 반치환술과 골시멘트를 사용한 재건술 후 사진.

연부조직 종양(Soft Tissue Tumors)

1. 연부조직 종괴(soft tissue mass)의 진단

연부조직은 여러 장기를 지지하는 역할을 하는 조직으로 뼈를 제외하고, 골격근과 지방 조직, 섬유성 결합 조직, 혈관, 말초신경 등을 포함한다. 발생학적으로 연부조직의 대부분은 중배엽에서, 말초신경 조직은 신경외배엽에서 기원한다. 이런 연부조직에서 발생하는 종양을 연부조직 종양이라 하는데 연부조직 종양은 정상 조직과의 조직학적 유사성에 따라 분류되어 매우 다양한 진단명이 있다. 생물학적 악성도(biological potential)에 따라 양성, 경계성(intermediate)과 악성으로 나뉘고 생물학적 악성도에 따라 수술 방법과 예후가 다르다. 양성 연부조직 종양은 인구 100만 명당 3,000명의 발생 빈도를 보이며, 연부조직에서 발생하는 악성 종양인 연부조직 육종(soft tissue sarcoma)은 인구 100만 명당 50명 정도로 대부분의 연부조직 종양은 양성 종양이다. 양성 연부조직 종양과 연부조직 육종은 임상적으로 유사하여 구별이 어려운 경우가 있다. 연부조직 육종을 양성 종양으로 오진하여 적절한 치료를 못하였을 경우 환자의 예후에 좋지 못한 결과를 가져올 수 있으므로, 양성 종양과 악성 종양을 구별하여 정확한 진단과 적절한 치료를 해야 한다.

1) 병력 청취

연부조직 종양은 대부분 연부조직 종괴(soft tissue

mass)를 주소로 내원한다. 연부조직 종괴를 정확히 진단하기 위해서 세밀한 병력 청취와 신체 검사가 필요하다. 특히 연부조직 종괴의 발견 시점과 성장 속도에 대한 정보가 중요한데, 오래 전에 발견되었고 크기가 커지지 않는 종양 보다는 발견된지 얼마 되지 않고 점점 크기가 커지는 종양이 악성일 가능성이 높다. 하지만 저등급(low grade)의 육종은 수 개월에서 수 년에 걸쳐 서서히 크기가 증가하는 경우도 있다. 크기가 커졌다 작아졌다 하는 종괴는 결절종이나 혈관종과 같은 양성 종양일 가능성이 높고, 크기가 급격하게 커진 종괴를 가진 환자가 외상력, 항응고제 복용, 혈액 응고인자 결핍 질환의 병력이 있는 경우 혈종의 가능성도 생각해야 한다. 발열 등의 감염 증상이 동반된 경우 농양일 수 있다. 연부조직 육종 환자들의 통증이나 다른 전신 증상 없이 연부조직 종괴로 내원하는 경우가 많으나, 양성 종양 중 신경초종, 혈관종 등은 통증을 동반하기도 한다.

2) 신체 검사

연부조직 종괴에 대한 신체 검사는 종양의 크기, 깊이, 모양, 질감, 움직임, 열감, 색깔, 빛 투과성(transillumination) 등을 기준으로 평가하여야 한다. 종양의 크기와 깊이는 양성과 악성을 어느 정도 가늠할 수 있는 중요한 소견이다. 대부분의 연부조직 육종은 크기가 5 cm 이상이거나 심부 근막보다 깊이 위치한다. 그와 반대로 양성 연부조직 종양은 크기가 5 cm 보다 작고 얕게 위치하는 경우가 많다. 하지만, 크기가 작고 얕게 위치하는 연부조직 종양이 모두 양성 종양은 아니며, 연부조직 육종의 약 1/3 정도는 크기가 작고 얕게 위치한다.

연부조직 종양 중 일부는 특징적인 질감을 갖는다. 지방종은 말랑말랑하며 탄력이 있는 지방의 감촉을 갖고, 혈관종은 내부에 혈액이 차 있으므로 쉽게 눌려지며, 피부에 가까이 위치한 경우 푸르스름한 색을 띤다. 말초신경 종양은 지방종보다 좀더 단단한 느낌을 주고, 신경의 주행을 따라 위치하므로 좌우로는 움직여지나 상하로는 잘 움직이지 않는 특징이 있다. 종양에서 열감이 느껴질 때는 종양보다 먼저 감염이나 염증성 질환을 생각해야 하나 연부조직 육종에서도 간혹 열감이 있을 수 있다. 내부에 액체가 차 있는 결절종(ganglion cyst)은 빛 투과성을 나타낸다.

3) 영상 검사

단순 방사선 검사는 연부조직 종양에 대한 자세한 정보를 주지는 못하나 종괴가 뼈에서 기원하는 것은 아닌지 구분하거나 연부조직의 석회화를 확인할 수 있다. 초음파 검사는 표층에 위치하고 비교적 크기가 작은 종괴의 평가에 도움이 되는데, 특히 결절종이나 점액낭염(bursitis)과 같이 내부에 액체가 차 있는 낭종성 병변(cystic lesion)의 진단에 유용하다. 지방종, 혈관종, 신경초종 등 흔한 양성 종양의 진단에도 도움이 된다. MRI는 연부조직 종양을 평가하는데 가장 유용한 검사로 종양의 위치, 크기 및 주변 조직과의 관계를 잘 볼 수 있어 진단뿐만 아니라 수술 계획에도 도움이 된다. 일부의 연부조직 종양은 MRI에서 특이적인 진단적 소견을 보인다. 조영제(contrast media)를 투여하여 종괴의 조영 증강 여부 및 패턴 등을 관찰하는 것이 중요하다.

4) 조직 검사

조직 검사(biopsy)는 병력 청취, 신체 검사 및 영상 검사만으로 진단을 내리지 못할 경우 시행한다. 연부조직 육종이 의심되는 경우는 치료 방침의 결정을 위해 조직 검사가 필수적이다. 조직 검사 시 종양의 오염을 최소화할 수 있도록 최종 수술계획을 고려하여 시행해야 한다. 침 생검(core needle biopsy)을 많이 사용하며 경우에 따라 절개 생검(incisional biopsy)을 시행한다. 종양전체를 절제하는 절제 생검(excision biopsy)은 크기가 작은 표재성 병소로 악성의 가능성이 없다고 판단되는 경우에만 국한해야 한다.

2. 양성 연부조직 종양

1) 개요

양성 연부조직 종양 환자들의 주소는 대부분 무통의 종괴가 만져진다는 것이며 오랫동안 크기 변화가 없거나 아주 느리게 자라는 양상을 보인다. 대표적인 종양은 지방종, 혈관종, 신경초종 등이 있다. 흔히 물혹이라 불리는 것으로 슬관절 후방에 생기는 Baker 낭종이나 결절종은 진성 종양은 아니다. 흔한 양성 종양들은 적절한 병력 청취, 신체 검사와 영상 검사로 진단이 가능한 경우가 많다. 양성 연부조직 종양들이 증상이 없거나 크기 변화가 거의 없는 경우에는 수술하지 않고 경과 관찰을 할 수 있다. 수술할 경우 변연부 절제연(marginal margin)이면 충분하다.

2) 흔한 양성 연부조직 종양

(1) 지방종(Lipoma)

지방종은 성숙한 지방세포로 구성된 종양으로 가장 흔한 연부조직 종양으로 모든 성인 연령에서 발생한다. 부드럽고 말랑말랑하며 주위와 잘 구분되는 가동성 있는 종괴이며 아주 서서히 커진다. 20 cm 이상 큰 종양도 있다. 상하지와 체간부 어디에나 생길 수 있으며, 대부분 종괴 외의 다른증상은 없다. 초음파 검사에서 피하 지방과 동일한 음영을 보이며, MRI 검사의 T1 강조영상에서 균일한 고신호 강도와 지방억제 영상에서의 저신호 강도는 가장 진단적이다(그림 19-19). 심부에 위치한 지방종인 경우 비정형 지방성 종양(atypical lipomatous tumor)과 구별이 어려울 수 있다. 증상이 있거나 5 cm 이상의 종양은 수술로 제거하는 것을 고려한다.

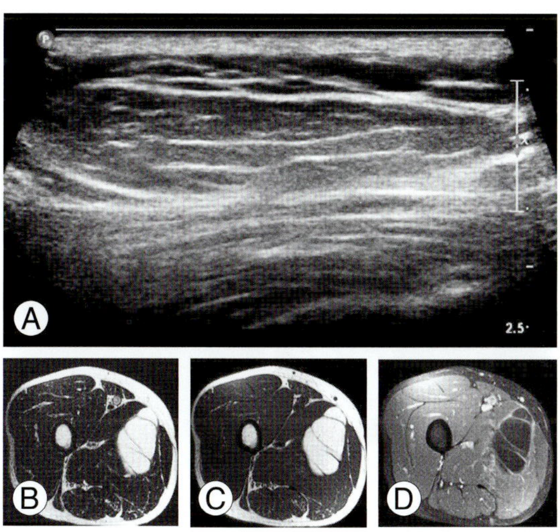

그림 19-19. 지방종.
(A) 초음파에서 주변 피하 지방보다 높은 에코를 보이며, 내부에 피부와 평행하게 달리는 고에코 선(parallel echogenic lines)을 보인다. MRI 검사에서 지방성분이 **(B)** T1 및 **(C)** T2 강조 영상에서 모두 고신호 강도를 보이며, **(D)** 지방억제 시 신호가 감소되는 특징을 보인다.

(2) 혈관종(Hemangioma)

혈관종은 다양한 크기의 정맥으로 이루어진 가장 흔한 연부조직 종양 중의 하나이다. 피하지방층, 근육, 뼈를 포함한 모든 조직에서 발생 가능하다. 병변이 있는 부위의 신체활동이 많으면 혈류가 증가하면서 통증을 일으킬 수 있으며, 반대로 쉬면 경감된다. 이와 함께 종괴가 커졌다 작아짐을 반복한다고 호소한다. 단순 방사선 검사에서 석회화된 정맥결석(phlebolith)이 보이기도 한다(그림 19-20). 증상이 없는 혈관종의 치료는 임상적 관찰로 충분하며 통증을 동반한 경우에는 수술을 권장한다. 수술로써 완전 제거가 어려운 혈관종에서 통증이 있으면 혈관경화요법(sclerotherapy)를 하기도 하며 일시적으로 통증을 줄이는 효과가 있다. 사구종(glomous tumor)은 혈관종과는 다른 종양으로 동정맥

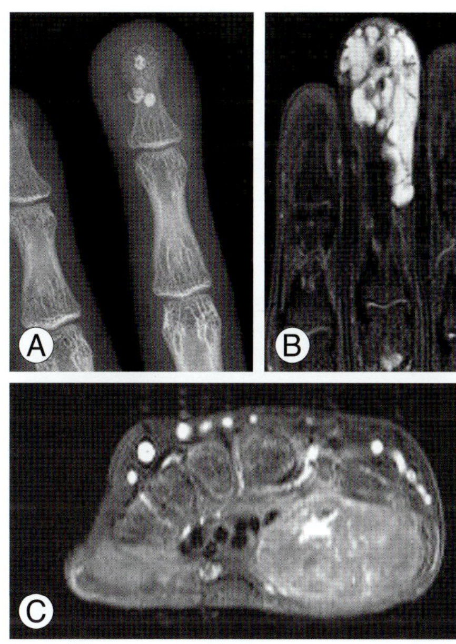

그림 19-20. 혈관종.
(A) X-ray에서 연부조직에 증가된 음영내부에 원형의 정맥석(phlebolith)을 보이고, MRI 검사에서 **(B)** T2 강조 영상에서 고신호강도를 보인다. **(C)** T1 강조 조영 증강 영상에서 고신호강도를 보인다.

사구(arteriovenous glomi)에서 기원하는 작은 종양으로 손톱 밑에 호발하고 압력이나 낮은 온도에 민감한 심한 통증을 유발하는 것이 특징이다.

(3) 말초신경 종양(Tumors of peripheral nerve)

신경 종양이란 말초신경의 신경세포(schwann cell) 기원의 종양을 말하며 연부조직 종양 중에서 지방종 다음으로 흔하다. 신경초종(neurilemmoma)과 신경섬유종(neurofibroma)으로 구분한다.

신경초종은 일반적으로 사지의 큰 말초신경에 주로 발생한다. 잘 피막화된 종양으로 모든 연령에서 발생한다. 천천히 자라는 종양으로 통증이 있는 경우가 많으며, 종양을 누르면 종양이 있는 신경을 따라 방사되는 전이통을 호소하기도 하며 이를 Tinel 징후라 한다. MRI에서 신경의 주행을 따라 위치하는 방추상의 종괴를 확인할 수 있고, T2 강조 영상에서 중앙부위는 저신호 강도, 외곽부위는 고신호 강도를 보이는 target 징후를 보인다(그림 19-21). 악성변화는 거의 하지 않는다.

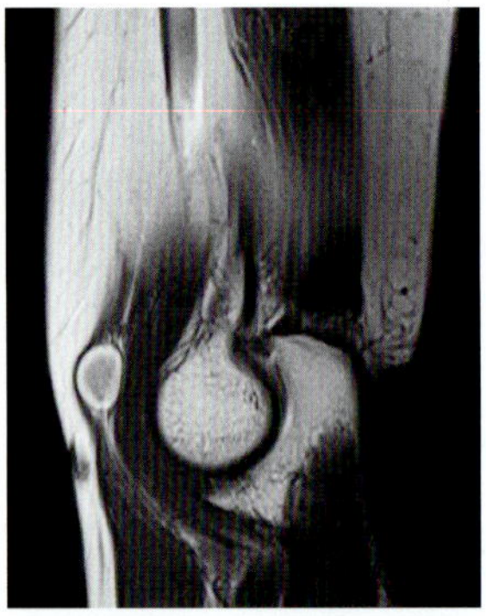

그림 19-21. 말초신경종양.
MRI 검사에서 T2 강조 영상에서 정중신경의 주행을 따라 위치하는 방추상의 종괴를 확인할 수 있고, 중앙부위는 저신호 강도, 외곽부위는 고신호 강도를 보이는 target 징후를 보인다.

신경섬유종은 신경초종보다 더 많은 교원질로 구성되어 있으며 피막화 되어 있지 않는 특징을 갖는다. 신경뿐만이 아니라, 피부 등 다른 연부조직이나 뼈에서도 발생한다. 단일 병변인 경우는 신경초종과 비슷한 양상을 보이며, 다발성 병변일 경우 1형 신경섬유종증(neurofibromatosis type I) 환자인 경우가 많다. 1형 신경섬유종증에서 발생하는 경우 특징적인 피부 병변인 밀크 커피색 반점(café au lait spot)을 보이고 소아기나 청소년기에 나타나며 그와 함께 척추측만증, 골의 과성장, 가관절증 등을 동반하기도 한다. 1형 신경섬유종증에서 발생하는 신경섬유종의 약 10%에서 악성 변화를 한다.

(4) 결절종(Ganglion)

결절종이란 주로, 관절의 활액막이나 건막 혹은 건으로부터 발생하는 점액성 낭종으로 손에 발생하는 가장 흔한 종양성 병변이다. 손목, 발목 또는 손가락 전면부에 호발한다(그림 19-22). 젤라틴 모양의 끈적끈적하며 투명하거나 연한 노란색을 띠는 액체를 확인할 수 있다.

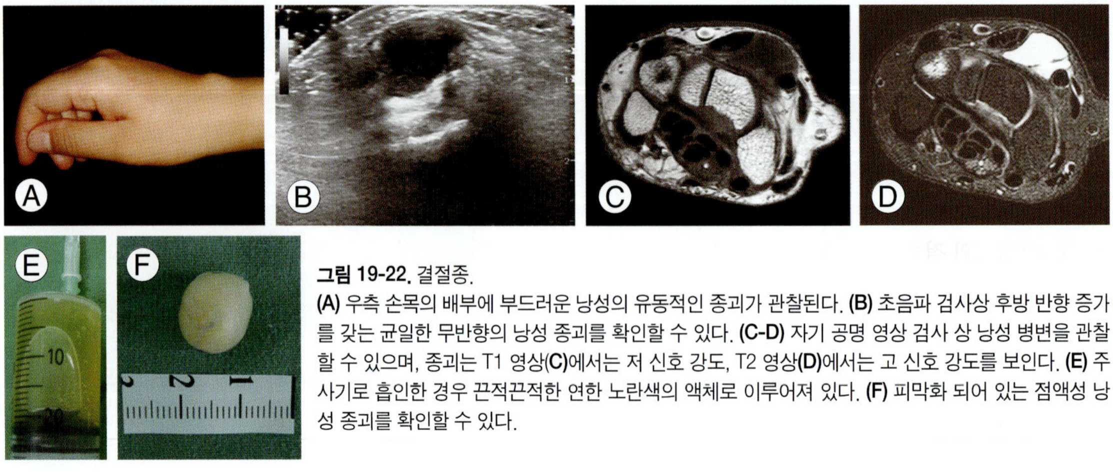

그림 19-22. 결절종.
(A) 우측 손목의 배부에 부드러운 낭성의 유동적인 종괴가 관찰된다. **(B)** 초음파 검사상 후방 반향 증가를 갖는 균일한 무반향의 낭성 종괴를 확인할 수 있다. **(C-D)** 자기 공명 영상 검사 상 낭성 병변을 관찰할 수 있으며, 종괴는 T1 영상**(C)**에서는 저 신호 강도, T2 영상**(D)**에서는 고 신호 강도를 보인다. **(E)** 주사기로 흡인한 경우 끈적끈적한 연한 노란색의 액체로 이루어져 있다. **(F)** 피막화 되어 있는 점액성 낭성 종괴를 확인할 수 있다.

대개 증상이 없으며 경과 관찰하나 증상을 동반하거나 외관상의 이유로 제거하기도 한다. 유사한 낭종으로 무릎 뒤쪽에 생기는 활막낭종을 Baker 낭종이라 한다. 흡인하면 관절액과 같은 투명한 액체가 나온다. 대부분 증상을 일으키지 않아 경과 관찰 하지만 불편감이 있으면 수술적으로 제거한다. 이때 슬관절과 통하는 부위를 확실하게 막아야 재발하지 않는다.

3. 연부조직 육종

1) 개요

연부조직 육종은 전체 암의 약 0.7%를 차지하며 100가지 이상의 조직학적인 진단명이 포함된다. 다양한 연령층에서 발생하며 조직학적 진단명에 따라 호발 연령이 다르다. 전체 연부조직 육종의 약 60%가 사지에서 발병하고 약 15%가 체간(trunk)에서 발생한다. 대부분의 연부조직 육종의 병인은 알려져 있지 않으나 드문 경우에서 방사선 조사, 유전적 요인 등의 연관성이 있는 것으로 알려져 있다. 종양의 예후를 예측하고, 치료 방법을 결정하기 위해 병기를 사용하는데 연부조직 육종에서는 가장 널리 쓰이는 American Joint Committee on Cancer (AJCC) 병기를 흔히 사용한다. 병기는 조직학적 악성도(histological grade), 종양의 크기, 림프절 전이 여부, 원격 전이 여부를 기준으로 결정된다. 폐가 가장 흔한 전이 장소이므로 흉부의 전산화 단층촬영을 시행한다. 연부조직 육종의 진단 시 원격 전이가 동반된 경우가 약 10%이며 수술 후 약 20%에서 전이가 발생한다.

2) 치료

악성 연부조직 종양의 경우 병기, 조직학적 진단명, 종양의 위치 및 환자의 전신 상태 등을 고려하여 치료 방법을 정한다. 육종의 국소 조절(local control)을 위해 수술적으로 광범위 절제연(wide margin)으로 제거하는 것이 가장 중요하다. 사지구제술(limb salvage surgery)로 충분한 절제 범위를 얻지 못하거나 수술 후 기능이 절단술(amputation)보다 못할 때는 절단술을 시행한다. 수술의 보조적인 치료로서 방사선 치료(radiation therapy)는 절제연이 충분하지 않은 경우, 악성도가 높고 크기가 큰 연부조직 육종의 경우 국소 재발율을 낮추는데 도움이 된다. 다른 장기로의 전이를 막기 위해 항암 약물치료(chemotherapy)를 시도하는 데 연부조직 육종에서의 항암 약물치료의 효과는 뼈에서 발생하는 육종에 비해 제한적이다. 악성도가 높고 크기가 큰 연부조직 육종에서 항암 약물치료를 시도해볼 수 있다. Doxorubicin이나 Ifosfamide 등의 약제가 주로 사용된다.

육종을 양성 종양으로 오인하여 무계획적으로 절제한 경우(unplanned excision, oops operation), 충분한 절제연을 얻기 위해 종양 주변의 정상조직을 포함하여 재절제하는 것이 원칙이다. 이를 위해 가능한 빠른 시일 내에 육종 전문 병원으로 보내야 한다.

3) 흔한 연부조직 육종

(1) 지방육종(Liposarcoma)

조직학적으로 분화성(well-differentiated), 점액성(myxoid), 역분화성(dedifferentiated), 다형성(pleomorphic) 지방육종(liposarcoma)의 아형(subtype)이 있다. 분화성 지방육종은 악성도가 가장 낮은 지방육종으로 최대 발생 빈도(peak incidence)는 50 대이며 주로 대퇴부나 둔부의 심부에 위치한 큰 종양으로 발견된다. MRI에서는 양성 지방종과 거의 비슷하게 T1과 T2 강조 영상에서 모두 고신호 강도의 종괴로 보여 구별이 쉽지 않다. 종양 내부에 저신호 강도의 두꺼운 섬유성 격막이 관찰되는 경우에는 악성일 가능성이 높다(그림 19-23). 사지에서 생긴 분화성 지방육종은 원격 전이를 거의 하지 않기 때문에 육종이라는 표현 대신 비정형 지방성 종양(atypical lipomatous tumor)으로도 불린다. 점액성 지방육종(myxoid liposarcoma)은 사지에서 생기는 지방육종의 가장 흔한 아형으로 약 40~50%를 차지한다. 최대 발생 빈도는 30~40대이며 임상 양상은 분화성 지방육종과 거의 흡사하여 천천히 자라며 심부 근육 내에 위치하는 것이 많다. MRI 소견은 분화성 종양과 달리, 종양 내부에 저신호 강도와 고신호 강도의 음영이 불균일하게 혼재되어 보인다(그림 19-24). 점액성 지방육종은 t(12;16)(q13;p11) 유전자 전위(translocation)

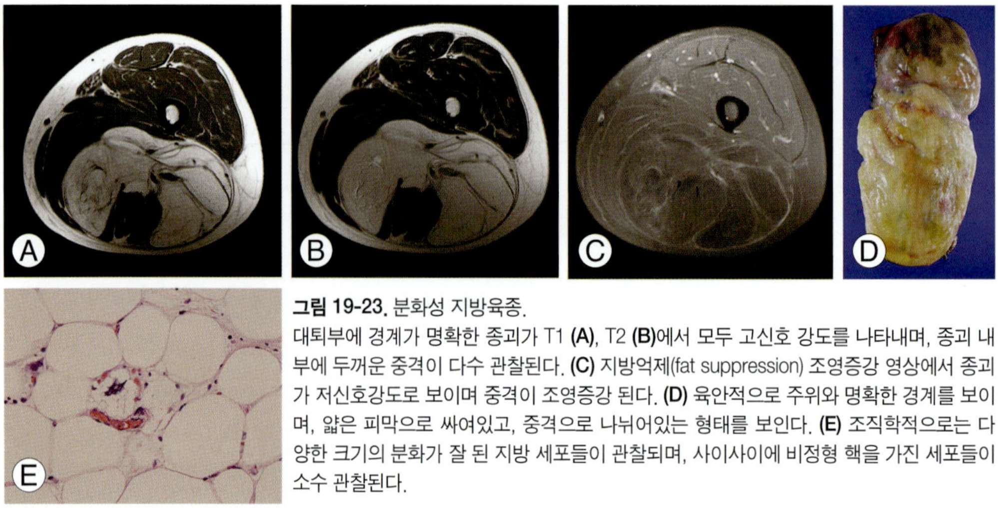

그림 19-23. 분화성 지방육종.
대퇴부에 경계가 명확한 종괴가 T1 **(A)**, T2 **(B)**에서 모두 고신호 강도를 나타내며, 종괴 내부에 두꺼운 중격이 다수 관찰된다. **(C)** 지방억제(fat suppression) 조영증강 영상에서 종괴가 저신호강도로 보이며 중격이 조영증강 된다. **(D)** 육안적으로 주위와 명확한 경계를 보이며, 얇은 피막으로 싸여있고, 중격으로 나뉘어있는 형태를 보인다. **(E)** 조직학적으로는 다양한 크기의 분화가 잘 된 지방 세포들이 관찰되며, 사이사이에 비정형 핵을 가진 세포들이 소수 관찰된다.

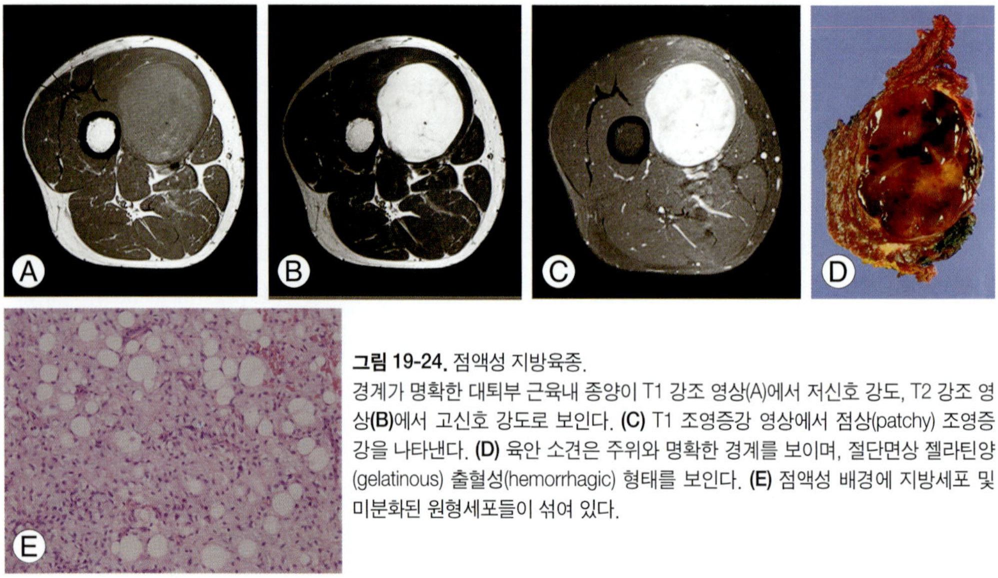

그림 19-24. 점액성 지방육종.
경계가 명확한 대퇴부 근육내 종양이 T1 강조 영상(A)에서 저신호 강도, T2 강조 영상**(B)**에서 고신호 강도로 보인다. **(C)** T1 조영증강 영상에서 점상(patchy) 조영증강을 나타낸다. **(D)** 육안 소견은 주위와 명확한 경계를 보이며, 절단면상 젤라틴양(gelatinous) 출혈성(hemorrhagic) 형태를 보인다. **(E)** 점액성 배경에 지방세포 및 미분화된 원형세포들이 섞여 있다.

로 FUS 유전자와 DDIT3 유전자가 융합되어 만들어진 FUS-DDIT3 융합 전사체(fusion transcript)가 특징적으로 발현된다. 점액성 지방육종은 다른 연부조직 육종들과는 달리 복강 내 연부조직, 종격동이나 척추 등 폐 외의 전이(extra-pulmonary metastasis)가 흔히 발생하므로 병기 결정이나 수술 후 추적 검사 시 주의해야 한다.

(2) 활막육종(Synovial sarcoma)

활막육종은 청소년과 젊은 성인에서 주로 하지에 호발한다. 이름과 달리 활막 세포로부터 기인한 것은 아니며 따라서 활막 자체에서는 거의 발생하지 않으며 관절 주위, 근육, 점액낭, 건막, 근막 등에서 생긴다. 족부에 발생하는 연부조직 육종 중에서는 가장 흔하다. 종종 피하 지방층에서도 발생한다. 대부분 1년 이상에 걸쳐서 천천히 자라므로 양성 종양으로 오인하기 쉽다. 초기에는 통증이나 압통이 없는 경우가 대부분이다. 단순 방사선 검사에서 석회화 소견이 20~30%에서 관찰된다. MRI 검사에서는 고형 부분과 낭종(cyst) 부분이 혼재되어 보인다면 비교적 활막육종에 특징적인 소견이다. 특히 슬관절 후방의 활막육종은 Baker 낭종으로 오인되기가 쉽다(그림 19-25). 18번 염색체에 있는 SYT 유전자와 11번 염색체의 SSX 유전자가 전위(translocation)되어 SYT-SSX라는 융합 전사체(fusion transcript)가 95% 이상에서 특이적으로 발견되어 진단에 도움이 된다. 다른 연부조직 육종과 마찬가지로 혈행성 전이를 주로 하며 대부분 폐로 전이를 한다. 간혹 림프절로 전이를 하기도 한다.

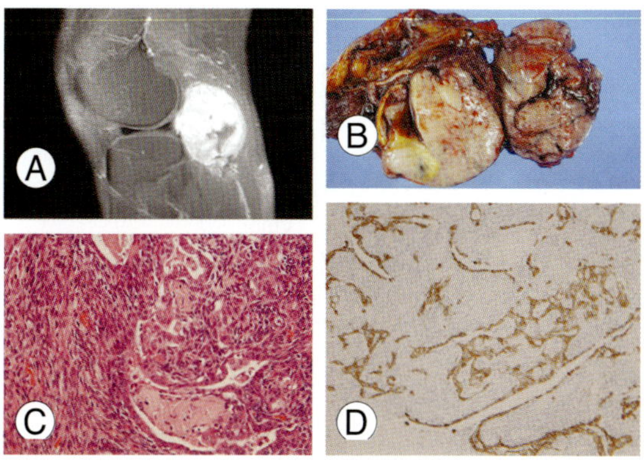

그림 19-25. 활막육종.
(A) MRI에서 내부에 낭성 부분을 포함한 고신호 강도의 종괴가 슬관절 후방에 보인다. **(B)** 육안적으로는 주위와 경계가 명확해 보이며, 절단면에서 내부의 낭성 변화가 확인된다. **(C)** 방추형 종양세포들 사이로 샘구조를 형성하는 상피세포들이 섞여있다. **(D)** 상피세포 부분은 Cytokeratin에 대한 면역조직 화학염색에 양성 소견을 보인다.

(3) 점액섬유육종(Myxofibrosarcoma)

전에는 악성 섬유성 조직구종의 아형이라고 생각되었으나, 현재는 악성 방추상세포가 점액성 기질의 50% 미만을 차지하는 경우는 저악성도의 점액섬유육종으로, 50% 이상인 경우는 고악성도의 점액섬유육종으로

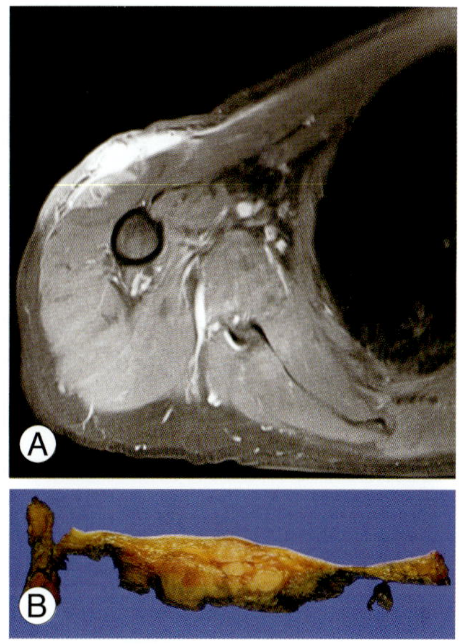

그림 19-26. 점액섬유육종.
(A) 견관절 부위에 발생한 피하지방층에 위치한 점액섬유육종으로 T1 강조 조영 증강 영상에서 근막을 따라 침투하는 tail sign 을 보인다. **(B)** 절단면에서 다결절(multinodular)의 침습적(infiltrative) 형태를 보인다.

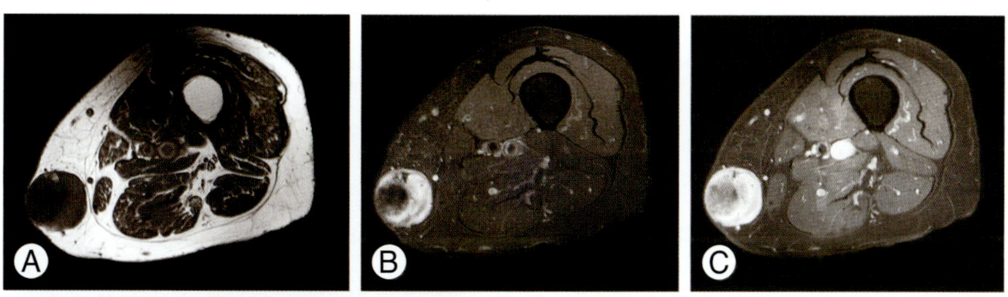

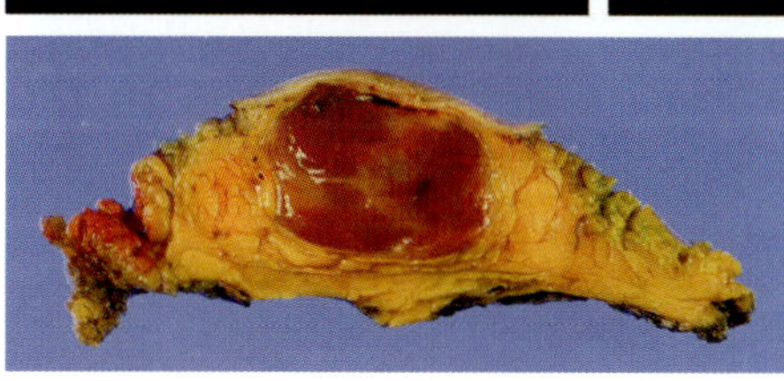

그림 19-27. 미분화 다형태육종.
(A-B) 피하지방층에서 발생한 미분화 다형태육종으로 T1 강조 영상에서 저신호강도, T2 강조 영상에서 고신호강도를 보인다. **(C)** T1 강조 조영 증강 영상에서 고신호강도를 보인다. **(D)** 광범위절제술로 절제된 단면이다.

분류한다. 주로 60세 이상 고령에서 주로 발생하며, 남성에서 더 흔하다. 사지에 발생하는 무통성 종괴의 양상을 보이는데, 약 70%가 진피층이나 피하층에서 발생하는 특징이 있다. 종종 근막을 포함하여 근막을 따라 침윤성으로 자라는 경우가 많아 절제 시 주의해야 한다(그림 19-26). 재발할 때마다 악성도가 높아지는 경향이 있어, 국소재발을 방지하기 위한 치료가 중요하다.

(4) 미분화 다형태육종 (Undifferentiated pleomorphic sarcoma)

대부분의 연부조직 육종들이 특징적인 면역 조직화학염색 소견을 보이는 반면, 어디에도 속하지 않는 고등급의 육종을 말한다. 종양은 주로 대퇴부의 심부 근육에서 종종 근막을 포함하여 근막을 따라 침윤성으로 자라는 경우가 많다. 하퇴부나 상지, 후복막 등에서도 발생하며 10%에서는 피하지방층에서 발생한다(그림 19-27).

< 참고문헌 >

〈골종양〉

종양. In:석세일 ed. 정형외과학 제8판. 서울: 대한정형외과학회; 2020. 491-622.

Fletcher CDM et al. Eds; WHO classification of tumors of soft tissue and bone. 4th ed. IARC press; 2013.

Davis AM, Sundaram M, James SL. Imaging of bone tumors and tumor-like lesions. Springer;2008.

Enneking WF. A system of staging musculoskeletal neoplasms, Clin Orthop. 1986;204:9-24.

Frassica DA. General principles of external beam radiation therapy for skeletal metastases. Clin Orthop. 2003;415 Suppl:S158-64.

Mirels H. Metastatic disease in long bones. A proposed scoring system for diagnosing impending pathologic fractures. Clin Orthop. 1989;249:256-64.

Tomita K er al. Surgical strategy for spinal metastases. Spine. 2001;26:298-306.

Cumming D, Cumming J, Vince A, Benson R. Metastatic bone disease:the requirement for improvement on a multidisciplinary approach. Int Orthop. 2009;33:493-6.

Scolaro JA, Lackman RD, Surgical management of metastatic long bone fractures; principles and techniques. J Am Acad Orthop Surg. 2014;22:90-100.

〈연부조직 종양〉

한일규. 연부 조직 종양의 치료. In: 2018 SNU orthopedic update (I): Musculoskeletal tumor: 우리의학사; 2018. 59-65.

조완형. 연부 조직의 종양 양성 종양. In: 석세일 8th ed. 정형외과학: 최신의학사; 2020. 566-573.

한일규. 연부 조직의 종양 악성 연부조직종양. In: 석세일 8th ed. 정형외과학: 최신의학사; 2020. 574-582.

WHO Classification of Tumours Editorial Board. Soft tissue and bone tumours. Lyon (France): International Agency for Research on Cancer; 2020. (WHO classification of tumours series, 5th ed.; vol. 3)

20장 근골격계 통증관리

1. 통증의 정의
2. 통증의 분류
3. 통증의 진단 및 평가
4. 통증의 치료
5. 통증 관련 질환
6. 수술 후 통증 관리 및 말초신경 차단술

통증의학

1. 통증의 정의

1999년 국제통증학회(international association for the study of pain)에서는 '통증은 실질적인 또는 잠재적인 조직 손상이나 이러한 손상과 관련되어 표현되는 감각적이고 정서적인 불유쾌한 경험이다' 라고 정의하였다. 골절 시 골절 부위에 움직임이 발생하면 골절단에 의해서 실질적인 조직의 손상이 일어나고, 이로 인하여 통증을 더 느끼게 되며, 이러한 통증이 근육의 수축을 반사적으로 일으켜서 손상 부위 전체 또는 일부를 움직이지 못하게 한다.

골절 시의 움직임에 의해 느껴지는 이차적인 통증이 실질적인 조직 손상에 의한 통증의 예이고, 바늘에 찔리는 순간이나 불에 데려는 순간에 느끼는 일차적인 통증으로 이로 인한 도피 반사(withdrawal reflex)를 일으켜 다가오는 더 큰 조직 손상을 미연에 방지하는 역할을 하는 것이 잠재적인 조직 손상에 의한 통증의 예이다. 즉, 통증은 생체의 이상을 알려주는 중요한 방어 기전 중 하나이다.

물리적인 자극이나 화학적 자극에 의해 일어나는 통증은 침해자극(nociceptive stimuli)이 일차 구심성 통증 수용체(nociceptors)의 말단 부위를 활성화하여 말초신경섬유를 지나 척수에 도달한다. 그리고 다른 신경세포와의 접합부를 지나 척수시상로(spinothalamic tract) 및 망상체척수로(reticulospinal tract)를 거쳐 대뇌의 체성감각피질 및 전두피질에 도달한다. 자극의 일부는 전각부위의 체성운동신경이나 뉴런을 자극하여 근긴장이 일어나고 histamine, serotonin, substance P 등이 분비되어 통증을 유발하게 된다. 또한 교감신경 기능 항진으로 말초혈관이 수축하여 조직으로 가는 혈류를 감소시켜 통증수용체의 감수성을 증가시키게 된다. 이와 같은 반사성 교감신경반응은 급성통증 뿐만 아니라 만성통증 때도 중요한 역할을 하게 된다.

2. 통증의 분류

1) 급성 통증(Acute pain)

급성 통증은 질병이나 외상에 의한 조직 손상이 있는 상태이고, 통증 양상은 대부분 국소적이지만 다른 곳으로 방사될 수도 있다. 날카로운 통각으로 조직의 병소가 있을 때까지만 지속되고, 대개는 자기 제어성(self-limiting)이며, 자극의 강도가 감소함에 따라 통증도 감소하게 된다. 일반적으로 3개월을 초과하지 않으나, 효과적으로 치료가 되지 않으면 만성 통증으로 진행할 수도 있다.

2) 만성 통증(Chronic pain)

만성 통증은 단지 기간에 따른 분류가 아니라 하나의 질병으로써 급성 질병이나 손상의 보편적 치유 기간보다 길게 지속되는 통증을 의미하며, 급성 통증과는 현저히 다르다. 통증 양상은 무디고, 깊고, 지속적인 통각으로써 그 경계 부위가 불분명하며, 정서적인 불안과 우울증, 식욕 저하, 수면 저하, 성욕 저하 등이 수반된다.

3) 체성 통증(Somatic pain)

(1) 표재성 통증

여러 자극에 의해 피부나 점막 부위로부터 발생하며, 조직 손상을 유발하지 않을 정도의 자극에 의한 표재성 통증은 외부의 손상으로부터 신체를 보호하는 목적을 가지고 있다. 그러나 외상, 화상 등의 급성 조직 손상을 유발하는 자극은 급성 표재성 통증을 초래한다. 통증의 양상은 날카롭고, 따끔하며 찌르는 듯하고 욱씬거리는 등 다양하고, 국소 부위에 한정되어 나타난다. 표재성 통증과 연관된 증상으로는 피부 압통과 통각 과민 및 이질통 등이 있다. 피부의 열상, 타박상 등에 의한 통증이 이에 해당한다.

(2) 심재성 통증

관절, 인대, 근육 또는 근막의 침해 수용체를 자극함으로써 발생되고, 감각의 민감성 정도는 골막, 인대, 관절의 섬유 조직, 건, 근막, 근육 등의 순서이다. 무디고 쑤시는 듯하는 통증을 나타내고, 국소적으로 나타나는 경우는 드물다. 통증이 심할 경우 다른 부위로 전파되는 경향이 있어 연관통(referred pain)을 일으키는 경우가 많다. 광범위하고 국한되지 않는 연관통 양상을 보이며, 심부 체성조직에 분포하는 신경분포나 근육분절(myotome), 골분절(sclerotome)에 따라 방사된다.

4) 신경병증 통증(Neuropathic pain)

신경병증 통증은 신경계통의 손상 등의 1차적인 병변 또는 신경기능의 변화가 원인이 되어 초래되는 것으로 정의한다. 아주 다양한 기전들에 따른 증상의 다양성을 보이기 때문에 치료에 있어서 기존의 신경차단 중심의 방법으로는 어려움이 있다. 신경 손상을 주는 원인은 ① 외상 또는 손상(예, 술후통증), ② 대사성(예; 당뇨성 신경병증), ③ 허혈성 또는 혈관성(예; 뇌졸중후 중추성 통증), ④ 독성(예; 중금속 중독, 화학요법), ⑤ 신경 압박(예; 척추협착증, 수근관 증후군), ⑥ 면역매개성(예; 다발성 경화증), ⑦ 염증(예; 대상포진후 신경통)과 ⑧ 선천성(예; Farby 질환) 등 다양하다.

5) 연관통(Referred pain)

심부 또는 내장기(viscera)에서 발생한 자극이 원인 병소 부위와 멀리 떨어진 체성 조직에 통증이 나타나는 경우를 말한다. 정형외과 영역에서는 척추, 견관절 부위에서 잘 나타나는데 척추의 중배엽 구조물인 섬유륜, 인대, 관절낭, 골막 등의 자극 증상이 신경근에 의하여 지배되는 피부 고유감각영역이 아닌 부위에 통증이 전달되는 것을 말한다. 실제 통증유발 부위와 발생학적으로 같은 부위에서 통증을 느끼게 되며 통증유발 부위의 감각신경 척추분절이 동일하기 때문에 대뇌에서 이를 잘못 판단하여 이환된 부위가 아닌 다른 부위에서 통증을 느끼게 되는 기전으로 설명된다. 대개는 그 통증을 발생하게 한 조직과 발생학적으로 같은 체절에 나타나는데, 견관절에 병소를 갖고 있는 환자는 상완부의 외측에 통증을 호소하는 경우가 많은 것이 좋은 예이다. 연관통이 반드시 신경의 병소와 관련이 있는 것은 아니다. 연관통과 관련하여 정확한 진단을 하려면 '연관통은 통증의 지각 착오에 의한 것'이라는 사실을 항상 염두에 두어야 한다.

6) 내장통(Viceral pain)

내장에 분포된 통각섬유에 의해 느껴지는 둔한 통증으로 국소 부위가 명확하지 않고, 정형외과 영역의 통증과 구분되어져야 할 것들이 있다. 벽측 흉막이나 벽측 복막에서 유발되는 통증은 질병 부위와 가까운 곳에서 통증을 느낄 수가 있고, 횡경막의 중앙부나 횡경막 하의 농양 등은 목이나 승모근 부위에서 날카롭고 찢어지는 듯한 연관통을 유발하며, 또한 드물지 않게 연관통을 나타내기도 한다.

7) 심인성 통증(Psychogenic pain)

충분한 신체적인 원인을 찾을 수 없고, 해부학적으로 설명이 불가능한 통증을 호소하며, 그 원인이 심리적인 것일 때 심인성 통증이라고 한다. 심리적 원인에 의하기 때문에 환경에서의 자극과 관련되어 증상이 악화되거나 감소하게 되고, 급작스럽게 나타나서 수일에서 수주간 또는 수년간 지속되기도 하며, 신체 여러 부위에 통증을 느끼는 경우가 많다.

3. 통증의 진단 및 평가

1) 통증의 측정

통증의 측정은 진단과 치료를 위하여 필수적이지만 주관적 특성 때문에 객관적으로 평가하는데 어려움이 있다. 통증의 측정을 위하여는 물리적, 기능적, 행태학적, 인지적, 정서적, 사회문화적 측면에서 필요한 정보를 얻어야 한다. 측정하는 방법으로는 환자가 호소하는 통증을 그대로 반영하는 단순 차원의 주관적 평가 방법(unidimentional instruments, scales or indices)과 주관적 평가방법에 행동양식과 생리적인 변수들을 같이 반영하는 복합적 평가 방법(multidimentional instruments, scales or indices)들이 있다. 단순 차원의 주관적 평가 방법들에는 숫자 통증 등급(numeric rating scale: NRS), 시각 통증 등급(visual analogue scale: VAS), 언어 통증 등급(verbal descripton scale: VDS), 얼굴 통증 등급(faces pain rating scale: FPRS) 등이 있다.

(1) 단순 차원의 주관적 평가 방법(Unidimentional instruments, scales or indices) (그림 20-1)

가. 숫자 통증 등급

통증이 없을 때를 "0"으로 하고 상상할 수 있는 가장 심한 통증의 정도를 "10"으로 하여 통증 강도에 따라 해당된다고 생각되는 숫자를 지정하게 하는 방법이다. 장

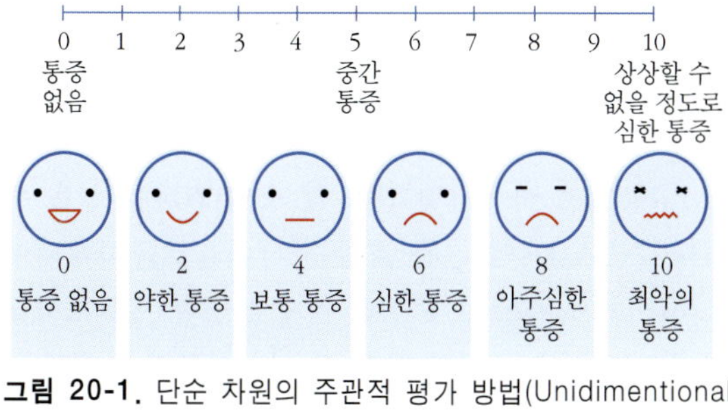

그림 20-1. 단순 차원의 주관적 평가 방법(Unidimentional instruments, scales or indices).

점으로는 간단하여 사용하기 쉽고, 언어 및 연령의 제한 없이 사용이 가능하며, 치료에 대한 통증의 변화를 민감하게 반영할 수 있고, 다른 측정 방법보다 대체로 정확하게 통증의 정도를 잘 반영하며, 오차의 가능성이 적다는 것이다. 단점으로는 흔히 복합적인 요소가 적용되는 통증 경험을 단순 차원으로 취급하게 되어 다른 요소들과 무관하게 통증의 강도만을 강조하게 되며, 대개 중간 정도에 응답이 집중되는 경향이 있다는 점이다.

나. 시각 통증 등급

통증이 없을 때를 "0"으로 하고 상상할 수 있는 가장 심한 통증의 정도를 "10" 혹은 "100"으로 하여 10 cm (혹은 100 mm) 길이가 표시된 선에 통증의 정도를 환자가 직접 표시하게 하는 방법이다. 통증의 변화를 민감하게 반영하고, 숫자통증등급과 연관성이 좋으며, 주관적으로 느끼는 통증의 정도를 잘 반영하는 것으로 알려져 있다. 그러나 적절한 정신적 육체적 조건, 즉 적당한 시각적 사고 능력과 운동 기능이 있어야 하기 때문에 수술 후 혹은 마취 후에는 사용이 곤란하다는 단점이 있다.

다. 언어 통증 등급(Verbal descripton scale: VDS)

통증의 정도를 일정한 언어로 표현하게 하는 방법으로 예를 들면 "전혀 없음", "약간", "중간 정도", "심함", "극심함" 등으로 표현할 수 있는 방법으로써 측정이 쉬운 장점이 있으나, 통증의 정도를 너무 단순하게 평가하게 되고, 정확성이 떨어지며, 오차의 가능성이 많아진다는 단점이 있다.

라. 얼굴 통증 등급(Faces pain rating scale: FPRS)

통증의 강도를 얼굴 표정의 변화 그림과 연계하여 나열하고, 숫자로 등급을 표시하는 방법으로 소아나 의사표현이 어려운 환자들에서 유용하게 사용되는 방법이다.

(2) 복합적 평가 방법(Multidimentional instruments, scales or indices)

복합적 평가방법에는 McGill 통증 질문서(McGill pain questionnaire), 간이 통증 조사지(Brief pain inventory), Minnesota 다면적 인성 검사(Minnesota multiphasic personality inventory), 통증 일기, 통증 그림 등이 있다. 이중 주로 McGill 통증 질문서가 가장 많이 사용되고 있으며, 통증 등급 지수, 단어의 수, 현재 통증 지수를 통하여 전체적 통증 경험의 양적 평가가 이루어진다. 이는 통증을 양적 및 질적인 면에서 평가하는 방법이며 통증이 보험이나 법적인 문제 등과 연관되어 있을 때 이를 감별해 내는 데에 도움이 되는 장점이 있다. 그러나 단어의 등급상 순서나 각 단어별로 통증 강도의 간격이 일정하지 않고 복잡하고, 시간이 많이 걸리는 단점이 있다.

2) 통증의 진단 평가

(1) 전기진단 검사법

말초 신경계와 근육계통의 병변을 검사하는데 사용되는 신경 전도 검사(nerve conduction study: NCV)와 근전도 검사(electromyography: EMG)가 있고, 주로 중추신경계 병변을 검사하는데 사용되는 유발 전위 검사(evoked potential study: EPS)가 있다. 전기진단 검사로 진단되는 말초 신경계의 질환들은 운동기능을 위한 말초 신경계의 기본적 생리활동 단위인 운동단위(motor unit)의 병변들로써 척수의 전각 세포, 축삭과 수초를 포함한 신경섬유, 신경-근 접합부, 그리고 근섬유의 질환들이 포함된다. 전기진단은 통증의 원인이 되는 병변의 존재 유무를 확인하고, 병변이 말초 신경계 운동단위 혹은 중추신경계 중 어느 곳을 침범하고 있는지를 확인하며, 이환된 신경에 의한 통증 범위 등을 판별하는데 도움을 줄 수 있다.

(2) 영상 진단법

단순 방사선 검사, 전산화 단층 촬영, 골주사, 자기공명영상검사, 혈류 검사, 체열 촬영, 근골격계 초음파 검사 등이 있다. 새로운 영상기법들이 점점 발달하고 있어도 단순 방사선 검사는 기본적인 영상 진단법이다. 골부위 이상소견은 전산화 단층 촬영이 가장 해상도가 뛰어나고, 골주사는 다발성으로 나타나고 높은 민감도를 필요로 할 때 유용하다. 자기공명영상검사는 연부조직의 해부학적 구조를 명확히 보여 주어, 척추 병변에서 추간판의 탈출, 파열 및 변성, 관절병변에서 인대나 건, 연골조직 등의 상태, 근 및 건질환에서 병변의 상태를 영상으로 확인하는 데에 유용하다.

가. 체열 촬영

신체의 체열 발산을 체열 지도의 형태로 보여준다. 신체 체온 항상성과 표면 온도의 조절 기전에 신체의 양측은 균등하게 영향을 받게 되므로, 체열의 대칭성은 정상의 지표가 되며, 반면 체열의 비대칭성은 비정상을 시사하게 된다. 이를 통해 신경근이나 말초 신경 손상 시 혈관 및 피부 온도 변화 양상을 관찰함으로써 심인성(psychogenic) 통증 증후군들을 기질성 원인에 의한 통증 증후군들과 감별하는 데에 도움이 될 수 있다.

나. 근골격계 초음파

근골격계 초음파는 간편하게 시행할 수 있고 표층부에 위치한 연부조직의 미세변화에 민감도가 높다. 특히 관절 부위 등에서 관절 운동을 시행하며 진단하는 역동적 진단(dynamic diagnosis)이 필요한 경우에 유용한 진단법으로 사용되고 있다. 또한 근골격계 통증의 치료에 있어, 주사 요법 시행 시 주사 요법의 정확성과 안전성을 높이는 데에 큰 도움이 되어 치료적 측면에서의 필요성도 크다.

4. 통증의 치료

1) 약물 요법

(1) 비스테로이드성 소염진통제(Non-steroidal anti-inflammatory drugs: NSAIDs)

Aspirin, ibuprofen, indomethacin 외에도 diclofenac, celecoxib, meloxicam, ketorolac 등이 보편적으로 쓰인다. NSAIDs는 1회 사용하면 진통 효과를 얻을 수 있고, 고용량을 사용하면 진통 및 소염 효과를 얻을 수 있다. NSAIDs의 진통 효과는 사이클로옥시게네이스(cyclooxygenase, COX) 억제로 인한 프로스타글란딘(prostaglandin)의 합성 감소에 의하여 일어난다. NSAIDs의 진통 효과와 독성은 COX에 의한 프로스타글란딘의 합성 억제와 관련이 있다.

NSAIDs는 염증반응에 동반되는 통증을 감소시키기 위한 목적으로 최대한 단기간 사용하고자 노력하여야 하며, 단순한 진통이 목적이라면 NSAIDs보다는 아세트아미노펜, 트라마돌 같은 비마약성 진통제를 사용하는 것이 권장된다. 특히 65세 이상의 고령자, 스테로이드제 또는 항응고제와 동시 투여하는 경우에는 위장관 출혈 및 천공의 위험이 높아질 수 있다.

(2) 비마약성 진통제(Nonopioidal analgesics)

아세트아미노펜(Acetaminophen)은 파라페놀(paraphenol) 유도체로서 순수한 해열 효과가 있는 진통제로 항염 효과는 없지만, 경도 내지 중등도 통증의 완화에 NSAIDs와 동등한 효과가 있다. 그러나, 중요한 부작용으로써 간독성이 발생할 수 있어 기존의 간질환 환자에서는 주의 깊게 사용해야 하고, 만성 알코올 남용자에서는 사용하지 않는 것이 좋다. 말기 신장질환과는 약간의 연관 관계가 있으나 신장 기능이 감소된 환자에서 1차 진통제로 추천되고 있다. NSAIDs와 병용 시 추가적인 진통 효과를 기대할 수 있다.

트라마돌(tramadol)은 중추 신경계에 작용한다. 합성 오피오이드 작용제(opioid agonist)로써 노르에피네프린(norepineprine)과 세로토닌(serotonin)의 재흡수를 억제하고, 소염작용은 없다. 적응증으로는 아세트아미노펜으로 통증조절에 실패했거나 COX-2 억제제를 포함한 NSAIDs가 금기인 경우에 고려할 수 있다. 흔한 부작용으로 오심, 구토, 두통, 어지럼증, 변비 등이 있고, 간질이 있는 경우 발작역치를 감소시킬 수 있다.

(3) 마약성 진통제(Narcotic analgesics)

일반 NSAIDs에 반응하지 않는 만성 통증 및 신경인성 통증에서 선택적으로 사용하여 환자의 통증 감소, 일상 기능 및 삶의 질을 향상시킬 수 있다. 그러나 위장관에 대한 부작용으로 용량의 증가에 따른 오심, 구토, 변비 등을 일으킬 수 있다. Morphine, Codeine, Pentazocine, Fentanyl 등이 있다.

(4) 스테로이드 (Steroid)

조직 손상 후 phospholipase A가 활성화되어 arachidonic acid가 발생하고, 이후 cyclooxygenase 경로를 통하여 프로스타글란딘(prostaglandin)이 생성된다. 스테로이드는 phospholipase A가 arachidonic acid가 되는 과정을 억제하여, 프로스타들란딘이 합성되는 것을 막아 통증 및 염증을 억제하게 된다. 급성 통증과 만성 통증에 모두 효과적이지만 합병증의 발생이 많기 때문에 사용량과 사용 기간을 최소화하기 위한 철저한 관리가 필요하다.

(5) 보조 진통제(Adjuvant analgesics)

진통제의 약리효과를 상승시키고, 부작용을 최소화하기 위해서 사용되는 약제로 phenytoin, carbamazepine 등의 항경련제가 대표적인 약물이다. 이러한 항경련제는 오랜 기간동안 다양한 원인의 만성 통증에 사용되어 왔으며, 특히 만성 신경인성 통증에 사용할 수 있다.

2) 물리 치료

물리치료는 다른 의료와 마찬가지로 정확한 진단 후에 정확한 방법(부위, 빈도, 강도 등)으로 처방하여야 한다. 물리 치료는 대부분 반대 자극제가 작용하여 증상을 완화시키고, 운동성을 증가시키며, 근 연축을 감소시킨다. 그러나, 통증의 근본적인 병리적 현상을 호전시키지는 못한다.

(1) 온열치료

가. 표재열치료

표재열 치료로 가장 많이 사용하는 온습포(hot pack)는 약 70~80°C의 온도를 유지하며, 이를 여러 겹의 수건에 감싼 다음 환부에 약 20~30분 동안 대어준다. 요부에 적용시에는 피부 화상을 예방하기 위하여 복와위 자세에서 온습포를 사용하여야 한다.

적외선 램프는 피부에 열원이 직접 닿지 않으면서 열을 전달하는 것으로써 가해지는 열은 램프 전구의 크기, 피부와의 거리 및 주사 각도에 영향을 받는다. 피부에서 약 30~60 cm정도의 거리를 두고 열을 가하며, 피부로

부터 2 cm 깊이의 조직에서 약 1.3°C의 온도 상승을 기대할 수 있다. 또한 hydro 이용한 온열 치료, 즉 회전욕(whirl pool), 하버드 탱크(Hubbard tank) 등은 온열효과뿐만 아니라 마사지 효과도 기대할 수 있다.

나. 초음파 치료

가장 많이 사용되는 심부열 치료로 주로 임상에서 20,000 Hz 이상의 초음파를 사용한다. 임상적으로 온열효과에 의한 치료 효과를 기대하며, 피하 8 cm 깊이에서 4~5°C의 조직 온도 상승, 특히 골-근육 경계면에서 음파 흡수가 커서 약 46°C까지 조직 온도가 상승한다.

(2) 한냉 치료

급성 및 만성 통증의 완화에 도움을 주는데 그 기전은 환부의 온도를 저하시켜 신경섬유와 감각수용체의 활성화를 억제시키고, 통증 전달 신경섬유에 작용하여 통증 전달을 지연 또는 차단시키는 것이다. 한냉요법은 조직의 마비를 유도하여 신경통의 완화효과가 있으며, 심한 외상, 편타성 손상 등의 수상 후에 통증과 조직 부종을 즉시 감소시키기 위해 손상 받은 근육에 사용되며 운동 치료, 기타 물리 치료, 약물치료와 함께 사용한다.

(3) 전기 치료

다양한 전기 파장의 형태에 따라 환자의 편안함, 근육수축 정도에 차이가 있으며, burst-modulated alternating current와 비대칭형 양위상 맥파(asymmetrical biphasic pulsed current)가 많이 사용된다. 신경 및 근골격계의 급성과 만성 통증 모두에 효과가 있어 근육의 염좌, 과긴장, 골절, 대상포진, 수술 후 통증, 마비성 장폐색증, 조기 분만통, 말초 신경계 손상, 절단지의 환상통, 관절염, 신경종 등이 적응증이며, 금기증으로는 인공 심장 박동기를 한 경우, 감각이 떨어지는 부위, 임신 중인 자궁이나 태아 등이다.

3) 신경차단 치료

말초, 뇌, 척수 신경절, 뇌척수 신경, 교감 신경절 등에 국소마취제나 신경파괴제를 주입하여 신경 내 자극 전도를 차단하는 것이다. 통각신경의 차단, 국소순환의 개선, 악순환을 일으키는 통증반사로(연관통, 근수축 등)의 차단 효과로 통증이 소실 또는 경감된다.

4) 근육 및 신경 자극 요법 (Intra-muscular & Nerve stimulation: IMS)

신경근 또는 신경의 기능적 손상에 의한 원심성 신경의 기능 장애로 야기되는 비정상적인 신경의 신호 전달 체계를 이차적 병적 변화를 보이는 조직 특히, 척추 주위의 단단한 결절(Gunn은 'invisible body'라 명명) 부위에 바늘을 삽입하여 자극한 후 신경 반사를 일으킴으로써 신경의 기능을 정상으로 되돌려 연부조직의 병적 상태를 치유 및 개선하고 통증을 제거하는 치료 방법이다.

5) 증식 치료(Prolotherapy)

증식 요법이란 손상 받아 이완된 인대 조직을 강화시키고, 섬유모 세포를 활성화시키기 위해 자극제, 즉 염증 반응을 일으키는 물질을 주입하는 요법이다.

증식 치료의 장점은 추가적인 신체적 부담을 최소화하면서 자연 치유 경과를 돕는 효과를 기대해 볼 수 있다는 점이다. 대표적인 증식제로는 덱스트로스(Dextrose)가 있다.

6) 자가혈 주사(Autologous blood injection)

자가혈 주사 치료는 일반적으로 자가 전혈 주사(autologous whole blood), 혈소판 농축 혈장 주사(platelet rich plasma: PRP), 자가 조절 혈청 주사(autologous conditioned serum)를 통칭하여 일컫는다. 자가혈 주사치료는 세포 및 체액 반응을 통해 퇴행 부위의 회복을 도모하고자 사용되었다. 이는 조직 회복 및 재생 과정에 있어서 체액성 중재 및 생물학적 기폭제 역할을 하는 혈액 내 성장인자(growth factor)를 직접 손상부위에 전달하는 것이다. 특히 혈소판 내에는 PDGF (platelet-derived growth factor), TGF (transforming growth factors)-ß1, ß2, VEGF (vascular endothelial growth factors), PDEGF (platelet-derived endothelial cell growth factor), IL-1 (interleukin-1), bFGF (basic fibroblast growth factor), PAF-4 (platelet activating factor-4) 등이 포함되어 있으며, 이들은 창상 치유에 필수적인 조직 재생과 혈류 증가에 영향을 미친다.

7) 통증 유발점 주사(방아쇠점 주사: Trigger Point Injection: TPI)

총의 방아쇠를 당기면 멀리 있는 표적에 영향을 미치는 것과 마찬가지로 통증 유발점의 활성화는 통증이 신체의 다른 부위로 방사되는 특징적인 방사통(reffered pain)을 유발하게 되는데, 이러한 특징 때문에 통증 유발점(trigger point)이라고 이름을 붙였다. 근육을 촉진하면 근육의 주행에 따라 딱딱한 줄처럼 만져지는 단단한 띠(taut band)를 확인할 수 있고, 이 단단한 띠 내에 매우 예민한 부분인 통증 유발점을 자극하면 근육이 수축하면서 강한 통증 및 방사통이 유발되고 환자는 회피반응(positive jumping sign)을 보이며, 바늘자극이나 압박에 국소 연축(local twitch)을 보인다. 이는 흔히 누를 때만 아프고 방사통이 없는 압통(tender point)과는 구별해야 한다.

주사는 통증이 방사되는 곳이 아닌 통증 유발점에 주사를 해야 한다. 환자에게 원인과 인자에 대해 설명하고, 치료 목적을 정확히 설명해야 하며, 유발점이 한 개 이상일 가능성과 환자는 최근에 활성화된 곳을 중심으로 현재의 통증 호소를 한다는 것을 항상 염두해야 한다.

8) 도수 치료(Manipulation therapy)

도수 치료의 가장 흔한 적응증으로는 신체검사를 통해 발견되는 체성 이상(somatic dysfunction)이며 관절염, 척추 디스크질환 등과 동반될 수 있다. 이외에도 도수 치료는 관절 주위의 근육 경직을 이완 하거나, 통증 조절, 중추 신경계 자극을 목적으로 적용되기도 하며, 대상 질환으로 가장 많은 것은 요통(68%)이며, 비요통성 질환 중에서는 경부 및 안면통(13%)이 가장 많았다.

9) 테이핑(Taping)

테이핑은 크게 세가지 용도로 사용되어 지고 있다. 첫째 근육의 긴장을 해소한다든지 신체 비대칭성을 조절하여 정열을 바르게 해주고 통증을 줄여줄 목적으로 광범위하게 사용되어져 왔고, 둘째 관절운동의 일정범위를 제한하여 운동 시 손상을 방지하거나 관절통을 줄이고자 하는 목적으로 운동 시에 많이 사용되어지고 있다. 그 외에도 돌출되거나 마찰이 잦은 부위의 병리적인 문제를 가려주고자 특히 발바닥이나 발가락 등에도 패딩재료와 함께 자주 사용되고 있다.

10) 체외충격파 치료(Extracorporeal shock wave therapy: ESWT)

체외 충격파 치료는 음파를 이용해 표적 기관 주위의 압력을 증가시켜주고, 이에 뒤따라 저긴장상의 음파를 전파하는 음파치료 기법이다. 근래에는 슬개건염, 아킬레스건염, 대퇴 골두 무혈성 괴사에도 사용되면서 그 영역이 점차 넓어지고 있다.

5. 통증 관련 질환

1) 근막 통증 증후군(Myofascial pain syndrome)

만성통증을 일으킬 수 있는 가장 흔한 질환중 하나이다. 근육과 근막에 존재하는 통증 유발점(trigger point)에서 발생되는 통증 증후군으로 30세에서 49세 사이의 여성에서 호발 한다. 어느 근육에서나 발생할 수 있으나 주로 목, 견갑대의 자세 유지근(postural muscle)과 저작근에 가장 많이 발생한다. 흔히 통증 유발점(trigger point)이라고 불리는 부위에서 통증이 시작된다.

가장 흔한 원인은 근막구조의 외상과 근육에 가해지는 과부하이며, 이 경우 활동성 유발점을 형성한다.

특징적인 증상은 경미한 통증에서 매우 고통스러운 통증까지 광범위하게 나타나며, 비대칭적인 경우가 많다. 단단한 띠는 대개의 경우 6 mm 이내의 크기이고, 촉진하거나 손으로 누를 때 환자가 심한 통증을 호소하면서 이환 부위를 움직이거나 몸을 급격히 움직이며 회피반응 양성(positive jump sign)을 보일 수 있다.

2) 섬유 근육통(Fibromyalgia)

만성적이고 광범위한 전신 통증과 압통점(trigger

point)이 있고, 비회복성 수면(nonrestorative sleep)이 나타나는 연부조직의 통증 증후군이다. 모든 연령층에서 발생이 되지만 주로 20~50세 사이의 여성에서 가장 흔하게 발생된다. 빈번하게 동반되는 증상으로는 우울감, 불안감, 조조 강직, 두통, 과민성 대장 증후군, 턱관절 통증, 비심장성 흉통 등 이다. 약 30%의 환자에서 정신과적 질환이 동반되는 것으로 알려졌다. 발생 원인은 통증에 대한 지각 이상으로 추정되나 현재까지는 명확한 기전은 밝혀지지 않았다.

3) 복합 부위 통증 증후군 (Complex regional pain syndrome: CRPS)

만성 신경병증성 통증 질환으로, 임상적으로 자발통, 이질통, 감각과민과 같은 통증과 비정상적인 혈액순환, 발한과 부종을 일으키며 자율 신경계와 운동 신경계의 기능 이상을 동반한다. 복합 부위 통증 증후군은 연부조직 손상 후에 나타난 반사성 교감신경 이영양증(reflex sympathetic dystrophy; RSD)과 유사한 경우를 1형이라고 하고, 신경 손상 후에 나타난 작열통(causalgia)과 유사한 경우를 2형이라고 한다. 1형과 2형의 원인은 다르지만 진단적인 측면에서는 비슷한 증상과 징후를 가진다.

진단에 보조적인 검사로 단순 방사선 검사, 삼상 골스캔, 체열촬영, QSART, 근전도 및 신경전도 검사, 정신과적 평가 등이 있다. 하지만 복합 부위통증 증후군 환자들에서 진단에 보조적인 검사들이 의미 있게 나타나는 경우가 50% 정도이므로, 진단에 참고하는 수준으로 하고, 치료의 적절성을 판단하거나 예후를 예측하는데 있어서도 도움이 되지 않는다는 의견도 있다.

4) 당뇨병성 말초신경병증 (Diabetic peripheral neuropathy)

당뇨병 환자에서 온 몸의 신경계 손상을 초래하여 감각을 마비시키고, 이차적인 합병증인 당뇨병성 족부괴양까지 일으키는 심각한 질환이다. 주로 당뇨병의 이환기간이 길고, 나이가 많을수록 당뇨병성 신경병증의 유병률이 높아진다고 알려져 있다. 우리나라에서 당뇨병성 신경병증의 유병률은 전체 당뇨병 환자의 약 14.1~54.5% 정도로 높게 보고 되고 있지만 무증상인 경우가 많아 임상에서 쉽게 간과하는 경우가 많다.

가장 흔한 임상증상은 원위부 대칭성 다발신경병증(distal symmetric polyneuropathy)이다. 원위부의 감각저하를 호소하는 것이 가장 흔하지만 50% 이상의 환자에서 증상이 없는 경우가 많다. 감각과민(hyperesthesia), 감각이상(paresthesia), 이상감각(dysesthesia) 등도 같이 나타나며 환자들은 저림, 따끔거림, 찌르거나 타는 듯한 통증이 주로 발에서 시작해서 근위부로 퍼진다고 한다. 통증은 휴식 시에도 나타나며, 특히 밤에 악화된다. 통증은 병이 진행시키는 자율신경 신경병증(autonomic neuropathy)도 동반될 수 있다.

환자의 주관적인 증상이 진단에 가장 중요하다. 기본적인 문진을 시행하고 진찰로 운동 기능 평가와 감각 기능 평가, 자율신경 기능 평가를 시행한다. 확진에는 신경 전도 검사가 가장 정확하고 민감하여 표준 진단법으로 이용되고 있다.

치료의 목표는 현재의 증상을 감소시키고 진행을 늦춰 합병증 발생을 막는 것이다. 당수치가 조절이 잘 안되면 증상의 호전 및 신경손상의 진행을 막을 수 없기 때문에 치료에 있어서 철저한 당뇨 조절이 가장 중요하다.

5) 만성 통증 증후군(Chronic pain syndrome)

만성 통증을 정의할 때 그 기간에 대하여는 정확히 정해진 바 없으나, 일반적으로 급성 질병이나 손상의 보편적 치유기간보다 길게 지속되는 통증을 말한다. 만성 통증은 의학적 치료에 반응하지 않는 일련의 증상을 의미하고, 이를 적절하게 치료하기 위해서는 다원적 접근과 통증에 대한 폭넓은 이해와 지식이 필요하다. 비교적 흔하게 알려진 만성 통증의 원인 질환들로는 퇴행성 관절염, 척추 협착증, 추간판 탈출증, 척추 압박골절, 류마티스 관절염, 과사용증후군(chronic overuse syndrome), 불량한 자세(poor posture), 근막 통증 증후군, 섬유 근육통 그리고 염좌 등이 있다.

6) 환지통(Phantom limb pain)

외상, 종양, 말초 순환 장애 등의 원인으로 사지 절단을 받은 후 약 80%의 환자에서 환상감각(phantom sensation)을 경험하는데, 사지에 나타나는 경우가 많으므로 환상지(phantom limb sensation)라고 불린다. 이러한 환상감각에 통증이 동반되는 경우를 환상통 또는 환지통(phantom limb pain)이라 부르고, 이와는 다르게 절단부 주위 자체에 통증 감각을 느끼는 것을 단단통(stump pain)이라고 한다.

통증 유발 인자를 제거하는 것이 가장 중요하고, 통증 부위에 스테로이드를 섞은 국소마취제를 주사하면 효과가 있으며, 반복 침윤에 의해 소실되는 경우가 많다. 그러나, 신경종이 분명한 경우는 제거술을 고려한다.

6. 수술후 통증 관리 및 말초신경 차단술

1) 수술 후 통증(Postoperative pain) 관리

수술 후 통증 관리는 수술 후 환자의 치료에서 큰 비중을 차지한다. 통증에 의해 유발된 얕고 빠른 호흡은 호흡근의 산소 소비량의 증가와 더불어 저산소 혈증과 고탄산가스 혈증을 초래하게 되고, 대사계의 변화, 창상 치료의 지연 등의 악영향을 미친다. 통증은 주관적이므로 같은 수술이라도 수술 후 통증의 정도는 환자마다 다양하게 나타난다.

수술 후 통증에 영향을 주는 인자는 수술의 종류, 수술 시간, 피부의 종절개, 수술 침습 정도, 수술의 숙련도, 술전 진통처치의 유무, 마취 방법, 수술에 의한 합병증, 심리적 영향, 수술 후 통증 관리의 숙련도 등에 좌우된다.

최근의 경향은 이른바 다원적 접근(multimodal approach)으로 수술 전 환자의 교육부터 수술 후 통증관리 전반에 걸쳐 철저히 통증을 조절하는 개념이다. 예방적 진통 요법(preemptive analgesia)은 유해한 자극이 시작되기 전에 약물을 투여하는 것이다. 예방적 진통제는 중추신경계의 민감화를 줄여 줌으로써 수술 후 통증 조절에 기여한다.

국소관절 주위 주사(periarticular injection)는 수술부위에 국소적으로 마취를 주입하는 방식으로 정형외과 의사가 직접 시술하기 용이한 방법이다. 수술 후 대표적인 정맥주사법인 자가통증조절법(patient controlled analgesia; PCA)은 진통제에 대한 약동학이나 감수성에 대한 정보 없이도 약물을 투여 할 수 있는 장점이 있다. 부작용으로는 오심, 구토, 장마비, 졸림, 비뇨기계 기능저하, 호흡저하 등이 있다.

경막외 진통법은 급성통증을 조절하는 효과적인 방법의 하나로 보행과 같은 움직임과 관련된 통증 치료에 효과적이다. 주로 아편유사제와 국소마취제가 사용되며 일시 주입 또는 지속주입법을 이용하고 진통 효과 및 기간을 연장시키기 위해 epinephrine 을 첨가하기도 한다.

신경차단법은 상박신경총(Brachial plexus) 가까이 카테터를 거치하여 지속적인 신경 차단을 유지함으로써 대부분의 상지 수술이나 상해 후의 통증을 치료 할 수 있다.

초음파 유도 대퇴 및 좌골 신경 차단술로 마취하는 경우에 마취를 시행할 때 좌골신경이나 대퇴신경 주위에 척추의 경막외 도관 삽입(epidural catheterization)에 사용되는 카테터를 유치(indwelling catheter)시킨 후 지속적으로 국소 마취 희석액을 투약하여 원하는 기간만큼 좌골신경 또는 대퇴신경 지배 부위에서 유발되는 통증을 조절할 수 있는 방법도 있다. 카테터 삽입술은 수술 후 통증 조절에 대한 만족도가 높고, 마약성 진통제의 사용 빈도를 낮출 수 있다.

2) 말초신경 차단술(Peripheral nerve block)

말초신경 차단술의 목적은 크게 3가지로 분류할 수 있다. 첫째는 수술하기 위한 마취 목적의 신경 차단술이고, 둘째는 수술 후 통증이나 만성 통증을 조절 목적의 신경 차단술이며, 셋째로 신경 병증 등의 질환에 대한 진단과 치료를 보조하기 위한 목적의 신경 차단술이다.

상지, 척추, 하지의 해부학적 위치에 따른 신경 차단술의 술기는 차이가 있다. 그러나, 같은 해부학적 위치에서 마취나 통증조절이나 진단/치료 목적에 따른 신경 차단술 술기는 비슷하다. 다만, 마취 목적으로 시행되는 신경 차단술은 다른 경우보다 정확성과 높은 성공률이 항상 보장되어야만 한고, 통증조절 목적의 신경 차단술은 적절한 농도의 마취제를 적절한 용량으로 투약하는 것이 중요하며, 진단과 치료 목적의 신경 차단술은 최소 용량의 약제를 가장 효과적인 곳에 투약하는 것이 중요하다.

척추 분야에서는 수술용 투시조영장비(C-arm)를 활용한 신경 차단술이 가장 보편화된 상태에서 초음파를 이용한 신경 차단술이 서서히 보급되고 있으며, 상지와 하지 분야에서는 근골격계 초음파의 보급과 활용이 증가하면서 초음파를 이용한 신경 차단술이 가장 보편화 되고 있다.

(1) 부위/국소 마취(Regional/Local anesthesia)

국소 마취(Local anesthesia)는 좁은 의미에서는 치아나 피부 부위와 같은 신체 일부의 마취를 뜻하며, 부위마취(Regional anesthesia)는 다리나 팔 같은 신체의 큰 부분을 마취하는 것을 목표로 한다.

가. 경막외 마취(Epidural anesthesia)

경막외 공간(epidural space)은 황색인대(ligament flava)와 경막(dura mater) 사이의 공간으로 두개골 기저부부터 미골까지 이어져 있으며 상대적으로 음압을 가지고 있는 공간이다. 경막을 뚫고 뇌척수액에 국소마취제를 투여하는 척추마취와 달리 경막외 공간에 약제를 투여하므로 상대적으로 안전하게 경추에서부터 천추에 이르기까지 전 척추관에 걸쳐 사용 할 수 있다.

나.척추 마취(Spinal anesthesia)

척추 마취 시 국소마취제를 투여하게 되는 공간은 거미막밑 공간(Subarachnoid space)이다. 거미막밑 공간은 경막과 척수사이의 공간으로 뇌척수액으로 채워져 있다. 이 공간에 국소마취제가 주입되면 척수에서부터 나오는 척수신경의 전근과 후근에서 신경이 차단되어 마취가 된다.

다. 부위 마취(Regional anesthesia)

부위마취란 다리나 팔 같은 신체의 큰 부분을 마취하는 것으로 수술 또는 시술을 위한 마취 뿐 아니라 통증 조절 목적으로도 유용하게 사용될 수 있다. 정형외과 영역에서는 크게 상지 부위마취, 척추 부위마취, 하지 부위마취가 있다.

라. 각성 마취(Wide awake anesthesia)

WALANT (Wide Awake Local Anesthesia No Tourniquet)로 알려진 방법으로 주로 수부 수술에서 사용된다. WALANT를 이용하면 공기압 지혈대 없이 각성상태에서 운동성을 유지한 채 무통상태에서 건봉합술, 건이전술, 건박리술 등의 수술을 시행할 수 있다. WALANT 마취하에 건봉합술(Tenorrhaphy), 건이전(Tendon transfer), 건박리술 등을 대표적으로 시행할 수 있다.

마. 국소 마취(Local anesthesia)

국소마취제를 피부와 같은 일부분에 주사, 도포하여 마취하는 방법으로 주로 정형외과 영역에서는 리도카인이 많이 사용된다. 에피네프린과 함께 사용하여 지속시간을 늘리고, 출혈을 감소 시킬 수 있다. 하지만, 하지 말단에서는 괴사의 우려가 있기 때문에 조심스럽게 사용되어야 한다.

< 참고문헌 >

Giamberatdino MA, Affaitati G, Fabrizio A et al. Myofascial pain syndromes and their evaluation, Best Pract Res Clin Rheumatol. 2011; 25:185-98

Pillen S and van Alf en N. Skeletal muscle ultrasound, Neurol Res. 2011, 33:1016-24.

Srbely JZ. New trends in the treatment and management of myofascial pain syndrome. Current Pain and Headache Reports. 2010;14:346-52.

Majlesi J, Unalan H. Effect of treatment on trigger points. Current Pain and Headache Reports. 2010;14:353-60.

M. A. Giamberardino. Myofascial pain syndromes and their evaluation. Best Practice & Research Clinical Rheumatology. 2011 ;25:185 98.

Yang JY. Treatments of Complex Regional Pain Syndrome. Korean J Psychosomatic Medicine. 2010; 18(2):57-61.

Won JC, Ko KS. The epidemiology of diabetic neuropathy in Korea' Korean Clin Diabetes J. 2010;11:177-83.

Ko SH, Cha BY. Diabetic peripheral neuropathy in type 2

diabetes mellitus in Korea. Diabetes Metab J. 2012;36(1):6-12.

Fauci et al. Harrison's principles of internal medicine. 18th edition. McGraw-hill; 2012.

Lindsay TJ, Rodgers BC, Savath V, Hettinger K. Treating diabetic peripheral neuropathic pain. Am Fam Physician. 2010;82(2): 151-8

Bril V, England J, Franklin GM, Backonja M, Cohen J, Del Toro D, Feldman E, Iverson DJ, Perkins B, Russell JW, Zochodne D. Evidence-based Guideline: Treatment of Painful Diabetic Neuropathy. Neurology. 2011;76(20):1758-65.

Krych AJ, Horlocker TT, Hebl JR, Pagnano MW. Contemporary pain management strategies for minimally invasive total knee arthroplasty. Instr Course Leet. 2010;59:99- 109.

BA Zelle, H Gollwitzer, M Zlowodzki, W Buhren. Extracorporeal shock wave therapy. J Orthop Trauma. 2010;24:66-70

CJ Wang. Extracorporeal shockwave therapy in musculoskeletal disorder. J Orthop Surg Res. 2012:20;7-11.

Lee SY, Cheng B, Grimmer-Somers K. The midterm effectiveness of extracorporeal shockwave therapy in the management of chronic calcific shoulder tendinitis. J Shoulder Elbow Surg. 2011 ;20:845-54

Walker BF, French SD, Grant W, Green S. A Cochrane review of combined chiropractic inteventions for low-back pain. Spine. 2011 ;36: 230-42.

Ernst E, Posadzki P. An independent review of NCCAM-funded studies of chiropractic. Clin Rheumatol. 2011;30:'593-600

The korean orthopedic pain society. Musculoskeletal nerve block and injection therapy. Koonja; 2017. 115-394.

Miller R, Eriksson L, Fleisher L, Wiener-Kronish J, Cohen N, Young W. Miller's Anesthesia. 8th ed. Elsevier;2015.

The korean society of anesthesiologists. Anesthesiology and pain medicine. 3rd ed. Ryo Moon Gak;2014.

Warrender WJ, Lucasti CJ, Ilyas AM. Wide-awake hand surgery principle and technique. J Bone Joint Surg Am. 2018;6(5):e8.

Lalonde DH. Latest advances in wide awake hand Surgery. PlumX Metrics;2019.

Kang SW, Kim YW, Park JK. Wide-Awake Hand Surgery. Arch Hand Microsug. 2018;23(1):1-11.

The korean orthopedic pain society. Musculoskeletal nerve block and injection therapy. Koonja; 2017. 115-394.

Ha DH, Shim DM, Kim TK, Kim YM, Choi SS. Comparison of ultrasonography- and fluoroscopy-guided facet joint block in the lumbar spine. Asian Spine J. 2010;4:15-22.

Miller R, Eriksson L, Fleisher L, Wiener-Kronish J, Cohen N, Young W. Miller's Anesthesia. 8th ed. Elsevier; 2015.

Manchikanti L, Singh V, Falco FJ, Cash KA, Fellows B. Comparative outcomes of a 2-year follow-up of cervical medial branch blocks in management of chronic neck pain: a randomized, double-blind controlled trial. Pain Physician. 2010;13:437-50.

Kang C. The Ultrasound-Guided Regional Nerve Block in Lower Extremity Surgery. J Orthop Pain Society. 2016;7(1).

Memtsoudis SG, Yoo D, Stundner O, et al. Subsartorial adductor canal vs femoral nerve block for analgesia after total knee placement. Int Orthop. 2014.

Yeo ED, Kim HJ. Ultrasonography of the foot and ankle. J Korean Ortho US Soc. 2013;1:20-27.

21장 노인의학 (Geriatric Medicine)

• 노화에 의한 근골격계 및 관절의 변화 • 노인의 수술 전후 평가 및 관리

노화에 의한 근골격계 및 관절의 변화

노화과정 자체가 단순히 질병과 죽음의 위험이 축적되는 것은 아니지만 각 기관별 노화로 인한 변화에 의해 질병에 대한 감수성이 높아져 질환의 발생과 사망이 증가할 수 있다. 특히 관절은 뼈와 뼈를 연결해주는 중요한 구조로 골격의 움직임을 유연하게 하고, 근육은 뼈대를 움직이게 하고 신체를 이동하게 하는 근력을 제공하는데 중요한 역할을 하기 때문에 근골격계 및 관절의 노화는 임상적으로 중요한 의미를 갖는다.

1. 노령에 의한 변화

노화로 인해 뼈에서 칼슘과 미네랄들의 감소가 발생하여 골량 및 골밀도가 감소하는데, 폐경기 여성에서 가장 빨리 감소한다. 이와 함께 척추 뼈 사이 디스크의 수분이 감소하고, 장기간 사용에 의해 골극(bony spur)이 생기고 척추의 구조는 구부러지고 발바닥 아치(arch)가 낮아져 키가 줄어들게 된다. 팔, 다리의 뼈에서도 칼슘과 미네랄이 소실되어 쉽게 골절될 수 있으며, 관절액은 감소하고 유연성은 떨어져 경직되며 어깨 관절에서는 미네랄과 석회 침착이 관찰된다. 노화로 인해 연골의 석회화된 층에 미세한 균열이 생기고 연골세포에 손상이 야기되며 연골기질이 얇아진다. 그 외 연골에서 수분 감소와 프로테오글리칸의 구조 변화와 같은 생화학적 변화와 함께 콜라겐의 경직도가 증가하는 등 연골의 항상성이 파괴된다. 특히 근육량의 감소와 근력의 저하의 감소는 체질량(lean body mass) 감소를 초래하는 하나의 원인이 되며, 여성에서는 40대서부터 근육의 변형이 시작된다. 신경계의 노화와 함께 근육은 점차적으로 경화되고, 긴장성을 상실하게 되어 다양한 질환이 발생하게 된다.

2. 변화의 영향

노인이 되면서 자세는 더욱 구부러져 자세는 척추후만증(kyphosis)이 되고 머리와 목은 앞으로 기울고 무릎과 엉덩이 관절도 구부정한 자세가 된다. 실제로 노화로 인해 몸통과 척추의 높이가 줄어들어 키가 줄고 골량과 골밀도의 감소되기 되는데 골흡수만큼 골형성이 되지 않아 골절 발생 위험이 증가한다. 노인들의 보폭은 짧고 보행속도는 느려지고 팔의 움직임은 줄어들기 때문에 보행 시 더 쉽게 피로감을 느끼지만 근력과 근육 질량의 손실로 인한 노화로 인한 이러한 변화는 꾸준한 운동으로 다소 향상시킬 수 있다.

3. 빈도가 높은 질환과 예방

노화로 인한 근육의 약화로 인해 노인에서 피로감이 증가하고 지구력 감소가 두드러지게 나타난다. 관절의 경우 심하지 않은 강직성 관절에서부터 일상생활을 정상적으로 할 수 없을 정도의 관절염까지 심각한 문제들이 관찰된다. 이러한 변화들로 인해 노인에서 흔한 퇴행성관절염, 류마티스관절염, 회전근개손상, 오십견, 손목

터널증후군 등 질환들이 발생하며 보행 장애, 불안정 및 균형유지 능력 상실로 인해 노인에서는 낙상의 위험이 증가된다. 특히 나이 많은 여자에서 골다공증 유병률이 증가하는데 이로 인한 골다공증성 골절이 원위 요골 골절, 고관절 골절, 척추 및 상완골 근위부에서 발생할 수 있다. 척추 압박 골절이 가장 흔하게 발생하며, 가장 사망률이 높은 것은 고관절 골절로 보고되고 있다. 이러한 질환들의 예방을 위해 식사는 단백질과 칼슘이 충분한 균형 잡힌 식단이 중요한데, 칼슘은 음식을 통한 섭취가 가장 최선이지만 폐경 후 여성과 65세 이상 남성의 경우 하루 800~1,000 mg 칼슘과 800IU 비타민D 섭취가 권고된다. 비타민D 결핍은 낙상과 골연화증 위험을 증가시키므로 보충하도록 하며, 만약 골다공증이 확인된다면 치료를 시행한다.

노인의 수술 전후 평가 및 관리

노인 환자에서도 수술법의 향상과 영양 및 기능상태의 개선으로 질병의 완치를 통한 증상 호전과 삶의 질 향상을 기대할 수 있으나 고령 인구와 만성질환자의 증가로 수술과 관련된 합병증 발생 및 기능 저하로 인해 오히려 수술 전에 비해 전반적인 상태가 악화되는 환자도 종종 관찰할 수 있다. 따라서 노인 환자에서 수술적 치료를 고려할 때에는 일단 수술 전 평가를 통해 심혈관계 위험요소에 대한 평가를 시행할 뿐만 아니라 수술 후 기능 저하나 항상성 유지 능력의 감퇴가 예상되는 쇠약한 노인을 찾아내고 보다 체계적인 관리를 시행하여 수술 전 상태로 기능상태를 회복할 수 있도록 도와야 한다. 이를 위해 노인환자의 포괄적 문제와 전반적인 기능상태를 평가하는 노인포괄평가(comprehensive geriatric assessment: CGA)를 수술적 치료를 앞두고 있는 노인환자에게 적용하여 수술과 관련된 위험성을 평가하는 데 유용하다는 결과들이 발표되고 있다. 또한 수술 후 발생하는 흔한 문제들은 급속한 기능 저하, 입원기간 증가, 재입원 등 부정적인 예후와 밀접한 관련이 있어 이를 예방하기 위해 노인 환자의 특성을 잘 이해하고 노인의 기능을 극대화할 수 있는 방법들을 모색해야 할 것으로 생각된다.

1. 노인 환자의 수술 전 평가: 심혈관계 위험도 평가와 항혈소판제/항응고제 중지여부

단순히 환자의 연령보다는 환자의 동반질환, 기능적 상태가 수술 후 예후에 더 영향을 미치는데, 마취 방법, 수술 종류 및 혈역학적 변화 초래 가능성에 따라 수술의 위험도가 달라진다. 응급수술이 아닌 경우, 심장기능에 대한 충분한 평가가 반드시 수행되어야 하는 심혈관 질환으로는 (1) 불안정형 협심증, 또는 4주 이내 급성 심근경색, (2) 새로 발생한 심부전 또는 심부전 급성 악화, (3) 유의한 부정맥-고도 방실차단, 완전방실차단, 증상을 동반한 심실성 부정맥, 안정시 심박수 분당 100회 이상의 상심실성 빈맥, 증상을 동반한 서맥, 심실빈맥, (4) 중증의 판막질환-증상을 동반한 승모판막 협착증, 중증의 대동맥판막 협착증 등이 있다. 수술의 위험성이 수술 전 평가에서 고려되어야 하는데, 응급수술이 아닌 대부분의 정형외과 수술은 심혈관 질환 발생위험이 1~5%에 해당하는 중간 정도의 위험도를 보이는 것으로 분류되어 있다.

항혈소판제인 아스피린을 심혈관 질환의 예방목적으로 복용하는 경우 수술 5일전부터 복용을 중지하여 출혈 위험을 낮추는 것이 필요하다. 그러나 관동맥 스텐트 삽입 후에는 약제를 조기에 중단하는 경우에는 스텐트 혈전증 위험이 있어 최소 12개월의 이중 항혈소판요법을 시행하는 것을 권고하고 있다. 따라서 항혈소판제 복용 목적에 따라 약제 중지에 신중을 기해야 한다. 심방세동에서 뇌졸중 예방을 위해 새로운 항응고제를 복용하는 경우, 수술 3~5일 전 중단이 필요하며, 항응고제를 유지하던 혈전형성의 고위험군(심장기계판막 수술 병력 또는 폐색전증 병력)에서는 저용량 헤파린을 사용하여야 한다.

2. 노인 포괄평가(Comprehensive Geriatric Assessment: CGA)

장기 위주의 기존의 평가로는 수술이 예정된 노인 환자의 잠재적 위험요인을 충분하게 평가하지 못하며 노인 환자의 기능상태와 관련된 문제점이 쉽게 파악되지 않는다. 이러한 단점들을 극복하기 위해 노인포괄평가(CGA)를 수술 전에 노인 환자에게 적용하여 의학적 평가, 기능 평가, 정신건강 평가 및 사회환경적 평가를 시행하면 진단의 정확도를 향상시키고 치료의 적정성을 확보하며, 환자의 기능 회복 및 삶의 질 향상을 추구할 수 있으며 불필요한 의료자원의 낭비를 예방하고 퇴원 후 집으로 복귀할 수 있는 가능성을 증가시킨다.

1) 의학적 평가

CGA는 노인 환자의 병력을 청취하는 것부터 시작되지만 인지기능, 시력 및 청력이 저하된 노인 환자에서 병력 청취는 환자 외에도 가족이나 간병인으로부터도 정보를 얻을 수 있으므로 검사 결과에만 의존하지 말고 과거 병력부터 현재 복용하는 약물까지 상세한 병력에 대해 조사한다. 신체진찰은 기존의 방법과 큰 차이는 없으나 주로 환자가 호소하는 증상을 중심으로 평가를 시행하도록 한다. 노인에서 만성질환의 유병률이 증가하고 약동학적으로 약물의 흡수, 분포, 대사 및 배설에 변화가 동반되기 때문에 다약제복용(polypharmacy) 및 약물 이상반응의 위험성이 증가한다. 따라서 복용하고 있는 모든 약물에 대한 평가를 시행하도록 한다. 기존 질환, 구강상태, 일상생활기능 및 경제적 문제 등에 따라 영양 상태가 다른데 만약 (1) 6개월 이내 10~15% 이상의 의도하지 않은 체중감소, (2) BMI < 18.5 kg/m^2, (3) 주관적인 영양평가의 등급 C, (4) 혈중 알부민 농도 < 3.0 g/dL의 4가지 항목 중 하나 이상이 동반되어 있다면 우선 영양상태의 개선을 도모한 후 수술을 고려하는 것이 술후 예후를 개선시킬 수 있다.

2) 기능 평가

노인 환자의 기능 평가는 목욕하기, 식사하기, 옷 입기, 배변하기, 세수하기 등과 같이 스스로 자신의 몸을 돌보는데 필요한 가장 기본적인 기능을 평가하는 일상생활활동(activitiesof daily living: ADL)과 요리하기, 장보기, 가벼운 집안일 등 보다 높은 차원의 도구적 일상생활활동(instrumental activities of daily living: IADL)과 같은 독립적인 생활을 하는데 필요한 기능을 평가하여 환자의 현재 상태를 평가한다.

3) 정신건강 평가

노인의 인지기능은 서서히 떨어지고 다양한 보상체계가 작용하므로 주의 깊게 관찰하지 않으면 놓치기 쉽다. 인지기능 저하를 예민하게 반영하는 것이 단기기억(short-term memory) 상실과 계산능력의 저하이다. 한국판 간이정신상태 검사(Korean version of Mini-Mental State Examination: K-MMSE)가 흔히 사용되는 평가도구이며, 외래에서 간단하게 평가할 수 있는 선별검사 방법으로는 3-item recall, Clock drawing test, Mini-cog test 등이 있다. 선별검사로 이상이 발견된 경우 정밀검사를 시행해야 한다. 또한 노인의 흔한 문제인 우울증을 선별하기 위해 다양한 설문이 개발되어 사용 중이며 노인우울평가(geriatric depression scale: GDS)가 대표적이다.

4) 사회환경적 평가

노인 환자의 경우 사회, 경제적 요인이 질병발생 및 치료경과에 미치는 영향이 크기 때문에 이에 대한 조사가 도움이 된다. 특히 환자의 치료 방침의 결정, 경제적 부담, 퇴원 장소의 결정 등 전반적인 내용을 고려할 때 환자의 사회지지체계를 바탕으로 결정하는 것이 도움이 된다.

3. 수술 후 환자 관리

노인 입원 환자의 25%는 퇴원 후 입원 전 상태로 회복하지 못하는 것으로 보고되고 있어, 수술 후 발생하는 다양한 문제들의 해결에만 국한된 진료를 할 것이 아니라 퇴원 후 사회/가정으로 복귀할 수 있도록 노인 환자의 기능의 회복 및 극대화에 힘써야 할 것이다. 노인 환자에서 흔히 관찰되는 수술과 관련된 임상 문제는 다음과 같다.

1) 심부정맥 혈전증

심부정맥 혈전증과 폐색전의 위험성은 연령이 증가함에 따라 높아지는데, 노인의 경우 비특이적으로 발현되는 경우가 많아 진단이 늦어져서 예후가 불량한 것으로 알려져 있다. 특히 심부정맥 혈전증의 발생 위험이 높은 정형외과 수술 예정인 노인 환자의 경우에는 저분자량 헤파린, 비타민 K 길항제, 새로운 경구용 항응고제 및 기계적 방법 등 심부정맥 혈전증 예방에 대한 조치가 필요하다. 새로운 경구용 항응고제인 dabigatran, rivaroxaban, apixaban 등은 정형외과 수술을 받은 환자에서 사용하였을 때 기존 약제에 비해 보다 효과적이거나 출혈의 합병증 발생이 적은 것으로 보고되고 있다.

2) 인지기능 장애

노인환자에서는 치매, 섬망, 우울 등으로 인한 인지기능의 저하가 흔히 관찰되며 특히 정형외과 수술 후 섬망의 발생위험이 높은 것으로 알려져 있다. 입원으로 인한 환경 변화, 인지 기능의 저하, 감각의 박탈, 탈수, 전해질 불균형, 억제대 적용, 중환자실 환경, 영양결핍 등이 섬망의 유발인자로 알려져 있다. 그 외에도 항콜린성 약제, 항히스타민제, 마약성 진통제 등의 약제가 섬망의 위험을 증가시키므로 주의를 요한다. 섬망은 적절한 예방적 조치를 통해 약 40% 가량 예방할 수 있으며 주된 중재방법으로는 적절한 수면유지, 조기 보행, 탈수의 예방과 치료, 시력과 청력 자극의 보완 등이 있다

3) 우울과 불안(Depression & Anxiety)

감정 조절의 장애가 입원환자의 약 25%에서 관찰되는 흔한 문제이지만 임상의에 의해 진단되고 치료되지 않는 경우가 많으며 입원환자에서 이러한 우울증상이 흔히 신체질환에 의한 것으로 잘못 이해되어 불필요한 검사가 시행되는 경우도 적지 않다. 주요 우울증의 경우에는 약물의 복용이 필요하며 자살 위험이 있는 경우에는 격리병동의 입원 치료가 필요하다. 노인에서는 갑상선 기능 이상이 우울증상으로 나타나는 경우도 있으므로 갑상선 기능에 대한 평가도 필요하다. 입원기간 중 항우울제가 사용된다고 하여도 효과가 나타나기에는 시간이 걸리기 때문에 퇴원 후에도 지속적인 약물의 평가 및 투여가 필요하다. 불안증세도 노인환자에서 흔한 문제로 항불안제로 처방하게 되는데 이로 인해 오히려 인지기능의 저하를 초래하며 낙상의 위험이 증가할 수 있으므로 낙상과 골절의 위험이 높은 노인 환자에서 항불안제의 무분혈한 사용은 피해야 한다.

4) 부동(Immobility)

노인 환자는 수술 후 통증과 전반적인 건강상태의 저하로 인해 움직임에 제약이 생기고, 그 외에도 수술 후 수액 투여, L-tube, Foley catheter 등으로 인해 움직임의 제한이 인위적으로 발생하여 환자의 운동성 저하를 더 가속화 시킨다. 따라서 노인 환자에서는 특별한 경우가 아니면 sitting position을 하도록 하거나 wheelchair ambulation, walker ambulation 등 보조기를 이용해서라도 움직일 수 있도록 장려해야 한다. 불필요한 tube나 catheter는 가능한 조기에 제거하고 억제대는 가능한 적용하지 않는 것을 원칙으로 한다.

5) 영양결핍(Undernutrition)

영양부족, 특히 단백질-열량 영양불량(protein energy malnutrition, PEM)은 노인환자에서 흔하게 관찰되는 소견이다. PEM은 만성질환자, 심부전, 만성폐쇄성 폐질환, 인지기능 장애, 사회격리 등의 고위험군 환자에서 흔하게 관찰되며 입원 기간 중 사망률의 유의한 증가와 관련이 있는 것으로 알려져 있다.

6) 의인성 질환(Iatrogenic Illness)

노인 환자는 수술 후 약물 이상반응, 병원 내 감염과 같은 의인성 질환의 발생 위험이 높다. 여러 만성질환에 이환되어 있는 노인 환자의 특성상 다약제 복용이 흔하고 신기능 저하, 약물 대사능력의 저하, 체내 수분의 감소 등으로 인해 약물이상반응의 발생 위험이 증가하기

때문이다. 또한 항균제 내성 균주에 의한 병원성 감염도 저항력과 면역력이 저하되어 있는 노인환자에서 흔하게 관찰될 수 있는데 특히 노인병원이나 요양기관에 거주하고 있는 노인환자에서 위험성이 증가할 수 있어 항생제 선택에 주의해야 한다.

<참고문헌>

Hile ES, Studenski SA. Instability and falls. In: Duthie EH, Katz PR, Malone ML, ed. Practice of Geriatrics 4th ed. Philadelphia: Saunders Elsevier; 2007. 195-218.

Oxlund H, Mosekilde L, Ortoft G. Reduced concentration of collagen reducible cross links in human trabecular bone with respect to age and osteoporosis. Bone. 1996;19(5):479-84.

Yeung RS. The osteoprotegerin/osteoprotegerin ligand family: role in inflammation and bone loss. J Rheumatol. 2004;31(5):844-6.

Iannuzzi-Sucich M, Prestwood KM, Kenny AM. Prevalence of sarcopenia and predictors of skeletal muscle mass in healthy, older men and women. J Gerontol A Biol Sci Med Sci. 2002;57(12):M772-7.

Podsiadlo D, Richardson S. The timed Up & Go: a test of basic functional mobility for frail elderly persons. J Am Geriatr Soc. 1991;39:142-8.

Tinetti ME, Speechley M, Ginter SF. Risk factors for falls among elderly persons living in the community. N Engl J Med. 1988;319:1701-7.

Yoo HJ. Introduction to geriatrics. In: The Korean Geriatrics Society, ed. Textbook of Geriatrics. 2nd edition. Seoul; Medical Publishing Co.;2005. 22-5.

Inouye SK, Studenski S, Tinnetti ME, Kuchel GA. Geriatric syndromes: Clinical, research and policy implications of core geriatric concept. J Am Geriatr Soc. 2007;55(5):780-91.

Clyburn TA, Heydemann JA. Fall prevention in the elderly: Analysis and comprehensive review of methods used in the hospital and in the home. J Am Acad Orthop Surg. 2011;19(7):402-9.

Chun MH. Falls. In: The Korean Geriatrics Society, ed. Textbook of Geriatrics. 2nd edition. Seoul; Medical Publishing Co.; 2005. 329-39.

Robinson TN, Eiseman B, Wallace JI, Church SD, McFann KK, Pfister SM, Sharp TJ and Moss M. Redefining geriatric preoperative assessment using frailty, disability and co-morbidity. Ann Surg. 2009;250:449-55.

Raval AN, Cigarroa JE, Chung MK, Diaz-Sandoval LJ, Diercks D, Piccini JP, Jung HS, Washam JB, Welch BG, Zazulia AR, Collins SP. American Heart Association Clinical Pharmacology Subcommittee of the Acute Cardiac C, General Cardiology Committee of the Council on Clinical C, Council on Cardiovascular Disease in the Y, Council on Quality of C and Outcomes R. Management of Patients on Non-Vitamin K Antagonist Oral Anticoagulants in the Acute Care and Periprocedural Setting: A Scientific Statement From the American Heart Association. Circulation. 2017;135:e604-e33.

Cheema FN, Abraham NS, Berger DH, Albo D, Taffet GE and Naik AD. Novel approaches to perioperative assessment and intervention may improve long-term outcomes after colorectal cancer resection in older adults. Ann Surg. 2011;253:867-74.

Douketis JD, Spyropoulos AC, Kaatz S, Becker RC, Caprini JA, Dunn AS, Garcia DA, Jacobson A, Jaffer AK, Kong DF, Schulman S, Turpie AG, Hasselblad V. Ortel TL and Investigators B. Perioperative bridging anticoagulation in patients with atrial fibrillation. N Engl J Med. 2015;373:823-33.

Fleisher LA, Beckman JA, Brown KA, Calkins H, Chaikof EL, Fleischmann KE, Freeman WK, Froehlich JB, Kasper EK, Kersten JR, Riegel B and Robb JF. 2009 ACCF/AHA focused update on perioperative beta blockade incorporated into the ACC/AHA 2007 guidelines on perioperative cardiovascular evaluation and care for noncardiac surgery. J Am Coll Cardiol. 2009;54:e13-e118.

Salerno SM, Carlson DW, Soh EK and Lettieri CJ. Impact of perioperative cardiac assessment guidelines on management of orthopedic surgery patients. The American Journal of Medicine.2007;120:185 e1-6.

Fleisher LA, Fleischmann KE, Auerbach AD, Barnason SA, Beckman JA, Bozkurt B, Davila-Roman VG, Gerhard-Herman MD, Holly TA, Kane GC, Marine JE, Nelson MT, Spencer CC, Thompson A, Ting HH, Uretsky BF and Wijeysundera DN. 2014 ACC/AHA guideline on perioperative cardiovascular evaluation and management of patients undergoing noncardiac surgery: A report of the American College of Cardiology/American Heart Association Task Force on Practice Guidelines. Circulation. 2014;130:e278-333.

Saxton A and Velanovich V. Preoperative frailty and quality of life as predictors of postoperative complications. Ann Surg. 2011;253:1223-9.

Makary MA, Segev DL, Pronovost PJ, Syin D, Bandeen-Roche K, Patel P, Takenaga R, Devgan L, Holzmueller CG, Tian J and Fried LP. Frailty as a predictor of surgical outcomes in older patients. Journal of the American College of Surgeons. 2010;210:901-8.

Fukuse T, Satoda N, Hijiya K and Fujinaga T. Importance of a comprehensive geriatric assessment in prediction of complications following thoracic surgery in elderly patients. Chest. 2005;127:886-91.

Stenvall M, Berggren M, Lundstrom M, Gustafson Y and Olofsson B. A multidisciplinary intervention program improved the outcome after hip fracture for people with dementia-subgroup analyses of a randomized controlled trial. Arch Gerontol Geriatr. 2012;54:e284-9.

Ellis G, Whitehead MA, Robinson D, O'Neill D and Langhorne P. Comprehensive geriatric assessment for older adults admitted to hospital: meta-analysis of randomised controlled trials. BMJ. 2011;343:d6553.

O'Mahony D and Gallagher PF. Inappropriate prescribing in the older population: need for new criteria. Age and Ageing. 2008;37:138-41.

Hamilton H, Gallagher P, Ryan C, Byrne S and O'Mahony D. Potentially inappropriate medications defined by STOPP criteria and the risk of adverse drug events in older hospitalized patients. Archives of Internal Medicine. 2011;171:1013-9.

Vellas B, Guigoz Y, Garry PJ, Nourhashemi F, Bennahum D, Lauque S and Albarede JL. The Mini Nutritional Assessment (MNA) and its use in grading the nutritional state of elderly patients. Nutrition. 1999;15:116-22.

Katz S, Ford AB, Moskowitz RW, Jackson BA and Jaffe MW. Studies of Illness in the Aged. The Index of ADL: A standardized measure of biological and psychosocial function. JAMA: The Journal of the American Medical Association. 1963;185:914-9.

Lassen MR, Gallus A, Raskob GE, Pineo G, Chen D and Ramirez LM. Apixaban versus enoxaparin for thromboprophylaxis after hip replacement. The New England Journal of Medicine. 2010;363:2487-98.

Lassen MR, Raskob GE, Gallus A, Pineo G, Chen D and Hornick P. Apixaban versus enoxaparin for thromboprophylaxis after knee replacement(ADVANCE-2): A randomised double-blind trial. Lancet. 2010;375:807-15.

국문 색인

ㄱ

가골, Callus, 21, 289
가로세관계통, Transverse tubule system, 39
가성 골절, Pseudofracture, 278
가성 근비대, Pseudo-hypertrophy, 132
가성부갑상선 기능 저하증, 269
가족성 청신경종, Familial acoustic neuroma, 266
간섭파치료, Interferential current therapy: ICT, 64
간접 손상, 325
갈퀴 변형, 191
감각신경전고 검사, Sensory nerve conduction study, 67
감아 올림 기전, Windlass 기전, 238
감염, Infection, 296
감염성 건막염, Infectious tenosynovitis, 195
갑상선 기능 저하증, Hypothyroidisn, Cretinism, 281
갑상선 기능 항진증, Hyperthyroidism, 281
강직된 손, Stiff Hand, 196
강직성 척추염, Ankylosing spondylitis, 56
강직성 척추염, Ankylosing spondylitis, 56
강직성 편평족, Rigid flatfoot, 241
강체, Rigid body, 43
개방성 손상, 324
거골 경부 골절, Fractures of the neck of talus, 332
거골 골연골 병변, Osteochondral lesion of talus, 245
거골 체부 골절, Fractures of the body of talus, 333
거골골절 및 탈구, Fractures and Dislocations of the Talus, 332
거대세포종양, Giant cell tumor, 26, 381
거미지증, Arachnodatylia, 266
건, Tendon, 40
건 이전술, Tendon transfer, 191
건막, Aponeurosis, 3
건막 거대세포종, Giant cell tumor of tendon sheath, 193
건연장술, Tendon lengthening, 356
건이식, Tendon graft, 355
건이전, Tendon transfer, 356
격자 영상, Mortise view, 331
견수상 석고, Shoulder spica cast, 366
결절성근막염, 31
결절종, Ganglion, 28, 192, 390
결정침착질환 가성통풍, Calcium pyrophosphate dehydrate: CPPD, 59
결핵균 배양 검사, 87
결핵성 척추염, 89
경골, Tibia, 15
경골 골절, 328
경골 염전각, Tibial torsion, 128
경골 천정 골절, Plafond, 331
경골과 골절, Fractures of the tibial condyle, 327
경비인대결합, Ankle syndesmosis, 330
경직형, Spastic type, 126
경추, Cervical vertebra, 6
경추보조기, Cervical orthosis: CO, 76
경추증, Cervical spondylosis, 141
경추증성 신경근증, Cervical spondylotic radiculopathy, 142
경추증성 척수증, Cervical spondylotic myelopathy, 144
경피적 전기신경자극, Transcutaneous electrical nerve stimulation: TENS, 64
고관절, 203
고관절 조영술, Arthrogram, 256
고관절 탈구, 321
고관절 후방 탈구, 321
고분화 지방육종, 30
고수상 석고, Hip spica cast, 366
고에너지 손상, 327
고유감각, Proprioception, 41
고칼슘혈증, 268
골 괴사, Osteonecrosis, 233
골 기질, Bone matrix, 33
골 스캔, Bone scan, 376
골 정렬, Alignment, 51
골 종양, Bone tumor, 373
골 주사 검사, 336
골간내전근구획, Interosseous-adductor compartment, 12
골격근섬유, 40
골관절 결핵, 85
골괴사, Osteonecrosis, 23, 206
골구, 82
골다공증, Osteoporosis, 21, 269, 408
골단판, Epiphyseal plate, 4, 35
골모세포종, 25
골밀도, 271
골반 골절, 318
골반 압박대, Pelvic binder, 320
골성골반, Bony pelvis, 13
골수강내 금속정, Intramedullary nail, 293
골수부종, 217
골수염, Osteomyelitis, 81, 296
골수자극술, Marrow stimulating technique, 227
골수정, Intramedullary nail, 329
골연골종, Osteochondroma, 25, 379, 408
골연화증, Osteomalacia, 278
골육종, Osteosarcoma, 383
골의 분류, Classification of bone, 1
골절, 21, 44, 287
골절과 관절 함몰형, Joint depression type, 334
골주사 검사, Bone scan, 162
골형성부전증, Osteogenesis Imperfecta, 263
골화, Ossification, 3

골화석증, Osteopetrosis, 20
관골, Hip bone, 13
관심영역, Region of interest, ROI, 271
관절 고정술, Arthrodesis, 364
관절 성형술, Arthroplasty, 364
관절경 삽입구, Portal, 197
관절경적 세척술, Arthroscopic lavage, 227
관절낭, Joint capsule, 38
관절내 골절, 335
관절액의 분석, 85
관절연골, Articular cartilage, 226
교차 다리, 38
구루병, Rickets, 276
구상 돌기, Uncinated process, 140
구획 증후군, Compartment syndrome, 136, 328
국소 마취, Local anesthesia, 404
권총손잡이변형, Pistol-grip deformity, 214
극과거리, Spine malleolar distance: SMD, 368
극돌기 추궁판 선, Spinolaminar line, 310
극상건, 166
극초단파 치료, Microwave diathermy, 63
근긴장 이상형, Dystonic type, 126
근내막, Endomysium, 2
근막 절개술, Fasciotomy, 328
근막 통증 증후군, Myofascial pain syndrome, 401
근미세섬유, 38
근신경 접합부, Neuromuscular junction, 38
근외막, Epimysium, 2
근원섬유마디, Sarcomere, 40
근위 대퇴골, 203
근위 대퇴골 부분적 결손, Proximal Femoral focal deficiency, 257
근전도 검사, Electromyography, 160
근주막, Perimysium, 2
금속판 및 나사, Plate and screw, 329
금속판과 나사못, Plate and screw, 293
급성 구획 증후군, Acute compartment syndrome, 136, 295
급성 외측인대 손상, Acute lateral ligament injury, 242
급성 혈행성 골수염, 81
급성 호흡장애 증후군, Acute respiratory distress syndrome: ARDS, 295
기능적 보조기, Functional brace, 291
기질 거대분자, Matrix macromolecules, 35

ㄴ

낙상, 408
낙하산 반사, Parachute reflex, 127
낭종성 병변, 388
내반, Varus, 259
내반 부하 검사, Varus stress test, 223
내분비성 골질환, Endocrine bone disease, 278
내연골종, Enchondroma, 193, 380
내연골종증, Endochondromatosis, 380
내인성치유, Lntrinsic healing, 352
내장통, 396
내재근 양성 위치, Intrinsic plus position, 196
내측대퇴회선동맥, 204
내측측부인대, Medial collateral ligament, 222
냉각스프레이, 64
노인우울평가, Geriatric depression scale: GDS, 409
노인포괄평가, Comprehensive geriatric assessment: CGA, 408
뇌성 마비, Cerebral Palsy, 125
뇌하수체 기능 저하증, Hypopituitarism, 282
뇌하수체 기능 항진증, Hyperpituitarism, 282
누공, 83
눈물방울 골절, Tear drop fracture, 308
능률, Moment, 43

ㄷ

다발 성 천공술, Multiple drilling, 227
다방향성 불안정증, Multidirectional instability, 174
다지증, Polydactyly, 253
다형성 지방육종, 391
단계적 수술 방법, Staged operation, 331
단순 방사선 사진, 375
단순골낭종, Simple bone cyst, 382
단외회전근, Short external rotators, 204
단파치료기, Shortwave diathermy, 63
단하지보조기, AFO, 74
당뇨병, Diabetes Mellitus, 282
당뇨병성 말초신경병증, Diabetic peripheral neuropathy, 402
당뇨병성 족부 질환, Diabetic Foot, 246
대나무 척추, Bamboo spine, 56
대사성 골질환, Metabolic bone disease, 267
대운동 기능분류 시스템, Gross motor function classification system: GMFCS, 126
대퇴 경부 골절, 322
대퇴 전자간 골절, Intertrochanteric fracture of the femur, 322
대퇴 전자하 골절, Subtrochanteric fracture of the femur, 323
대퇴간부 골절, Femoral shaft fracture, 323
대퇴골 원위부 골절, Fractures of the distal femur, 324
대퇴골 전염각, Femoral anteversion, 128
대퇴골두 골단 분리, Slipped capital femoral epiphysis, 210
대퇴비구충돌, 213
데노수맙, Denosumab, 274
도구적 일상생활활동, Instrumental activities of daily living: IADL, 409
도수정복, 256
동결견, Frozen shoulder, 170
동맥류성 골낭종, Aneurysmal bone cyst, 382
동물 교합상, Animal bite injury, 195
동적근전도 검사, Dynamic electromyography, 69
동종 골연골 이식술, Osteochondral allograft transplantation, 228

동종골 이식, Allo-bone graft, 367
동척추 신경, sinuvertebral nerve, 155
듀피트렌 구축, Dupuytren's contracture, 195

ㄹ

레이노드 현상, Raynaud's phenomenon, 135
로마식 아치, Roman arch, 335
루브리신, Lubricin, 37
류마티스 관절염, Rheumatoid arthritis, 55
리스프랑 관절, Lisfranc joint, 335
리스프랑 인대, Lisfranc ligament, 335

ㅁ

마데렁 변형, Madelung deformity, 253
마모, Wear, 45
마미, Cauda equina, 310
마미 증후군, Cauda equina syndrome, 156
마찰, Friction, 45
만곡, Curvature, 5
만곡족, Congenital clubfoot, 259
만성 골수염, Chronic osteomyelitis, 83
만성 구획 증후군, 136
만성 외측인대 불안정증, Chronic lateral ligament instability, 243
말단골 정량적 전산화단층촬영, Peripheral quantitative computed tomography: pQCT, 271
말초신경 종양, 390
말초신경 차단술, Peripheral nerve block, 403
목발, 77
목정위반사, Neck righting reflex, 127
무장막구역, Bare area, 53
무지구획, Thenar compartment, 12
무지외반증, Hallux valgus, 242
미분화 다형태육종, 394
미분화다 형성육종, Undifferentiated pleomorphic sarcoma: UPS, 31
미세골절술, Microfracture, 227
밀크 커피색(cafe-au-lait) 반점, 266

ㅂ

바빈스키 징후, Babinski sign, 145
박리성 골연골염, Osteochondritis dissecans, 231
반복신경자극 검사, Repetitive nerve stimulation: RNS, 69
반월상 연골, 54
반월연골판, Meniscus, 219
발달성 고관절 이형성증 또는 탈구, Developmental dysplasia and dislocation of the Hip, 255
발목-상완 지수, Ankle-brachial index: ABI, 226
발생 빈도, 373
발생 이상, 19
발음성 고관절, 215
방사 파열, Radial tear, 219
방사선 사진, 319
방사선 치료, 379
방사통, Radiating pain, 153
방아쇠 무지, Pediatric trigger thumb, 255
방아쇠 수지, Pediatric trigger finger, 255
방출성 골절, Burst fracture, 312
배농동, Draining sinus, 83
배양, 85
변형 Brostrom 술식, 243
변형성 골염, Paget's disease, Osteitis deformans, 283
병기 결정, Staging, 377
병력, 374
병리검사, 19
보조기, Orthosis, 74
보툴리눔 A형 독소, botulinum-type A toxin, 128
보행보조기구, Gait aid, 74, 76, 77
복합 부위 통증 증후군, Complex regional pain syndrome: CRPS, 402
부갑상선 기능 저하증, Hypoparathyroidism, 280
부갑상선 기능 항진증, Hyperparathyroidism, 278
부갑상선 호르몬, Parathyroid hormone: PTH, 33, 267
부골, 82
부골 절제술, Sequestrectomy, 361
부위마취, Regional anesthesia, 404
부전골절, Insufficiency fracture, 270
부정유합, Malunion, 297
부착부 병, Entheosopathy, 57
분계선, Terminal line, 14
분류, 373
분화성 지방육종, 391
불안 검사, Apprehension test, 173, 229
불안정성 골절, 311
불완전골형성증, Osteogenesis imperfect, 20
불유합, Nonunion, 297, 359
비골, Fibula, 15
비구, 203
비구 골절, 318
비구순 파열, 216
비대성 골관절증, Hypertrophic osteoarthropathy, Pulmonary osteoarthropathy, 283
비대칭성긴장성 경반사, 127
비마약성 진통제, Nonopioidal analgesics, 399
비스테로이드성 소염제, NSAIDs, 290
비스테로이드성 소염진통제, 398
비스포스포네이트, Bisphosphonate, 273
비정형 지방성 종양, 391
비타민 A, 275
비타민 C, 275

비타민 D, 275
비화골성 섬유종, Non-ossifying fibroma, 381
비후성 불유합, Hypertrophic, 361
빔 모델, Beam model, 238
뼈곁돌기, Osteophyte, 24
뼈상아질화, Bony eburnation, 24

ㅅ

사구종, Glomus tumor, 193
사지 마비, Quadriplegia, 126
사지구제술, Limb salvage surgery, 378
사후복합체, Rigor complex, 39
삼각섬유연골복합체, Triangular fibrocartilage complex: TFCC, 196
삼주설, Three column theory, 307
상완골, Humerus, 9
상완신경총, Brachial plexus, 10
상지보조기, Upper limb orthosis, 74
상지의 횡적 형성 부전, Transverse failure of formation, 251
상지의지, 72
생검, Biopsy, 377
생물학적인 약물, Biologic agents, 363
생역학, Biomechanics, 42, 205
생인손, Felon, 194
생화학적 골표지자, Biochemical markers of bone turnover, 272
석고 부목, Plaster-of-paris splint, 291
석회성 건염, Calcific tendinitis, 59
석회화 건염, 168
선천성 경골 및 비골 가관절증, Congenital pseudarthrosis of the tibia and fibula, 258
선천성 비골 형성 부전, Congenital fibular hemimelia, 257
선천성 수직 거골, Congenital vertical talus, 262
선천성 요골 결손, 252
선천성 요척골 결합, Congenital radioulnar synostosis, 252
선천성 종 외반 족, Talipes calcaneovalgus, 261
선천성 중족골 내전, Congenital metatarsus adductus, 261
선천성 척추측만증, Congenital scoliosis, 149
선천성 하지 염전, Congenital Torsion of the lower extremities, 258
선택적 에스트로겐 수용체 조절제, Selective estrogen receptor modulator: SERM, 273
선택적 후방 신경 근 절제술, Selective posterior rhizotomy, 129
설상형, Tongue type, 334
섬유 관절, Fibrous joint, 55
섬유 근육통, Fibromyalgia, 401
섬유륜, Annulus fibrosus, 154
섬유성 연골 복합체, Cartilaginous complex, 154
섬유성 이형성증, Fibrous dysplasia, 381
섬유연골, Fibrocartilage, 51, 53
섬유유리붕대 고정, Fiberglass cast, 291
섬유종증, Fibromatosis, 31
섬유테, Annulus fibrosus, 54
섬유피질결손, Fibrous cortical defect, 27
섬유형성이상, Fibrous dysplasia, 27
세균성 관절염, 84
소지구획, Hypothenar compartment, 12
손톱 주위염, Paronychia, 194
수근골, Carpal bones, 11
수근관, Carpal tunnal, 11
수근관 증후군, Carpal tunnel syndrome, 131, 190
수산화 인회석, Hydroxyapatite, 268
수산화인회석, 33
수술적 치료, 378
수술중신경계감시, Intraoperative neurophysiological monitoring: IONM, 70
수지 도피 징후, Finger escape sign, 144
수지의 교합상, Bite injury, 194
수축기 침근전도, 68
수평 파열, Horizontal tear, 219
수핵, Nucleus pulposus, 154
스테로이드, Steroid, 399
스트레스 방사선 촬영, 336
슬개건 부하 석고 붕대, Patellar tendon-bearing cast: PTB cast, 366
슬개골 골절, Fractures of the Patella, 325
슬개골 극의 골연골염, Osteochodritis of patellar pole, 230
슬개골 불안정성, 229
슬개골 연골 연화증, Chondromalacia patella, 229
슬개-대퇴 통증 증후군, Patellofemoral pain syndrome, 229
슬관절, Knee joint, 15
슬관절 내측측부인대의 석회화, Pellegrini-Stieda disease, 233
슬관절 보조기, Knee orthosis, 75
슬관절 탈구, 326
슬와 낭종, Popliteal cyst, 232
슬와각도, Popliteal angle, 128
신경 단열, Neurotmesis, 131
신경 마비, 89
신경 전이, Nerve transfer, 357
신경 진탕, Neuropraxia, 131
신경 포착 증후군, Nerve Entrapment Syndrome, 189
신경근 차단술, Nerve root block, 143
신경-근육 전기 자극 치료, Neuromuscular electrical stimulation: NMES, 65
신경근육성 척추측만증, Neuromuscular scoliosis, 150
신경병증, Neuropathic, 396
신경봉합술, Neurorrhaphy, 357
신경섬유종성 척추측만증, Neurofibromatosis scoliosis, 150
신경섬유종증, Neurofibromatosis, von recklinghausen's disease, 266
신경의 수초화, Myelination, 353
신경이식, Nerve graft, 357
신경재생, Neurotization, 357
신경전도검사, Nerve conduction study: NCS, 67
신경종, Neuroma, 71, 189

신근반발반사, Extensor thrust reflex, 127
신성 골이영양증, Renal osteodystrophy, 277
신체검사, 375
심부열치료, Deep heat, 62
심부정맥 혈전증, 135, 410
심인성, Psychogenic, 396
십자인대 손상, Lnjury of cruciate ligament, 224

ㅇ

아킬레스 건염, Achilles tendinopathy, 244
아킬레스건 파열, Achilles tendon rupture, 246
아탈구, Subluxation, 287
악성 골 종양, Malignant bone tumor, 383
안전대 손상, Seat belt injury, 312
압궤 증후군, Crush syndrome, 294
압박성 신경병증, Compressive neuropathy, 189
액와, Axilla, 9
액와면, 166
양자밀도강조영상, Proton density-weighted image, 49, 52
양전자방출 단층촬영, PET CT, 376
양측 마비, Diplegia, 126
얼음마사지, 64
여성 호르몬, 273
역분화성 지방육종, 391
역학치료, Mechanotherapy, 65
연골, Cartilage, 1, 34
연골 관절, Cartilaginous joint, 54
연골 무형성증, Achondroplasia, 264
연골 종판, Cartilage endplate, 154
연골세포, Chondrocytes, 35
연골용해증, Chondrolysis, 212
연골육종, Chondrosarcoma, 25, 384
연골종, 25
연골하 피로골절, Subchondral stress fracture, 216
연골형성기능상 실증, Achondroplasia, 20
연관통, Referred pain, 153, 396
연마 관절성형술, Abrasion arthroplasty, 227
연부조직 육종, 391
연부조직 종괴, 387
연부조직 종양, 387
연소기형 척추측만증, Juvenile scoliosis, 149
연절제, Debridement, 358
염전 개요, Rotational profile, 128
염좌, 331
염증성 관절염, Synovial inflammatory arthritis, 55
영아 피질골성 과골증, Infantile cortical hyperostosis, caffey's disease, 283
온습포, Superficial heat, 61
온열램프, Heat lamp, 62
온열치료, 61
왜소증, Dwarfism, 264
외고정, 331
외고정 기기, External fixator, 293
외반 부하 검사, Valgus stress test, 222
외인성치유, Extrinsic healing, 352
외측 함요부 협착증, Lateral recess stenosis, 151
외측측부인대, Lateral collateral ligament, 223
요부 변성 후만증, Lumbar degenerative kyphosis: LDK, 151
요족, Cavus foot, 239
요추, Lumbar vertebra, 7
운동 실조형, Ataxic type, 126
운동신경전도 검사, Motor nerve conduction study, 67
운동유발전위검사, Motor evoked potential: MEP, 70
운동치료, 66
원격 방사선 촬영법, Teleradiogram, 368
원반형 연골판, Discoid meniscus, 222
원시신경외배엽종양, Primitive neuroectodermal tumor: PNET, 25
원추, Conus medullaris, 310
위성세포, Satellite cell, 353
위축, Atrophy, 52
위축성 불유합, Atrophic, 361
유골골종, Osteoid osteoma, 25, 379
유리연골, Hyaline cartialge, 51
유리체, Loose body, 24, 230
유선상 과골증, Melorheostosis, 283
유아기형 척추측만증, Infantile scoliosis, 149
유연성 편평족, Flexible flatfoot, 240
유잉육종, Ewing sarcoma, 25
육아종, 23, 87
윤활, Lubrication, 45
응력과 변형률, Stress and strain, 44
의지훈련, 73
이등방성, Anisotropy, 52
이분 슬개골, Bipartite patella, 230
이소골 경화, Otosclerosis, 264
이온삼투요법, Iontophoresis, 64
이종골 이식, Xeno-bone graft, 367
이중 에너지 방사선 측정법, Dual energy x-ray absorptiometry: DEXA, 271
이중선 징후, Double line, 207
이차 골절, Secondary fracture, 274, 275
이차골치유, 354
이차성 골치유, Secondary bone healing, 290
이차치유, Healing by second intention, 351
인대, Ligament, 41
인대손상, Ligament Injury, 222
일과성 고관절 활액막염, 212
일단계 다수준 수술, Single event multilevel surgery: SEMLS, 129
일상생활활동, Activitiesof daily living: ADL, 409
일차골치유, 353
일차봉합, Primary suture, 354
일차성 골치유, Primary bone healing, 289
일차치유, Healing by first intention, 351
임시의지, 72

입방골 골절, Fracture of the cuboid, 335

ㅈ

자가 골연골 이식술, Autologous osteochondral transplantation, 228
자가 연골세포 이식술, Autologous chondrocyte implantation, 227
자기공명영상, MRI, 375
작업치료, Occupational therapy, 66
장골, Ilium, 13
장하지 보조기, KAFO, 75
재활치료, 61
저용량 와파린, Low-dose warfarin, 135
저칼슘혈증, Hypocalcemia, 269
저혈량성 쇼크, Hypovolemic, 320
적색 골수, Red marrow, 51
전기진단검사, 67
전기치료, Electrical therapy, 64
전방 경추간판 절제술 및 유합술, Anterior cervical discectomy and fusion: ACDF, 143
전방 불안정증, Anterior instability, 172
전방 전위 검사, Anterior drawer test, 224
전방 충돌 검사, Impingement test, 206
전방십자인대 재건술, 225
전방십자인대, 224
전방척수동맥, Anterior spinal artery, 318
전산화 단층촬영, CT, 376
전신성 염증 반응 증후군, Systemic inflammatory response syndrome, 294
전완 횡적 형성 부전, Through-forearm transverse failure of formation, 251
전이성 골종양, Metastatic bone tumor, 385
전이성 골종양 비수술적 치료, 386
전이성 골종양 수술적 치료, 387
전이성 골종양 진단, 385
전형적인 추골, Typical vertebra, 5
전후방 압박 손상, 320
절개 생검, 388
절골술, Osteotomy, 364
절단, Amputation, 189
절단 합병증, 70
절단단, 71
절단재활, Amputation rehabilitation, 70, 71
절제 연, Resection margin, 378
점액낭, 215
점액낭염, Bursitis, 215, 232
점액섬유육종, 393
점액성 지방육종, 30, 391
정량적 전산화단층촬영, Quantitative computed tomography: QCT, 271
정량적 초음파법, Quantitative ultrasound: QUS, 271
정맥혈전색전, Venous thromboembolism: VTE, 295
제 3형 섬유모세포 성장인자수용체, Fibroblast growth factor type 3: FGFR3, 265
제 5중족골 기저부의 골절, 337
제 7경추 수선, C7 plumb line, 152
족관절 관절염, 246
족궁, Arch of foot, 16
족근골, Tarsal bones, 14
족근골 결합, Tarsal synostosis or coalition, 241
족부 해부학 및 생역학, 237
족저근막, Plantar aponeurosis, 16
족저근막염, Plantar fascitis, 244
종 파열, Longitudinal tear, 219
종골 골절, Fractures of the Calcaneus, 334
좌골, Ischium, 14
좌골신경성 측만증, Sciatic scoliosis, 156
좌골신경통, Sciatica, 153
주관 증후군, Cubital tunnel syndrome, 131, 191
주동근, Prime mover, 3
주사촬영법, Scanogram, 368
주상골 골절 및 탈구, Fracture of the navicula, 335
주와, Cubital fossa, 10
죽상경화증, 133
중심구획, Central compartment, 12
중심성 신경섬유종증, Central neurofibromatosis, 266
중족골 골절, Fractures of the Metatarsals, 336
증식 치료, Prolotherapy, 400
지간신경종, Morton's neuroma, 245
지방 색전 증후군, Fat embolism syndrome, 294
지방육종, 30
지방종, 30, 389
지연봉합, Delayed suture, 355
지연성 폐색, 327
지연유합, 359
지연일차봉합, Delayed primary suture, 355
직공 둔부, Weaver's bottom, 215
직접 손상, 325
진단, 374

ㅊ

찬물 담금, 64
창상수축, Wound contraction, 351
척수, Spinal Cord, 140
척수강 내 바클로펜 펌프, Intrathecal baclofen, 129
척수성 쇼크, Spinal shock, 316
척주, Vertebral column, 4, 139
척추 보조기, Spinal orthosis, 73, 75
척추 융합, Block vertebra, 149
척추 전방 전위증, Spondylolisthesis, 160
척추 협착증, Spinal Stenosis, 158
척추관절병증, Spondyloarthropathy, 56
척추측만증, Scoliosis, 147
척추후만증, Kyphosis, 407

천골, Sacrum, 7
천골갑각, Promontory, 8
청소년기형 측만증, Adolescent scoliosis, 147
체성, Somatic, 396
체성감각유발전위검사, Somatosensory evoked potentials: SEPs, 70
체열 촬영, 398
체외충격파, ESWT, 401
초승달 징후, 206
초음파, 50
초음파 검사, Ultrasonography, 166
초음파치료, 62
추간공 협착증, Foraminal stenosis, 151
추간판 탈출증, Herniated intervertebral disc, 154
추체성형술, Vertebroplasty, 314
축 이동 검사, Pivot shift test, 225
축삭변성, Wallerian degeneration, 352
축색 단열, Axonotmesis, 131
축성 부하, Axial loading, 327
축성 압박 검사, Axial compression test, 142
축추, Axis, 139
출혈, 320
충돌 증후군, Impingement syndrome, 163
충돌 징후 검사, Impingement sign, 164
치골, Pubis, 14
침 생검, 388
침근전도검사, Needle electromyography: NEMG, 68
침습적 금속판 고정술, Minimally invasive plate osteosynthesis: MIPO, 329

ㅋ

칼슘피로인산염결정침착병, 25
칼시토닌, Calcitonin, 33
칼시토닌, Cacitonin, 268, 273
컴퓨터 주사 촬영 법, CT scanogram, 369
코르티코스테로이드, Corticosteroid, 290
탈구, 287
탈신경화된 근육의 전기 자극, Electrical stimulation therapy: EST, 65

ㅌ

통증, Pain, 395
통증 유발점 주사, Trigger Point Injection: TPI, 401
통풍, Gout, 59
통풍결절, Tophi, 25
퇴행성 고관절염, 212
퇴행성 골관절염, Degenerative joint disease, Osteoarthritis, 57
퇴행성 관절염, Degenerative arthritis, 175
퇴행성 척추 전방 전위증, Degenerative spondylolisthesis, 161
퇴행성 척추측만증, Degenerative scoliosis, 150
티넬 징후, Tinel sign, 130
틴넬 징후, Tinel's sign, 190

ㅍ

파라핀욕, Paraffin bath, 62
파제트병, Paget's disease, osteitis deformans, 21
판누스, Pannus, 25
팔렌 검사, Phalen's test, 190
편마비, Hemiplegia, 126
표재열, Uperficial heat, 61
풍선 후만성형술, Ballon kyphoplasty, 315
피로골절, Stress fracture, 216
피질척수, Corticospinal tract, 317
피하 신경 전기 자극, Transcutaneous electrical nerve stimulation: TENS, 158

ㅎ

하대정맥 필터, Inferior vena cava filter, 135
하버시안 재형성, Harversian remodeling, 289
하이알유론산, 37
하중, Load, 42
하지 직거상 검사, Straight leg raising test, SLRT, 157
하지보조기, Lower limb orthosis, 74
하지의지, 72
한국판 간이정신상태 검사, Korean version of mini-mental state examination: K-MMSE, 409
한랭치료, Cryotherapy, 63
한랭팩, 63
합지증, Syndactyly, 254
항암 약물치료, 379
혈관성 파행, Vascular claudication, 159
혈관종, 389
혈관촬영, Angiogram, 288
혈전 제거술, Thrombectomy, 135
협부형 척추 전방 전위증, Isthmic spondylolistheis, 161
형구 모델, Trust model, 238
호르몬 인자, Hormonal factors, 34
호발 연령, 373
화농성 척추염, 87
환상통증, 71
환지통, Phantom limb pain, 403
환추, Atlas, 139
활막 관절, Synovial joint, 36, 53
활막 추벽 증후군, Synovial plica syndrome, 231
활막성 연골종증, Synovial chondromatosis, 232
활막육종, 31, 392
활액, Synovial fluid, 37
활액낭, Synovial cyst, 28
활액막, Synovial membrane, 36, 53

활액막 제거술, Synovectomy, 364
황색 골수, Yellow marrow, 51
회전근 개 질환, Rotator cuff disorder, 163
회전근개, Rotator cuff, 9
횡격신경, Phrenic nerve, 309
후궁 성형술, Laminoplasty, 146
후방 불안정증, Posterior instability, 174
후방 전위 검사, Posterior drawer tes, 226
후방십자인대, Posterior cruciate ligament, 225
후종인대 골화증, Ossification of the posterior longitudinal ligament, 146
휴식기 침근전도, 68
흉요추보조기, 76
흉추, Thoracic vertebra, 6
힘줄윤활막거대 세포종양, Tenosynovial giant cell tumor, 29
1형 신경섬유종증, 390
3차원 CT, 319
Adams 전방 굴곡 검사, 147
Baker 낭종, 232
Becker형 근이영양증, 132
Blanch 징후, Crescent sign, 211
Broden 상, 334
Brown-Sequard 증후군, Brown-Sequard syndrome, 318
Catterall 분류, 208
Chance 골절, 314
Cobb 각 측정법, 147
Cross over 징후, 214
Crouch 보행, 127
C징후, 205
Denis의 분류, 312
Duchenne형 근이영양증, 132
Ewing육종, 385
Faber 검사, 206
Fat-suppressed T2 강조 시상면 영상, 310
Figure of eight 징후, 214
Gage 징후, 210
Hawkins징후, 333
Herring 분류, 209
Hoffman 반사, 144
Jones 골절, 337
Kanavel의 네 가지 주요 징후, Kanavel's four cardinal signs, 195
L'Hermitte 징후, 144
Lachman 검사, 224
Lauge-Hansen 분류, 330
Legg-Calvé-Perthes (LCP)병, 208
Luschka 관절, Joint of Luschka, 140
Maffucci 증후군, 380
Marfan 증후군, Marfan Syndrome, 266
McMurray 검사, 220
Moro 반사, 127
Osgood-Schlatter 병, 230
Outerbridge 분류, 227
Patrick 검사, 206
Pavlik 보장구, 257
pincer형, 213
Risser 골화 단계 평가법, 148
Schatzker 분류, 327
Silence의 분류, 263
Silfverskiold 검사, 127
Spurling 징후, 142
Staheli의 복와 위 검사, 128
T1 강조영상, T1-weighted image, T1WI, 49
T2 강조영상, T2-weighted image, T2WI, 49
Thomas 검사, 128
Trethowan의 징후, 211
Waldenström의 4단계 분류, 208

영문 색인

A

Abrasion arthroplasty, 연마 관절성형술, 227
Achilles tendinopathy, 아킬레스 건염, 244
Achilles tendon rupture, 아킬레스건 파열, 246
Achondroplasia, 연골 무형성증, 20, 264
Activitiesof daily living: ADL, 일상생활활동, 409
Acute compartment syndrome, 급성 구획 증후군, 136, 295
Acute lateral ligament injury, 급성 외측인대 손상, 242
Acute respiratory distress syndrome: ARDS, 급성 호흡장애 증후군, 295
Adolescent scoliosis, 청소년기형 측만증, 147
AFO, 단하지보조기, 74
Alignment, 골 정렬, 51
Allen, 307
Allo-bone graft, 동종골 이식, 367
Amputation, 절단, 189
Amputation rehabilitation, 절단재활, 70, 71
Aneurysmal bone cyst, 동맥류성 골낭종, 382
Angiogram, 혈관촬영, 288
Animal bite injury, 동물 교합상, 195
Anisotropy, 이등방성, 52
Ankle syndesmosis, 경비인대결합, 330
Ankle-brachial index: ABI, 발목-상완 지수, 226
Ankylosing spondylitis, 강직성 척추염, 56
Annulus fibrosus, 섬유테, 54, 154
Anterior cervical discectomy and fusion: ACDF, 전방 경추간판 절제술 및 유합술, 143
Anterior cruciate ligament, 224
Anterior drawer test, 전방 전위 검사, 224
Anterior Instability, 전방 불안정증, 172
Anterior spinal artery, 전방척수동맥, 318
Aponeurosis, 건막, 3
Apprehension test , 불안 검사, 173, 229
Arachnodatylia, 거미지증, 266
Arch of foot, 족궁, 16
Arthrodesis, 관절 고정술, 364
Arthrogram, 고관절 조영술, 256
Arthroplasty, 관절 성형술, 364
Arthroscopic lavage, 관절경적 세척술, 227
Articular Cartilage , 관절연골, 226
Ataxic type, 운동 실조형, 126
Atlas, 환추, 139
Atrophic, 위축성 불유합, 361
Atrophy, 위축, 52
Autologous chondrocyte implantation, 자가 연골세포 이식술, 227
Autologous osteochondral transplantation, 자가 골연골 이식술, 228
Axial compression test, 축성 압박 검사, 142
Axial loading, 축성 부하, 327
Axilla, 액와, 9
Axis, 축추, 139
Axonotmesis, 축색 단열, 131

B

Babinski sign, 바빈스키 징후, 145
Ball and socket joint, 53
Ballon kyphoplasty, 풍선 후만성형술, 315
Bamboo spine, 대나무 척추, 56
Bare area, 무장막구역, 53
Beam model, 빔 모델, 238
Biochemical markers of bone turnover, 생화학적 골표지자, 272
Biologic agents, 생물학적인 약물, 363
Biomechanics, 생역학, 42, 205
Biopsy, 생검, 377
Bisphosphonate, 비스포스포네이트, 273
Bite injury, 수지의 교합상, 194
Block vertebra, 척추 융합, 149
Bone matrix, 골 기질, 33
Bone scan, 골 스캔, 162, 376
Bone tumor, 골 종양, 373
Bony eburnation, 뼈상아질화, 24
Bony pelvis, 골성골반, 13
botulinum-type A toxin, 보툴리눔 A형 독소, 128
Brachial plexus, 상완신경총, 10
Brown-Sequard syndrome, Brown-sequard 증후군, 318
Bursitis, 점액낭염, 215, 232
Burst fracture, 방출성 골절, 312

C

C7 plumb line, 제 7경추 수선, 152
Calcific tendinitis, 석회성 건염, 59
Calcitonin, 칼시토닌, 33, 268, 273
Calcium pyrophosphate dehydrate: CPPD, 결정침착질환 가성통풍, 59
Callus, 가골, 21, 289
Carpal bones, 수근골, 11
Carpal tunnal, 수근관, 11
Carpal tunnel syndrome, 수근관 증후군, 131, 190
Cartilage, 연골, 1, 34
Cartilage endplate, 연골 종판, 154
Cartilaginous complex, 섬유성 연골 복합체, 154
Cartilaginous joint, 연골 관절, 54
Cauda equina, 마미, 310

Cauda equina syndrome, 마미 증후군, 156
Cavus foot, 요족, 239
Central compartment, 중심구획, 12
Central neurofibromatosis, 중심성 신경섬유종증, 266
Cerebral Palsy, 뇌성 마비, 125
Cervical orthosis: CO, 경추보조기, 76
Cervical spondylosis, 경추증, 141
Cervical spondylotic myelopathy, 경추증성 척수증, 144
Cervical spondylotic radiculopathy, 경추증성 신경근증, 142
Cervical vertebra, 경추, 6
Chondrocytes, 연골세포, 35
Chondrolysis, 연골용해증, 212
Chondromalacia patella, 슬개골 연골 연화증, 229
Chondrosarcoma, 연골육종, 25, 384
Chronic lateral ligament instability, 만성 외측인대 불안정증, 243
Chronic osteomyelitis, 만성 골수염, 83
Cinema sign, 229
Classification of bone, 골의 분류, 1
Compartment syndrome, 구획 증후군, 136, 328
Complex regional pain syndrome: CRPS, 복합 부위 통증 증후군, 402
Comprehensive geriatric assessment: CGA, 노인포괄평가, 408
Compressive neuropathy, 압박성 신경병증, 189
Congenital clubfoot, 만곡족, 259
Congenital fibular hemimelia, 선천성 비골 형성 부전, 257
Congenital metatarsus adductus, 선천성 중족골 내전, 261
Congenital pseudarthrosis of the tibia and fibula, 선천성 경골 및 비골 가관절증, 258
Congenital radioulnar synostosis, 선천성 요척골 결합, 252
Congenital scoliosis, 선천성 척추측만증, 149
Congenital Torsion of the lower extremities, 선천성 하지 염전, 258
Congenital vertical talus, 선천성 수직 거골, 262
Conus medullaris, 원추, 310
Corticospinal tract, 피질척수, 317
Corticosteroid, 코르티코스테로이드, 290
CPPD, 59
Crescent sign, Blanch 징후, 211
Crush syndrome, 압궤 증후군, 294
Cryotherapy, 한랭치료, 63
CT, 전산화 단층촬영, 49, 376
CT scanogram, 컴퓨터 주사 촬영 법, 369
Cubital fossa, 주와, 10
Cubital tunnel syndrome, 주관 증후군, 131, 191
Curvature, 만곡, 5

D

Debridement, 연절제, 358
Deep heat, 심부열치료, 62
Degenerative arthritis, 퇴행성 관절염, 175
Degenerative joint disease, Osteoarthritis, 퇴행성 골관절염, 57
Degenerative scoliosis, 퇴행성 척추측만증, 150
Degenerative spondylolisthesis, 퇴행성 척추 전방 전위증, 161
Delayed primary suture, 지연일차봉합, 355
Delayed suture, 지연봉합, 355
Denosumab, 데노수맙, 274
Developmental dysplasia and dislocation of the hip, 발달성 고관절 이형성증 또는 탈구, 255
Diabetes mellitus, 당뇨병, 282
Diabetic foot, 당뇨병성 족부 질환, 246
Diabetic peripheral neuropathy, 당뇨병성 말초신경병증, 402
Diffuse idiopathic skeletal hyperostosis: DISH, 58
Diplegia, 양측 마비, 126
Discoid meniscus, 원반형 연골판, 222
Double line, 이중선 징후, 207
Draining sinus, 배농동, 83
Drop arm sign, 163
Dual energy x-ray absorptiometry: DEXA, 이중 에너지 방사선 측정법, 271
Dupuytren's Contracture, 듀피트렌 구축, 195
Dwarfism, 왜소증, 264
Dynamic electromyography, 동적근전도 검사, 69
Dystonic type, 근긴장 이상형, 126

E

Electrical stimulation therapy: EST, 탈신경화된 근육의 전기 자극, 65
Electrical therapy, 전기치료, 64
Electromyography, 근전도 검사, 160
Enchondroma, 내연골종, 193, 380
Endochondromatosis, 내연골종증, 380
Endocrine bone disease, 내분비성 골질환, 278
Endomysium, 근내막, 2
Entheosopathy, 부착부 병, 57
Epimysium, 근외막, 2
Epiphyseal plate, 골단판, 4, 35
ESWT, 체외충격파, 401
Ewing sarcoma, 유잉육종, 25
Extensor thrust reflex, 신근반발반사, 127
External fixator, 외고정 기기, 293
Extrinsic healing, 외인성치유, 352

F

Familial acoustic neuroma, 가족성 청신경종, 266
Fasciotomy, 근막 절개술, 328
Fat embolism syndrome, 지방 색전 증후증, 294
Felon, 생인손, 194
Femoral anteversion, 대퇴골 전염각, 128
Femoral shaft fracture, 대퇴간부 골절, 323
Fiberglass cast, 섬유유리붕대 고정, 291
Fibroblast growth factor type 3: FGFR3, 제 3형 섬유모세포 성장 인자수용체, 265
Fibrocartilage, 섬유연골, 51, 53

Fibromatosis, 섬유종증, 31
Fibromyalgia, 섬유 근육통, 401
Fibrous cortical defect, 섬유피질결손, 27
Fibrous dysplasia, 섬유성 이형성증, 381
Fibrous dysplasia, 섬유형성이상, 27
Fibrous joint, 섬유 관절, 55
Fibula, 비골, 15
Finger escape sign, 수지 도피 징후, 144
Flexible flatfoot, 유연성 편평족, 240
Foraminal stenosis, 추간공 협착증, 151
Fracture of the cuboid, 입방골 골절, 335
Fracture of the navicula, 주상골 골절 및 탈구, 335
Fractures and dislocations of the Talus, 거골골절 및 탈구, 332
Fractures of the body of talus, 거골 체부 골절, 333
Fractures of the calcaneus, 종골 골절, 334
Fractures of the distal Femur, 대퇴골 원위부 골절, 324
Fractures of the metatarsals, 중족골 골절, 336
Fractures of the neck of talus, 거골 경부 골절, 332
Fractures of the patella, 슬개골 골절, 325
Fractures of the tibial condyle, 경골과 골절, 327
Friction, 마찰, 45
Froment's sign, 191
Frozen shoulder, 동결견, 170
Functional brace, 기능적 보조기, 291
FUS-DDIT3, 392

G

Gait aid, 보행보조기구, 74, 76, 77
Ganglion, 결절종, 28, 192, 390
Geriatric depression scale: GDS, 노인우울평가, 409
Giant cell tumor, 거대세포종양, 26, 381
Giant cell tumor of tendon sheath, 건막 거대세포종, 193
Glomus tumor, 사구종, 193
Gout, 통풍, 59
Gross motor function classification system: GMFCS, 대운동 기능 분류 시스템, 126

H

HADD, 59
Hallux valgus, 무지외반증, 242
Harversian remodeling, 하버시안 재형성, 289
Hawkins test, 164
Healing by first intention, 일차치유, 351
Healing by second intention, 이차치유, 351
Heat lamp, 온열램프, 62
Hemiplegia, 편마비, 126
Herniated intervertebral disc, 추간판 탈출증, 154
Hip bone, 관골, 13
Hip spica cast, 고수상 석고, 366
Horizontal tear, 수평 파열, 219
Hormonal factors, 호르몬 인자, 34
Humerus, 상완골, 9
Hyaline cartialge, 유리연골, 51
hydroxyapatite, 수산화 인회석, 268
Hyperparathyroidism, 부갑상선 기능 항진증, 278
Hyperpituitarism, 뇌하수체 기능 항진증, 282
Hyperthyroidism, 갑상선 기능 항진증, 281
Hypertrophic, 비후성 불유합, 361
Hypertrophic osteoarthropathy, pulmonary osteoarthropathy, 비대성 골관절증, 283
Hypocalcemia, 저칼슘혈증, 269
Hypoparathyroidism, 부갑상선 기능 저하증, 280
Hypopituitarism, 뇌하수체 기능 저하증, 282
Hypothenar compartment, 소지구획, 12
Hypothyroidisn, Cretinism, 갑상선 기능 저하증, 281
Hypovolemic, 저혈량성 쇼크, 320

I

Ilium, 장골, 13
Impingement sign, 충돌 징후 검사, 164
Impingement syndrome, 충돌 증후군, 163
Impingement test, 전방 충돌 검사, 206
Infantile cortical hyperostosis, caffey's disease, 영아 피질골성 과골증, 283
Infantile scoliosis, 유아기형 척추측만증, 149
Infection, 감염, 296
Infectious tenosynovitis, 감염성 건막염, 195
Inferior vena cava filter, 하대정맥 필터, 135
Instrumental activities of daily living: IADL, 도구적 일상생활활동, 409
Insufficiency fracture, 부전골절, 270
Interferential current therapy: ICT, 간섭파치료, 64
Interosseous-adductor compartment, 골간내전근구획, 12
Intertrochanteric fracture of the femur, 대퇴 전자간 골절, 322
Intramedullary nail, 골수강내 금속정, 293
Intramedullary nail, 골수정, 329
Intraoperative neurophysiological monitoring: IONM, 수술중신경계감시, 70
Intrathecal baclofen, 척수강 내 바클로펜 펌프, 129
Intrinsic plus position, 내재근 양성 위치, 196
Iontophoresis, 이온삼투요법, 64
Ischium, 좌골, 14
Isthmic spondylolistheis, 협부형 척추 전방 전위증, 161

J

Jobe test (empty can test), 165
Joint capsule, 관절낭, 38
Joint depression type, 골절과 관절 함몰형, 334
Joint of Luschka, Luschka 관절, 140
Juvenile scoliosis, 연소기형 척추측만증, 149

K

KAFO, 장하지 보조기, 75
Kanavel's four cardinal signs, Kanavel의 네 가지 주요 징후, 195
Knee joint, 슬관절, 15
Knee orthosis, 슬관절 보조기, 75
Korean version of mini-mental state examination: K-MMSE, 한국판 간이정신상태 검사, 409
Kyphosis, 척추후만증, 407

L

Laminoplasty, 후궁 성형술, 146
Lateral collateral ligament, 외측측부인대, 223
Lateral recess stenosis, 외측 함요부 협착증, 151
Ligament, 인대, 41
Ligament Injury, 인대손상, 222
Limb salvage surgery, 사지구제술, 378
Lisfranc joint, 리스프랑 관절, 335
Lisfranc ligament, 리스프랑 인대, 335
Lnjury of cruciate ligament, 십자인대 손상, 224
Lntrinsic healing, 내인성치유, 352
Load, 하중, 42
Local anesthesia, 국소 마취, 404
Longitudinal tear, 종 파열, 219
Loose body, 유리체, 24, 230
Low-dose warfarin, 저용량 와파린, 135
Lower limb orthosis, 하지보조기, 74
Lubrication, 윤활, 45
Lubricin, 루브리신, 37
Lumbar degenerative kyphosis: LDK, 요부 변성 후만증, 151
Lumbar vertebra, 요추, 7

M

Madelung deformity, 마데렁 변형, 253
Malignant bone tumor, 악성 골 종양, 383
Malunion, 부정유합, 297
Marfan syndrome, marfan 증후군, 266
Marrow stimulating technique, 골수자극술, 227
Matrix macromolecules, 기질 거대분자, 35
Mechanotherapy, 역학치료, 65
Medial collateral ligament, 내측측부인대, 222
Melorheostosis, 유선상 과골증, 283
Meniscus, 반월연골판, 219
Metabolic bone disease, 대사성 골질환, 267
Metastatic bone tumor, 전이성 골종양, 385
Microfracture, 미세골절술, 227
Microwave diathermy, 극초단파 치료, 63
Minimally invasive plate osteosynthesis: MIPO, 침습적 금속판 고정술, 329
Moment, 능률, 43
Mortise view, 격자 영상, 331
Morton's neuroma, 지간신경종, 245
Motor evoked potential: MEP, 운동유발전위검사, 70
Motor nerve conduction study, 운동신경전도 검사, 67
MRI, 자기공명영상, 49, 375
Multidirectional Instability, 다방향성 불안정증, 174
Multiple drilling, 다발 성 천공술, 227
Myelination, 신경의 수초화, 353
Myofascial pain syndrome, 근막 통증 증후군, 401

N

Neck righting reflex, 목정위반사, 127
Needle electromyography: NEMG, 침근전도검사, 68
Neer test, 164
Nerve conduction study: NCS, 신경전도검사, 67
Nerve entrapment syndrome, 신경 포착 증후군, 189
Nerve graft, 신경이식, 357
Nerve root block, 신경근 차단술, 143
Nerve transfer, 신경 전이, 357
Neurofibromatosis scoliosis, 신경섬유종성 척추측만증, 150
Neurofibromatosis, von recklinghausen's disease, 신경섬유종증, 266
Neuroma, 신경종, 71, 189
Neuromuscular electrical stimulation: NMES, 신경-근육 전기 자극 치료, 65
Neuromuscular junction, 근신경 접합부, 38
Neuromuscular scoliosis, 신경근육성 척추측만증, 150
Neuropathic, 신경병증, 396
Neuropraxia, 신경 진탕, 131
Neurorrhaphy, 신경봉합술, 357
Neurotization, 신경재생, 357
Neurotmesis, 신경 단열, 131
Neurotrophic arthropathy: Charcot joint, 58
Nonopioidal analgesics, 비마약성 진통제, 399
Non-ossifying fibroma, 비화골성 섬유종, 381
Nonunion, 불유합, 297
NSAIDs, 비스테로이드성 소염제, 290
Nucleus pulposus, 수핵, 154

O

Occupational therapy, 작업치료, 66
Orthosis, 보조기, 74
Ossification, 골화, 3
Ossification of the posterior longitudinal ligament, 후종인대 골화증, 146
Osteochodritis of patellar pole, 슬개골 극의 골연골염, 230
Osteochondral allograft transplantation, 동종 골연골 이식술, 228
Osteochondral lesion of talus, 거골 골연골 병변, 245
Osteochondritis dissecans, 박리성 골연골염, 231
Osteochondroma, 골연골종, 25, 379, 408

Osteogenesis imperfect, 불완전골형성증, 20
Osteogenesis Imperfecta, 골형성부전증, 263
Osteoid osteoma, 유골골종, 25, 379
Osteomalacia, 골연화증, 278
Osteomyelitis, 골수염, 81, 296
Osteonecrosis, 골괴사, 23, 206, 233
Osteopetrosis, 골화석증, 20
Osteophyte, 뼈곁돌기, 24
Osteoporosis, 골다공증, 21, 269, 408
Osteosarcoma, 골육종, 383
Osteotomy, 절골술, 364
Otosclerosis, 이소골 경화, 264

P

Paget's disease, Osteitis deformans, 변형성 골염, 21, 283
Pain, 통증, 395
Pannus, 판누스, 25
Parachute reflex, 낙하산 반사, 127
Paraffin bath, 파라핀욕, 62
Parathyroid hormone: PTH, 부갑상선 호르몬, 33, 267
Paronychia, 손톱 주위염, 194
Pars interarticularis, 161
Patellar tendon-bearing cast: PTB cast, 슬개건 부하 석고 붕대, 366
Patellofemoral pain syndrome, 슬개-대퇴 통증 증후군, 229
Pediatric trigger finger, 방아쇠 수지, 255
Pediatric trigger thumb, 방아쇠 무지, 255
Pellegrini-stieda disease, 슬관절 내측측부인대의 석회화, 233
Pelvic binder, 골반 압박대, 320
Perimysium, 근주막, 2
Peripheral nerve block, 말초신경 차단술, 403
Peripheral quantitative computed tomography: pQCT, 말단골 정량적 전산화단층촬영, 271
PET CT, 양전자방출 단층촬영, 376
Pfirrmann 분류, 54
Phalen's test, 팔렌 검사, 190
Phantom limb pain, 환지통, 403
Phrenic nerve, 횡격신경, 309
Pilon, 331
Pistol-grip deformity, 권총손잡이변형, 214
Pivot shift test, 축 이동 검사, 225
Plafond, 경골 천정 골절, 331
Plantar aponeurosis, 족저근막, 16
Plantar fascitis, 족저근막염, 244
Plaster-of-paris splint, 석고 부목, 291
Plate and screw, 금속판 및 나사, 329
Plate and screw, 금속판과 나사못, 293
Polydactyly, 다지증, 253
Popliteal angle, 슬와각도, 128
Popliteal cyst, 슬와 낭종, 232
Portal, 관절경 삽입구, 197
Posterior cruciate ligament, 후방십자인대, 225
Posterior drawer tes, 후방 전위 검사, 226
Posterior instability, 후방 불안정증, 174
PRICE, 332
PRICE, 332
Primary bone healing, 일차성 골치유, 289
Primary suture, 일차봉합, 354
Prime mover, 주동근, 3
Primitive neuroectodermal tumor: PNET, 원시신경외배엽종양, 25
Prolotherapy, 증식 치료, 400
Promontory, 천골갑각, 8
Proprioception, 고유감각, 41
Proton density-weighted image, 양자밀도강조영상, 49, 52
Proximal femoral focal deficiency, 근위 대퇴골 부분적 결손, 257
Pseudofracture, 가성 골절, 278
Pseudo-hypertrophy, 가성 근비대, 132
Psoriatic arthritis, 57
Psoriatic arthritis, 57
Psychogenic, 심인성, 396
Pubis, 치골, 14

Q

Quadriplegia, 사지 마비, 126
Quantitative computed tomography, QCT, 정량적 전산화단층촬영, 271
Quantitative ultrasound: QUS, 정량적 초음파법, 271

R

Radial tear, 방사 파열, 219
Radiating pain, 방사통, 153
Raynaud's phenomenon, 레이노드 현상, 135
Red marrow, 적색 골수, 51
Referred pain, 연관통, 153, 396
Region of interest, ROI, 관심영역, 271
Regional anesthesia, 부위마취, 404
Reiter's syndrome, 57
Renal Osteodystrophy, 신성 골이영양증, 277
Repetitive nerve stimulation: RNS, 반복신경자극 검사, 69
Resection margin, 절제 연, 378
Reverse cortical sign, 313
Rheumatoid arthritis, 류마티스 관절염, 55
Rickets, 구루병, 276
Rigid body, 강체, 43
Rigid flatfoot, 강직성 편평족, 241
Rigor complex, 사후복합체, 39
Roman arch, 로마식 아치, 335
Rotational profile, 염전 개요, 128
Rotator cuff, 회전근개, 9
Rotator cuff disorder, 회전근 개 질환, 163

S

Sacrum, 천골, 7
Sarcomere, 근원섬유마디, 40
Satellite cell, 위성세포, 353
Scanogram, 주사촬영법, 368
Sciatic scoliosis, 좌골신경성 측만증, 156
Sciatica, 좌골신경통, 153
Scoliosis, 척추측만증, 147
Seat belt injury, 안전대 손상, 312
Secondary bone healing, 이차성 골치유, 290
Secondary fracture, 이차 골절, 274, 275
Selective estrogen receptor modulator: SERM, 선택적 에스트로겐 수용체 조절제, 273
Selective posterior rhizotomy, 선택적 후방 신경 근 절제술, 129
Sensory nerve conduction study, 감각신경전고 검사, 67
Sequestrectomy, 부골 절제술, 361
Short external rotators, 단외회전근, 204
Shortwave diathermy, 단파치료기, 63
Shoulder spica cast, 견수상 석고, 366
Simple bone cyst, 단순골낭종, 382
Single event multilevel surgery: SEMLS, 일단계 다수준 수술, 129
Sinuvertebral nerve, 동척추 신경, 155
Slipped capital femoral epiphysis, 대퇴골두 골단 분리, 210
Somatic, 체성 , 396
Somatosensory evoked potentials: SEPs, 체성감각유발전위검사, 70
Spastic type, 경직형, 126
Spinal cord, 척수, 140
Spinal orthosis, 척추 보조기, 73, 75
Spinal shock, 척수성 쇼크, 316
Spinal stenosis, 척추 협착증, 158
Spine malleolar distance: SMD, 극과거리, 368
Spinolaminar line, 극돌기 추궁판 선, 310
Spondyloarthropathy, 척추관절병증, 56
Spondylolisthesis, 척추 전방 전위증, 160
Staged operation, 단계적 수술 방법, 331
Staging, 병기 결정, 377
Steroid, 스테로이드, 399
Stiff Hand, 강직된 손, 196
Straight leg raising test, SLRT, 하지 직거상 검사, 157
Stress and strain, 응력과 변형률, 44
Stress fracture, 피로골절, 216
Subchondral stress fracture, 연골하 피로골절, 216
Subluxation, 아탈구, 287
Subtrochanteric fracture of the femur, 대퇴 전자하 골절, 323
Superficial heat, 온습포, 61
Syndactyly, 합지증, 254
Synovectomy, 활액막 제거술, 364
Synovial chondromatosis, 활막성 연골종증, 232
Synovial cyst, 활액낭, 28
Synovial fluid, 활액, 37
Synovial inflammatory arthritis, 염증성 관절염, 55
Synovial joint, 활막 관절, 36, 53
Synovial membrane, 활액막, 36, 53
Synovial plica syndrome, 활막 추벽 증후군, 231
Systemic inflammatory response syndrome, 전신성 염증 반응 증후군, 294
SYT-SSX, 393

T

T1-weighted image, T1WI, T1 강조영상, 49
Talipes calcaneovalgus, 선천성 종 외반 족, 261
Tanner whitehouse, 369
Tarsal bones, 족근골, 14
Tarsal synostosis or coalition, 족근골 결합, 241
Tear drop fracture, 눈물방울 골절, 308
Teleradiogram, 원격 방사선 촬영법, 368
Tendon, 건, 40
Tendon graft, 건이식, 355
Tendon lengthening, 건연장술, 356
Tendon transfer, 건 이전술, 191
Tendon transfer, 건이전, 356
Tenosynovial giant cell tumor, 힘줄윤활막거대 세포종양, 29
Terminal line, 분계선, 14
The lymn-Taylor functional cycle, 39
Thenar compartment, 무지구획, 12
Thoracic vertebra, 흉추, 6
Three column theory, 삼주설, 307
thrombectomy, 혈전 제거술, 135
Through-forearm transverse failure of formation, 전완 횡적 형성 부전, 251
Tibia, 경골, 15
Tibial torsion, 경골 염전각, 128
Tinel's sign, 틴넬 징후, 130, 190
Tongue type, 설상형, 334
Tophi, 통풍결절, 25
Transcutaneous electrical nerve stimulation: TENS, 경피적 전기 신경자극, 64
Transcutaneous electrical nerve stimulation: TENS, 피하 신경 전기 자극, 158
Transverse facet, 308
Transverse failure of formation, 상지의 횡적 형성 부전, 251
Transverse tubule system, 가로세관계통, 39
Triangular fibrocartilage complex: TFCC, 삼각섬유연골복합체, 196
Trigger point injection: TPI, 통증 유발점 주사, 401
Trust model, 형구 모델, 238
Typical vertebra, 전형적인 추골, 5

U

Ultrasonography, 초음파 검사, 166
Uncinated process, 구상 돌기, 140

Undifferentiated pleomorphic sarcoma: UPS, 미분화다 형성육종, 31
Uperficial heat, 표재열, 61
Upper limb orthosis, 상지보조기, 74

V

Valgus stress test, 외반 부하 검사, 222
Varus, 내반, 259
Varus stress test, 내반 부하 검사, 223
Vascular claudication, 혈관성 파행, 159
Venous thromboembolism: VTE, 정맥혈전색전, 295
Vertebral column, 척주, 4, 139
Vertebroplasty, 추체성형술, 314
Von Reck-Linghausen Disease, 266

W

Wallerian degeneration, 축삭변성, 352
Wear, 마모, 45
Weaver's bottom, 직공 둔부, 215
Windlass 기전, 감아 올림 기전, 238
Wood block test, 368
Wound contraction, 창상수축, 351

X

Xeno-bone graft, 이종골 이식, 367
X-ray, 49
Yellow marrow, 황색 골수, 51

근골격 의학

2022년 5월 1일 발행

저　자: 대한정형외과학회
발행처: 최신의학사
서울특별시 중구 동호로 24길 27-11
전화 (02) 2263-4723~5
팩스 (02) 2263-4726
등록 1995년 8월 7일 제 2-2019호
ISBN 978-89-88159-27-9

※ 잘못된 책은 바꾸어 드립니다.　　<값 80,000원>